中华医学百科全书

公共卫生学

儿童少年卫生学

国家出版基金项目
NATIONAL PUBLICATION FOUNDATION

中国协和医科大学出版社

图书在版编目 (CIP) 数据

儿童少年卫生学／陶芳标主编 . —北京：中国协和医科大学出版社，2017.8
（中华医学百科全书）
ISBN 978-7-5679-0612-9

Ⅰ . ①儿… Ⅱ . ①陶… Ⅲ . ①儿童少年卫生学 Ⅳ . ① R179

中国版本图书馆 CIP 数据核字 (2017) 第 169860 号

中华医学百科全书·儿童少年卫生学

主　　编：陶芳标

编　　审：郭亦超

责任编辑：李元君

出版发行：**中国协和医科大学出版社**
（北京东单三条九号　邮编 100730　电话 010-6526 0431）

网　　址：www.pumcp.com

经　　销：新华书店总店北京发行所

印　　刷：北京雅昌艺术印刷有限公司

开　　本：889×1230　1/16 开

印　　张：26.75

字　　数：700 千字

版　　次：2017 年 8 月第 1 版

印　　次：2017 年 8 月第 1 次印刷

定　　价：305.00 元

ISBN 978-7-5679-0612-9

《中华医学百科全书》编纂委员会

总顾问　吴阶平　韩启德　桑国卫

总指导　陈　竺

总主编　刘德培

副总主编　曹雪涛　李立明　曾益新

编纂委员（以姓氏笔画为序）

许 媛	许腊英	那彦群	阮长耿	阮时宝	孙 宁	孙 光
孙 皎	孙 锟	孙长颢	孙少宣	孙立忠	孙则禹	孙秀梅
孙建中	孙建方	孙贵范	孙海晨	孙景工	孙颖浩	孙慕义
严世芸	苏 川	苏 旭	苏荣扎布	杜元灏	杜文东	杜治政
杜惠兰	李 龙	李 飞	李 东	李 宁	李 刚	李 丽
李 波	李 勇	李 桦	李 鲁	李 磊	李 燕	李 冀
李大魁	李云庆	李太生	李曰庆	李玉珍	李世荣	李立明
李永哲	李志平	李连达	李灿东	李君文	李劲松	李其忠
李若瑜	李松林	李泽坚	李宝馨	李建勇	李映兰	李莹辉
李继承	李森恺	李曙光	杨 凯	杨 恬	杨 健	杨化新
杨文英	杨世民	杨世林	杨伟文	杨克敌	杨国山	杨宝峰
杨炳友	杨晓明	杨跃进	杨腊虎	杨瑞馥	杨慧霞	励建安
连建伟	肖 波	肖 南	肖永庆	肖海峰	肖培根	肖鲁伟
吴 东	吴 江	吴 明	吴 信	吴令英	吴立玲	吴欣娟
吴勉华	吴爱勤	吴群红	吴德沛	邱建华	邱贵兴	邱海波
邱蔚六	何 维	何 勤	何方方	何绍衡	何春涤	何裕民
余争平	余新忠	狄 文	冷希圣	汪 海	汪受传	沈 岩
沈 岳	沈 敏	沈 铿	沈卫峰	沈心亮	沈华浩	沈俊良
宋国维	张 泓	张 学	张 亮	张 强	张 霆	张 澍
张大庆	张为远	张世民	张志愿	张丽霞	张伯礼	张宏誉
张劲松	张奉春	张宝仁	张宇鹏	张建中	张建宁	张承芬
张琴明	张富强	张新庆	张潍平	张德芹	张燕生	陆 华
陆付耳	陆伟跃	陆静波	阿不都热依木·卡地尔		陈 文	陈 杰
陈 实	陈 洪	陈 琪	陈 楠	陈 薇	陈士林	陈大为
陈文祥	陈代杰	陈红风	陈尧忠	陈志南	陈志强	陈规化
陈国良	陈佩仪	陈家旭	陈智轩	陈锦秀	陈誉华	邵 蓉
邵荣光	武志昂	其仁旺其格	范 明	范炳华	林三仁	林久祥
林子强	林江涛	林曙光	杭太俊	欧阳靖宇	尚 红	果德安
明根巴雅尔	易定华	易著文	罗 力	罗 毅	罗小平	罗长坤
罗永昌	罗颂平	帕尔哈提·克力木		帕塔尔·买合木提·吐尔根		
图门巴雅尔	岳建民	金 玉	金 奇	金少鸿	金伯泉	金季玲
金征宇	金银龙	金惠铭	郁 琦	周 兵	周 林	周永学
周光炎	周灿全	周良辅	周纯武	周学东	周宗灿	周定标
周宜开	周建平	周建新	周荣斌	周福成	郑一宁	郑家伟
郑志忠	郑金福	郑法雷	郑建全	郑洪新	郎景和	房 敏
孟 群	孟庆跃	孟静岩	赵 平	赵 群	赵子琴	赵中振

赵文海	赵玉沛	赵正言	赵永强	赵志河	赵彤言	赵明杰
赵明辉	赵耐青	赵继宗	赵铱民	郝 模	郝小江	郝传明
郝晓柯	胡 志	胡大一	胡文东	胡向军	胡国华	胡昌勤
胡晓峰	胡盛寿	胡德瑜	柯 杨	查 干	柏树令	柳长华
钟翠平	钟赣生	香多·李先加		段 涛	段金廒	段俊国
侯一平	侯金林	侯春林	俞光岩	俞梦孙	俞景茂	饶克勤
姜小鹰	姜玉新	姜廷良	姜国华	姜柏生	姜德友	洪 两
洪 震	洪秀华	洪建国	祝庆余	祝㻛晨	姚永杰	姚祝军
秦 川	袁文俊	袁永贵	都晓伟	晋红中	栗占国	贾 波
贾建平	贾继东	夏照帆	夏慧敏	柴光军	柴家科	钱传云
钱忠直	钱家鸣	钱焕文	倪 鑫	倪 健	徐 军	徐 晨
徐永健	徐志云	徐志凯	徐克前	徐金华	徐建国	徐勇勇
徐桂华	凌文华	高 妍	高 晞	高志贤	高志强	高学敏
高金明	高健生	高树中	高思华	高润霖	郭 岩	郭小朝
郭长江	郭巧生	郭宝林	郭海英	唐 强	唐朝枢	唐德才
诸欣平	谈 勇	谈献和	陶·苏和	陶广正	陶永华	陶芳标
陶建生	黄 峻	黄 烽	黄人健	黄叶莉	黄宇光	黄国宁
黄国英	黄跃生	黄璐琦	萧树东	梅长林	曹 佳	曹广文
曹务春	曹建平	曹洪欣	曹济民	曹雪涛	曹德英	龚千锋
龚守良	龚非力	袭著革	常耀明	崔 蒙	崔丽英	庾石山
康 健	康廷国	康宏向	章友康	章锦才	章静波	梁显泉
梁铭会	梁繁荣	谌贻璞	屠鹏飞	隆 云	绳 宇	巢永烈
彭 成	彭 勇	彭明婷	彭晓忠	彭瑞云	彭毅志	
斯拉甫·艾白		葛 坚	葛立宏	董方田	蒋力生	蒋建东
蒋建利	蒋澄宇	韩晶岩	韩德民	惠延年	粟晓黎	程 伟
程天民	程训佳	童培建	曾 苏	曾小峰	曾正陪	曾学思
曾益新	谢 宁	谢立信	蒲传强	赖西南	赖新生	詹启敏
詹思延	鲍春德	窦科峰	窦德强	赫 捷	蔡 威	裴国献
裴晓方	裴晓华	管柏林	廖品正	谭仁祥	谭先杰	翟所迪
熊大经	熊鸿燕	樊飞跃	樊巧玲	樊代明	樊立华	樊明文
黎源倩	颜 虹	潘国宗	潘柏申	潘桂娟	薛社普	薛博瑜
魏光辉	魏丽惠	藤光生				

《中华医学百科全书》学术委员会

主任委员　巴德年

副主任委员（以姓氏笔画为序）

汤钊猷　　吴孟超　　陈可冀　　贺福初

学术委员（以姓氏笔画为序）

丁鸿才	于是凤	于润江	于德泉	马　遂	王　宪	王大章
王文吉	王之虹	王正敏	王声湧	王近中	王邦康	王晓仪
王政国	王海燕	王鸿利	王琳芳	王锋鹏	王满恩	王模堂
王澍寰	王德文	王翰章	乌正赉	毛秉智	尹昭云	巴德年
邓伟吾	石一复	石中瑗	石四箴	石学敏	平其能	卢世璧
卢光琇	史俊南	皮　昕	吕　军	吕传真	朱　预	朱大年
朱元珏	朱家恺	朱晓东	仲剑平	刘　正	刘　耀	刘又宁
刘宝林（口腔）		刘宝林（公共卫生）		刘桂昌	刘敏如	刘景昌
刘新光	刘嘉瀛	刘镇宇	刘德培	江世忠	闫剑群	汤　光
汤钊猷	阮金秀	孙　燕	孙汉董	孙曼霁	纪宝华	严隽陶
苏　志	苏荣扎布	杜乐勋	李亚洁	李传胪	李仲智	李连达
李若新	李济仁	李钟铎	李舜伟	李巍然	杨　莘	杨圣辉
杨宠莹	杨瑞馥	肖文彬	肖承悰	肖培根	吴　坤	吴　蓬
吴乐山	吴永佩	吴在德	吴军正	吴观陵	吴希如	吴孟超
吴咸中	邱蔚六	何大澄	余森海	谷华运	邹学贤	汪　华
汪仕良	张乃峥	张习坦	张月琴	张世臣	张丽霞	张伯礼
张金哲	张学文	张学军	张承绪	张洪君	张致平	张博学
张朝武	张蕴惠	陆士新	陆道培	陈子江	陈文亮	陈世谦
陈可冀	陈立典	陈宁庆	陈尧忠	陈在嘉	陈君石	陈育德
陈治清	陈洪铎	陈家伟	陈家伦	陈寅卿	邵铭熙	范乐明
范茂槐	欧阳惠卿	罗才贵	罗成基	罗启芳	罗爱伦	罗慰慈
季成叶	金义成	金水高	金惠铭	周　俊	周仲瑛	周荣汉
赵云凤	胡永华	钟世镇	钟南山	段富津	侯云德	侯惠民
俞永新	俞梦孙	施侣元	姜世忠	姜庆五	恽榴红	姚天爵
姚新生	贺福初	秦伯益	贾继东	贾福星	顾美仪	顾觉奋
顾景范	夏惠明	徐文严	翁心植	栾文明	郭　定	郭子光
郭天文	唐由之	唐福林	涂永强	黄洁夫	黄璐琦	曹仁发
曹采方	曹谊林	龚幼龙	龚锦涵	盛志勇	康广盛	章魁华

梁文权　　梁德荣　　彭名炜　　董　怡　　温　海　　程元荣　　程书钧

程伯基　　傅民魁　　曾长青　　曾宪英　　裘雪友　　甄永苏　　褚新奇　　戴宝珍

蔡年生　　廖万清　　樊明文　　黎介寿　　薛　淼　　戴行锷　　戴宝珍

戴尅戎

《中华医学百科全书》工作委员会

主任委员　郑忠伟

副主任委员　袁　钟

编审（以姓氏笔画为序）

开赛尔	司伊康	当增扎西	吕立宁	任晓黎	邬扬清	刘玉玮
孙　海	何　维	张之生	张玉森	张立峰	陈　懿	陈永生
松布尔巴图	呼素华	周　茵	郑伯承	郝胜利	胡永洁	侯澄芝
袁　钟	郭亦超	彭南燕	傅祚华	谢　阳	解江林	

编辑（以姓氏笔画为序）

于　岚	王　波	王　莹	王　颖	王　霞	王明生	尹丽品
左　谦	刘　婷	刘岩岩	孙文欣	李元君	李亚楠	杨小杰
吴桂梅	吴翠姣	沈冰冰	宋　玥	张　安	张　玮	张浩然
陈　佩	骆彩云	聂沛沛	顾良军	高青青	郭广亮	傅保娣
戴小欢	戴申倩					

工作委员　刘小培　罗　鸿　宋晓英　姜文祥　韩　鹏　汤国星　王　玲　李志北

办公室主任　左　谦　孙文欣　吴翠姣

公共卫生学

总主编

李立明　　北京大学公共卫生学院

本类学术秘书

王　波　　北京协和医学院

本卷编委会

主　编

陶芳标　　安徽医科大学公共卫生学院

学术委员

刘宝林　　哈尔滨医科大学公共卫生学院

季成叶　　北京大学公共卫生学院

副主编

马　军　　北京大学公共卫生学院

编　委（以姓氏笔画为序）

王芳芳　　山西医科大学公共卫生学院

苏普玉　　安徽医科大学公共卫生学院

李　军　　山东大学公共卫生学院

余毅震　　华中科技大学同济医学院公共卫生学院

汪　玲　　复旦大学公共卫生学院

张　欣　　天津医科大学公共卫生学院

武丽杰　　哈尔滨医科大学公共卫生学院

郝加虎　　安徽医科大学公共卫生学院

娄晓民　　郑州大学公共卫生学院

贾丽红　　中国医科大学公共卫生学院

徐　勇　　苏州大学公共卫生学院

徐济达　　南京医科大学公共卫生学院

韩云涛　昆明医科大学公共卫生学院

静　进　中山大学公共卫生学院

谭　晖　复旦大学公共卫生学院

学术秘书

苏普玉　安徽医科大学公共卫生学院

孙　莹　安徽医科大学公共卫生学院

前　言

《中华医学百科全书》终于和读者朋友们见面了！

古往今来，凡政通人和、国泰民安之时代，国之重器皆为科技、文化领域的鸿篇巨制。唐代《艺文类聚》、宋代《太平御览》、明代《永乐大典》、清代《古今图书集成》等，无不彰显盛世之辉煌。新中国成立后，国家先后组织编纂了《中国大百科全书》第一版、第二版，成为我国科学文化事业繁荣发达的重要标志。医学的发展，从大医学、大卫生、大健康角度，集自然科学、人文社会科学和艺术之大成，是人类社会文明与进步的集中体现。随着经济社会快速发展，医药卫生领域科技日新月异，知识大幅更新。广大读者对医药卫生领域的知识文化需求日益增长，因此，编纂一部医药卫生领域的专业性百科全书，进一步规范医学基本概念，整理医学核心体系，传播精准医学知识，促进医学发展和人类健康的任务迫在眉睫。在党中央、国务院的亲切关怀以及国家各有关部门的大力支持下，《中华医学百科全书》应运而生。

作为当代中华民族"盛世修典"的重要工程之一，《中华医学百科全书》肩负着全面总结国内外医药卫生领域经典理论、先进知识，回顾展现我国卫生事业取得的辉煌成就，弘扬中华文明传统医药璀璨历史文化的使命。《中华医学百科全书》将成为我国科技文化发展水平的重要标志、医药卫生领域知识技术的最高"检阅"、服务千家万户的国家健康数据库和医药卫生各学科领域走向整合的平台。

肩此重任，《中华医学百科全书》的编纂力求做到两个符合：一是符合社会发展趋势。全面贯彻以人为本的科学发展观指导思想，通过普及医学知识，增强人民群众健康意识，提高人民群众健康水平，促进社会主义和谐社会构建；二是符合医学发展趋势。遵循先进的国际医学理念，以"战略前移、重心下移、模式转变、系统整合"的人口与健康科技发展战略为指导。同时，《中华医学百科全书》的编纂力求做到两个体现：一是体现科学思维模式的深刻变革，即学科交叉渗透/知识系统整合；二是体现继承发展与时俱进的精神，准确把握学科现有基础理论、基本知识、基本技能以及经典理论知识与科学思维精髓，深刻领悟学科当前面临的交叉渗透与整合转化，敏锐洞察学科未来的发展趋势与突破方向。

作为未来权威著作的"基准点"和"金标准"，《中华医学百科全书》编纂过程中，制定了严格的主编、编者遴选原则，聘请了一批在学界有相当威望、具有较高学术造诣和较强组织协调能力的专家教授（包括多位两院院士）担任大类主编和学科卷主编，确保全书的科学性与权威性。另外，还借鉴了已有百科全书的编写经验。鉴于《中华医学百科全书》的编纂过程本身带有科学研究性质，还聘请了若干科研院所的科研管理专家作为特约编审，站在科研管理的高度为全书的顺利编纂保驾护航。除了编者、编审队伍外，还制订了详尽的质量保证计划。编纂委员会和工作委员会秉持质量源于设计的理念，共同制订了一系列配套的质量控制规范性文件，建立了一套切实可行、行之有效、效率最优的编纂质量管理方案和各种情况下的处理原则及预案。

《中华医学百科全书》的编纂实行主编负责制，在统一思想下进行系统规划，保证良好的全程质量策划、质量控制、质量保证。在编写过程中，统筹协调学科内各编委、卷内条目以及学科间编委、卷间条目，努力做到科学布局、合理分工、层次分明、逻辑严谨、详略有方。在内容编排上，务求做到"全准精新"。形式"全"：学科"全"，册内条目"全"，全面展现学科面貌；内涵"全"：知识结构"全"，多方位进行条目阐释；联系整合"全"：多角度编制知识网。数据"准"：基于权威文献，引用准确数据，表述权威观点；把握"准"：审慎洞察知识内涵，准确把握取舍详略。内容"精"："一语天然万古新，豪华落尽见真淳。"内容丰富而精炼，文字简洁而规范；逻辑"精"："片言可以明百意，坐驰可以役万里。"严密说理，科学分析。知识"新"：以最新的知识积累体现时代气息；见解"新"：体现出学术水平，具有科学性、启发性和先进性。

《中华医学百科全书》之"中华"二字，意在中华之文明、中华之血脉、中华之视角，而不仅限于中华之地域。在文明交织的国际化浪潮下，中华医学汲取人类文明成果，正不断开拓视野，敞开胸怀，海纳百川般融入，润物无声状拓展。《中华医学百科全书》秉承了这样的胸襟怀抱，广泛吸收国内外华裔专家加入，力求以中华文明为纽带，牵系起所有华人专家的力量，展现出现今时代下中华医学文明之全貌。《中华医学百科全书》作为由中国政府主导，参与编纂学者多、分卷学科设置全、未来受益人口广的国家重点出版工程，得到了联合国教科文等组织的高度关注，对于中华医学的全球共享和人类的健康保健，都具有深远意义。

《中华医学百科全书》分基础医学、临床医学、中医药学、公共卫生学、军事与特种医学和药学六大类，共计144卷。由中国医学科学院/北京协和医学院牵头，联合军事医学科学院、中国中医科学院和中国疾病预防控制中心，带动全国知名院校、科研单位和医院，有多位院士和海内外数千位优秀专家参加。国内知名的医学和百科编审汇集中国协和医科大学出版社，并培养了一批热爱百科事业的中青年编辑。

回览编纂历程，犹然历历在目。几年来，《中华医学百科全书》编纂团队呕心沥血，孜孜矻矻。组织协调坚定有力，条目撰写字斟句酌，学术审查一丝不苟，手书长卷撼人心魂……在此，谨向全国医学各学科、各领域、各部门的专家、学者的积极参与以及国家各有关部门、医药卫生领域相关单位的大力支持致以崇高的敬意和衷心的感谢！

《中华医学百科全书》的编纂是一项泽被后世的创举，其牵涉医学科学众多学科及学科间交叉，有着一定的复杂性；需要体现在当前医学整合转型的新形式，有着相当的创新性；作为一项国家出版工程，有着毋庸置疑的严肃性。《中华医学百科全书》开创性和挑战性都非常强。由于编纂工作浩繁，难免存在差错与疏漏，敬请广大读者给予批评指正，以便在今后的编纂工作中不断改进和完善。

刘德培

凡　例

一、《中华医学百科全书》（以下简称《全书》）按基础医学类、临床医学类、中医药学类、公共卫生类、军事与特种医学类、药学类的不同学科分卷出版。一学科辑成一卷或数卷。

二、《全书》基本结构单元为条目，主要供读者查检，亦可系统阅读。条目标题有些是一个词，例如"胎病"；有些是词组，例如"五色主病"。

三、由于学科内容有交叉，会在不同卷设有少量同名条目。例如《针灸学》《中医儿科学》都设有"惊风"条目。其释文会根据不同学科的视角不同各有侧重。

四、条目标题上方加注汉语拼音，条目标题后附相应的外文。例如：

értóngshàonián wèishēngxué
儿童少年卫生学（child and adolescent health）

五、本卷条目按学科知识体系顺序排列。为便于读者了解学科概貌，卷首条目分类目录中条目标题按阶梯式排列，例如：

儿童少年健康状况 ……………………………………………………………
　儿童少年常见病 …………………………………………………………
　　儿童少年视力不良 …………………………………………………
　　儿童少年沙眼 ………………………………………………………
　　儿童少年龋齿 ………………………………………………………

六、各学科都有一篇介绍本学科的概观性条目，一般作为本学科卷的首条。介绍学科大类的概观性条目，列在本大类中基础性学科卷的学科概观性条目之前。

七、条目之中设立参见系统，体现相关条目内容的联系。一个条目的内容涉及其他条目，需要其他条目的释文作为补充的，设为"参见"。所参见的本卷条目的标题在本条目释文中出现的，用蓝色楷体字印刷；所参见的本卷条目的标题未在本条目释文中出现的，在括号内用蓝色楷体字印刷该标题，另加"见"字；参见其他卷条目的，注明参见条所属学科卷名，如"参见□□□卷"或"参见□□□卷□□□□"。

八、《全书》医学名词以全国科学技术名词审定委员会审定公布的为标准。同一概念或疾病在不同学科有不同命名的，以主科所定名词为准。字数较多，释文中拟用简称的名词，每个条目中第一次出现时使用全称，并括注简称，例如：甲型病毒性肝炎（简称甲肝）。个别众所周知的名词直接使用简称、缩写，例如：B超。药物名称参照《中华人民共和国药典》2015 年版和《国家基本药物目录》2012 年版。

九、《全书》量和单位的使用以国家标准 GB 3100～3102—1993《量和单位》为准。援引古籍或外文时维持原有单位不变。必要时括注与法定计量单位的换算。

十、《全书》数字用法以国家标准 GB/T 15835—2011《出版物上数字用法》为准。

十一、正文之后设有内容索引和条目标题索引。内容索引供读者按照汉语拼音字母顺序查检条目和条目之中隐含的知识主题。条目标题索引分为条目标题汉字笔画索引和条目外文标题索引，条目标题汉字笔画索引供读者按照汉字笔画顺序查检条目，条目外文标题索引供读者按照外文字母顺序查检条目。

十二、部分学科卷根据需要设有附录，列载本学科有关的重要文献资料。

目　录

értóngshàonián wèishēngxué

儿童少年卫生学（child and adolescent health）

研究和促进儿童少年健康的学科。简称为儿少卫生学。是预防医学重要组成部分。研究儿童少年身心发育随年龄变化的特征，分析影响生长发育的遗传和环境因素，阐明儿童少年的机体与学习及生活环境之间的相互关系，制定相应的卫生要求和卫生措施，预防疾病、增强体质，促进身心健康发育，并为成年期健康奠定良好基础，达到提高生命质量的目的。儿童少年卫生学在一些国家称为学校卫生学（school health），前者更强调研究对象是处在生长发育阶段的儿童少年，注重学科的预防医学性质，侧重于基础研究和技术开发；后者则更强调卫生保健的服务场所（学校）和服务对象（学生），侧重于应用性质。

发展简史 儿童少年卫生学是中国预防医学中历史最悠久的学科之一。这门学科的起源，学者们有两种看法。一部分人认为1929 年中华民国国民政府（1925年 7 月 1 日~1948 年 5 月 20 日）成立学校卫生委员会时算起；另一部分人认为从 1951 年新中国 5所医学院卫生系成立学校卫生教研组开始，因为中国儿童少年卫生学学科是从那时才真正走上发展之路的。

中华人民共和国成立前中国学校卫生工作受到重重阻碍，儿童少年卫生学学科发展十分有限，但一批学者在当时极其困难的条件下，孜孜不倦地学习，不断引进国外先进理论和技术，为推动中国儿童少年卫生学科发展做出了不懈努力和卓越贡献。中华人民共和国成立后中国儿童少年卫生学才真正步入全面发展阶段。近 60 余年的发展进程大体可分为6 个阶段（表）。

理论体系 儿童少年生长发育规律是本学科的理论基础，儿童少年健康状况和健康决定因素的阐明是学科的基础性工作，三级预防理论、生物-心理-社会医学模式和生态健康观、生命周期和生命全程理论等指导儿童少年卫生工作的实施，学科特定方法

表　中华人民共和国成立后中国儿童少年卫生学发展的进程

阶段	时期	核心事件
第一阶段	20 世纪 50 年代早、中期	1950 年《中国人民政治协商会议共同纲领》对儿童健康提出明确的任务 1951 年全国学校卫生工作会议召开，政务院颁布了《关于改善各级学校学生健康的决定》；5 所医学院的卫生系设立学校卫生教研组 1952 年，各省、地/市、县级卫生防疫站设立了学校卫生科 1954~1958 年，高校专业教师与防疫站工作人员密切配合，开展了广泛的儿童疫苗接种、传染病防治、常见病防治工作，同时开展了生长发育研究
第二阶段	1959~1966 年	1960 年，卫生部正式将《学校卫生学》更名为《儿童少年卫生学》，出版《儿童少年卫生学》全国高等医学院校统编教材 1964 年，在齐齐哈尔市富拉尔基区召开的黑龙江省学校卫生学术会议，共收集到全国各地代表论文 381篇。本次会议代表来自全国
第三阶段	1966~1978 年	1966~1972 年，受"文革"的影响较严重，高校停课，高校儿童少年卫生学教研室被解散，教师下放 1973 年 5 月卫生部在武汉召开卫生专业教学经验交流会 1975 年，卫生部排除"四人帮"干扰，在极其困难情况下拨款开展 9 个市儿童体格发育调查，取得中国第1 份儿童生长发育资料
第四阶段	1978~1984 年	1978 年，十一届三中全会召开，各高校儿童少年卫生教研室全面恢复，一批中青年教师回到本专业 1979 年 5 月 15 日~22 日，教育部、国家体育运动委员会、卫生部、共青团中央在江苏省扬州市联合召开了全国学校体育卫生工作经验交流会议，这是新中国成立以来规模最大的一次学校体育卫生工作会议，具有里程碑意义。会议研究了中国学校体育卫生工作拨乱反正、恢复发展的几个重大问题，确立了学校体育卫生在整个教育中的重要地位，明确要求各级教育行政部门要提高对体育卫生工作的认识、加强学校体育卫生工作领导、建立健全学校体育卫生工作机构、不断完善学校体育卫生规章制度、重视体育卫生师资队伍建设。会议还讨论了《中、小学卫生工作暂行规定（草案）》和《中、小学体育工作暂行规定（草案）》 1979 年 12 月 6 日，教育部、卫生部颁布了《中、小学卫生工作暂行规定（草案）》，1980 年 8 月 26 日教育部、卫生部又颁布《高等学校卫生工作暂行规定（草案）》。这两个《暂行规定》对学校卫生保健工作任务、工作要求和管理等进行了规定，明确指出学校卫生工作的主要任务是贯彻预防为主的方针，提高学生的健康水平，培养学生良好的卫生习惯，改进学校环境，加强防病措施，防治学生常见疾病，使学生的身体得到正常的发育成长。《暂行规定》的颁布为学校卫生法规建设奠定了基础 1978~1997 年，全国儿少卫生学教研室增加到 28 个 1978~1984 年，中国儿少卫生学发展的恢复期以及发展前期，学科队伍逐渐壮大、专业队伍培训迅速、技术协作水平平台陆续建立、科研水平大幅度提高、科研成果丰硕 1979 年，《学校卫生》杂志创刊

续　表

阶段	时期	核心事件
第五阶段	1985~2000 年	中国儿童少年卫生学走向全方位的充实阶段，学科建设取得长足发展，高层次人才队伍逐渐壮大，各院校纷纷确定自己的主攻方向、教材建设卓有成效 1985 年，教育部牵头，国家体育运动委员会、卫生部、国家民族事务委员会、国家科学技术委员会、财政部共同组织开展了全国学生体质健康调查研究。这是新中国成立以来第一次全国性、多民族的学生体质健康调研。首次获得了全国儿童少年体质健康状况的基础资料，填补了中国在该领域的空白，对教育、体育、卫生、民族工作的开展以及教育学、生理学、医学、优生学、人类学的研究提供了有关中华民族的具有权威性、代表性的数据资料。1987 年经国务院批准，由原国家教委等 6 部委联合印发的《关于中国学生体质、健康状况调查研究结果和加强学校体育卫生工作的意见》（〔87〕教体字 022 号）中明确提出建立定期开展学生体质健康（监测）调研制度，及时了解中国学生体质健康状况的发展变化趋势及可能出现的新的健康问题，制订相应的预防措施。随后，每 5 年 1 次的国家学生体质与健康调研制度建立 开始全面的保护儿童健康和权益的法制化建设。1990 年，教育部、卫生部联合颁布实施《学校卫生管理条例》；1990 年 9 月，世界儿童问题首脑会议通过了《儿童生存、保护和发展世界宣言》和《九十年代行动计划》2 个文件；1991 年 3 月，中国政府签署上述 2 个文件；1992 年国务院下达《九十年代中国儿童发展规划纲要》 提出"健康第一"的指导思想，将学校卫生工作的内涵和意义提到了新的高度。1999 年 6 月 15 日，中共中央、国务院召开了改革开放以来第三次全国教育工作会议，提出全面推进素质教育。1999 年 6 月 13 日，中共中央、国务院印发了《中共中央国务院关于深化教育改革全面推进素质教育的决定》，明确指出"健康体魄是青少年为祖国和人民服务的基本前提，是中华民族旺盛生命力的体现。学校教育要树立健康第一的指导思想，切实加强体育工作，使学生掌握基本的运动技能，养成坚持锻炼身体的良好习惯"、"培养学生的良好卫生习惯，了解科学营养知识"
第六阶段	2000 年~至今	进入 21 世纪，中国儿童少年卫生事业发展迅速，中国疾病预防控制中心成立了儿少/学校卫生中心，硕士点和博士点数量增多，人才培养速度加快 科学研究迈上新的台阶，儿童少年卫生学教学科研单位承担了包括国家科技支撑计划、国家"863"计划等重大科研项目，承担的国家自然科学基金项目数逐年上升。学术氛围活跃，全国科研协作大环境逐渐形成 2001 年，《中国儿童发展规划纲要（2001~2010）》颁布；2011 年，《中国儿童发展规划纲要（2011~2020）》颁布 2007 年，中共中央、国务院颁布"关于加强青少年体育增强青少年体质的意见"，一系列配套文件颁布实施

和技术的发展为儿童少年卫生工作提供技术保障。

研究内容　结合学科特点和儿童少年卫生基本工作，主要研究内容可归纳为 4 个方面。

儿童少年生长发育规律及其发育背景　生长发育是儿童少年的基本特征，是人类生物学研究的永恒主题，是本学科首先要研究和认识的理论问题。儿童生长发育指身心发育，身体发育包括体格和体能的变化、体成分构成改变、器官系统的结构和功能完善、组织分化和细胞数量与功能的变化等方面，呈现种族、年龄、性别特征，受环境如心理社会环境的影响；心理行为的变化，更是涉及认知功能的成熟，情绪、情感以及社会化的发展。促进儿童少年身心健康成长和潜能发挥是儿童少年卫生工作的最本质目标。

儿童少年健康状况及其决定因素　儿童少年卫生学以保护、促进、增强儿童少年身心健康为宗旨，通过研究儿童少年在不同年龄阶段的身心发育规律和特点，分析影响生长发育的遗传和环境的综合因素，提出相应的卫生要求和适宜的卫生措施，以维护儿童少年的健康，预防疾病、减少死亡、提高生存质量。

儿童少年卫生服务　充分利用各种有利因素，减少和控制消极因素，预防疾病，增强体质，促进个人潜能最大程度发挥，使儿童少年更好地实现社会化，提高身心发育水平，适应变化的社会。包括 4 个主要方面：①儿童少年常见病防治。重视传统的儿童少年常见病，如近视、龋齿和牙周疾病、沙眼、肠道蠕虫、缺铁性贫血、营养不良和肥胖；紧跟儿童少年疾病谱的变化，加强慢性非传染性疾病和伤害的预防控制；增加计划免疫疫苗品种和覆盖面，重视新发传染病对儿童少年健康的影响；建立和完善学校突发公共卫生事件应急防控体系；关注新的研究领域，全面开展青少年健康危害行为监测，积极探索成年期疾病的早期预防。②心理卫生服务。开展旨在提高儿童少年心理健康素质，预防心理障碍和社会适应不良等心理卫生服务工作。③学校卫生监测和监督。对学生体格发育、体能发育和常见疾病等开展定期监测；依据相关法律和学校卫生工作条例对教育教学过程卫生、学校建筑设备卫生、学校食品卫生与食品安全、学校环境卫生等进行监督。④学校健康教育与健康促进。普及健康知识、提高生活技能的健康教育 20 世纪 90 年代初引进并得到发展，内容已经扩大到性健康教育、艾滋病健康教育、伤害防治和生命健康教育、成人期疾病早期预防和干预等方面。多部门配合，以健康促进学校的发展，形成有利于儿童少年健康成长的社会环境等。

儿童少年生长发育和健康状况的研究技术和方法　儿童少年生长发育和健康状况的测量与评价有其特定的方法和技术，其他学科的方法和技术也可为本学科所借鉴。同时，学校卫生监测和监督还涉及专门方法和技术。

中国开展的"中国学生体质与健康监测"研究，制定了统一的人体测量、体能测量和健康体检方法和技术。"中国青少年健康相关/危险行为监测"将生长发育监测内容扩展到心理与行为领域，制定了统一的指标体系。

生长发育的测量范围深入到体成分的测量和骨龄评价。同时，中国也有儿童少年性器官、第二性征发育评价和月经初潮/首次遗精年龄评价方法。

近十年来，制定系列生长发育和健康问题的评价标准，视力、肥胖、营养不良、高血压、代谢综合征等一批筛查标准已颁布实施或正在制定。

体能测试方面，从健康相关的体质测试向运动负荷下的心肺功能及摄氧量测试的发展。

学校生活技能教育引进使健康教育有了抓手和设计手段，应用范围扩大。

研究对象　儿童少年卫生学研究对象是从胎儿期到大学年龄阶段的群体和个体，界定的年龄为 0～24 岁。

服务体系　在中国，儿童青少年卫生工作由 3 个相互独立又互为联系的公共卫生服务部门提供，即妇幼保健部门（负责 6 岁以下儿童的保健工作）和疾病预防控制部门（负责学校卫生监测）以及卫生监督部门（负责妇幼卫生及学校卫生监督）。

学科性质　此学科有相对独立性，有学科交叉性质。

相对独立性　现代儿童少年卫生学汲取并运用预防医学、基础医学、心理学、教育学、工程学等一系列学科的理论、技术和方法，摆脱了单纯的医学背景，有 3 个鲜明的发展特征：①重视服务对象发展的 3 个特点，即处在旺盛生长发育阶段、处在接受学校教育阶段、处在集体生活阶段，所有卫生要求和卫生措施的提出，都要基于儿童少年上述 3 个特点。②通过实施儿童少年卫生工作，促进儿童少年健康成长。健康教育和健康促进学校的建设，改善儿童少年的生存和成长环境，提供社会支持。③充分发挥儿童少年的潜能和主观能动作用，特别要了解儿童少年身心发育特点，为他们顺利过渡到成人社会创造良好的保健服务。

在健康监测实践中，建立了生长发育和营养状况评价指标体系，建立了学生因病缺课、因病休（退）学和重大传染病的症状监测等监测指标。在营养教育与干预实践中，提出科学早餐、学校营养午餐、课间加餐、学生奶等措施，改善学生营养状况。形成了"建立心理卫生档案-心理卫生问题筛查-心理咨询与行为指导-改善学校与家庭环境"相结合的学校心理卫生服务模式。根据

儿童生长发育的特征和集体生活的性质，研究提出了一系列教学卫生、学习卫生、教学建筑与设备卫生、生活设施卫生等国家卫生标准。

交叉学科性质　儿童少年卫生学汲取多学科理论、知识和方法，经过长期实践，发展为独立的学科理论和知识体系。同时，积极发挥自身的研究特色和成果，向其他学科渗透。儿童少年卫生学是预防医学学科之一，营养与食品卫生学、环境卫生学、职业卫生学、社会医学、卫生事业管理、卫生法学、流行病学、卫生统计学等学科的理论、技术和方法能够丰富对儿童少年生长发育和健康影响因素的研究水平，提高儿童少年卫生服务工作的能力。儿童少年卫生学研究生命早期到发育成熟的个体和群体，在这一过程中，生命活动的各种现象和规律需要基础医学和临床医学学科理论的支持。儿童少年社会化过程和心理发育规律的研究和心理卫生服务，需要社会学、心理学和教育学理论和方法的支持。学校卫生监督要严格依据相关法律、法规实施，法学知识必不可少。学校建筑设备卫生的研究需要建筑学、光学（采光、照明）、人类工程学等学科理论和方法的支持。

尚待解决的重要课题　儿童少年卫生学科虽然取得长足进步，但以下几个方面的研究应进一步发展：①对儿童少年生长发育的研究，不能局限于现状研究和流行病学研究，应在进一步针对中国儿童少年生长发育规律动态研究的基础上，加强其机制研究，以及多学科、多地区的大合作，把儿童青少年生长发育研究从现况研究逐渐转向队列研究和综合方面发展。②生长发育的影响因

素还要开展到环境化学物、气候变化、进化、社会决定因素以及这些环境因素与遗传易感性的交互作用。③中国儿童少年的心理卫生问题逐渐突出，减少、控制和干预其心理问题仍是儿童少年卫生工作者的重要工作之一。既要关注常见心理卫生问题，又要关注吸毒、暴力、自杀、犯罪、少女怀孕等社会医学问题；不仅要关注其流行特征，而且要探索其机制以及有效的干预方案。④体质、健康调研和健康监测工作规范化管理，学生健康相关的危险行为监测，学生常见病预防和干预的适宜技术研究，学生近视的诊断、监测和儿童弱视的筛查、矫治，肥胖的有效遏制方法和群体预防措施，成年期慢性疾病如高血压、冠状动脉粥样硬化心脏病（简称冠心病）、脑卒中、糖尿病等在童年期预防的研究，意外伤害的预防等，都应引起高度重视，并进一步监测及深入研究。⑤中国健康教育、健康促进尚未全面推广和有效实施，制定适合中国国情的健康教育方案，转变学校健康教育模式，提高学校健康教育成效等，仍需研究。⑥加强对特殊儿童——留守儿童少年、流浪儿童少年、流动儿童少年、残疾儿童少年的卫生需求、心理健康及康复的研究。⑦制定完善儿童少年生长发育、健康状况、教育过程卫生、生活设施卫生、健康教育等卫生标准体系。⑧完善中国学生体质与健康监测以及中国青少年健康相关危险行为监测信息网络，建立新的儿童少年发育与健康监测体系，包括伤害、体力活动及静坐少动生活、心理卫生等重要的健康问题监测。⑨学科的交叉学科性质需要解决的科学问题甚多，如生命早期阶段的发育编程与疾病起源、生长发育时间性的生物密码调控、青春发动机制及其时相提前的健康效应、儿童少年肥胖、近视发生机制等，需要融合多学科的研究方法和技术。

（陶芳标 季成叶 刘宝林）

értóngshàonián shēngzhǎngfāyù
儿童少年生长发育（growth and development in child and adolescent）

儿童少年身体发育和心理行为发育随年龄增长的变化。随着科学技术的发展，生长发育呈现出从整体水平到基因与代谢水平的整合。个体儿童少年的生长发育水平和速度是健康状况的反映指标，群体儿童少年的生长发育水平则是社会发展、卫生保健提高和社会文明的标志之一。对儿童少年生长发育规律的全面了解及对其影响因素的研究，不仅丰富了学科基础性知识和理论体系，也是制定儿童少年卫生保健政策和行动纲领的前提。包括身体发育（physical development）和心理行为发育（psychological and behavioral development）两个方面。涉及生理、生化、组织、解剖的结构和功能随年龄的变化，也包括心理活动、个性特征以及行为发育特征。生长发育的研究方法需要借助多学科的知识和技术。

身体发育 从整体、器官与系统、体成分、组织、细胞乃至分子水平上理解。

整体水平 研究体格、体形、姿势发育和生理功能以及运动能力随年龄而发生的变化。

器官和系统水平 研究呼吸系统、循环系统、视觉器官、听觉器官、性器官和第二性征等形态变化和功能成熟。

体成分水平 研究人体水分、肌肉、脂肪和骨成分相对比例随年龄而发生的变化。青春期，在性腺类固醇类激素、生长激素的影响下，骨矿盐含量、肌肉质量增加，而且脂肪沉积是性别二态性（sexual dimorphism）的最大差异。体脂分布的改变，无论是中心性分布还是周围性分布，皮下分布为主还是内脏分布为主，以身体上部分分布为主还是以身体下部分分布为主，都会导致青春发育期、成人期不同的典型体型特征。机器人样、外周性体脂分布常是对女性体脂分布的描述。进入青春期，男女的肩、臀部的生长以及瘦组织的增加等开始出现差异。

组织学水平 研究上皮组织、结缔组织、肌组织和神经组织的形态结构和功能。

细胞水平 研究细胞生长、分裂与分化以及细胞的更新等生命现象随年龄而发生的变化。

分子水平 从遗传物质数量、基因变异和基因非变异的可遗传表达（表观遗传）、蛋白质表达等分子水平研究生长发育的遗传学基础及其蛋白质结构和功能随年龄而发生的变化。

儿童少年心理行为发育 包括以下几个方面。

认知发育和情绪发育 儿童少年认识事物、获得知识、解决问题需要感知、记忆、注意、思维和想象等基本认知活动参与，这些认知活动随年龄而发生的变化称为认知发育。外界事物被感知和认识以后，人们总会有一定的体验，并可坦露出一定表情，这是情绪活动。情绪发育从婴儿期简单的满足生理需要后微笑到学龄后期复杂的社会性情感过程要经过整个儿童期才能完成。情绪包含情绪体验、情绪行为、情绪唤醒和对刺激物的认知等复杂成分。

个性特征发育 不同的个体有着先天禀赋和后天教育训练所

具备不同的气质、能力和性格。一个儿童可以表现为活动有规律、适应新环境快、对陌生人反应积极、生活自理能力强等，也可表现为一种相反状态，这是儿童气质外在表现形式之一。一个青少年可表现为观察细致、注意集中、记忆力强、思维敏捷、想象丰富、能独立解决生活和学习中的问题；另一个青少年可表现为注意力集中困难、记忆力差、反应迟钝等，这是一般能力上的差异。一个儿童可以表现为合群、共享，而另一个儿童可表现为孤僻、自私，这是性格上的差异。因此，儿童少年个性发育也作为评价心理发育指标之一。

社会行为发育 儿童少年的成长总是与特定的社会环境相联系，一定的社会风俗、习惯和行为规范制约了他们社会性行为的发展方向。在行为社会化过程中，儿童少年自觉或不自觉地迎合社会规范的要求，体现在对成人的依恋、生活自理能力、待人接物能力、经济管理能力、自我控制能力、合群与共享等方面。

（陶芳标）

shēngzhǎng yǔ fāyù
生长与发育（growth and development）
两个相互联系又有所侧重的重要概念，通常独立或联合表达，与之相关的还有成熟度。

生长 身体各部分以及全身在大小、长短和重量上的增加以及身体化学成分的变化。包含形态生长和化学生长。前者主要指细胞、组织、器官在大小和重量上的增加。后者主要指细胞、组织、器官、系统在化学成分上的变化。研究较多的是形态生长，如身高生长、体重生长、骨骼生长等，对化学生长规律研究尚少。

发育 身体组织、器官和系统在功能上不断分化与完善的过程，包括心理、行为和体能的成熟过程。通常使用较多的是生理功能和心理行为方面，如肺功能发育、语言发育、智力发育。发育一词在心理学、教育学称为发展，社会领域又常称为成长。

生长和发育密不可分。细胞、组织和器官，在形态变化的同时，必然伴随功能的分化和增强。常把生长发育一起表述，但应考虑汉语使用习惯，如身高发育一般不称为身高生长，语言发育不称为语言生长。

成熟度 特定的生长发育指标的相对发育水平，即当时的发育水平与成人水平比较的百分比。如大脑重量在出生时350~400g，相当于成人脑重的25%，而到6岁，则脑重相当于成人的90%。中国学生健康体质调研2014年显示，中国汉族男女学生不同年龄段占成人（18岁）身高的比例不同，同龄女生所占比例高于男生（表）。其中，7岁身高与18岁身高比值的百分比可间接反映0~6岁学龄前身高生长对成年身高的贡献，而14岁男生或12岁女生身高与18岁身高比值的百分比越高，表明该群体在特定年龄之前的身高的生长越趋提前。7岁身高与18岁身高比值的百分比可间接反映0~6岁学龄前身高生长对成年身高的贡献，而14岁男生或12岁女生身高与18岁身高比值的百分比越高，表明该群体在特定

年龄之前的身高的生长越提前。

（陶芳标）

shēngzhǎngfāyù zhǐbiāo
生长发育指标（index of growth and development）
反映生长发育典型现象和特征的指标。

体格指标 用以反映人体外部形态、身体比例和体型等方面的指标，属人体测量学范畴。大体归为3类，即纵向测量指标、横向测量指标和重量测量指标。

纵向测量指标 身长（3岁以前）、身高（3岁以后）、顶臀长（3岁前）、坐高（3岁后）、上肢长、下肢长、手长、足长等。

横向测量指标 包括围度测量指标和径长测量指标。常用的围度测量指标有头围、胸围、腹围、上臂围、大腿围和小腿围等。常用的径长测量指标有肩宽、骨盆宽、胸廓前后径和左右径、头前后径和左右径。

重量测量指标 在儿童少年卫生工作中应用最多的指标是体重指标。

派生指标 两项或几项发育指标通过数学式表达，又称身体指数，用以反映人体形态和营养状况。最早关注体格发育指标之间的关系是美学家或雕塑家对身体比例的研究。1835年比利时天文学与统计学家奎特利（Lambert Adolphe Jacques Quetelet）（1796~1874）提出奎特利指数（Quetelet index），又称身高体重指数，与人体充实程度有关。用

表 不同年龄汉族儿童少年身高占成人身高的百分比（%）

年龄（岁）	男	女
7	73.6	78.5
10	82.6	89.5
12	89.9	96.4
14	96.8	99.6

（据2014中国学生体质健康调研资料计算）

于人类学，促进了新的派生指标的不断出现。

公式如下：

$$奎特利指数 = \frac{W}{H} \times 100$$

式中，W 为体重（单位为 kg）；H 为身高（单位为 cm）。表示为每单位身高的体重（kg）。

考普指数（Kaup index）用于评价婴幼儿营养状况。

公式如下：

$$考普指数 = \frac{W}{H^2} \times 10^4$$

式中 W 为体重（单位为 kg）；H 为身长（单位为 cm）（3 岁以下儿童测量身长）。表示为人体单位面积的体重（kg）。

体重指数（body mass index，BMI）意义同考普指数，适合稍高年龄的儿童青少年和成人。BMI 较敏感的反映人体的胖瘦程度，与皮脂厚度相关性亦较好。

公式如下：

$$BMI = \frac{W}{H^2}$$

式中，W 为体重（单位为 kg）；H 为身高（单位为 m）。表示为人体单位面积的体重（kg）。

罗勒指数（Rohrer index）是肌肉、骨骼、脂肪、内脏器官的发育的综合表现。反映身体的充实程度。

公式如下：

$$罗勒指数 = \frac{W}{H^3} \times 10^6$$

式中 W 为体重（单位为 kg）；H 为身高（单位为 cm）。表示为人体单位体积的体重（kg）。

腰臀比是腰围与臀围的比值，是反映体型的指标。随着青春期发育，女性的腰臀比减少，而男性的腰臀比越来越高于女性。腰臀比又是反映中心性肥胖的指标，腰臀比越大，心血管疾病、糖耐量异常、糖尿病等疾病的风险增加。但儿童少年处在生长发育阶段，腰臀比与疾病的关系可能没有在成人中预测意义那样明显。

腰高比是腰围与身高的比值，是反映体脂分布的指标。该指标在儿童少年时期相对稳定，预测心脑血管疾病、糖耐量异常以及糖尿病等疾病风险要强于 BMI 和腰臀比。中国研究表明，儿童少年腰高比大于 0.46（界值）时对代谢综合征有较好的预测作用，欧美国家在儿童少年中推行的保持腰高比在 0.5 以下，其意义也在于预防儿童少年的成年期疾病。

体能指标（index of physical fitness） 特指人体的生理功能和运动能力发育（见体能）指标，反映人体在一定体力负荷下心肺功能、摄氧量等生理功能以及力量、速度、耐力、灵敏性、柔韧性等运动能力。

生理功能指标 人体生理功能指人的整体及其各系统、器官所表现的生命活动现象，可用一定的测量指标反映。其中，心血管功能测量指标通常有心率、脉搏、动脉血压；肺功能测量指标通常有呼吸频率、肺活量、最大通气量等；肌力发育测量指标通常有握力、背肌力等。

运动能力指标 运动能力指人体运动中有效地完成专门动作的能力，这种能力主要体现在大脑皮质主导下的不同肌肉（即主动肌、对抗肌、协同肌和固定肌）的协调性。人的运动能力与生理功能密切相关，难以截然分开。运动能力包括力量、耐力、速度、灵敏、柔韧、平衡和协调能力等。

每一种运动的特征均可用一种或几种运动项目来反映。

力量测量指标 俯卧撑、引体向上、屈臂悬垂、立定跳远、仰卧起坐、掷铅球、手球掷远、投垒球等。

耐力测量指标 适合于小学生的 400m 跑，初中男生 1000m 跑、女生 800m 跑，高中生及大学男生 1500m 跑、女生 800m 跑；台阶运动试验和最大摄氧量（VO_2max）、中长跑、游泳、自行车、摔跤、篮球、足球、排球等。

速度测量指标 田径、球类、游泳、滑雪、击剑、武术等。

灵敏性测量指标 100m×4 往返跑、反复横跳、蛇形运球、平衡、技巧等。

柔韧性测量指标 常用指标有立位（或坐位）体前屈、俯卧位上体上抬等。

派生指标 常用体能指标的派生指标有肺活量体重指数、布兰奇心功指数等。

肺活量体重指数 用肺活量/体重表示，反映每千克体重的肺活量（ml）。

布兰奇心功能指数 用心率×（收缩压+舒张压）/100 表示。它考虑了心率和血压因素，较全面地反映心脏和血管的功能。

心理行为指标（indexes of pschological and behaviors） 大体分为认知与情绪发育、个性发育和社会行为发育指标。心理行为发育指标总是和心理测验联系在一起。

认知能力指标 人的认识事物和解决问题的能力。可用感知、记忆和注意、思维等指标反映。

感知能力指标 常用的有时间知觉、空间直觉、速度知觉、肌肉用力感、动觉方位感等指标。

记忆与注意能力指标 记忆

能力指标有常用工作记忆、短时记忆、长时记忆等。注意能力指标有注意力集中能力、注意广度、注意力分配等。

思维能力指标　思维是人脑对客观现实概括的和间接的反映，是事物的本质和事物间规律性的联系的反映。用动作思维、形象思维和抽象思维指标反映思维所要解决的问题的内容；用集中（辐合）思维与发散思维指标反映思维活动的方向和思维成果的特点；用常规思维和创造思维指标反映思维的新颖性、独创性；用直觉思维和分析思维指标反映思维是否遵循严密的逻辑规律；用经验思维和理论思维反映思维是根据日常生活经验还是科学概念；执行功能也逐渐从传统的认知功能中区分开来。

情绪状态指标　焦虑、抑郁、恐惧、偏执等情绪状态是常见的不良情绪状态指标，可通过观察、他人评价和自我评价界定是否有某种不良情绪状态。

个性指标　个性是一个人在思想、性格、品质、意志、情感、态度等方面不同于其他人的特质。往往以需要、动机、兴趣、理想、价值观和世界观等指标来反映个性倾向性，用能力、气质、性格等指标反映个性心理特征。

社会适应能力指标　反映人在社会上生存需要的心理和生理上的各种适应性改变并对改变做出行动等方面能力的指标，用社交能力、处事能力等问卷评定。

（陶芳标）

réntǐ shēngzhǎng qūxiàn
人体生长曲线（growth curve）
儿童少年体格指标的测量值或年增长值随年龄变化在坐标上的变化。分为生长水平曲线和生长速度曲线。1759～1777 年，法国人菲利普·吉纳佑·蒙贝利亚德（Philippe Guéneau de Montbeillard）伯爵每年 2 次测量并记录他儿子的身高（3 岁以内测量身长），描绘出了世界上第 1 个最为完整和测量密度最大的生长（水平）曲线图。

生长水平曲线　群体儿童少年的生长水平曲线反映了体格指标的平均水平随年龄而发生的变化。不同性别、不同年龄儿童少年体格指标的平均水平可通过横断面调查获得的资料统计。美国在"全国健康和营养评估调查"的基础上制定的 2～20 岁男童、女童生长曲线图，反映了儿童少年身高、体重平均水平和个体差异在不同年龄时的特征（图 1）。

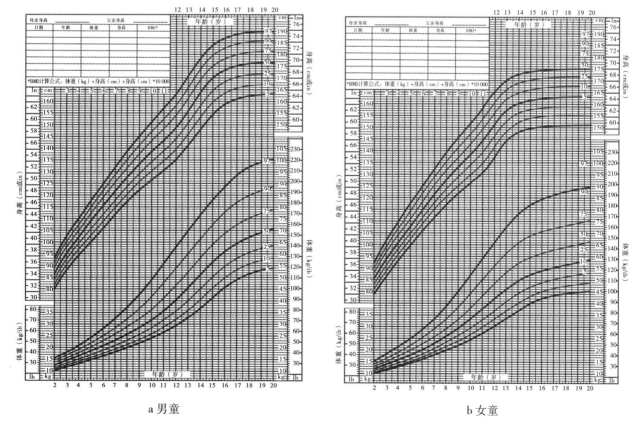

a 男童　　　　　　　　　b 女童

图 1　美国 2~20 岁男女儿童少年生长（水平）曲线
(National Center for Health Statistics in collaboration with the National Center for Chronic Disease Prevention and Health Promotion, 2000)

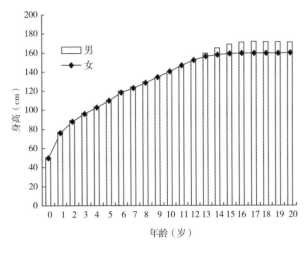

图 2 中国儿童少年身高发育水平曲线
（据 2005 年中国学生体质健康调研资料绘制）

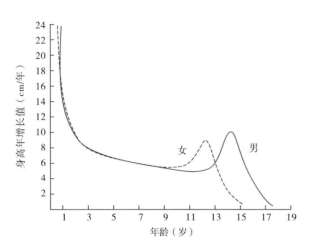

图 3 儿童身高发育速度曲线
（Tanner JM，1966）

用 2005 年中国学生体质健康调研资料绘制 7～22 岁儿童青少年的身高水平曲线（图 2），表明身高随年龄的增长而升高，在青春发育后期身高平均水平各个年龄组都无明显差异，提示个体的身高生长可能停止。性别上比较可以看出，11 岁前男女身高水平接近，11 岁、12 岁女童身高高于男童，其原因是女童在 10 岁左右开始青春期生长突增，男童落后于女童 1～2 年才开始生长突增，13 岁以后女童身高低于男童图 2。

生长速度曲线 根据追踪测量所得生长发育指标年增长值绘制的曲线。生长速度曲线呈双峰型，第一峰较高，峰顶在胎儿期，第二峰较低，峰顶在青春发育早期（图 3）。

（陶芳标）

Scammon shēngzhǎng móshì

斯卡蒙生长模式（Scammon's growth pattern） 斯卡蒙（Richard E. Scammon）根据不同器官、系统生长曲线所描述的一种生长发育分类模式。不同的组织分化发育成器官，不同器官相互结合完成特定的功能便构成不同的系统。

器官、系统的生长类型又称器官、系统的生长模式。斯卡蒙发现人体器官、系统的生长模式可分为一般型、淋巴系统型、神经系统型和生殖系统型（图），并于 1927 年在第 11 版莫里斯解剖学（Morrs Anatomy）上发表。随后，人们还发现子宫和肾上腺等器官不同于上述生长模式。

一般型 人体肌肉骨骼系统、呼吸系统、消化系统、排泄系统和主动脉、肺动脉、脾、血量等发育特征均呈现为婴幼儿期增长快，学龄前和学龄期增长相对稳定，青春期增长又加快，青春发育后期生长渐渐停止的发育模式。

淋巴系统型 淋巴结、胸腺、扁桃体等淋巴器官在儿童期生长很快，在青春发育期达到高峰（约在 12 岁），以后逐渐衰退，到成年期相当于高峰时的一半。

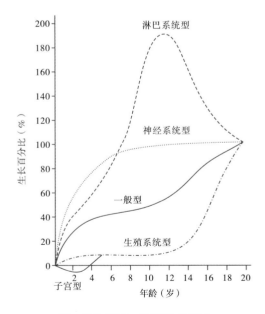

图 身体器官、系统生长模式
（据 Richard E. Scammon，1927 资料改编）

神经系统型 中枢神经系统、视觉和听觉器官、颅骨等只有一个生长突增期，即从出生前直至学龄前期生长迅速，6岁左右达到成熟水平的90%左右。是发育最早的一种类型。

生殖系统型 除子宫以外的生殖器官在青春期之前几乎是停滞状态，青春期开始迅速发育、成熟，是发育最晚的一种类型。

子宫型 子宫在出生前由于受母体的雌激素的影响，体积较大，位置几乎与阴道在同一水平。出生后随着母亲雌激素的撤退，子宫体积迅速变小，6个月时的重量相当于出生时的60%。以后增长缓慢，直到青春发育期之前尚未增长到出生时的大小。随着青春期发育，子宫迅速增大，在青春发育早期，以子宫肌层增长为主，子宫内膜只有一层单层柱状上皮细胞。月经初潮后，子宫内膜呈周期性变化。在月经初潮出现前，宫颈发育成成人形状，宫颈和宫颈管增大，腺体开始活跃，宫颈上皮细胞开始产生大量清亮的黏性分泌物，形成宫颈线。宫颈和宫体长度比随年龄增长而发生变化，10岁时为1:1，以后宫颈长度相对变小，成熟的子宫宫颈和宫体的比例为1:(2~3)。肾上腺的发育是在出生时比较大，皮质较厚，其中含有特征性的胎儿带，出生几周后消失，由永久性的皮质取代，此时皮质明显变薄，因而肾上腺变小。到3~4岁，肾上腺皮质分化为球状带、束状带和网状带。直到青春期发育开始前，肾上腺一直未恢复到出生时的体重。青春期以后，肾上腺迅速增长，到成年以后，肾上腺重量达新生儿时的重量的2倍，6~10g。肾上腺嗜铬组织在新生儿时明显，以后逐渐退化，其功能由肾上腺髓质取代。

（陶芳标）

fāyù niánlíng
发育年龄（developmental age）

个体生理、心理成熟水平与群体平均水平比较所处平均的年龄。

生理年龄 反映了人体的发育程度，即采用生物学测量方法确定的年龄，因而又称为生物学年龄。在人体发育进程中，凡能被辨认和测定、有一定的演变过程、有一定的最终成熟状态的生长发育指标，都可作为生物学测量的标志。如以青春期性器官和第二性征变化评定的发育年龄，称为性发育年龄；以骨骼骨化中心是否出现，骨的大小、形态、结构和相互关系的变化测定发育程度，称为骨骼测定年龄，简称骨龄（见骨龄测定）。

心理年龄 根据儿童少年通过标准化心理测验判断心理发育的成熟程度。常用的有智力年龄（简称智龄）、社会年龄。智龄标志智力发育水平以年龄为单位的尺度，每一年龄的智力，可用该年龄代表性样本儿童能完成的智力测验平均成绩表示（作为常模的一种）。智龄一词是法国心理学家比奈（Alfred Binet）首先提出并采用的，某一年龄组代表性样本儿童的智力测验成绩有其平均数，某儿童智力测验成绩与之一致，该儿童的智龄即为该成绩所在年龄的水平。如果某儿童智力测验结果在2个年龄组平均成绩之间，则用内插法粗略推算其智龄。如一个9岁的男童，他在智力测试的成绩是134分，而一般儿童10岁平均成绩是127分，11岁儿童平均141分，则该儿童智龄为10.5岁，表明该儿童智龄提前于实足年龄。内插法计算公式如下：

$$\frac{11-x}{x-10}=\frac{141-134}{134-127}$$

比奈还根据智龄提出了（比率）智商（intelligence quotient, IQ）概念，即：

$$IQ=\frac{智力年龄}{实足年龄}\times100$$

人们通常所说的年龄指实足年龄（chronological age）。实足年龄是当时日期减去出生日期，取年份差值。如某女童2011年8月4日进行人体测量和内科检查，她的出生日期是2002年8月6日，则体检医生在年龄栏目中填写8岁（8岁11个月28日）。

（陶芳标）

shēngzhǎngfāyù liúxíngbìngxué
生长发育流行病学（epidemiology of growth and development）

从群体角度描述生长发育现象的地区、人群和时间分布特征，认识生长发育生物现象的规律及其影响因素，评价干预措施对生长发育影响效应的学科。

生长发育的性别差异 无论是体格发育、体能发育还是心理行为发育，性别差异特别是青春期的性别差异明显。

体格发育的性别差异 女童在青春发动期之前身材发育性别差异不甚明显，但青春发动期早于男童1~2年，身高在12~14岁高于男童，在生长的水平曲线上表现为2次交叉，最终身材比男童矮。成年身高男高于女，一般在10~14cm，归因于青春发动期之前，男童比女童高约1.5cm；青春期生长突增前，男童虽然比女童迟1~2年开始生长突增，但是多增高6~7cm；青春期生长突增期间，男童比女童多增高约6cm；青春发育后期，女童比男童多增长1~2cm。女童还表现为肩窄而骨盆宽，人体重心较低；骨骼和肌肉不如男童粗壮。

体能发育的性别差异 包括以下几个方面。

肺活量、肌力 其现量值和年增长值的年龄变化的生理功能指标与身高、体重的发育趋势完全一致。不同的是男性一直优于女性，男女曲线没有交叉；进入青春期后，男性明显加快，女性加快不明显，男女差别越来越大，到20岁以后男女差别趋于稳定。中国城乡男女学生肺活量的年龄别均值曲线显示，13岁以前，男高于女，但差别较小，随年龄的增长差异增大。如城市9岁女生肺活量为男生的89.9%，12岁时为86.2%，14岁、16岁和18岁分别为73.1%、66.5%和64.6%。男生肺活量不仅增长快，且增长持续的年限也较长，20岁以后趋于稳定；女性16岁以后增加缓慢，18~19岁以后趋于稳定（图）。

力量、速度和耐力 其与肌肉、呼吸、心血管以及能量代谢有关，变化属斯卡蒙生长模式中的一般型。但女性在青春期上升速度明显落后于男性，上升不明显甚至下降。

运动能力 与肺活量、肌力等生理功能指标的明显不同之处在于移动身体或克服体重。女性在青春期，握力和背肌力的增长虽有加快，但不明显，此时体重的加速增长却非常明显。在体成分中，体脂肪增加较多，肌肉量增加较少，以致在克服自身的体重上，其能力反而不如青春期开始之前。当然，青春期运动能力上升不甚明显也可能还受心理及其他因素的影响，体育锻炼不足可能是其原因之一。

心理行为发育的性别差异 一般认为，女性的感觉较男性敏感，在婴幼儿时期即可观察到女童在受到伤害性刺激是反应比男童强烈。女性在语言文字方面的记忆优于男性，偏重于机械记忆，记忆广度大，但长期性不强；男性倾向于理解记忆，记忆保持时间更长。女性的形象思维能力强，抽象思维能力比男性差，但研究发现，逻辑思维并不比男性逊色。人们习惯认为，女性情感细腻，在遇到应激性生活事件时情绪易发生波动，甚至恐惧焦虑。女性的情绪波动在青春期更为明显，男女童在青春发动之前抑郁症状

报告率相同，进入青春发动期，女童抑郁症状报告率上升且显著高于男童。在社会生活中，女性可能具有较强的顺从性、依赖性、内倾型性格者较多。男性擅长于复杂、具有挑战性的问题；女性擅长简单、重复和机械性工作。男性善于突破原有的定势，更易冒险；女性相对遵从规律，探究行为更少。

生长发育地区差异 1959年，叶恭绍总结中国各地生长发育调查结果，提出了身高、体重呈北高南低的规律性。利用中国2000年中国学生体质与健康调研资料，计算28个省、市、自治区19~22岁汉族男学生身高、体重的z值，呈现身高、体重北高南低、环渤海地区最高的规律（表）。欧洲人的体格发育也呈现北高南低的现象，北欧各国人比东南欧的身高高、体重重。

体格发育的城乡差异更为明显。1985年以来中国6次学生体质健康调研数据均表明，7~17岁儿童的身高、体重、体重指数均表现为城市高于乡村。

不同的地区由于自然地理条件、民族形成的历史、长期的社会变迁和人们的生活习惯等方面的差异，体能发育出现明显的差异。中国北方人的身高、体重偏高大，南方人偏矮小，肺活量的地区差别也是这样。1979年的调查资料显示，北方8个省、市18~25岁男、女青年的平均肺活量分别为4 127ml和2 896ml；南方8个省分别为4 076ml和2 846ml。不仅不同地区有显著的差异，同一地区也存在明显的城乡差异。肺活量男女各年龄组都是城市优于农村；握力和背肌力城乡之间不同年龄互有高低，但总的看来，也是城市偏高。

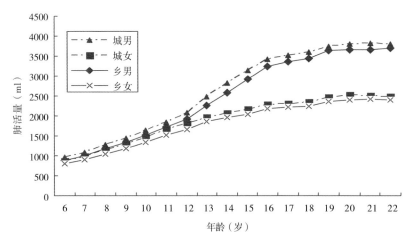

图 中国7~20岁汉族学生肺活量性别和城乡差异
（据2005年全国学生体质健康调研资料绘制）

表　中国汉族城市 19~22 岁男生身高、体重 Z 值

地区	男		女		地区	男		女	
	身高	体重	身高	体重		身高	体重	身高	体重
吉林	0.43	0.45	0.45	0.16	安徽	0.00	-0.13	0.03	-0.10
天津	0.42	0.43	0.27	0.49	福建	0.00	-0.12	-0.13	-0.24
辽宁	0.39	0.38	0.33	0.24	河北	-0.03	0.14	0.10	0.34
江苏	0.37	0.19	0.28	0.09	新疆	-0.06	0.15	0.16	0.16
山东	0.32	0.30	0.37	0.32	浙江	-0.07	-0.08	0.02	-0.11
北京	0.28	0.43	0.36	0.23	湖南	-0.14	-0.07	-0.18	-0.28
内蒙古	0.27	0.09	0.2	0.28	江西	-0.20	-0.11	-0.20	-0.19
上海	0.20	0.34	0.24	0.13	青海	-0.25	-0.18	-0.15	0.10
宁夏	0.19	0.06	-0.09	-0.01	广东	-0.29	-0.57	-0.56	-0.72
湖北	0.11	-0.15	0.08	0.00	云南	-0.34	-0.28	-0.15	-0.01
甘肃	0.10	-0.17	-0.01	-0.05	四川	-0.34	-0.38	-0.37	-0.38
陕西	0.10	-0.07	0.05	-0.03	海南	-0.44	-0.47	-0.51	-0.37
河南	0.04	0.00	0.04	0.01	重庆	-0.52	-0.50	-0.37	-0.08
山西	0.03	0.17	0.06	0.01	广西	-0.56	-0.45	-0.59	-0.67
黑龙江	0.02	0.25	0.32	0.44	贵州	-0.57	-0.46	-0.63	-0.45

注：Z=（地区平均身高或体重-全国平均身高或体重）/标准差。

（据 2005 年中国学生体质健康调研资料计算而得）

中国儿童青少年的运动能力南北方地区差异不稳定。有研究者对北京、山东、贵州 3 省市 7~18 岁男学生 50m 跑、耐力跑（7~12 岁 50m×8 往返跑、13~18 岁 1 000m 跑）、斜身引体（7~12 岁）/引体向上（13~18 岁）、握力、立定跳远和立位体前屈等 6 类指标与全国平均水平比较计算标准差分（Z 分）。北京学生在速度、力量、下肢爆发力和身体柔韧性方面最好，山东在下肢爆发力方面稍优于北京，贵州在身体柔韧性较好。山东和北京同属高身材地区，贵州身材明显落后于北京和山东，但 3 个地区在运动能力方面各有优势，反映运动能力除与体格发育相关外，还受其他因素的影响。

生长发育的民族差异　欧洲各国的身高、体重与亚洲东部国家的身高、体重，明显分为 2 个类型，前者高，后者低。东部亚洲人出生时，6 个月以前与欧洲人相差甚少，以后随年龄增长差距越大。中国在亚洲东部各国中身高较高，日本人胸围发育较好。中国和日本人坐高相对较高，下肢较欧洲人较短；非洲人下肢比欧洲人更长。

2005 年中国对蒙古族、朝鲜族、土家族、黎族、壮族、瑶族、苗族、布依族、傣族、侗族、水族、白族、藏族、东乡族、回族、土族、撒拉族、维吾尔族、柯尔克孜族、羌族等 20 个少数民族的中学生进行了体质健康调研。从 17 岁各体格发育指标看，除维吾尔族男女生平均身高高于汉族同龄男女生外，其他民族学生平均身高均低于汉族学生。各少数民族中，统计 17 岁男生身高，维吾尔族最高（171.3cm）、侗族较矮（162.3cm）；17 岁女生的身高测量，以维吾尔族最高（160.1cm）、水族较矮（152.6cm）。17 岁男生体质量指数（BMI）蒙古族（21.0kg/m²）、朝鲜族（20.8kg/m²）、维吾尔族（20.5kg/m²），均高于汉族（20.3kg/m²），其他少数民族低于汉族学生；蒙古族、柯尔克孜族、回族、维吾尔族、朝鲜族、羌族、土家族、水族等 17 岁女生的 BMI 低于汉族女生。

生长发育的长期变化　见生长发育的长期趋势。

（陶芳标）

shēngzhǎngfāyù de jīběn guāndiǎn

生长发育的基本观点（principles of growth and development）

多学科理论认同的生长发育观点。生长发育是遗传和环境因素共同作用的结果，遗传因素和环境压力使儿童青少年生长发育向一定方向变化（集中趋势），并导

致个体间存在差异（离散趋势）。但是，在观察、研究生长发育现象过程中，总是能发现多学科理论共同认同的基本观点。这些基本观点是人类对自身生长发育规律不断认识的结果，同时在学科发展过程中需要继续论证着。

连续性和渐变性统一 生长发育是一个动态的连续过程，虽然不同的组织、器官、系统在不同时期发育的速度不尽相同，但在个体尚未发育成熟之前，生长发育依旧在持续进行。如虽然身高在不同的发育阶段增长的速度不同，但在整个发育阶段身高的增长一直在连续进行；同样，即使对小学阶段做了非常细致的观察和记录，人们也无法弄清青少年到底保留了哪些童年期的特点。16 岁的少年比 8 岁的孩童显然不同，他（她）不仅仅在身高长高了、第二性征发育初具成人型，而且获得了新的学习技能，抽象的逻辑思维能力提高，兴趣和爱好也与小时候明显不同。因此，生长发育是个持续、累积的过程，唯一不变的是变化的本身，既往的发育基础和经验为后一阶段乃至成人期的行为产生影响。生长轨迹现象（growth canalization）指儿童少年在正常环境下，生长过程按遗传潜能所决定的方向、速度和目标发育，这可以从赶上生长（catch-up growth）现象中体现出来（见赶上生长）。根据其生长特征和发展任务提出的生命早期阶段的生长发育年龄分期（表），是对连续性过程渐变性认识的结果，基于儿童青少年在不同年级阶段的生物学、心理行为和发展任务，认为以年龄进行分期。生长发育的年龄分期更多是为了儿童少年卫生工作者、教育和社会工作者更好地认识特定年龄段的发育特征和发展任务。

程序性 发育过程是按一定程序由先到后、由低级到高级、由简单到复杂的过程发育，这一过程似乎多由遗传因素决定。生长发育的程序性表现为儿童早期运动发育和体格发育遵循的头尾发展律、近侧发展律，儿童不能超越前一个发育里程碑事件而出现后一个发育里程碑事件，如儿童背部不能直立时就不能站立。20 世纪 20 年代斯卡蒙（Richard E. Scammon）所揭示的斯卡蒙生长模式将人体组织器官发育分为一般型、神经系统型、淋巴系统型和生殖系统型（见斯卡蒙生长模式），是生长的程序性的典型表现之一。

整合性 通常将儿童少年生长发育人为地划分为几个领域，如身体发育、心理行为发育。在身体发育方面，划分为体格发育、体能发育、性发育；将心理行为发育划分为认知发育、情绪（情感）发育、个性发育、人际关系发育等方面。实际上，这种划分可能误导人们"只见树木不见森林"。越来越多的研究显示，儿童少年一个方面的发育和其他方面的发育不但同步，且相互产生影响。如幼儿行走扩大增加了本体感觉刺激，扩大了儿童感知视野，可见生理成熟对心理发育产生积极影响。进入青春期早的男童往往比进入青春期迟的男童有更好的人际关系，但这些青春发动时相早的男童，由于更多地体会成人感，更多地接触年龄大男童，也可能出现吸烟、饮酒和过早性行为等危害健康的行为。可见，适应社会能力的成熟不仅仅是社交技能的成熟，还有认知、生理和社会环境的影响。人是具有生物性、认知性和社会性的动物，从整体观理解儿童少年生长发育可以将儿童发育的各个方面视作是相互依赖的，而不是零碎的、割裂的。

可塑性 为适应积极或消极的生活经历而发生改变的能力，含有生长发育的状态可以被经验所塑造的特性。生长发育是一个持续的累积过程，过去的事件对将来有重要影响。一个具有高度攻击性的儿童，在学习了"对人热情、友好和善于合作的社交技

表　儿童少年生长发育年龄分期和年龄范围

生命时期	年龄范围
产前期	胎儿阶段
婴儿期	生命的头 1 年△
幼儿期 （学步儿期▼）	生命的第 2、第 3 年
学前期	3~6 岁
学龄期 （童年中期▼）	6 岁~青春期开始
青春期	10~19 岁★
青年期☆	15~24 岁

注：△多数权威的国外儿科学和发展心理学将生命的头 2 年作为婴儿期；▼多数权威的国外儿科学和发展心理学中的称谓；★WHO 标准。实际上其起始年龄变化较大，女童早于男童。一些发育儿科学家和发展心理学家将儿童开始工作且相对独立、不受父母约束作为青春期的结束；☆联合国将 15~24 岁界定为青年期

巧"后，攻击性减少，受欢迎程度增加。

生长发育的可塑性还表现神经发育的可塑性，即神经系统发育过程中神经元对神经活动及环境改变做出的结构和功能上的应答反应。神经系统的发育是遗传因素和环境因素共同作用的结果，丰富环境对有环境剥夺（environ-mental deprivation）经历的动物和人类的脑发育有促进作用，对脑损伤的修复也具有显著的促进作用，而脑发育与脑损伤修复的基础是神经可塑性。

（陶芳标）

shēngzhǎngfāyù dòngyīn

生长发育动因（causes of growth and development）

生长发育行为产生的原因。一般认为成熟（先天因素）和学习（后天因素）是生长发育的动因。要充分了解生长发育的意义，首先要理解生长发育的动因。

成熟指个体按照遗传基因中预先设定的生物学程序而进行生长发育，不需要学习、损伤、疾病或其他生活经历而导致个体身体或行为上的变化。成熟的进程中，生物学的程序让儿童少年不同生长发育指标或能力的成熟有一个大致相同的时间表，如1周岁儿童能迈步，女童约10岁进入青春发动期，男童迟于女童1~2年进入青春发动期。成熟也对人的心理变化发挥作用，这些心理变化包括日益增强记忆力、注意力、抽象思维能力及对他人的思想与情感的理解能力等。人类很多重要方面的相似性的一个重要的共同原因就是种族的遗传性（见生长发育的种族影响）。因此，成熟仅仅指生长发育达到一个相对完备的阶段，不一定指个体在形态、生理功能、心理素质达到

成人的水平，或不仅仅指具备独立生活和生殖养育下一代的能力。

学习是个体的经历或实践导致的个体行为或行为潜能发生相对持久的变化。学习可导致运动能力、情感、思想和行为产生相对持久的影响。学习是人们对环境做出的反应，儿童少年在与父母、老师、同学等交往过程中，产生积极的反应，利用自己的经历来适应新的环境。

成熟和学习相互作用，多数生长发育的变化特别是心理行为的变化是成熟和学习共同的产物。在一个儿童体操能力发展的关键期到来之前或之后给予过多的训练不一定迅速提高身体柔韧、平衡和协调能力；一个人思维敏捷除了成熟的因素外，与博览群书、勤于思考、经常实践等学习因素有关。过度地强调孰轻孰重既不利于理解儿童青少年生长发育的动因，也不利于指导儿童青少年教育和保健的实践。

（陶芳标）

értóng shàonián shēntǐ fāyù

儿童少年身体发育（physical growth in children and adoles-cents）

儿童少年机体生理、生化、组织、器官、系统的结构和功能随年龄的变化。

体格发育 人体外部形态、身体比例和体型等方面特征随年龄而发生变化，是研究生长发育的最直观指标。通过体格发育水平可以反映个体的生长状况，评价营养、运动、教养环境和预防保健可及性等；而群体儿童少年体格发育水平，如身材矮小儿童百分比，也是社会经济发展和医疗保障能力的综合反映。

体能发育 1985年卡斯佩森（Caspersen CJ）等人将体能分为健康相关体能和运动相关体能，

并且得到运动科学界的认可和广泛应用（见体能）。青少年体能发育更突出的表现为身体素质的发育。身体素质，通常指人体肌肉活动的基本能力，是人体各器官系统的功能在肌肉工作中的综合反映。一般包括力量、速度、耐力、灵敏、柔韧，经常潜在地表现在人们的生活、学习、劳动及体育锻炼方面。一个人身体素质的好坏与遗传有关，但与后天的营养和体育锻炼的关系更密切，通过正确的方法和适当的锻炼，可以提高身体素质水平，促进儿童少年体能的发育。体能还受到生理功能水平的影响，生理功能水平指机体新陈代谢的水平以及各器官系统的效能。儿童少年的生理功能发育与形态发育有所不同。形态发育迅速，呈现波浪式表现；生理功能发育变化则更迅速，变化范围更广，对外界环境的刺激更敏感，受体育和劳动锻炼的影响程度也更大。儿童少年体能发育存在明显的不均衡性、阶段性和不平衡性（见体能发育）。

体成分发育 人体总重量中不同身体成分的构成比例，属于化学生长范畴（见儿童少年体成分发育）。

重要器官发育 机体不同的组织器官在发育过程中的进程不完全一致，不同器官发育过程持续的时间也存在巨大差异。如人脑的发育在胎儿时期即开始快速发育，使新生儿在出生后部分感觉功能发育已相对成熟（如嗅觉、味觉、触觉等），但整个脑的发育一直持续到30岁左右才能相对完善（如情绪控制能力、思维能力等）；而人的大部分生殖器官在整个儿童期基本没有明显的变化，直到青春期来临以后才开始迅速

发育成熟，大约经历 10 年的发育过程。不同器官、系统随着年龄变化而变化的特征称为器官、系统的生长模式（见斯卡蒙生长模式）。

不同组织发育　人体中相同或相似的细胞集合以执行特定功能的细胞群称为组织。人体的组织有上皮组织、结缔组织、肌组织和神经组织。尽管每一类型组织在发生来源、细胞与细胞间质组成及功能有某些共同特点，但即使同一种组织，由于所处环境和功能状况不同其组织结构方式、参与组成的细胞种类、形态与功能、细胞间质的组成与数量等具有明显差异。因此，组织类型只是具有相对意义的归纳性概念。

（陶芳标）

shēngāo hé tǐzhòng shēngzhǎng

身高和体重生长（growth of height and weight）　从胎儿期至青春期结束，人类的身高和体重生长经历了 2 个生长突增期，这 2 个生长突增期将整个生长过程分为 4 个时期：①第一生长突增期。从胎儿期到出生后的头 2 年的时期。身长在整个妊娠期平均增长 50cm，快速增长期是孕中期，占妊娠期胎儿身长生长量的 50%。出生后的第 1 年又增长约 25cm，第 2 年增长约 10cm。到 2 岁时，身高达到成人身高的一半。体重在整个妊娠期增长约 3kg，快速增长期在孕晚期，生长量占妊娠期的 70%。到出生后的 4~6 个月，体重是出生时的 1 倍，到 2 岁时，体重是出生时的 4 倍。②生长相对稳定期。从 2 岁到青春期发动前为生长相对稳定期。儿童身高每年增长 5~7cm，体重增长 2~3kg。③第二生长突增期。青春发育早期。身高每年增长 5~10cm，处于身高生长突增高峰时，

身高每年可增长 10~12cm，男童高于女童；体重每年增加 4~7kg，处于体重生长突增高峰时，1 年增长 8~10kg。④生长停滞期。青春发育开始 2~3 年后至青春期结束的时期。经历青春期的第二生长突增以后，大约在青春期的中后期，儿童的体形在完全成人化之前，身高生长逐渐停止，个体的体重可呈正向（向超重和肥胖发展）或负向（营养不良、疾病或减肥）变化，但多数人体重停止明显增长。

（陶芳标）

shēntǐ bǐlì biànhuà

身体比例变化（change of body proportions）　身体发育过程中头占身长（身高）的比例、上肢占身长（身高）的比例、坐高占身长（身高）的比例和腰臀比、腰高比、肩宽/骨盆宽的变化。这些指标可以反映生长发育的规律，描述体型和体脂分布，预测健康风险等。

胎儿期至青春发动期之前身体各部分的增长遵循头尾发展律（cephalocaudal developmental pattern），即身体生长的顺序是头部→躯干→下肢，越先生长的部位占身体的比例就越大。如头占身长（3 岁之前测量）或身高（3 岁以后测量）比例的变化即是最好的例证。2 个月胎儿头是整个身体长度（身长）的一半，新生儿看起来头特别大，是成人时头的大小的 70%，占整个身长的 1/4；1 岁时头占身长的 20%；6 岁左右头占身高的 1/6，12 岁左右占身高的 1/7，而成人头占身高的 1/8。如 1 岁到青春期生长突增这段时间内，腿的生长最为迅速，其增长的长度占身高增长部分的 60% 以上。

胎儿期至青春发动期之前身

体比例的发育还遵循近侧发展律（proximodistal developmental pattern），即生长顺序是从躯干或近端→周围或远端部位。在孕中期，胸腔及其内部器官最先形成，然后才是胳膊和腿，最后是手和脚。在青春发动之前，胳膊和腿的生长速度快于手和脚的生长速度。

青春期生长遵循向心律（centripetal pattern），即上述发生于青春发动期之前的生长模式发生逆转，手和脚开始快速增长，成为最先达到成人比例的生长部位。以后腿和上肢再达到成人最终比例，最后是躯干增长并逐渐停止。青春发育早期的儿童身体比例看起来不协调，其原因就是他们的手和脚看上去比身体的其他部位大。身体比例的不协调也引起青春发育早期的儿童动作反应缓慢。

（陶芳标）

tǐxíng

体型（somatotype，body-type）　身体各部位大小比例的形态特征的总和。受遗传因素决定，但也受人体对环境的适应和人的行为等的后天影响。体型与人体的运动能力和生理功能相关，同时与疾病易感性和治疗反应也有一定的关系。

制定体型标准类型的基本要求　既要复杂的人体形状的特征得到完善的、实质上的反映，又要把几乎所有的人包括进去。选择符合这些要求的观察指标和测量指标较为困难。不同的研究者划分体型类型有不同的依据和尺度。有的使用身体的纵向比例，有的着眼于躯干与四肢的比例，有的注意各器官系统的发育情况及其相互比例，有的注重脂肪沉积与肌肉发育的状况。不同的研究者从各自关心的角度研究人的体型，得到的体型的概念往往是

不同的。如儿童少年卫生工作者关注体脂分布与健康的关系，体育运动教练员则关注体型与运动成绩的关系，服装设计师则从美学关注体系与衣着。因此，对体型的研究尽管已有半个多世纪研究的历史，但是在全世界没有应用得很普遍。

谢尔登（Sheldon）体型分类法 美国心理学家威廉·赫伯特·谢尔登（William Herbert Sheldon）和斯坦利·史密斯·史蒂文（Stanley Smith Stevens）合作在 20 世纪 40 年代提出一种体型分类法，创立了胚胎起源的体型理论。他们首先拍摄了 4000 名正常男性大学生的裸体照片，并且对人体从头部到脚部的 17 个部位进行测量，然后按个体在胚胎发育中的 3 个胚层分析何者占优势，把人的体型分为 3 种主要类型。①身体圆胖、消化器官特别发达的内胚层体型。②身体健壮、骨骼肌肉特别发达的中胚层体型。③身体瘦长，神经系统、感觉器官特别发达的外胚层体型（图）。1940 年谢尔登出版了《人类体格类型：体质心理学入门》。

医学界并不拘泥于内、中、外胚层体型的划分，将体型的研究引申到生物学上的人体功能类型的观察，基于人体测量和生物学功能的研究确定与人体健康、疾病的易感性和生理功能有关的体型。

体型的稳定性与可变性 在 20 世纪 50 年代以前，人们认为体型是基因型，完全由遗传决定。虽然一个人的体格在不同的年龄和不同的状况下可能有所变化，但他的体型是永远不变的。20 世纪 50 年代以后，越来越多的学者认为体型也是表现型，受环境因素的影响，是可变的，以动态的观点赋予体型研究新的活力，即体型的评定不仅可以发现两个人或两群人之间的差异及体型与人体某种生理功能之间的关系，而且可以研究同一个人在不同时期不同条件下体型变化的方向（即在内、中、外胚层型中哪种因子占优势）和强度，这提高了体型研究的实用意义。

（陶芳标）

tǐzhì

体质（constitution） 人体的质量。由先天遗传和后天获得所形成的，人类个体在形态结构和功能活动方面所固有的、相对稳定的特性，与心理性格具有相关性。

个体体质的不同，表现为在生理状态下对外界刺激的反应性和适应能力上的某些差异，以及发病过程中对某些致病因子的易感性和疾病发展的倾向性。发育中的儿童少年体质状态好坏，直接影响着其个体和群体的健康状况。

体质的维度 体质有 5 个方面的表现内容：①身体形态发育水平。体格、体型、营养状况及身体组成成分等。②生理生化功能水平。机体的新陈代谢功能及各系统、器官的工作效率。③身体素质和运动能力水平。身体在运动中表现出来的力量、速度、耐力、灵敏性、柔韧性等素质及走、跑、跳、投、攀等身体运动能力。④心理发展状态。包括本体感知能力、个体意志力、判断能力等。⑤适应能力。对外界环境条件的抗寒、抗热能力和对疾病的抵抗力等。

影响儿童少年体质的因素有遗传和环境 2 个方面。

遗传因素 亲代的特征通过遗传物质传递给子代的过程，如先天的解剖生理特点。遗传性状决定人体身心发展的潜能。身体的功能有 60%～70% 是遗传决定的，后天的改变只占 30%～40% 甚至更少。这是物种相对稳定的基础。所以说，先天性获得是儿童青少年体质发育的基础。

环境因素 与儿童少年的生活息息相关的自然环境和社会环境。包括以下几方面。

营养 生长发育最重要的物质基础。人类所需的营养素有 40 多种，可概括为 7 大类，即蛋白质、脂肪、碳水化合物、矿物质、维生素、水及膳食纤维。儿童少年正处于迅速生长阶段，必须不断由外界摄取各种必需营养素，包括足够的热量、优质蛋白质、

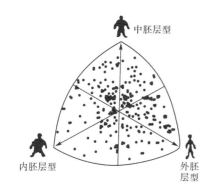

a 普通人体型分布

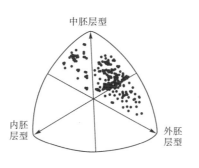

b 田径运动员体型分布

图 体型位图

各种维生素、矿物质、微量元素，才能保证其同化过程超过异化过程，获得正常而充分的发育；膳食结构不合理，各种营养素摄入不均衡使人体必需营养素缺乏或过剩，其后果是生长发育迟缓或肥胖，影响儿童少年的体质，并可导致各种急慢性营养不良和疾病的发生。

体育锻炼　促进身体发育和增强体质的最有利因素。儿童少年时期是学习各种运动技术，发展基础能力、掌握多种技能的最好时期。在儿童少年各年龄阶段，特别是青春期，身体处于不断的生长发育之中，在此阶段体质的发育受后天环境因素的影响最明显。在这一时期进行体育运动对体质各方面产生的影响是备受关注的。科学合理地进行全面身体锻炼，将对儿童少年的心血管系统、神经系统、呼吸系统、免疫系统等各个系统具有明显的影响，对其身心发育也起到积极的推动作用。

睡眠　重要的生理需要，对大脑皮层功能的恢复过程极为重要，睡眠过程也是各种能量物质的储备过程和生长激素的脉冲性分泌高峰阶段。儿童少年应有充足的睡眠，年龄越小睡眠时间应越长，睡眠的次数越多，进食的次数也越多，活动的时间也越少。随着年龄的增长，睡眠、进食的时间和次数就逐渐减少。如果儿童少年每日有效睡眠达不到要求，导致他们疲劳积累，影响生长发育、体质和健康。

健康促进行为　包括合理膳食、定期锻炼、不吸烟、不酗酒等。但处于青春期的少年儿童由于心理和身体的变化剧烈，常出现一些健康危害行为，如非故意伤害行为（骑自行车违规等）、故意伤害行为（校内外斗殴，情绪抑郁等）、物质成瘾行为（吸烟、酗酒等）、上网成瘾、不健康性行为、盲目减肥行为、缺乏体育锻炼行为。这都是影响青春期儿童少年体质健康的主要危险因素。

环境污染　生态环境污染、噪声、辐射、食品安全性事件、被动吸烟对儿童青少年的身体质量、生活质量的损害。自然环境的污染对人类的遗传和变异造成无声的侵袭，给正在生长发育的儿童少年的体质和健康带来不可估量的危害。

社会因素　不仅影响儿童少年体格发育，而且影响其心理、智力、行为的发展。社会经济状况是应用最广泛的社会因素概念，是家庭生活质量的重要指标，涵盖所有与社会的政治、经济、生活和学习环境、文化教育、卫生保健、家庭结构和家庭生活质量、家庭成员对卫生状况的态度、居住条件、饮食习惯、家庭卫生状况、父母文化程度及职业、亲子情感联络、个人与社会成员间的交往等相关的因素。这些因素相互交织，错综复杂，共同对儿童的生长发育和体质健康产生影响。

（张　欣）

tǐnéng

体能（physical fitness）广义上指人体适应外界环境的能力，狭义上指描述身体生理功能和运动能力的概念性词语。20 世纪 80 年代初中国港台运动生理学家率先翻译并使用该概念，是健康概念的延伸。用以全面、准确地评价人体身体健康状况和生理功能状态水平。世界卫生组织认为体能指人体所具备的能胜任日常工作（学习）而不感到疲劳，同时有余力享受休闲娱乐生活，又可应付突发紧急状况的能力。1985 年美国疾病预防控制中心的流行病学家卡斯佩森（Caspersen CJ）等将体能分为健康性体能和竞技性体能（图），并且得到运动科学界的认可和广泛应用。若将体力活动视作过程，体能则是体力活动的结果。健康性体能是人们的基本追求，运动竞技性体能是人们在健康性体能的基础上追求的更高层次。

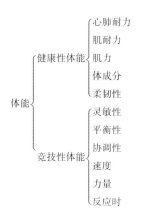

图　体能的二分类

健康性体能　体能中的基础部分，主要注重人的健康和生活质量。健康性体能是人们拥有健康的体质，维持身体健康，提高日常工作、学习以及生活效率所追求的基本能力。美国体育与竞技总统委员会将健康性体能分为体成分、心肺耐力、柔韧性、肌力和肌耐力。

体成分　人体组成成分，用来描述人体中脂肪、骨组织和肌组织占人体总质量的百分比。

心肺耐力　心、肺及循环系统能有效为肌肉提供足够的氧气和养分的能力，又称心肺体能。心肺耐力的强弱直接影响到全身器官和肌肉的活动。可通过跑步机或自行车功率计来测定最大耗氧量。

柔韧性　人体关节活动幅度以及关节韧带、肌腱、肌肉、皮肤和其他组织的弹性和伸展能力，即关节和关节系统的活动范围。

肌力　人体的每块肌肉和肌群都能够得到均衡、适度的发展，以满足身体正常生活和工作需要的能力。

肌耐力　一块肌肉或肌群在一定时间内进行多次重复收缩或维持一定用力状态的持久能力。

竞技性体能　广义上的竞技性体能指运动能力，如爆发力、速度、灵敏性、平衡性、协调性和反应时等，健康性体能与竞技性体能密切相关。狭义上的竞技性体能是描述运动员身体运动能力，是竞技能力的重要组成部分。运动员为提高技战术水平和创造优异成绩整合各种身体运动能力，包括身体形态、生理功能和运动素质，其中运动素质是运动相关体能最重要的决定因素，而身体形态和生理功能又是形成良好运动素质的基础。因此，从狭义的竞技性体能的概念出发，全民健身运动不是以提高运动相关技能为目的，而是以"每日锻炼1小时"为口号的学校"阳光体育运动"为目标。

（陶芳标）

tǐnéng fāyù

体能发育（developmental of physical fitness in children and adolescents）

人体生理功能和运动能力随年龄而发生的变化。儿童少年体能发育中更突出的表现是健康相关体能。个体的体能与遗传有关，但与后天的营养和体育锻炼的关系更为密切，通过正确的方法和适当的锻炼，可从各个方面提高体能水平，促进儿童少年的体能发育。

体能发育的年龄特征　包括不均衡性、阶段性和不平衡性。

不均衡性　表现为不同体能指标在不同年龄段的发育速度的差异。如心血管和肺功能指标随着年龄的增长而增高，有明显的生长突增表现；而心率随着年龄的增长而逐渐下降，新生儿心率可达 130 次/分，0~1 岁约为 120 次/分，2~3 岁约为 110 次/分，4~5 岁约为 100 次/分。如最大吸（摄）氧量（VO_2max）直接反映个体的最大有氧代谢能力，标志一个人的循环系统氧转运的能力，心脏的排血量和肺通气量均与最大吸氧量呈直线相关，其绝对值随年龄增长而逐渐增加，青春后期达最大值，至成年期逐渐缓慢下降。根据 1999~2002 美国国民健康与营养调查中使用跑步机所测定的 VO_2max，表明以体重计算的最大吸氧量的相对值，男童在 12~16 岁轻度升高，17、18 岁基本稳定；女童在 12~18 岁则相对稳定并有轻微下降（图 1）。

阶段性　以速度、爆发力、力量、耐力、灵敏性、柔韧性、平衡性为例，在整个儿童少年时期有 3~4 个阶段性表现：①快速增长阶段。男童 6~14 岁、女童 6~12 岁。②慢速增长阶段。男童 15~18 岁、女童 12~15 岁。约 85% 的女童在这一阶段运动能力发育停滞或下降，但如果在这一阶段坚持锻炼，这种现象会得到显著遏制。③恢复性增长阶段。仅有女性在 16~18 岁有这一阶段。④稳定阶段。男性为 19~25 岁，女性为 19~22 岁。了解儿童青少年体能发育的阶段性有利于指导青少年科学锻炼。

不平衡性　在机体整体协调趋势下存在着不同部分发育的不平衡性。如在青春期生长突增期，肌力发育的不平衡性非常明显，身高突增时肌纤维只是长度的增长，突增高峰后肌纤维才逐渐增粗；在青春期，四肢的肌肉发育早于躯干，躯干大肌群早于小肌群发育；整体上大肌肉的肌力发育比身高落后 8~10 个月，小肌肉落后 12~16 个月；全身肌肉的协调一般在青春后期才逐渐完善。

体能发育的性别特征　表现为男女开始体能差异不大，但随着年龄越大性别差异越大。这与身高、体重等形态指标不同，男女生各项功能和运动能力发育曲线不出现"两次交叉"现象，始

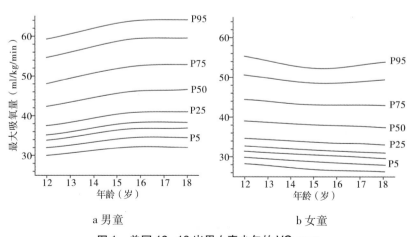

a 男童　　　　　　b 女童

图 1　美国 12~18 岁男女青少年的 VO₂max

注：百分位数系根据 LMS 方法推算

引自：Eisenmann JC 等. Am J Prev Med, 2011, 41（4S2）：S106 - S110

终是男性优于女性。握力年龄变化曲线的性别差异是此特征的典型表现（图2）。

不同体能指标的性别差异表现不同。如多数生理功能指标如肺活量，其性别差异出现的平稳并与年龄密切相关，6岁时男童、女童的这些指标均值几乎相同，随着年龄的增长性别差异逐渐加大。多数与力量和活动有关的运动能力指标，尽管有各自发育阶段特点和顺序，但其总的发育趋势有一个特点，即自青春发育开始后性别差异显著加大。男性各年龄组最大吸氧量（VO_2max）均高于女性，但青春期前性别间差异小；青春发育中后期，随年龄增长，性别间差异逐渐增大，以后男性一直明显高于女性的水平。

（张 欣 陶芳标）

tǐlì huódòng

体力活动（physical activities）

通过骨骼肌群收缩引起能量消耗增多的任何形式身体运动。体力活动包括休闲时间活动、职业性活动、家务劳动和出行往来活动等。决定体力活动的因素有频率（在指定的时间内体力活动的次数）、强度（参加体力活动的生理努力程度）、体力活动类型和环境。体育锻炼是儿童少年主要体力活动的一部分，指为达到一定目标而有计划、有特定活动内容、重复进行的一类体力活动，旨在增进或维持身体素质的一个或多个方面。儿童少年时期经常参加体力活动不仅对促进他们的生长发育和健康起着十分重要的作用，而且这个时期形成的体力活动模式可持续到成年期，对预防以后生活中慢性疾病发生有极其重要的作用。

体力活动类型 包括有氧活动、力量型活动、柔韧性训练、平衡训练。其中，有氧活动指机体大肌肉群参与、持续较长时间的有节律的活动。有氧活动又称耐力活动，可以增进心肺健康，如步行、跑步、游泳和骑自行车。力量型活动指增强骨骼肌的力量、功率、耐力和体积的身体活动和锻炼（如力量训练、抗阻力锻炼或肌肉和耐力锻炼）。柔韧性训练指能增强关节在其最大生理范围内移动的能力的体力活动。平衡训练旨在提高个体在自身活动、外部环境或其他物体造成的姿势摇晃或不稳等情况下保持平衡能力的静力性和动力性训练。

体力活动测量方法 包括直接观察法、双标水法、心率监测仪法、运动感应器法和问卷法等，各有其优点，其适应范围也各不相同。

直接观察法 调查人员通过观察用表格或手提计算机设备记录调查对象的体力活动情况。直接观察方法得到的数据客观可靠，而且可以得到被观察者活动的各个参数（活动类型、强度、持续时间等）以及可能影响其活动的周围环境（活动地点、活动设施等）情况，是研究体质与健康、体育课程的完善及监督的一个重要方法。但所研究的活动必须是可以观察和记录的，观察者也必须处在活动发生地，因此观察的地点一般只能在学校（操场、体育馆）和（或）家中。这种限制使该方法比较适用于没有认知或不能准确回忆细节能力的学龄前儿童。系统观察是对行为的直接测量，不需要进行推算和解释，因此该方法适用于小规模的方法学研究，作为验证其他测量方法，如体力活动问卷、运动感应器等。

双标水法 测量自由生活状态下能量消耗最有效、最可靠的方法，是金标准。通过受试者饮用一定剂量氘（^2H）和重氧（^{18}O）的水后，测量受试者尿液中标记的$^2H_2^{18}O$的衰减率，估计二氧化碳的生成率，然后根据呼吸商（RQ）和经典的韦尔（Weir）公式计算出单位时间内的平均能量消耗。双标水法的优点是结果

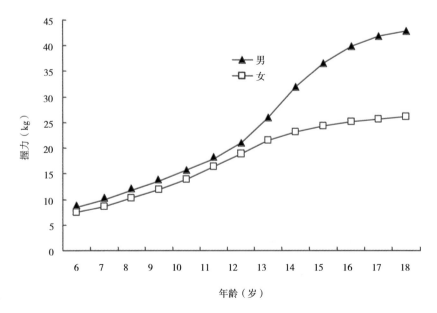

图2 中国汉族6~18岁男女学生握力发育曲线（城乡合并）
（据2005年全国学生体质健康资料绘制）

准确度和精确度高，与常规呼吸计测定能量消耗的方法相比，不影响受试者日常生活方式，适用范围广，样品收集和测量过程简单、安全。其缺点为费用昂贵、部分受试者可能不愿意饮用双标水、试验持续时间长（成人1~3周，儿童6~7日）。另外，双标水法只能提供总能量消耗量而不能反映活动的类型和模式，也不能区分体力活动所消耗的能量以及不同时间段的活动情况，这些都限制了该方法的广泛应用，不适用于大规模的人群研究，主要作为标准来校正其他的体力活动测量方法。

心率监测仪法　心率监测仪佩戴于胸部周围，收集和储存某段时间内受试者进行体力活动或锻炼时心率的变化信息，被用于剧烈活动的替代测量。其应用建立在心率与耗氧量之间呈线性相关的理论基础上。其最主要的缺点是需要在实验室条件下建立每个受试者的心率-能量消耗曲线。因为害怕、兴奋等某些情绪或心理状态、活动时参与的肌肉群的不同及受试者是否参加过体育训练等因素都会影响心率与耗氧量之间的线性关系，所以心率监测仪在估计儿童参加高强度体力活动时消耗的能量比较准确，也可用于测量儿童体质，但在测量中低强度活动时不够准确。

运动感应器法　最早的运动感应器是计步器，然后相继出现了活动度测量计、大规模集成传感器（large scale integrated sensor，LSIS）、体力活动测量仪、加速度传感器等。仪器佩戴于腰部、腕部、髋部，以体力活动的计数或估计的能量消耗记录活动。运动感应器体积小，佩戴方便，不影响调查对象活动，测量结果准确。

但由于佩戴时间长、对调查对象负担相对较大、费用较高，一般用于小规模的人群研究。运动感应器不能反映体力活动的类型，所以也不适合用于描述体力活动类型的研究，而且运动感应器不能防水，对测量游泳、水球等活动也不适合。

体力活动问卷法　可收集体力活动的各种参数，包括活动类型（有氧活动、柔韧性活动、增强力量的活动）、频率、时间、强度，也可评价不同时期的体力活动，可分为不同的体力活动问卷。此法费用低、操作简单、易被受试者接受，是大规模人群调查中应用最普遍，也是唯一可行的方法，被广泛应用于描述儿童少年的体力活动模式、体力活动与健康关系以及评价促进儿童少年参加体力活动项目的研究。问卷按填写方式可分为自填、询问、日记、父母或教师填写4种。按回忆周期长短可分为短时间日记（<24小时）、过去1~7日的回顾、过去1~5年的定量回顾、不考虑时间的习惯性活动等。体力活动问卷的研究在国外开展较多，已形成一些经典的问卷，如布沙尔（Bouchard）3天体力活动记录、调整的活动问卷、调整的青少年活动问卷、7天体力活动回顾问卷、国家儿童和年轻人体质调查问卷、年轻人危险行为调查等，这些问卷在研究体力活动与健康之间的关系以及评价国家儿童少年体力活动水平方面发挥了很大的作用。年龄与体力活动问卷的质量显著相关。小于10岁的儿童不适合用体力活动问卷或日记，他们不能提供可靠、有效的信息。所以，对年龄低于10岁的儿童，采用直接观察法、运动感应器、父母及其他代理人填写问

卷或其他客观测量方法较为适用。

世界卫生组织推荐的5~17岁儿童少年体力活动建议　对于该年龄组儿童和青少年，体力活动包括家庭、学校和社区环境内的玩耍、游戏、体育运动、交通往来、娱乐、体育课或有计划的锻炼等。为增进心肺、肌肉和骨骼健康，减少慢性非传染性疾病风险，建议如下：①每日应累积至少60分钟中等到高强度的体力活动。②大于60分钟的体力活动可以提供更多的健康效应。③大多数日常体力活动应该是有氧运动。同时，每周应进行至少3次高强度体力活动，包括强壮肌肉和骨骼的活动等。

（张　欣）

értóngshàonián xīnxuèguǎn xìtǒng gōngnéng fāyù

儿童少年心血管系统功能发育

（development of cardiovascular function in children and adolescents）　儿童少年心脏和血管的结构和功能随年龄增长而发生的变化。心血管系统的主要功能是及时供应机体各个部位的血液，以满足机体对血流量的需求，人体主要通过神经和体液调节，协调心脏和血管的活动，保证各组织器官活动的正常进行。心脏作为人体血液流动的动力器官，在维持正常的血液循环，确保各组织、器官的血液与营养物质的供应上发挥着重要作用。随着发育的进程，心肌的结构和心肌细胞生物化学特性的改变导致了心功能显著增强。体外的实验显示，从胎儿至成人单一心肌条带的收缩力都随着心脏的成熟而增加。胎儿心功能对前负荷（充盈容量）和后负荷（体循环阻力）的改变均不敏感。胎儿增加心功能最有效的手段是增加心率。出生及进

一步成熟以后，前后负荷调节心功能的重要性逐渐增强。心脏的舒张功能同样受到发育过程的影响。男生心血管功能随年龄增长而加强，13岁时功能发展较快，17岁达到较高水平；女生7~15岁，心血管功能随年龄增长而加强，15岁以后有功能减退的迹象；男女（7~15岁）心血管功能7~8岁时水平相似，9~15岁女生功能显著落后于男生。

心血管功能发育的评价指标

心率和血压是反映心血管功能重要的生理指标，由于检测方便、实用，故在儿童少年卫生学中被广泛应用。以不同定量负荷前、后心率和血压的动态变化评价机体心血管功能水平，是反映和评价儿童青少年心血管功能的最常用指标。最大吸氧量、布兰奇心功能、心功能指数K和台阶试验指数也可评价儿童青少年的心血管功能发育。

心率 每分钟心脏搏动次数。不同年龄、性别、功能状态下的静息状态下心率（静息心率）都不同，个体差异大，新生儿达130次/分，随年龄增长而减慢，青春期接近成人水平。心率有基础心率、静息心率、运动时心率和运动后心率。静息心率越低，提示心脏储备越大，心脏功能越强。基础心率指清晨起床前空腹卧位时的心率；基础心率较为稳定，运动员的基础心率随着训练年限的延长和训练水平的提高而减慢。儿童少年运动后，心率恢复越快，提示心血管功能越好。

脉搏 心脏搏动的压力变化而导致主动脉管壁振动，由动脉管壁向外周传递产生。青少年静息状态下的脉搏和心率一致，因测量方便，可用脉搏计数代替心率，反映心血管功能水平。其频率、强度和其他特征可作为诊断疾病的指标，也可用于分析体质的强弱、运动强度和训练水平等。

动脉血压 心脏收缩，血液流经血管而对管壁产生的压力。心动周期中，血压随心室收缩、舒张而发生规律性变化，以收缩压、舒张压、脉压（收缩压与舒张压之差）为表现。收缩压反映心脏冲击力度，舒张压反映外周阻力，脉压反映动脉管的弹性。动脉血压的相对稳定有重要生理意义，血压过低导致血容量不足，易使器官组织出现缺血、缺氧等不良后果；血压过高对多个脏器的功能产生危害。

布兰奇心功能指数 利用静息心率和血压等综合判断心功能。

$$布兰奇心功能指数 = \\ 静息心率（次/分） \times \\ \frac{[收缩压（mmHg）+舒张压（mmHg）]}{100}$$

单位为mmHg，该指数的均值为140mmHg，95%正常值范围110~160mmHg。系统的耐力训练可使静息心率下降，使布兰奇心功能指数值降低，故在一定范围内布兰奇心功能指数值小，可认为心血管功能较好。

心功能指数K 由定量负荷运动试验测得，采用30秒时间内应做20次蹲下、起立动作，运动前测安静心率（P_1），运动后即刻心率（P_2）和运动后1分钟时心率（P_3），计算心功能指数K：

$$K = \frac{(P_1 + P_2 + P_3 - 200)}{10}$$

训练有素的少年运动员心功能指数K值接近0，甚至为负值。13岁少年心功能指数K在0~3心功能负荷能力为"好"；4~8心功能负荷能力为"较好"；9~13心功能负荷能力为"中"；14~18心功能负荷能力为"中下"；19以上心功能负荷能力为"差"。

台阶试验指数 通过有节律的登台阶运动持续时间与规定的脉搏次数之相应比值评定心血管功能水平。又称哈佛台阶试验指数。反映人体心血管系统功能状况的重要指数。台阶试验指数值越大，则反映心血管系统的功能水平越高，反之亦然。台阶试验主要通过定量运动负荷后恢复期特定时段心率计算出台阶指数来评定心血管的功能水平，即台阶指数与运动后心率反应和心率恢复的速度有关。台阶试验的测验方法：男生使用高40cm的台阶，女生采用高35cm的台阶做踏台上下运动。测验前测定静息时的脉搏，之后让受试者做轻度活动下肢关节的准备活动。上下台阶的频率是30次/分，节拍器的节律为120次/分。受试者按节拍器的节律完成试验，被测试者从预备姿势开始，分4步动作连贯完成：第1步，被测试者一只脚踏在台阶上；第2步，踏台腿伸直双脚站立台上；第3步，先踏台的脚先下地；第4步，还原成预备姿势。用2秒上下一次的速度（按节拍器的节律来做）连续做3分钟，做完后立刻坐在椅子上测量运动结束后的1~1分半钟、2~2分半钟、3~3分半钟的3次脉搏数。并用下列公式求得评定指数，对小数点后1位进行四舍五入取整评分。

$$台阶试验指数 = \\ \frac{踏台上下运动的持续时间（秒）}{2 \times （3次测定脉搏的和）} \\ \times 100\%$$

该试验经常被用于评价大学生和高年级高中生（身高超过

120cm）的心血管功能。评价其他年龄的儿童时要考虑台阶高度和评价标准。

心血管功能的影响因素 儿童青少年的心血管功能发育与其内外环境影响相关，其中最重要的外环境因素就是体育锻炼。锻炼是心血管系统功能健康的保证。对于心脏，经常性的体育锻炼可使心肌壁增厚，心腔扩大，这样可容纳更多的血液，心肌收缩更有力。通过锻炼还可以使血管在体内分布更广泛合理，经常性的体育锻炼也可使血管壁弹性增加，这样血液流通及输送的阻力小，供氧及营养物质更充分，运转代谢产物更彻底。体育锻炼不仅直接影响儿童青少年心血管系统，而且还通过中枢神经系统，调节心血管系统各部的功能协调性。儿童青少年进行适宜的体育锻炼，对其心血管功能的发育很重要。长期的耐力训练可使儿童青少年的心脏收缩有力，血管壁弹性增强，还可通过对自主神经系统的良好刺激及调节，缓解儿童青少年时由于自主神经稳定性差而出现的心血管功能生理性异常，如窦性心律不齐、青春期高血压等。应注意，儿童青少年时期的心血管系统功能发育并不完善，体育锻炼过程中应严格控制运动量及运动强度。

（张 欣）

értóngshàonián hūxī xìtǒng gōngnéng fāyù

儿童少年呼吸系统功能发育
（development of respiratory function in children and adolescents）

儿童少年呼吸系统结构和功能随年龄增长而发生的变化。呼吸系统的发育包括3个不同的过程，即所有必需形态结构的发生或形成、对出生后呼吸空气的适应、体积的增大。前2个过程主要出现在婴儿出生前或出生后不久。呼吸系统主要生理功能是吸入外界的氧气排出血液内过剩的二氧化碳。呼吸器官包括上呼吸道的鼻、鼻窦、鼻泪管、咽、咽鼓管、喉；下呼吸道的气管、支气管、毛细支气管、肺；还包括纵隔、胸廓等，其中发挥呼吸功能的重要器官是肺。儿童少年随着呼吸器官的发育，呼吸功能逐渐完善。

呼吸系统功能发育评价指标 一般通过测量某些评价呼吸功能的指标，观察儿童少年呼吸功能的发育状况，常用的指标有肺活量、呼吸差、呼吸频率和最大通气量等。

肺活量 一次尽力吸气后，再尽力呼出的气体总量。肺活量＝潮气量＋补吸气量＋补呼气量。潮气量指每次呼吸时吸入或呼出的气体量。补吸气量指平静吸气末，再尽力吸入所能吸入的气体量，又称吸气储备量。肺活量与人的呼吸密切相关。人体的各器官、系统、组织、细胞每时每刻都在消耗氧，机体只有在氧供应充足的情况下才能正常工作。人体内部的氧供给完全靠肺的呼吸来获得，在呼吸过程中，肺不仅要摄入氧气，还要将体内代谢出的 CO_2 排出。肺可比喻为机体气体交换中的储气站，其容积大小直接决定着每次呼吸气体交换的量，这是检测肺功能的最直观、也是最客观的指标。如果肺活量检测数值低于正常数值，说明机体摄氧能力和排出 CO_2 的能力较差，人体内部的氧供应就会不足。一旦机体需要大量消耗氧时（如长时间学习、考试、剧烈运动时）就会出现氧供应的严重不足的表现，如头痛、头晕、胸闷、精神萎靡、注意力不集中、记忆力下降、失眠等机体氧缺乏的不良反应，不仅会影响儿童少年的学习能力，而且对生长发育和身体健康也造成许多无法挽回的损失。肺活量有性别和年龄差异，肺活量随年龄的增长而增长，男性明显高于女性。在20岁以前，肺活量在生长发育阶段随着年龄增长而逐渐增大，20岁以后增加不明显。儿童在14～15岁时，男女平均肺活量可达到3 000ml和2 500ml左右，呼吸频率也逐渐接近成人（16～18次/分）水平。男生自12～13岁起增长加快，19～20岁时趋于稳定。女生的肺活量也随着年龄而增长，但较为平稳，15岁后增长减慢，18～19岁后趋于稳定。13岁后，男女肺活量的差别逐渐扩大。到成年时，女性的平均肺活量约为男性的70%。

呼吸差 深吸气胸围与深呼气胸围的差值。既可以反映儿童生长发育状况和呼吸肌力量的大小，也可以反映呼吸系统功能，呼吸差越大，呼吸功能越好。测量时，受试者在平静胸围的基础上，做最大幅度的吸气，在深呼气末时记下深吸气胸围，接着再做深呼气，在深呼气末记下胸围的最小值。呼吸差一般为6～8cm，经常锻炼者可达8～10cm，专业运动员可达12cm以上。游泳和长跑对儿童少年的呼吸差改善明显。

呼吸频率 静息状态下每分钟呼吸次数。因年龄、性别、肺潮气量不同而异，是反映肺生理功能的基本指标之一。个体肺功能越强，呼吸频率越低。儿童的新陈代谢非常旺盛，需要大量氧气。但是儿童年龄越小胸腔也越小，肺活量越小，呼吸肌越弱，导致呼吸表浅，常不能满足身体对氧的需求。这个矛盾只能靠增加呼吸频率来解决。随着儿童少年功能逐渐发育，肺容量扩大，肺泡数量不断增加，呼吸频率开始减慢。出生1个月的婴儿呼吸频率约为42次/分，1岁时约为30次/分，4~7岁约为24次/分，青少年与成人相近，约为20次/分。

最大通气量　以最快速度和最大幅度进行呼吸时所测得的每分通气量。是反映肺呼吸功能、肺容量动态变化、受试者通气储备能力的重要生理指标。其大小取决于胸廓的完整性和呼吸肌的力量、肺的弹性和呼吸道的阻力，其中以呼吸道阻力影响最大。比预计值降低20%以上为不正常。

其他肺功能的评价指标　常用于临床评价肺功能不全，也可用于儿童肺功能发育的研究。如肺总量，即深吸气后肺内所含的气体总量，等于肺活量加残气量；第1秒用力呼气量，即最大吸气至肺总量后第1秒内的呼气量，是肺功能受损的主要指标；用力肺活量，即最大吸气至肺总量后以最大用力、最快速度呼出的气量。正常情况下与肺活量一致。这些可以反映较大气道的呼气期阻力，可用作慢性支气管炎、慢性阻塞性肺疾病、哮喘和肺气肿的辅助诊断手段。

呼吸系统功能发育的影响因素　体育锻炼、环境污染等其他因素对儿童少年呼吸系统功能的发育亦产生巨大的影响。

体育锻炼　能有效促进儿童少年呼吸系统的功能发育。运动时，肌肉活动产生的二氧化碳刺激呼吸中枢，使呼吸加快、加深，促进二氧化碳排出和氧气吸入。经常参加体育锻炼的儿童少年呼吸肌发达，胸围扩大，呼吸深度、肺通气量和肺活量等显著增强，

对各种病菌侵袭的抵抗力提高，上呼吸道感染性疾病的发生率明显减少。

空气污染　可减缓儿童呼吸功能发育的速度，并对儿童肺功能造成不利影响，被动吸烟可使儿童用力肺活量减低。室内外空气污染还会造成儿童少年的呼吸系统疾病影响肺功能的发育，如持续性咳嗽、哮喘、支气管炎、鼻炎。

（张　欣）

zuìdà xīyǎngliàng

最大吸氧量（maximal oxygen uptake，$VO_2\,max$）　人体在进行大量肌肉群参加的力竭性运动中，当氧运输系统中的心泵功能和肌肉的用氧能力达到个体的极限水平时，人体单位时间所能摄取的氧量。又称最大摄氧量或最大耗氧量。最大吸氧量直接反映个人的最大有氧代谢能力，标志一个人的循环系统氧转运的能力。最大吸氧量的大小主要取决于心脏的排血量、动静脉氧差、肺通气量及氧的弥散能力。心脏的排血量和肺通气量均与最大吸氧量呈直线相关。最大吸氧量数值一般比安静时吸氧量大10~15倍，达到最大吸氧量时的脉搏、呼吸频率和肺通气量可比静息时分别增加2.5~3倍、2.5~4倍和10~15倍。因为最大吸氧量与心肺功能、肌肉及其活动状况、血液携带和输送氧的能力以及组织吸收和利用氧的能力有关，因此可以用来综合判断儿童青少年心肺功能。

反映最大吸氧量指标　有2类指标：①绝对值，即单位时间内所吸收的氧量，以L/min为单位。②相对值，即单位时间内、有关指标单位值的吸氧量。常用的相对指标有一定身高、体重、瘦体重、体表面积及最大心率等

的最大吸氧量，单位分别是ml/（cm·min）（表示身高相对值）、ml/（kg·min）（表示体重或瘦体重相对值）、L/（m²·min）（表示体表面积相对值）、毫升/次（表示最大心率相对值，称氧脉搏）。相对值在计量单位中考虑了人体其他指标，因此能更好地反映人体的有氧活动能力。

最大吸氧量的影响因素　儿童少年最大吸氧量有随年龄而上升的趋势，且受性别、健康状况影响，长期有氧体育活动能有效地促进人体最大吸氧量水平。

年龄和性别　不同年龄人群间存在差异。绝对值随年龄增长而逐渐增加，青春后期达最大值，至成年期逐渐缓慢下降。按体重计算的最大吸氧量的相对值，男性在13岁前呈增长趋势，19岁前稳定于55ml/（kg·min）左右；女性在13岁以前比较稳定，约45ml/（kg·min），13~19岁呈下降趋势；进入成年期，男女均缓慢下降。无论绝对值或各相对值，男性各年龄组最大吸氧量均高于女性，青春期前性别间差异不大；青少年阶段，随年龄增长，性别间差异逐渐增大，以后一直维持在这一水平。

健康状况　对最大吸氧量有很大影响。有人观察到疟疾或其他疾病卧床休息后，最大吸氧量降低了17.4%~20.0%。

体育锻炼　健康人经过一定时期有规律的锻炼，最大吸氧量可提高10%~30%。有训练的运动员最大吸氧量的值大于一般健康人，一般男性健康成人最大吸氧量为45~50ml/（kg·min）。运动员的最大吸氧量通常可达55~70ml/（kg·min）。从儿童阶段开始长期坚持锻炼的人，即使停止运动后，他们的最大吸氧量

值仍然高于同龄人。所以个体的最大吸氧量尽管与先天遗传有关，但是童年期就开始的锻炼，作为外环境因素也可以充分发挥先天遗传的潜在力量。因此，儿童少年时期有规律的锻炼对提高人群的体质状况具有深远意义。

（张　欣）

értóngshàonián jīlì fāyù

儿童少年肌力发育（development of muscle strength in children and adolescents）

儿童少年肌肉收缩对抗阻力完成运动能力随年龄增长而发生的变化。肌肉力量的大小，与中枢神经系统功能和肌肉横断面大小有关。儿童少年时期，由于肌纤维较细，中枢神经系统对肌肉调节不完善，肌群活动不协调，故肌肉力量较小。随着年龄增长，力量也增长。

肌力发育的年龄特征　青春发育期前，肌组织中含水量较多，蛋白质、脂肪及无机盐类比成人少，能量储备较差，收缩能力较弱。年龄越小越明显。身高突增阶段，由于骨骼的快速增长，肌肉也以增加长度为主，但落后于骨骼的增长速度，此时肌纤维的增粗和肌力的增长仍在继续。身高增长变慢、性激素分泌增多（男 15 岁，女 13 岁）以后，肌纤维才逐渐增粗，横断面逐渐增大，肌力显著增长。从 6 岁开始随着年龄的增长，儿童的手臂肌肉横断面积开始增大，握力随之也增大，女童握力最大增长出现在 10.5 岁，随后增长速度减慢；而男童从 14 岁时开始最大增长，直到 20 岁肌肉横断面积和握力都有明显增长。男女达到最大肌肉力量的年龄分别在 25 岁和 22 岁左右。此后随着年龄的增长，身体大部分肌肉力量和体积开始衰退。

肌力发育的性别差异　用绝对肌力大小表示肌肉力量，一般男性的力量通常比女性大，女性上肢肌力约为男子的 50%，下肢肌力约为男子的 70%，这是肌肉横断面积或肌肉数量多少的差异所致。正常成年男性肌肉重量占体重的 40%～45%，女性占 35%。在青春期前，男童前手臂的肌肉横断面积和最大握力都大于女童。从 10 岁开始，因女童肌肉横断面积和握力增长的速度更快，性别之间的差异减小，到 13 岁时男、女童间的差异不明显。男童在 14 岁以后，肌肉横断面积和握力都出现最大增长，而女童的肌肉横断面积不再随年龄增长，仅是握力略有增长，所以性别之间的差异再次增大。立定跳远和仰卧起坐成绩提高幅度的年龄与肌肉力量的自然增长有关。主要反映下肢肌肉爆发力的立定跳远，男生在 14～16 岁之间提高幅度最明显，18～22 岁各年龄组也有提高，但提高幅度出现随年龄增长而下降的趋势，女生在 14～17 岁之间提高幅度最大。代表腰腹肌耐力力量的仰卧起坐，女生在 15～17 岁提高幅度最大，18～22 岁各年龄组成绩也有不同程度的提高，但有随年龄递减的趋势。反映男生上肢肌肉耐力的引体向上，13～17 岁增长速度最快。

肌肉特征与肌力发育　肌肉部位、肌纤维类型及肌肉横断面积等肌肉本身的特征与肌力密切相关。

肌肉部位与肌力发育　儿童少年身体各部分肌肉的发育，躯干肌先于四肢肌，屈肌先于伸肌，上肢肌先于下肢肌，大块肌肉先于小块肌。随年龄增长呈不均匀增长。在生长加速期，肌肉纵向发展较快，但仍然落后于骨骼的增长，肌力耐力均较差。生长加速期后，肌肉横向发展较快，肌纤维明显增粗，肌力显著增加。

肌纤维类型与肌力发育　有红肌纤维和白肌纤维。红纤维又称 I 型纤维、慢缩肌纤维、慢氧化纤维，有很好的耐力；白纤维又称 II 型纤维（分 IIa、IIb、IIc 3 个亚型）、快缩肌纤维或快解醣纤维，有很好的力量和爆发力。肌肉力量的大小取决于快缩肌纤维和慢缩肌纤维在肌肉中所占的比例，快缩肌纤维高的人，肌肉收缩力量大。出生时，无区别的 IIc 型纤维占较大的比例（10%～20%），以后 I 型纤维的百分率增加较快；I 型和 IIc 型纤维的比例在童年期比成年期高，II 型纤维分布的百分率在童年期较低，童年期和青春期 IIa 型纤维比 IIb 型纤维占优势。男性从出生到 35 岁，I 型纤维是呈倒"U"形变化，从出生到 9 岁 I 型纤维的比例显著增加，19 岁后则显著减少，而在女性中 I 型纤维与年龄之间没有明显下降的关系。青春期的男性比女性有较高的 I 型纤维的比例，女性 20～29 岁年龄组的 I 型纤维比例高于同龄男性。青春期女性 II 型纤维（占 46%）比男性（34%）要高，在青春期后期达到成年人的比例。

肌肉横断面积与肌力发育　一块肌肉中所有肌纤维横断面积之和。肌肉横断面越大，肌肉力量就越大，这是因为肌纤维越粗，其中含肌凝蛋白越少。从出生到青春期，随年龄增长肌纤维的大小呈线性增加。出生到 1 岁肌纤维直径增加约 75%，1 岁和 5 岁时的肌纤维直径分别是成年的 30% 和 50%。男性的平均肌纤维面积一直增长到 25 岁。在女性中，青春期肌纤维直径达到最大，而男性达到最大数值是在成年期

早期。肌肉的绝对力量取决于肌肉横断面积，横断面越大，肌肉收缩时产生的力量也越大，两者接近正比例关系。肌肉横断面积每增加 1cm²，肌肉力量可提高 3~4kg。男性的肌肉横断面积呈指数增加并持续到 17 岁，从 20 岁起达到一个平稳期；女性在 13~17 岁的年龄跨度中肌肉横断面积增加比男性小，儿童的肌肉横断面积比成年人小 45%。

神经调节及激素调节与肌力发育 肌肉的发育受神经内分泌影响，肌力的发育也受神经和激素活动的调节。

神经调节与肌力发育 大脑皮层具有相适应的神经兴奋和抑制过程，适应性很强，能主动动员自主神经系统和内分泌功能。人体肌肉在进行最大用力收缩时，并不是所有的肌纤维都同时参加收缩，其动员参与活动的肌纤维数量越多，收缩时产生的力度越大，即神经过程强度越大越集中，肌肉力量发挥也越大。普通人只能动员肌肉中 60% 的肌纤维参加收缩，而训练有素的运动员可动员的肌纤维达 90% 以上。肌肉收缩的最佳效果不仅取决于肌肉，更多地取决于神经冲动的合理频率的提高，即当运动兴奋性提高时，调动肌肉工作能力的肾上腺素、去甲肾上腺素、乙酰胆碱及其生理活性物质的释放增多，力量增大。因此，中枢神经系统的功能状态可以直接影响肌肉的力量，并对力量素质的发展和发挥起着极为重要的作用。

激素水平与肌力发育 睾酮是肌肉生长最直接的刺激因素，可通过促进肌肉蛋白质的合成，使肌肉肥大，提高肌肉力量。甲状腺素、生长激素和胰岛素也是肌肉生长和肌力发展的重要因子。

睾酮在人体内的分泌数量不同，在一定程度上造成不同年龄、性别人群肌肉力量大小的不同。男性在青春期早期睾酮增加约 4 倍，在青春期中后期，又增加 20 倍。而女性在青春期早期和后期，睾酮仅增加 4 倍。所以男性的最大肌力明显高于同龄女性。

（张　欣）

értóngshàonián páixiè gōngnéng fāyù
儿童少年排泄功能发育（development of excretory function in children and adolescents）

儿童少年排泄系统结构与功能随年龄增长而发生的变化。机体物质代谢过程中所产生的终产物，即机体不需要的或过剩的物质，经血液循环由排泄器官向体外输送的过程，称为排泄。人体具有排泄功能的器官有肾、肺、皮肤及消化道等，其中排出物质的种类最多、数量最大的是肾。肾最重要的功能是排泄，肾生成尿液，排出许多代谢产物及进入体内的异物、药物等，调节体内水、电解质和酸碱平衡，对维持机体内环境的相对稳定起着很重要的作用。肾还有内分泌功能，能产生促红细胞生成素、肾素、前列腺素及胆钙化醇（维生素 D_3）等。

儿童少年肾功能的发育特点
随着肾的发育，肾功能趋于完善，与成人相比，儿童少年的肾功能有一定的特点。肾小管的生理功能迅速接近成人水平，出生后 1 周的足月儿，尿酸 pH 值已达

到正常水平，出生后 1~2 个月婴儿尿液酸化能力已达最大值。1~2 岁时，幼儿的肾血流量和肾小球滤过率、尿素清除率等肾功能指标已达到成人值。早产儿出生时肾生理功能的成熟程度取决于出生时的月龄，有些早产儿的肾体积及生理功能在 8 周岁时才达到正常标准。

儿童少年肾功能的评价指标
尿液检查和肾小球滤过率检测。尿液检查是早期诊断肾脏疾病的有效、简便的技术手段，有尿量、尿的性质、尿蛋白、潜血、尿糖、比重、pH 和亚硝酸盐等。肾小球滤过率是监测肾功能的一个重要指标，常用的有：①内生肌酐清除率（creatinine clearance rate, Ccr）。Ccr = 尿肌酐浓度 × 尿量（ml/min）/血肌酐浓度，对小儿再用体表面积校正。②用血肌酐和身高估计肌酐清除率。施瓦茨（Schwartz）公式 = k × 身高（cm）/血肌酐，各年龄 k 值（表）。③光抑素 C。所有有核细胞产生的一种蛋白，通过肾小球滤过从血循环中清除，其血清浓度的倒值与肾小球滤过率呈线性关系。

儿童少年肾功能的影响因素
尽管儿童肾功能的发育速度很快，但对环境的耐受能力比成人脆弱。

环境因素的影响 随着年龄的增加，儿童对环境污染物的接触和摄入机会逐渐增多，年幼个体的肾小管转运能力不足，因而

表　各年龄儿童少年 k 值

年龄	肌酐单位 k 值（μmol/L）	肌酐单位 k 值（mg/dl）
正常婴儿 0~18 个月	40	0.45
2~16 岁，女	49	0.55
2~13 岁，男	49	0.55
13~16 岁，男	62	0.70

环境污染物造成肾损害会低于成年人。出生后，新生儿肾浓聚铜和硒的能力显著增强；在胎儿和新生儿发育过程中，肾对汞、镉和铅的聚集能力甚至超过大脑。环境污染物的肾脏毒害作用的程度不但取决于组织浓聚能力的大小，也与肾脏细胞的活力有关。虽然环境污染物对未发育成熟肾脏的损害较其他脏器小，但有学者提出儿童的肾脏重量是比精神行为异常对诊断儿童体内铅贮留更有价值的指标。

肥胖　肥胖是体内脂肪组织的绝对量增加。为了适应这一变化，心排出量需增加，以满足脂肪组织的血液量，其他非脂肪组织的血液量也增加，如心、肾、胃肠和骨骼肌等。无论正常血压还是高血压，超重者与瘦者比较，肾小球滤过率、肾有效血浆流量均增加，增加了肾脏的负担；同时肥胖加重了动脉血压对尿蛋白的影响。肥胖引起的肾损伤临床表现为微量白蛋白尿、蛋白尿或肾功能不全，组织学表现为肾小球增大、系膜区扩大或硬化，称为肥胖相关性肾病。肥胖被认为是慢性肾病的不良因素。尽管肥胖对肾脏的影响大多是临床观察，肾脏损害的严重性与肥胖暴露时间的效应关系及因果关系还不清楚，但是肥胖对肾脏有损害是可以确定的，儿童和青少年应积极预防肥胖的发生。

（张　欣）

értóngshàonián xiāohuà gōngnéng fāyù

儿童少年消化功能发育（development of digestive function in children and adolescents）　儿童少年消化系统结构和功能随年龄增长而发生的变化。儿童少年从食物中获取各种营养成分，以供身体生长发育的需要。食物必须先经过消化道的机械性消化和消化酶的化学性消化，分解为营养物和排泄物两部分。营养物由消化道壁的上皮细胞吸收入血液，排泄物部分由肛门排出体外。

消化系统结构　包括消化道和消化腺。消化道包括口腔、咽、食管、胃、小肠、大肠和肛管；消化腺有涎腺、胰腺、肝脏等。

消化系统功能发育　进入青春期（10～12岁），乳牙全部脱落，代之以恒牙。20岁左右，恒牙全部出齐，共28～32颗。儿童期消化系统发育还不成熟，局部抗感染能力较差，胃的容量又小，胃黏膜薄，胃酸浓度低，消化酶少，如食物的量和种类过多，胃肠道的负担加重，导致消化系统经常处于大负荷状态，易受外界因素影响而患感染性肠道疾病等，影响生长发育。胃、小肠、大肠等消化道的形态和功能在青春期发育接近成人水平。18～20岁时，每日分泌的胃液量为1.5～2.5L，达到成人水平。空腹时，胃液中总酸排出量为0～5mmol/h，男性的酸分泌多于女性。胆汁的分泌量每日可达到800～1 000ml，接近成人水平。肝脏是人体最大的消化腺，青春期后，肝脏重量可达1 500g左右，具有产生胆汁、进行糖、蛋白质和脂肪代谢、解毒及维持人体水分和激素平衡的作用。虽然青春期时的肝脏形态和功能均已接近成人，但是较脆弱，易受酒精、药物和病毒等侵袭而致病。食物的消化过程，是一个复杂的物理和化学变化过程。在消化器官中，有一些不能被直接吸收的大分子营养物质，转变成小分子的物质，并从小肠吸收。其间，蛋白质分解成氨基酸，脂肪分解成甘油和脂肪酸，碳水化合物分解成葡萄糖等。在消化过程中，需要分泌大量的消化液。青春期后，一个人每日各种消化液的分泌总量为6 000～7 000ml，达到成人水平。

（张　欣）

shénjīng xìtǒng de kěsùxìng

神经系统的可塑性（plasticity of nervous system）　神经系统发育过程中神经元对神经活动及环境改变所做出的结构和功能上的应答反应。反映了神经细胞对环境的高度反应性。可塑性是一种可由环境加以改变的潜在发育状态，其潜在的含义指在生命早期，大脑的发育并不只是按成熟程序进行，还要受生物因素和早期环境共同影响，大脑是两者结合的产物。细胞分化、突触发生和早期环境的作用对神经系统发育的可塑性起重要的作用。

细胞分化与神经系统的可塑性　人的大脑和神经系统包括数量高达万亿的高度分化的细胞，这些细胞协同作用，在数万亿神经细胞突触之间传递电信号和化学信号。神经元（神经细胞）是大脑和神经系统的基本单位，接收和传递神经冲动。神经元由胚胎的神经管发育而成。神经元沿着引导细胞所设路径进行迁移，形成大脑的主要部分。在妊娠中期大脑生长加速期开始之前，个体所具有的绝大多数神经元（1 000亿～2 000亿）即已经形成。随神经元迁移到具体的位置，神经元承担了特定的功能。如一个在正常情况下应该迁移到大脑视觉区的细胞被移植到控制听觉的区域，那么这个细胞将分化成一个听觉神经元而不是一个视觉神经元。也就是说，单个细胞可能承担任何一种功能，其最终发挥何种功能取决于最后被固定的区域。

突触发生与神经系统的可塑性 突触是行使神经元之间或神经元与效应器之间信息传递的功能性接触的特殊结构。神经系统发育时，生成的神经元比存活的神经元多得多。轴突到达靶点后，开始相互间竞争，而后与靶细胞形成突触，称为突触发生。突触发生过程在大脑生长加速期内迅速进行，一般婴儿有比成人更多的神经元和神经连接。这是因为成功地与其他神经元连接在一起的神经元，把没有与其他神经元连接在一起的神经元挤掉造成生命早期诞生的神经元有大约一半在生命早期即凋亡。大脑处于发育之中，会超额生产出大量的神经元和神经突触以接受人类可能经历到的任何种类的感觉和动作刺激。然而，任何个体都不可能会有如此多的经验或经历与之匹配，所以个体还有许多神经环路没有被开发。最经常被刺激的神经元和突触继续发挥功能，生存下来，不经常受到刺激的神经元会失去其突触，这个过程被称作突触修剪（synaptic pruning），以备将来弥补大脑损伤或支持大脑新的技能。

早期经验与神经系统的可塑性 早期经验对大脑和神经系统的发育起重要作用。早期经验为大脑提供了该如何被塑造的粗略指导信息，在很大程度上决定着大脑的结构。没有获得适当刺激的神经元将退化，遵循了"用进废退"的原则。通过给个体提供一个具有各种刺激的环境，可促进其未成熟的、有可塑性的大脑神经元的发展。所以，对儿童来说，在有许多同伴、玩具和丰富环境下的生长有助于大脑的发育和神经元之间更为广泛的连接。

（张　欣）

értóngshàonián nǎogōngnéng fāyù
儿童少年脑功能发育（development of brain function in children and adolescents）

儿童少年脑组织和功能随年龄增长的变化。生命早期，大脑以一种惊人的速度生长，婴儿出生时大脑重量是成人的25%，到2岁时已达到成人的75%。母体妊娠的最后3个月和婴儿出生后的头2年被称作大脑发育加速期，成人大脑一半以上的重量是在这段时间获得的。从母体妊娠的第7个月开始到1岁生日期间，大脑每日增重1.7g。脑重量增加的同时，其功能也发育成熟。童年期大脑有很大的可塑性。早期经验的严重剥脱以及不良教养和生活经历，对儿童脑发育都可能造成永久性损害。改善童年期营养、保健、教养环境，早期诊断发育性损伤，给予功能性训练等，可以很好地修复已经损害的功能，减少不良预后。青春期不同脑功能区发育的失匹配，增加了冲动、冒险和情绪控制能力不足。

大脑皮质功能分区 随着大脑重量的增加，功能发育随之产生。但大脑所有的部位并不是都以相同的速度生长。出生时，发展最好的区域是脑的低级中枢（皮层下中枢），这些中枢控制着觉醒、新生儿反射和其他生命所必需的功能，如消化、呼吸和排泄。围绕在周围的是大脑和大脑皮层，这些脑区与自主性的身体运动、感觉及学习、思维、言语产生等高级智力活动有关。大脑最先发育成熟的部位是初级运动区和初级感觉区，初级运动区控制如挥动胳膊等简单动作活动，初级感觉区控制视觉、听觉、味觉和嗅觉等感觉过程。婴儿出生时的大脑只有这些感觉和运动区域功能良好，因而新生儿能够对外界刺激做出反射，具有感知运动能力。到6个月时，大脑皮层初级运动区的发育已经达到可以引导婴儿大部分活动的程度，这时，像抓握反射和巴宾斯基反射这样的先天反射将会消失，这意味着更高级的脑皮层中枢开始很好地控制较为初级的脑皮层下区域中枢。

儿童少年脑功能发育特征 儿童少年神经系统正处于迅速发育阶段。

髓鞘化 大脑在功能发育中的重要过程。随着大脑细胞的分裂和生长，一些神经胶质细胞开始产生一种被称作髓磷脂的蜡性物质，在单个神经元周围形成一层髓鞘。这种髓磷脂髓鞘的作用像一种绝缘体，目的在于提高神经冲动的传递速度，从而使大脑与身体其他不同部分的信息沟通更为高效。与神经系统的成熟一致，髓鞘化也遵循一定的时间顺序，出生时或出生后不久，感觉器官和大脑之间的通路已经髓鞘化。这使新生儿的感官系统处于一种良好的工作状态。随着大脑与骨骼肌肉之间通路的髓鞘化完成（遵循头尾模式和远近模式），儿童开始能够掌握越来越复杂的动作活动，如抬头和挺胸、伸胳膊、伸手、翻身、站立、行走和跑动。虽然髓鞘化在第1年内进展迅速，但大脑的一些区域可能直到15岁或16岁还未完成髓鞘化。如能使注意力集中于一个物体的网状结构和前额皮层在青春期到来时还未完全髓鞘化。这可能是婴儿、学前儿童和学龄儿童的注意持续时间短于青少年和成人的原因之一。在青少年期大脑的发育中，十几岁的青少年突然开始思考一些假设性的问题，开始认真考虑诸如真理和正义这样抽象的问题。这些思维方面的变化是与大脑发育有关的。一直持续到青少年期的高级大脑中枢的髓鞘化不仅提高了青少年注意的广度，而且也可以解释为什么青少年的信息加工速度快于学龄期的儿童。另外，在青少年期以后大脑仍然保持了一定的可塑性，参与高级认知活动（如制订高水平的策略性计划）的额叶前部的神经回路至少到 20 岁时，还能进行重新建构。所以，虽然青少年期的大脑变化在剧烈程度上比不上生命早期的变化，但青少年的大脑经历了重组和精细调整之后，他们在认知方面的进步才能有所表现。

偏侧化　大脑左右半球的功能分化。大脑由 2 个半球组成，通过一束被称为胼胝体的纤维连接在一起。大脑左半球控制着身体的右侧，包括言语中枢、听觉中枢、动作记忆中枢、决策中枢、言语加工中枢和积极情感表达中枢。与之相对，右半球控制着身体的左侧，包括空间视觉中枢、非言语声音（如音乐）中枢、触觉中枢和消极情感表达中枢。因此，大脑是功能偏侧化的器官。大脑功能偏侧化还包括偏爱使用某一侧的手或身体部位，而不使用另一侧手或身体部位的倾向。约 90% 的成年人使用右手（脑左半球）书写、持物和执行其他一些动作，左利手者同样的活动则受大脑右半球控制。但是大脑的偏侧化并不意味着每个半球相互独立，连接两半球的胼胝体在整合两半球功能方面发挥重要作用。

大脑偏侧化有其年龄特点，开始于妊娠期，出生时也正处于偏侧化进程之中。子宫内的胎儿，大约有 2/3 右耳向外，这被认为他们可能具有右耳优势，并表明其左半球具有言语加工的功能；大多数新生儿背朝下躺着时向右翻，而不是向左翻，这些婴儿以后也倾向于用右手够物体。大脑两半球似乎先天就具有一定的程序来决定两半球的不同功能，而且在婴儿出生时就已经开始"分工"。但是，在出生时大脑并未完全分化，在整个儿童期变得越来越依靠某一特定脑半球去执行某些特定的功能。如即使左利手和右利手倾向早已明显表现出来，并且在 2 岁时就已经很好地建立起来了，随着年龄的增长，偏侧化倾向也将会越来越强。由于未成熟的大脑并未达到完全的功能分化，幼小儿童通常可以从脑创伤中恢复过来，那些在其他情况下可能失去功能的神经回路承担起已经死去的神经回路的功能。虽然遭受脑损伤的青少年和成人也可以恢复相当一部分因脑损伤而失去的功能，但是他们恢复的速度和程度一般比不上幼小儿童。在大脑偏侧化尚未完成的生命早期，大脑具有惊人的修复能力。

青春期脑发育　青春期大脑灰质容积减少，白质容积增加。同时，特定脑皮质如额叶、顶叶和颞叶部位灰质含量下降。这是由于青春发动后神经纤维髓鞘化以及突触的修剪作用，使脑灰质密度下降出现灰质损失，继而出现白质容积的增加及神经元功能成熟。大脑皮质成熟的这种时间顺序与心理行为发育相一致，即个体较早进入青春发动期，但社会认知及应对能力准备尚未充分，造成身心发育失匹配。大脑奖赏环路与抑郁症状有一定关联。纹状体的反应性与抑郁症状负相关，内侧前额叶皮质（medial prefrontal cortex，mPFC）反应性与抑郁症状正相关。福布斯（Forbes）等研究得出，青春发动提前的青少年较晚熟者纹状体反应性较低，而 mPFC 反应性较高。这可以在脑结构上解释青春发动提前者有较高的抑郁发生率（图）。

青春期大脑成熟存在一定的性别差异，女童灰质厚度达峰值的年龄较男童早 1 年，这与女童较男童更早进入青春发动期一致。由于树突分枝作用的性别差异，对于参与计划、组织和执行功能的额叶灰质厚度男女达到高峰的年龄不同，女童为 11.0 岁，男童为 12.1 岁；女童顶叶灰质达高峰的年龄为 10.2 岁，男童则是 11.8

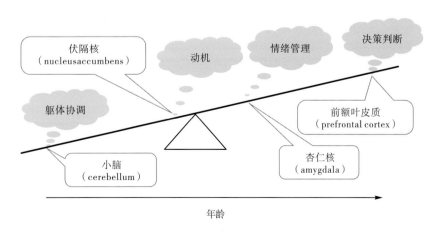

图　脑成熟模式与心理功能

岁。海马和杏仁核体积增加也有不同的性别发育模式，海马的扩大只发生在女童，杏仁核体积的增大只发生在男童。这种脑结构上的差异可能是个体间产生不同发育轨迹和心理行为问题的生理基础。

青春期发生的神经解剖学变化反映了神经元连接的进一步完善，这种完善与青少年认知功能和情绪功能的提高密切相关。皮特（Peper）等发现，随着青春期第二性征的出现，灰质密度在额叶和顶叶有所降低，由此可见，青春期的启动伴随着显著的脑结构性的变化。青春期发育伴随着大脑同步发育，呈动态的、以局部脑区灰质含量降低和全脑白质含量增加为显著特征的、较持久的过程。因此，可以推论睾酮和雌激素在青春期中晚期大脑结构发育的过程中扮演了极其重要的角色，而黄体生成素仅可认为是青春期早期的指标。

青春期大脑多巴胺系统发生了实质性的成熟转变，尤其在青春发育早期。多巴胺系统与社会信息处理能力密切相关，如刺激寻求和奖赏敏感性增加的能力在青春发育早期至中期达到发育高峰。相比之下，部分青少年在青春期罹患严重的心理障碍的易感性增加。证据显示青春期前高度情绪化的个体在青春发育早期或青春期高峰阶段疾病风险显著升高，源自于这类儿童脑发育的异常与青春发动时相之间交互作用。然而，由于大脑发育个体差异的研究相对较少，神经系统发育进程的个体差异，对青春发动时相与青少年心理病理症状和行为问题之间关联的中介/调节效应很难做出判定。

脑科学的进展，必将阐明青春期前额叶皮质执行功能、皮质下中枢如伏隔核的动机与奖赏机制、杏仁核的情绪调节功能以及性激素对脑的重建机制，为预防和干预青少年心理问题、促进青少年心理健康奠定基础。心理健康与脑皮质和皮质下中枢功能成熟相关。人脑功能遵循由后向前的发育顺序，即小脑、顶枕叶、额叶皮质下中枢最后是前额叶皮质。青春期前额叶、前扣带皮质认知控制与皮质下中枢如纹状体、杏仁核动机与奖赏发育失衡，易产生冒险行为和健康危害行为。

（张　欣　陶芳标）

értóngshàonián jīzǔzhī fāyù

儿童少年肌组织发育（growth of muscle tissue in children and adolescents）

儿童少年肌组织随年龄增长而发生的变化。肌组织主要由肌细胞（又称肌纤维）构成。肌组织分骨骼肌、平滑肌和心肌。骨骼肌细胞的数量于胚胎期的第 24 周起就不再增加，以后肌纤维只增加大小，女童在 10 岁左右，男童在 14 岁左右肌纤维的直径达到最大；肌原纤维既增加数量又增加长度，但不增加大小。肌肉中的结缔组织成分能增多，特别在邻近肌腱处是增加最多的部位。运动可使肌细胞增大，表现为肌丝和肌节增多，肌原纤维变粗加长，心肌也以这种方式增厚。肌卫星细胞是在骨骼肌细胞膜表面的细胞，在人发育期出现，在出生后，肌卫星细胞仍能进行有丝分裂，可能是肌组织的干细胞，与骨骼肌的再生有关。

不同组织和器官重量占体重的百分比称为相对重量。1971 年据霍利迪（Holliday）等报道，新生儿肌肉的相对重量为 20%，1.5 岁为 23%，5 岁时增至 35%，10 岁达 37%，13 岁女性和 14 岁男性分别为 39% 和 42%，成人男性和女性分别为 40% 和 35%，提示肌肉生长在幼儿和学龄前期、青春发育早期有两次突增，男童在青春期生长突增比女童更显著。在婴儿中，头、躯干、上肢的肌肉占全身肌肉的比例较大，而在成人，下肢肌肉的相对重量占全身肌肉重量大。内脏平滑肌体积从儿童出生到成年可增加 8 倍以上；呼吸肌、面部表情肌在儿童期即发育良好。随着肌肉相对重量增加，儿童少年的肌力也在增加。在青春期生长突增以前，男女肌力相差不大，在生长突增以后，男比女肌力发达，显示出"男子汉"的体魄，25～30 岁时肌力达到最大，以后肌肉收缩的力量和速度逐渐减慢，50 岁以后，肌肉开始失去肌纤维，体积逐渐减小。肌肉的成分随年龄而异，在胎儿含大量水和细胞间质，在小儿出生后水和细胞间质含量明显减少，而胞质聚积，细胞增大。肌肉的含量可通过尿肌酐排泄量、一定体积肌肉的DNA 量等测量。

（陶芳标）

értóngshàonián zhīfáng zǔzhī fāyù

儿童少年脂肪组织发育（growth of adipose tissue in children and adolescent）

儿童少年脂肪组织随年龄增长而发生的变化。脂肪组织属于结缔组织。通常所说的脂肪组织指黄色脂肪组织，主要分布于皮下、网膜和系膜等部位，具有填充、保护、缓冲和保持体温等功能。人体脂肪还有棕色脂肪组织，主要分布于新生儿的肩胛间区、腋窝和颈后部等部位，在成人极少，其功能是在寒冷刺激下产生大量热能。

脂肪组织在胎儿 6 个月左右开始出现，出生时脂肪组织占体重的 1/4，在足底内侧有脂肪垫，使新生儿足底呈"扁平足"样，在口颊部也有脂肪垫，有利于婴儿的吸吮，以后这些脂肪垫逐渐消失。脂肪组织在出生后的 6 个月生长迅速，6 个月后增长减慢，5 岁前上臂围增长不明显，其中与皮下脂肪减少有关。到 6～8 岁，皮下脂肪厚度大约只有 1 岁时的一半，在青春期生长突增前又开始增加。在躯干部位，男女持续增长，少女乳房、腰部、臀部、下腹部、股上部、背上部的中间和上臂内侧等部位比男童增加更多；四肢脂肪男性在青春期减少，到 20 岁后又增加，女性持续增加。动物实验表明，幼年时过量饮食引起脂肪细胞的数量增加，而在骨发育成熟后，过量饮食则引起脂肪细胞的体积增大。年龄越小，脂肪组织中的脂类基质和水分含量多，而脂肪细胞含量少。新生儿脂肪组织中的脂肪与水的比例为 1∶1，6 个月龄时为 2∶1，成人为 4∶1。

（陶芳标）

értóngshàonián gǔzǔzhī fāyù

儿童少年骨组织发育（growth of osseous tissue in children and adolescents）

儿童少年骨组织随年龄增长而发生的变化。骨组织属于结缔组织。从出生到成人，骨组织的相对重量变化不大。骨组织生长有软骨内成骨和膜内成骨的 2 种形式。

软骨内成骨　长骨、短骨和部分不规则骨以软骨内成骨的方式成骨。软骨内成骨是在间充质细胞分化形成的软骨雏形内形成骨组织的过程。软骨内成骨过程是软骨细胞分裂繁殖，软骨细胞肥大，细胞周围基质钙化，软骨细胞退化死亡，钙化的软骨基质崩溃溶解，血管和大量骨祖细胞

侵入，围绕着钙化的成骨残片，骨祖细胞不断分化形成成骨细胞。成骨细胞贴附于钙化的软骨基质残片，形成骨组织。软骨雏形与未来所形成的长骨、短骨以及不规则骨有相似的外形。软骨雏形不断增长，成骨过程亦不断进行，在开始时，软骨雏形的生长速度大于成骨速度，使骨不断地加长、增粗，以后软骨雏形生长速度落后于成骨速度，以致软骨雏形完全被骨化，使骨不再加长、增粗。软骨内成骨开始于胚胎时期，出生后继续，直到身体不再增高为止，但骨组织内部改建活动仍然继续，表现为成年前快，成年后减慢。

长骨的成骨过程　包括 2 个步骤：①软骨雏形的形成。在将要形成长骨的部位，由间充质细胞分化为软骨雏形，形状与未来的长骨相似。软骨雏形的外面被覆软骨膜，通过内加生长和外加生长加长、增粗。②软骨雏形的骨化。长骨的软骨雏形骨化过程是先在软骨雏形的中断骨化，然后在软骨雏形的两端骨化。

软骨雏形中段骨化软骨雏形骨化经过骨领形成、初级骨化中心出现、原始松质骨改建等过程，形成骨干和骨髓腔。在软骨雏形中段的周边，软骨膜以膜内成骨的方式生成原始松质骨，松质骨又通过其表面成骨而增厚、加长，形成领圈状的骨组织，称为骨领。在软骨雏形中段的中央，在骨领出现的同时，以软骨内成骨的方式生成原始松质骨，该处为软骨内首先成骨的区域，称为初级骨化中心，此后骨化中心由此向软骨雏形两端推移，使长骨不断加长。初级骨化中心出现后，骨领部的原始松质骨被改建，骨外膜的血管侵入，带进间充质细胞、

成骨细胞、破骨细胞，破骨细胞重吸收初级骨化中心的钙化软骨基质，形成初级骨髓腔；成骨细胞贴在残留的钙化软骨基质表面上成骨，形成原始骨小梁；骨小梁又被破骨细胞重吸收，初级骨髓腔融合成大腔，称为骨髓腔。在骨髓腔两端，骨小梁形成与重吸收不断进行，骨髓腔逐渐变长。在骨髓腔周围的骨领，不断以膜内成骨、外加生长方式使骨干加粗，此时破骨细胞又不断改建骨干的骨质，使骨髓腔变宽。

软骨雏形两端的骨化在软骨雏形两端的中间部位，以软骨内成骨的方式生成原始松质骨，其出现的时间比初级骨化中心出现迟，称为次级骨化中心。其数目因骨而异，多数为 1 个，少数为数个，或开始为数个，以后为 1 个。软骨雏形两端原始松质骨从次级骨化中心开始以软骨内成骨的方式向四周扩展，所形成的松质骨叫做骨骺，此时软骨雏形的两端称为骺端。随着骨骺的不断增大，其原始松质骨不断重吸收和改建，形成由板层骨构成的松质骨和骨骺的骨髓腔。在关节面，保留一层软骨，称为关节软骨，终身存在。在骨骺与骨干的骺端之间的骺端（称为干骺端）有软骨存在，称为骺板或生长板。

17 岁之前，骺板软骨的增生速度和成骨速度保持平衡，骺板的厚度保持相对恒定，而骨干和骨髓腔不断加长。在 17～20 岁，骺板软骨失去增殖能力，骺板被完全骨化，骨骺与骨干完全愈合（closure），骨干的骨髓腔与骨骺的骨髓腔相通，长骨便不再加长。

短骨的成骨过程　短骨的骨化也是在软骨雏形上进行的。软骨雏形形成短骨的形状，以软骨骨化的方式成骨。其中央开始骨

化处为初级骨化中心，逐渐扩大形成骨核。骨核不断增大，同时软骨雏形以外加生长的方式也不断扩大。当骨核扩大速度超过软骨雏形的扩大速度时，则组织的比例越来越大，软骨组织的比例越来越小。最后，软骨雏形发育成与其形状一致的短骨，此时的软骨膜改成骨膜。短骨仅在关节表面留下一层薄薄的软骨。成年以后，骨组织的破坏超过骨组织的重建，到老年时期，骨组织变得疏松而脆弱。

膜内成骨 额骨、顶骨、枕骨、颞骨等扁骨、锁骨和不规则骨以膜内成骨方式成骨。膜内成骨是在间充质细胞增殖密集形成的原始结缔组织内形成骨组织的过程。膜上开始成骨的部位叫骨化中心。骨化中心间充质细胞分化为骨祖细胞，骨祖细胞分泌有机的细胞间质，形成类骨质。以后钙、磷等无机物随血液渗入到组织液，在类骨质中形成无定形的胶体磷酸盐，随后转变为羟磷灰石$[Ca_{10}(PO_4)_6(OH)_2]$，骨组织形成。骨质呈针状和片状，互相连接成网状，称为原始的松质骨。

成骨过程由骨化中心向四周扩散，使骨质增大。骨质表面的间充质细胞分化为骨膜，骨膜内的成骨细胞在原始松质骨的表面造骨，使骨质增大。与此同时，破骨细胞吸收原始松质骨，使原始松质骨被改建为具有密质骨和松质骨的结构，其中密质骨位于骨内外表面，称为骨板。松质骨位于内外骨板之间，称为板障。

（陶芳标）

értóngshàonián shénjīng zǔzhī fāyù

儿童少年神经组织发育

（growth of nervous tissue in children and adolescents） 儿童少年神经组织随年龄增长而发生的变化。神经组织由神经细胞和神经胶质细胞组成。成熟的神经细胞又称为神经元，人类神经元达1000亿个，是神经细胞的结构和功能单位；神经胶质细胞在数量上是神经元的10~50倍，对神经元主要起支持、保护和营养供给的作用。

一般认为，6个月的胎儿不再有新的神经细胞形成。以后神经组织的发育包括胞体增大，细胞突起的扩大、分支增多和神经纤维的髓鞘化，支撑神经细胞的特异结缔组织增大和增殖，中枢神经系统内神经细胞间越来越复杂的联系和组合。一个神经细胞发育成熟后，体积可增大20万倍，所增加的主要是突起，胞突含的物质可达胞体所含物质的1000倍。神经细胞内丰富的RNA能生成大量的胞质，以充灌不断增多和增大的神经纤维。

根据有无神经髓鞘将神经纤维分为有髓神经纤维和无髓神经纤维。神经纤维髓鞘化在儿童出生时还很不完全，与人类生成相关联的神经纤维先髓鞘化，如主要感觉束髓鞘化在出生时相当充分，听神经出生时几乎所有神经均含有较多的髓鞘，整个听觉通路的髓鞘化在2岁时已经完成。运动神经纤维的髓鞘化虽然在出生时才开始，但与吞咽、吸吮动作有关的脑神经纤维的髓鞘在出生时已经形成。在中枢的有髓神经纤维的髓鞘化由少突胶质细胞的突起末端扩展成扁平薄膜，以螺旋形缠圈的方式包卷神经元突形成髓鞘；在周围的有髓神经纤维髓鞘化由施万细胞（Schwann cell）形成系膜以缠线圈方式进行。髓鞘形成后，每两节髓鞘之间的缩窄称朗飞结（Nodes of Ranvier），又称朗氏结。有髓神经纤维增长时，朗飞结数目保持不变，结与结之间的结段增长。

（陶芳标）

tǐchéngfèn móxíng

体成分模型（model of body composition） 描述身体不同成分所占比例的概念。对体成分模型的分类取决于相应的技术和方法。最初由艾伯特·R·贝克（Albert R. Behnke）等人于1942年提出体脂重（fat mass，FM）和去脂体重（fat free mass，FFM）的二成分模型。体脂重占体重的百分比，称体脂百分比（%BF），与去脂体重占体重百分比（%FFM）之和为100%。儿童%BF增加，%FFM则减少，越倾向于肥胖。去脂体重是在尸体解剖学基础上建立的概念，指体重减去乙醚提取脂肪后的重量，包括全身水含量、蛋白质、无机物和糖原，属于代谢活跃组织。在活体，则用瘦体重一词更为适宜。瘦体重既包括去脂体重，还包含组织中的类基质（男女所含的比例分别为2%~3%，5%~8%）。但多数情况下，瘦体重与去脂体重为同一概念。

随后，在二成分模型的基础上分别建立了三成分、四成分（图）。二成分模型建立在FFM组分恒定不变的假设之上，忽略了个体间FFM组分的差异；而三成分模型、四成分模型不需要这种假设因而优于二成分模型，但需要更多的经济投入和专业性，使具体实施起来较为困难。三成分模型、四成分模型还有一个特点就是通常用于临床，但首要前提是用于体成分正常的人。

20世纪90年代发展起来的五成分模型从原子水平、分子水平、细胞水平、组织水平、系统水平，提出将知识连贯起来并开创新的研究领域，但不足之处就是将体成分分得太细，超出了现实使用的需要。

1999 年韦尔斯（Wells JC）等通过双能 X 线吸收（dual energy X ray absorptiometry，DEXA）对 41 名 8~12 岁英国儿童三成分、四成分模型的数据进行了报道。基于四成分模型得出，男女童平均 FM 为 7.2 ±3.9kg，FFM 为 26.6 ±5.9kg，水合 FFM 均值为 75.30% ±2.22%，FFM 密度为 1.086 4±0.007 4kg/L，骨矿物质含量（bone mineral content，BMC）所占 FFM 比例均值为 5.1% ±0.5%；FFM 密度及水合 FFM 与年龄均无明显相关性，BMC 所占 FFM 比例与年龄呈正相关（r=0.59，*P*<0.025）（表）。即女童较男童有明显更低的总体密度，女童在 2 个模型中均有明显较高的 FM 及%BF；骨矿物质含量男女性别间差异无显著性。

（陶芳标）

értóngshàonián tǐchéngfèn fāyù

儿童少年体成分发育（growth of body composition in child and adolescent）

儿童少年体脂百分比和瘦体重的含量随年龄增长的变化。

体成分发育的年龄特征 体脂、瘦体重是体成分中的主要组成部分。

体脂的变化 理论上，体脂指人体中能用乙醚提取的纯脂肪，属于代谢不活跃组织。实际工作中一般用皮脂卡钳来测量皮脂厚度以推算体脂，用双能 X 线吸收仪（dual energy x ray absorptiometry，DEXA）、CT、磁共振成像测量局部或全身脂肪含量。有研究者对 180 名 7~15 岁体重正常的北京市儿童采用 DEXA 测定身体成分，发现 7~15 岁儿童体脂随年龄增加而增加，13 岁以后有所下

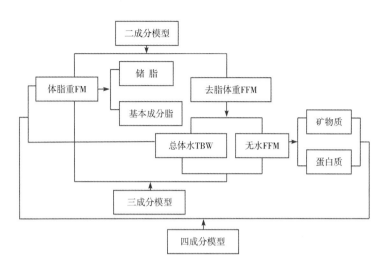

图　体成分二、三、四成分模型

表　8~12 岁英国儿童基于三成分、四成分模型的体成分含量（$\bar{x}±s$）

体成分	男童	女童
身体密度（kg/L）	1.049 ±0.010	1.035 ±0.016*
总体水（L）	19.3 ±3.3	20.8 ±5.3
骨矿盐含量（kg）	1.04 ±0.30	1.11 ±0.31
三成分模型		
FFM（kg）	25.7 ±4.6	27.5 ±7.2
FM（kg）	5.8 ±3.4	8.9 ±3.8*
水合 FFM（%）	75.1 ±2.3	75.5 ±1.6
FFM 密度（kg/L）	1.087 ±0.009	1.085 ±0.0.06
蛋白质+矿物盐（kg）	6.40 ±1.45	6.74 ±1.95
四成分模型		
FFM（kg）	25.7 ±4.6	27.5 ±7.2
FM（kg）	5.8 ±3.5	8.9 ±3.8*
水合 FFM（%）	75.1 ±2.5	75.5 ±1.8
FFM 密度（kg/L）	1.087 ±0.009	1.086 ±0.006
蛋白质（kg）	5.1 ±1.1	5.3 ±1.6
总体矿物质（kg）	1.33 ±0.38	1.42 ±0.39

注：* 男女间比较 *P*<0.05。

（引自：Wells JC 等，1999）

降；7~15 岁儿童体脂女生高于男生。女生 10~18 岁体脂以每年 1.14kg 的速度增长，而体脂百分比（%BF）变化不大；男生%BF 随年龄的增加而降低，每年约减少 1.15%。特别是青春期生长突增阶段，男生%BF 下降明显，女生则仍有缓慢的增加。2007 年中国学者对中国农村 6~18 岁双生子队列中 2493 名对象通过 DEXA 测量体脂，发现男童 6~12 岁%BF 持续增加，进入青春期后明显降低；女童在青春期前%BF 缓慢增加，进入青春期后快速增长。进入青春期后%BF 表现出明显的性别差异。

身体皮下脂肪约占全身脂肪含量的 50%。皮下脂肪厚度简称为皮脂厚度或皮褶厚度，是体成分研究中脂肪定量测量指标之一。

1981 年姚兴家等在沈阳测量 4 210 名 7～17 岁儿童少年肱三头肌部、肩胛下角部、颊部、腰部、腹部和股内侧部的皮脂厚度,该年龄段男女的皮脂厚度变化呈 3 种类型:股内侧与肱三头肌部位的皮脂厚度年龄变化特征一致;腰部、腹部与肩胛下角皮脂厚度年龄变化特征一致;颊部皮脂厚度在 7～12 岁无明显的性别差异,12 岁以后男青少年颊部皮脂厚度变薄,女青少年则无明显变化。

瘦体重的变化 青春发育期之前,儿童瘦体重随年龄的增长而增加,性别差异也随年龄的增长而加大。体液是人体内的水,分为细胞外液和细胞内液。从出生到 10 岁随儿童肌肉的增加细胞外液占体重的比例减少,细胞内液增加,而总体水保持相对的稳定。新生儿平均每日消耗和排泄体液 600～700ml,占总体液的 20%;成人平均每日消耗和排泄体液 2 000ml,占身体总体液的 5%。儿童肌肉中水分比成人多,但随着年龄的增长水分相对减少。

2002 年范德·斯勒伊斯(van der Sluis IM)等用 DEXA 测量儿童青少年瘦体重,结果表明瘦体重随年龄增长而增长,女童在 13 岁,男童在 15 岁为最大增长年龄,女童的瘦体重增长不如男童显著。青春期瘦体重成分的改变主要是含水分量逐年减少,然而女生总体水分含量仍高于男生,10～18 岁男生总体水占去脂体重百分比为 75%,女生为 77%。蛋白质和矿物质稍增加,其中钙的含量比钾的含量增加更明显,同年组男童的总钙显著高于女童。由此看出青春期瘦体重中骨骼成分比非骨骼成分有明显较快的增长。

体成分发育的性别特征 体脂及瘦体重的性别差异在青春期前就已显现出来,即从生命早期开始男女童已显示出不同的发育模式。

体脂发育的性别差异 在出生及婴儿早期,男女童体脂含量相当,但女童平均皮脂厚度大于男童。青春期前,女童总体脂、躯干和腹部的脂肪含量均大于男童,男童则是去脂体重含量明显高于女童。青春发育期是体成分发育的一个重要里程碑,12～13 岁青春发动期开始之后男女相反的生长模式更加明显,更重要的是各成分发育出现了量的激增。男童瘦体重增加显著,到 10～18 岁男童瘦体重中总体钾含量明显的增加,平均比女童高 3mmol/kg,而 %BF 随年龄逐渐减少;女童则是皮脂厚度、腰围、%BF 和体脂含量等体脂指标随年龄呈直线增加趋势,使上述这些指标均大于同龄男童。

2007 年韦尔斯(Wells JC)将先前男女童体成分发育的研究数据进行合并,并对其从出生到 20 岁的体脂进行了描绘,在生命早期男女童有相似的体脂含量。在儿童期,男女童体脂均出现下降。进入青春期后,对于女童主要是大量体脂的增加。但总的来说 0～20 岁女童的体脂含量均高于男童(图 1)。

体脂分布的性别差异在青春期前就已出现,体型确立则在 14～16 岁。较早研究者提出体脂分布的性别二态性出现在 5～7 岁,而 2004 年罗德里格斯·G(Rodríguez G)等则发现从新生儿期开始女童已显现出比男童更多的皮下、中心性体脂分布,并指出这种差异从孕晚期就已明显。进入青春期,男童睾酮分泌使肌肉、中心性脂肪增加,进而上身皮下及内脏脂肪蓄积形成"苹果样"或"男机器人样"体脂分布;而女童由于雌二醇的分泌促进周围脂肪沉积,主要是臀部皮下脂肪蓄积而形成"梨形"或"女机器人样"体脂分布。

瘦体重发育的性别差异 在生命早期男童显现出更高的去脂体重,因而使其体重大于同年龄女童。在儿童期,男童较之女童仍表现出相对较多的去脂体重含量的增加,对 5～10 岁的儿童 CT 扫描发现,男童肌肉量比女童多 10%。进入青春期,男童主要是去脂体重的增加,对于 10～20 岁这一阶段男童瘦体重总共增加 30kg,而女童增加量约为男童的 50%。随着青少年性早熟的出现,瘦体重性别差异出现的时间明显提前。20 世纪 80 年代英国儿童的调查发现,14～15 岁是男女童出现臀部、小腿肌组织量差异的界点。而进入 21 世纪男童肌组织增加开始时间有显著提前。

从青春期开始男女童的这种瘦体重的差异一直持续到成年期(图 2)。

儿童期男女童体液分别差异不明显,新生儿期细胞外液占总体水的比例远高于细胞内液占总体水比例,随年龄增加细胞外液逐渐浓缩,3 岁时细胞内液所占比重高于细胞外液,但整个儿童期总体水(total body water, TBW)保持相对稳定。到 10～18 岁时男女 TBW 出现差异,男童平均 TBW 占去脂体重比例小于女童。男女童体内钙含量的改变与生长突增关系密切,男童总钙的平均值在 13～14 岁时增加明显,增加约 35%;女童 11～12 岁增加最多约 40%。女童骨矿盐沉积近 1/3 是在青春期开始后的 3～4 年,而男童 15～18 岁骨矿盐仍有沉积,16 岁之后男童骨矿盐量增加显著,

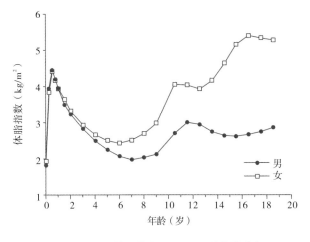

图1　男女童体脂指数（FMI）增龄性变化
（引自：Wells JC, 2007）

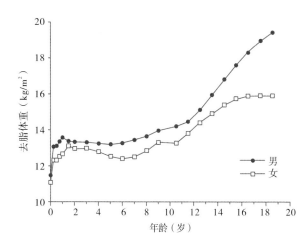

图2　男女童去脂体重指数（FFMI）增龄性变化
（引自：Wells JC, 2007）

明显高于女童。进入青春期之后骨强度也有明显的性别差异，男童骨膜向外生长，骨直径、皮质厚度及髓质直径增加；女童性激素对骨膜外生，骨膜直径增加有抑制作用，最终使得男童骨的大小、强度均大于女童。

（陶芳标）

értóngshàonián tǐchéngfèn fāyù zhǒngzú chāyì

儿童少年体成分发育种族差异

（ethnic variations of body composition in child and adolescent）　不同种族儿童少年体脂百分比、瘦体重含量等体成分指标之间的差别。不同种族、民族间有不同的遗传背景，不同的文化风俗、饮食习惯，所处的气候条件也有所不同，导致儿童青少年体成分含量出现不同。

体脂的种族特征　比较美国黑人、白人与西班牙儿童，发现校正体格大小后西班牙儿童体脂百分比（％BF）最高；与白人儿童比较，非裔美国儿童内脏脂肪含量较低。16～18岁新加坡华人与荷兰白人比较，新加坡男女童BMI值分别比白人男女童小3.3±0.4kg/m²、2.7±0.4kg/m²；而在相同年龄、体重指数（body mass index）条件下新加坡男女童％BF分别高5.8%±0.6%、6.0%±0.6%。比较7～12岁相同年龄南部（新加坡）华人、北部（北京）华人、荷兰白人体成分，体成分差异在青春发动期开始后表现明显，年龄、身高校正后华人儿童体重、BMI及％BF更高，而且个体间差异大。其中新加坡儿童与新加坡成人有相同状况，即与北京、荷兰同龄人比较其BMI水平较低，而％BF最高。这种差异主要解释为身体构成的不同，即比较相同身高和体重的欧洲儿童和亚洲儿童的四肢骨骼肌，亚洲儿童明显较轻、骨骼纤细，所以在相同BMI条件下其％BF明显高于欧洲人。还有其他的解释，如青春发动期状态、脂肪形成及肌层的差异等。有研究比较14～17岁欧洲白人及南亚人躯干脂肪、腰围及腰臀比，结果南亚人上述指标均大于白人。在BMI标准差值范围内南亚青少年有明显较高的％BF。通过DEXA检测发现南亚青少年有明显较高的腰围、腰-腿围比值及躯干脂肪百分含量。还有研究提示亚洲的印度人比欧洲人体脂分布更趋于中心性分布。

国内有学者利用生物电流阻抗法测定1822名7～18岁藏、羌、汉族，不同民族儿童青少年体成分，得出羌族男生在12、15岁时显著高于汉族男生，女生在12岁时显著高于藏族同龄女生。

瘦体重的种族特征　由于种族间BMI与％BF间关系的不同，不同种族间瘦体重组分含量有所不同。波利尼西亚人比欧洲人所含骨质量、肌肉量更高。2004年拉什（Rush E）等对114名17～30岁来自欧洲、太平洋岛及亚洲印度的青少年通过DEXA测量体成分，得出太平洋岛人比欧洲人有更高的骨矿盐质量、骨密度；而亚洲印度人骨质量低于欧洲人，但在校正体型大小之后两者之间骨密度相当。其他研究同样指出在控制体重、身高、年龄之后，亚洲人（主要是中国人）骨密度、骨矿盐含量与欧洲人相当。

2006年胡小琪对1822名7～18岁藏、羌、汉族不同民族儿童青少年体成分进行测定，得出不同民族儿童少年瘦体重增加达到峰值的年龄段不完全相同。汉族男生瘦体重在 7~18 岁的绝对增长量为 31.1kg，年平均增长量为 2.83kg，15~16 岁达到最大值；女生瘦体重在 7~18 岁的绝对增长量为 22.8kg，年平均增长量为 2.07kg，11~12 岁达到最大值。羌族男生瘦体重 7~18 岁的绝对增长量为 32.6kg，年平均增长量为 2.96kg，11~12 岁达到最大值；女生瘦体重在 7~18 岁的绝对增长量为 20.4kg，年平均增长量为 1.85kg，年平均增长率为 11.3%，10~11 岁达到最大值。藏族男生瘦体重在 7~18 岁的绝对增长量为 32.4kg，年平均增长量为 2.95kg，15~16 岁达到最大值；女生瘦体重在 7~18 岁的绝对增长量为 20.2kg，年平均增长量为 1.84kg，年平均增长率为 11.1%，9~10 岁达到最大值。2006 年崔宝荣用双能 X 线前臂骨密度测量仪测量 1 822 名 7~19 岁藏、羌、汉族男女学生前臂远端 1/10 处和近端 1/3 处尺骨和桡骨以及近端 1/10 处桡骨的骨量，发现多个年龄段藏族儿童少年前臂骨量比羌、汉族儿童少年优势明显，其前臂远端骨量、前臂近端骨面积和近端桡骨骨面积显著高于汉族和羌族；羌族学生骨量水平处于藏族和汉族之间。

体脂瘦体重比值的种族差异

研究发现，体脂与瘦体重的比值越大，与糖耐量异常、糖尿病、心血管疾病的风险也越大。而种族间体脂瘦体重比值差异也与上述慢性疾病种族差异一致。2009 年利尔·SA（Lear SA）等测定了加拿大土著人、华人、欧洲人和南亚人体脂瘦体重比值，经年龄调整后结果显示，无论男女都是南亚人最高，土著人其次，华人最低（图）。

（陶芳标）

tǐzhī yǔ jiànkāng

体脂与健康（body fat and health）

体脂分布、体脂占体重的百分含量等与心血管疾病、代谢性疾病和癌症等健康问题的关系。脂肪组织及其分布与生殖功能及代谢紊乱的风险密切相关，而早期体成分发育，尤其是体脂含量和分布异常对生长轨迹的影响以及与日后疾病的关联密切。体脂对健康的影响涉及多个方面，包括 DNA 表达、性腺轴成熟、体成分的相对含量等，但具体机制尚不清楚。

体脂与童年期健康　童年期 BMI 值增加较多与女童青春期启动较早相互关联，童年期体重过度增加有可能会使易感女童个体发生较早的性成熟。肥胖与青春期性发育异常（女童性早熟，男童性发育低下）的关联已有很多研究予以证实。

体脂增加是儿童心血管疾病的危险因素。1998 年丹尼尔斯·SR（Daniels SR）等评价了躯体脂肪分布对青少年心血管疾病危险因素聚集性的影响，脂肪越向中心分布，三酰甘油、收缩压、左心室质量增加越多，而高密度脂蛋白胆固醇下降越多，即使控制了年龄、种族、性别和身高的

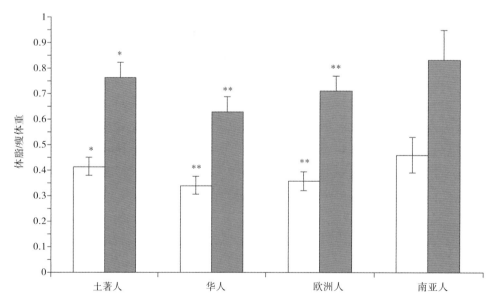

图　年龄调整的体脂与瘦体重比值在不同种族和性别间差异

注：白色条图为女性，灰色条图为男性。如南亚人比较，无论男女，土著人、华人和欧洲人体脂/瘦体重低，差异有统计学显著意义。$^*P<0.05$，$^{**}P<0.01$

影响之后，这一关联依然存在，故区分体脂分布的不同类型，可以早期识别具有心血管疾病风险的儿童，以便早期监测和治疗。对年轻男性体脂分布的研究显示，体脂的中心性分布越明显，血清三酰甘油升高及高密度脂蛋白胆固醇浓度下降越显著，同时与其他的心血管危险因素如纤溶酶原激活抑制因子水平升高等关联性越强。2002 年克鲁斯·ML（Cruz ML）等用 MRI 测量了 32 名西班牙儿童的体脂含量，同时观察空腹胰岛素水平、胰岛素敏感性、快速胰岛素应答水平，发现内脏脂肪含量与空腹胰岛素水平和快速胰岛素应答呈正相关，与胰岛素敏感性呈负相关，与儿童的总体脂和腹部皮下脂肪含量无统计学关联，这些异常改变可能与体脂中心性分布相关的一些代谢改变有关。呈中心性体脂分布的个体，胰岛素敏感性降低，循环中胰岛素和非脂化的脂肪酸浓度增加，内脏脂肪组织在肥胖状态下的胰岛素抵抗导致进入肝脏的游离脂肪酸增加。

体脂与终身健康 青春发动期前以及青春期，高体重指数（body mass index，BMI）值及 BMI 值的大幅度增加与成人肥胖、中心性体脂密切相关。童年期这种高 BMI 值预示成人高 BMI、高皮褶厚度及高腰臀比，而且相关性随年龄的增加而增强。2008 年孙·SS（Sun SS）等基于费利斯（Fels）追踪研究发现，5~8 岁男女童平均 BMI 超过年龄性别标准者与 BMI 正常者相比，成年后发生肥胖的风险提高了 10 倍左右；而且持续性的高 BMI 值，即持续肥胖是成人肥胖的重要高危因素。还有研究得出成人肥胖与胰岛素抵抗、超高胰岛素血症的关系开始于儿童时期。

儿童肥胖与成人期代谢综合征的相关性，与儿童时期胰岛素水平无关，提示成人代谢综合征的早期疾病自然史中童年期过度肥胖起主要作用，而不是胰岛素抵抗、超高胰岛素血症。2006 年斯里尼瓦桑·SR（Srinivasan SR）等研究推断成人代谢综合征的发生源于童年期，而且童年期肥胖指标能有力的预测成人期代谢综合征。阿姆斯特丹生长与健康追踪研究进一步证实，36 岁时患代谢综合征的成人从 13 岁时的 BMI 值、躯干皮下脂肪及能量摄入明显要高于非代谢综合征成人，其中高 BMI、中心性脂肪的增加是成人代谢综合征发生的重要原因。

高血压前期、高血压患者从童年期开始 BMI 值、肩胛下皮脂厚度增长率明显高于血压正常者，进而证实童年期开始肥胖程度的增加是成人患高血压等心血管疾病的独立危险因素。婴儿期 BMI 值较低，儿童青春期 BMI 增加较快与成人期冠状动脉粥样硬化心脏病（coronary heart diease，CHD）、糖耐量异常及 2 型糖尿病有关。童年期高 BMI 值、肩胛下皮脂厚度与成人患高血压、CHD 的风险之间有明显的正相关性，而且这种相关性随年龄的增加而增强。2005 年贝克·DJ（Barker DJ）等基于大样本的芬兰赫尔辛基出生队列的研究表明，2 岁时 BMI 值处于较低水平，之后 BMI 值快速增加与成人期收缩压升高有明显的相关性。这种相关性随年龄的增加而增强，11 岁时 BMI 值增加 1 个标准差，其成人期高血压风险为 2 岁时的近 2 倍。2007 年贝克·JL（Baker JL）等调查队列发现，童年期高的 BMI 特别是男童 7~13 岁，女童 10~13

岁的 BMI 值与成人 CHD 风险明显相关。由于儿童后期 BMI 值更能反映体脂，特别是内脏脂肪的变化，所以更能增加患 CHD 的风险。苏格兰出生队列低年龄（平均 4.9 岁）儿童 BMI 值与中年 CHD 关系研究表明，此期 BMI 值的增加与成人 CHD 之间无相关性，可能与研究对象年龄过小有关。可以推测儿童后期的 BMI 与成人患 CHD 风险相关，而儿童早期 BMI 值与成人 CHD 相关性不甚明显。

对成年人追踪 10~11 年监测内脏脂肪与胰岛素抵抗之间的关系，发现在校正总皮下脂肪面积、BMI 值、腰围等因素之后，基线内脏脂肪是胰岛素抵抗的显著预测指标。运用腰围（waist circumference，WC）探讨内脏脂肪对成人期健康的影响研究得出，童年期 WC 可以直接预示成人高 WC 及患代谢综合征的风险。男童 8~18 岁、女童 13~18 岁高 WC 者，成人期 WC 超过美国胆固醇教育计划成人治疗专家组的风险明显高于 WC 正常者；而且成人期发生代谢综合征的风险远高于 WC 正常者，男性尤为突出，说明童年期腹部肥胖是成人期代谢综合征的一个有效的预测指标。对糖尿病易感人群（2 型糖尿病患者的后代）的调查发现，其童年期 BMI 值及内脏脂肪含量明显高于正常人群。对印度儿童的研究证实，较高的体脂、特别是内脏脂肪水平（"瘦-胖表型"）是成人期糖尿病、冠状动脉粥样硬化心脏病发病率的重要原因，可能的机制是内脏脂肪与中枢神经系统有一个共同的神经元联系，这种联系是特有的不同于其他周围器官与中枢神经系统的联系，即腹部肥胖与皮质醇分泌、下丘脑-垂体-肾上腺轴活动过度有明显的联系，进而引起成人期 2 型糖尿病及冠状动脉粥样硬化心脏病的高发。

（陶芳标）

zhīfáng chóngjījù

脂肪重积聚（adiposity rebound, AR）

出生后 9~12 个月内 BMI 值迅速增加，以后逐渐降低，3 ~ 8 岁期间出现最低值；此后，BMI 值发生的第 2 次增长。在脂肪重积聚期，体重的增长速度高于身高的增长速度，而体重的增加部分主要是体脂而不是瘦体重。

重积聚早晚与肥胖的关系

研究证实 AR 早的儿童，如 AR 时间在 5 岁之前，脂肪增加几乎是重积聚发生较晚个体的 3 倍，很多研究者认识到 AR 出现的时间与肥胖以及青春期发育之间的关联，随后又观察到 AR 早与儿童后期以及成人期超重、肥胖及相关慢性疾病的发生有明显的相关性，并随着 BMI 值和体脂含量的增加这些健康问题的聚集现象也不断增加。越来越多的出生队列追踪研究发现，脂肪重集聚时间越早，成人肥胖的可能性越大；而且婴儿期肥胖并伴随脂肪重集聚时间提前的个体，成人期仍然处于肥胖状态。2009 年威廉斯·S（Williams S）等通过儿童队列观察发现，AR 早的儿童到 26 岁时其 BMI 值仍处于较高的水平，且随着年龄的增长，其 BMI 值更高（图）。可见脂肪重集聚发生的时间对成人肥胖的有较强的预测性。

重积聚早晚与生理成熟的关系

研究还发现，AR 发生时的年龄与月经初潮的年龄相关，AR 早的儿童，月经初潮年龄也早。因此，2002 年威廉斯·S 等提出 AR 发生年龄是生理成熟的预测因素。观察发现，肥胖是月经初潮早发的预测因素之一，早发生初潮少女在成人期超重和肥胖的发生率明显较高。

根据 AR 与肥胖显著的相关、肥胖与青春期发育的相互关联，可以推测 AR 对青春期发育异常也有早期的预测作用，虽然其中的机制尚不明确，但为探讨体成分与青春期发育的关系开辟了一条新的思路。儿童少年时期体成分的发育对终身健康起着至关重要的作用。在未来的研究中需要拓展一种新的研究思维，即从对低出生体重个体结局的过分关注转移到整个生命周期以及不同体格大小个体的生长发育长期效应的深入评价。

（陶芳标）

értóngshàonián xīnlǐ xíngwéi fāyù

儿童少年心理行为发育（psychological and behavioral development in children and adolescents）

儿童少年认知、语言、情绪和情感、意志及个性行为等随年龄增长而发生的变化。从受精卵开始到出生、成熟，儿童少年心理和行为特征都在不断地发生变化，每个年龄阶段都表现出不同的心理行为发育特征。在这个过程中，脑的发育是各种心理行为发育的物质基础。儿童少年心理行为发育的总趋势是从简单到复杂、从低级到高级的上升过程，各种心理过程和行为特征相互联系、相互影响、共同发展。儿童少年心理行为发育既表现出连续性，又表现出发展的年龄阶段性。婴幼儿期是心理与行为发育的关键期，是心理行为发生发展、人格初步形成的重要时期，具有巨大的发展潜力和可塑性，对儿童少年一生的发展至关重要。学龄前期是儿童进入学校前生理和心理的准备时期。学龄期是其心理行为发育的一个重要转折时期。青春期其生理发展已达到成熟，在个性及其他心理品质上表现出更加丰富和稳定的特征，是人生发展的重要阶段。

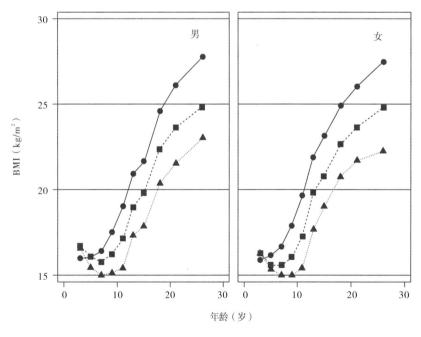

图 脂肪重积聚时间与不同年龄 BMI 水平
注：圆点实线、方框虚线、三角点线分别为脂肪重积聚早、平均和晚

儿童少年认知发育 认知一般指认识活动或认识过程，是大脑反映客观事物的特征、状态及其相互联系、并揭示事物对人的意义与作用的一种高级心理活动。认知发育与脑的形态变化、脑的功能发育有密切关系。认知能力主要包括感知觉、记忆、注意力及思维等方面，不同的年龄阶段存在显著差别。

婴幼儿时期 在婴幼儿的认知能力中，感知觉是最先发展且发展速度最快的，在婴幼儿认知活动中一直占主导地位，许多感知觉能力在婴幼儿时期就已经达到了成人的水平。而思维主要是知觉行动思维，这种思维的进行离不开婴幼儿自身对物体的感知和婴幼儿自身的动作，体现出思维的狭隘性和内容的表面性。随着大脑神经系统和言语的不断发展成熟，婴幼儿的注意、记忆也开始逐步发展，无意注意有了进一步发展，主要表现在视觉方面和日常感知活动中。记忆主要以无意记忆、形象记忆、机械记忆为主。

学龄前阶段 随着活动范围的扩大、感性经验的增加和语言的丰富，学龄前阶段儿童的认知水平也不断发展，进入让·皮亚杰（Jean Piaget）理论中的前运思阶段，该阶段儿童的认知具有相对具体性、不可逆性。此期的记忆由机械记忆向理解记忆过渡，已经能够对抽象的词汇和具体的形象图画，表现出良好的记忆；注意以无意注意为主，稳定水平较低，注意范围小，带有情绪色彩，有意注意逐步形成中。此期儿童已具有丰富的想象力，但模仿想象占主导地位，到5~6岁时创造性想象力开始迸发，内容进一步丰富；思维水平不断提高，

初期更多地运用直觉行动思维，到学龄前后期，开始出现抽象逻辑思维的萌芽。

学龄期阶段 学龄期是儿童思维发展的重大转折时期。在这个阶段，注意力、观察力、记忆力全面发展，表现为有意注意开始延长，观察力提高，有强烈的好奇心；记忆则从无意记忆向有意记忆加快发展。思维从具体形象思维逐步过渡到以抽象逻辑思维为主要形式，但仍带有很大的具体性。

青春期 青春期少年认知能力飞速发展，既有量变又有质的突破。有意注意有了进一步发展，注意的集中性和稳定性不断增长。注意的范围、注意分配和转移的能力也在不断提高。其注意发展已达到成人水平，有意识记忆也日益占有重要的地位。抽象逻辑思维能力发展更加迅速，更具有灵活性，能正确掌握概念，进行判断和推理，并能系统地解决较复杂的问题。

儿童少年语言能力发育 语言（language）是人类社会中客观存在的现象，是一种社会上约定俗成的符号系统。语言作为人类所特有的交际工具，在人际交往中起重要的作用。语言也是儿童少年与外界交往，促进身心发育的重要工具，在帮助儿童少年建立概念、指导思维、控制行为、帮助记忆、调节情绪等方面发挥极其广泛的作用。婴儿在经历了一个较长的"前言语阶段"后，言语知觉能力、发音能力和对语言的理解能力等逐步发生发展。幼儿期是完整的口头言语发展关键期，也是连贯性言语的逐步发展阶段。学龄前阶段是一生中词汇量增加最快的时期，除了词汇的范围不断扩大，还逐步学会了

应用名词、代词、形容词及副词，并从语言实践中逐步掌握语法结构，语言表达能力有了进一步发展。儿童少年进入学龄期后，口头语言的水平在质和量方面都逐步地得到了发展、提高，并开始学习和掌握书面语言，有意识地掌握语法范畴和语法规律，儿童少年的语言逐步规范化。

儿童少年情绪和情感发育 情绪（emotion）指客观事物是否符合人的需要而产生的态度体验，反映客观事物与人的需要之间的关系。情感则是与人的高级社会性需要满足与否相联系的态度体验，是在社会交往的实践中逐渐形成的，是人类独有的一种情绪状态。婴幼儿的情绪是通过面部表情体现出来的。在与成人的相互交往中，情绪逐渐社会化，出现社交性微笑、依恋、怕生、分离性焦虑等。学龄前儿童少年多由与生理需要相联系的情绪体验向社会性情绪体验不断深化和发展，易受暗示性。学龄期后，情绪、情感的内容不断丰富，如美感、挫折感、道德感、集体感都得到发展，情感体验不断深刻，稳定性和调控能力逐渐增强。随着儿童少年的自我意识、个性与社会性的不断成熟，情绪情感的内在体验成分逐步增多，能倾向于用理智来控制自己的情绪与情感，尤其是一些消极的情绪与情感。到了青少年阶段，情绪反应强烈，富有激情和热情，但往往带有冲动性，情绪易波动。但随着情绪控制能力的提高，逐渐学会掩饰自己的情绪感受，情绪更加内隐，不愿外露。情绪、情感在儿童少年生活和整个心理发展中占重要地位，在儿童少年认知、行为、社会关系、个性形成与发展中都起重要作用。

儿童少年个性及社会化发育

个性（personality）指具有一定倾向性的心理特征的总和。又称人格。是个人的整个精神面貌。气质是婴幼儿出生后最早表现出来的一种较为明显而稳定的个性特征，在婴幼儿社会性发展过程中具有非常重要的地位和作用。气质类型，指表现在婴儿身上的一类共同的心理活动特征的结合。一般分为容易型（约占40%）、困难型（约占10%）、迟缓型（约占15%）、中间型（约占35%）。气质类型对了解和预测婴儿的个性发展及其和社会的相互作用方面，都有重要意义。到学前期，个性特征已经初步形成，在兴趣爱好、能力、气质等方面表现出明显的个性差异，初步形成了对人、对事、对自己、对群体的一些比较稳定的心理倾向。到学龄期，随着社会化的丰富，儿童少年进一步加深对自我、他人的认识和了解，个性心理特征和社会性都有新的发展，促进了儿童少年的社会自我观念形成。这种自我意识的成熟，标志着儿童少年个性的基本形成。儿童少年社会化是他们在特定的社会与文化环境中，形成适合于该社会与文化的人格，掌握该社会公认的行为方式，成为合格的社会成员的过程（见儿童少年社会化）。最早期的社会化雏形是婴儿与抚养者之间形成依恋，婴儿期是否形成依恋及其依恋性质如何，直接影响婴儿的情绪情感、社会性行为、性格特征和对他人交往态度的形成。学龄前期儿童的社会化行为开始形成，并形成性别化，对审美感知、道德情感与认知、对他人心理的洞察，对游戏规则、对家庭成员之间关系的理解与掌握等，都标志着他开始慢慢进入人类社会中来。学龄期儿童少年社会交往更加广泛，同伴关系、师生关系、亲子关系都是他们社交中的主要内容。而青少年的人际交往兴趣从父母转向同伴，他们重视友谊和朋友关系的建立，开始关注异性并与之友好相处。

（武丽杰）

értóngshàonián rènzhī fāyù de jiēduàn lǐlùn

儿童少年认知发育的阶段理论
（theory of cognitive developmental stages in children and adolescent）

将儿童少年认知发育划分为具有明显差异的不同阶段，一个阶段和另外一个阶段的发育水平有质的区分。认知发育指个体认知结构和认知能力的形成，及其随年龄和经验增长而发生变化的过程。对儿童少年认知发育有2种重要的观点，一种观点认为认知发育呈连续性变化过程，另一种观点认为认知发育呈一系列不同质的非连续性变化过程。后者有2个最重要的理论，分别由俄国心理学家列夫·谢苗诺维奇·维果斯基（Lev Semenovich Vygotsky）和瑞士心理学家让·皮亚杰（Jean Piaget）提出，他们都认为儿童少年认知发育是阶段性的，但两者对儿童认知发育的方式存在一定差异。维果斯基提出，思维和语言在发育过程中都要经历2个阶段。第1阶段首先出现在儿童的外界，即人们把言语、解决问题的方法等生活工具呈现给儿童少年，第2阶段为儿童少年反复使用这些工具，通过程序化的练习，逐渐内化了这些工具，使之成为自己的东西。皮亚杰认为，儿童少年是世界的积极探索者，他们的认知发育有4个恒常的发育顺序，即感知运动阶段、前运思阶段、具体运思阶段和形式运思阶段。儿童少年的认知发育阶段决定了他解释事件的方式和从经验中学习的内容。尽管皮亚杰和维果斯基两人的观点存在分歧，但是他们的理论就像一个硬币的两面，似乎永远不会相遇，实际上是融为一体。

维果斯基的阶段模型 维果斯基认为儿童语言的发育要经历4个不同的阶段：①第1阶段。从出生到2岁，儿童处在语言的原始阶段。原始语言阶段的基本特征是没有智力活动，语言开始于情感的释放，如哭喊；接下来发生的是能产生社会反应的声音，如笑声。原始阶段最早出现的词汇是对某些物体或需求的替代品，如儿童饥饿时看到牛奶就会说牛奶，这些词仅仅是条件反射。②第2阶段。大约开始于2岁。这一时期的儿童词汇量增长很快，词汇不再是条件反射的产物，儿童开始理解言语的象征性含义以及这些言语所代表的事物。③第3阶段。出现于4岁左右，有人称该阶段为自我中心语言阶段，因为这阶段儿童的语言形式像是自言自语，尤其在游戏中。④第4阶段。称为内部成长阶段。在这个阶段，儿童逐渐形成了自我中心语言的内化形式。脑中的符号代替了说话的声音，这些符号在语言思维和问题解决上发挥着类似的作用。

维果斯基认为思维的发育要经历3个不同的阶段：①第1阶段。儿童用于思考的分类范畴还是无组织的，物体和事件是随意结合的。逐渐地开始注意到某些事情是与另外一些事情同时发生的。到此阶段将结束时，儿童会对他们的分类范畴感到不满。这种不满使儿童产生挫败感，促使他们进入下一个阶段。②第2阶段。称为综合思考阶段。儿童会根据物体之间的差异而不是共同点将其归为不同类别。如让儿童把餐具进行归类，他们会把1个叉子、1把刀、1个勺子归为一套餐具放在桌上，而不是把所有的叉子放在一起，再把所有的刀子放在一起。③第3阶段。儿童形成概念化思考，用抽象属性代表物体和事件。此时，儿童以更复杂的方式分析综合信息，语言在其中发挥了重要作用。

尽管维果斯基的认知发育阶段理论条理清楚、内部一致，但仍然存在一些重要的缺陷。首先，能解释的范围有限，维果斯基的理论主要关注语言和分类技能。他并不认为儿童心理发展经历相同的发展阶段，而认为当儿童获得了一定的言语能力，提高了与他人的交往能力，可导致儿童思维和行为的连续变化，但他的发育技能如何应用于其他思维形式（如问题解决、逻辑等）还不十分清楚。其次，他没有详细说明儿童从一个阶段发育到另一个阶段的机制，没有阐明低级心理功能和高级心理功能的辩证关系。

皮亚杰认知发育阶段理论
皮亚杰的认知发育理论把智力定义为促进儿童适应环境的一种基本生存技能。他认为儿童是积极、主动的建构者，而不是机械地对环境刺激做出反应。发展的动力来自内部，而不是外部环境，发展的目标是形成认知结构，即智慧。皮亚杰认为，儿童从出生到成人的认知发展不是一个简单累积过程，而是按照认知结构的性质把整个认知发育划分为几个按不变顺序相继出现的时期或阶段：感知运动阶段、前运思阶段、具体运思阶段、形式运思阶段。从第1阶段发育到最后阶段，即是

从完全以自我为中心、对其所处的环境没有任何实际知识的婴儿，发育成为能熟练运用逻辑思维和语言、能理智地应付环境、能更现实地理解客观世界是如何运行的青少年。

感知运动阶段 0~2岁阶段。这一阶段的早期，婴儿只能依靠自己的肌肉动作感觉来应对外界事物，动作尚未内化。此后，婴儿逐渐地能够区别自己与物体、动作和效果间的关系，并开始认识主体、客体及其间的相互关系，动作开始逐步协调并发展为动作、感觉及知觉间的协调。儿童在出生后的头两年内，构建初级、二级和三级循环反应，从只会基本的反射活动，发育到主动涉及物体和事件，从而理解外界事物。皮亚杰将这一阶段分成6个分阶段：①单纯先天的反射行为期（出生~1个月）。这时的儿童不具有目的性思维，不能区分自身与环境。②动作习惯和知觉的形成期（2~4个月）。在先天反射基础上，通过机体的整合作用，把个别的动作联系起来，形成一个新的习惯，具有一级循环反应的特征。如能寻找声源，用眼睛追随物体。③有目的的动作形成期（4.5~9个月）。能以自己的动作使外界偶尔发生的有趣事件再次发生，具有二级循环反应的特征。如会有意地把玩具反复扔到地上，当成人去捡时，他会从中获得乐趣。④手段和目的之间的协调期（9~12个月）。这时期的儿童能将上述分阶段孤立的动作格式协调成手段与目的的新关系，通过手段中介达到目的。如儿童通过拉动一根与物体相连的绳子获取手所够不到的那个物体。⑤感知动作智慧时期（12~18个月）。儿童通过尝试，发现产生有趣结果的

新方法，有目的地通过调节来解决新问题，具有三级循环反应的特征。⑥智慧的综合时期（18个月~2岁）。此阶段的显著特征是除了用身体和外部动作来寻找新方法外，开始在头脑里用"内部联合"的方式解决问题，开始出现心理表征，逐渐形成客体永久性意识，即使当面前的玩具被遮挡时，他也会知道物体的存在而去寻找。上述6个分阶段标志着婴儿从做出反射动作到渐渐感知自己的行为作用于物体的效果，然后区分自己和物体，最后在心理上复现客体。这是认识发展的第1阶段，是智慧的萌芽时期。

前运思阶段 2~7岁阶段。又称前逻辑阶段。运算指一种内部的认知活动，是一种内化了的动作。前运算指儿童还不能进行思维运算活动。随着儿童进入前运算期，他们更多地依靠和运用符号功能来代表和表征客体。符号功能的出现是儿童认知能力发展的飞跃。在感知运动阶段，儿童对客体的认识是直接的、即时的，离不开感知动作；而前运算阶段的儿童可以用词语和表象等符号去思考，用语言与他人交往，以表象再现交际活动。这一时期的主要特点有：①形象性和直觉性。儿童只能借助表象进行思维，其认知发展主要依赖于感知运动经验，不能进行运算。②自我中心性。儿童仅从自我的角度去感知世界，认识不到还有他人或外界事物的存在，很难从别人的观点看问题。③刻板性。只能将注意力集中在某一问题上，不能转移到其他的问题，对事物的判断缺乏系统的传递性。

具体运思阶段 7~11岁阶段。在这一阶段，儿童能在头脑中对具体事物按照逻辑法则进行

思考，能在与具体事物相联系的情况下进行逻辑运算，思维不再受直觉支配，能逻辑地解决具体问题。具体运思阶段儿童是非自我中心的，他们能采纳别人的观点，语言是社会性的和交际性的，知觉已非中心化，能注意到转移。守恒是具体运思阶段的一个主要标志，是具体运思阶段和前运思阶段的一个分水岭。守恒指儿童认识到尽管客体在外形上发生了变化，但其特有的属性不变。如黏土做成的球被搓成其他形状，形状虽然改变了，但物质、重量和质量不变。在具体运思期，儿童能从多个角度思考问题，思维出现可逆性、可转化性、去自我中心性的认知操作能力，即可从别人的观点和角度看问题，接受别人的观点，修正自己的看法，这使他们能逻辑、系统地思考具体问题。不过，具体运思阶段的儿童还不能进行抽象逻辑推理，只能将逻辑性运用到真实的或可触及的事物上，可以凭借具体表象进行推理。到具体运思后期，儿童已经显著地提高了说明物质事件原因的能力，所以他们现在不仅能解决和物体有关的问题，而且可解决关于关系方面的假设和命题问题。

形式运思阶段 11~15岁阶段。这一阶段的青少年不再依靠具体事物来运算，而能对抽象的表征材料进行逻辑运算。他们已经能够进行演绎思维，命题逻辑思维。这个阶段也是青少年开始掌握理论的时期，他们已经摆脱了具体事物的束缚，把内容和形式分开，形成较完整的认知结构系统。皮亚杰认为青少年的认知结构在此阶段达到成熟。也就是说，到形式运思阶段完成时，青少年思维性质的潜能达到了最大

限度，能根据种种可能的假设进行推理，能对命题进行运算。在此阶段以后，人们进行推理的性质就不再进一步有结构上的改进。具有形式运算的青少年，一般有了像成人一样好的进行思维的认知结构。

（武丽杰）

értóngshàonián rènzhī fāyù de shèhuì wénhuà lǐlùn

儿童少年认知发育的社会文化理论（social-cultural theory of cognitive development in children and adolescents）

维果斯基关于社会环境和社会文化对儿童少年认知发育影响的理论。儿童的认知发育和社会文化息息相关，社会和文化因素不仅会影响儿童认知发育的速度，而且会影响其思维方式，儿童的许多重要技能是在与他人的交往中逐渐发展起来的，社会交往对认知发育起着重要的促进作用。俄国心理学家列夫·谢苗诺维奇·维果斯基（Lev Semenovich Vygotsky）创立的社会文化理论（social-cultural theory）认为，儿童少年通过与社会中成人的合作交流，获得文化价值观、信念和问题解决策略。

维果斯基社会文化理论 维果斯基的社会文化理论对理解儿童少年的认知发育提供了一个新的视角，他的理论使人们看到不同文化在认知发育上表现出的差异。他认为，心理发育就是个体心理在环境与教育的影响下，由低级心理功能逐渐向高级心理功能转化，心理发展起源于社会文化历史的发展，受社会规律所制约。而就个体心理发育来看，儿童少年与成人交往过程中通过掌握语言符号这一中介环节，使其在低级心理功能的基础上形成了各种新的心理功能。一切心理功

能的发育都必然经历外部的社会功能，然后才内化为个人的心理功能。

社会环境对儿童少年认知发育的影响 "儿童生活在不同的社会和文化环境中，这会影响他们建构世界的方式"。这是维果斯基所提出的认知发育的社会文化观点的基础。维果斯基留给后人很多重要的理论观点。他强调人类社会文化对人的心理发展的重要作用，认为人的高级心理功能是在人的活动中形成和发展起来，并借助语言来实现的。他提出：①儿童少年认知发生在社会文化环境中，社会文化影响着认知发育的形式，因此，认知的本质是社会化。②儿童少年的许多重要认知技能是在与父母、同伴、老师以及其他更有经验的社会成员间的社会交互作用中发育起来的。维果斯基认为，人类的认知即使是单独完成的，在本质上也具有社会文化的特征，因为每种文化都把信仰、价值观、习惯性思维或问题解决方法传递给下一代人，社会文化教会了儿童少年思考什么以及如何去思考。在维果斯基的认知发育理论中，强调在儿童少年认知发育过程中起关键作用的是社会环境，而不是生物的影响，多数儿童少年的学习是通过儿童与环境之间的交互作用而进行的，环境在很大程度上决定着儿童少年所内化的东西。

社会文化对儿童少年认知发育的内化作用 维果斯基认为，儿童认知发育在很大程度上是通过内化形式进行的。所谓"内化"，即指新的高级社会历史的心理活动形式，首先是作为外部形式活动形成的，以后才"内化"，转化为内部活动。因此，"内化"是外部的实际动作

向内部智力动作的转化。维果斯基同意让·皮亚杰（Jean Piaget）所提出的年幼儿童是积极的探索者，会积极主动地学习和发现新的准则。然而，与皮亚杰不同的是，他认为儿童所做的许多真正重要的"发现"不是来自于单一的探索，而是产生于老师和新生的合作或协作以及交谈的情境中。在此情境中，老师做动作示范，并给予口头指导，学生最初是尝试理解教师的指导，最终将这些信息内化，并以此来调整自己的行为表现。维果斯基的认知发育观强调了特定的社会过程的重要性，而这一点正是皮亚杰及其他人所忽视的。

智力适应工具　维果斯基提出，人生来具有一些初级心理功能，如注意、感觉、知觉和记忆，这些功能会在文化作用下转变成为新的、更为复杂精细的高级心理功能。以记忆为例，年幼儿童的早期记忆能力由于受到生物学限制，被局限在表象和印象方面。然而，每一种文化都给儿童提供了智力适应工具，使他们能更加适应地运用自己基本的心理功能。智力适应工具是由社会传递的、教会儿童如何运用他们智能的记忆策略和其他文化工具，是维果斯基用于思维方法和问题解决策略的术语。儿童在与更有能力的社会成员的交互作用中所学到。如信息时代的儿童用记笔记的方式提高记忆力，而前文化社会的儿童只能用结绳记事的方法记住每一件事物。

最近发育区　维果斯基的最近发育区理论认为儿童的发展有2种水平，一种是儿童在独立活动时所达到的解决问题的水平，另一种是在有指导的情况下借助成人的帮助所达到的解决问题的水平（即通过教学所获得的潜力），两者之间的差异就是最近发育区（zone of proximal development）。教育应着眼于儿童的最近发育区，儿童完成任务的过程中，通过与更有经验的人的合作，将他人给予的指导逐渐内化。如果儿童得到细致耐心的指导，就有可能产生新的认知发育。当有较强能力的人提供适当的引导时，儿童的学习效果最好，他们能将与指导者协作时使用到的问题解决技巧进行内化，并最终会独立使用这些技巧，上升到一个独立掌握的新水平。社会言语转变为自我言语，然后转变为内部言语后，生活中所使用的思维方式和问题解决方法，就逐渐从由成人进行言语指导过渡到儿童自己进行思维。

社会文化理论对儿童少年教育的启示　维果斯基承认儿童心理发育是一个积极主动的过程，但儿童的发展是将外部的社会活动内化为个体内部的心理活动的过程，他把儿童少年的认知发育视为以社会为中介的过程，成人的教育非常重要，环境和教学质量决定了儿童心理发育的质量。在认知发育和教育的关系上，维果斯基提出了3个重要的问题：①"最近发育区"思想。②教学应当走在发育的前面。③关于学习的最佳时期问题。"教学应当走在发育的前面"，即教学决定着智力发育的内容、水平和智力活动的特点，也决定着智力发育的速度，因此，教学应带动发展。怎样发挥教学的最大作用，维果斯基强调了"学习的最佳时期"，如果脱离了学习某一技能的最佳年龄，从发育的观点来看是不利的，所以教学必须首先建立在正在开始形成的心理功能的基础上走在心理功能形成的前面，教学应着眼于儿童的潜能发展。维果斯基的儿童认知发育的社会文化理论使认识到，只有把认知发育放到个体所处的社会和文化情景中去研究才能达到最好的理解。

（武丽杰）

értóngshàonián rènzhī fāyù de xìnxī jiāgōng lǐlùn

儿童少年认知发育的信息加工理论（information processing theory of cognition development in children and adolescents）

阐明儿童少年认知发育中信息编码、贮存、提取和运用的理论。认知主要指高级的认识过程，包括知觉、记忆、思维、言语、注意等。信息加工指个体注意、选择和内化信息，利用信息进行思维、决策和指导自己行为的过程。认知的信息加工，是将人脑看作一个类似计算机的信息加工系统，即该系统能够用符号表示外部环境中的事物和自身的操作过程，包括信息的获得、存储、加工和使用。信息加工心理学家认为信息加工的方法适合儿童心理的研究，因为信息加工理论强调问题的解决，而问题解决对儿童来说则是新的、富有挑战性的问题，因此，信息加工理论的研究则揭示儿童认知发育的具体过程，这对于优化儿童少年学习过程具有重要的价值。

信息加工理论是在20世纪下半叶发展起来的，是一种关于信息的接收、贮存、处理和传送的理论。这一理论的出现大大促进了有关知觉、记忆、注意、言语和问题解决方面的研究。一直以来，行为主义在心理学中占主导地位，注重的是可观察到的刺激和行为，而没有关注意识活动和心理结构。信息加工理论完全摒弃了行为主义只注重行为的外部原因的观点和方法，在理论上将内部过程与行为的外部决定因素匹配，主张从行为推论出心理规律，用客观方法研究心理活动。主要研究领域包括知觉、注意、记忆和思维等高级认知过程，最基本目的在于阐明信息的编码、贮存、提取和运用的特征。

认知信息加工的相关理论
包括信息论、语言学理论和计算机理论。①信息论。为信息加工理论提供了重要的理论基础。信息加工论者将信息论系统地引入心理学，认为人的认知活动可以分解为一系列阶段，每个阶段可以假定为一个单元，这些单元的任务是对输入信息进行某些特定的操作，反应则是这一系列操作的产物。信息论主要探索人在做出判断或传递信息时能处理的信息量，研究一个刺激的信息与人的反应之间的关系，但对意义信息和有效信息并没有加以考虑。因此，信息论对传递信息的内容的分析是有欠缺的，很难被用来研究较复杂的信息加工过程。②语言学理论。人类语言问题是语言学家和心理学家共同关心的问题，但在行为主义统治心理学时代，心理学家多关心言语行为，而忽视了语言最基本的特征，即结构、规则和语法；语言学家则认为，语言不能用行为主义术语科学地解释或理解，必须参照头脑中的规则解释语言，这些规则使人能够处理结构问题，即一个句子各成分之间的系统关系问题。语言学家认为语言能力强的人语言理解和语言表达的潜力也是无限的。因此，新兴的信息加工论者逐渐从语言学中引进有关的理论，把儿童看成一个能预先编好程序的装置，从环境中提取获得语言系统所必需的信息。③计算机理论。计算机科学对信息加工理论的影响是巨大的。人们不断探索着计算机的操作程序与人脑的活动方式在某些方面和领域的相似之处，而信息加工观点对两者的相似之处进行了较为系统地阐述。信息加工论者把人脑比作一台计算机，计算机的工作过程是输入符号，对符号重新编码，使其与内部贮存形式相匹配，对其进行决策，从中生成某些新的表达形式并部分或全部贮存下来，最后输出符号。信息加工理论对人的心理过程的理解与计算机一一对应，获得信息，对其进行重新编码和回忆，做出决策以指导可观察的行为。计算机理论刺激了认知心理学的发展，特别是知觉、记忆、注意、语言、思维和问题解决领域的发展。

信息加工理论的局限性　认知信息加工理论对理解人类如何思维有十分重要的指导作用，对儿童少年认知研究产生了重要的影响，同时对许多心理学分支学科的发展有深远意义。但信息加工理论仍存在明显的局限性，尚需进一步完善。如使用计算机模拟儿童认知的步骤并建立模型，但没有明确地阐述这种模型的意义。而且，还忽视了人的情绪、情感、态度、兴趣以及人格的研究，忽视了神经系统和社会文化因素对认知发展的影响，低估了认知活动的丰富性和多样性。

（武丽杰）

értóngshàonián rènzhī fāyù de xíngwéi zhǔyì lǐlùn

儿童少年认知发育的行为主义理论（behaviorism of cognitive development in children and adolescents）

从行为主义理论视角阐明儿童少年认知发育的理论。美国著名心理学家爱德华·切斯·托尔曼（Edward Chase Tolman）提出的一种新行为理论，是认知理论与行为理论相结合的产物。认知行为主义理论重视个体本身的因素如期待、认识、评价以及信念、人格等因素在行为学习过程中的作用，认为当环境刺激（S）发生作用时，个体（O）可以根据自己的认知评价等活动做出不同的反应（R），而行为反应的结果又能控制或改变环境刺激。认知行为主义理论产生时，正是华生行为主义理论盛行时期，约翰·布鲁德斯·华生（John Broadus Watson）创立了以简单的刺激-反应联结概念来界定的行为。因此许多行为主义者都坚持刺激（S）-反应（R）联结的观点。托尔曼持不同观点，强调行为具有适应性、创造性和理智性等特征，强调认知在行为反应过程中的作用。托尔曼认为，刺激-反应的联结只是对行为发生的生理机制的一种推论或猜测，他主张要对行为的原理做出解释，拒绝把刺激-反应作为描述和解释行为的手段，并拒绝联结主义为特征的各种其他假设。托尔曼采纳了华生的行为主义、格式塔心理学等众多心理学派的长处，同时又坚持自己的立场，最终形成了新的认知行为主义理论，主要包括以下几个方面内容。

整体行为学说　托尔曼将行为划分为2种，一种是局部行为，即华生行为主义，以简单的刺激-反应联结概念来界定的行为。如声音、光、电等刺激引发的肌肉收缩和腺体分泌的反应。另一种是整体行为，指个体所表现的大单元或整体性行为，如走迷宫、踢球等。托尔曼认为心理学应该研究整体行为，而且这种整体行为具有目的性和认知性。在他看来，人类的行为绝大多数表现为整体行为，是对一个包含了许多不同刺激组合的复杂情境的反应，很难把人类行为肢解为一系列单个的物理刺激和生理运动。整体行为有其自身的特征：①整体行为总指向一定的目标，如与朋友谈话以寻求共同行动的计划，目的性是整体行为最重要的特征。②整体行为为实现指向目标，总是选择一定的途径和方式。如外出旅行，总是选择一定的路径和交通工具，带有认知因素的参与，所以整体行为还具有认知的特性。③整体行为在指向特定的目标时，总是选择那些最短的路径或较容易的手段，如白鼠总是选择较短的通道通过迷宫，托尔曼称为最小努力原则。④整体行为是可以教育变化的。这一学说表明了整体行为的确具有目的性、认知性，这2个特性是行为的直接特征。

中介变量　以托尔曼为代表的新行为主义者修正了华生的刺激（S）-反应（R）联结观点。他们认为刺激变量（或自变量）与行为变量（或因变量）之间的关系并不像华生等行为主义者所说的刺激-反应（S-R）那么简单，应该注意个体内部因素在行为中的作用，即介于刺激与反应之间，因外在刺激而引起的内在变化过程。因此，他们指出在个体所受刺激与行为反应之间存在着中间变量（intervening variable），这个中间变量指个体当时的生理和心理状态，是行为的实际决定因子。因此，必须把 S-R 理解为 S-O-R，中介变量就是在 O（个体）内正在进行的活动，只有弄清中介变量，才能回答一定刺激情境为何会引起一定反应的问题。随着科学研究的不断进步，对中介变量的认识也在不断地深入与完善。

托尔曼早期认为中介变量有 2 种，即需要变量和认知变量。前者本质上就是产生动机本源，包括饥渴、安全、休息等各种需要，后者指对情境、目标的认知，包括动作、技能等。后来，他受完形学派的影响，把原先提出的 2 种中介变量进行了修改，认为有 3 种主要的中介变量：①需要系统。指生理需要和内驱力等。②行为空间。指机体在某一时刻内感知到的，具有不同地点、距离和方向的客体。③信念、价值与动机。指选择某种目的物在满足需要中的相对力量。

学习理论　托尔曼的学习理论又称符号-格式塔理论，认为学习者习得的是关于周围环境、目标位置以及达到目标的手段和途径的知识，也就是形成"认知地图"的过程。托尔曼的学习理论有 2 大特点：①一切学习都是有目的的活动。②为达到学习目的，必须对学习条件进行认知。托尔曼用符号来代表有机体对环境的认知，认为学习者在达到目的的过程中，学习的是能达到目的的符号及其符号所代表的意义，是形成一定的"认知地图"，这才是学习的实质。

认知行为主义理论弥补了传统行为主义学说的缺陷，强调人类行为的复杂性和认知性，突出了认知等内部因素的重要作用，强调学习中知觉、动机等内部因素的作用，促进了现代认知心理学的兴起和学习心理学的发展，对心理病因机制和指导心理治疗等方面也产生了很大的影响。

（武丽杰）

zhìlì

智力（intellegence）　认识客观事物和现象并解决实际问题的能力，包括观察力、记忆力、注意

力、想象力、分析判断能力、应变能力等。又称智能或智慧，是一个极其复杂的心理现象。其内涵是观察力、记忆力、思维能力、想象力、注意力和操作活动等多种能力的综合，特别是抽象思维和推理能力、学习能力、适应环境能力、解决问题能力等 4 个方面，其中抽象思维和解决问题能力以智力为核心。多数学者认为，智力是一般能力，而不是特殊能力；是潜在能力而不是知识技能；是综合能力，而不是单一的能力；更不是兴趣、爱好等其他非能力的心理特征。智商（intelligence quotient，IQ）是测量个体智力发展水平的一种指标，斯坦福-比奈智力量表（Standford-Binet Intelligence Scale）将 IQ 定义为智力年龄除以生理年龄得到的商数乘以 100 所得到的数值，表示儿童智力发育速率或相对聪慧程度。韦氏儿童智力量表（Wechsler Intelligence Scale for Children，WISC）以离差智商表示，计算公式如下：

$$IQ = 100 + 15 \times (个体测验分数 - 测验常模相应性别、年龄组平均分数) / 对应于测验于测验常模某性别、年龄组标准差$$

现多采用离差智商表示智力的高低，即 IQ 在 70 以下，即为智力低下；IQ 在 130 以上，则为智力超常。

智力的分类　不同学者根据自己对智力定义的界定，将智力分为不同的类型。

二元智力分类法　1963 年美国心理学家雷蒙德·伯纳德·卡特尔（Raymond Bernard Cattell）将智力分为 2 类，晶体智力和流体智力。晶体智力（crystallized intelligence）指受环境因素制约，通过学习和掌握社会文化经验而

获得的智力，如词汇、言语理解、数量知识等以记忆储存为基础的能力。主要基础是个人的学习经历，有学者认为晶体智力是一种扩张的语言能力，也是一种应用社会积累的知识的能力，表现了个体的学识水平。流体智力（fluid intelligence）指以神经生理为基础，随神经系统的成熟而提高，相对地不受个体学习经历以及文化影响的智力。表现为洞察复杂关系的能力、对新环境的适应能力、空间定向能力、抽象关系能力以及知觉和操作方面的能力，有学者认为这是一种扩张的推理能力。

三元智力分类法　1927年美国教育心理学家爱德华·李·桑代克（Edward Lee Thorndike）根据心理测量的结果，将人的智力分为3类：①抽象智力。代表个人运用符号（语文、数学）从事抽象思维推理的能力。②机械智力。代表个人运用感官与肢体动作从事工具操作的能力。③社会智力。代表个人在社会活动情境中与人相处的能力。英国心理学教授汉斯·尤尔根·艾森克（Hans Jürgen Eysenck）认为智力可划分为生物学智力、心理测验智力和社会智力3种类型：①生物学智力。是各种智力的基础，因为生理、生化以及神经和激素过程是产生智力行为的必要条件。②心理测验智力。即运用心理测验方法可以测出的智力，主要受生物学智力的影响；同时文化因素、家庭、教育和社会经济状况对其形成也具有重要作用。③社会智力。是个体在社会中与他人相处的能力。一方面受到心理测验智力的影响，另一方面也受到性格、经验或外部刺激等大量其他因素的影响。

多元智力分类法　1983年美国心理学家霍华德·加德纳（Howard Gardner）认为传统测得的智力，大都是书本知识和学习能力，涵盖面太狭窄，而在实际社会生活中所表现的智力范围比测验到的大得多，他在假定各种智力形式是独立的基础上，又提出了6种不同的智力见解。1995年将人类智能增加到8个范畴：①语言智力。学习使用文字的能力，包括对语言的理解、书写、会话和阅读的能力等。②逻辑/数学智力。解决数学问题、进行数学运算、数学证明和逻辑思维推理的能力。③空间智力。凭知觉辨识距离、判断方向及个体的空间想象力。④音乐智力。对乐曲、演奏、乐器等各种与音乐、音律、节奏有关的理解、欣赏和表达能力。⑤运动智力。对身体运动的控制能力和支配肢体以完成精密动作的能力。⑥社交智力。同他人交往能否和睦相处，即处理人际社会关系的能力。其中又包括内部和外部2种交际能力。内部交际能力是一个人认识自身情感，并用以理解自身行为的能力；外部交际能力则是识别他人的情绪、意图，他人与自己差别的能力。⑦内省智力。这种智能主要指认识到自己的能力，正确把握自己的长处和短处，把握自己的情绪、意向、动机、欲望，对自己的生活有规划，能自尊、自律，会吸收他人的长处。⑧自然探索智力。认识植物、动物和其他自然环境（如云和石头）的能力。自然探索智力应当进一步归结为探索智能，包括对社会的探索和对自然的探索2个方面。

智力发育的影响因素　智力的发育由许多因素共同作用而实现的。包括：①遗传因素。在决定智力的水平方面起着重要作用，有关家系研究和双生子研究的结果为该观点提供支持。具有相同遗传特征的同卵双生子的智商相关是0.90，即使在不同环境中长大，其智商相关系数也达0.75，比在一起长大的异卵双生子的智商相关系数0.55高。父母与他们的亲生子女间的智商相关为0.5，而父母与他们的养子间的智商相关要低得多，约为0.25。②环境因素。包括营养状况、早期育儿方式、社会实践、教育与教学等。营养是生长发育最重要的物质基础，早期营养对智力发育有决定性的影响。在妊娠后期至出生后半年内如持续营养不良，对脑组织的正常发育可产生不可逆性损害，导致脑细胞的分裂、增殖速度急剧减慢，脑细胞数量减少，脑重量减轻，影响儿童智力发育。环境和教育影响儿童智力的方向、水平、速度和内容。生动的或社会性的刺激对婴儿智力发展有益。父母的早期育儿方式，会使儿童在敏捷性、灵活性和抽象性等智力方面表现出差异，不同的教育方式对儿童智力的发展有十分重要的影响。智力是在改造客观世界的实践活动中形成和发展的，教育是发展智力的主要途径，家庭教育、学校教育和社会教育会对儿童智力发育产生影响。美国心理学家本杰明·布鲁姆（Benjamin Bloom）总结大量学者的研究结果，然后提出智力发展的一般情况是与17岁达到的智力水平相比，4岁大约达到发展的50%，其余的30%是4~8岁获得的，20%是8~17岁获得的。因此，注意儿童大脑生长关键期的营养状况，强调早期育儿经验的重要性，鼓励儿童参与社会实践以及重视教育对儿童智力发展意义重大。

此外，动机因素、兴趣爱好及人格因素与儿童智力发育密切相关。儿童得到有趣的、鞭策性的激励措施，可激发其智力潜能，学龄期儿童中经常受到鼓励者在阅读、数学等学习方面比一般儿童好得多。对某种活动具有强烈而稳定的兴趣和爱好，常标志着与该活动有关的智力发展水平较高。刚毅顽强、百折不挠的意志力和责任感，有助于成就的取得，能促进智力的发展。上述因素在不同时期起着不同的作用，并且交织在一起，共同作用于智力的发育。

（武丽杰）

tèshū cáinéng értóng

特殊才能儿童（children with special talents）

具备胜任并高质量完成某种专门活动需要特殊能力的儿童。特殊才能是相对于一般能力而言，不单指某一认知的特长，而指顺利从事某种专门活动的特殊能力的有机组合，即构成特殊才能的特殊能力，具有一致的活动倾向性；构成特殊才能的特殊能力是按能顺利完成和高质量完成专门活动的需要组合起来的能力。如一个具有绘画才能的儿童，他所具有的感知能力、观察能力、记忆力、想象能力等，都有一致的活动倾向性，表现为对线条、色调、比例、形态等事物的特征感知敏锐，观察周密；对事物的整体架构和局部特点，形象生动地储存于自己头脑的记忆仓库之中，他能根据客观描述与要求，进行再造性想象，又能自立新意，独创性地构思，创造新形象。社会的发展，人类的进步，既需要提高人的一般素质——身体的、社会文化的和心理的素质，也需要培养在不同的领域具有特殊才能、能做出特殊贡献的人才。

特殊才能的分类　特殊才能存在于广泛社会生活和活动的各个领域，种类繁多。根据特殊才能的结构特点和指向的活动范围与性质，大致可分为以下几种类型。

组织方面的才能　儿童少年在社会生活和社会活动中，处理人际关系与人物关系所表现的才能。构成组织能力的心理品质有多个方面，包括主动、敏感、关心人、对人要求合理、有观察力、善于并乐于分析同伴的性格和才能、对集体的高度责任感、个人的吸引力等。

语言文学方面的才能　儿童少年在运用语言进行交往和对事物进行描述的过程中所表现出的特殊才能。如迅速掌握多种语言的才能、演讲才能、写作才能、语言模仿、语言表达才能等。

科技方面的才能　儿童少年在从事科学技术活动中所表现出的特殊才能。科学技术活动的范围十分广泛，因此科技才能亦多种多样。如数学才能、化学才能、物理才能以及属于科技应用和创造方面的机械制造才能和种植才能等。

艺术方面的才能　儿童少年在从事某种艺术活动中所表现出的特殊才能，可分为绘画才能、音乐才能、舞蹈才能、雕塑才能、戏剧创作和表演才能、书法才能等。音乐能力由3种主要能力构成：旋律感、听觉表象、音乐节奏感。美术方面包括对色彩、线条、形式和空间关系的敏感性等。舞蹈和戏剧方面，指以身体的各部分去表达概念和感情，包括肌肉动作及表情的调整、平衡、韧度、强度、速度、灵巧度、表现情形及情感的表达等。

运动方面的才能　儿童少年从事运动中表现出的特殊才能，包括篮球、排球、体操、乒乓球、羽毛球等专项技能和天赋。

其他特殊才能　在手工操作（手工艺术、机械操作、工具运用等）、电脑、棋艺专长才能或技艺竞赛等方面表现优异者。

特殊才能与一般智力的关系　特殊才能与一般智力之间有着非常密切的关系，二者有机地联系在一起。一般智力是特殊才能形成和发展的基础，特殊才能是一般智能长期从事某种专门活动的发展结果。在各种活动中发展特殊能力会促使一般智力的发展；而一般智力的发展也为特殊能力的发展创造了有利的条件。具有特殊才能的儿童，他们的一般智力也远远超过同龄儿童的一般发展水平。但是也有一些特殊才能儿童，如音乐、舞蹈、绘画、体育等，只要具有中等以上的智力，在良好的教育条件下，其特殊才能也能突出发展。

特殊才能儿童的个性发展　特殊才能的儿童在个性方面会突出表现在主动性、坚持性、自制力、自尊心、自信心和稳定性等方面。一般来讲，特殊儿童求知欲旺盛，自信而独立性强，具有自我调节能力，但也有兴趣易转移，情绪易波动，个性发育不平衡等情况。特殊才能的发展与个性发展相辅相成，特殊才能的发展过程往往给个性的某些特点打上强烈的活动倾向性的烙印。因此，培养儿童少年良好的个性特征必将促进特殊才能的全面发展。

（武丽杰）

értóngshàonián yǔyán fāyù

儿童少年语言发育（language development in children and adolescents）

儿童少年语言（进行沟通交流的各种表达符号）随年龄增长而发生的变化。语言是儿童少年发育过程中最重要的内容之一，在认知和社会性发生发展过程中起重要作用。语言发育又称语言获得，指个体对母语的语音、词汇、语义、语法等系统要素以及语言运用技能的理解和产生的发育过程。在任何一种文化和社会里，儿童少年都是从生命早期便开始慢慢理解和使用语言这种沟通形式。婴幼儿语言获得的最基本要素是具有正常发育的大脑、正常的生活条件和语言环境，大脑发育的正常与否是语言能否得到正常发育的生物学基础和根本原因。在人际交往的环境中，口语交际是语音信息传递的载体，是建立人与人之间沟通能力的基本条件，缺乏或缺如将会严重阻碍儿童少年语言与沟通能力的正常发展。

语言发育的特点及其相关理论 有以下3个特点：①有关键期和阶段性。语言获得有一个适宜的年龄阶段，称为关键期。一般认为，儿童的语言获得的关键期一般为1~12岁，其中1~4岁最为关键。超过了关键期，虽有正常的语言环境和正常的大脑，仍然很难学到精确化的语言。②有基础和精确化2个部分。基础部分指词或符号的应用以及组织一些简单句，只要有正常发育的大脑，在没有教育和没有模式示范的情况下这部分也可以发生。精确化部分包括组织完善句、复合句，使用除名词、动词、形容词以外的各种词类，则不能自发地产生，而是依赖于完善的口语交际和教学过程。一般来说，1~4岁为儿童言语发展的初级阶段，4~5岁以后为语言的精确化发展过程。③语言与沟通能力发育受教育和文化背景的影响。在地理环境闭塞和文化落后地区生

活的儿童少年，尽管他们的脑发育没有受过任何损伤，但由于缺乏正常的人类社会文化背景和教育教学条件、智力和正常的语言环境，他们最终不能形成表达事物复杂关系和逻辑严密的言语能力。因此，精确化的言语能力是在一定的社会文化背景下，通过教育与教学过程获得的。

有以下3种理论：①先天决定论。这一理论强调语言为先天获得机制，否认环境和学习是语言获得的因素。语言学家艾弗拉姆·诺姆·乔姆斯基（Avram Noam Chomsky）认为，儿童少年的言语发展虽然与强化模仿有关，但更重要的是，他们有掌握语言的内在倾向，或说具有天生的语言能力。乔姆斯基设想人类有一个天生获得语言的体系，称为语言获得装置（language acquisition device，LAD），这是一个与生俱来的语言处理器，由言语输入激活。儿童在倾听语言时，只要他已经获得足够的词汇，就可以通过语言获得装置将单词组合成新的、受规则限制的言语。②环境论。这一理论强调环境和学习对语言获得的决定性影响。包括以下几种学说：第1种是模仿学说。社会心理学家弗劳德·亨利·奥尔波特（Floyd Henry Allport）认为儿童少年的语言只是成人语言的简单翻版。儿童心理学家葛洛佛·怀特赫斯特（Grover J. Whitehurst）等认为儿童学习语言并非是对成人语言的机械模仿，而是有选择的模仿。模仿者行为和示范者行为的关系，在时间上既不是即时的，在形式上又非一对一的。第2种是强化学说。伯尔赫斯·弗雷德里克·斯金纳（Burrhus Frederic Skinner）认为，语言行为与其他行为一样，是通

过操作性条件反射学得的，他强调成人的选择性强化对儿童言语学习的作用。从20世纪60年代开始，强化论受到越来越多的批评，因为该理论不能充分说明儿童理解和使用语言时的惊人的发展速度；更重要的是，强化论只是强调外部影响，忽视了儿童少年是一个积极的主体。第3种是社会学习和社会交往学说。美国心理学家阿尔伯特·班杜拉（Albert Bandura）强调社会语言模式和模仿在儿童语言发展中的作用，强调儿童少年不是在隔离的环境中学语言，而是在和成人的语言交流实践中学习。第4种是文化相对论和文化决定论。人类学者爱德华·萨皮尔（Edward Sapir）和本杰明·李·沃夫（Benjamin Lee Whorf）强调文化和社会需要在语言习得中的作用，还认为语言的差异在心理发展中有重要的作用。③环境与主体相互作用说。让·皮亚杰（Jean Piaget）认为，儿童少年的认知结构是语言发展的基础，同认知结构一样是通过遗传和环境等相互作用而实现的，语言发展同认知能力发展同步，不是通过被动模仿来掌握造句的规则。他们在造句中不仅有概括性的同化作用，而且还有创造性作用。

语言发育的阶段 儿童语言与沟通能力发育经历多个阶段，逐渐发育成熟。

前语言时期 生命的头12个月，儿童处于语言发展的前语言阶段（即在掌握语言之前的一个较长的语言准备阶段）。前语言阶段主要包括简单发音阶段、连续音节阶段以及学话萌芽阶段。经历近1年的言语准备阶段，婴儿开始进入正式的学说话阶段。

单词句阶段 儿童1岁左右

开始说出有意义的单词。用单词句表达某个意思时，常伴随动作和表情，没有语法，只有环境与语音的结合。词性不确定，意义不明确，语音也不清晰。成人需根据说话时的情景、语调、态度等推测含义。

双词句阶段 从 1.5 岁左右开始说出由 2、3 个词组合起来的语句，儿童语言进入了双词句阶段。此阶段婴幼儿语词大量增加，可脱离具体情境，把词与物体或动作联系起来，词语特有的功能初步形成。

电报句时期 从 2 岁或 2 岁半开始进入电报句阶段，此时双词句以及经过有限扩展的多词句虽较单词句明确，但其形式是断续的、简略的、结构不完整的，类似于成人的电报文本，称为电报式言语。虽然电报式句子不合乎成人的语法标准，但他们不再是随意的单词组合，已经出现了有 3、4 个词构成的多词句和更长的句子。儿童在组合单词的时候不仅遵循了一定的词序规则，而且他们的句子里表达了与成人使用的句子种类相同的意思，更接近成人的语句。

完整句阶段 经过不完整句阶段的准备和调整，儿童语言逐渐进入完整句阶段。语言发育表现为句子的长度和结构的完整性和复杂性增加，包括简单句和复合句的发育阶段。儿童的语言变得与成人非常相似，当儿童说出较长的言语时，他们开始加上语法词素。学龄前时期是儿童学习转换语法规则的时期，到他们进入学校的时候就已经掌握了母语中大多数语法规则，并且能说出各种复杂的、像成人一样的言语。随着年龄的增长，儿童词汇量的迅速增长，学龄儿童可以说出更

长的句子和更复杂的语法结构，而且能够自由地选择性地运用同义词等。但儿童语言的发育有一定的个体差异。不同儿童，某个阶段出现的时间会有所不同。

（武丽杰）

értóngshàonián qíngxù fāyù

儿童少年情绪发育（emotional development in children and adolescents）

儿童少年情绪随年龄增长而发生的变化。情绪是客观事物是否符合人的需要而产生的态度体验，反映客观事物与人的需要之间的关系。情绪的产生与个体的动机是否实现、需要是否满足有关。心理学家认为任何情绪都含有以下 3 个成分：主观体验、生理唤起、表情行为。主观体验是主体对自身情绪状态的感知，通常可以用各种词语加以描述，如恐惧、生气、快乐、悲伤。生理唤起成分包括所有的身体变化，如心跳和呼吸加速，肌肉紧张等。表情行为包括各种情绪体验在身体姿势、面部表情上的外在表露。如当儿童快乐时，会有笑的表情；当儿童害怕时，会睁大眼睛和嘴巴，甚至做出逃跑的动作。

情绪的分类 根据情绪对个体的影响可分为积极情绪与消极情绪。积极的情绪是那些能够得到满足、幸福感受，促使主体与他人建立良好关系的情绪状态，如满意、愉快、喜悦等。消极的情绪指那些不能使人感到满足、使人与人之间的关系趋于紧张的情绪状态，如恐惧、痛苦、愤怒、忧虑等。根据情绪的形成分为初级（或基本）情绪与次级（复杂）情绪。初级情绪指生物因素决定的，在出生后第 1 年的早期出现的情绪，如快乐、厌恶、惊奇、悲伤、愤怒、恐惧。次级

（复杂）情绪指 2 岁时出现的自我意识和自我评价的情绪，与认知发展有关，如尴尬、害羞、内疚、嫉妒和骄傲。

情绪的相关理论 大多数情绪理论都试图详细精确地阐述环境事件和生理唤起如何相互作用引发主观的情绪体验。①詹姆斯（詹姆斯-兰格）理论。美国心理学家威廉·詹姆斯（William James）和丹麦生理学家卡尔·兰格（Carl Lange）认为，当人们面对不习惯某种公开行动时，先发抖、哆嗦和口吃，而后产生内在的焦虑体验。该理论的核心内容就是由环境激起的内脏活动实际上导致了所谓的情绪。②坎农（坎农-巴德）理论。心理学家沃尔特·坎农（Walter Cannon）和菲利浦·巴德（Philip Bard）认为，皮层下部位，尤其是丘脑，是情绪表现的神经生理基础。所有的情绪都依赖于一种活动链条，即外界刺激使感受器兴奋，感受器把神经冲动传到大脑皮层，然后由皮层激起丘脑过程，丘脑过程再按照与具体情绪表现相一致的特殊模式去活动。丘脑神经释放时，就体验到了情绪，并同时产生身体的变化。③二因素理论。斯坦利·沙赫特（Stanley Schachter）和杰罗姆·辛格（Jerome Singer）认为，生动的情绪体验需要 2 个因素的结合才能产生。这 2 个因素是生理唤起和对诱发生理唤起的外界刺激的知觉。

情绪发育的不同时期 不同时期，儿童少年的情绪发育达到不同程度。

婴儿期情绪发育 婴儿期的情绪反应与其生理需要是否得到满足有直接的关系。愉快和不愉快，是新生儿最初的情绪分化。此后，在新生儿后期到第 3 个月

末，还相继增加其他情绪反应及面部表情，如喜悦、好奇、伤心、厌恶。随着年龄的增长，情绪逐渐分化得更加复杂。4个月以后，婴儿出现有差别的、有选择性的社会性微笑。其余的初级情绪（如愤怒、悲伤、惊讶和恐惧）会在半岁左右出现。总之，儿童的情绪在婴儿期已经获得很大的发展，婴儿对他人情绪的识别和理解能力也得到迅速发展。

幼儿期情绪发育　随着活动内容的增加和活动范围的扩大，幼儿的情绪经验更加丰富，情绪的掩饰和调整策略更加成熟，情绪逐渐与社会性需要相联系，社会化成为儿童情绪情感发展的一个主要趋势。从情绪所指向的事物来看，儿童的情绪发展趋势是越来越丰富和深刻化，并且情绪的冲动性逐渐减少，稳定性逐渐提高，在2～3岁时，当儿童获得自我认知和评价自己行为的标准时，会出现尴尬、骄傲、内疚和害羞等次级情绪。随着年龄增长，活动范围不断扩大，有了许多新的需要，个体对情绪的自我调节能力逐渐发展，逐渐出现了一些高级社会情感，如友谊感、集体荣誉感等。

学龄前与学龄期情绪发育　随着年龄的增长和脑的发育，儿童的情绪稳定性逐步提高。理解情绪的能力得到增强，意志力增强，逐渐学会有意识地控制自己的情绪，减少冲动。这一时期道德感、理智感、荣誉感、友谊感、美感、责任感等方面的高级社会情感日益丰富。对情绪产生的外在原因和后果的理解能力增强。出现了调节情绪的认知策略，并不断细化。自我意识发展迅速，社会功能逐渐完善。

青春期情绪发育　青春期各种身心变化和发展的急剧性和过渡性，使青少年的心理特征既带有童年期的痕迹，又出现成人行为的各种萌芽，内心充满矛盾，情绪很不稳定，情绪和情感反应迅速，具有外露性和两极性。他们在情感方面也显得十分错综复杂，自尊心都很强，不善于处理情感和理智的关系，常容易感情冲动。但随着生活经验的丰富，青少年的情绪和情感体验也逐渐走向深刻。

情绪发育的意义　情绪在儿童少年生活和整个心理发展中占有重要地位，在认知、行为、社会关系、个性形成与发展中都起着非常重要的作用。

适应生存的重要心理工具　儿童所具有的情绪反应，是其重要的适应方式，是与养护者或母亲进行沟通的有效信号。通过情绪的外部表现，儿童少年可以向养护者传达自己的体验和感受，通过其情绪反应，适当地促进了自己的社会交往，也帮助养护者根据他们的需要和目标调整其行为。因此，情绪表达促进了儿童少年和养护者的相互了解，使他们更易于适应环境，心理得到健全发育。

心理活动的激活和促进　情绪是儿童少年心理活动的激发者和驱动器，支配和制约他们的心理活动，直接指导其行为。如愉快的情绪往往激发和促进儿童少年的心理活动，表现出越来越强的思维活动和想象力。

认知发育的推动作用　儿童少年的情绪发展是否健康，也决定着其早期智力的萌发，影响其人格特点的形成，甚至影响到成人后的行为表现。情绪可以影响和调节儿童少年的认知活动和认知加工过程。不论感知、记忆，还是注意、思维、想象，均受情绪影响很大，受其制约、调节。能让儿童少年兴奋的情景，可提高他们对事物的兴趣，从而进一步提升对该事物的认知水平，反之亦然。

社会交往和人际关系的协调作用　每一种情绪都有其外部表现，即表情，是人与人之间进行信息交流的重要工具之一。在儿童少年和成人的交往中，表情占有特殊的、重要地位。儿童少年在掌握语言之前，主要以表情作为交际的工具，即使在掌握语言之后，表情仍是他们重要的交流工具，与语言一起共同实现着儿童少年与成人以及与同伴间的社会交往。此外，情绪对其个性的形成也有很大影响，许多性格特征都与情绪密切相关，随着年龄的增长，儿童少年在一定的、不断重复的情境中，经常体验着同一情绪状态，这种情绪状态逐渐稳定成为他们的性格特征。

（武丽杰）

értóngshàonián zìwǒ yìshí fāyù

儿童少年自我意识发育（development of self-conscious in children and adolescents）

儿童少年对自己存在的觉察和认识随年龄增长而发生的变化，包括认识自己的生理状况（如身高、体重、形态等）、心理特征（如兴趣爱好、能力、性格、气质等）以及自己与他人关系（如自己与周围人们相处的关系、自己在集体中的位置与作用等）。还有学者认为，自我意识不仅包括对自己的各种身心状况、人际关系的认识，还应包括伴随自我认识而产生的情感体验以及自我控制。自我意识使个体能洞悉自己的一切，因而能对自己的行为加以控制与调节，而且也形成了对自己固有的态度，如自负、自爱、自怜、自卑等。儿童少年的自我意识是在个体生理和心理能力不断发育和成熟的基础上，在社会化进程中逐渐形成和发展的。自我意识发展以儿童动作的发育为前提，其真正出现和儿童少年语言发育相联系。

自我意识 分为生理自我、社会自我和心理自我。

生理自我（physical self）自我意识最原始的形态，是个人对自己身躯的认识，这种生理的自我意识并非与生俱来。婴儿刚出生没有自我意识，还不能把自己作为一个主体同周围的客体区别，但在生活中获得了各种感觉经验，使婴儿获得了身体的自我感觉，这是自我意识的最初级形式。到 1 岁左右，儿童开始把自己的动作和动作的对象区分开，初步意识到自己是动作的主体。这一阶段的自我意识是以躯体需要为基础的生理自我。从出生第 8 个月开始，到 3 岁左右基本成熟。

社会自我（social self） 个人对自己所拥有的各种社会关系的认识。幼儿园的游戏对个人实现社会自我起着重大作用。在游戏中扮演某个社会角色，学习该角色的行为方式，还学会了各社会角色间的相互关系。学校的社会化也是建立自我意识的重要环节。在学校中，学习文化知识及形成一定规范的道德行为，老师的批评和表扬客观上使学生获得成就动机，具有成就动机之后，产生一种担心失败的不安全感，担心自尊感会受到损害，于是鼓励自己努力获得自我满足，实现社会的自我。学生对学习的成就动机的发展，是自我意识最重要的特征。

心理自我（mental self，psy-chological me） 个体对自己的智力、情感与人格特征以及价值取向和宗教信仰等的认识。心理自我的发展同个体的生理、情绪、思维的发展相联系，主要表现在自我体验、成人感、性意识。对学龄前儿童，其生理需要体验逐渐向心理需要体验深化。从较低级的自我体验（如愉快、愤怒）逐渐转为较高级的社会心理体验（如委屈、自尊、羞愧）。到学龄期，儿童不需要暗示，已经可以自我体验。到初中阶段，随着学生对自己容貌、打扮的关心，以及异性的态度，学生的性意识和成人感开始发展。初中是性意识发展的转折期。进入初中，儿童的成人感迅速发展，整个初中阶段成人感随年级升高而有序地向前发展。而到青春期，自我反省成为自我意识中的重要组成部分，自我意识的矛盾性成为突出的表现，包括理想与现实的矛盾、同学之间理解与不理解的矛盾等。但大多数人能够按照社会的要求不断完善自己，向积极方面转化，成为自我肯定的人。

自我意识发育 儿童青少年自我意识随着年龄的增加而逐渐发育成熟，不同时期儿童青少年自我意识有其自身特点。

婴儿期自我意识发育 大多数心理学家认为婴儿出生时还不能够把自己与他人及周围世界区分开，没有自我意识。但有学者认为，自我意识在婴儿早期就已经萌发。如出生 1 日的婴儿，听到自己的哭声后会与听到其他婴儿的哭声相比，啼哭行为会减少，出生后 2~3 日的婴儿就能模仿他们所看到的成年人的表情，如吐舌头、撅嘴等，出生后 3 周左右，婴儿就会为了吸引别人注意而发出不同于受惊吓的"假哭"。这些

似乎表明婴儿早期就已经具备对自我意识的萌芽。随着大脑结构和功能的不断发展与完善，儿童认识他人与自我的能力也不断提高。6 个月的婴儿已经对不同的人产生不同的反应，能从镜中识别出父母的形象。7、8 个月的婴儿开始关注镜中的自我。9、10 个月时出现与镜中的自我玩耍的倾向。

幼儿期自我意识发育 有一个著名的点红鼻子试验，让母亲悄悄在儿童的鼻子上涂点红色，然后把他（她）放在镜子前，研究儿童的自我再认。有 25% 的 15~18 个月儿童和 88% 的 24 个月儿童会立即用手摸或擦自己的鼻子，说明此时儿童的自我识别能力已发展很完善。到 2 岁时，儿童开始能叫自己的名字，开始掌握代名词"我"，区分出主体和客体，这是儿童自我意识萌芽的最重要标志。

学龄前期自我意识发育 此期儿童的自我意识有了进一步发展，但其内容仍主要局限于身体特征、年龄、喜爱的活动等可观察到的特征及特定的兴趣和行为，还不会描述内部心理特征。此外，学龄前儿童的自我意识往往带有极大的主观情绪，以及不稳定性，也较多地受到成人对其看法的影响。随着年龄增长，他们的自我体验逐渐产生，并由与生理需要相联系的情绪体验（愤怒、愉快）不断向社会性情感体验（自尊、委屈、羞愧感）深化和发展。自尊感萌发于 3 岁左右，此时的儿童犯了错误感到羞愧，随着身心发育和社会技能的提高，儿童的自尊感得到进一步发展，6 岁的儿童几乎能充分体验到自尊感。幼儿的自我控制能力在 3~4 岁时还不明显，4~5 岁阶段有自控能力的儿童逐渐增多，6 岁儿童绝

大多数都有自我控制能力。虽然此时儿童的自控能力开始有所发展，但不能高估其能力，他们的行为富于冲动，自控能力比较弱。

学龄期自我意识发育　此期儿童对自我的认识逐渐趋向概括化和抽象化，对自我的描述由以身体和外部特征为主逐渐转向内部的心理状态和品质。学龄初期儿童对自己的了解日益增多，自我评价的能力也稳步发展。首先，自我评价的独立性进一步增强，逐渐地不再将教师或家长对自己的评价作为评价自己的尺度，而是学会将自己的行为与别人的行为进行比较，并以对别人的评价为依据独立地评价自己的行为。其次，自我评价的原则性逐步提高。学龄初期，儿童对自己和对别人的评价原则性很差，小学中年级后，儿童逐渐地理解和掌握了一些基本的道德原则和与人交往的行为规范，逐渐表现出一定的独立性，按一定原则来评价并调节自己的行为，自我评价的稳定性随之提高。

青少年自我意识发育　青春期第二性征开始出现，青少年对自我的关注增强，自我意识迅速发展并日益成熟。与学龄期的儿童相比，青少年对自我心理过程和内心活动加以分析、评价能力获得发展，从自身的外貌、体态和外显行为，到行为背后的动机和自己的个性品质，描述更加抽象，更多地强调潜在的心理特征，如感受、信念、动机、品质等。到初中阶段，青少年自我认识的独立性、抽象概括性和稳定性不断增强。随着社会阅历、知识经验的日渐丰富以及抽象逻辑思维能力的进一步发展，进入高中阶段的青少年逐渐能够比较全面、客观、辩证地分析和评价自己。

他们不仅能够对自身某一方面的行为和心理特点进行评价，还能够对自我的整个心理面貌和稳定的心理品质给予比较适当的评价。

自我意识在儿童少年发展中的作用　包括以下几个方面。

导向作用　拥有健康自我意识的人能正确认识自我、规划自我，为自己制订合适的目标。有了目标，才有发展方向，才会调动自身潜能，激发强大动力，个人价值得到最大实现。

自控作用　自我控制是自我意识发挥能动作用的一个重要方面。缺乏自我控制意识的人，将是一个情绪化的人、缺乏毅力的人、一事无成的人；一个能够控制自我的人，往往与环境适应良好，并能规范自己的情绪和行为，容易实现自己的目标，获取成功。

内省和归因作用　有健康自我意识的人，能够对自己、对他人有正确的分析判断，对自我有敏锐的觉察和反省，能不断完善自我，在个体成长进行的监督和自我教育的同时又不会将他人的问题归于自己，能与他人拥有良好的关系，但又能保持自我的独立性。自我意识的 2 个主要成分是自尊心和自信心，在个体发展中的作用尤为重要。

（武丽杰）

értóngshàonián shèhuìhuà

儿童少年社会化（socialization in children and adolescents）　儿童少年个体经过社会学习而将社会文化逐步内化的过程。是儿童少年在特定的社会与文化环境中，形成适合于该社会与文化的人格，掌握该社会公认的行为方式，成为合格的社会成员。或是儿童少年同他人交往，接受社会影响，学习掌握社会角色和行为规范，形成适应社会环境的人格、社会

心理、行为方式和生活技能的过程。儿童少年的成长就是一系列的社会化过程，是一个学习社会角色与道德规范的过程，个体只有通过社会化才能使自然人变为社会人。

人的社会化发育是由个体自身的学习潜力和人类独有的语言能力决定的。人类就是通过生活和社会实践对原有知识进行不断的再造和创新，在适应周围环境的过程中逐渐成为具有能动性的主体。可以说，人的社会化取决于生物学因素和社会因素的交互作用。人的遗传素质是每个人社会化的潜在基础和自然前提，客观地决定了人类独有的接受社会化的可能性和基础条件，而人所生存的整个社会文化环境会对人的社会化产生重要影响。如果不是生活在社会环境中，不与其他社会成员发生交互作用，其永远不会发展为社会人。如人类所发现的"狼孩"、"熊孩"、"羊孩"等表明，脱离人类正常的社会生活环境，难以在人类社会中正常生活，人的心理活动也不可能正常发展。

儿童少年社会化的特征　成长中的儿童少年在不同年龄段都在体验周围的世界，并对其得出不同的解释。社会化发展包括了个人的发展模式和社会所传播的模式与价值观。

以其生物的遗传素质为基础　人的遗传素质是一种上代为下代提供的有利于人类从事社会活动的特殊素质。这种素质包含了人类实践活动的社会因素，并且以生物体内的物化形式（遗传信息、大脑结构与功能等）遗传给后代，体现了对环境的内化作用，为人的社会化奠定生物学基础。

个性化过程　社会化的目标，

是将每一个社会成员培养成为适合社会需要的人。人从母体分娩出来，就处在与社会环境的互动关系中。社会环境在对个体施加影响的同时，个体也会对当前的社会环境以其独特的方式做出各种反应，从而表现出人的主观能动性，积极地支配环境。因此，社会化不是把人变成一模一样的人的过程，而是个性化的过程。

民族性 每个民族在社会化的内容、方式和过程上，总是表现出与其他民族明显有别的特征，形成该民族成员典型、稳定的人格特质。不同的社会制度、经济条件、生活环境、语言和生活方式等，构成了社会化的民族性的客观依据，也使人类的人格及社会行为呈现出复杂性和多样性。

贯穿于整个儿童时期 社会化贯穿于人的一生，而儿童社会化无疑是成人社会化必不可少的基础。人自出生就已经在接受社会环境的影响，经过婴儿期、幼儿期、童年期、青少年期，在个体身心发展成熟的过程中，作为一个社会成员准备时期的社会化，对个体来说更加重要。处在成长阶段的儿童青少年要学习知识，掌握社会规范，形成一定的行为方式，会为成年后适应社会角色变化，成为符合社会要求的成员奠定基础。

社会化发育的心理机制 人的社会化发育建立在一定的心理机制基础之上，主要表现：①观察与模仿。个体通过对榜样的观察和模仿，可学习到许多社会行为。②认知加工。个体通过感知、记忆、想象、表象、思维等认知活动，将外部世界的信念内化。③角色扮演。个体通过角色扮演了解社会对该角色的期望，并形成与此期望相一致的行为模式。

④认同机制。个体对崇拜的人和感兴趣的事进行认同、仿效；同时个体还希望取得他人认同，获得社会的承认和赞许，从而激励他去努力、去行动。⑤自我强化。个体在某项活动中达到了自己的目标，就会得到精神上的满足，并增加日后依此行为模式行动的可能性。上述机制相互关联，共同实现着个体的社会化。

影响儿童少年社会化的主要因素 儿童少年社会化的发展是通过社会教化和个体内化2条途径实现的。社会教化是一种外在力量，对个体内化必不可少。社会教化指社会通过社会化的机构及其执行者实施社会化的过程，是儿童社会化的外部动因；个体内化指人经过一定方式的社会学习，接受社会教化，将社会目标、价值观、规范和行为方式等转化为其自身稳定的人格特质和行为反应模式的过程，是社会教化得以实现的内在因素，是个体的内部心理结构同外部社会文化环境相互作用，并对后者主动加以选择和适应的过程。在这两方面过程中，文化、家庭和学校等是影响儿童社会化的主要力量。文化是十分重要的社会化因素，通过文化传承可以向个体传递本民族或群体的行为价值准则；使个人能够顺利地与他人及群体建立社会联系。家庭是个体社会化的起点，父母是儿童社会化最重要的动因，对儿童的社会化起核心作用。但随着儿童的成长，学校也会成为重要的社会化机构，学校教育是一个不成熟的社会个体过渡到一个成熟的、独立的社会成员所必须经历的过程，是最有效、最经济的社会化过程，其中，教师的作用尤为重要。此外，同辈群体作为一个独特的、重要的社

会化因素，尤其是进入青春期后，影响日趋重要，甚至在某些方面超过父母及教师。大众传播媒介作为现代社会传递社会信息的主要载体，对儿童的社会化有潜移默化的作用。最具有影响力的为电视和国际互联网，对人的社会化产生更为深刻和广泛的影响。

儿童少年社会化的目标 社会化所要达成的目标非常广泛，如适应社会的基本生活能力、成功履行社会角色有关的知识、态度、情感、行为方式、思想观念、生活技能等。社会化的过程是全方位的，其内容涉及到生活领域的所有方面，包括社会生活基本技能、社会生活行为规范、社会角色与社会地位、社会政治、经济、文化活动以及人生观、世界观、价值观的形成与稳定。社会化使儿童个体成为合乎社会文化要求的社会成员，因为每一个个体的生理、心理特点不同以及社会文化对不同个体的影响和要求不同，所以个体社会化的具体过程和内容各不相同，既表现出普遍性又表现出特殊性，需要辩证对待。

(武丽杰)

értóngshàonián lìtā xíngwéi

儿童少年利他行为（altruistic behavior in children and adolescents） 儿童少年通过分享、合作和帮助等亲社会行为表达对他人利益的无私关注。是一种有益于他人的亲社会行为。亲社会行为（prosocial behavior）指任何对他人有利的行为，如同他人共患难，帮助或援助他人，合作，安慰他人等。一般认为，利他行为是一种不期望任何回报、出于自觉自愿的行为。利他行为虽然各有不同，但具有以下共同特征：①行为的目的是有益于他人，必

须有有利于他人的意向。②行为是出于自愿的行为，不是迫于外在压力做出的。③行为不求任何回报，不期待外部的奖赏，是一种真正的奉献。利他行为是人类特有的现象。随着对利他行为认识的逐渐深入，人们也开始意识到，利他行为是人本质的一部分，既有助于建立和维护良好的社会秩序，也有助于儿童少年的自我发展。

利他行为产生的理论依据利他行为产生的原因有不同的理论解释，本能论、社会学习理论、移情理论等从各自不同方面做出解释。

本能论社会生物学派的学者从动物出于本能的利他行为中得到启发，推断人类的利他行为是本能决定，是人类的基本本性，对人类种族的生存和延续有重要意义。

社会学习理论该理论学者认为行为是学习的结果，人的行为不仅是直接学习的结果，也是观察、模仿的结果。利他行为，是在以前的经验中通过观察、模仿别人学会的。

移情理论移情（empathy）指设身处地地理解他人情绪情感的能力。移情使人更容易认识到他人的需要，是儿童少年利他行为的重要促发因素。移情在利他行为培养中有动机功能和信息功能，移情越强的儿童少年做出亲社会行为的可能性越大。但移情仅是驱动利他行为的一种内在因素，能否转化为外显的利他行为还取决于其他因素的影响。

儿童少年利他行为发展的主要影响因素个人成长中的各种因素都可以影响利他行为的发展。影响儿童少年利他行为的因素可以归结为以下几个方面。

年龄年龄因素对儿童少年利他行为的水平有重要影响。一般来说，利他行为与年龄呈正相关，儿童少年随着年龄的增长，通过接受社会规范的教育，其行为逐渐受到社会规范的约束，懂得帮助他人是社会赞许的行为，自我中心倾向逐步减弱，更多地表现出利他行为。研究发现，2~3岁儿童自发馈赠物品、玩具的现象常有发生，2岁儿童已经能够主动帮助处于困境中的同伴，用言语或其他替代活动表示同情和安慰。对3~5岁儿童进行自由游戏观察，发现所有儿童已开始出现分享或同情行为，6岁儿童已开始摆脱"自我中心"，出现利他行为，但此时利己倾向仍占主导地位，而利他行为主要受成人权威的支配。到7~8岁时，儿童的分享观念已达到"同情和重视个体需要"的水平，从"自我中心"向"相互性"转变，已能在有选择条件下助人，懂得利他意向的重要性。青少年的利他行为既受制于社会行为准则，又能从他们之间的相互需要出发，在相互对等的情境中做出利他行为，基本上摆脱了权威的束缚，开始出现真正的利他观念和利他行为。到小学结束，儿童少年利他行为的数量显著增加，更加懂得帮助他人是合乎社会规范的道理，并能把行为的主观动机作为评判自私与否的标准，表明有意识的利他行为已得到完全的发展。

有研究表明，年龄的增长与利他行为的增多并不存在必然的相关性。儿童少年随着年龄增大，心理活动趋向复杂，竞争增加而合作行为下降，社会环境中的各种言语和行为也可能会产生负面影响。因此，儿童少年利他行为能否随年龄增长而增多，还要考虑其他主客观因素的影响。

学习和模仿儿童少年利他行为的发育除受年龄特点及认知发育水平制约外，观察性的学习和模仿也有重要影响。年幼儿童的利他行为受榜样暗示的作用尤为明显。如果在社会、学校、家庭等领域提供利他行为的榜样，能促进儿童少年的利他行为。教育者本身的行为示范对儿童少年个体利他行为的产生起到直接作用。父母、教师都是教育的主体，儿童少年是受教育对象，父母、教师对儿童少年进行教育，应重视身教，身体力行和示范对他们利他行为的培养更为重要。父母、教师在与人交往中富有同情心、热情助人，可以给儿童少年起到潜移默化的作用，促进儿童少年产生利他行为。此外，运用讲授或口头劝说这种直接教诲的方式，也可促进儿童少年利他行为的发展，提高利他行为的动机水平。相反，过分溺爱儿童，不重视儿童的正面教育，会使儿童长期处于不正常的特殊环境内，滋长自私心理。正确的教育方式是儿童少年利他行为发展的重要条件。利他行为作为一种社会性的行为，还受一定的社会风气和文化因素的影响。传播媒介的宣传，特别是电视节目中的利他行为榜样对儿童少年的影响较大。

利他行为作为一种有益于他人和社会的良好行为，有利于社会风气和社会道德的优化。父母首先要在子女面前以身作则，遵纪守法，有社会责任感，热爱公益事业，才能促进儿童少年利他行为意识的形成。父母、教师在家庭和学校生活中细心观察儿童少年的言行举止，对他们的利他意识或行为予以鼓励和肯定，促进道德内化，推动儿童少年利他行为的发育。

（武丽杰）

qīngshàonián yīliàn

青少年依恋（adolescent attachment）

儿童与第一照看人的情感联结，不仅有对象上的限制，也有时间上的限制，一般指儿童早期所发生的依恋。依恋是人际间在感情上甚为接近而又彼此依附的情形，是个体在生命进程中与重要他人建立的强烈、持久和亲密的情感联结。广义的依恋对象包括恋人、配偶、同伴等，时间包括幼儿期、儿童期、青少年期、成人期等人生所有发展阶段。依恋的基本特征是个体与依恋对象在一起时感到安全、愉悦，而在面临分离时则会产生分离焦虑。依恋研究始于20世纪40年代，在二战期间许多儿童因为战争失去或被迫离开父母，被送进孤儿院，这些儿童虽然得到了精心照顾，衣食无忧，但在心理和行为上却表现出了严重的问题。英国精神病学家约翰·鲍尔比（John Bowlby）正式提出了依恋概念，并且开始对依恋进行深入研究。

依恋相关理论 依恋理论存在较多的分支学派，主要有精神分析理论、社会学习理论、习性学理论以及认知学派理论。精神分析理论揭示了依恋的情感内涵，探讨了依恋的起源和本质，认为儿童早期的依恋性质将影响其成人后的各种人际关系，为依恋的后继研究奠定了基础，但对依恋现象未能进行深入的实证研究。社会学习理论强调了依恋的强化机制，认为依恋本质上是与需要满足相联系的二级强化行为，但片面强调了外在强化对依恋形成的作用，并不能合理解释所有的依恋现象。习性学理论揭示了依恋的生物进化根源，强调了依恋作用的双向性，并运用"内部工作模型"的概念来解释依恋的心理机制，但忽略了依恋形成过程中的社会性因素，并且过于强调母亲在依恋形成中的地位，忽视了其他抚养者的作用。认知学派理论则关注认知能力在依恋中的作用，忽略了依恋的情感内涵。

青少年依恋的对象 青少年依恋是青少年与父亲、母亲、同伴等建立的一种深层的、牢固的、持续的情感联结，父母通常是青少年最初的依恋对象。青少年在成长过程中，对父母的情感支持和帮助永远是渴望的，对父母的依恋依然是无法完全脱离的，但由于社会生活范围的扩大以及青少年在身体和心理2方面都逐渐变得成熟起来，父母对青少年的情感支持已无法完全满足其心理需要，他们需要同伙伴、同学等的情感联结，从而形成友谊、爱情等新的依恋关系。青少年逐渐脱离最初的依恋对象，并不是说与父母的依恋关系不重要，而指随着青少年各方面能力的提高和自主性增强，在面对压力时不再经常寻求父母的亲近与帮助，在行为表现上开始较少地依赖父母，但是与父母的这种情感联结为他们提供了信心和可靠的支持。

青少年依恋的类型 青少年依恋风格类型可归纳为：①安全型依恋。青少年有适当的亲和需要，能愉快地与家人相处，关系较为融洽，情绪比较稳定，不需要别人过度关注，也不会过度关心他人，但也不会忽略他人，他们具有较强的独立性，能较好地判断情绪，不易受别人的影响。②迷恋型依恋。青少年对亲和需要较高，对家人和朋友的安慰、爱抚、接触有强烈的需要。当亲和需要没有得到满足时，情感上较容易出现挫折而情绪陷入交织状态，呈现出高亲和性、高焦虑性的两极特点。③恐惧型依恋。青少年在人际交往中亲和性较差，与人接近较谨慎，防备性也较高，使他们的人际交往有限，在交往中较容易受到挫折而产生焦虑感。④冷漠型依恋。青少年很少有亲和的渴望和需求，不易与人接近，对待家人和朋友较冷淡。由于对家人和朋友没有太多的亲和需要，他们对家人和朋友的离开不会感到太痛苦，也不会因家人朋友的疏远而焦虑，焦虑性程度较低。

青少年依恋的意义 依恋风格一旦形成，会反过来影响青少年对外界的认识，从而对个体采取何种应对策略产生作用。良好的依恋类型为个体提供积极的情感支持，为个体其他方面的健康发展和其他依恋关系的建立和维持提供良好的心理基础，这种作用在人生发展的这一重要转折期——青春期，显得尤为重要。依恋理论提出依恋对象的支持和情绪有效性对青少年的适应性和情绪调节有很大的影响。依恋系统是一个安全的行为调节系统，在这一系统支配下而发生的依恋行为其主要目的是重建心理安全感，这一点可以通过消极情绪的疏导来达到，也可以通过寻求亲密的对象来达到，依恋行为对于个体的心理适应或社会适应来说，已经成为一种社会性策略。依恋的质量可以预测自信、热情程度与适应性特征，良好的依恋质量是良好适应与调整的"指示器"。

（武丽杰）

qīngchūnqī fāyù

青春期发育（adolescent development）

个体从儿童向成人的过渡成长时期的身体、生殖系统和内分泌系统以及社会心理行为发生的变化。是从不成熟到成熟的关键发展阶段。在青春期，个体经历了内分泌、体格生长和生殖系统功能的迅速发育和成熟，与此同时，心理发展也骤然加快并产生心理、行为和社会适应的巨大变化。

青春期的年龄范围　一般认为，青春期起始于青春发动，结束于体格生长停止、心理发展成熟。对青春期的年龄范围，尚无清晰的界定，世界卫生组织建议的年龄范围为 10~19 岁。各国学者根据女性青春发动起始及结束均早于男性的特点，也采用女性10~18 岁、男性 12~20 岁作为不同性别的青春期年龄范围。在应用青春期年龄范围时应注意，生活在不同社会文化背景下的青少年，其生理、心理和社会性发展存在群体差异，而且不同的社会对这些发展现象的解释不同，随之而产生的社会权利、义务及法律限制也不同。因此，青春期实质是一个动态的概念，随着不同社会文化对成熟的权利和责任的不同界定而变化。在全球经济发展的推动下，发达国家和多数发展中国家的城市地区，社会现代化变革迅速，由于社会需求的压力，青少年较为普遍的学业时间延长、就业时间延迟、婚育时间推后，导致青春期延长。为此，世界卫生组织根据现代青少年的生理、心理和社会性发育特点，对青春期定义做了如下 3 个层次的补充界定：青春期是个体从第二性征出现到性成熟的生理发展过程；是个体从儿童认知方式发展到成人认知方式的心理过程；是个体从社会经济的依赖性到相对独立状态的过渡过程。

青春期发育的特点　青春期不同阶段发育存在显著差异，青春期儿童少年的身心发生着巨大的变化。

青春期不同时期发育特点　青春发育期通常分为早、中、晚 3 期，不同阶段各有其生长发育特点。青春发育早期主要表现为体格生长速度加快，身高快速增长，一般持续 2 年左右。青春发育中期主要表现为性器官和第二性征迅速发育，女孩出现月经初潮，男孩出现首次遗精；而身高生长速度开始减慢，一般持续 2~3 年。青春发育晚期的主要表现为社会心理发展过程加速，而体格生长速度减慢并渐趋停止，性发育渐至成人水平，通常持续 2~3 年。

青春期生理发育特点　在青春期，个体生理发育特点主要表现在体格生长加速，内分泌功能活跃，生殖系统功能发育加速并迅速成熟。具体表现为：①内分泌功能活跃，与生长发育有关的激素分泌明显增加。青春期的发动始于一系列复杂的神经内分泌系统的激活，在促性腺激素、性激素、生长激素、肾上腺激素、甲状腺素、胰岛素等共同作用下，引发了青春期一系列的生理变化，促进了青春期体格的发育、各系统器官功能的成熟。②体格生长加速，出现第 2 次生长突增。体格生长加速是青春期突出的发育特点之一，表现为以身高为代表的形态指标出现第 2 次生长突增。儿童身高的线性生长经历了加速启动→达到高峰→减速→趋缓并停止的独特生长模式，最终发育完成达到成人身高。③生殖系统功能发育骤然加快、迅速成熟，外部形态的性别差异更加明显。性激素作用于内外生殖器官，使青春期前功能静止的生殖系统迅速发育并成熟，女性出现月经周期和排卵，男性睾丸发育并维持生精。与此同时，性激素促进了第二性征的迅速发育，使个体外部形态的性别差异日趋明显。女性主要表现在乳房的发育成熟以及阴毛、腋毛的呈现；男性除阴毛、腋毛的发育外，还出现胡须、变声、喉结等发育现象。性激素也促进了个体体成分的发育和性别分化，雌激素促进女性皮下脂肪发育及腰髂部、臀部、股部、胸部的脂肪聚积，形成女性圆润丰满的体态；雄激素促进骨骼、肌肉等的生长，形成男性健壮粗犷的形态特征。④内脏器官发育，功能也日臻成熟。青春期内分泌系统的发育，促进了各系统脏器的细胞增殖分化，内脏器官体积增大、重量增加，功能日臻成熟，尤其是循环、呼吸及骨骼肌肉系统的快速发育，促使身体素质全面提高，运动能力、耐力明显增强。

青春期心理发育特点　青春期性发育的加速和成熟，使青少年的性意识快速发展。他们开始意识到两性的差别，从对异性的好奇逐渐转化为对异性蒙眬的眷恋、向往和接近。性意识的发展激荡和改变着青春期青少年的心理内容和结构，而社会文化、生活环境又制约和影响着他们的心理水平和行为方式，使青少年的身心发育出现了暂时性的不平衡，表现出种种矛盾现象，主要表现在以下 3 个方面：①性生理迅速成熟与性心理相对幼稚的矛盾。青少年的性器官、性功能迅速发育成熟，必然带来性心理的发展变化，但整个青春期中青少年的性意识刚刚觉醒，其性心理的发展常表现出相对的幼稚性。体现在盲目恋爱和冲动性异性交往行为中带有很大的好奇和模仿成分，缺乏对爱情的社会责任和义务的理解。②自我意识迅猛增长与社会成熟相对迟缓的矛盾。青少年伴随着生理上的迅速成熟，会有一种强烈地感到自己成熟了的情感体验和渴望用自己的大脑去思考问题的独立意识，不再盲目、顺从地相信成人的指导，成人感和独立性越来越强烈；与之相比，其社会成熟显得相对迟缓。表现在青少年不想依赖成人，可又不具备独立的经济基础和物质条件；喜欢探究问题，但思维发展和认识水平的局限往往使其观点主观、片面、缺乏论据。③情感激荡释放与外部表露趋向内隐的矛盾。青春期的生理剧变必然引起情感上的动荡，而情感的动荡需要适当释放以回归身心平衡。但是，由于青少年认识能力的发展和控制能力的增强，其内心情感的激荡、释放常被自我压抑。表现为青少年内心充满激动或苦恼，表面上却显得十分平静；希望找人倾诉，可又顾虑重重，呈现出"闭锁性"的特点。正确认识青少年这些矛盾的心理特征，理解并通过适当的方式给予引导，减少青少年情绪上的困扰和适应障碍，对维护青少年心理健康、促进情绪稳定和心态平衡有重要意义。

（汪 玲 谭 晖）

qīngchūn fādòngqī

青春发动期（puberty） 个体儿童到成人的发展过程中生殖系统和体格发育与成熟的生理变化阶段。青春发动期是以内分泌为主导的生理转折过程，其间经历了生殖器官、第二性征的发育成熟以及体格的生长突增，最终发展为具有生殖能力和成年体格的个体。青春发动期与青春发育期既密不可分又有不同，青春发动期特指青春发育期个体生理发育和成熟的过程，个体在青春发动期第 1 次获得生育力，具备生殖功能。而青春发育期不仅包含青春发动期的生理成熟过程，也包含与生理发展相伴随的社会心理行为和社会适应的发展与成熟过程。两者密不可分，青春发育期始于青春发动，两者很难清晰地区分，因为青春发动期青少年生理发展骤然加速，也必然引起其心理和社会文化特征的巨大转变。

青春发动期的内分泌变化

青春发动期一系列体格特征和生理功能的发育是由内分泌变化所主导。青春发动的内分泌变化主要包括以下几个方面。

肾上腺皮质功能初现（adrenarche） 肾上腺皮质发育导致肾上腺雄激素分泌增加而引发的儿童身体特征变化的现象，包括生长加速、初现成人体味、腋毛生长、阴毛生长（阴毛初现）、皮脂分泌增加等。在儿童期中后期（6~8 岁），肾上腺皮质的网状带生长加快，肾上腺雄激素主要为脱氢表雄酮（dehy droepiandros-terone，DHEA）、硫酸脱氢表雄酮和雄烯二酮合成、分泌逐步增加；当这些雄激素达到一定浓度时引发了肾上腺皮质功能初现。在男童，肾上腺来源的 DHEA 活性仅为睾丸分泌的睾酮的 1/5，在身体特征变化上与睾丸雄激素的作用难以区分。在女童，肾上腺雄激素的作用表现得更加明显，是青春期早期女童阴毛初现、体味变化、皮脂分泌改变的生化基础。肾上腺皮质功能初现的机制尚未被清楚阐明，多数研究认为与肾上腺皮质对促肾上腺皮质激素敏感性增加，以及与性激素合成过程相关酶的活性改变有关。

性腺功能初现（gonadarche） 下丘脑分泌的促性腺激素释放激素（Gonadotropin-releasing hormone，GnRH）增加触发的下丘脑-垂体-性腺轴（hypothalamic-pituitary-goned axis，HPG 轴）功能的全面发动，从而引发一系列性发育现象，包括生殖器官和第二性征的全面发育。在童年期，下丘脑对低浓度性激素的负反馈作用异常敏感，GnRH 释放受到抑制。至青春发动前夕，下丘脑解除了对性激素的抑制，GnRH 脉冲分泌的频率和幅度增加，刺激垂体分泌黄体生成素（luteinizing hormone，LH）和卵泡刺激素（follicle-stimulating hormone，FSH）；后两者刺激性腺分泌性激素增加。LH 刺激男童睾丸合成睾酮；LH 和 FSH 共同刺激女童卵巢产生雌激素、孕酮和睾酮。性腺合成和分泌的性激素达到一定浓度，引发性腺功能初现。男童首先表现为睾丸体积增大；女童因卵巢的发育不能被直接观察到，则主要表现为乳房发育。此后，在 HPG 轴的调控下，生殖器官和功能、第二性征迅速发育成熟；HPG 轴也作为身高加速生长的推动者，与促生长素轴协同调控着青春期的体格生长。肾上腺皮质发育一般早于性腺发育 2~3 年，但肾上腺皮质功能初现和性腺功能初现可以同时发生，两者的生物学基础不同。肾上腺皮质初现起始于肾上腺皮质发育引发的肾上腺雄激素分泌增加；性腺功能初现起始于 HPG 轴功能启动所引发的性腺分泌雌/雄激素的增加。因此，性腺功能初现是青春发动的真正开始。肾上腺皮质功能初现可以与性征发育分开或不伴随性征发育。如女童肾上腺皮质功能初现比性腺功能初现晚 6~12 个月，多数女童先出现乳房发育（由卵巢分泌的雌激素引起），后出现阴毛发育（由肾上腺雄激素分泌引起）。男童肾上腺皮质功能初现与性腺功能初现的特征表现不易区分，当睾丸大小还没有改变时的阴毛发育可认为是肾上腺皮质功能初现的特征。此外，虽然男女童肾上腺皮质功能初现在生化改变上是同时的，但所引发的身体特征改变具有性别差异，女童阴毛初现要比男童早6~12个月。

青春发动启动机制的假说
青春发动启动的最早信号是下丘脑出现夜间低频、低幅GnRH的脉冲式分泌，刺激垂体产生节律性的FSH、LH脉冲式分泌，激活HPG轴功能，促成青春发动的一系列变化。关于青春发动启动机制，较一致的观点是中枢神经系统、HPG轴系统起着决定性作用，其功能状态直接影响或控制了青春发动。对于该机制的具体作用途径，有2个主要假说，即中枢神经抑制假说和负反馈机制假说。另有学者从能量、性激素等角度探讨其对青春期启动的影响。

中枢神经抑制假说 中枢神经系统经由特殊的解剖通路及化学信号调节控制GnRH释放的抑制性和兴奋性之间的平衡。解剖通路包括前下丘脑的抑制通道和下丘脑前部视前区的兴奋性通道。化学信号有许多种，总体可分为抑制性和兴奋性的神经调控因子。青春发动期前，抑制性信号强度占优势，抑制了下丘脑GnRH的释放。当青春发动时，抑制性信号减弱，同时兴奋性信号增强，GnRH释放开始增加，并继之以下丘脑-垂体-性腺串联激活的方式引发了青春发动的一系列过程。

负反馈机制假说 外周血中的性激素可通过负反馈的方式抑制下丘脑GnRH和垂体FSH和LH的释放。在儿童期，HPG轴对外周血中存在的少量激素极为敏感，受其负反馈抑制作用，轴系统的功能处于静止状态。至青春发动前，下丘脑-垂体轴对性激素的负反馈敏感性有所下降，GnRH-FSH和LH分泌开始增加；继而触发了下丘脑-垂体对外周性激素的负反馈敏感性骤降，GnRH的释放频率和幅度均显著增加，刺激LH和FSH呈脉冲分泌增加，而促使性腺发育、性激素分泌增加，开始全面推进青春发动进程。

其他相关机制 除上述2种主要的途径外，也有研究认为能量平衡是青春发动的重要调控机制之一。参与能量代谢调控的神经内分泌因子，如瘦素、神经肽Y、胰岛素样生长因子-1可能经复合的调节环节对HPG轴产生影响而介导青春发动。此外，性激素尤其是雌激素可能也是影响青春发动的因素之一，雌激素可能在青春发动开始时参与和强化了神经胶质细胞分泌的生长因子的作用过程，如表皮生长因子与其受体结合后激活GnRH释放的过程。

青春发动期生长发育 青春发动期是儿童身体变化最为明显的一个时期，主要表现为体格生长突增、性腺和生殖器官发育、第二性征发育。

体格生长 青春发动启动后，体格生长进入出生后的第2个生长高峰期，以身高、体重为代表的形态指标的生长速度在童年期较平稳的基础上出现加速增长的现象，称为生长突增（growth spurt）。生长突增开始1~2年后达到生长速度高峰，称身高速度高峰（peak of height velocity，PHV）和体重速度高峰（peak of weight velocity，PWV）；PHV、PWV发生时的年龄分别称身高速度高峰年龄（age at peak height，PHA）和体重速度高峰年龄（age at peak weight，PWA）。身高生长突增是青春期体格生长最突出的特点之一，可人为地分为3个阶段：起点阶段、突增高峰阶段（又称PHV阶段）和减速阶段。生长突增的开始年龄、突增幅度、结束年龄具有个体差异并呈现不同的性别特征。女童身高突增开始的年龄约为9~11岁；每年身高增长5~7cm，PHV时可达9~10cm；一般持续2~3年，至月经初潮出现开始减速。男童身高突增开始的年龄比女童晚2年，为11~13岁；身高增长速度大于女童，每年可增加7~9cm，PHV时可达10~12cm；至变声完成或首次遗精后开始减速。男女童突增开始时的身高一般为成年身高的80%，PHA时达到90%，突增期后身高增长减慢。女童身高突增和月经初潮的关系密切，PHV一般出现在初潮前12个月，初潮时身高接近成年身高的95%，初潮后生长速度迅速减慢。在女童骨龄17岁、男童骨龄18岁时，长骨骨骺闭合，身高停止生长。从生长突增开始到生长停止，女童身高平均增长约25cm，男童平均增长28~30cm。青春发动晚的儿童，虽然突增起点阶段的身高较高，但进入PHV阶段后总的身高增长也偏少，因此最终成人身高与正常青春发动儿童没有很大差异。就个体儿童而言，其青春发动期身体各部分生长突增开始时间和生长速度都不同，表现出身体各部分比例随年龄增长而不断变化的特点。青春发动早期青少年下肢突增稍早于上肢，上、下肢突增早于躯干。体现在形态指标上的顺序大致是：足长→小腿长→下肢长→手长→上肢长；

由于下肢和上肢增长相对较早，而躯体增长相对较晚，这一时期的青少年会出现长腿、长臂的不协调体态。青春发动中后期，青少年躯干生长速度加快，躯干与四肢比例也趋于平衡。根据青少年足长最先开始突增又最先停止生长的特点，可用足长来预测其成年身高。

性发育　性发育是青春发动期最重要的特征之一，包括内外生殖器官的形态变化、生殖功能的发育和成熟以及第二性征的发育等。女童生殖器官分内、外两部分。内生殖器包括卵巢、子宫、输卵管和阴道；外生殖器统称外阴，包括阴阜、大小阴唇、阴蒂、前庭和会阴；处女膜是部分闭塞阴道的褶皱组织。青春发动后，8~10岁，在FSH、LH的刺激下，女童卵巢迅速增大，大型卵泡增多，雌激素分泌增加。在雌激素的作用下，内、外生殖器官迅速发育。子宫的重量和长度明显增加，肌层增厚，内膜呈现增生性变化；阴道长度增加，分泌物由中性变为酸性；外阴色素沉着，阴阜变大、敏感性增加。在HPG轴的调控下，卵巢雌激素和孕激素呈周期性变化，刺激子宫内膜呈周期性增生脱落，伴出血，即出现了月经。但月经初潮（首次月经）时，卵巢并未完全成熟，其重量仅为成人的40%左右，且多数没有排卵。随着卵巢的进一步发育，卵巢内卵泡达到成熟并释放卵子，即出现了排卵性月经周期。排卵性月经周期的建立标志着女性生殖功能发育成熟。男性生殖器官亦分内、外两部分。内生殖器包括睾丸、附睾、输精管道和附属腺，外生殖器包括阴囊和阴茎。这些器官在青春期发生一系列重要的变化。睾丸增大

通常是男童青春发动的第一信号，青春期前睾丸很小，单侧容积仅为1~2ml；青春发动后，睾丸体积迅速增大，平均开始增大的年龄为11.5岁（9.5~13.5岁）；在15岁时睾丸容积约为13.5ml，18~20岁时达到15~25ml。睾丸是男性的生殖腺，发育成熟的睾丸具有产生精子和分泌雄激素的作用，睾丸雄激素的分泌也受HPG轴的精确调控，但与女性不同的是，男性雄激素水平保持相对恒定，无周期性波动。雄激素促进了男性生殖器官的发育。阴囊几乎在睾丸发育的同时开始发育，皮肤变薄变暗，位置下移，皱褶增多；阴茎发育约比睾丸晚1年，平均在12.5岁开始加速生长，2~3年内发育至成人水平。随着睾丸和阴茎的发育，阴茎勃起较儿童期更为经常地出现，并可出现遗精。首次遗精（第1次遗精）是男性青春期生殖功能开始发育成熟的重要标志之一，但首次遗精时，睾丸的功能并未完全成熟，遗精初期精液的成分、成熟精子的数量和活力均未达到成人水平。首次遗精后，睾丸、附睾等进一步发育，精液成分逐渐与成人接近。女性生殖器官及功能的成熟在16~17岁，男性约为18岁。从世界各国调查结果看，性发育开始时间和性成熟时间呈一代比一代提前的长期趋势。

在青春发动期，男女童除了生殖器官的发育外，身体形态的差异也逐渐明显，其中最突出的表现是第二性征发育。青春发动期女性第二性征主要表现为乳房、阴毛和腋毛的发育；男性主要表现为体毛（包括阴毛、腋毛、胡须）发育、发际改变、变声和喉结出现等（见第二性征）。

青春发动期的发育类型　青

春发动的起始年龄、结束年龄存在较大的个体差异。起始年龄相差较大的儿童，其发育特点也有所不同。根据发育特点，一般将青春发动归纳为早熟、一般和晚熟3种发育类型，各类型生长模式不同，主要体现在生长突增的起始年龄：①早熟型。主要表现为突增开始早，突增幅度大，突增结束年龄也早；整个生长期较短，其成年身高和其他2种类型相差不大，甚至更矮。②一般型。主要表现为突增开始年龄和幅度、成年身高等都处于人群平均水平。③晚熟型。主要表现为青春期前生长正常，但突增开始晚，结束也晚；整个生长期相对较长，其成年身高达到或略高于平均水平。

3种发育类型的青少年，其体态、性发育早晚也有明显差异。早熟型青少年无论男女，其生殖器官、第二性征、性生理现象（女性月经初潮、男性首次遗精）发育都较早，体重/身高比值高，骨盆宽而肩窄，矮壮体型多见。晚熟型青少年，其生殖器官、第二性征发育较晚，初潮和首次遗精年龄较大，体重/身高比值小，骨盆和肩宽均较窄，瘦削的体型多见。一般型青少年其体重/身高比值、肩宽和盆宽、青春期启动年龄和体型等都处于人群的平均水平。

（汪玲 谭晖）

dì-èr xìngzhēng

第二性征（secondary sex characteristic）　个体除生殖器外的外表特征（如身材、体态、相貌、声音等方面）的性别差异。又称副性征。是性发育的外部表现。在青春期前，男女童的身体外部特征差别不大；青春发动后，在性腺分泌的性激素作用下，男女第二性征开始出现并逐渐发育完

成。在男性，睾酮直接促进了肌肉、声带、骨骼的发育；睾酮经转化为双氢睾酮后，可加速对雄激素敏感的面部胡须和体毛的生长，减慢头发生长。青春发动期男性第二性征主要表现为体毛（主要是阴毛、腋毛、胡须）生长，前额发际改变，变声和喉结出现等。在女性，雌激素促进乳腺、骨盆发育，刺激皮下脂肪沉积，也使皮肤更柔软明亮；以肾上腺来源为主的雄激素刺激体毛（主要是腋毛和阴毛）生长。青春发动期女性第二性征主要表现为乳房发育、阴毛和腋毛生长。第二性征各指征出现的时间及顺序具有较大个体差异，但在人群中也呈现一定规律。男童的外生殖器和第二性征发育大体顺序是睾丸增大→阴囊皮肤改变→阴茎增大→阴毛初现→腋毛初现→胡须初现→变声→喉结。女童第二性征发育顺序大致是乳房发育→阴毛初现→腋毛初现→月经初潮。

青春期女性乳房发育及坦纳分期 性器官发育和第二性征出现是进入青春发动期的标志，约80%以上女童最先出现的第二性征是乳房发育，乳房发育通常作为女性进入青春发动期的第1个信号。1966年，坦纳（Tanner）首次提出青春发育分期的概念，坦纳将乳房发育分为5期（表1），即乳房发育Tanner分期。乳房发育平均开始于11岁（8~13岁），从坦纳乳房发育 B_2 期到 B_5 期，历时4年左右（1.5~9年）。值得注意的是半数以上的男童在青春发动期也会有乳房发育，通常开始于一侧，在乳晕下出现小硬块，有轻度隆起和触痛感，一般半年左右消退，迟迟不消退者应做进一步检查。乳房的生长和发育直接受卵巢分

泌的雌激素和孕激素的影响。雌激素使乳腺管发育，孕激素与雌激素协同作用使乳房的腺泡发育完善。儿童期的乳腺发育处于相对静止状态；至青春发动期下丘脑-垂体-卵巢轴逐步成熟，血液中雌、孕激素水平增高，乳腺开始发生较为明显的变化。正常女童10~11岁乳房开始发育且隆起，乳头下出现硬结伴轻微胀痛，这是卵巢产生雌激素的第1个征象。乳晕明显增大是乳房成熟的主要标志。青春发动早期乳晕位于乳头四周，呈锥形隆起，可将乳头的全部或大部分遮埋，仅露出乳头顶端，直到坦纳 B_4 期乳头才开始突起。国内研究结果显示乳晕增长的峰值年龄为12岁左右，8岁前、14岁后增长缓慢。乳房在 B_2 ~ B_5 期迅速增大，其内脂肪大量积聚，结缔组织明显增生；乳腺导管反复分支扩大，逐渐形成一个复杂的细管结构，但

腺体仍然不够发达；直到下丘脑-垂体-卵巢轴发育成熟及排卵周期建立后，腺泡和导管才进一步增生，并随月经周期而变化。与月经初潮一样，乳房发育也存在地区、种族差异，并受营养、心理和社会环境等因素影响。20世纪以来，工业化国家青春期发育呈提前趋势，女童乳房发育开始年龄也有所提前；中国近30年女童乳房也呈现提前的趋势。

青春期男性外生殖器发育及坦纳分期 男童青春发动最早的体表特征是外生殖器发育：睾丸增大，继之阴囊变松、着色；阴茎增长、增粗；其后阴毛呈现。坦纳将男童的外生殖器发育也分为5期（表2），即男性生殖器发育Tanner分期。

青春期阴毛发育及坦纳分期 阴毛是较早出现的第二性征，多数女童在乳房发育6个月到1年后阴毛初现，也有约10%~

表1 女童乳房发育坦纳分期

分期	乳房发育特点
B_1	未发育，无乳腺组织，乳房平坦仅有乳头突出
B_2	乳腺萌出，乳房隆起似芽胞，在乳晕范围内可触及乳核伴轻微触痛，乳晕略增大
B_3	乳房和乳晕进一步增大，但二者在同一丘面上；乳晕开始着色，乳头亦增大
B_4	乳房和乳晕继续增大，乳晕高出乳房形成第2个小丘；乳晕着色明显，乳头显著增大
B_5	成熟期，乳房发育完成，乳晕的第2个隆起消失

表2 男童外生殖器发育坦纳分期

分期	外生殖器发育特点
G_1	青春期前状态，睾丸容积<3ml，长径<2.5cm
G_2	睾丸增大，容积4~8ml，长度2.5~3.3cm；阴囊皮肤变红，薄而松；阴茎略增大
G_3	睾丸进一步增大，容积10~15ml，长度3.3~4.0cm；阴囊增大，色素加深，出现皱褶；阴茎继续增大
G_4	睾丸容积15~20ml，长度4~4.5cm；阴茎进一步增粗，龟头显著发育；阴囊皮肤色素沉着、皱褶增多
G_5	睾丸容积达25ml，长度>4.5cm；外生殖器基本发育完成如成人

16%女童阴毛生长早于乳房发育；男童阴毛则是继睾丸增大、阴茎生长后最先出现的第二性征。一般来说，女童 11~12 岁、男童 12~13 岁，开始出现阴毛。阴毛从初现到发育完成需约 2.5 年（1.4~3.1 年）。坦纳将阴毛的发育分为 5 期（表3）。阴毛的生长主要受肾上腺皮质分泌的雄激素的调控。青春发动开始前或初期肾上腺皮质功能初现，肾上腺皮质网状带发育并分泌雄激素，脱氢表雄酮刺激体毛生长，尤其是对女性阴毛、腋毛的促生长作用更明显。在女童中，阴毛和乳房发育可以是分离的，阴毛发育可单独受控于肾上腺皮质来源的雄激素。多数女童在 B₃~B₄ 期阴毛呈现，至 B₅ 期阴毛均已出现，但有少数为 PH₅ 期。

青春期体毛和胡须发育　女性体毛除阴毛外还有腋毛，也是女性第二性征之一；与阴毛相同，腋毛发育也是肾上腺皮质雄激素刺激的结果。女性腋毛一般在阴毛初现半年至 1 年后出现。男性体毛除阴毛外，还包括腋毛、胡须、四肢体毛、胸毛等。男性在青春发动期，继阴毛发育后数月至数年，其他部位的皮肤毛囊对雄激素敏感性开始增加，不同部位体毛和胡须出现的早晚和先后顺序存在个体差异，通常的发育顺序为：阴毛→腋毛→上唇胡须→下巴胡须→四肢体毛和胸毛。男性腋毛的出现比阴毛晚 1~2 年，一般从腋窝中央部位开始向周围蔓延。腋毛初现后 1 年左右胡须开始萌出，从上唇的两侧开始逐步向中间增长；在青春期后期，甚至性器官发育完成后，下巴的胡须才会长出。四肢体毛、胸毛、腹背部毛发生长也受雄激素的调控，一般于青春期后出现，也有人可以不出现。体毛的生长受种族、遗传影响明显。此外，睾丸雄激素可抑制男性额部两侧头发的生长，导致青春期后期男性出现额部发际后移，脸部轮廓从童年型向成年型演变。

青春期喉结发育　喉结的发育与年龄、性别有关。在青春期前，男女童的喉结发育几乎无差别；至青春发动期，在雄激素的作用下，男女少年的喉软骨和声带均有发育。但女童较低的睾酮水平使喉软骨无明显增大；而男童在高水平雄激素的作用下颈部的喉软骨迅速增大，向前方突出，使喉的前后径增加近 1 倍，形成明显的喉结。伴随喉软骨的发育，雄激素促进声带发育，使男子声带增长增宽，出现变声。变声通常出现在 G₃~G₄ 期，一般持续半年，至 15 岁变声完成。

（汪 玲 谭 晖）

qīngchūn fāyù jìnchéng

青春发育进程（pubertal progresses）　青春发动期各种发育事件按特定程序相继呈现的发育模式。青春期发动始于下丘脑-垂体神经内分泌功能的激活，由于性腺功能初现和肾上腺皮质功能，以及随后的性器官和第二性征的发育，引发了一系列可观察的身体体表特征的改变，称为青春发育事件（puberty events）。青春发动期各种事件按特定的模式、在相对固定的时间里相继呈现，从生长突增、乳房发育（女）或睾丸增大（男）、肾上腺皮质功能初现到月经初潮（女）或首次遗精（男），需要平均历时 4.5 年（1.5~6 年）。

青春期体格生长发育进程及重要发育事件　青春期生长突增是儿童生长发育过程中的重要事件。身高是反映人体形态发育的最基本指标，青春期体格生长以身高的快速增长为特点。个体出生后，体格生长速度在经历婴幼儿期的高峰后逐渐下降并趋于平稳；至青春发动前可出现小幅降低，部分儿童每年可降至 4~5cm。此后，进入青春期生长突增阶段，生长速度开始增加，平均 22 个月后达到高峰；而后随着青春发动年龄的增加，生长速度下降；至女童初潮呈现或男童变声完成，生长速度明显降低，进入减速-停止阶段。青春期生长突增是体格生长的重要事件，生长突增起始年龄、身高速度高峰（peak of height veloaty，PHV）出现年龄、PHV 持续时间、突增结束年龄均可作为反映生长突增特点的指标，一般常用 PHV 出现年龄。女童 PHV 一般在乳房开始发育后 1~2 年内发生（B₂~B₃），1 年后初潮呈现。PHV 的幅度具有个体差异

表3　女（男）童阴毛发育坦纳分期

分期	女童阴毛发育特点	男童阴毛发育特点
PH₁	青春期前状态，无阴毛	青春期前状态，无阴毛
PH₂	大阴唇有少量细、直的阴毛，色较浅	阴茎根部出现少量细、直的阴毛，色浅
PH₃	毛色加深、增粗、变长伴卷曲，向上扩展到耻骨联合	毛色加深、增粗、变长伴卷曲，向上扩展到耻骨联合
PH₄	阴毛增多，着色、粗细和长度已似成人，但范围较小，限于阴阜	阴毛增多，着色、粗细和长度已似成人，但未及脐和大腿
PH₅	阴毛继续增多增厚，呈倒三角形，可扩展至大腿内侧，达成人型	阴毛继续增多增厚，分布呈菱形，可扩展至大腿内侧及脐部，达成人型

并对青春期身高生长总量有影响。1985 年坦纳的调查显示，美国女童每年 PHV 平均 8.4cm，范围为 6.1~10.4cm；中国调查结果与此相似。生长突增的持续时间对青春期身高生长总量的影响更为显著，一般突增期为 1~3 年。中国追踪调查结果显示，突增期平均持续时间为 1.65±0.63 年，44.3% 青少年持续 1 年，44.7% 持续 2 年，12.0% 持续 3 年，其后生长速度回落至青春期前水平，约 1 年后，每年骤减至 2cm 左右直至逐步停止生长。生长突增持续时间与骨龄发育速度密切相关。骨龄能更好地反映骨增殖耗竭的程度和剩余生长潜能。坦纳早期的研究已证实在青春期后期，身高生长和骨龄增长呈负相关。勒施（Loesch）等对 191 名 6 岁追踪至 18 岁的儿童身高和骨龄生长的关系研究发现，不论男女，骨龄增长的速度高峰（peak of bone velocity，PBV）年龄是生长突增的起始点，PHV 出现在 PBV 后 2 年；女童、男童 PBV 分别在 9.8 岁、11.6 岁出现，PHV 则分别在 11.6 岁、13.8 岁出现；身高达到 PHV 时，正值骨龄增长的最大减速期，其后 PHV、PBV 快速平行下降，在女童 13 岁、男童 15 岁时骨龄、身高生长速度均接近低谷；此后 2 年内，骨龄增长和身高增长均逐步减速至骨骺融合生长停止。因此，骨龄比实足年龄能更好地反映青春期各重要发育事件的发生时间，包括青春发动开始，PHV 以及初潮呈现等。

青春期性发育进程及重要发育事件　性发育是青春发动的重要特征。在青春发动期，个体性器官形态和功能发育成熟并具有生殖功能；第二性征纷纷呈现并完成发育，使个体形态呈现明显的性别差异。大多数女童最早表现为乳房发育，10%~16% 女童首先表现为阴毛发育；月经初潮通常作为女性性功能开始发育成熟的重要标志。因此，在青春发育评价中乳房发育、阴毛发育和月经初潮通常作为女性性发育和性功能成熟的重要发育事件。2004 年对北京近万名 6~18 岁女生调查结果表明，乳房初发育平均年龄为 9.5±1.2 岁，阴毛初发育平均年龄为 11.1±1.1 岁，月经初潮平均年龄为 12.1±1.1 岁。该调查的月经初潮平均年龄与 2000 年全国学生体质调研监测数据（12.73 岁）相近，其他发育事件年龄与山东等地调查结果相近。男童性发育则首先表现为外生殖器（睾丸、阴囊、阴茎）的生长和发育，通常睾丸增大作为男童性发育的第 1 个性征；首次遗精作为性功能开始发育成熟的重要标志。但是首次遗精的报告受主观影响明显，故有研究以精尿（尿液中精子呈现）作为性功能成熟的指标。因此，在青春发育评价中外生殖器发育、阴毛发育和首次遗精（或精尿）通常作为男性性发育和性功能成熟的重要发育事件。中国尚缺乏大样本男性青春发育事件的调查数据，坦纳等提出男童睾丸开始发育平均年龄为 11.5 岁（9.5~13.5 岁），阴毛初现平均年龄 12.0 岁（9.9~14.0 岁），中国地区性调查结果在此范围内。国内采用文献分析的方法，对 1995~2005 年发表的首次遗精相关学术文献分析结果显示，2001~2005 年中国南方、北方男童首次遗精平均年龄分别为 13.54±0.32 岁和 13.80±0.30 岁。

青春发育进程的评价　1966 年，英国儿科学家詹姆士·莫里连·坦纳（James Mourilyan Tanner）首次提出青春发育分期的概念，对女童乳房、男童外生殖器以及男女童阴毛发育从青春期前至发育完成划分为 5 个阶段，总结归纳各阶段发育特点，并分别建立了相应的分期标准，用以评价青春期性发育进程（见第二性征）。在此基础上，1985 年，坦纳综合了生长突增、月经初潮、首次遗精和其他重要发育事件，建立了坦纳青春发育分期法，每一分期呈现出一组特定事件的发育特点。通过观察个体儿童的生长速度、第二性征和外生殖器官的发育状态，并与坦纳分期标准进行比较，判断其在整个青春发育过程中所处的阶段和进程。

女性青春发育进程　女性青春发动进程大致是：乳房发育→身高突增开始→阴毛初现→PHV →腋毛初现→月经初潮→排卵性月经周期→生长停止。女性卵巢自 8~10 岁起发育加速。乳房发育作为女性进入青春期的第 1 个信号，平均开始于 11 岁（8~13 岁）。乳房开始发育后 0.5~1 年出现阴毛，一般在阴毛出现半年至 1 年后腋毛出现。身高的生长突增几乎与乳房发育同时或稍前开始，而出现 PHV 的时间一般在乳房开始发育后 1 年左右、坦纳 Ⅱ~Ⅲ 期时出现；PHV 后 1~2 年初潮呈现，个体的初潮年龄波动在 11~18 岁间；初潮后 0.5~1 年内，多数月经周期无排卵且周期不规则，其后出现规则的排卵性月经周期。绝大多数女性 16~17 岁完成所有的第二性征发育；18 岁骨骺愈合，生长停止。青春发动进程受种族、遗传、环境等多种因素的影响，常会出现某个发育事件提前或错后的个体变异，属正常现象（表 1）。

男性青春发育进程　男性青春发育的进程大体是：睾丸增大→阴囊皮肤改变→阴茎增大→阴毛初现→PHV→变声开始→腋毛出现→生精并可有遗精→变声结束→胡须出现→喉结→生长停止。睾丸开始增大的平均年龄为11.5岁（9.5~13.5岁）；阴茎开始增大的年龄约比睾丸开始增大晚半年至1年。其后阴毛出现，一般在11~12岁；1~2年后出现腋毛，再隔1年左右胡须开始萌出。PHV和变声多数在坦纳Ⅲ~Ⅳ期出现，变声完成后生长速度减缓。生精多数发生在坦纳Ⅳ期，精尿的中位数年龄为13.7岁；部分男性可出现遗精，首次遗精一般发生于12~18岁间。绝大多数男性18岁前完成所有的第二性征发育；18~20岁骨骺愈合，生长停止（表2）。

（汪 玲 谭 晖）

qīngchūn fādòng shíxiàng

青春发动时相（pubertal timing）

青春发动期各种发育事件初现的相对时间。青春发动期个体经历了生长突增、乳房发育（女）或睾丸增大（男）、肾上腺皮质功能初现、月经初潮（女）或首次遗精（男）等青春发育事件。各种事件初现的时间存在个体差异，与群体比较，可表现为提前、适时和推迟3种类型。一般以肾上腺皮质功能初现、性腺功能初现、月经初潮等相关事件出现时间的前1/4位数作为青春发动时相提前的界值，后1/4位数作为青春发动时相推迟的界值。青春发动时相是一个公共卫生概念，有别于临床意义的"性早熟"和"青春发育延迟"，是从群体健康角度关注青春发动时相的长期变化趋势及其对健康的影响。青春发动时相的长期变化指在人类历史发展进程中，青春发动时相所呈现的代际间提前或推迟的现象。19世纪后期至20世纪中叶，欧美等发达国家女童月经初潮、乳房发育初现（B_2）等时间出现提前的趋势。20世纪60年代后，这种长期提前趋势开始减缓；多数发达国家女童初潮年龄的提前趋势已趋停滞，平均初潮年龄已稳定在12~13岁。中国长期的全国学生

表1　坦纳青春发育分期（女性）

分期	生长速度	乳房发育	阴毛发育	其他发育事件
Ⅰ期	青春期前每年5~6cm	B_1	PH_1	6~8岁肾上腺功能初现
Ⅱ期	加快，每年7~8cm	B_2，平均10.9岁 （8.9~12.9岁）	PH_2，平均11.2岁 （9.0~13.4岁）	
Ⅲ期	每年8cm；PHA平均11.5岁 （9.7~13.3岁）	B_3，平均11.9岁 （9.9~13.9岁）	PH_3，平均11.9岁 （9.6~14.1岁）	腋毛初现（13.1岁）；初现寻常痤疮
Ⅳ期	每年7cm	B_4，平均12.9岁 （10.5~15.3岁）	PH_4，平均12.6岁 （10.4~14.8岁）	月经初潮12.7岁 （10.8~14.5岁）
Ⅴ期	16岁停止生长	B_5，成人型	PH_5，成人型	规律月经周期

表2　坦纳青春发育分期（男性）

分期	生长速度	外生殖器发育	阴毛发育	其他发育事件
Ⅰ期	青春期前每年5~6cm	G_1	PH_1	6~8岁肾上腺功能初现
Ⅱ期	每年5~6cm	G_2，睾丸发育11.5岁 （9.5~13.5岁）； 阴茎发育11.5岁 （10.5~14.5岁）	PH_2，平均12.0岁 （9.9~14.0岁）	
Ⅲ期	加快，每年7~8cm	G_3，睾丸14.0岁 （11.5~16.5岁）； 阴茎12.4岁 （10.1~14.6岁）	PH_3，平均13.1岁 （11.2~15.0岁）	部分男性乳房发育（13.2岁）； 开始变声（13.5岁）
Ⅳ期	每年10cm；PHA平均13.5岁 （11.7~15.3岁）	G_4，阴茎13.2岁 （11.2~15.3岁）	PH_4，平均13.9岁 （12.0~15.8岁）	腋毛初现（14.0岁）；变声完成（14.1岁）；初现寻常痤疮（14.3岁）；可出现首次遗精
Ⅴ期	17岁停止生长	G_5，成人型	PH_5，成人型	胡须发育；乳房发育消失

体质与健康调研结果显示，女童月经初潮提前的现象仍持续存在。

青春发动时相对健康的影响

青春发动时相有现时和长远的健康效应。青春发动时相提前，加剧了青春期身体发育与社会心理成熟的不平衡，带来儿童社会适应问题和情感障碍，也增加罹患成年期慢性病和生殖系统肿瘤的风险。20世纪以后青春发动时相的长期提前趋势，使其对健康的负性影响备受关注。

青春发动时相提前与成人期健康 青春发动时相提前增加了成人罹患代谢综合征的风险。女童肾上腺皮质功能初现提前增加了其成年期发生代谢综合征和（或）卵巢雄激素过多症或多囊卵巢综合征的风险；男童肾上腺皮质功能初现提前也与其成年期代谢综合征和相关并发症的发病风险增加有关。性发育提前还可增加激素依赖性癌症，如女性乳腺癌、卵巢癌和男性前列腺癌的发病风险。个体早期发育异常、青春发动时相提前及成年期健康三者之间密切相关。早期生长模式可引发青春发动时相提前，并可能共同对成年期健康产生负面影响。青春发动时相提前与早期发育异常的关系往往可以预示成年期多种健康问题，如多囊卵巢综合征、代谢综合征和激素依赖性癌症等。

青春发动时相异常与儿童心理健康 青春发动时相异常（提前或推迟）可能引发青春期甚至成年早期情感及行为问题。与青春发动时相提前相关的不良结局涉及多个方面，包括心理和躯体健康、性行为、社会适应和学业成就等，其中心理（精神）病理症状与行为因影响青少年的社会适应而备受重视。青春发动时相

和青春发育状态与焦虑、抑郁等心理病理学症状呈显著相关，尤其对女童影响更为明显。队列研究发现，女性抑郁症状与青春发育进程有关。在性激素（雌激素和睾丸激素）水平快速增长的坦纳Ⅲ期及其以后少女更易出现抑郁症状；而月经初潮提前的少女，抑郁症状也更为严重。长期效应的研究显示，有早熟经历的成年妇女，其抑郁症、焦虑症、行为障碍、精神障碍、自杀未遂等发生率较高。在男性中，青春发动时相推迟的男童负性情绪的发生率更高；无论是提前还是推迟的男童抑郁倾向均较发育适时者更为突出。青春发动时相与违抗行为、行为障碍及不安全性行为等显著相关。时相提前假说认为：青春发动时相提前与一系列行为问题相关，形成终身不良的发育轨迹，潜在地导致诸多不良发展结局。青春发动时相提前的女童常存在不良同伴、年长同伴和年长男友，由此带来健康危害行为（如吸烟、酗酒、不安全性行为等）增加；初次性行为过早又会带来一系列不良影响，包括多性伴、性行为频繁、情绪障碍、不良妊娠结局、妊娠并发症和早产等。青春发动时相提前的男童中，早熟与存在不良同伴的关联尚不明确，但与暴力行为、盗窃行为、非法药物滥用以及性行为提前均相关。

青春发动时相提前与社会适应困难的理论解释 用于解释青春发动时相提前与社会适应困难的假说很多，可归纳为下列3种理论范畴：心理社会理论、生物学理论和选择效应（进化论）观点。心理社会理论关注与年龄相伴随的环境背景，认为早熟过早终结了青春期前的发展任务，使

儿童在认知、情感上没有足够的"发育准备"，不能有效地应对与成熟相关的一系列变化，而产生适应困难。早熟对于女童不良影响更明显，早熟的少女通常有体象障碍、学业不良和行为问题，是一系列精神病理症状尤其是抑郁的高危人群。生物学理论强调早熟引起的成熟性功能异常与激素急剧改变引起的唤醒、兴奋性或高情绪性有关。负性情感与性腺功能初现紧密相连。早熟女童，较早出现的性腺功能初现激发了下丘脑促性腺激素释放激素脉冲释放，进而引起垂体黄体生成和促卵泡激素分泌增多，血清雌激素升高。雌激素可提高女性对环境状况的敏感性，使她们在处理某些事件（如和父母或同伴交换意见）时出现过强的情绪反应；而在被同伴孤立或误解时，高敏感性又放大了不良情感体验和情绪反应而出现过激行为；激素引发的这些反常行为又会被同伴所察觉，增加冲突，形成不良循环，引发社交问题。选择效应观点认为，月经初潮早的女童更可能较早地经历生儿育女，低报酬工作，体验更多的心理困惑，在多种慢性应激的环境中养育子女。而青春发动时相具有遗传性，生理早熟的妇女其子女更可能早熟；因此，青春发动时相提前儿童的社会适应困难存在着环境因素、遗传因素的共同影响，并可能与基因型-环境交互作用有关。有遗传倾向的女童更易出现青春发动时相提前，早熟又激活了一系列的负性环境因素，进而影响到未来的发育过程。

早期生长模式与青春发动时相提前 个体儿童早期生长模式（如宫内生长受限，出生后赶上生长速度过快等）与其青春发动时

相提前有关。在胎儿期，各器官的发育分化及其功能形成具有各自的关键窗口期，神经-内分泌调控机制的形成也存在宫内发育的关键期。宫内生长受限使胎儿产生了一系列适应性代谢和内分泌改变。胰岛素假说认为，宫内的生长受代谢轴的调控，胰岛素是胎儿生长的关键性决定物质，胎儿宫内生长受限首先引起的适应性重整是胰岛素抵抗，而持续至出生后的胰岛是青春期甚至成年期发生糖代谢异常和多囊卵巢综合征的基础。程序化假说认为，胎儿宫内生长受限可引起永久的激素分泌调节的重整，产生多激素抵抗并影响青春期发育和成年期的多器官损伤。宫内生长迟缓对青春发动时相的影响具有性别差异，小于胎龄儿（small for gestational age，SGA）男童的青春期并不提前，而 SGA 女童青春发生时相包括初潮年龄较正常出生体重儿提前 5~10 个月。SGA 女童，特别是低出生体重和出生后赶上生长迅速的 SGA 女童，常出现肾上腺提早发动，并认为与下丘脑-垂体-肾上腺轴的重整有关；而过早或充分的肾上腺皮质功能初现导致女童阴毛早现，伴高胰岛素抵抗。低出生体重的女童青春发动提前并进展迅速，导致初潮年龄提前和成人期身高下降。出生后赶上生长速度过快与青春发动提前有关，也是成年期肥胖、糖尿病和心血管疾病的关键因素。多数 SGA 儿童在出生后有明显的赶上生长现象，其中出生后 3~9 个月是最主要的追赶时期。追踪研究显示，青春发动时相的提前与出生后第 1 年体重增长过快有紧密联系，早期体重快速增加与 5~8 岁时的肥胖相关联，而肥胖又与胰岛素抵抗、

肾上腺皮质功能初现以及性激素结合球蛋白水平降低相关联。由此，低出生体重、出生后赶上生长速度过快、多激素异常等共同作用导致青春发动时相的提前。

心理社会应激与青春发动时相提前 心理社会应激通过影响心理应对神经内分泌调节而影响个体的情绪、行为、身心发育和健康状况。生命早期的心理社会应激可能对个体产生终身的影响，包括青春发动时相的改变。心理社会加速理论认为，家庭环境不良（家庭变故或家庭关系不良）与青春期发育提前联系密切，可能导致青春期成熟提前、性活动提前，甚至影响成年后的夫妻关系、亲子关系。较多的研究支持童年期应激性生活事件加速女童青春期早熟的假说；但也有部分研究与大量的临床观察发现，经历严重的社会情感应激（如心理社会性侏儒）的女童，其青春发动时相通常延迟。发达国家的追踪研究结果较为一致地反映，父亲可能在子女生长发育过程中有重要作用，父爱缺失的女童青春发动时相提前。常见的父爱缺失包括生父离婚、长期外出、死亡、对子女虐待或忽视等。幼年期父亲参与或父爱缺失的抚养方式与儿童的教育状况、心理调节和心理健康水平相关联；父爱缺失也是女性青少年性行为提前、男性青少年反社会行为增多的危险因素。移民作为心理社会应激的一种，给儿童的生长发育带来了一系列的问题，包括青春发动时相的变异。自 20 世纪 80 年代以来的多项研究表明，通过国际收养方式从发展中国家移民到欧洲国家的儿童存在青春发动时相提前和快速成熟的趋势。对家庭移民的研究也表明，非收养移民儿童

也存在性早熟的现象，但不如国际收养儿童明显，反映出应激持续时间和应激事件总数可能影响青春发动时相。早期心理社会应激对青春发动时相效应的病理生理学机制尚未阐明，研究认为与下丘脑-垂体-性腺轴的改变和早期编程紊乱有关。

（汪 玲 谭 晖）

qīngchūnqī xiàqiūnǎo-chuítǐ-shènshàngxiànzhóu

青春期下丘脑-垂体-肾上腺轴
（hypothalamic-pituitary-adrenocortical axis） 由下丘脑、垂体和肾上腺皮质组成的相互作用和调控青春期发育的复杂神经内分泌系统。青春期发育的各种变化是由神经-内分泌系统所介导，主要通过下丘脑-垂体-靶腺或靶组织轴的途径产生作用和调控，其中既有自上而下的神经调控和内分泌调节，也有自下而上的内分泌反馈调节。在青春发动期，以下丘脑-垂体-性腺轴（hypothalamic-pituitary-goned axis，HPG 轴）和下丘脑-垂体-肾上腺轴（hypothalamic-pituitary-adrenal axis，HPA 轴）为核心的神经内分泌系统功能骤然活跃，相关激素分泌明显增加，在青春期的发动和成熟过程中起重要作用。

下丘脑-垂体系统 该系统是神经系统和内分泌系统相互作用的基本界面。下丘脑是重要的神经内分泌器官，是分泌各种激素的起点和中枢。下丘脑分泌的各种释放激素或抑制激素经垂体门脉直接进入垂体，与腺垂体细胞上特异的细胞膜受体结合，调节垂体激素的分泌。所有腺垂体激素都以脉冲形式分泌。垂体分泌的激素按其作用方式可分为 2 类：一类直接到达靶细胞而产生相应作用，如生长素、催乳素、促黑

激素等；另一类作用于外周内分泌腺，如促甲状腺激素、促肾上腺皮质激素及促性腺激素等，这类激素称促激素，其作用是促使外周内分泌腺产生相应的激素。HPA轴通过后一种方式发挥作用。

HPA轴 下丘脑、垂体和肾上腺皮质组成的相互作用和调控的复杂神经内分泌系统。其合成和分泌的激素包括下丘脑的促肾上腺皮质激素释放激素（corticotropin releasing hormone，CRH）、垂体的促肾上腺皮质激素（adreno-cor-tico-tropic-hormone，ACTH）和肾上腺的肾上腺皮质激素、性激素。

CRH 下丘脑室旁核的CRH神经分泌细胞合成和分泌，经垂体门脉循环与腺垂体特异细胞的膜上CRH受体结合，促进ACTH的合成和释放。下丘脑CRH以脉冲形式释放，并呈现昼夜周期节律；CRH脉冲式释放决定了ACTH及肾上腺皮质激素的分泌节律。

ACTH 腺垂体嗜碱细胞分泌的肽类激素，呈脉冲式分泌，每1~3小时出现一个分泌高峰；并有昼夜节律，早晨睡醒前后较高，入夜后较低。ACTH的脉冲式分泌，主要受下丘脑CRH的调控和外周糖皮质激素的反馈性抑制。

肾上腺皮质激素 肾上腺皮质分泌的一组类固醇激素，主要包括糖皮质激素、盐皮质激素及少量的性激素。肾上腺皮质由外到内分为球状带、束状带和网状带。球状带合成与分泌盐皮质激素（如醛固酮），参与血压调节和体内水盐代谢；束状带主要合成和分泌糖皮质激素（如皮质醇），参与应激反应、物质代谢和免疫调节；网状带主要合成和分泌性激素，在青春期发动和青春期发育中发挥重要作用。下丘脑CRH

神经元上有雄激素和雌激素受体，外周性激素与其相应受体结合，调节CRH的转录活性，雌激素可增加CRH的表达而雄激素可抑制CRH的活性。

HPA轴与青春期发育 HPA轴通过对CRH-ACTH-皮质醇和性激素的分泌和调节而影响生长发育过程，其中垂体分泌的ACTH和肾上腺皮质分泌的糖皮质激素和性激素对青春期发育具有重要意义。

ACTH与青春期发育 ACTH是维持肾上腺正常形态和功能的重要激素，其生理作用主要包括促进肾上腺糖皮质激素（皮质醇）合成和分泌，后者在调节机体物质代谢、机体应激反应中发挥关键作用；刺激肾上腺皮质增生及肾上腺皮质雄激素分泌，促进青春期第二性征的发育。ACTH影响肾上腺皮质性激素合成酶的转录和翻译，与肾上腺皮质功能初现有关。ACTH对中枢、外周神经系统的多方面功能，如学习记忆、免疫调节、神经可塑性和行为等有影响。

糖皮质激素与青春期发育 肾上腺皮质分泌的糖皮质激素主要为皮质醇，其次为皮质酮，其主要作用包括调节机体糖代谢，加强糖的异生过程，促进血糖升高；促进肝外组织（尤其肌肉）的蛋白质分解。肾上腺皮质功能亢进时，该激素对身体不同部位的脂肪发挥不同作用：四肢脂肪组织分解增强，躯干脂肪合成增加，呈现出面圆、背厚、躯干胖而四肢消瘦的特殊体型。较大剂量的糖皮质激素可降低生长激素合成，抑制其分泌；抑制胰岛素样生长因子合成，抑制软骨生长，对骨骼线性生长有抑制作用。

性激素与青春期发育 肾上

腺皮质分泌的性激素包括雄激素与雌激素。雌激素的量很少，由雄激素转化而来，对青春期性发育影响不明显。雄激素包括脱氢表雄酮、硫酸脱氢表雄酮及雄烯二酮，以脱氢表雄酮为主，活性为睾酮的1/5，是肾上腺皮质功能初现的神经内分泌基础，并在调节性器官、第二性征发育的过程中仍发挥重要作用。典型的青春前期发育中，男童在7~8岁、女童在6~7岁时，肾上腺皮质雄激素分泌开始增多，这些雄激素促进了女性阴毛、腋毛等第二性征的发育，并部分地影响了青春期生长突增；但在男童中作用不明显，可能是因为其作用被活性更强的睾酮所掩盖。肾上腺皮质雄激素分泌的异常增多，经HPA轴的负反馈，使促性腺激素，尤其是LH分泌紊乱。

HPA轴与单纯性阴毛早发育

单纯性阴毛早发育又称单纯性肾上腺早发育，指女童在8岁前，男童在9岁前出现阴毛（可伴有腋毛同时出现），但无任何其他第二性征的发育，属青春发育的生理性变异类型。单纯性阴毛早发育与下丘脑-垂体-性腺轴无关，而是源于肾上腺皮质网状带的过早发育，脱氢表雄酮和硫酸脱氢表雄酮分泌高于同龄儿童水平。其发生年龄在3~8岁，多见于女童。阴毛早发育儿童可有一过性骨龄和（或）线性生长加速，但其性腺轴发动年龄在人群正常青春发动年龄的范围内，其成人身高也在人群正常范围内，一般能达到靶身高。阴毛早发育的机制未明，可能与细胞色素P450C17的功能失调有关。有学者发现宫内生长迟缓是女童阴毛早发育的易患因素，与宫内营养不良等应激引起各激素调控的程序化改变有关。但男童阴毛早现与宫内生长无关，一般视作假性性早熟的表现，需做进一步病因学检查。由于阴毛早发育者有 P450C17 的活性升高，卵巢内的 P450C17 和肾上腺内的 P450C17 是由同一个基因编码，P450C17 调节异常持续至青春期后，可增加发生多囊卵巢综合征的风险。

（汪 玲 谭 晖）

xìngjīsù yǔ qīngchūnqī
shēngzhǎng fāyù

性激素与青春期生长发育（sex steroids and pubertal development）

性激素对青春期发动及生殖内分泌功能变化的影响作用。性激素主要由男性睾丸和女性卵巢合成，少量来自肾上腺皮质。性激素属类固醇激素又称甾体激素。性腺和肾上腺共享甾体合成的通路，外周组织亦参与其代谢过程。性激素的底物是胆固醇。胆固醇经碳链酶去碳链转化为 Δ_5-固醇，后者经 3β-羟基固醇脱氢酶催化为 Δ_4-固醇（睾酮、雄烯二酮、孕酮、17-α 羟基孕酮），这是雄激素合成的重要步骤；其后雄激素在芳香化酶作用下可转化为雌激素。除性腺和肾上腺外，非内分泌的外周组织也可利用前激素（Δ_5-固醇）合成性激素；能生成性激素的外周组织很广泛，包括肝脏、脂肪和性激素作用的靶器官本身。而前激素主要由性腺和肾上腺皮质合成。脂肪组织是肥胖者和青春期少女雄烯二酮转化为雌酮和睾酮的重要场所。对性激素合成、转运、受体及受体后作用的研究发现，性激素除了直接地经下丘脑-垂体-性腺轴发挥其性发育相关作用外，还具有多重非生殖相关作用。

雄激素与青春期生长发育

男性雄激素主要由睾丸间质细胞合成，部分来自肾上腺皮质。睾丸雄激素分泌在下丘脑-垂体-性腺轴的复杂调控下进行。生理状态下，黄体生成素（luteotropic hormone，LH）刺激睾丸间质细胞合成睾酮，受到睾丸内旁分泌调节。胰岛素样生长因子-1、转化生长因子-α、转化生长因子-β、表皮生长因子、成纤维细胞生长因子等对睾丸间质细胞均有旁分泌效应。睾丸除了主要合成睾酮外，也合成双氢睾酮、脱氢表雄酮、雄烯二醇和雄烯二酮等雄激素。其中睾酮和双氢睾酮是作用最强的雄激素。睾酮有 3 种作用方式：①与雄激素受体结合直接产生作用。②转化为双氢睾酮产生作用。③经芳香化转化为雌激素与雌激素受体结合而产生其特异作用。睾酮的直接作用包括诱导胚胎生殖器的男性分化和发育；促进雄激素靶组织的分化；介导青春期男性性成熟。在青春期，睾酮与靶细胞雄激素受体结合，调节靶细胞的 DNA 转录，睾酮对男性青春期启动和生殖功能的作用表现为：①对下丘脑-垂体-性腺轴产生负反馈而参与性腺轴调控和神经内分泌调节。②与卵泡雌激素协同，促进睾丸精曲小管发育，促进精子的发育、成熟和性功能的维持。③促进男性性器官和第二性征的发育。促进男性外生殖器官（阴茎、阴囊、前列腺、精囊等）的发育和功能成熟；促进男性第二体征（如阴毛、胡须、喉头隆起、变声等）的出现和发育。④促进蛋白质合成，刺激骨骼、肌肉的充分发育。睾酮对骨骼发育有双重调节作用，一方面促进骨组织分化，使骨骼增长、增粗；另一方面，青春期后期在骨局部转化为雌激素，促使骨成熟，使生长减慢。⑤促进促红细胞生成素增加。此外，睾酮广泛参与中枢神经系统对男性性行为、智力发育、运动能力等的调节。循环中的睾酮在外周组织中经 5α-还原酶作用转化为双氢睾酮，在血液中以游离的或与蛋白结合的形式存在，其作用包括：胎儿期与外生殖器的男性化有关；青春期与体毛、阴毛生长等第二性征的发育及骨成熟有关。女性体内的雄激素来自于卵巢和肾上腺，大部分经胞内分泌的脱氢表雄酮和硫酸脱氢表雄酮，转化为睾酮和双氢睾酮。发育前女童的雄激素主要来自肾上腺，睾酮浓度与脱氢表雄酮相关并呈昼夜分泌节律，与肾上腺皮质受促肾上腺皮质激素控制呈同样的节律。青春期早期女童以上相关性消失并有相对高雄激素血症。至初潮时睾酮与雌二醇相关，提示青春期后期睾酮主要来自于卵巢。女性绝大部分脱氢表雄酮和硫酸脱氢表雄酮来自肾上腺皮质，睾酮则来自脱氢表雄酮在外周的转化以及雄烯二酮（肾上腺或卵巢来源）在卵巢内的转化。卵巢内雌激素的底物是雄烯二酮，女童性腺开始发育时雄激素合成占优势，至青春期中、后期雌二醇合成增加而睾酮变化不大。与男童一样，女童在青春期发育中，雄激素控制蛋白合成代谢，与女童青春期肌肉和骨生长有关。雄激素有直接的（促蛋白合成）和间接的（转化为雌二醇以及经对促生长素轴的介导）促生长作用。而肾上腺皮质来源的雄激素与性毛（阴毛、腋毛）发育有关。

雌激素与青春期生长发育

女性的雌激素主要由卵巢合成，部分由外周转化；男性则均为睾丸和肾上腺合成的雄激素在外周转化而来。雌激素在卵巢内合成要靠 LH 和卵泡刺激素（folli-cle-stimulating hormone，FSH）的调控以及卵巢卵泡膜细胞和颗粒细胞内的甾体合成酶。卵巢合成雌激素是一个需要先合成雄激素作为底物，再芳香化为雌激素的过程。在 LH 作用下，当卵泡发育到一定程度时卵泡膜细胞合成雄烯二酮，是卵巢产生雌激素的基础；继之，FSH 激活颗粒细胞内的芳香化酶，使雄激素转化为雌激素（雌酮/雌二醇）。芳香化酶也在性腺外组织使雄激素转化为雌激素，如脂肪组织和生长中的骨骺、骨骺中合成的雌激素与骨骺融合有关。雌激素的作用包括了对性器官在内的靶器官的影响以及对生长和代谢的影响。在女性卵巢分泌的雌激素主要为雌二醇和孕酮。雌二醇通过与细胞内的受体结合，诱导靶组织基因转录的长效变化，在青春期，雌二醇在女性化体征形成过程中的作用具体体现在：①促进卵巢、输卵管、子宫、阴道等内外生殖器官的发育成熟。②引发月经初潮，形成月经周期。雌二醇可通过负反馈抑制 FSH 和 LH 的分泌，也能通过正反馈增加其分泌，雌二醇的正反馈机制是女性性腺轴调控的特征，也是女性月经周期的神经内分泌基础。③促进乳腺生长，主导女性第二性征发育。④激活脂蛋白脂酶，促进体脂合成，使女性体脂多于男性，并改变脂肪组织分布，形成女性体型特征。无论女童还是男童，雌激素对正常的骨生长和骨成熟均有重要作用。有研究认为，雌激素是一种促细胞分裂原，能刺激包括骨骼在内的（有雌激素受体表达的）多种器官的生长。雌激素通过与软骨细胞上的受体结合直接作用于骨组织，使蛋白合成增加、细胞增殖肥大。雌激素也可通过促生长素轴的调控以及各类生长因子的交互作用产生促生长效应。雌二醇能使胰岛素样生长因子-1 受体自磷酸化，迅速激活胰岛素样生长因子-1 受体后通路，发挥促生长作用。此外，雌激素对骨成熟起重要作用，无论男童还是女童，骨的成熟都与雌激素有关。成长中的骨组织，骨骺软骨生长板中的软骨细胞不断分化增殖，同时骨组织不断成骨、破骨（生长板骨化）而使骨骼得以纵向生长。生长板中软骨细胞的增殖具有一定的潜力，随年龄增加，增殖潜力逐渐耗竭，发生骨骺融合。雌激素能加速生长板增殖耗竭过程，促进骨成熟和激发融合。缺乏雌激素的作用，骨成熟延迟，骨骺不会融合。

（汪玲 谭晖）

shēngzhǎng jīsù yǔ qīngchūnqī shēngzhǎngfāyù

生长激素与青春期生长发育

（growth hormone and pubertal development） 生长激素对青春期促进生长和促进代谢的作用。生长激素（growth hormone，GH）是腺垂体分泌的肽类激素，受下丘脑分泌的生长激素释放激素（growth hormone releasing hormone，GHRH）和生长抑素（somatostatin，SS）的双重调节。GH 没有专一靶腺或靶器官，对很多组织发挥广泛的调节作用。

GH 分泌、调控和促生长作用方式

①垂体 GH 呈脉冲式释放，夜间分泌多于白天；入睡后 GH 分泌增加，在慢波睡眠时相 GH 分泌达高峰。因此，定时充足的睡眠对儿童少年生长潜力的充分发挥有重要意义。②GH 的分泌模式主要受下丘脑 GHRH 和 SS 双相调控。GHRH 主要调控 GH 每次分泌的幅度；SS 则通过干扰 GH 释放的持续时间及释放频率，并降低 GH 分泌细胞对 GHRH 的应答来抑制 GH 分泌。在下丘脑及垂体水平，GH 分泌尚受血 GH 及胰岛素样生长因子-1（insulin-like growth factors，IGF-1）的反馈调节；多种神经递质，如多巴胺、α 肾上腺能递质、胆碱能递质以及瘦素、神经肽 Y 等均能调节 GH 的脉冲分泌。在青春期，性激素也影响着 GH 的分泌，并与生长激素-胰岛素样生长因子共同调控青春期生长。GH 的分泌和环境因素也有密切的关系，饥饿、运动等使血糖水平降低，可刺激 GH 分泌；血液脂肪酸、氨基酸等代谢成分增多，也都显著促进 GH 分泌，以便机体充分利用这些物质，促进生长。③GH 促生长发育的作用方式。GH 可直接作用于靶器官产生效应，也可通过胰岛素样生长因子介导其生理作用。IGF 化学结构与胰岛素相似，有胰岛素样活性，但其功能更侧重于促生长作用。已分离出的 IGF 有 IGF-1 和 IGF-2。IGF-2 主要作用于胎儿期，促进胎儿的生长发育及胎盘细胞的增殖分化。IGF-1 是出生后介导 GH 调控生长的主要生长因子。体内 IGF-1 包括循环中的和靶器官局部的 IGF-1。循环中的 IGF-1 由 GH 作用于肝脏产生，其浓度依赖于 GH 分泌水平，主要功能在于反馈调节促生长素轴，维持血 GH 稳定；靶器官局部旁分泌或自分泌的 IGF-1 则直接刺激骨骺软骨细胞增殖，刺激长骨纵向生长。

GH 的促代谢和促生长作用

生长激素的生理作用广泛，可归纳为促进生长和促进代谢 2 大类作用。在代谢调节作用方面，GH 可调节机体糖和脂肪代谢，促进蛋白质合成。GH 对糖和脂肪的代谢体现在正反 2 个方面：①GH 具有胰岛素样作用，可增加葡萄糖的摄取和氧化，以及抗脂肪分解功能。②GH 作为应激激素，具有抗胰岛素样作用，可减少外周组织对葡萄糖的利用，增加脂肪酸分解，并能降低细胞对胰岛素的敏感性。这种双向调节可配合生长发育的需要，保持能量平衡。此外，GH 可促进氨基酸转运进入细胞，增强骨、软骨、骨骼肌等组织细胞核 DNA-RNA 的转录，促进蛋白质的合成，与促生长作用相互协调。

GH 生长作用主要通过肝、软骨组织产生的 IGF-1 的介导实现。GH 可直接或通过 IGF 介导间接作用于长骨干骺端软骨细胞、成骨细胞，诱导软骨细胞、成骨细胞的分裂增殖，增加胶原及硫酸黏多糖含量，促进骨基质内矿物质的沉积，加速骨的形成，从而实现促线性生长的作用。研究认为，GH 可通过直接作用或经循环的 IGF-1 以及局部旁分泌、自分泌的 IGF-1 和 IGF-2 介导其对骨骼线性生长的调控。其中旁分泌、自分泌的 IGF 可能与软骨细胞增殖、骨骼纵向生长关系更为密切；而循环中的 IGF-1 则主要是通过负反馈调节垂体 GH 分泌状态，稳定血 GH 水平。

促生长素轴与 HPG 轴对青春期生长的协同作用 青春期身高线性生长表现为加速-减速-停止的生长模式，此独特的生长模式受促生长素轴和下丘脑-垂体-性腺轴的协同调控。青春期早期，性激素和 GH 的相互作用触发了青春期生长加速。青春发动后下丘脑促性腺激素释放激素的分泌发生变化，刺激垂体促性腺激素（卵泡刺激素和黄体生成素）分泌

的形式、量发生改变，导致性激素分泌增加。性激素通过刺激 GH 分泌以及协同 GH 共同促进 IGF-1 的释放触发青春期生长加速。

青春期早期 继性激素水平增高之后，垂体 GH 分泌随之增加，GH 的分泌状态与性激素水平（坦纳分期）和生长速度密切相关。表现为女童乳房发育进入 B_2 期后，GH 分泌增加；至 $B_3 \sim B_4$ 期 GH 分泌达高峰。男童稍晚于女童，在外生殖器发育至 G_4 期时 GH 分泌达高峰。伴随 GH 分泌的增加，血 IGF-1 升高；同时循环 IGF-1 对下丘脑-垂体 GH 的负反馈调节减弱，表现为身高生长速度高峰（peak of height velocity，PHV）的到来。

青春期中期 生长加速的幅度与性激素和 GH-IGF-1 作用有关。临床上，单纯性生长激素缺乏症（growth hormone deficiency，GHD）患儿 GH 水平虽低下，但仍然有 PHV 现象；但是，GHD 合并促性腺激素缺乏患儿，则完全不出现 PHV，这类患儿如果单独给予 GH 或性激素治疗，都不能获得满意的 PHV。这反映出在青春期身高线性生长中，GH 与性激素存在相互协同作用，从而维持了正常的 PHV 增幅。性激素与 GH-IGF-1 的相互作用主要发生在下丘脑-垂体和骨骺软骨生长板 2 个层面上。性激素水平升高与 GH 高分泌状态的相关性，反映了性激素可能在下丘脑-垂体水平促进 GH 释放。在软骨生长板水平，促 GH 释放的可能主要是雌激素，雌激素可经 GH 依赖和非 GH 依赖的双重途径促进局部 IGF 生成，促进软骨细胞的增殖；而雄激素可能需经芳香化转化为雌激素后发挥其促 GH 分泌作用。

青春期晚期 性激素部分地

参与了骨骺闭合。在青春期后期，GH 分泌逐渐降低，并向成人分泌模式转变；同时性激素水平显著升高，对骨生长呈现出抑制性调控——加速骨成熟，激发骨骺融合，使线性生长减速直至停止。促骨成熟的性激素以雌激素为主，雄激素需经芳香化转化为雌激素后发挥调控作用。当生长停止后，GH-IGF-1 的作用转为代谢调控，不再与生长有关。在青春期身高的生长中，虽然 GH 与性激素各自具有独立的促生长作用，但更主要的是以协同作用的方式共同调节与维持正常的青春期身高生长模式；任何一种激素缺乏都将导致青春期生长受损。

（汪玲 谭晖）

jiǎzhuàngxiàn jīsù yǔ qīngchūnqī shēngzhǎngfāyù

甲状腺激素与青春期生长发育

（thyroid hormone and pubertal development） 甲状腺激素对青春期调节机体代谢和促进骨骼、神经系统发育的作用。甲状腺激素（thyroid hormone，TH）是一组含碘的酪氨酸，由甲状腺合成和分泌，包括三碘甲腺原氨酸（T_3）和四碘甲腺原氨酸，又称甲状腺素（T_4）。

甲状腺在青春期发育成熟，体积增大，重量达 $15 \sim 30g$，摄碘功能增强。甲状腺素对生长和代谢具有双重调节作用，对青春期生长发育具有重要意义。在代谢影响方面，甲状腺素在调节机体物质代谢，维持体内新陈代谢的动态平衡中发挥重要作用。青春期儿童基础代谢提高、同化过程增强，三大营养物质代谢增加等与甲状腺素对机体的调节功能密切相关。在促生长方面，甲状腺素能促进组织分化和发育的成熟过程，是维持正常生长和发育不

可缺少的激素，特别是对骨骼和脑组织发育尤为重要。儿童不同生长发育阶段具有不同的生长模式。胎儿期及婴儿期是一生中体格生长速度最快的时期，出现第1次生长突增，其生长模式主要受营养代谢的调控，甲状腺素和胰岛素样生长因子-2是调控这一时期生长的主要激素。儿童期，个体生长速度下降并相对稳定于每年5~7cm，这一生长模式主要受以生长激素-胰岛素样生长因子为核心的促生长素轴的调控。至青春期，在下丘脑-垂体-性腺轴和促生长素轴的协同调控下，个体经历了第2次的生长加速后，逐渐减速至停止生长、发育成熟。整个生长期，生长激素（growth hormone，GH）通过分泌调控、与其他激素协同或相互作用，提高机体的同化作用，促进个体的生长和代谢，而甲状腺素能放大GH的同化效应。甲状腺素在青春期与GH协同，影响GH分泌，促进成骨细胞肥大，增加骨的矿物质吸收，使生长加快，骨皮质增厚，促进骨成熟。若TH分泌不足，细胞对GH的反应将下降；反过来，若GH不足，则TH对骨骼生长的促进作用将被严重削弱，只能对骨骺愈合发挥部分影响。此外，TH对维持神经系统的兴奋性也有重要的意义，并可直接作用于心肌，使心肌收缩力增强，心率加快，增加心排出量。

（汪玲谭晖）

qīngchūnqī shēngāo fāyù yìcháng

青春期身高发育异常（abnormal height growth of puberty）青春期个体身高低于或高于相应性别年龄组的临界值，表现为矮身材和高身材。儿童少年身高受遗传、内分泌、环境等多种因素的影响，不同个体身高生长速度和成年身高均存在明显差异。大多数青少年的身高处于正常范围，但也有少数表现出身高发育异常和障碍。从临床表现上可将儿童少年的身高异常分为矮身材和高身材，其中多数属于生长发育的正常生理性变异现象，也有极少数由内分泌疾病所致，属生长发育障碍性疾病。

矮身材　在相似生活环境下，儿童身高低于同种族、同性别和同年龄正常儿童的第3百分位数（P_3）以下。临床上表现为现时身高水平低下、生长速度缓慢。附表列出中国各年龄组男女儿童矮身材的临界值，个体儿童身高低于相应性别年龄组临界值时，属于"矮身材"（short stature）。对矮身材儿童均须进行鉴别诊断，通过综合评估儿童的生长速度、家族史、疾病史和临床表现，判断矮身材的性质属生理性还是病理性，分析引起生长障碍的原因，及早采取干预措施，促进赶上生长，以达到较满意的成人身高。在矮身材的诊断及鉴别诊断中，除应评估儿童现时身高发育水平外，尤其应重视评估儿童身高的生长速度和骨龄。一般在0~1岁内身高的年增长值不足16cm，1~2岁不足8cm，3岁至青春期发育前不足4cm者提示生长速度缓慢。导致矮身材的原因按性质可分为2类：生理性变异，包括家族性矮身材、体质性生长延迟等；病理性生长发育障碍，病因复杂，如内分泌疾病、遗传性代谢疾病、骨和软骨发育不良或其他全身系统性疾病等。

家族性矮身材　那些身材虽矮小但生长速度属正常范围、有矮身材家族史的儿童。这类儿童主要的生长发育特征包括：①从出生起，身高始终低于同龄儿童；直至成年，身高仍处在较低的百分位数水平。②身高生长曲线在整个发育期始终与正常儿童平行，即生长速度持续处于正常范围的下限；骨龄与时间年龄一致；身体各部分比例匀称，外貌正常；青春期发育与正常儿童相同，各发育事件如期出现，发育进程正常。③有矮身材家族史，父母或家族成员中有类似生长模式的矮小者。家族性矮身材属正常生长发育的生理性变异，不存在影响生长发育的器质性疾病，不需特殊治疗。

体质性生长延迟　正常生长发育的生理性变异表现。这类儿童身体健康，但身高矮小，生长速度缓慢，青春期生长突增和性发育出现和成熟时间均较正常儿童晚，但最终身高能达到正常范围。其主要的生长发育特征包括：①出生时的身高、体重正常，但在青春期前即出现生长偏离，多数儿童可早至2岁起身高生长速率即处于正常范围的低限，在整个生长期年龄性别身高始终处于较低的百分位数水平。②身高生长曲线与正常儿童平行，骨龄落后于实足年龄但与儿童身高年龄和发育年龄相一致；按骨龄评价的身高及生长速度属于正常范围。③外表特征表现为面容幼稚，但外生殖器发育与骨龄相符。④青春发动的时间与骨龄相关而比实足年龄滞后，一般在男性16岁（骨龄12~14岁），女性14岁（骨龄11~13岁）时开始青春发动；青春发动开始后，整个发育过程与正常儿童相似，身高生长突增高峰值可达正常儿童水平，成人身高也可达正常范围。⑤有家族史，如母亲初潮年龄晚或父亲、同胞有类似的青春发育延迟现象。体质性生长延迟的鉴别诊断主要与低促性腺激素性性发育延迟相区别，可通过促性腺激素释放激素激发试验加以鉴别，前者下丘脑-垂体-性腺轴功能正常，后者则异常，即卵泡雌激素和黄体生成素不增高。体质性生长延迟儿童最终可有自发的青春发动，且一旦进入青春期后，生长模式与正常青春期相似，最终成人身高可达正常范围，一般无需治疗。但应对儿童及其家长做好解释，解除心理压力。对一些因延迟而产生严重心理负担，甚至导致心理行为异常的儿童，可适当给予性激素诱导其性征发育。

病理性生长障碍　原因复杂，以内分泌系统疾病较常见。其中又以垂体性侏儒症、甲状腺功能减退症等较为多见。垂体性侏儒症（pituitary dwarfism）是矮身材最常见的内分泌病因，是腺垂体生长激素分泌不足引发的生长发育障碍。垂体性侏儒症包括原发性和继发性2种。原发性垂体侏儒症属常染色体隐性遗传疾病，男童中多见。其生长特点表现为：①出生时及婴儿期身长正常。②1岁后生长速度减慢，随年龄增长与正常儿童身高差距越来越大，常处于同龄儿童身高的 P_5 以下，成年身高不足130cm，但身体比例匀称。③骨骼发育延迟，骨龄严重落后。④可伴或不伴性发育不良或缺如，但智力发育基本正常。继发性垂体性侏儒症是垂体及其周围组织病变引起的腺垂体功能受损，常见的病变包括颅内肿瘤、炎症、外伤等。垂体性侏儒症患儿确诊后应立即使用生长激素治疗，促进赶上生长。继发性患儿还应积极治疗原发病因。甲状腺功能减退症（hypothyroidism），又称呆小症，是胎儿或婴幼儿期因体内甲状腺素合成不足，或甲状腺素不能发挥正常效应引发儿童智力和体格发育障碍。其中先天性甲状腺缺如或各种酶缺乏所致的呆小症，称为先天性

表　中国男女儿童少年矮身材和高身材临界范围（cm）

年龄	矮身材临界值		高身材临界值	
	男 P_3	女 P_3	男 P_{97}	女 P_{97}
3个月~	58.9	57.8	67.2	65.8
6个月~	64.7	63.4	73.9	72.0
1岁~	72.3	70.7	82.4	81.3
1.5岁~	76.8	75.9	88.3	87.1
2岁~	82.7	81.7	95.6	94.6
2.5岁~	87.0	85.0	99.9	98.5
3岁~	90.0	89.5	103.6	102.4
3.5岁~	93.2	93.0	107.5	106.6
4岁~	97.1	96.4	111.6	110.4
4.5岁~	99.9	98.5	114.9	114.1
5岁~	102.8	102.0	118.1	117.4
5.5岁~	105.1	105.0	121.8	121.4
6岁~	108.5	108.4	126.5	125.9
7岁~	111.8	111.1	135.6	134.0
8岁~	115.4	115.0	141.1	140.7
9岁~	120.3	119.3	146.5	147.3
10岁~	124.5	124.3	152.2	154.5
11岁~	128.5	129.0	159.2	160.4
12岁~	133.2	135.0	168.1	164.2
13岁~	139.0	142.0	174.5	166.9
14岁~	144.5	145.0	178.2	168.3
15岁~	151.6	156.7	181.3	169.1
16岁~	165.9	147.4	182.7	169.9
17岁~	157.4	147.9	183.1	170.6
18~22岁	158.1	148.1	183.2	170.6

（引自：季成叶，现代儿童少年卫生学，2010）

甲状腺功能减退症；地方性缺碘所致称为地方性克汀病。地方性克汀病患儿因母亲妊娠期碘缺乏导致胎儿期甲状腺素合成不足，可造成神经系统不可逆性损害。呆小症的早期诊断至关重要，出生后到1岁之内早期发现并及时给予甲状腺素治疗，可大幅度减轻智力损害并促进赶上生长。新生儿甲状腺素测定是早期筛查呆小症的有效手段，因此将甲状腺素测定列入新生儿常规筛查项目，对呆小症的早发现早治疗可起到积极作用。

高身材 在相似的生活环境下，儿童身高高于同性别、同年龄正常儿童身高的第97百分位数（P_{97}）以上。中国各年龄组男女儿童高身材临界值（表），个体儿童身高高于相应性别年龄组临界值者，属于"高身材"（tall stature）。高身材可分为生理性和病理性两大类。生理性高身材包括家族性高身材、体质性高身材、体质性生长加速等。病理性高身材是疾病引起的成年身高偏高，以垂体性巨人症最常见。家族性高身材和体质性高身材儿童生长模式相似，区别主要在于家族性高身材有明显的家族聚集性。两者共同的生长特点是：①自婴幼儿起身高就高于同龄儿，儿童期保持较快的生长速度。②骨龄和实足年龄相近。③青春期生长突增开始时身高基础水平高，突增幅度大，生长时间长。④性发育开始年龄及发育进程与正常儿童一致。体质性生长加速类型高身材儿童的生长特点包括：①儿童期、青春前期身高生长快、水平高。②骨龄提前但不超过实足年龄1~2岁，身高水平与骨龄一致。③青春期生长突增、性征发育出现早，完成也早。因此，体

质性生长加速的高身材现象只表现在发育早期，至青春期发育结束，其成年身高通常处于正常范围的 $P_{60} \sim P_{85}$ 之间。垂体性巨人症是最常见的病理性高身材，是垂体生长激素分泌过多所致。通常在儿童期发病，青春期前、青春期早期的生长加速现象尤为明显，最终导致身材异常增高。其他疾病，如甲状腺功能亢进，遗传性疾病（如马方综合征、多发性神经纤维瘤等），脑性巨人症，染色体异常等也可引发生长障碍，导致病理性高身材。

（汪玲 谭晖）

yuèjīng chūcháo

月经初潮（menarche） 女性的第1次月经。女性性功能开始发育成熟的最重要指标。初潮呈现提示雌激素对垂体促性腺激素正反馈的建立，但并不意味着生殖功能已经发育成熟。约半数少女初潮后1~3年内表现为非排卵性周期。从初潮开始至围绝经期，子宫内膜受性激素周期性变化的影响，发生周期性的增生、脱落，伴出血，即为月经。月经初潮是女性性发育过程中的里程碑事件，初潮年龄是评价女性青春期发育的重要指标。初潮年龄一般波动在11~18岁之间，多数在12~14岁之间。

月经初潮的内分泌调节 月经来潮是卵巢和子宫内膜周期性变化的结果，初潮呈现与卵巢发育和下丘脑-垂体-性腺（hypothalamic-pituitary-adrenal axis，HPG轴）功能成熟密切相关。卵巢作为女性生殖腺，有产生卵子和分泌性激素两个功能。卵巢功能受HPG轴精密、复杂的负反馈调控。从出生到青春期发动前，卵巢功能处于静止状态。期间多数卵泡经历不同发育阶段而退化

闭锁；卵泡分泌雌激素非常少。青春发动早期，HPG轴分泌功能活跃，下丘脑促性腺激素释放激素刺激垂体释放促卵泡激素（follicle stimulating hormone，FSH）和促黄体激素增加，后两者作用于卵巢使之快速发育，大型卵泡数目增加，但仍然不会发育成熟而退化闭锁；雌激素分泌增加，并刺激子宫发育和子宫内膜的增生性变化。青春发动中期，FSH水平及生物活性升高至一定阈值后，卵巢内一组约10~20个卵泡被募集而进一步发育；约在月经期的第7日，发育的卵泡群中，对FSH阈值最低的一个优先发育成优势卵泡，此即选择过程；优势卵泡生成和分泌更多的雌二醇，反馈抑制了垂体FSH的分泌，使其他的卵泡逐渐闭锁和退化。月经周期的第11~13日，优势卵泡迅速增大，血清雌二醇进一步升高；但此时雌激素的正反馈机制尚未成熟，通常无排卵；高水平的 E_2 通过对HPG轴负反馈作用，最终使 E_2 降低。雌二醇的波动足以导致增生的子宫内膜产生撤退性出血，即呈现月经初潮。所以月经初潮的呈现并不意味着HPG轴的完全成熟；月经初潮时卵巢也仍未发育成熟，其重量仅为成人的40%左右。初潮后最初的1~2年，月经可以是无排卵性的；随发育成熟度升高，有排卵的月经周期逐步增加。中国调查结果显示，初潮后第1、2、3年内排卵性的月经周期比例分别为13.2%、34.9%、43.8%。

月经初潮的影响因素 初潮年龄的早晚受遗传因素影响，也与经济水平及营养状况有关。一般母亲初潮年龄早，其女儿也会偏早，反之亦然；双生子研究认为初潮年龄的遗传度为0.78。营

养与初潮的发生密切相关，17%的体脂率是初潮发生的临界体脂含量。此外，初潮的发生还具有地区差异，欧美发达国家的女童平均初潮年龄早于发展中国家和经济落后地区；城市女童平均初潮年龄早于乡村女童。

月经初潮与身高生长潜力
月经初潮呈现与青春期体格生长的密切相关。已来潮女性的身体形态、功能水平、第二性征发育都明显超过同龄未来潮女童。绝大多数女童的初潮出现在身高突增高峰后 1～1.5 年左右；女童初潮呈现时，身高已接近终身高的 95%，剩余生长潜能接近耗竭而进入生长减速阶段。通常情况下，初潮后身高增幅为 5～7cm。但就个体而言，初潮后体格生长的幅度，因初潮年龄早晚而异。初潮年龄早的女童，增幅相对较大；初潮年龄晚的，其后身高增幅相对较小；这与骨成熟速度有关，成熟过程缓慢的青少年，生长潜力相对大，其差异可达 1～11cm。从时间上来看，一般初潮后 2 年身高接近成人身高，但也有初潮后随即发生生长速度骤减，半年内生长停止的案例。

中国女童月经初潮及其长期趋势　月经初潮平均年龄的提前是青春期生长长期趋势的主要表现之一。随着社会经济水平的增长、营养状况的改善、健康水平和教育程度的提高，中国青少年正处于迅猛的、以性发育提前为突出表现的生长长期变化之中。中国女童的初潮平均年龄和欧美、日本等国曾出现的现象相似，有逐步提前趋势。1985 年中国汉族女童的月经初潮平均年龄为 13.46 岁，2000 年提前到 12.73 岁，15 年间提前了 0.83 岁。各地区女童初潮年龄的提前存在社会经济差异。大城市女童初潮年龄提前幅度最大，其次是中小城市、富裕农村，中低水平农村提前幅度最小。青春期生长长期趋势也带来了一系列健康和社会问题。青春期发育的提前，加大了青少年性生理和性心理之间的不平衡，青春期生殖健康教育需及时传授如何应对性骚扰、性侵犯等技能，提高青少年的自我保护能力。从远期健康效应来看，性发育提前、围绝经期延迟、体脂率增加等因素综合作用，是导致一些激素源性肿瘤（子宫肌瘤、乳腺癌、卵巢肿瘤等）发病率成倍上升的原因之一。

（汪 玲 谭 晖）

shǒucì yíjīng

首次遗精（semenarche）　青春期男童第 1 次精液自发溢出的现象。是男性青春期生殖功能开始发育成熟的重要标志之一。首次遗精一般发生于青春发动开始 3～4 年后，此时睾丸在组织学上显示精曲小管开始产生精子。出现遗精并不等于生殖功能已成熟，遗精初期精液主要是前列腺液，而精子的形态、数量和活力均未达到成人水平；伴随睾丸、附睾等的进一步发育，一般到 18 岁左右时，精液成分逐步与成人接近。首次遗精多发生在 14～15 岁，其年龄范围可在 12～18 岁。国内报道的首次遗精年龄最早为 12.06 岁，最晚为 17.34 岁，比女性初潮年龄约晚 2 年。体质和生活条件的不同，首次遗精的年龄也有明显的差异，通常情况下，男性到 18 岁，95% 以上都已有了遗精的经历。首次遗精发生后，身高生长速度逐步减慢，而睾丸、附睾和阴茎等迅速发育，并接近成人水平。首次遗精年龄受许多综合因素的影响，包括遗传、营养和家庭背景等自身因素，也包括地域、种族、本地文化发展水平等社会环境因素，社会经济的发展带来饮食结构改变以及文化影视媒体的飞速发展同样会对首次遗精年龄产生一定的影响。中国青少年首次遗精的年龄在不同地域之间存在着较大的差别。南方地区早于北方；沿海地区早于内地，内地早于西部地区；发达地区早于欠发达地区，城镇早于农村；并具有一定的民族差异。与女性月经初潮年龄一样，男性的首次遗精年龄也呈现提前趋势。中国有关调查显示，其提前势头并不弱于女性的初潮年龄。1985 年和 2000 年两次全国学生体质调研资料发现男性遗精年龄在 15 年间提前了 0.2～0.7 岁；其中大城市提前幅度最大，中小农村地区提前不明显。青春期发育的提前趋势，使中国的青春期生殖健康教育和服务面临更大压力。青春期性生理的提早发育，使青少年性意识、性冲动提早觉醒；伴随性冲动产生的性焦虑、性紧张，成为青少年性行为增多且提早发生的重要原因。这一方面需要青春期生殖健康教育适时、适度地加以引导，帮助青少年疏泄发育带来的性困惑和性紧张。另一方面，也需要通过性伦理和性道德教育，帮助青少年树立对自己、对未来家庭乃至对整个社会的责任感和义务感；帮助他们学会抵制不良社会诱惑，建立健康的行为和生活方式。

（汪 玲 谭 晖）

cuóchuāng

痤疮（acne）　皮脂分泌过多所致毛囊皮脂腺炎症性皮肤病。俗称青春痘、粉刺。好发于面部、胸背上部等皮脂腺丰富的部位。青春期性腺、肾上腺功能活跃，雄激素合成增多，尤其是硫酸脱氢表雄酮和双氢睾酮对毛囊的作用，刺激皮脂腺发育肥大伴皮脂分泌增多，临床表现为皮脂油腻，毛囊微突起于皮面，其下方可见脂滴。若皮脂腺分泌过于旺盛伴皮脂腺开口阻塞，使皮脂排出不畅，积聚在毛囊口；同时毛囊在性激素作用下过度角化，脱落的上皮细胞增多和皮脂混合在一起，成为干酪样物，栓塞在毛囊口；此时如遇细菌入侵，便会引起毛囊及毛囊口周围皮肤发炎，在皮肤上形成米粒大小的疙瘩，其顶端有一黑点，挤压时有乳白色豆渣样物排出。

痤疮的发生有遗传易感性
精神压力、消化不良、便秘、过食高脂食物、使用油性化妆品等因素可诱发痤疮或使病情加重。痤疮是青春期相当普遍的一种皮肤病，14~18 岁最常见。据调查，中国城市大中学生中 55.3% 的男性和 41.3% 的女性曾发生过痤疮。青少年随着发育成熟，体内激素水平逐渐平衡，皮质分泌正常，痤疮大多自然痊愈或减轻，但如处理不当，亦可发展为脓疱、结节、囊肿、粉瘤，形成色素沉着、毛孔粗大、甚至瘢痕等皮肤损害。

痤疮的预防保健 ①保持皮肤清洁。常用温水洗脸洗头；不用刺激性肥皂和含油脂的洗面奶，可选用硫磺香皂或中性洁面乳；尽量不用化妆品。②合理饮食。少吃脂类和辛辣刺激性食物，多吃蔬菜和水果，保持排便通畅。③不用手去挤压粉刺，以免因挤压造成深层炎症或感染，引起化脓、破溃形成瘢痕和色素沉着等皮损。④保持精神愉快。生活规律，劳逸结合，睡眠充足，尤其注意不熬夜。⑤养成每日运动的习惯。适度运动可促进新陈代谢，

对促进内分泌平衡，保持皮肤健康都有良好效果。⑥适当使用护肤品，疏通毛囊口，根据个人的肤质选用磨砂膏，每周 1~2 次清除毛孔内污垢和角质层。⑦合理用药。视黄酸、维胺脂及维生素 A 等能改善毛囊角化过程，有助于减轻和消除痤疮。严重痤疮应在皮肤科医生的指导下治疗。

（汪 玲 谭 晖）

qīngchūnqī xìngfāyù yìcháng
青春期性发育异常（abnormal sexual development of puberty）
青春期个体性发育偏离正常范围，表现为性早熟或性发育延迟。青春期性发育受遗传、内分泌、环境等多种因素的影响，不同个体发育开始时间以及发育进程存在明显差异，但都有一定的范围。大多数儿童的发育在此范围内，但也有少数儿童性发育偏离这一范围。

性早熟（sexual precosity）以性征发育提前出现为特征的性发育异常。一般指男童 9 岁前出现睾丸增大，女童 8 岁前出现乳房发育或 10 岁前出现月经初潮者。该诊断年龄是 1969 年坦纳（Tanner）基于群体调查结果提出的传统应用界限，鉴于青春期发育的提前趋势，尤其是女性乳房发育年龄的提前，有学者提出将女性性早熟的界定年龄提前，但并未被普遍接受。因此，仍以传统的界定年龄作为诊断依据。无论男性或女性性征的提早出现皆源于体内性激素水平增加并作用于性激素敏感的组织。

完全性性早熟 下丘脑促性腺激素释放激素（gonadotropin-releasing hormone，GnRH）的提前释放，使下丘脑-垂体-性腺（hypothalamic-pituitary-gonadal axis，HPG 轴）整体激活所致，又称真性性

早熟。患儿的 HPG 轴内分泌变化进程、性器官及第二性征发育进程与正常青春发育相同，其成熟过程呈进行性直至最终发育为具有生育能力的个体。坦纳报告真性性早熟多见于女性，在一般人群中发生率约为 0.6%，中国尚无确切调查资料。

真性性早熟分类：可分为特发性和继发性 2 类。未能发现原发性病变者称特发性真性性早熟（idiopathic central precocious puberty，ICPP）；有明确器质性病变引起者称继发性性早熟（secondary central precocious puberty，SCPP）。

真性性早熟原因：女性真性性早熟有 80%~90% 属特发性，器质性中枢病变常见于 6 岁以下小年龄患儿。男性真性性早熟一半以上由中枢器质性病变引起，发病年龄越小，器质性病因的可能性越大。常见的器质性疾病有颅内肿瘤、囊肿、颅内炎症、头部外伤等，需探查病因进行针对性治疗。ICPP 的发生机制不完全明确，可能涉及到调控正常青春发动的抑制性和兴奋性因子间的平衡失调，使青春发动提前。

真性性早熟生理特点：最重要的特征是 HPG 轴的全面发动，与正常青春发育一样有 GnRH 脉冲释放所致的垂体黄体生成素和卵泡刺激素夜间脉冲释放增加，促使性腺尤其是卵泡的发育，继之性激素分泌增加，呈现第二性征。因此，真性性早熟临床表现有两大特点：①性腺增大。男性双侧睾丸增大可直接观测到，女性可经 B 超确诊卵巢增大。②发育呈进行性。女性乳房开始发育后半年左右，开始生长加速，一般在乳房坦纳 Ⅱ 期呈现身高突增高峰，坦纳 Ⅲ 期后期出现阴毛；同时，阴道黏膜、小阴唇发育并

着色，至乳房Ⅳ期有明显阴道分泌物；初潮一般在骨龄12岁后呈现，其后1~2年伴有规则的月经周期。以上过程呈进行性直至达到完全性成熟而具备生育能力。男性发育程序也与正常青春发育相同，睾丸增大首先出现，但不似女性乳房发育易被发现，故使诊断延迟。骨龄摄片、内分泌激素测定、B超检查是诊断真性性早熟的主要手段。性征和初潮早现等与同龄人发育不一致，真性性早熟患儿常有心理问题，但其性心理并不会早熟，因而几乎不会有自发的性行为提前。以往对中枢性性早熟（central precocious puberty，CPP）不良后果的认识多局限于对成年身高及心理的影响；早熟患儿成年后乳腺癌等雌激素依赖的肿瘤患病风险增加，可能与对雌激素的高敏感性有关。对特发性真性性早熟治疗的目的是最大限度地缩小患儿与同龄人的差距，包括改善最终成年身高，控制和减缓第二性征的成熟，预防初潮早现，恢复其实际生活年龄应有的心理行为等，其中改善成年终身高是治疗的核心。

不完全性性早熟 某一孤立的第二性征提前发育，不伴随其他异常表现。又称部分性性早熟。最常见的是单纯性乳房早发育，其次为单纯性阴毛早发育和单纯性早初潮。单纯性乳房早发育（premature thelarche，PT）患儿表现为单侧或双侧的乳房发育，非进行性，无其他第二性征出现。大部分PT患儿病程呈自限性，发育的乳房会自行消退，并在正常青春发育年龄开始青春发动。但也有部分PT可在无任何前兆征象的情况下转化为CPP，故诊断PT后应定期随访。单纯性阴毛早发育指女性在8岁前，男性在9岁前出现阴毛（可伴有腋毛同时出现），但无任何其他第二性征的发育。阴毛早发育是肾上腺皮质网状带过早发育所致。虽然被认为属正常青春发育的变异类型，但发现与PT不同，阴毛早发育有增加青春期后多囊卵巢综合征患病的潜在风险。单纯性早初潮指女性在9岁前无任何其他第二性征发育情况下出现阴道出血，可在1~6年内反复出现，但其后在正常青春发育年龄正式开始青春发动。

外周性性早熟 仅有性器官的形态或部分第二性征的提前发育，没有性功能的成熟。又称假性性早熟。外周性性早熟与真性性早熟的主要区别是没有性腺（卵巢或睾丸）的增大；性征发育非进行性；GnRH激发试验后黄体生成素和卵泡刺激素不增高。假性性早熟的病因除了外源性性激素摄入外，还有性腺或肾上腺皮质肿瘤等器质性病变所导致的性激素分泌过多。与继发性性早熟的性别差异不同，女性外周性性早熟一般都具有器质性病因，且发病年龄越大器质性病变引起的可能性越大，应做病因学诊断以免延误肿瘤等重要病因的诊治。假性性早熟可表现为同性性早熟，如女性的过早女性化；也可表现为异性性早熟，如女性男性化，阴毛/腋毛早生伴体毛增多，以及男性乳房发育等。对有器质性病因的假性性早熟，以病因治疗为主，对症治疗为辅；对外源性性激素所引发的性征呈现，可在停止接触后消失，无需其他特殊处理。

性发育延迟（delayed puberty） 儿童实际年龄超过了正常人群性发育开始平均年龄2个标准差以上尚未出现性征发育的异常现象。又称青春发育延迟。具体的界定年龄尚未完全统一，多数倾向于以女童超过13岁或男童超过14岁尚无第二性征发育为判断标准。也有学者认为，青春发动后进展缓慢者，如女性在乳房发育后超过5年尚未出现月经初潮，男性在发育开始后5年尚未达到坦纳Ⅴ期，也可诊断为性发育延迟。青春发育延迟可分为体质性青春发育延迟和病理性青春发育延迟。

体质性青春发育延迟（constitutional delay of puberty，CDP） 青春期性发育延迟的常见类型，其发生与遗传有密切关系，也与环境和营养有关。表现为第二性征出现年龄延迟；青春期前较同龄儿童矮小，但生长速度持续保持在正常范围；骨龄与性征发育程度一致；家族中父母或兄弟姐妹有类似的生长模式。CDP女童一般在骨龄11岁、男童一般在骨龄12岁时会出现第二性征。CDP是正常青春发育的一种生理变异类型，其本质是由于GnRH脉冲发生器激活延迟，不存在内分泌异常。CDP儿童能自发进入青春期，一旦青春发动则有正常的性征发育和身高生长加速，一般无需治疗。但发育延迟会使青少年产生心理压力，严重者可出现心理行为异常，故应对其提供心理支持，必要时可给予小剂量性激素诱导性成熟。

病理性的青春发育延迟 包括因中枢神经系统、下丘脑或垂体病变引起促性腺激素分泌减少而导致的低促性腺激素性发育延迟和因原发性性腺发育不良或功能减退，失去了性激素对中枢的负反馈抑制而导致的高促性腺激素性发育延迟。对病理性青春发育延迟患儿，应积极探查病因，及时针对治疗。

性分化异常（ambiguous genitalia） 在胚胎的性分化过程中，因各种原因导致性腺、性器官分化发育障碍使个体的内外性器官、第二性征在各年龄段出现不同程度的畸形发育。又称性分化发育异常。包括性腺分化异常（如真两性畸形）、女性假两性畸形、男性假两性畸形以及其他性分化异常。对两性畸形最重要的是早期诊断，尽早通过手术等方式进行性别选择，以便使患儿更好地适应社会生活，在青春期获得性定向明确的、较好的性发育。否则伴随年龄增长，将不可避免地出现一系列的生理、心理和行为的问题。

（汪 玲 谭 晖）

qīngshàonián xìngyìshí

青少年性意识（sexual consciousness in adolescents） 青少年个体随着性生理发育，逐渐意识到两性的性别特征、性别差异以及两性交往关系的一种特殊心理体验。是青春期典型的性心理特征。青春期性发育促使青少年的性意识急剧发展，他们对性的好奇，由不自觉到自觉；对性对象，由同性转为异性；对性的兴趣，由反感到爱慕到初恋，这些几乎是每个人必经的心理历程。青春期性意识的发展经历了4个阶段。

性的反感阶段 在青春期早期，随着第二性征的出现和发育，使青少年对自己身体的剧变感到惘然与害羞，产生了对性的不安、害羞和反感。表现为男女青少年之间很少讲话，很少一起活动，相互保持一定距离，有意疏远异性，甚至故意表现出对异性反感的现象。这是性意识萌发的正常表现，此期持续1年左右。

向往长者阶段 青春期早中期的少男少女性意识已被唤醒，但是由于同龄人在角色认同、社会认知等发展方面的不成熟，往往表现出对同龄人缺乏兴趣，而对心目中的偶像迷恋和崇拜。这些偶像通常是在体育、文艺、学识以及外貌上特别出众的长者、英雄、歌星等。他们细致地关注偶像的一言一行，尽量模仿偶像的言谈举动，尤其渴望与心目中的偶像进行精神交流。这种对年长异性的爱慕，是这个时期出现的正常现象，但不久就会随着青少年心理的成熟自然消退。

异性向往阶段 青春期中后期，青少年已能正确对待自身的生理反应；对年长者的兴趣也已经减退，而转为对年龄和经历与自己相当的异性对象的注意，这种情感体验即是对异性的向往。有2个主要表现形式：情感吸引和渴求接触。青少年愿意与年龄相当的异性交往，并希望在接触过程中吸引异性对自己的注意。但青少年情绪不稳定，自我意识很强，因而在异性接触过程中容易引起冲突，常因琐碎小事而争吵甚至绝交，交往对象常有转移。

爱慕初恋阶段 在青春期后期及青年期，随着年龄增长，青年的独立意识、成人意识已接近成人。性意识的发展也进入相对成熟的阶段，从对异性泛泛的好感爱慕逐步转向寻找某个特定具体的异性为恋爱对象，开始自己的初恋。恋爱期的异性交往有4个特点：交往对象的特定性、相互爱情的浪漫性、感情交流的深刻性和对爱恋对象的精神占有性。正常情况下，青春期青少年大部分会经历以上几个阶段的心理发展历程，只是各个阶段时间长短有所不同，或在某个阶段的表现不特别明显。

（汪 玲 谭 晖）

qīngshàonián xìngtànsuǒ

青少年性探索（sexual exploration in adolescents） 青春期个体为了追寻对自己的性认同而采取的一系列自身性体验行为。是青少年了解、表达和学习控制自己性感觉的一种途径。

性兴趣一般产生于青春期早期，即11~13岁之间。①早期的性兴趣是以自我为中心的，对自己的外貌、体形、高度关注并有很高的要求，表现为多数青少年会长时间地在镜子前端详自己，细致检查身体的一些部位；同时开始注重外貌的修饰。这种早期的关注是为了形成满意的身体意象而不是出于性的感觉和表达。②逐渐地，青少年不再只关注自己的身体变化，也开始关注他人的变化，尤其是对异性的外貌、体态、性特征产生越来越多的兴趣和疑问。这种兴趣有时是隐蔽的，但仍然会通过各种形式表现出来，如隐蔽而敏锐地关注异性的言行举止和体征变化，用爱美、出风头、冒险行为甚至恶作剧来表达对异性的关注。③随着青春期身体的发育成熟，尤其是月经和遗精的出现，青少年开始意识并体验到自己不断增强着的性兴奋和性冲动，同时要求宣泄这种兴奋和冲动的愿望也进一步加深。多数青少年开始了一些尝试性的行为，如触摸自己的乳房、把玩生殖器等。在这一过程中，青少年偶然会体验到一种快感，并增加对性的体验和表达的新认识。与此同时，青少年会通过各种可能的途径学习性知识，探寻自己的性认同，一些青少年开始和同伴探讨自己的新认识，谈论性、讲低级笑话、发表猥亵评论，交流以性为主题的文学作品（小说、杂志、影视等），并开始观察模仿现实生活中男女的言行。在表达形式上，有的青少年含蓄而隐晦，有的大胆而开放。除面对面与同伴交流外，青少年通常也会通过媒体渠道搜寻有关性的知识，包括电视、杂志、电影、互联网。尤其是互联网的发展，为青少年提供了大量有关性的信息；同时，网络聊天的形式也使青少年有机会以安全匿名的方式自主投入到和性有关的事件中。在网络聊天室里，青少年可以品评异性、谈论感受、交流经验、了解其他人的性态度，甚至建立网络性爱关系。青少年在这一系列的探索过程中所获得的信息推动了他们性观念的形成，对其今后的性态度和性行为将产生长久的影响。④随着性意识的进一步发展，青少年心目中开始有了特别喜欢的异性，并渴望与之发生身体接触，进而出现牵手、接吻、拥抱、爱抚等边缘性性行为；其起始年龄、表现方式等会随着性别、性成熟程度、文化差异而呈现出不同的特点。中国青少年对性认同的探寻具有隐匿性，并存在认识上的误区。积极引导青少年认识成熟过程中产生的变化，对青少年身心健康十分重要。网络文化良莠不齐的特点，使青少年性与生殖健康教育面临重大挑战，多层次的学校青春期教育是值得提倡的对策。

（汪 玲 谭 晖）

qīngshàonián xìngtàidù

青少年性态度 （sexual attitude in adolescents） 青春期个体对与性有关的行为及性道德的观点和看法。是指导个体性行为的思想意识，一旦形成便会存在相当长的时间，并对人的性行为产生积极或消极的作用。

青少年的性态度主要受到社会、家庭、学校、同伴和既往性行为的影响，并带有鲜明的时代特征。研究显示，受中国传统性文化、性道德和性价值观的影响，青少年表现出相对传统的一面，认为婚前性行为应该被禁止；但当今社会性观念多元化、媒体色情信息增多、婚前和婚外性行为现象增多、性道德教育相对薄弱等因素，青少年性态度又处于模糊和危险的发展阶段。在家庭影响方面，男性青少年的性态度与其父亲较一致，女性青少年的与母亲较一致。青少年同伴之间无论性态度还是性行为都倾向于较一致。此外，青少年既往性行为与其性态度的关联也较为明显，已有性行为者对婚前性行为赞同的比例更高。有研究发现，对自身及他人性发育的敏感度高、对婚前性行为持宽容态度的青少年，其性相关行为的发生率明显高于其他青少年。有研究者认为，青少年的性态度取决于其青春期前后3年中所处的生活环境。青少年出现性梦、性幻想、梦遗、手淫等现象出现时，那些对青少年有重要影响的人所采取的应对方式影响他们的性态度。

（汪 玲 谭 晖）

qīngshàonián xìngdàodé

青少年性道德 （sexual morality in adolescents） 青春期个体的性相关行为进行规范的行为准则。性道德是人类调整两性关系的行为规范的总和，包括性道德规范、性道德观念和性道德情感。

青少年性道德多元化倾向

性道德作为一种通过社会舆论、传统习俗和内心信念调节和控制两性关系的方式，随着社会价值观念的变化而不断变化，当今青少年对性道德的标准也呈现多元化倾向，包括以下几种：①以感情、承诺和责任为前提的性道德准则。持这种观念的青少年彼此相爱、相许，并对自己的行为后果负责任。但是对承诺的不同理解也影响着对恰当性行为的判断，有的青少年认为结婚/订婚才是承诺，有的认为有结婚意愿即可，有的认为同居可以算作承诺，也有的认为稳定的约会即可。②包括感情和承诺而没有责任的性道德准则。持这种观念的青少年也同样相爱，也会暂时彼此相许，但不愿意为他们的行为承担责任。③只有爱没有承诺的性道德准则。持这种观念的青少年认为只要彼此相爱（或喜欢）和钟情就可以发生性行为，不会许诺未来或做任何打算，他们只关注互相爱慕、付出性。④没有爱的性道德准则。指在性关系中并没有感情介入或没有感情需要，他们只要喜欢就可以没有任何约束地去做。执行这一标准的青少年可能会有许多性伴，有的人从来没觉得有什么不对并且非常喜欢，但也有的人会体会到内疚感和冲突感。⑤动机模糊的性道德准则。包括因为惩罚、利益、报答、控制对方及炫耀等产生的性行为。青少年性道德的多元化与其自身的道德观发展，学校、社会和家庭性道德教育不足，以及不良的性道德环境有关。当前受西方文化的影响，影响人类性行为的客观环境，夹杂了不符合传统性道德要求的成分，破坏了两性关系的合理秩序和性道德的纯洁性，也严重影响了青少年的健康成长。

性道德环境建设 ①建设家庭性道德环境。良好的家庭生活环境和夫妻间的和谐关系，对子女健康的性道德形成具有重要意义。②改造社会性道德环境。性道德教育需要社会舆论和社会教育的支持，并以法律为依托，以

正确的道德评价和教育为社会舆论导向，净化社会风气。③改善文化性道德环境。文化是人类性行为的重要诱导因素，对青少年的道德行为有着举足轻重的影响。新闻、文化工作者要树立良好的性道德观念，具有高度的社会责任感，禁止出版色情淫秽出版物，严厉打击色情淫秽出版物的作者、出版者、贩卖者。在推进全社会的健康文明的性教育的同时，尤其要重视青少年的学校性健康教育，构建以性道德为核心，性生理、性心理教育为基础，包括性法制教育的青春期性教育体系。

（汪玲谭晖）

qīngshàonián xìngxíngwéi

青少年性行为（sexual behavior in adolescents）

青少年的婚前性交行为。随着青春期生殖系统的快速发育，青少年性意识全面觉醒，对两性差异、两性关系从感到好奇、神秘、羞涩，到产生了解其中奥秘的欲望。一般认为青春期早期是理解自身变化和萌发性意识的阶段，青春期中、后期开始会对性体验产生兴趣和欲望，产生性冲动及性行为。

青少年婚前性行为流行状况

开放的社会文化环境和以青春期性发育提前为突出特点的生长发育长期趋势现象。青少年初次性行为低龄化、性活动频繁的比例增加以及婚前性行为增多。中国的调查显示有性交经历的青少年首次性行为发生年龄最小为13岁，一般19~20岁。性行为在不同的青少年人群中差别很大，中学生有性行为经历的比例多在5%~8%，职校生略高；大学生多在10%~20%之间，少数达30%。青少年婚前性行为发生率有如下特点：男生高于女生；年龄越大发生的比例越高；高中生高于初中生，职业中学高于普通中学，大学生高于中学生；流动青少年高于其他青少年。多数青少年婚前性行为的对象是其恋人。

导致青少年性行为流行的因素较复杂，归纳起来主要有开放的性观念、恋爱年龄提前、性知识缺乏、家庭环境不良等。教育程度低、有恋爱经历、父母离异或再婚、异性朋友多、有边缘性性行为经历、接触过色情书籍音像制品或性态度开放的青少年婚前性行为发生率较高。

青少年婚前性行为的健康风险

婚前性行为已被列为全球青少年面临的四大危险行为（吸烟、饮酒、暴力和不安全性行为）之一。青少年不安全性行为会带来多方面不良影响。其主要的生殖健康风险包括非意愿妊娠及不安全流产增加、性传播疾病和HIV/AIDS感染。此外，不安全性行为也使青少年经历了更多忧虑、恐惧，甚至抑郁、自杀等不良心理体验，影响其人际关系和社会适应，增加其反社会行为，甚至导致犯罪。这些不良影响不但对青少年的身心健康产生即时伤害，而且会对其终生健康产生消极影响。此外，初次性经历的低龄化增加了性行为的不安全性，也与多性伴、性行为频繁、情绪障碍和不良妊娠结局等危险行为和健康问题有关。

青少年婚前性行为的干预

青少年的性行为多属于不安全性行为。研究表明，青少年首次性行为避孕措施的使用率不足50%，这与其性行为特点有关，部分青少年的性行为是事先没有计划或被迫发生的。对中国18个省市3万多名大学生的调查结果显示，在有性行为的青少年中非意愿性行为发生率男生为12.7%，女生为18.8%；安全套使用率男生为48.5%，女生为51.5%。对青少年性行为的干预研究者认为，父母与青少年进行有关性行为风险和避孕套使用的沟通交流有助于推迟青少年性行为的开始时间，并可促进性行为频繁青少年使用避孕套。一些青少年拓展项目通过引导低龄青少年了解避免性行为的益处（如避免性传播疾病危险，节省看病费用，避免各种情感危机等）、提供给大龄青少年怀孕的完整信息以及抵御性诱惑的技巧等干预方法，在青少年性行为的预防控制中发挥了积极作用。

（汪玲谭晖）

qīngchūn fādòng shíxiàng tíqián

青春发动时相提前（early puberty）

青春发动期乳房、阴毛、外生殖器发育和月经初潮等事件出现时间相对提前的现象。一般是以人群性器官和第二性征发育等事件出现时间的前1/4位数（P_{25}）作为提前的划界值。青春发动时相提前不同于临床上的性早熟，更偏向于公共卫生学意义。

青春发动时相提前的长期趋势

怀沙克（Wyshak）等对来自欧洲近20个国家的资料研究显示，自19世纪后期至20世纪中期，近百年月经初潮年龄显著下降，平均每10年提前2~3个月。20世纪60年代后，这种长期趋势在大多数发达国家停止，但随着20世纪90年代末美国研究提出女童和男童的青春发动年龄突然提前，这种担心被重新点燃。在中国，季成叶等对1979、1985、1995、2005年全国学生体质健康调研数据分析后指出，整体趋势表明青春期不断提前仍是中国青少年生长长期趋势的最重要特征。侯冬青等对北京市儿童青少年女性青春期性征发育流行病学调查研究发现，1962~1982年北京女性月经初潮年龄平均每10年提前0.7岁（8.4个月）；近10年平均提前0.43岁（5.2个月）；因此月经初潮年龄提前的长期变化趋势依然存在，但近10年这一趋势趋于减缓。

青春发动时相提前的原因 包括以下几个方面。

营养因素 营养的改善与体脂的增加是青春发动时相提前长期趋势的一个重要因素，肥胖与青春发动时相提前二者之间存在一致的长期趋势。罗森菲尔德（Rosenfield）等研究发现乳房、阴毛发育以及月经初潮，高身体质量指数（body mass index，BMI）组女童均显著早于正常BMI组，认为肥胖是青春期发育提前的独立危险因素。在女童中，较高的BMI值与较早的月经初潮、乳房发育及阴毛出现等呈现正相关，这种相关性是肥胖可导致青春发育提前而不是青春期早发育引起体脂的增加。

环境因素 环境内分泌干扰物（endocrine disrupting chemicals，EDC）的增多，EDC指广泛存在于环境中的，干扰体内正常内分泌激素的合成、释放、转运、代谢及与受体结合等过程，激活或抑制内分泌系统功能，破坏维持机体稳定性和调控作用的物质。儿童处于快速生长发育阶段，对外界致病因素的敏感性增高，如果受到外界环境因素的不良影响，易导致生长发育的异常。EDC的广泛存在以及大多数EDC往往具有拟雌激素及抗雄激素的双重作用，因而认为EDC与人类青春发动时相提前关系密切。EDC干扰青春期的发育可能在多个水平发挥作用，包括神经内分泌信号传导、下丘脑-垂体-性腺轴、外周性器官以及性激素受体水平等。

由于EDC种类繁多，且每种EDC可能有多种作用模式，其发挥效能依赖于暴露的剂量、暴露持续时间以及暴露的时期，且暴露的结局发挥作用的时期也不同，造成多种EDC可能相互交叉共同发挥作用，这些因素均阻碍了EDC发生作用的机制研究。有多项研究证实EDC与青春发动时相提前密切相关，但其确切发病机制不明。

青春发动时相提前对身心健康的影响 涉及多方面，如心理健康、较矮的成人身高和较大的BMI、多囊卵巢综合征、代谢综合征、癌症等。

对心理行为的影响 青春发动时相提前与多种心理病理症状相关，早熟的个体外表更显成熟，行为举止更接近成年人，可能被周围的同伴和成年人区别对待，因此开始尝试年长青少年群体的特定行为。女童青春期生长突增和第二性征出现年龄早于男童，由此推论早熟对于女童的危害可能更大。研究提示，女性违法和攻击行为逐渐上升。与有犯罪倾向的同伴接触，增加青少年攻击和犯罪行为，同伴违法行为与个体外化性行为之间的相关性已形成一致结论。青春发动时相提前是物质滥用行为出现和严重程度的重要预测指标之一，女童青春发动时相提前与饮酒、吸烟行为的早发存在强相关。青春发动时相提前与抑郁风险增高密切相关，早熟女童重型抑郁障碍的比例较高。从20世纪90年代开始，有关青春期发动时相与进食障碍之间的关联研究逐步开展。多数研究结果支持青春发动时相提前与青少年进食障碍的发生存在正相关。策尔（Zehr）等在青春发育晚期的大样本人群和成年早期男

女大学生中回顾性调查了不健康进食行为，包括暴饮暴食、节食、进食困惑、体象障碍等。

终身健康的影响 青春发动时相提前女童的月经初潮年龄也提前，成人期身高下降。女性月经初潮早者的绝经年龄亦早，而绝经年龄的提前与心血管疾病、骨质疏松、乳房和生殖系统肿瘤有关；同时绝经年龄与自我评价的一般健康状况有直接关系，绝经期年龄越小，自我评价健康越差。研究显示，女童肾上腺皮质功能初现提前往往提示成人期发生代谢综合征和（或）卵巢雄激素过多症/多囊卵巢综合征风险的增加；月经初潮早发（<12岁）与BMI值增加、高胰岛素血症、血压升高也有关。青春发动时相提前个体由于长期暴露于性激素，可能会增加激素依赖性癌症的发病风险，如女性乳腺癌、卵巢癌及男性前列腺癌等。早期肥胖可能会使氧化应激增强，伴随的高血糖、高瘦素血症、组织中的脂质浓度增加、抗氧化剂不足、自由基的形成增加、内皮细胞中的酶以及慢性炎症等会增加一系列癌症的患病风险。与此同时，青春发动时相提前人群中，与癌症及心血管、代谢性疾病相关的行为如吸烟、饮酒行为增多，增加了个体成人期发病风险。

（陶芳标 邓 芳）

qīngchūn fādòng shíxiàng tuīchí

青春发动时相推迟（delay puberty） 青春发动期乳房、阴毛、外生殖器发育和月经初潮等事件出现时间相对推迟的现象。一般以人群性器官和第二性征发育等事件出现时间的后1/4位数（P_{75}）作为提前的划界值。青春发动时相推迟不同于临床上的性迟熟，更偏向于公共卫生学意义。

青春发动时相推迟对男童的心理健康的负性影响要大于女童，对健康的长期效应研究尚不充分。

（陶芳标　邓　芳）

shǒuyín yǔ xīnlǐ wèishēng

手淫与心理卫生（masturbation and mental health）

手淫是通过抚弄、刺激生殖器获得性快感的行为。手淫又称自慰，因手淫方式有多种，而且不只限于用手，故称自慰更贴切。

青少年手淫现状　进入青春期，随着性发育的进行，青少年性的意识开始苏醒，出现性的冲动，为了满足这种需要，青少年容易引发手淫。几乎所有的青少年在生长发育过程中都可能出现或轻或重的手淫行为。一般而言，青春期以后80%～90%的男性和50%～60%的女性曾有手淫行为，中国青少年的初次手淫发生在14～16岁之间。

手淫的对身心健康的影响　包括以下几个方面。

手淫对青少年心理健康的影响　虽然世界各国和各种文化背景中的青少年均存在手淫现象，但有些文化或宗教对手淫的态度是比较消极的，甚至认为手淫有害道德和身体，并加以禁止。在中国就有"一滴精，十滴血"的说法，认为手淫会造成"肾亏"和损害健康，受此影响不少青少年对手淫产生恐惧，也认为手淫是见不得人的行为，对身体有害。但有些青少年的性冲动并没有因恐惧而降低，每次手淫后内心充满矛盾，表现羞愧、懊悔、自责、沮丧、罪恶感，久之亦可引起自尊心下降、精神萎靡、神经症和其他心理障碍。

过度手淫对青少年生理健康的影响　青少年频繁的手淫可能会导致精力下降、耳鸣、腰痛、无精打采、记忆力下降、罪恶感、社交退缩等。长期手淫可能导致男性无菌性前列腺炎，女性尿道感染。有些青少年自慰时，使用不当物品或性工具可能对生殖器、尿道、肛门等造成伤害，如将物体插入阴茎或阴道无法取出，引起尿道或肛门撕裂，局部创伤感染等。有的青少年通过自缢方式达到性高潮，容易导致失手窒息死亡。长期频繁的手淫或自慰可能影响人的正常性欲唤起和性快感，影响日后正常的性生活。

手淫行为的正确疏导　随着性科学的发展，研究发现手淫或自慰本身与躯体疾病、神经精神疾病没有必然关联，青少年有无手淫表现也与其智力发展、日后成就、社会适应以及婚后性功能等均没有直接联系。手淫只要是适度的、有节制的，可以认为是一种解除性紧张的方式。青少年适度手淫对健康并无大碍，甚至通过手淫可以了解自身性征和生理变化，对成人性冷淡、缺乏性高潮者还是一种有效的性治疗方法。因此，要充分传播手淫与健康的正确认识，通过心理咨询告诉家长或儿童本人，不必为手淫感到内疚、后悔。对手淫的紧张情绪和精神负担问题，一般只要通过性知识的教育，解除误解就可解决。防范措施在于首先从小养成良好的生活习惯，如不鼓励儿童玩弄自己的生殖器，经常保持生殖器的清洁干净，勤换内裤，作息要有规律，睡醒后不赖床等；其次是进行性教育，了解基本的性知识；第三是培养广泛的兴趣，学会利用其他方式如文娱活动、体育活动、交往活动等转移或间接缓解性欲带来的紧张或压抑。培养和告诫青少年不看色情作品，不接触色情和淫秽的书籍、媒体；对较严重的手淫患者，只要本人有强烈改正意愿，也可以考虑使用心理或行为治疗的方法。对强迫性手淫者除心理咨询和行为治疗外，亦可适当使用5-羟色胺再摄入抑制剂，如氟伏沙明治疗。

（静　进）

shēngzhǎng fāyù yǐngxiǎng yīnsù

生长发育影响因素（determinants of growth and development）

儿童少年生长发育特征在其形成、发展的过程中均同时受到遗传和环境因素的双重影响。研究个体的生长发育性状以及群体的生长发育长期趋势，不能割裂遗传和环境因素的效应。

生长发育的遗传影响因素　基因是染色体DNA分子上有遗传效应的分子片段（特定的核苷酸序列）的总称，是细胞内遗传信息的结构-功能单位，通过特定的表达方式控制、影响个体的生长发育。所有反映体格、生理功能、运动素质的发育指标都和遗传因素有很大关系。来自父母双方的遗传物质为子代的生长发育勾画了"蓝图"，决定了其如何生长发育，即为基因型（genotype）。表型（phenotype）包括体格、肤色、智力等，即子代真正发育后的结果。基因型和表型往往是存在偏差的，这些差异常常在基因表达过程中显现。

基因表达　基因经过翻译、转录而控制蛋白质的合成，构成各种细胞和组织，形成各种酶参与生命活动中的各种生化反应，影响遗传性状的形成，完成遗传信息表达。基因的表达方式一般分为2种：结构性表达和适应性表达，前者指基因的表达不因环境的变动而改变，为细胞最基本的表达方式，后者指基因的表达水平易受环境影响，如环境变化可致基因表达水平升高，称为"诱导"基因。因此，在分析遗传对生长发育的影响时不能脱离环境，因为所有的生长发育性状都取决于遗传背景和生活环境的共同作用。

基因能否表达主要取决于两大因素：一是，基因间相互作用。有时，基因间可能存在冲突的遗传信息。如子代的父亲是高身材而母亲是矮身材，其最终生长的身高可能折中为两位亲代的平均身高。有些基因的表达则遵循显隐性基因规律，如虹膜颜色的基因。棕色巩膜基因为显性遗传，蓝色巩膜为双隐性遗传，一个亲代传递了一条显性棕色基因而另一亲代传递了一条蓝色隐性基因，显性基因最终胜出，子代的虹膜颜色为棕色。二是，基因型与环境相互作用。宫内环境暴露以及整个生命周期的环境暴露都可能影响子代基因的表达。身高是一个基因型与环境相互作用的典型例子，子代的身高受基因影响较大，但当个体遭遇疾病或营养不良时，高身材的基因表达受限，遗传潜能不能充分发挥，表型和基因型存在偏差。

家族遗传 遗传信息的亲-子代间的传递过程，是生长发育的主要遗传方式。表现为生长发育的家族聚集性，即某一或某些生长发育特征在家族成员中出现的概率或在家族成员间的相关性高于全人群的现象。

种族遗传 种族通常是根据共同血缘和一些可稳定遗传的体质特征划分。种族的遗传影响最显著体现在一些单基因调控的体质指标，包括肤色、发色、虹膜颜色、肤纹等。这些种族遗传特征的各种主要表型性状长期稳定不变，很少受环境因素影响，也

不随年龄、性别而改变。每个种族都有各自的生物学基础和体质差异，表现之一为不同种族间生长发育的差异，而根本差异起源于染色体基因水平发生改变，主要有基因突变、基因漂变、基因选择。见生长发育的种族影响。

生长发育的环境因素 生长发育过程既受遗传因素主导，也受环境因素修饰和调整，并在相互作用中形成个体性状。在过去的 100 年中，有关环境因素对人类生长发育的影响多集中在以下几个方面：社会经济因素、家庭特征、城市化/工业化、营养和自然环境（如纬度、温度和气候等）。随着人类活动造成的环境污染问题的加剧，其对人类生长发育的损害受到关注。

环境与早期生长发育 生命早期暴露于特定的环境危险因素对胎儿的生长发育进程造成严重影响。20 世纪 50 年代，日本水俣湾的居民出现甲基汞中毒事件，而子代中有很多人患有先天性水俣病，其症状的严重程度大于成年人。另一种常见重金属——铅，可由母体通过胎盘传递给胎儿，而胎儿期大量的铅暴露可对其认知功能发育造成不可逆的破坏。此外，1969 年发现母亲在妊娠 18 周前服用人工合成的雌激素——己烯雌酚以预防流产，可诱发其女性子代在青春期发生阴道或宫颈透明细胞癌，而男性子代则发生附睾囊肿、睾丸囊性硬结、小阴茎畸形和精子异常等。同样，一些宏观环境因素暴露也会使胎儿期的生长发育受限。如大都市的空气中飘浮着的诸多污染物（如臭氧、可吸入颗粒物等）。美国加利福尼亚大学洛杉矶分校的研究团队发现，1987～1993 年洛杉矶地区，随着大气中臭氧和一

氧化碳浓度的升高，该地区孕妇生育患有严重心脏缺陷的子代的风险也随之增加，主要有心脏穿孔、血管畸形以及多发性心脏畸形等。在上述例证中，所有的环境因素都来自于次生环境因素，这些暴露均受到若干社会因素调节。发育毒性（developmental toxicity）指出生前后亲代（父亲或母亲）接触有害因素，引起子代个体发育为成体前诱发的任何有害影响，主要有 4 大表现：生理、神经行为、生化等功能缺陷；生长改变；结构异常；死亡。

自受精卵形成至胎儿娩出之时，生长阶段分别经历了着床前期、器官形成期、胎儿期以及围生期，各期的胚胎发育情况不同，其受环境因素的影响效应也存在差异。人类妊娠 3～8 周为器官形成期，是环境暴露引起结构畸形的关键期，也是大多数器官尤其特殊的致畸敏感期。在胎儿期接触外源性的环境暴露很可能对生长和功能成熟产生影响，如免疫系统、中枢神经系统和生殖系统的功能异常等，但这些改变在子代出生前多不明显，需要出生后的仔细观察和检查，胎儿期接触外源性化学物质的不良影响主要表现在生长迟缓、特异功能障碍、经胎盘致癌，偶尔会出现死胎。围生期暴露外源性环境物质，如乙醇、多氯联苯、二噁英等，可影响子代出生后 T 细胞、B 细胞和巨噬细胞的发育、分化、迁移等功能，造成子代免疫系统暂时或永久性损伤，也可影响感觉、运动、认知、学习和记忆等神经功能。有研究表明，围生期是一生中对致癌物最敏感阶段，许多儿童期高发的肿瘤（如急性淋巴细胞性白血病、神经母细胞瘤、胚性腺肌瘤等）都可能与出生前

后暴露于某些环境因素有关。

环境与出生后生长发育 自母体娩出后,作为独立个体至其发育为成熟个体仍需要经历新生儿期、婴儿期、幼儿期、学龄前期、学龄期以及青春期一系列的生长发育进程。生长潜能的发挥在这一过程中受到各类环境因素的影响。根据生态系统理论,人类的生长发育既是一种生物现象也是一种社会生态现象,受家庭、社会、文化、经济、自然等环境影响。其中,家庭是影响儿童生长发育最重要的生活环境。经济收入较高家庭能为儿童提供更好的照顾,包括良好的居住环境、丰富的营养供给、较多的智力投资等,促进其身心发展。来自低经济社会地位家庭的儿童,往往所获得的物质条件有限,严重者甚至发生营养不良而发育受限。父母的受教育程度较高也对儿童的生长发育有促进作用。文化程度低的母亲通常只关注儿童的基本生理需要,较高者则对儿童的心理发展更为敏感,反应性高。在经济快速发展、城市化进程迅速的国家(如中国),社会经济因素对儿童的生长发育的影响也是直接的。在比较江西和上海两地的学生体格发育水平时发现,两地的地理、气候、气温、日照、降水量等自然条件相似,但上海的社会经济和生活水平明显好于江西,上海中小学生的身高、体重、BMI值等指标均高于江西地区。

次生环境中的各种环境污染因素对生长发育的影响也不容忽视,如儿童铅中毒可损伤神经系统功能,造成智力永久性损伤。随着城市大气污染物(如 NO_x、CO、SO_x、PM)浓度增加,儿童肺功能下降明显,呼吸道炎症、哮喘的患病率显著增加。室内污染物多环芳烃类、尼古丁、甲苯等物质暴露可危害儿童呼吸系统、造血系统以及神经系统等功能。

(陶芳标 苏普玉 翁婷婷)

shēngzhǎngfāyù de zhǒngzú yǐngxiǎng

生长发育的种族影响(effects of race on growth and development) 不同种族儿童少年在体格发育、体型发育和青春期发育方面的群体差异。种族又称人种,指人类在一定的区域内,历史上所形成的,具有某些共同、稳定的遗传特征的人群。各人种稳定的遗传特征,如肤色、眼色、发色和指纹等,多属单基因遗传方式。根据人种的自然体质特征,通常将全世界的现代人类划分为4大人种:欧罗巴人种,又称白色人种或高加索人种或欧亚人种;蒙古人种,又称黄色人种或亚美人种;尼格罗人种,又称黑色人种或赤道人种;澳大利亚人种,又称大洋洲人种或棕色人种。这4类人种俗称白种人、黄种人、黑种人和棕种人。

遗传因素影响儿童少年生长发育的具体表现,并通过数十代、上百代对自然环境的适应实现。该领域的研究范围包括2个层面,一是以全球为考察范围,将种族和群体基因结构相联系,从生物学角度考察人类的起源和人类基因的多样性;二是以国家或地区为考察范围,注重从改善卫生保健服务、促进生长发育的角度分析不同的族群之间的遗传和环境影响。

生长发育的种族差异 经过长期的积累,生长发育在不同种族之间的差异逐渐显现,生理上的差异主要表现在体格发育、体型发育及青春期发育。

体格发育的种族影响 跨文化体质人类学研究证据表明,体格生长存在明显的种族差异,不同种族身高、坐高、下肢长等体格发育指标存在显著差异。如在相似生活条件下成长的亚裔、非裔和欧裔美国儿童,亚裔儿童平均身高低于欧裔和非裔;反映下肢长与身高比例关系的坐高指数[(身高-坐高)/身高×100],也表现为黄种人<白种人<黑种人,即黑种人相对下肢最长、黄种人最短。在美国长大的日裔儿童,身高均值比同龄日本本土儿童高而与当地白人相近,但其坐高指数显著低于白人儿童而与日本本土儿童相近。这说明,不同种族人群身体比例的自然生长和变化规律基本一致,下肢长、坐高等指标主要受种族遗传因素的影响。

体型发育的种族影响 不同种族表现出鲜明的体型特征,体质人类学家用生态学定律来归纳体型的种族遗传影响。伯格曼定律认为,同一物种内,个体的体积因环境温度而异;温度越低,个体越大,且越接近于圆形。艾伦定律认为,体型变异是进化的结果,居住在寒冷地区的族群体型粗壮、肢体较短,体积的增加大于体表面积的增加,限制热量的散发;相反,居住在热带地区的族群,身体体积小、四肢长,相对体表面积大,易于散热。现代分子生物学研究观点认为,人的体型特点和雄激素受体敏感性有关。受种族遗传的影响,这些靶受体集中分布在头、肩、胸廓、脊柱、臀、髋、膝、踝等处的骨关节上,由此通过肩盆宽、胸壁厚、胸围、腰臀围、坐高等表现出鲜明的种族遗传特征。

青春期发育的种族差异 不同种族在青春期体格和性发育等方面存在明显的差异。美国多人

种居住区的跨文化研究表明，黑种人无论骨龄、齿龄、性发育的开始年龄都比白种人和亚裔黄种人早；黄种人自婴幼儿开始骨龄一直落后于黑种人和白种人，青春期生长突增的开始年龄也晚于后两者，但突增后骨骼、性发育的成熟进程却显著超过后两者。这种青春期骨龄成熟发育的加快，被认为是导致亚裔黄种人成年身高较矮、下肢长/身高比例偏低的主要原因。月经初潮年龄既存在种族差异，也存在地域差异。在相似的自然和社会条件下生活的不同民族间的差异，可看成是由种族遗传因素决定的。根据 2000 年中国学生体质与健康调研资料分析，全国汉族女生月经初潮平均年龄为 12.73 岁，少数民族中只有壮、朝鲜、羌、苗等 4 个民族学生的月经初潮平均年龄早于汉族女生，其余都比汉族晚。

生长发育种族差异的机制
生长发育种族差异的主要因素发生在基因水平上，继而世代延续，包括基因突变和重组、基因漂移以及基因选择等。基因突变和基因重组：基因突变导致遗传物质的物理、化学变化；基因重组因婚配繁衍而发生，导致基因型发生变化。基因漂移：在一个遗传群体有限的种群里，由于某种随机因素，某一等位基因的频率在群体中出现世代传递的波动，这种波动包括某些等位基因的消失，另一些等位基因的增加，改变了种群的遗传结构。基因选择：又称自然选择，在各人种形成种族差异的过程中发挥重要作用。种群在长期对自然环境的适应中，留下更能适应环境而有利于生存和能留下更多后代的基因，反之则减少，从而引起基因频率的变化。关于种族遗传的研究已经深

入到分子遗传学水平。血型 ABO、Mn、Rh、HLA、Gm 的基因频率分布已经在人类起源研究中取得了重大进展。但是近一个半世纪来世界各国迅猛的生长长期趋势也对传统的人类体质学提出了挑战，对人类身高不断增长趋势的分子遗传学机制尚有待深入研究。

中国儿童生长发育的族群差异　中华民族由 56 个民族组成，多数起源于蒙古利亚人种，同时引入部分其他人种血缘。在体质特征上，以北纬 30°左右为界，分为北方蒙古人种（北方人）和南方蒙古人种（南方人）。北方人起源于黄河流域，南方人起源于长江流域。

中国各民族的族群人类白细胞抗原基因频率的聚类分析证明，各民族间的相似性又具有明显的不均一性，汉、壮、瑶、侗、藏等民族接近，蒙古、哈萨克、维吾尔、回族等接近。研究中国各民族间儿童少年生长发育的差异，其着眼点在于发现产生差异的地理生态、社会经济、文化影响等因素；深入到基因多态性研究，则主要是着眼于种族遗传和环境因素哪一个对生长发育影响更深远。中国各民族生长发育的差异是遗传和多重环境因素综合作用的结果具有两大特征：①起源、居住地相近的族群生长发育具有高度相似性。表现为南、北各少数民族儿童的生长符合"北方人""南方人"两类中国人的体质特征，即族群差异服从于种族差异。北方民族中，新疆、蒙古等地游牧民族起源的族群体格发育水平高于甘肃、青海等地农耕民族族群。南方各民族生长发育差异较大，起源于西南土著的各民族生长水平最低，而居住于南方起源自北方的族群生长发育水平相对

较高，和北方群体相似。②民族间的生长发育差异，受现时生活环境的影响。如果以 18 岁身高代表成年身高反映族群身高的长期遗传影响结果，以 7 岁儿童身高代表婴幼儿期、学龄前期生长状况，反映环境的影响结果。分析结果显示：①中国多数少数民族儿童身高低于汉族城乡儿童；某些 18 岁身高水平较高的民族，7 岁儿童身高仍较低。反映出这些族群保健水平、营养状况、社会福利水平较低的现实。②和汉族相比，少数民族学龄期儿童体格增长较缓慢、青春期生长突增晚、突增幅度小，三者共同导致了其成年身高较低。③各少数民族伴随生活水平的普遍提高，出现生长长期加速趋势，但幅度远没有汉族迅猛。在影响中国儿童生长发育族群差异的现时环境因素中，经济发展、生活水平提高、工业化、都市化进程发挥了关键作用。提高少数民族儿童的生长潜力，加快经济发展、改善生活条件是关键，还应辅以营养、疾病防治等干预措施。

（汪玲谭晖）

shēngzhǎngfāyù de jiāzú yǐngxiǎng

生长发育的家族影响（effects of family on growth and development）　不同家族儿童少年体格发育、体型发育和青春期发育等生长发育性状的差异。家族研究是分析引起这种家族聚集性的遗传、环境及其交互作用的手段；双生子研究和领养研究是最常采用的设计方法。

生长发育家族影响的研究方法　生长发育的家族聚集性指某一或某些生长发育特征在家族成员中出现的概率或在家族成员间的相关性高于全人群的现象，这是一种遗传表现。生长发育的家

庭研究是从血缘关系不同的家庭成员间的相似性和差异性来评估各种生长发育性状的遗传程度。常用双生子设计和领养设计。

双生子研究（twin study）通过比较血缘关系不同的同卵双生子和异卵双生子之间在生长发育特征上的相似程度，以确定某种属性的遗传性的一种研究，是人类遗传学领域的经典研究方法之一。同卵双生子（monozygotic twims，MZ），由同一受精卵分裂而来，所带基因相同，表型特征相近。异卵双生子（dizygotic twims，DZ），由两个卵子分别受精发育而成，在遗传特点上类似于两次独立的妊娠，所带基因仅有 50% 相同，表型特征也仅有部分相似。两种双生子可从外貌特征、皮纹、血型、同工酶谱、血清型、人类白细胞抗原（human leukocyte antigen，HLA）型或 DNA 多态性加以鉴定。双生子研究以"共享环境假设"为前提，假设 MZ 和 DZ 受共同环境因素影响的程度相同，不同的是他们的遗传相似性和各自非共享的环境因素。通过比较 MZ 和 DZ 在某一生长发育特征上的一致性或相关性，可判断遗传、共享环境因素以及非共享环境因素的作用大小，并对遗传度进行估计。双生子研究是迄今为止在人群中研究发育形状、复杂疾病的最好的遗传学研究手段之一，生物统计技术和分子生物学技术的发展为应用这一研究方法探讨遗传与环境的交互影响及其作用机制提供了广阔的空间，建立完善的双生子登记制度是实现这些研究的重要基础。

领养研究（adoption study）将被领养者分别与他们的有血缘关系的亲属以及有领养关系的亲属做比较，测量某一属性或多个属性的遗传性的一种研究方法。领养研究利用了两种关系——寄养关系和血缘关系来分析遗传和环境在生长发育性状表达中的作用。理论上，在寄养关系中遗传上的相似性接近于零，环境因素上的相似程度较高；在血缘关系中遗传上具有 50% 的相似性，而环境因素上的相似性接近于零。

遗传度（heritability）在双生子和领养研究中，通常采用遗传度（又称遗传力）表示遗传和环境因素的相对作用大小，遗传度越接近 1，反映遗传的影响作用越大；越接近 0，说明环境的作用越大。对于非连续性性状，如月经初潮，双生子研究采用一致率，即双生子中成对表现出同一性状的比例，推算遗传度来估计遗传效应的大小。对于连续性性状，如身高可采用方差和相关分析推算遗传度。值得注意的是以"共享环境假设"为前提的双生子研究估算出的遗传度偏高，因为存在 MZ 环境影响的相似程度大于 DZ 的现象，解释结果不应过分夸大遗传的作用效应。随着生物统计技术的发展，应用通径分析、模型拟合等方法可使遗传度的估计更为准确。国内外许多研究表明，同卵双生子的外貌、指纹、血清型、抗体、生理功能（如呼吸、心率、脑电波）等均酷似，体现出明显的遗传影响。绝大多数反映体格、青春期发育的生长发育指标，受多基因影响，也体现出家族遗传的作用。

体格发育的家族影响　身高、坐高、骨龄等体格发育指标受遗传影响。双生子研究显示，与 DZ 相比，MZ 的身高差别更小，头围、头径也更接近，说明骨骼系统的发育受遗传因素的影响较大。

不同体格发育指标家族因素的影响　经典遗传流行病学研究认为，在良好生活环境下长大的儿童，其成年身高在很大程度上取决于遗传。身高的遗传度为 0.75，即身高的 75% 取决于遗传，25% 取决于营养、锻炼等环境因素。一般而言，父母为高身材，子女的身材也较高，但子女成年身高低于父母平均身高的可能性较大；父母为矮身材，子女的身材也较矮，但子女成年身高超过父母平均身高的可能性较大。国外有学者提出亲代身高和子代终身高相互关系的数学表达公式，并应用于身高的预测实践中。该公式表达为：儿子身高 =[（父亲身高+母亲身高）×1.08]/2；女儿身高 =（父亲身高×0.923+母亲身高）/2。北京、上海等地对双生子的研究结果发现，骨龄的遗传度约为 0.8；北京对 6～14 岁共同生活与分开抚养的 MZ 研究发现，骨龄、身高较体重的相似度更高，反映了骨骼的线性生长受遗传影响较大，而体重更易受环境因素的影响。

不同发育时期家族因素的作用　研究发现，子女与父母的身高相关系数在 2 岁后开始增大，青春发育时由于生长突增使个体变异较大而降低，身高生长减速后相关系数回升，青春期后最大。双生子研究也发现，MZ 和 DZ 身高的相关系数随年龄变化而不同，在生长加速期，DZ 的身高相关系数明显降低，而 MZ 仍有较高的相关。中国应用模型拟合等生物统计技术对双生子体格发育指标的遗传、环境及交互影响的研究发现，身高、坐高等线性指标受遗传影响显著高于围度、宽度、体重和体成分指标；生长发育平稳期遗传作用得到更为明显的体现，骨龄及身高的遗传度在儿童期较高。随着青春期早期生长加速，遗传度降低，在青春期中后期的生长减速期再度升高。

青春期发育的家族影响　对双生子的研究结果反映，青春发育"里程碑"事件的出现年龄（如生长突增年龄，初潮年龄）以及成年终身高等受遗传影响因素。对北京 180 对 6~18 岁女性双生子的研究发现，月经初潮年龄、乳房开始发育年龄、阴毛开始发育年龄的一致率 MZ 均高于 DZ；采用通径分析的最大似然法估计的月经初潮年龄遗传度为 0.78，反映出月经初潮年龄、性发育开始年龄主要受遗传因素控制；同时，研究也发现乳房、阴毛等女性第二性征的发育水平在时间上的表达受环境因素的作用较大。应用双生子研究对性发育相关的血清激素指标的遗传度估计结果表明，下丘脑-垂体-性腺轴对性发育的调控作用，不同激素在不同发育阶段表现不同。总体来看，血清各激素水平在青春期中晚期遗传度相对较高。

（汪　玲谭　晖）

yíchuán yǔ értóngshàonián xíngwéi

遗传与儿童少年行为（behavioral genetics in children and adolescents）

儿童少年能力、特质、行为模式的发育受遗传和环境错综复杂的影响。行为遗传学（behavioral genetics）通过遗传设计和环境测量技术研究基因和环境对能力、行为和性格特征的影响。遗传和环境在个体智力、人格和心理健康这些行为特征的发展上有同等重要的作用；环境对儿童的影响往往以非共享的形式发挥作用，使成长于同一家庭的同胞彼此不同。儿童的行为特征受遗传因素、共享环境因素和非共享环境因素的共同影响，遗传和环境的影响既存在主效应也存在交互效应。

共享环境影响与非共享环境影响的估计　共享环境影响（shared environments，SE）是住在一起的人们共享的一种环境影响，从而使这些个体彼此相似。非共享环境影响（nonshared environments，NSE）是住在一起的人们没有共享的一种环境影响，而使这些个体彼此不同。双生子设计和领养设计等家庭研究（或称血缘关系研究）方法不仅能评估人类行为受遗传作用的程度，也能评估这些行为特征被环境影响的程度。在家庭研究中，行为特征的表现型总方差可以分解为遗传影响方差、共享环境影响方差、非共享环境影响方差和测量误差。非共享环境影响解释了不能被遗传和共享环境影响所解释的方差，通常用模型-拟合分析的残差来估计。采用遗传敏感设计方法也可更直接地用相关系数估计共享和非共享环境影响。在双生子和领养设计中，生活在一起的同卵双生子（monozygotic twims，MZ）和异卵双生子（dizygotic twims，DZ）相似性的差异来自遗传影响，见生长发育的家族影响。如果以 r_M 代表在一起养育的 MZ 某特征的相关系数，r_D 代表在一起养育的 DZ 某特征的相关系数，r_S 代表在一起养育的领养子和没有血缘关系的领养同胞某特征的相关系数，那么遗传力的计算公式为：$H=(r_M-r_D)\times2$；生活在一起的 MZ 的差异来自非共享环境影响，其计算公式为：$NSE=1-r_M$；没有遗传关系的领养同胞的相似性来自共享环境影响，其计算公式为：$SE=r_S$，或用公式 $SE=1-(H+NSE)$ 粗略估计。上述公式中 NSE 存在低估的可能，因为受

传和环境的影响既存在主效应也存在交互效应。

基因影响，MZ 的环境相似性高于 DZ 和普通同胞；而公式 $SE=1-(H+NSE)$ 存在对 SE 高估的可能，因为没有排除测量误差。对行为特征的双生子和领养研究结果表明，家庭成员行为特征的相似性几乎完全由共享遗传引起；家庭成员行为特征的差异性则更多源于非共享环境的影响。共享环境对行为特征的作用还有待进一步研究，现有的对行为障碍和精神疾病的遗传研究认为共享环境影响甚微；但也有双生子研究认为学业成就、一般认知能力、青少年的品行障碍等部分受共享环境影响。因此，还需进行更广泛的血缘关系研究，以直接检验共享家庭环境在这种背景下的作用。

遗传对智力成绩的影响　对不同血缘水平的多项家庭研究结果表明，智力是一个中度可遗传的属性，遗传度为 0.4~0.5，基因大约解释了人类智商（intelligence quotient，IQ）分数总变异的一半。对智商的遗传度分析发现，不论男女，MZ 的总智商、言语智商、操作智商的相关系数均高于 DZ；男童的操作智商、女童的言语智商得分受遗传影响更为明显，共享环境因素对男童的言语智商、共享及非共享环境因素对女童的操作智商影响均不容忽视。双生子智力发展的追踪研究发现，随着儿童的成熟，基因将起更大的作用。儿童 IQ 得分，1 岁的 MZ 和 DZ 没有明显差异；18 个月时两者的差异性已显现，MZ 的 IQ 得分和变化程度较 DZ 更相似；15 岁时遗传度估计值最大。领养研究结果与此相似。儿童期领养儿童的 IQ 不仅与生身父母有关（表明存在基因影响），也与养父母有关（表明存在共享环境影

响）。但到青少年期，领养儿童与生身父母 IQ 得分仍明显相似，但与领养父母的 IQ 不再相似。这些双生子和领养研究结果揭示，共享环境因素对智力的影响随着年龄增长而下降，而基因和非共享环境因素的影响变得越来越强。

遗传对人格的作用　多项双生子研究发现，许多人格特征的核心维度，如内/外向、共情关注等是中度可遗传的，遗传度为 0.4~0.5，即遗传和环境影响在人格发展中都很重要。领养研究发现，住在一个家庭、基因上没有关系的个体，在人格测验得分上几乎不相似（r = 0.07）。因此推断，共享环境影响对人格发展的差异性没有多少贡献，而是非共享环境影响了人格特征的变异。对居住在一起的 MZ 研究发现，MZ 所受到的对待方式（如与父母的关系、与老师的关系）的差异性越大，他们在人格和社会行为上的相似性越小。虽然，NSE 和基因共同在人们许多的基本人格特征的塑造中发挥着重要作用，但也有研究表明，SE 在道德、宗教、社会与政治兴趣以及价值观的塑造中起着重要作用，同胞在这些特质上的相似性是其与基因作用的共同体现。

遗传对行为的影响　研究多集中于遗传对行为障碍和精神疾病的影响。多项双生子和领养研究结果表明，遗传影响着精神分裂症、抑郁、多动、双相障碍、酗酒及犯罪等异常行为的倾向性。对这些异常行为的遗传环境交互作用研究认为，遗传作为中介影响着个体行为的环境倾向性，家庭研究提出了基因型-环境相互作用模式。中国应用通径分析等生物统计技术，对双生子症状自评量表（SCL-90）得分的遗传和环境归因分析发现，总体来看，行为得分受共享环境因素影响大于遗传和非共享环境因素影响，且有随年龄增长，环境作用有更加明显的倾向。

（汪玲 谭晖）

shēngzhǎngfāyù de yíchuán hé huánjìng jiāohù zuòyòng

生长发育的遗传和环境交互作用（gene-environment interaction on growth and development）　遗传与环境相互作用对儿童少年生长发育、认知发育和社会行为发展等方面的影响。20 世纪 60 年代的遗传和环境交互作用理论得到发展，促使人们重新认识遗传和环境对生长发育的作用效应。1966 年康拉德·瓦丁顿（Conrad Waddington）提出的导向原则认为基因限制了某些发展的结果；具有高度导向的属性，环境难以改变其发展结果；而较少被导向的特质，如智力、气质和人格等则能够被各种生活经历影响而朝着各个方向偏离他们遗传的道路。欧文·高兹曼（Irving Gottesman）随后的反应范围原则认为遗传预设了发展潜能和环境影响的范围，个体只是在这个范围内变化。其后的基因型-环境相关理论进一步阐述了遗传和环境的交互作用。

基因型-环境相关（gene-environment correlation）　个体所暴露的环境受遗传倾向的控制，即人们部分由于遗传的原因选择或创造了自己的经验。遗传对环境，尤其是家庭环境有较大的影响。在分析基因型-环境相关时有两点需注意：一是环境测量（经验）受遗传影响，并不意味着经验完全由基因所控制；二是分析血缘关系研究中出现环境测量与行为特征之间相关的结果，应意识到表现出来的环境作用实际上可能混杂着遗传影响。

基因型-环境相关的 3 种类型　斯卡尔和麦卡特尼提出基因通过至少 3 种方式影响人们经历的环境，即被动的、唤起的和主动的基因型-环境相关，3 种类型影响的相对重要性，随儿童生长发育的进程而变化，生命早期以被动的基因型-环境相关为主导，唤起的基因型-环境相关贯穿一生，主动的基因型-环境相关效应直到童年晚期和青春期才发挥作用。被动的基因型-环境相关往往产生于具有遗传联系的个体之间进行互动的过程中。儿童所受环境影响的主要来源为父母和同胞，儿童接受的养育环境受父母自己的基因影响，子女被动地承袭与其遗传倾向相关的家庭环境。唤起的基因型-环境相关指儿童受基因影响的属性将影响他人对待他的行为，并因此影响了其发展所处的社会环境。唤起的基因型-环境相关可以通过任何人对基于遗传倾向的个体做出反应而引起，并对儿童人格的形成起着重要作用。主动的基因型-环境相关指个体选择、修改、建构或重构与其遗传倾向相关的环境。儿童往往喜欢和寻求那些与他们的基因倾向性最一致的环境，这一小环境又将会对其未来的社会性、情绪和智力发展产生很大的影响。以音乐能力为例，如果音乐能力是可遗传的，那么对于有音乐天赋的儿童而言，同样有音乐天赋的父母很可能为他们提供了引导音乐能力发展的基因和环境（被动的基因型-环境相关）；那些有音乐才能的儿童在学校或许会被挑选出来，并得到特别的机会（唤起型）；即使他人对儿童的音乐才能不采取任何行动，这些有天赋的儿童或许会通过选择音乐同伴等方法创造音乐经验（主动型）。

基因型-环境相关的测量方法 测量遗传因素对某一环境测量与心理特征之间相关的程度有以下3种方法：①比较非领养和领养家庭中环境测量与儿童特征之间的相关，反映的是被动的基因型-环境相关作用。通常假设在这两种类型的家庭中，环境测量与儿童特征之间的相关来源于不同的方面，非领养家庭来源于环境和遗传的调解（如果父母的特征与环境测量和儿童该特征均相关，说明遗传具有调解作用）；领养家庭只来源于环境。那么，如果非领养家庭的相关系数比领养家庭的高，说明存在遗传的调解作用，遗传作为协变量对家庭环境与儿童特征都产生影响。这种遗传的调解作用反映的是被动的基因型-环境相关，因为非领养家庭的儿童被动地从父母那里承袭了与心理特征相关的基因和生活环境。此类研究发现家庭环境对儿童认知发展和语言发展的影响中混杂着被动的基因型-环境相关作用。②生身父母的特征与领养家庭环境的相关，反映唤起的和主动的基因型-环境相关。把生身父母的特征作为领养儿童的基因型指标，估计该指标与任何一项领养家庭环境测量的相关。如果存在相关，意味着被领养儿童受遗传影响的特征对环境测量产生了效应，如唤起了养父母的反应。运用这种方法，在青少年反社会行为上发现了基因型-环境相关的证据。用生身父母的反社会人格障碍和毒品滥用作为被领养者的遗传风险指标，养父母对有遗传风险的被领养者的抚养行为比对照组更消极，这种效应还受到被领养青少年的反社会行为调解。③对环境测量和儿童特征之间的相关进行多元遗传学分析。可用于任何遗传设计和任何类型的环境测量，分析评估两种测量上遗传效应之间的重叠部分。理论上讲，可以探测被动的、唤起的和主动的基因型-环境相关中的任何一种。运用多元遗传学的模型拟合分析发现，在儿童期，家庭环境测量和儿童认知能力的相关受到遗传调解；在青春期，家庭环境测量与青少年的抑郁、反社会行为之间的相关受到遗传较大程度的调解。

基因型-环境交互作用（gene-environment interaction）

指遗传对环境的敏感性或易感性。动物研究用选择性繁殖的实验控制基因型与环境，并证明了环境对行为的影响程度受到遗传的调解。如走迷宫聪明的老鼠选择系和走迷宫迟钝的老鼠选择系对于"丰富型"和"限制型"环境的反应不一样。丰富型环境对聪明老鼠走迷宫的成绩没有影响，但提高了迟钝老鼠的成绩；限制型环境降低了聪明老鼠的成绩，但对迟钝老鼠成绩没有影响。因为限制型和丰富型环境各自的影响依赖于动物的基因型。在人类行为中，基因型-环境交互作用多见于素质-压力模型，即具有遗传易感性的个体，对压力环境产生的影响特别敏感。对青少年反社会行为的领养研究发现，遗传风险和家庭环境风险之间存在交互作用。把生身父母的反社会人格诊断或毒品滥用行为作为遗传风险指标，用领养家庭的婚姻、法律、精神疾病问题评估环境风险；有遗传风险的被领养儿童对领养家庭压力产生的环境影响更敏感；遗传风险低的被领养者不受领养家庭压力的影响。对基因型-环境相关和交互作用的研究，使人们认识到基因可能通过影响经验影响人类发展的各个方面；同时，特定的环境也限制了特定的基因型可能展现出的表型。可以说，基因型和环境的交互作用导致了生长发育中的变化和变异。环境测量技术的发展和环境相关基因的探查将极大促进对遗传倾向如何引导个体积极创造自我经验的机制的研究。

（汪玲 谭晖）

gǎnshàng shēngzhǎng

赶上生长（catch-up growth）

阻碍儿童生长的病理性因素被克服或解除后表现出的加速生长并逐渐恢复到正常轨迹的现象。1963年普拉德（Prader）和坦纳（Tanner）等提出这个概念。

赶上生长的模式 不同的病理因素发生的年龄、持续时间、严重程度等差异较大，赶上生长的模式也不同，一部分儿童表现为完全性的赶上生长，其生长水平可以恢复到原来的水平乃至更高；一部分儿童表现为部分赶上生长，其生长水平达不到应有的生长水平。

宫内生长迟缓和早产儿的赶上生长 早产儿从出生到40周（以受孕计算）期间，因不适应宫外环境，生长速度较慢，但足月以后，身高、体重的Z值明显升高。多数小于胎龄儿（small for gestational age，SGA）在婴儿期有明显的赶上生长现象，但至2岁时，仍有不到10%的身高低于2个标准差。早产的SGA比足月的SGA儿童出现赶上生长时间迟，但到2岁，两组的生长水平已无显著的统计学差异；胎龄小于32周的重度早产儿则需要更长的时间，到7岁时他们的身高、体重与对照组接近；一部分极低出生体重儿，只要营养条件合适，他们的赶上生长持续很长的时间，甚至达到成年。一般认为，早产和宫内生长迟缓儿童的赶上生长发生在 2 岁以内，关键时期是 1 岁以内特别是出生后 6 个月以内。但宫内生长迟缓、早产儿童如何保持适度的赶上生长速度仍有待深入研究。

疾病儿童的赶上生长　短期疾病对儿童线性生长不会产生明显的损害，长期慢性疾病特别是能引起内分泌改变和严重营养不良的疾病会引起生长迟缓。如先天性甲状腺功能减退儿童不能得到及时有效治疗会引起身高落后、智力受损，但一旦通过新生儿期筛查发现并给予治疗，身高的增长逐渐赶上正常的水平，智力不会受到明显的损伤；如果发现或治疗时间推迟，虽然有可能使身高赶上生长达到正常水平，智力损伤则难以恢复（图）。

赶上生长的积极意义　因疾病、宫内生长迟缓、早产、出生后营养不良或其他因素而引起，儿童生长迟缓还可能导致脑发育的受损，增加童年期疾病如肺炎、腹泻的风险，且随着体重的 Z 值减少，死亡率上升。研究发现，SGA 儿童在出生后获得快速体重增加，他们的死亡率下降、住院率减少。生命早期也是脑发育关键时期，赶上生长对脑发育有积极意义。赶上生长缩小了 SGA 儿童与同龄儿童身高的差距，对儿童的心理健康也有积极意义。在一个有着高婴儿和儿童死亡率的人群，赶上生长可能会产生短期有益的影响。

赶上生长的消极意义　出生队列的研究资料显示，体重的过快赶上生长与肥胖、2 型糖尿病、糖耐量异常、心血管疾病等多种成人期疾病相关联。在赶上性生长可能有益的不发达国家，经历

了生活方式转型以后，可能会发现他们正处于肥胖、糖尿病和心血管疾病等的高风险中。研究发现，SGA 儿童在 2~4 岁赶上生长脂肪组织快速增加，尤其是腹部脂肪累积会伴有胰岛素敏感到胰岛素抵抗的转变，可能与成人肥胖、糖尿病等有关；6 岁时，SGA 儿童的空腹胰岛素、胰岛素样生长因子-1 高于适于胎龄儿，内脏脂肪增加；但脂联素减少。在一个婴儿死亡率相对较低的人群，如发达国家，赶上生长长期的有害作用可能要大于其益处。

（陶芳标）

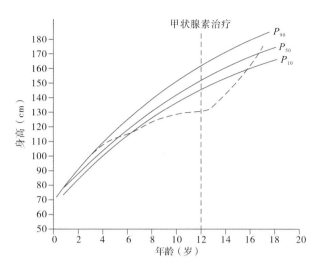

图　某甲状腺功能减退患儿的赶上生长
（引自：Prader A 等，1963）

yíngyǎng yǔ értóngshàonián shēngzhǎngfāyù

营养与儿童少年生长发育（nutrition and development in children and adolescents）

营养是儿童少年生长发育的物质基础，促进健康、增强体质的重要保障。儿童少年正处在身体和心理发育的关键时期，必须不断从外界摄取足够的热能和营养素，保证其体格和智力的正常发育。热能和（或）营养素摄入不足不仅会引起生长发育迟滞，而且影响智力发育，导致学习能力下降，严重者可引发急慢性营养不良和各种营养缺乏症。

能量与儿童少年生长发育

儿童少年热能需要量主要取决于个体的基础代谢率、生长速度和活动情况。青春期前与正处于青春期生长突增阶段的同龄儿童，

对热能的需求不同，后者显著超过前者。在青春期前，男女对热能的需要量相似，青春期由于个体成分的性别差异，导致对热能的不同需求。男童蓄积更多的瘦体重，女童蓄积较多的脂肪。瘦体重需要更多的热能和营养素，且男童的生长速度比女童快，所以男童比女童需要更多的热能。膳食热能摄入呈轻度不足时，体重可维持不变，这种"适应"的后果是基础代谢率偏低，并伴明显的身体活动减少；摄入热能减少到需要量的 80% 以下出现体重下降。青春期男女童对热能供给量极其敏感。热能不足可影响蛋白质、维生素和矿物质的有效利用，导致体重降低；供给过多又可造成热能蓄积，转变为脂肪储存在细胞内，引起肥胖。儿童肥胖已成为世界各国主要公共卫生问题之一。儿童少年时期应注意膳食热能摄入与机体能量消耗相平衡，避免食物热能供给的大幅度波动，以有利于儿童少年健康成长。

蛋白质与儿童少年生长发育

儿童少年生长发育不但需要充

足数量的蛋白质，且要求一定比例的优质蛋白质。膳食供给的蛋白质数量不足和（或）质量差可致生长发育迟滞、免疫功能低下，严重者出现消瘦、矮身材、贫血、性发育落后、智力发育迟滞等。儿童少年每天摄入蛋白质提供的能量应该占总能量的12%～14%，且应有一半以上为优质蛋白质。牛奶中的蛋白质属于优质蛋白质，并含丰富的钙，牛奶中的乳糖有促进钙消化吸收的作用，对儿童少年的生长发育有明显促进作用，每日应摄入300～500ml牛奶。大豆不仅蛋白质含量高，也是优质蛋白质，每日摄入适量的大豆及其豆制品，对生长发育也有促进作用。尤其在经济不发达的农村，多食豆类及其制品，也可增加优质蛋白质的摄入量。

脂肪与儿童少年生长发育

脂肪可提供必需脂肪酸。必需脂肪酸缺乏可引起生长发育迟缓、生殖障碍、皮肤损伤以及肝、肾、神经和视觉等方面多种疾病。n-3系α-亚麻酸在体内可衍生为二十二碳六烯酸（DHA），是大脑和视网膜细胞中含量最丰富的多不饱和脂肪酸。适量DHA有利于智力发育，对增强视力有良好作用。必需脂肪酸摄入过多，可使体内有害的过氧化物增加，同样对机体产生多种危害。高血压、高血脂、糖尿病等发病年龄呈低龄化趋势，应在儿童少年时期加强预防。膳食中饱和脂肪酸有升高血脂的作用，多不饱和脂肪酸则能降低血脂，建议少食动物脂肪，可适量摄入核桃、芝麻、花生、瓜子等，增加必需脂肪酸和磷脂的摄入。DHA主要存在海产品的脂肪组织中，应每周摄入1～2次海鱼或其他海产品。

碳水化合物与儿童少年生长

发育　碳水化合物是身体重要的能量来源，对保障身体发育和维持大脑正常功能发挥重要作用。碳水化合物在体内消化后产生的葡萄糖是脑细胞唯一能利用的能源。如果膳食中碳水化合物长期摄入不足，儿童少年可表现为记忆力下降、头晕、嗜睡、注意力不集中、学习效率降低、体重减轻等。膳食纤维有利于粪便排出，并有控制体重和减肥作用。谷物的麸皮、全谷粒、豆类、蔬菜和水果等都是膳食纤维的良好来源。儿童少年应每日摄入300～500g粮谷类，保证碳水化合物提供的能量占总能量55%～65%，并常食些粗粮、杂粮、多吃蔬菜和水果，以获得适量的膳食纤维。

维生素与儿童少年生长发育

主要作为辅酶，在生长发育过程中起重要的调节作用。多数维生素在体内不能合成，需要每日从食物中摄取，膳食中某种维生素长期缺乏，可引起代谢紊乱并出现相应维生素缺乏症，影响生长发育。维生素A对维持正常视觉功能，促进细胞生长和分化有重要作用。维生素A缺乏可导致暗适应能力下降，引发干眼病，造成生长发育停滞、骨发育不良甚至影响免疫功能。动物肝脏富含维生素A，每周应摄入1～2次动物肝脏（尤其羊肝）。深色蔬菜富含胡萝卜素，也可以在体内转变为维生素A，每日应摄入400～500g深色蔬菜。维生素D能促进钙的吸收，加速钙沉积于骨骼，促进骨骼、牙齿发育，缺乏维生素D会影响膳食钙的吸收利用，使骨密度降低、生长发育迟滞、增加患骨质疏松症的风险。经常到户外参加各种体力活动是身体获取维生素D的最好来源。B族维生素、叶酸和生物素等主

要参与能量代谢和神经系统的生物氧化及功能维持，是促进身体和智力发育必需的神经营养物质。维生素C能促进胶原和神经递质合成，促进铁的吸收，提高机体免疫力，对预防疾病、促进健康、保障正常生长发育起重要作用。

矿物质与儿童少年生长发育

根据中国居民膳食结构特点，儿童少年容易缺少的矿物质主要有钙、铁、锌、碘等。钙对儿童少年生长发育至关重要，能促进骨生长和骨健康，膳食钙摄入不足，可引起生长发育迟滞、骨钙化不良、骨密度下降、严重者骨骼变形，甚至发生佝偻病，成年后发生骨质疏松症的危险性也增高。牛奶是儿童少年补充钙最佳的天然食物之一，豆类及其制品、虾皮、芝麻等含钙也很丰富。

儿童少年生长发育过程中，血液容量和肌肉重量逐渐增加，对铁的需要量增加；青春期女性月经来潮后的生理性铁丢失，易发生缺铁性贫血，可影响体格和智力发育，使活动和劳动耐力降低，机体免疫功能和抗感染能力下降。经常摄入含铁丰富的食物，如动物肝脏、全血、瘦肉、海鱼及海产品、黑木耳、芝麻酱等。

锌对生长发育有明显促进作用，儿童是锌缺乏的高危人群。缺锌可表现为食欲减退，头发稀疏和枯黄，生长发育和智力发育迟滞，伤口不易愈合，异食癖，机体抵抗力下降等。年龄较大的儿童则可引起生殖器官发育不良，第二性征发育缺如等。贝壳类海产品、瘦肉、动物内脏、花生等含锌量较高。

碘缺乏可导致体格发育迟缓，影响智力发育。青春期需碘量增多，供给不足易导致甲状腺代偿性肿大。儿童少年应每周摄入

2~3次海产品。广泛采用食盐加碘也是预防碘缺乏病的有效措施。

营养与脑发育 营养不良对儿童生长发育的急性不良效应早为人们熟知。所造成的慢性损害，尤其是对中枢神经系统发育、对智力发育的潜在危害，已成为国内外学者的研究热点。妊娠后期至出生后半年内如果持续出现营养不良，对脑组织的正常发育可产生"不可逆性"的损害，导致脑细胞分裂期缩短、数量减少、脑重量减轻。即使日后营养状况改善，出现体格上的赶上生长，智力缺陷也很难弥补。这种早期营养不良对学龄儿童少年智力活动的不良影响将随时间越来越明显。脑神经元和神经胶质细胞的成熟和代谢，有赖于多种营养素。如酪氨酸直接参与脑细胞的功能演进和神经环路的构成；碳水化合物分解产生的葡萄糖，是脑细胞活动的唯一能量来源；脂类是脑细胞和髓鞘的重要成分，尤其是长链多不饱和脂肪酸，如花生四烯酸、二十碳五烯酸和二十二碳六烯酸为脑发育和学习记忆功能所必需。维生素 A 对脑发育和学习记忆功能也有重要影响。维生素 A 在体内代谢产物为视黄酸，主要分布于海马皮质。因此，视黄酸在学习记忆功能中有重要作用。在矿物质方面，如果缺铁，即使没有发展成缺铁性贫血也会引起脑功能下降、学习能力降低；缺碘可引起甲状腺激素合成不足，导致智力低下；可见，许多营养素都参与了脑和神经系统的发育和功能维持。随着脑科学研究的不断深入和发展，许多营养素在脑发育、脑功能以及心理行为中的生物学作用正在被科学界揭示出来。

（贾丽红）

érténgshàonián fēiqìzhìxìng fāyùbùliáng
儿童少年非器质性发育不良
（nonorganic failure to thrive） 儿童生长发育过程中没有器质性疾病但体重持续低于相应年龄体重的第 3 百分位数（P_3）以下，或不管体重是否低于 P_3，根据患儿原来确定的生长曲线其预期生长值下降。80% 非器质性发育不良的患儿病因不明。

非器质性发育不良的影响因素 研究证实，儿童患非器质性发育不良除了与遗传因素相关外，更主要与环境因素有关，其中营养和心理因素起重要作用。

营养因素 充足合理的营养是儿童少年生长发育的物质基础（见营养与儿童少年生长发育）。任何病因引起的生长障碍，其生理基础均与营养不良有关。非器质性发育不良患儿发生营养不良的原因主要有以下几个方面：贫穷导致的食物短缺；养育者缺乏科学的喂养知识或使用不适宜的配方奶，导致儿童营养素摄入不足；母亲过度疲劳、紧张、营养不良均可导致乳汁分泌不足，影响母乳喂养或母乳中营养素含量降低。

心理因素 非器质性发育不良常见于母亲与患儿情感交流障碍。儿童缺乏与看护人（尤其父母）之间的感情交流，容易变得沮丧，悲观甚至厌食。患儿的消极情绪也可影响父母的心理状况，使其处于沮丧、悲观的不良情绪中。另外，缺乏做父母的技巧，担忧不能完成照顾儿童的责任等也可影响父母的情绪。家庭社会经济状况如婚姻危机，不良家庭氛围、经济困难等也与儿童非器质性发育不良的发生有关。心理因素影响生长发育的机制可能与内分泌功能紊乱，引起胃肠功能异常，导致营养素消化吸收障碍有关。因此，非器质性发育不良的患儿较常见于被忽视的家庭中，并经常伴有不良情绪，高度警惕，与人接触很小心，喜欢同无生命的物体接触和交流等。对有明显非器质性发育不良的患儿，治疗包括提供教育和感情交流，纠正影响父母与小孩关系的问题，长期的社会支持和精神治疗也是必需的。

不良的生活作息制度 长时间看电视或沉迷于网络中，缺乏体育锻炼（或户外活动）也会降低儿童的食欲，影响食物中营养素的消化、吸收和利用。确诊非器质性发育不良之前，医生应找寻患儿潜在的临床表现，注意个性、家庭特征等与社会心理有关的因素。同时，对患儿的喂养者、护理者及父母进行调查，寻找发病原因，对采取针对性的防治措施有重要指导意义。

预防措施 主要有均衡营养、良好情绪、体育锻炼等几个方面。

均衡营养 科学喂养和合理搭配食物十分重要，首先应保证能量供给充足，同时更要注意饮食的合理搭配和多样化。有些家长缺乏营养知识，认为加强营养就是多吃动物性食物。其实，过多蛋白质的摄入，不仅增加肝、肾负担，易造成消化不良，还会影响儿童的食欲。另外，要从小培养儿童不挑食、不偏食，喜欢吃蔬菜和水果的良好饮食习惯。

良好情绪 愉快、稳定的情绪是保证儿童少年生长发育的重要心理条件。长期情绪抑郁、恐惧、紧张，可影响儿童的食欲以及胃肠道的消化吸收功能，进而影响儿童的身心发育。长期得不到父母的抚爱、缺乏感情交流、父母离异，会引起儿童情绪困扰，影响体内生长激素的分泌，可使其身高低于与父母感情融洽的儿童。创造一个良好的家庭环境，使儿童保持良好的情绪和心理状态，有利于其身心健康成长。

体育锻炼 体育锻炼是促进儿童少年身体发育和增强体质的最有效方法之一。运动可促进新陈代谢，增强食欲，还可以刺激生长激素分泌，促进体格生长发育。儿童少年经常进行体育运动，能促进骨的生长，使骨骼变长、变粗，骨密度增加。同时，体育锻炼可促使儿童少年相互接触和交流，塑造坚强的性格，改善抑郁和消极的情绪。建议儿童少年每日应保证至少 1 小时的体育锻炼或户外活动。

（贾丽红）

bōduóxìng ǎixiǎozhèng

剥夺性矮小症（deprivation of short stature syndrome）
儿童缺乏父母爱抚引起严重情感缺失或紧张所致生长发育障碍性矮小症。又称心理性矮小症。主要发生在 2~15 岁的儿童。

病因与表现 主要与儿童情感剥夺或过度紧张有关。多数是监护人（母亲或父亲）虐待或忽视儿童所致。在第二次世界大战中，西班牙、朝鲜、越南、德国等国失去双亲的孤儿，平均身高要比同龄其他儿童矮 10cm 左右。科学家们曾为此做过试验，将一批受到精神压抑而矮小的儿童，安置到和睦欢乐的环境中，让他们受到与正常家庭儿童类似的爱抚和温暖，3 个月后，有 95% 以上的儿童身高得到明显的增长，接近同龄儿童身高增长水平。剥夺性矮小症患儿不仅出现身材矮小，体重与身高失去正常比例，骨龄发育迟缓，且常伴异常的行为，如睡眠障碍、冷淡、焦虑、易激惹、害羞、自我伤害、多食症、烦渴等。

发病机制 尚不完全清楚。美国著名精神病学家霍芬博士指出，儿童长期生活在精神压抑、无人关心或经常挨打受骂的家庭环境中，可引起神经-体液内分泌功能紊乱，生长激素、甲状腺素分泌减少，或生长激素抑制激素、生长激素释放激素水平异常，导致儿童生长发育障碍。也可能与机体对这些激素反应性降低或过度敏感有关。也有研究认为，持续和严重紧张的环境能够引起机体肾上腺素和去甲肾上腺素的释放，心跳加快，影响生长激素的分泌。体内肾上腺素和去甲肾上腺素水平增高，能引起胃肠功能异常，导致营养素消化吸收障碍，进一步影响生长发育，导致矮小症的发生。因此，这些患儿即使接受适宜营养，如果在情感上得不到父母的关心和爱抚，与同龄儿童比较，也会出现生长发育迟缓。

预防措施 家庭氛围直接影响儿童的身心健康，家长应为儿童的身心发育创造良好的家庭环境，多关心和爱护儿童，使他们得到足够的父母之爱，并鼓励他们多交朋友、多参加集体活动。家长不应只从物质方面满足儿童的需要，而且更要在精神心理方面关心儿童的成长。

（贾丽红）

fù'ài quēshī yǔ értóngshàonián shēngzhǎngfāyù

父爱缺失与儿童少年生长发育（father absence and growth and development in children and adolescents）
家庭中父亲缺失或父亲关爱缺失对儿童少年生长发育的影响。父爱缺失原意指生父在童年期离家而使子女不能获得正常的父爱，现扩大为父亲未给予子女关爱。常见的父爱缺失有生父离婚、长期外出、死亡、对子女虐待或忽视等。但也有学者指出父爱缺失不应包括父亲死亡，因为这些是一种应激事件。

最早对父爱缺失的研究始于 20 世纪 60 年代，源于对二战参战士兵的关注。父爱缺失的男性在儿童期对自己的性别认同更多的是一种女性化的认识，但到成人期更多的是选择更男性化的行为应对。来自高收入家庭的女童父爱缺失与更早的青春发动有关。一项调查对 444 名 6~8 岁女童进行了 2 年的前瞻性随访，发现仅在高收入家庭父爱缺失预示着更早的乳房发育；在高收入的非裔美国人家庭则预示着阴毛发育。父爱缺失、不良或严厉家庭环境、缺乏家庭支持的青少年，应激水平通常较高，尤其容易引起女童的青春发动时相早于同伴，即表现出明显的早熟倾向，使少女性活动提前，妊娠的风险增加。

（陶芳标）

qìhòu hé jìjié yǔ értóngshàonián shēngzhǎngfāyù

气候和季节与儿童少年生长发育（climate and season and growth and development in children and adolescents）
不同地区的地理气候和同一地区不同季节对儿童少年生长发育的影响。有关地理气候因素对生长发育影响的报道较多。但是，因为无法控制其他影响因素的干扰作用，该类因素对生长发育的影响作用尚难得到肯定结论。

气候与生长发育 许多调查及实验室资料都认为，气候对生长发育有影响。人类对恶劣气候的适应性也说明气候对生长发育有影响。从人群来看，居住在北极圈的因纽特人体重较重、皮下脂肪层厚、胸廓前后径大、颈和四肢相对短，这种体型适合在寒冷环境中保持体温。赤道热带居民的体重通常较轻、皮下脂肪层薄、胸壁薄、颈和四肢相对长、躯干较小，这种体型适合在炎热环境中散热。这些都是千百万年以来人类对环境的长期适应性表现。有研究报道，不同季节出生的婴儿体格发育水平会有差异。在冬春季，维生素D（Vitamin D，VD）最易缺乏的季节新生儿的出生体重、身长及头围较其他季节明显要高。相似的，韦勒（Weiler）等报道VD缺乏的新生儿比正常者体重更重、身长更长而且头围更大，但全身骨密度降低。斯尼亚尔斯卡（Siniarska）研究报道，妊娠期间的气候因素（包括空气温度、阳光、湿度和降雨量等）与新生儿的体重和身高Z分有关，尤其孕中期，胎儿发育对气候因素最敏感。

季节与生长发育　季节对生长发育，尤其身高、体重有明显影响。春季身高增长最快，秋季体重增长最快。体重增加的季节差异最显著，9~11月增加较快，而在炎热季节有些儿童体重不但不增加，甚至还有减轻趋势。以半年为观察单位，体重增加的2/3发生在9月到第2年2月，只有1/3发生在3~8月期间。出生后第1~2年内体重的增长无明显的季节差异。身高增加的季节差异和体重恰相反，3~5月份身高的增长值等于9~11月份增长值的2~2.5倍。有研究显示，在身高较快增长的季节里，新的骨化中心出现也较多。有关婴儿出生季节对生长发育的影响引起关注。麦格拉思（McGrath）等采用大样本人群出生队列研究，

探讨出生季节对体格发育和神经认知能力发育的影响，发现冬/春季出生的婴儿身长更长，7岁时体重、身高和头围均明显高于夏/秋季出生的同龄人；认知能力得分更高。科茨斯基（Koscinski）等报道，10月至次年3月出生的婴儿在6岁~20岁期间比其他月份出生婴儿身高更高，体重更重。

（贾丽红）

huánjìng wūrǎn yǔ értóngshàonián
shēngzhǎngfāyù

环境污染与儿童少年生长发育（environmental pollution and growth and development in children and adolescents）

大气、土壤和水体等环境要素污染后对儿童少年生长发育的不良影响作用。儿童对许多环境毒物的代谢途径、解毒和排泄能力较弱，因此儿童对环境毒物有高度易感性。环境污染对儿童少年生长发育和健康的不良影响主要取决于有害毒物的种类、性质、浓度和作用时间，也取决于人体敏感性。

大气污染与生长发育　大气污染首先影响肺功能，进一步可引起与气管、支气管和肺有关的疾病（如哮喘、炎症等）。中国6个城市调查发现，污染严重地区儿童肺功能明显低于污染较轻地区。美国一项历时8年的前瞻性研究显示，交通污染显著阻碍儿童肺功能发育。对居住在空气受二氧化硫、硫酸、铝、铜、砷等飘尘严重污染的炼钢厂周边地区的儿童生长发育调查结果表明，污染区的儿童身高、体重和胸围都远落后于对照组，尤以女童明显，身体发育匀称度也受到不良的影响。

环境铅污染与生长发育　铅是环境污染物中毒性最大的重金属之一。随着工业和交通运输业

的迅猛发展，铅污染日益严重。在非职业接触铅人群体内普遍可检出铅，其中尤以儿童铅中毒引起广泛关注。铅是多亲和性毒物，主要损害神经、心血管和造血系统，对儿童生长、心理、智力、行为发育的损害是不可逆的，严重危害儿童的健康成长。儿童年龄越小，铅的毒性影响越大。处于生长期的儿童，对铅吸收量大而排泄少，骨铅较易向血液和软组织中移动，所以对铅的毒性作用很敏感。

铅对体格发育的影响　儿童的血铅越高，其身高、体重和胸围的标准化值有越低的趋势。血铅每上升$0.48\mu mol/L$，身高降低1.3cm。血铅水平高于$1.21\mu mol/L$者，其身高、体重生长状况明显落后于相对低铅儿童。因此，血铅过高可能是儿童体格生长落后的原因之一。铅影响儿童体格发育的机制可能有：①干扰维生素D和钙代谢。②对与生长发育有关的多种酶有抑制作用。③体内过量铅可积蓄于长骨组织，直接影响骨骼生长发育和骨梁形成。④铅可降低甲状腺素和性激素水平，使垂体-肾上腺轴的生理功能失调，导致内分泌系统功能紊乱。

铅对智力发育的影响　长期接触低浓度铅，可对儿童的心理、智力和行为发育造成危害。有研究报道，血铅水平每上升$0.48\mu mol/L$，智能丧失6~7分。铅对儿童智能发育的影响机制可能有：①铅与细胞中巯基紧密结合，抑制了乙酰胆碱的合成与释放。②低剂量铅可抑制脑中四氢生物蝶呤合成酶，影响脑细胞的能量代谢过程。③慢性铅接触可引起海马苔状纤维变细、变短，局部突触发育落后，锥体细胞层变薄，齿状颗粒细胞树状结构紊

乱。④铅可以引起脑组织内少突触胶质细胞密度降低，髓磷脂沉积减少，大脑皮层突触形成减少。⑤铅能明显地促进脑脂质过氧化，使脂质过氧化产物增多。此外，儿童体内过量铅可引起小细胞低色素性贫血，干扰免疫系统功能，使感染性疾病的发病率增高。早期铅接触可能还与成年期暴力行为危险增加有关。随着人们对铅中毒危害性的认识不断深入，过去认为对机体无不良影响的血铅水平，也相继被证实对儿童健康有害。

儿童铅中毒的诊断标准　儿童铅中毒的诊断标准已被多次修订。儿童铅中毒的定义是：凡血铅水平≥4.83μmol/L，不管有无临床症状、体征和其他血液生化指标变化，都可被诊断为儿童铅中毒。然而，许多学者认为该界限还是定得太高，因为大量研究证明，当脐血铅达到或略低于4.83μmol/L时，已经对婴幼儿早期神经发育产生不良影响。最新研究表明，婴儿血铅达3.38μmol/L时已经出现神经行为和认知缺陷。铅对儿童发育的影响具有剂量-效应关系的连续过程。因此，铅对儿童健康的损伤实质上没有所谓的"安全临界水平"，理想的血铅水平应为零。

环境雌激素与生长发育　环境雌激素指环境中一类具有雌激素样活性的化学物质，可干扰内源性雌激素的生理作用并拮抗雄激素的效应。公认的环境雌激素有双对氯苯基三氯乙烷、多氯联苯、二噁英、双酚A、己烯雌酚及植物雌激素等。这些物质广泛存在于人类生活环境中，通过食物链或直接接触等途径进入体内，干扰机体内分泌功能，影响激素的合成、释放、转运、代谢等过程，对儿童少年的生长、性发育

和行为等产生不良影响。主要表现有：男性性腺发育不良、先天畸形；女性月经周期紊乱、出现性早熟、所生后代中各种出生缺陷、神经发育迟滞的发生率增加等。有研究指出，接触双对氯苯基三氯乙烷对卵巢功能和月经周期有一定影响，可能导致不孕、分娩困难及其他生殖问题。出生前暴露多氯联苯，与认知发育异常和智商低有关。围生期暴露双酚A与儿童或成人期肥胖、糖和脂代谢异常有关。儿童期暴露多氯联苯干扰甲状腺素功能，导致体格发育迟滞等。此外，环境雌激素可改变机体免疫功能，有增加自身免疫性疾病的风险。

室内空气污染与生长发育
室内空气污染对儿童少年健康及生长发育的影响越来越受到关注。污染物包括从建筑装修材料中释放出的甲醛、挥发性有机化合物、苯、甲苯和氡气；从日用品（如化妆品、杀虫剂、清洁剂等）中挥发出的有机化合物；从宠物、植物排出的生物污染物，室内燃煤产生的有毒气体（如CO等）和颗粒等。儿童正处在生长发育关键期，免疫系统比较脆弱，加之其单位体重的呼吸量高于成人，使他们更易受室内空气污染的危害。长期吸入含有烟尘、有害气体、病菌、病毒污染的空气，不仅易诱发各种疾病（如儿童哮喘病、白血病等），而且将使儿童的各种生理功能受到不利影响，影响身高和智力。被动吸烟对生长发育的影响也不容忽视。有研究显示，在吸烟家庭里长大的儿童，其身体发育和智力发育水平明显低于不吸烟家庭。高希（Ghosh）等进行的前瞻性研究显示，室内燃煤产生的有毒物质可损害儿童早期骨骼发育，影响身高增长。

因此，儿童居室内空气应进行经常性的检测，同时加强通风换气。

（贾丽红）

tǐyù duànliàn yǔ értóngshàonián
shēngzhǎngfāyù

体育锻炼与儿童少年生长发育

（physical exercise and growth and development in children and adolescents）　体育锻炼对儿童少年生长发育的促进作用。运动时儿童体内的新陈代谢显著增强，出现体力的消耗，产热的增加，分解代谢的加速。体育锻炼不仅加强了这些异化过程，更重要的是在适当营养保证下，使同化过程也相应加强。正常情况下，同化过程都超过异化过程，由此使体内营养物质的积累显著超过消耗，促进身体各部分的生长发育。中国学生体质与健康调研报告指出，学生一些生理功能和运动素质指标呈逐年下降趋势，主要与体育锻炼不足有关。儿童少年每天应保证至少1小时户外活动。

体育锻炼与呼吸系统发育

儿童经常参加体育活动，能促进呼吸系统的发育，提高其功能水平。人体运动时，肌肉活动所产生的二氧化碳，能刺激呼吸中枢，使呼吸加快、加深，以促进二氧化碳的排出及氧气的吸入。经常参加体育锻炼的儿童少年，呼吸肌发达、胸围扩大、呼吸差增大、呼吸深度、肺通气量及肺活量增大；呼吸系统对各种病菌侵袭的抵抗力明显增强，上呼吸道感染性疾病的发生率也减少。

体育锻炼与心血管系统发育

儿童少年积极参加体育锻炼，可以促进心血管系统的发育，提高其功能水平。运动时，心脏的工作负荷加大，心率增加，血流量增大，全身血液循环得到改善。心肌得到锻炼，冠状动脉循环得

到改善，能使心肌获得充足的营养，长此以往就会使心肌发达、心室壁增厚，致使心脏体积增大。据北京运动医学研究所调查，参加业余体育学校训练 1 年以上的 14～17 岁少年运动员，心脏体积增大，心脏的横径、纵径都比一般少年大。由于心肌发达，心脏的收缩力增强，心脏的每搏量也随之增大。

体育锻炼与运动系统发育　体育锻炼对儿童少年运动系统（包括神经、骨骼和肌肉）的发育起显著促进作用。儿童少年积极参加各种体育锻炼，可掌握多种运动技能，改善神经-肌肉工作的协调关系，提高从事运动的能力和技术水平，这些都促进了神经系统功能的改善和发展。运动时，血液循环加速，使正处于造骨时期骨组织的血液供应改善，并得到更多的营养物质。运动过程中，骨所承受的压力，对软骨板的生长能起到良好的刺激作用，可以促进软骨板的增长，加速骨的生长。室外活动，日光照射能促进体内维生素 D 的生成，加速骨的钙化，使骨质更加坚实。因此，经常参加体育锻炼的儿童少年，其身高往往比一般不进行或较少进行体育锻炼的儿童少年高。运动中，肌肉紧张地工作，为了保证肌肉对氧及营养物质的需要，肌肉开放的毛细血管数量增加；如果肌肉长期供血良好，肌纤维会逐渐变粗、体积增大、弹性增加、肌肉工作的能力及耐力也都相应地得到提高。长期的体育锻炼，还可以使关节韧带变得更加坚韧、结实，关节自身也更加灵活、牢固，使儿童少年的身体素质明显改善。

体育锻炼对身体成分及青春期发育的影响　科学指导下的长期体育锻炼是控制体重、调节身体成分的重要手段。儿童少年坚持数月锻炼后瘦体重显著增加，体重却变化不大，原因是体脂肪含量明显减少。体育锻炼能有效调节内分泌，促进青春期正常发育。儿童少年在进行体育锻炼的过程中，其血液内的生长激素出现类似深度睡眠中的脉冲式分泌现象；与此同时，性腺激素的分泌旺盛，通过对神经-内分泌机制的正反馈作用，加速下丘脑许多促性腺激素释放激素分泌，加快青春期的体格生长。锻炼对青春期性发育也有直接影响。1978 年，美国有学者调查发现女中学生和运动员的月经初潮年龄，前者平均 12.9 岁，后者 13.1 岁；原上海医科大学儿童少年卫生学教研室对普通女中学生和少年体校女生的初潮年龄调查也发现，前者为 12.7 岁，后者为 12.9 岁，后者进入体校锻炼的年限越长，初潮年龄越晚。

合理利用各种自然因素，如空气、日光、水等进行锻炼，对增强体质、减少疾病、促进生长都有很大作用。这些温和、反复的刺激能加速机体代谢，增强机体对外环境改变的应激和适应能力，提高机体的免疫功能。体育锻炼必须与卫生保健密切结合，进行科学指导，及时补充各种营养素和能量，才能取得良好效果。

（贾丽红）

jíbìng yǔ értóngshàonián
shēngzhǎng fāyù

疾病与儿童少年生长发育

（diseases and growth and development in children and adolescents）　疾病可能对儿童少年生长发育的影响。儿童少年处于生长发育阶段，各种器官系统功能在不断完善中，因为各种器官功能的不成熟导致儿童少年成为多种疾病的易感人群。任何疾病都可能影响生长发育，但影响程度各不相同，主要取决于疾病的性质、严重程度、累及的组织器官、病程长短等。

发热与生长发育　发热是感染性和非感染性疾病最常见的症状。发热造成机体功能失调，一般体温每升高 1℃，基础代谢率增高 13% 左右；可引起食欲减退、恶心、呕吐，消化酶分泌减少和酶活性降低，腹泻、胃肠功能紊乱，营养吸收障碍，生长速度减慢，严重者停滞。高热惊厥的发作次数和持续时间，都和儿童智力低下的程度呈正相关。

消化道疾病与生长发育　消化道疾病也是儿童少年常见的疾病之一，包括消化道溃疡、各种原因引起的腹泻、原发性和继发性吸收不良综合征、急慢性肝炎等，都可干扰胃肠道的正常消化功能，引起机体营养缺乏，影响体格生长和各系统功能发育的正常进程。有研究对患囊性纤维化肝脏疾病的儿童进行 7 年随访，发现营养状况指标，如皮褶厚度总和、上臂平均皮褶厚度均低于正常对照组儿童。

贫血与生长发育　缺铁性贫血是儿童时期最常见的营养缺乏性疾病之一，对儿童的身心发育有不同程度的影响。即使是轻度贫血也会对儿童少年体格发育、智力发展和健康产生不良影响，主要表现为以下 3 方面：①影响体内含铁酶的活性，导致细胞呼吸障碍，阻碍生长发育进程，使儿童少年的体力（尤其肌力和耐力）明显下降。②血红蛋白合成减少，红细胞携带和运输氧的功能减弱，导致大脑和身体组织慢性缺氧，学习能力下降，甚至出现行为异常。③降低免疫系统功能，造成身体抵抗力下降，易患感染性疾病如呼吸道、消化道疾病等。对镰状细胞贫血的儿童进行调查研究其体格生长情况，发现患病儿童中低年龄别身高、体重和低身高别体重的检出率随年龄的增加而增加，并且随血浆清蛋白的减少，身体质量指数也出现下降。

寄生虫感染与生长发育　寄生虫感染是儿童少年常见病，如蛔虫、钩虫、血吸虫等均可导致营养不良或贫血，影响生长发育。蛔虫的成虫寄生在小肠，可吸收肠内半消化食物。据世界卫生组织的资料，小肠内寄生的蛔虫成虫，平均26条可使人每日丢失4g蛋白质，大量消耗宿主的营养。此外，蛔虫能分泌胃蛋白酶、胰蛋白酶、胰凝乳酶、组织蛋白酶E等的抑制剂，引起食欲不振、偏食和异食癖等，干扰机体对蛋白质的消化、吸收和利用，导致消化不良、消瘦和贫血等。钩虫的危害更大，可造成十二指肠及空肠广泛出血及溃疡，源于钩虫在小肠黏膜上经常更换吸附点，分泌抗凝血物质，使吸附点创口不断流血。一条钩虫每日可失血约0.1～0.4ml，长期失血引起严重的慢性失血性贫血和营养不良。中国南方血吸虫流行区，有些患儿有侏儒症表现。如上海郊区原血吸虫流行区青少年平均身高显著低于上海市区平均水平。男童各年龄组平均相差 6.5cm（2.8～11.8cm），血吸虫病基本消灭后，该群体的平均身高呈逐年上升趋势。1996年，有专家在四川省眉山县血吸虫流行区对感染日本血吸虫病的7～11岁儿童与同地区非感染儿童进行配对观察，感染组的身高、体重、坐高、头围、胸围、上臂围、小腿围、肩

宽均显著低于非感染组，提示感染日本血吸虫病后，儿童期生长发育受到全面不良影响，尤其表现在青春期生长突增阶段。

地方病与生长发育　地方病，如碘缺乏病、大骨节病、地方性氟中毒等都严重影响儿童生长发育。碘缺乏病是在世界各国经济欠发达地区流行最广、危害极大的常见地方病。全世界有 3 亿人因缺碘导致不同程度的体格和智力发育迟滞现象。中国是碘缺乏病较严重的国家，病区波及 29 个省、自治区、直辖市，4.25 亿人口，约占世界病区人口的 40%。据 1988 年资料，中国有地方性克汀病患者 25 万人，另有数倍以上的亚临床克汀病患儿。他们生长发育落后、身材矮小、性发育迟缓、智力低下，严重者同时出现呆小、聋哑和肢体瘫痪等症状。地方性氟中毒也是世界上流行广泛且危害极大的地方病。中国是世界上地方性氟中毒病情最重的国家之一，受危害的人口多达 3 亿。不仅有饮水型，还有燃煤污染型和饮茶型病区。地方性氟中毒主要影响青少年的骨骼发育，引起儿童氟斑牙、青年氟骨症。有报道，饮水型氟中毒地区青少年骨生长发育障碍发生率在30%～46% 之间，明显高于非病区；饮水中低钙加剧了骨生长发育障碍，严重危害儿童少年的生长发育。地方性氟中毒病区儿童智力发育障碍，智力损伤较明显，表现为病区儿童智商值明显低于对照区儿童。氟作为一种亲骨元素，约 90% 蓄积在骨组织中。过量摄取后，与钙结合成难溶的氟化钙，沉积于骨骼和骨周围软组织中，引起钙磷代谢紊乱，血钙降低，迫使甲状旁腺发挥作用，将钙从骨骼调入血液以维持正常

生理功能，导致骨质脱钙、出现骨质疏松软化，由此影响骨的正常生长。过量氟还可抑制琥珀酸脱氢酶、烯醇化酶等，引发三羧酸循环障碍，抑制糖的酵解和身体能源物质（如三磷酸腺苷）的生成，导致体内供能不足，同样影响骨和其他组织的生长发育。

遗传性疾病与生长发育　先天性、遗传性疾病使生长过程受阻。如唇裂、腭裂等严重影响小儿对食物的吞咽及消化吸收功能，导致营养缺乏。先天性心脏病，尤其青紫型可致动脉血氧饱和度明显下降，全身组织缺氧，身材矮小；严重者可因脑供血不足而发生阵发性神志不清，甚至惊厥，严重影响智力；因心脏肥大，可引起前胸隆起和胸廓变形等。遗传疾病中，以唐氏综合征（先天愚型）较常见，孕妇年龄超过 35 岁以上者发生率较高。出生婴儿中发生率约 1.45‰，实际发生率可能更高，因为半数以上病例在孕早期自行流产。患儿各项形态指标明显低下、骨发育和性发育延迟，智力低下，5 岁时智商仅50 分（正常应在 70 分以上）；随年龄增大智商进一步降低，15 岁时只有 38 分。其他如先天性睾丸发育不全综合征、卵巢发育不全综合征，先天性代谢异常（如苯丙酮尿症、糖原贮积病等）都会引起生长发育异常。

其他疾病与生长发育　随着新的生物-心理-社会医学模式的提出，人们认识到心理疾病同样会影响生长发育。如心理因素、过度强迫症等原因引起的神经性厌食，通常发生在青春期，可造成体重减轻，甚至引起月经不调、闭经、贫血、低血压、水电解质紊乱等，并延迟机体的发育和成熟。患有抑郁、焦虑、多动症等

心理-行为疾病的儿童，其身高和体重往往低于同龄正常的儿童。小儿糖尿病、肾炎、风湿病、结核病、肝炎和其他慢性消耗性疾病对生长发育的不利影响也不容忽视。疾病和营养状态对青春期发动也会有明显的影响。

（贾丽红）

zǎoqī shēngzhǎng móshì
yǔ shēngzhǎngfāyù

早期生长模式与生长发育

（early growth pattern and growth and development） 生命早期的生长模式对今后生长发育乃至终身健康的影响。早期生长模式实际上是一种早期生命经历，如宫内生长受限或巨大儿、出生后头两年生长速率过快等。研究发现，妊娠早期和妊娠中期暴露于饥荒的个体表现为生长迟缓，但成年期肥胖率显著增加，出生时体格较小并伴随快速体重"赶上生长"的婴儿成年后罹患心血管疾病风险非常高。

宫内生长受限与儿童少年生长发育 出生体重是最常用的反映胎儿宫内生长的指标，多被用于探讨胎儿期生长模式与成年期疾病风险关联的研究。低出生体重、小于胎龄儿（small for gestational age，SGA）的胎儿在宫内表现出宫内生长迟缓（intrauterine growth retardation，IUGR）或称为宫内生长受限。人类生命中最有生长活力的时期是出生前。产前生命的特点是存在一个敏感的窗口期，在此期间靶组织可塑性较强。胎儿宫内生长短暂受限可引起永久的内分泌轴重新调整并影响青春期发育，与青春期发育有密切关系。研究表明，出生体重与脊椎、股骨骨密度显著相关，这种与股骨相关性在校正年龄、身体质量指数、吸烟等因素后仍

然存在。男性出生后一年体重与身体质量指数相关性更为明显。英国的埃文（Avon）亲子纵向研究采用双能 X 线吸收测量法进行评价，出生体重和日后调整体格发育水平后脂肪含量之间呈现显著正相关，特别是出生时锥削指数（ponderal index），锥削指数 = 出生体重（g）/出生身长（cm）^{3}，与调整体格后脂肪含量之间正相关程度更高。

谭（Tam）等对澳大利亚 156 名 8 岁的足孕产出生的女孩随访研究发现：初潮时间似乎和生前、生后的生长呈反向关系。低出生体重者的初潮发生时间提前，并且伴随脂肪聚集和循环血液中胰岛素样生长因子-1 的发现。西里（Ghirri）等研究得出，小于胎龄与适于胎龄（appropriate for gestational age，AGA）出生的女童，其青春发动期性征发生的顺序和速度相同，但青春期发生时相和初潮年龄提前 5 ～ 10 月，平均成人期身高低于正常。宫内生长受限与高水平的卵泡刺激素有关（暗示粒层细胞储备的减少），而且和青春期内生殖器减小有关。对 14 ～ 18 岁年龄组队列研究发现，AGA 和 SGA 出生儿的不同之处在于卵泡刺激素水平与子宫、卵巢大小保持一致或略大于同期水平，而高黄体生成素水平在青春期后变得更易检测出。SGA 出生女童的青春期排卵率较低。

婴儿期增重过快与生长发育 婴儿期增重过快对青春发育期的影响以及对成年期疾病的诱导作用，主要表现为成年期疾病风险与出生体重的统计学相关性。代谢综合征的多种组分，在出生时较小但体重增加迅速的个体中风险最高。越来越多的研究开始区分出生后体重增长的不同时期

对日后疾病风险的不同作用。英国埃文亲子纵向研究中发现，婴儿期体重增加迅猛与中心性肥胖的皮脂厚度指标升高相关，该研究进一步指出，出生体重与日后体脂分布的关联不仅受宫内生长模式的影响，还受出生后生长速率的影响。

发展中国家的研究资料表明，婴儿期体重增加过多与日后瘦体重含量强相关，而与日后脂肪组织含量关系较弱。来自发达国家研究却得出不一致的结果，婴儿期体重增加过多与瘦体重和脂肪组织含量过多均有关联，与日后肥胖的风险也有相关性。这些研究提示，从婴儿期开始，将剩余能量摄入转化为瘦体重变得更为困难。婴儿期是除胎儿期之外，另一个"关键窗口期"，在这一时期营养摄入规划全身瘦体重分配。当这一假设中关键窗口期"关闭"，多余能量摄入就开始转化为脂肪组织。发达国家与发展中国家结论的矛盾，具有十分重要的意义，表明来自西方国家有关婴儿期营养的公共卫生政策并不适合于发展中国家。

婴儿期体重的增长无论源于瘦体重还是脂肪组织，都是通过出生时体格与遗传潜力之间的差异所介导。发达国家的个体，更接近遗传潜力，可能很难将能量摄入转化为瘦体重，只能将多余能量储存为脂肪组织。而发展中国家的个体，出生时体格偏小，将剩余能量直接转化为自身缺乏的瘦体重组织。因此，有学者认为小于胎龄儿的赶上生长如果持续到 1 岁之后，这种赶上生长仅是脂肪组织的增加，使日后超重风险明显增加。追踪研究显示，青春发动时相的提前与婴儿期体重增长快有紧密联系，提示生长

发育编程有早期的窗口期。对于小于胎龄儿，快速生长期是 0~2 岁。儿童期体重快速增加与 5~8 岁时的肥胖关联，而肥胖又与胰岛素抵抗、肾上腺皮质功能初现以及性激素结合球蛋白水平（sex hormone-binding globalin，SHBG）降低相关联。胰岛素样生长因子-1 以及肾上腺雄激素水平升高，低水平的 SHBG 增加了芳香酶活性和游离的性类固醇水平，促进促性腺激素释放激素脉冲释放器活性。同时，肥胖儿童的瘦素水平高，后者是促黄体生成素脉冲释放的促进剂。如此，低出生体重、体重赶上生长早和快、月经初潮提前和成人身材较矮世代循环。

也有学者开始质疑这一因果关联模型，提出对这一关联应校正现时体重。根据这一观点，疾病并不是与出生时体格相关联，而是与出生后生长发育迅猛有关。的确，一些学者不完全相信胎儿期发育，认为出生生长速度的变化（赶上生长的速度）才是成年期疾病病因的关键。事实上，将胎儿期生长和出生后生长在流行病学资料分析中完全区分开来也非常困难。生长发育是一个连续的过程，出生只是这一过程中的一个点，宫内生长受限的婴儿出生后通常生长较快，出生后直接测量各种不良结局更容易。因此，一些学者指出，既要关注胎儿生长受限婴儿生后赶上生长，又不能忽略正常出生体重儿生后快速生长在调节成人期表型方面的潜在作用，同时还要考虑出生前和出生后生长存在明显的交互作用。

童年期生长迟缓与日后生长发育 世界上超过 5 千万以上儿童生长迟缓，而且很多处于营养转型期的发展中国家，儿童肥胖和生长迟缓并存现象明显。同时，大型流行病学研究报告，童年早期生长迟缓的儿童，成年期慢性代谢性疾病风险显著上升。很多儿童生长迟缓发生率非常高的国家也同时经历着全球性的营养转型期，从传统饮食模式向西方饮食的高糖高脂模式转换。因此，理解慢性疾病风险升高的生理学机制非常及时和必要。总体来说，有关生长迟缓和疾病风险的相关研究大多涉及如高血压、2 型糖尿病等肥胖相关性疾病。如有研究认为儿童生长迟缓，使得发生糖耐量受损、血管弹性降低及高血压的危险大大增加。大量研究证实，生长迟缓儿童相比于正常身高儿童，中心性体脂含量更多。危地马拉的一项大型队列研究报告，童年期发育迟缓的成年群体，中心性体脂和上半身体脂的人体测量学指标较高。发达国家的一项研究提示，出生时为宫内生长迟缓的青少年，即使调整了全身体脂和青春期发育阶段后，躯干脂肪含量仍明显较多。英国赫特福德·希雷（Hertfrodshire）队列研究表明，低出生体重与中心性体脂负相关，而中心性体脂分布是代谢综合征的关键因素。

由此可以得到在发育关键期，即宫内或童年早期能量受限导致生长迟缓，在能量需求满足后，中心性体脂迅速增加，慢性疾病风险显著增加。然而，有关研究均采用疾病作为结局变量，而不是介导疾病风险、因果关联途径中的一些重要的中介因素作为结局变量。因此，研究生长迟缓儿童和健康儿童之间的表型差异，有利于促进对这些儿童日后疾病发生机制的理解。

早期生长模式的编程效应 多数观点认为，早期生长模式可能影响了个体激素调节功能，且这种效应持续作用，从而对日后生长发育产生编程效应（programming）。大量研究显示，低出生体重与胰岛素代谢之间相关性，是这一观点的有力证据。低出生体重婴儿先天性胰岛素敏感，这一特质促进了低出生体重儿体格的赶上生长。这种赶上生长持续至童年早期，就转变为胰岛素抵抗，与中心性体脂分布有显著相关性。根据这一观点，低出生体重与日后体脂分布的关联可能由激素编程和童年期营养共同介导。

这一观点在早期生长模式对瘦体重的编程效应中得到了广泛的支持。遗传决定的胰岛素抵抗可能导致胰岛素介导的胎儿肌肉生长受损，致使日后肌组织含量下降。但单卵双生的双生子研究表明，出生体重的不同与日后瘦体重差异显著相关，提示体成分受宫内生长模式影响多于母亲和遗传的影响。胎儿期肌肉生长停滞可能是宫内应激的结局，有利于优先脑发育。宫内营养状况不良易引起胎儿低血糖，限制胰岛素分泌，加速蛋白质分解、降低蛋白质合成。同样，胎儿期营养状况不良还可降低胰岛素样生长因子-1 的浓度，后者可促进宫内肌肉生长。宫内生长迟缓与瘦体重发育不良关联性强于脂肪组织发育，这也被近年来多项研究所证实。体成分这种发育模式持续至出生或出生后，导致小于胎龄儿胎儿日后瘦体重比例较少。

（陶芳标）

shēngzhǎng fāyù de shēngtài xìtǒng lǐlùn

生长发育的生态系统理论（ecosystem theory of growth and develoment） 儿童少年生活的微系统、中间系统、外层系统和宏系统的相互作用对生长发育的影响及其机制。此理论由美国心理学家乌列·布雷方布雷纳（Urie Bronfenbrenner）提出，明确阐述了个体生长发育的环境，承认生物因素和环境因素交互作用影响儿童发展，同时也受到时间变量的影响。布雷方布雷纳强调发展的生态性，即个人的发展与正经历着或与个体有着直接或间接联系的环境。儿童少年生长发育既是一种生物现象，也是一种社会生态现象，要想理解儿童少年生长发育的变化，就要从生态的观点出发，评价青少年所处的家庭、学校、社区和文化、政治、经济环境。

影响生长发育的四个系统

布雷方布雷纳认为，自然环境是人类发育的主要影响源，儿童少年发育是个体处在从直接环境（如家庭）到间接环境（如文化因素）的几个环境系统的中心或嵌套于其中，每个系统都与其他系统以及个体交互作用（图）。

微系统　4个系统中的最里层，是个体实际参与的直接环境（包括角色关系和活动）。对婴幼儿来说，微系统仅限于家庭。但随着儿童进入幼儿园和学校，以及与社区的同伴交往，此系统变得复杂。微系统中的任何两个个体交往都有可能受第三者影响，如有亲密关系父母，母婴关系融洽。微系统中每个个体影响着他人，同时也受他人影响。

中间系统　在微系统各要素如家庭、学校和同伴之间的联系或相互作用。布雷方布雷纳认为，如果微系统之间有较强的支持性关系，发育可能达到最优化。如儿童的学习能力不仅取决于教师的指导质量，也取决于父母对学习活动的重视程度以及父母和教师之间的交流和合作程度。

外层系统　在儿童少年为直接参与但对他们的发育产生影响的社会系统，包括社区、父母工作单位、家庭朋友、大众媒体、法律法规等。父母的工作环境就是一个外层系统的影响因素，儿童在家庭中的情感关系受到父母工作是否顺利的影响，儿童在学校的经历也受到学校是否得到社区的支持的影响。

宏系统　文化、亚文化和社会阶层的背景是宏系统，微系统、中间系统和外层系统都嵌套于其中。宏系统实际上是一个规定了如何对待儿童，儿童应该努力的目标的意识形态。在一个反对体罚儿童、提倡以非暴力方式解决人际冲突的文化（宏系统）中家庭（微系统），虐待儿童、经常打骂儿童会受到父母甚至同事的谴责（中间系统），还可能受到妇联、关系下一代工作委员会等非政府组织的干预（外层系统）。

时间系统（chronosystem）　个体或环境随时间的变化影响着发展的方向。时间系统更多地强调儿童的变化或发育，如青春期的认知发育和生理变化似乎增加了亲子冲突。

家庭社会系统（family social system）　家庭是两个或更多的人通过血缘、婚姻、收养或选择而形成的关系，个体之间有情感联系并相互负责。传统的观念认为，母亲在塑造儿童行为和个性方面作用更大，这种简单的单向模式受到挑战。家庭社会系统理论认为，父母双方都对儿童产生影响，同时，儿童也影响父母的行为和教养方式。家庭是一个复杂的社会系统，家庭成员相互作用，仅就核心家庭来说，有夫妻关系、母子关系、父子关系、兄弟姐妹关系，婚姻的幸福和配偶的强有力支持，母亲照顾儿童更有耐心，亲子依恋更容易建立，父亲更多地参与子女的养育过程。家庭还受到社区（中间系统）和文化（宏系统）的影响。同时家庭又是不断变换的（时间系统），如父母离异、弟妹的出生等。

比较而言，生态系统理论比任何发育理论对环境的描述都更为丰富。

（陶芳标）

jiātíng yǔ értóngshàonián
shēngzhǎng fāyù

家庭与儿童少年生长发育
（family and growth and development in children and adolescents）

家庭因素特别是经济状况、父母文化素养及其育儿方式对儿童少年生长发育的影响作用。家庭

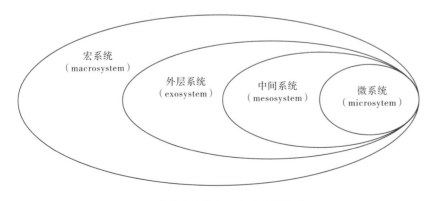

图　影响生长发育4个系统的关系

是社会的重要组成部分，社会的经济、文化、生活环境等许多因素往往是通过家庭直接或间接地影响着儿童少年的生长发育。家庭因素，包括家庭在社会中所处的阶层、父母职业、经济状况、双亲受教育水平、家庭的生活方式、家庭气氛、居住条件、饮食和行为习惯、父母的性格、爱好和对子女的期望、态度等。上述因素对儿童少年的身心发育都会产生不同程度的影响。其中家庭经济状况、父母文化素养以及他们的育儿方式，对儿童少年身心发育影响最大。

家庭经济状况与儿童少年生长发育　家庭状况经济不同，使儿童可获得的资源也不同。低收入家庭没有能力购买必需的与健康有关的商品，不能享受到各种确保身体健康的医疗服务。一般情况下，家庭经济状况较差的儿童发生各种营养缺乏的比例较高，尤其是优质蛋白质、铁、锌、碘、钙等的缺乏可严重影响儿童少年的身体发育，使其身高和体重比家庭经济状况较好的同龄人低。另外，家庭经济状况较差的儿童往往生活在居住条件比较差的环境中，这些导致了疾病和伤害的增多，如常见的感染性疾病、发热、腹泻等疾病的增多，并且不能得到及时的诊治，会阻碍儿童身心发育和智力发展。在儿童少年中，家庭经济状况和心理发展有密切关系。有研究报道，家庭经济状况低下的儿童通常适应能力差，容易患抑郁，并且违法行为也增多。在同样经济条件下，家庭人口数（尤其子女数）对生长发育也有明显影响。国内外许多调查表明，多子女家庭儿童的身高、体重、胸围、肺活量、握力、皮脂厚度都显著低于独生子女（或少子女）家庭的儿童。原因主要是子女多的父母因精力有限，易忽视对子女的关心教育，放任自流，影响其健康成长。

父母受教育程度与儿童少年生长发育　父母受教育程度高，能注重培养儿童养成良好的饮食习惯和卫生习惯，使其生活作息制度更加科学合理，对促进儿童少年身心健康发育有积极作用。多数研究认为，母亲受教育程度高对促进儿童身心健康发育影响更大。因为通常情况下，母亲与子女相处的时间更多，母亲的文化素养对保证儿童合理营养、促进语言发展、性格形成有更重要的作用。

家庭结构与儿童少年生长发育　家庭结构是否健全对儿童心理发展影响很大。中国的家庭结构以三口之家的核心家庭占多数，部分是与祖父母或外祖父母生活在一起的三代同堂的联合家庭以及少数单亲家庭或重组家庭。有研究报道，联合家庭中儿童行为问题检出率最低，核心家庭次之，单亲和重组家庭最高。单亲家庭不论是父母病逝还是离婚，都会给儿童带来巨大的心灵创伤，由于不能得到完整的父母的爱，儿童容易产生孤独、恐惧或抑郁心理，进而出现行为问题。同样，父母经常吵架或再婚家庭（尤其是生活在继父家庭）的儿童，可能出现心理调适方面的障碍，发生离家出走、结伙打架、斗殴、焦虑、多动、过早性行为以及违纪行为的比例明显增高。发达国家中早已存在的未婚先孕、单亲家庭、父母吸烟、吸毒、虐待儿童、酗酒、性病等问题，在发展中国家也有明显上升趋势，给许多儿童造成严重心理创伤，影响其身心健康成长。

家庭教育方式和态度与儿童少年生长发育　正确的家庭教育方式和态度是儿童心理健康发展的必要条件。父母教育态度的分歧使儿童处于矛盾的环境中而无所适从，久之会导致儿童心理或行为的异常。根据中国现状，主要有4种不同的家庭教养方式：民主型、专制型、放任型和溺爱型。民主型教养方式是家庭成员间互相尊重、平等交流，父母对子女既有约束，又有鼓励。这种教养方式下的儿童，自尊、自信、自律性强，具有创造性，社交能力强，有成就动机等良好社会适应性的个性特征。专制型教养方式是家长缺少爱心或耐心，管理方式粗暴，在这种家庭中，儿童的人格、自尊、意志、权利不被尊重，家庭关系是命令与服从的单一关系，易使儿童产生不信任感、戒备心理严重、自卑、消极、暴躁、懦弱、依赖或反抗性强等人格特征。儿童在生活中遇到困难和挫折，容易表现出敌对的反应，男童会变得极其愤怒，而女童则采取回避的态度。放任型的教养方式是家长既缺少爱心、耐心，也缺乏责任感，对子女放任自流。由于儿童得不到必要指导和正常约束，会形成缺乏自信、自制力差、不负责任、情绪波动异常，待人处事具有攻击性，易受诱惑，做事不认真，缺乏奋斗目标等倾向。溺爱型教养方式是父母对儿童盲目的溺爱和疏于管束，导致儿童在溺爱娇惯的家庭环境中长大。这种教养方式容易使儿童养成以自我为中心，骄横跋扈、疏懒散漫、贪婪无度的"霸王"心态，很难与他人相处，一旦遇到困难和挫折不能承受，容易导致极端行为发生。

（贾丽红）

huǒbàn guānxì yǔ értóngshàonián shēngzhǎngfāyù

伙伴关系与儿童少年生长发育

（peer relationship and growth and development in children and adolescents）　伙伴关系对儿童少年心理、社会性乃至身体发育的影响作用。伙伴指个体与之相处的具有相同认知能力的人。伙伴关系通常指年龄相同或相近的儿童少年之间的一种共同活动并相互协作的关系；或指同龄人之间或心理发育水平相当的个体间在交往过程中建立和发展起来的一种人际关系。伙伴关系在儿童少年成长过程中具有成人无法替代的独特作用和重要价值。良好的伙伴关系不仅可以促进儿童少年社会认知和社会技能的发育，而且有利于增进身心健康，提升其主观幸福感。不良的伙伴关系不仅对儿童少年学习成绩和人格发育有阻碍作用，而且有可能导致不良行为、情绪问题甚至心理疾病的发生。

伙伴关系对儿童少年心理发育的影响　良好的伙伴关系是心理健康的必要前提，也是儿童少年社会性发育的重要指标，在儿童少年心理发育和社会适应中具有父母无法替代的独特作用。在儿童少年的日常学习和生活中，伙伴关系常常表现为一种感情上的联系和心理上的相互吸引。儿童少年需要情感上的交流，需要友谊和关怀。随着年龄增加，儿童少年自我意识、自我评价增强，伴随整体心理发育水平的提高，开始希望摆脱对父母的依赖和服从的关系。在这个阶段伙伴关系在儿童，尤其青少年的心理发育中发挥重要的作用。青少年开始努力追求伙伴之间那种相互平等、相互理解共鸣的关系，开始去结交更多、更要好的朋友。伙伴之间年龄和日常活动的相似性，并面临同样的成长、发育问题，使彼此间有更多的共同语言，共述成长的快乐和烦恼，交流内心世界、探讨心灵深处的秘密。此时好朋友对其心理发育的影响甚至超过老师和父母的作用。有研究显示，在学校生活中，缺少良好伙伴关系的儿童青少年发生心理行为问题的比例明显增高；缺少伙伴或伙伴关系紧张的儿童青少年经常处于孤独、压抑、自卑、焦虑等不良心理状态中。有研究报道，青少年时期对友谊的重视程度最高，愿意述说心事的对象依次是朋友、兄弟姐妹和父母。因此，帮助儿童青少年建立良好的伙伴关系对其健康的心理发育有良好促进作用。

伙伴关系对儿童少年社会性发育的影响　社会性发育指人在社会交往过程中获得的情感、性格、处理人际关系等表现出的心理特征。儿童社会性指儿童在与社会生活环境相互作用的过程中掌握社会规范，形成社会技能，学会社会角色，获得社会需要、态度、价值，发育社会行为，并以独特的个性与人相互交往，相互影响，适应周围社会环境，由自然人发育为社会人的社会化过程中所形成的儿童心理特征。父母、伙伴、教师等对儿童青少年社会化的发生、发育和变化规律有重要影响。儿童的社会性发育首先从家庭开始，在家庭中通过父母的影响及指导，儿童获得了最初的生活经验、社会知识、行为规范。家庭是儿童社会性发育最早执行者。与父母相比，伙伴对儿童青少年社会性的发育具有某些方面的特殊性。儿童时期的伙伴年龄相近，兴趣一致，大家在一起有一种自由宽松的氛围，儿童可以充分表现自我、心理感受积极而愉悦。儿童伙伴关系是儿童将来走向社会，建立良好人际关系的基础。伙伴关系的状况，会影响儿童的成长、品德和个性。不良的伙伴关系可能会成为儿童将来建立成人人际关系的阴影。青少年的伙伴关系与儿童期的伙伴关系相比，发生了实质性的改变，这种改变对其社会性发育有重要的影响。随着年龄增加，青少年时期的伙伴关系，更像成人的朋友关系。他们所选择伙伴不再仅仅是儿时游戏的伙伴，而是可信任的、忠诚的、能对他们给予更多的自信和理解的伙伴。他们与这些伙伴共同分享着失望与喜悦的感觉，共同面对青春期的情感波动，共同探讨成长过程中出现的新思想或新问题。通过与伙伴交往，他们可以使自身的思想发生改变，使自己更加成熟。伙伴交往是个人社会化的起点。伙伴关系的功能在于发育社会认知和社会技能。在与伙伴的交往中，儿童逐渐认识到他人的特性以及自己在他人心目中的形象和地位。学会如何坚持自己的主张或放弃自己的意见，学习如何与他人建立良好的关系、保持友谊、解决冲突，怎样对待敌意、专横、竞争和合作等。伙伴关系是儿童青少年最广泛和正常的社会关系。家长应从小注重儿童的品德培养，教育儿童忠于友谊，宽宏待人，善于与他人分担忧愁和分享快乐。同时教会儿童与人相处的策略，学会一定的交往技巧等。同时，家长对儿童的伙伴关系应给予充分的尊重、理解、支持，使儿童在与伙伴交往中得到身心的健康发育，成为一个乐于交往和善于交往的人。

（贾丽红）

xiàndài méitǐ yǔ értóngshàonián shēngzhǎngfāyù

现代媒体与儿童少年生长发育（modern media and growth and development in children and aolescents）

现代媒体对儿童少年身心发育积极或消极的影响作用。随着网络技术的飞速发展，现代媒体文化已和日常生活息息相关。许多国家的研究发现，儿童少年是现代媒体的主要消费群体。现代媒体带来信息与方便的同时，使用不当也会带来许多负面影响，尤其是对儿童少年所造成的危害更大。儿童少年正处于身心发育的关键时期，过度沉溺于现代媒体文化，会给其身心发育与健康带来不同程度的负面影响。现代媒体主要指电视、计算机和网络。

电视与儿童少年生长发育

电视对儿童生长发育的作用已引起越来越多国家的关注。其产生的影响主要取决于看电视的时间及内容两个方面。

看电视的时间对儿童发育的影响　婴幼儿时期是大脑发育关键时期，更需要同父母或看护人接触以促进健康的脑发育、情绪和认知技能、语言发育等。看电视时间过长会减少儿童体力活动时间，影响正常的生长发育速度；另外，过度沉溺于电视对儿童性格发展、语言表达能力等会产生不良影响，同时也使儿童少年的近视和肥胖发病率明显增高。美国研究儿童发育和行为的专家认为，如果一个儿童在一周内看电视时间超过10小时，就会限制他（她）的思维活动范围，影响他（她）与人的交流和语言能力，使其缺乏创造性。连续看电视4小时，可使视力暂时减退达30%。每日看电视超过4小时的儿童发生肥胖的危险性明显增高。因此，儿童少年每日看电视的时间不能太长，美国儿科学会推荐，2岁以下的儿童不应该看电视，2岁以上儿童每日看电视的时间不应超过2小时。在观看过程中，每30分钟应闭上眼睛做短暂休息，或向远处眺望，最好做些伸展运动等，对预防肥胖和视力下降有一定益处。

电视的内容对儿童少年的影响　电视是很好的教育和娱乐活动，对儿童少年的心理行为会产生较大的影响。国外有研究证实，那些经常收看如发现和探索、科普知识宣传和教育、全国地理频道等节目的儿童，具有较广的知识面和较强的阅读能力，他们在学校的成绩也非常优秀。因此，有专家认为，与不看电视的儿童比较，看电视长大的儿童会更聪明，收看电视可以获得更多的科学知识，有利于儿童智力的发展，也可锻炼儿童的反应能力、想象力、创新力等。然而，如果儿童偶然或经常看不适宜儿童的电视节目如离婚、犯罪、谋杀等，对其心理发展会产生不良的影响。这些电视内容会使一些有害的想法开始进入他们的思维，分散学习注意力，增加儿童少年的暴力和侵略行为，也使高风险行为如酒精和烟草使用以及性行为等开始加速。因此，家长应关注儿童看电视的时间和内容，在规定的时间内帮助他们选择适宜儿童少年健康成长的电视节目。

计算机和网络与儿童少年生长发育

网络作为一种全新媒体和信息获得途径在人们的日常生活、学习和工作中占据越来越重要的位置。涉足网络文化，获取更多、更新的知识，已成为青少年追求的一种时尚。截止2015年12月，中国青少年网民规模达到2.87亿，比2009年底增长了0.87亿人，手机上网的使用率达到90%。网络是把"双刃剑"，给儿童少年带来诸多好处的同时，也带来一些消极的影响，如沉湎于网络游戏甚至网络成瘾已成为日益突出的社会难题。互联网为儿童少年提供了求知和学习的平台，通过网络查阅信息、学习新知识、求学求职，并进行网络创作（如网页制作或更新），购买商品等活动，都为其不断提高自身技能、形成创造性人格提供了益处。此外，互联网还有助于拓宽儿童少年的思路和视野。通过网络，可以参与讨论社会问题，从而加强了人际之间的交流和沟通，增强社会参与度，开发内在的潜能。

网络对儿童少年身体发育的影响　长期沉溺于网络，严重影响儿童少年的休息、锻炼和其他活动。缺乏体育锻炼，影响心肺功能、身体肌肉与骨骼系统的发育，导致身体素质下降。睡眠时间不充足，导致生长激素分泌减少而影响身高的增长。有些儿童少年边上网边吃饭，影响食物的消化、吸收和利用，长期下去容易造成消化系统疾病。另外，运动量与运动时间减少，导致体内能量过剩，过多能量转变为脂肪存储于细胞内，引起超重和肥胖发生的危险性增高。儿童少年长时间看电脑屏幕，注意力高度集中，用眼过度使眼部肌肉得不到放松与调节，再加上屏幕光对眼睛长时间的刺激，易导致眼睛出现干涩、视物模糊和视力下降，轻者引起近视，重者可导致视网膜脱落，甚至骤然的永久性失明等。这些都给儿童少年的身心发育带来各种严重的消极影响。随着网络的普及，还不断有青少年因连续网上游戏（连续超过48小时甚至72小时）而导致猝死的案例报道。

网络对儿童少年心理发育的影响　儿童尤其是进入青春期的少年，正处于身心发展不平衡时期，容易出现心理发展上的许多问题。在这一特殊时期，现代媒体对青少年的心理、个性、情绪、行为等发展产生巨大影响。有研究表明，青少年对社会的基本认识，人生观和价值观的形成，90%以上的影响来自现代媒体。网络游戏对青少年的影响更为明显。据中国社会科学院2000年对5所城市青少年运用互联网状况进行的调查统计显示，经常玩电子游戏机超时的学生，在高中阶段占56%，初中阶段占36%，小学阶段占25.8%。与此同时，网络游戏逐步成为玩电子游戏的主导方式。由于网络游戏的特点和黏合性，过度沉溺于网络游戏，甚至通宵进行游戏大战的青少年，其智力发展受影响，思维能力、记忆力、感知觉发展受到阻碍，发生抑郁症和自闭症的比例明显增高。青少年时期第二性征的出现，性功能逐渐成熟，性意识觉醒，使个体对性的认识处于好奇与关注阶段。现代网络中一些不适宜青少年的内容，如性暴力、色情等，会影响青少年的性心理与性认识，使一些人过早去尝试性行为，导致少女未婚先孕等社会现象增多，对自己和他人造成严重的身心健康危害。青少年情感丰富、求知欲强，但情绪不稳定、识别能力和自制力较弱。网络上一些不健康的信息会导致危害健康行为增加，如吸烟、饮酒、暴力、性侵犯等，使青少年暴力犯罪在国内外均呈上升趋势。网络浓缩了整个世界，使人具有现实世界中少有的满足感，这就使得不少儿童青少年沉溺其中不能自拔，也就是通常所说的"网瘾"。一旦形成，会导致个性的自我迷失，人际交流能力弱化，不思进取，易怒、冲动、攻击性强、孤僻的内向性格等，会严重影响身心发展和个人前途。

（贾丽红）

xuéxiào jiàoyù yǔ értóngshàonián shēngzhǎngfāyù

学校教育与儿童少年生长发育
（school education and growth and development in children and aolescents）　学校教育对儿童少年身心发育的影响作用。学校教育是由专职人员和专门机构承担的有目的、有组织的、系统的，以影响受教育者身心发展为直接目标的社会活动。学校是儿童进入社会的首站，学校教育不仅使儿童在知识上有所提高，在智力上有所进步，而且更为重要的是使儿童的人格得到健康发展。

学校教育对儿童少年神经心理发育的影响　学校教育对儿童少年的影响是全方位的，对儿童少年认知、心理和社会化等方面均产生巨大的影响。

教育促进了儿童少年认知的发育　科学的教育能促进儿童的认知发展。科学的教育一方面决定着儿童发展的内容、水平、速度等，另一方面也创造着"最近发展区"。但教育必须以学生认知发展的水平和特点为依据，根据不同年龄段安排不同的教学内容，并重视儿童思维的发展，认同学生理解科学认知过程的重要性。不主张教给儿童那些明显超出他们发展水平的教学内容。因为教学内容过深，会降低学生学习兴趣。学校学习不仅能让学生掌握科学知识，而且能发展能力，因此，在教育过程中，学校以及教师的因素在很大程度上决定着个体智力潜能的开发和实现。在全面发展的教育内容中，德育对智育、体育和美育发展有制约作用，道德品质决定着学生未来的发展方向。因此，培养学生优良的道德品质是全面发展素质教育的重要任务。学生良好的道德品质不是自发形成的，是需要教育工作者满怀热情，积极地给予引导和培养，并通过开展实践活动，促进学生道德情感的发展。

教育塑造了儿童少年心理的成熟　教育过程是一个塑造和发展受教育者心理的过程。学校不同于家庭，具有更多的集体性质，在学校里儿童有机会与许多成人和同龄人发生联系，因此学校对儿童心理行为发展的影响是全方位的。教师作为儿童重要的学习与模仿对象，影响着学生的行为发展。儿童的良好行为需要教师有意识地去培养。因此，教师具有对儿童行为指导的意识与敏感性对儿童良好行为的形成与发展是非常重要的。另外，教师的榜样是一种"无声的教材"，潜移默化地感染和影响着儿童。同时教师本人的心理健康状况可以直接影响学生的心理健康。在学校，同学之间的影响对儿童心理健康发展也非常重要，良好的同学关系，接触积极上进、道德品质好的同伴可以激励学生良好的行为发展模式，但交友不慎也会对儿童健全人格的塑造产生不利影响，从患有品行障碍的儿童身上常可以发现这种影响。近20年来的许多调查显示，中小学生中存在着一些突出的心理行为问题，其中有些与不适当的学校教育有关。如学习压力过大、频繁应付考试或考试失败、学校教育目标不适当、学校管理缺乏科学性等。校园环境对学生健全人格的塑造具有潜移默化的熏陶作用。学校环境结构的特征也会影响到儿童人格的发展，如学校规模、校园气氛、教室卫生状况、座位安排、墙壁颜色以及通风条件等，都会影响儿童身心的发展。

教育促进了儿童少年社会化的形成 儿童进入学校后，其生活范围迅速扩大，有机会与更多的人发生联系。班集体是儿童在学校中的"家"，是学习、活动的主要场所，是社会化过程中的必经环节。学校学习过程中，班集体、教师、同学关系都会影响儿童社会化进程的发展。同伴关系对儿童发展自我、人格以及学习必要的社会交往技巧都有帮助，是儿童社会化过程中不可缺少的部分。因此，学校教育可为儿童的社会性发展提供良好的成长场所，班集体为儿童的社会性发展提供良好的环境氛围，在教师的正确指导下，同伴之间相互学习，共同成长进步，为儿童以后的健康成长和潜能的良好发挥打下了坚实的基础。

不同阶段教育对儿童少年发展的影响 不同学习阶段的儿童少年身心发育均有其自身特点，因而不同的发育阶段具有不同的发展任务。

小学教育 小学阶段教育的首要内容是确保学生身心健康发展。小学生自身发展的平稳性和心理发展的无尖锐冲突性的特点，为教育提供了非常有利的条件。因此，小学教育要使学生在获取知识的同时，养成良好的道德品质并发展多种能力，经常有目的地组织一些校内外集体活动，培养学生广泛的兴趣，使学生身心得到健康发展。过重的学习负担，

不仅会使学生的身心受到伤害，而且会使学生产生厌学、惧学的心理，对学生身心发展十分不利。

初中教育 对于身心发展处于急剧变化时期的初中生，学校教育面临的任务是艰巨的。良好的教育，将对学生顺利地由儿童向成人过渡以及今后的健康成长具有重要意义。因此，在初中阶段，应针对学生生理急剧变化的特点，加强"青春期教育"，培养学生形成良好的品德和初步形成正确的人生理想，并培养学生的自我教育能力。

高中教育 高中阶段是学生初步确立自己未来发展方向的时期，学校教育应把更多的精力转移到培养学生如何面对升学这个人生发展阶段的重要问题。除了引导学生努力学好科学文化知识外，引导学生正确处理自我与社会的关系，使学生在生理和心理上健康发展，为其走向独立生活阶段打下良好基础。

（贾丽红）

wénhuà yīnsù yǔ értóngshàonián shēngzhǎngfāyù

文化因素与儿童少年生长发育

（culture and growth and development in children and adolescents）

文化因素对儿童少年心理行为和身体发育的影响作用。生长发育研究结论往往是特定地区、民族研究的结果，其外推受到文化的影响；生长发育研究不仅要考察国家和地区的相似性和差异性，还要比较同一国家内部存在的亚文化差异。文化因素不仅对儿童少年心理行为产生影响，对体格发育也会产生间接影响。

文化因素对心理行为发育的影响 在一些文化背景中，如苏丹，强调社会生活相互依存和代际间和谐的集体主义。在这一文

化背景下，儿童生活在扩展家庭而不是核心家庭，通常有较好的心理适应模式。孔什（Concha Delgada Gaitan）在 20 世纪 90 年代对一个加利福尼亚小城的墨西哥社区居民调查发现，父母由于对功课的不熟悉而严重制约了他们给予子女的帮助，墨西哥儿童也学会了不向大人说出自己想法特别是与父母相悖的想法，但在班级中，老师通过提问和回答以及组织口头辩论的方式来引导墨西哥儿童进行严谨的思维，社区组织也帮助墨西哥儿童家长解决儿童的学业问题，从而使墨西哥儿童很快适应美国教育。

成人与儿童的相互作用在不同的文化中有着不同的方式，通过互动，成人将社会价值观和生活技能向子女传递。如在非洲博茨瓦纳沙漠地区的坤族儿童生活在以渔猎为生的社会中，在这个社会中，财产是一种累赘，幼儿成长在这样的文化背景中，从小学会了分享，他们没有专门制作的玩具，当儿童把东西递给其他儿童时，成人会给予积极的反应。

文化因素对身体发育的影响 在多数的文化背景下，少女更加关注自己的长相，担心别人对她们的反应，希望身材是苗条的；少男对自己身材的评价比少女积极，他们希望自己长得高大一些。对体形不满意的少女，采取的体重控制策略往往影响身体发育，如不吃正餐、服用减肥药、喝减肥茶、饭后催吐、服用泻药等。一些青少年发展为严重的饮食障碍包括神经性厌食和神经性贪食。青春期是身体发育的至关重要时期，严重的减肥行为和不健康的体重控制策略引起的热能-蛋白质营养不良和微量营养素的缺乏，损害最终身高的获得，紊乱月经

乃至影响生殖功能，降低身体抵抗力，而影响学习效率。

（贾丽红）

zhànzhēng yǔ értóngshàonián
shēngzhǎngfāyù

战争与儿童少年生长发育（war and growth and development）

战争不但使儿童少年受伤、致残、死亡，而且家园破坏、社会动荡、生活与健康不能保证而严重影响其身心发育。战争是政治集团之间、民族（部落）之间、国家（联盟）之间矛盾最高的斗争表现形式，是解决纠纷的一种最高、最暴力的手段。人类出现以来，就一直没有停止过战争。

战争对儿童健康的影响 战争对儿童的影响是多个方面的，加剧了儿童这一弱势群体的脆弱性，轻至生活受困、生长发育受限，重至疾病甚至死亡。在战争中儿童被拘禁、强奸、伤害致残、甚至死亡。

导致死亡和伤残 战争直接给儿童带来伤残和死亡。每年将近2万名儿童直接死于战争，同时至少2倍的儿童死于战争的间接作用。联合国儿童基金会2003年报告，1990～2003年间，因为战争世界有200万儿童死亡，600万儿童受伤或残疾。

产生心理卫生问题 在战争中，儿童往往经历或目睹恐怖事件（如拘禁、强奸、屠杀等），这会给他们留下各种形式的心理问题，如身体不适（头痛、胃痛）、行为困难（自我封闭、对人或物具有攻击性）、学习障碍、尿床、语言障碍，以及突然引发的对未来生活和生计的恐惧。儿童和青春期是一个人心理发育的关键阶段，这个时期如果心灵受到创伤，会造成长期的影响。一些被迫参与武装冲突的青少年在战事结束后很难重新融入社会，因为家庭和社区可能害怕这些人的回归，他们更多是被当作恶者而不是受害者，他们难除污名、遭受歧视，甚至直接被拒之门外。

致使卫生系统瘫痪而引发疾病 战争期间基础生活设施因得不到维护而被废弃，卫生服务和药品缺乏，有时甚至使整个卫生保健系统崩溃。免疫接种工作无法正常进行而导致一些群体流行病如麻疹或脑膜炎的暴发。环境恶化，难以获得清洁水源和卫生的食品，缺乏清洁的饮用水可导致各种疾病的发生，如造成婴幼儿腹泻甚至死亡，婴幼儿更缺乏合理的喂养。战争导致大量家庭陷入贫困状态，贫穷导致营养不良，影响身体发育和降低人体免疫能力，使儿童更容易遭受疾病的侵袭，导致发病率和死亡率居高不下。营养不良，即使只是普通的疾病，也会导致严重的后果。

引发流离失所 武装冲突使家庭离散，迫使成千上万的儿童不得不自谋生路，甚至还要照顾弟妹。失去父母和其他亲属保护的儿童面临被贩卖的危险，女童则面临早婚和沦为妓女的危险。虽然儿童通常是战争的受害者，但有时他们也参加武装冲突，在世界上至少有18个国家，数以万计的儿童被武装部队和武装组织征募和利用，他们被安排了许多职责，如炊事员、搬运工、信差、探子、探雷者、性奴、苦役，甚至是人体炸弹。

造成教育与抚养缺失 教育设施遭受破坏或学校因战争而成为难民的避难场所，使儿童失去接受教育的机会，世界上的失学儿童至少有一半生活在战乱国家。亲人死亡，尤其是父母一方或双亲的死亡，使儿童抚养问题更加突出，对儿童的健康生长造成严重影响。

战争对儿童生长发育影响的主要表现 成年身高与儿童时期的营养膳食和健康状况有显著的关系，因此战争年代出生的儿童，由于战争的破坏而食物供应缺乏、医疗匮乏导致健康状况不佳，生长发育受到显著影响。有研究表明，第二次世界大战期间德国出生的婴儿，其成年后的平均身高比非二战期间出生的人矮1.27cm，而德国人平均身高在整个19世纪才增加了1.78cm。现代战争对儿童的影响与第二次世界大战期间有所不同，但对儿童生长发育的影响却相似。一份研究报告，调查了海湾战争期间伊拉克儿童的生长发育情况，结果显示，在冲突激烈的地区，儿童的身高都受到了较大的影响。在冲突多发的伊拉克南部和中部地区，比较2003年前后的儿童身高发现，在冲突多发地区的儿童比其他地区的儿童平均身高低0.8cm。有研究认为儿童早年生长过程中，蛋白质营养不良是导致生长发育不佳的重要原因，尤其是婴幼儿，除体格发育受到影响外，亦可因神经系统发育受到影响而导致社会心理问题。冲突多发地区的伊拉克儿童的食物中，蛋白质缺乏是生长发育不良的主要原因。据伊拉克劳工和社会福利部估计，伊拉克全国12岁以下的战争弃儿多达160万，这些儿童的生存状况非常值得关注。

战争对儿童生长发育影响的干预对策 国际红十字会与红新月运动的各个组成部分通过了一项针对受武装冲突影响儿童的计划，主要包括2项内容：①倡导不招募儿童兵和18岁以下者参与武装冲突的原则，特别是通过加强以下两方面的工作来提倡这项原则，一是促进所有武装组织（政府的和非政府的）中建立国际法律规范，二是提高民间团体对不准儿童参加武装部队或武装组织的必要性的认识。②采取具体行动保护和帮助武装冲突中的儿童受害者，特别是通过加强以下两方面的工作做好对受害儿童的保护和帮助，一是设法解决与家人一起生活的儿童和无人陪伴的儿童的身心需求问题，二是帮助参加武装冲突的儿童尽快重返社会。在战乱国家，人道机构更愿意以集体形式对受害者进行心理帮助，而不是针对个人进行，然而儿童创伤后的恢复能力取决于多个方面，包括年龄、性别、个人性格特征、父母受教育程度、创伤事件类型，以及儿童所处的社会环境的特点等，对于同一事件或造成创伤的状况，每个儿童的恢复能力是不一样，对他们的心理辅导应因人而异。通常可以采用的方法包括：关怀和辅导、满足基本要求、开展娱乐活动（演戏、角色扮演练习、游戏、运动、绘画等）。家庭和社区通常能为儿童提供最有效的保护，在给予帮助时最重要的是让失散的儿童回家、回到原来居住的社区。

（王芳芳 静进 王莉 王庆雄）

zāinàn yǔ értóngshàonián
shēngzhǎngfāyù

灾难与儿童少年生长发育
(disaster and growth and development in children and adolescents)

严重灾难不但可以导致儿童少年伤亡，还会导致其心理与行为障碍，而持续较长时间的灾难因慢性心理应激和物质生活缺乏等还会影响到儿童少年身心的全面发育。

灾难的分类 灾难是天灾人祸所造成的严重损害和痛苦。现在所谓的灾难已不仅限于自然界造成的破坏性事件，也包括了人为因素所产生的对自然和社会的破坏。灾难按形成的原因可以分为：①自然灾难。如地震、火山爆发、泥石流、海啸、台风、洪水等突发性灾难；地面沉降、土地沙漠化、干旱、海岸线变化等渐变性灾难；水体污染、水土流失、酸雨等人类活动导致的环境灾难。②生态灾难。生态平衡是动态的平衡，一旦受到自然和人为因素的干扰，超过了生态系统自我调节能力而不能恢复到原来的稳态，生态系统的结构和功能遭到破坏，物质和能量输出输入不能平衡，造成系统成分缺损（如生物多样性减少等），结构变化（如动物种群的突增或突减、食物链的改变等），能量流动受阻，物质循环中断，称生态失调，严重的就是生态灾难。如动物种群的突增或突减、食物链的改变等。③人为灾难。包括战争、恐怖袭击、危险误操作（如飞机失事、核反应堆事故等）、病毒侵袭、人为纵火、突发公共卫生事件（群体严重中毒事件等）、紧急状况（绑架、踩踏等）、火灾、交通事故等。

灾难对儿童健康的影响 灾难事件的发生常常会破坏儿童现有的、稳定的生活状况，可能会因为食物短缺、药品短缺、洁净水短缺等问题使儿童面临更多的患病机会及流离失所。严重的灾难可能迫使许多家庭采取极端手段，违背儿童正常的生长规律而让儿童外出工作或让他们早婚。联合国儿童基金会估计，在未来的 10 年内，将有 1.75 亿儿童遭受与环境有关的灾难的影响。灾难可从多方面影响儿童少年的生活。灾难所致的家庭或学校建筑损坏、断水断电、失去朋友或家人，或在周围或电视上看到使其困扰的画面。这些变化会对儿童的身心健康产生有害影响，如过度担心、害怕，容易受惊吓等，这类异常反应在灾后可以很快出现，也可能很久才出现。这种影响可以持续数月或数年，甚至终生。儿童在遭遇重大灾难后，会表现出许多心理与行为障碍。儿童作为创伤后应激障碍的易感人群，在灾难之后表现出来的心理反应可以归纳为 3 个方面：躯体表现（如创伤经验重复出现、过敏状态、行为退化）、情绪反应（如否认、麻木、悲伤、愤怒、罪恶感等）和认知改变（如个人基本信念的冲击和影响）。这些心理和行为上的反应都是儿童在经历灾难后的一种自然反应，而且会根据儿童年龄、性格、受灾影响程度的不同在表现形式和程度上略有差别。学龄前儿童易出现急躁、呆滞、睡眠失调与畏惧夜晚、发展退化等；学龄儿童易出现拒绝上学、攻击行为、社会交往退缩、注意力下降、成绩下降、胃痛、头痛、害怕睡觉等；青少年易出现自我伤害性行为、产生自杀念头、丧失现实感、物质滥用等。创伤后应激障碍（posttraumatic stress disorder，PTSD）是常态急性创伤症状的一种延续，是个体对超出常见经历范围的明确的创伤事件所做出的反应，主要导致该个体持续重复体验创伤事件经历，逃避回忆及反应麻木，警醒增高等 3 类特征性综合征。PTSD 的基本特征是：①在明显而强烈的应激事件作用下发病，应激事件作为精神因素要有足够的强度。②起病在时间上与应激因素密切相关，症状出现于创伤后 6

个月之内。③临床症状以反复重现创伤事件体验为主，表现在回忆中、白天想象中或梦中，或"触景生情"的场合。④有明显的情绪淡化，感觉麻痹和回避有关引起创伤回忆的刺激，这些表现占次要位置。⑤持续的警觉水平增高，如难以入睡或易惊醒，易激惹或易怒，高度的惊跳反应，注意力难以集中等。⑥自主神经系统障碍，如心跳快、出汗、面色苍白等，这些是伴发症状。影响 PTSD 发生的危险因素较多，包括遗传因素、家族史、个体人格特征、既往创伤史、既往行为或精神问题、父母关系特征、恢复期应激源暴露等。

相同的灾难，相同的事件，对儿童的影响要远远大于对成人的影响，因为儿童本身的生理和心理发育不够完善和成熟，更易受其影响而表现为长期的变化。一般情况下，如果灾难持续时间较长，儿童少年体格生长发育和社会心理发育都将受到影响。如果灾难持续时间短，对儿童少年社会心理发育的影响较大。但是，如果重建和恢复工作进展不顺利，儿童少年体格生长发育亦会受到较大的影响。持续时间较长且严重的灾难（如战争），对儿童少年身心生长发育亦有较大影响（见战争与儿童少年生长发育）。持续时间较长且严重的自然灾难对儿童身高、体重的影响将较明显。

灾难对儿童健康影响影的干预 及时、恰当的灾难后群体和个体干预，对减轻或消除灾难事件对儿童的影响，预防出现心理问题、增强应对能力、促进心理健康有重要作用。避免灾难对儿童产生较大影响的措施，首先是尽快帮助儿童远离灾害现场、可能继续发生危险的场所以及受伤

的幸存者，避免进一步的伤害。其次，儿童需要得到情感支持和恰当的信息，成人要鼓励、倾听儿童说出自己在灾难中的经历及内心的感受，鼓励儿童说出害怕。帮助儿童了解出现恐惧和害怕是正常的情绪反应，允许他们哭泣和表达悲伤，不要强求儿童勇敢或坚强。应该反复向儿童承诺爱他，会照顾他免受伤害。6~12 岁的儿童会非常在意父母与老师对灾难的反应与态度，也会学习他们应对灾难的方式。作为儿童的保护者，在和儿童相处或交往前，成年人需首先正视自己的感受和情绪。若成人在经历灾难或创伤事件后出现情绪问题时，应尽量不要在儿童面前表现出过度恐惧、焦虑等情绪和行为，要及时处理压力和调整情绪。父母与老师充沛的精力、坚强的信心、规律的生活、整齐的衣着、平稳的情绪会让儿童产生安全感，让他们觉得灾难已经过去，一切正在趋于正常。如果儿童的心理问题持续存在，应该及时到当地专业机构寻求专业人员的帮助。在灾后恢复期和重建期，要加强对儿童的营养状况和生长发育评估。生长监测图是一种简易实用的评价工具，基层医疗卫生机构均可应用。应在恢复重建计划中将儿童少年的安全保障、营养保障、心理干预措施列入重要事项予以重视并落实。

（静 进 王芳芳 王庆雄 王 莉）

shēngzhǎngfāyù de jìnhuàguān

生长发育的进化观（evolutionary theory of growth and development）

将生长发育放在世代乃至更长的背景下，一些生长发育特征因选择性适应而表现为特定的规律。进化是有机体的结构随着时间而发生变化的过程，意味着

结构的变化是为功能服务的。对大多数公众来讲，进化意味着进步，生物进化总是由简单到复杂，由低级到高级的永恒过程。这种倾向反映在德国生物学家恩斯特·黑克尔（Ernst Haeckel，1834~1919 年）的复演论中，并通过美国儿童心理学家格兰维尔·斯坦利·霍尔（Granville Stanley Hall，1844~1924 年）的复演论影响了 20 世纪初的心理学特别是儿童心理学。某些重大的进化改变是通过发展的延迟（或阻滞），而非积累来实现的。青春期的出现（见青春期发育）和青春期第二性征、月经初潮的长期变化（见生长发育的长期趋势）以及西方工业化革命以后出现的青春期性发育提前和心理社会适应能力的推迟（见青春期身心发育的分离），人类胎儿、童年期和青春期持续最长的不成熟持续（见幼态持续），都是人类进化的产物，都可能有深刻的生物学及文化的适应意义。

达尔文的进化论 达尔文（Charles Robert Darwin，1809~1882 年）在 1859 年出版其经典著作《物种起源》之前，科学家就已经假定生命形态会发生变化。每个生物体都有向更高形态发展的自然趋势，这种更高的形态会遗传给后代（性状的遗传）。达尔文之前的科学家还注意到，尽管物种之间迥然相异，但他们的胚胎发育过程却惊人相似；同时，某些物种之间也有惊人相似的结构，如许多动物都有 4 个脚趾；不同物种所拥有的各种特征似乎都有一种目的，如长颈鹿脖子长可能是为了吃高树上的树叶。然而，达尔文之前的进化论者都没有发展一种理论用以解释生命的变化是如何随时间发生的，

这些具体的特殊结构是如何发生的。达尔文的自然选择理论是对进化生物学的最高贡献，该理论认为，某些遗传变异比其他的遗传变异带来更高的繁殖成功率时，自然选择就会发生，导致有机体的形状随时间发生变化。达尔文发现，生物具有与生俱来的经过自然选择的适应性特征，这种拥有进化了的功能称为适应器。这些适应性的特征促进生存，但是经验也影响着人类的心理行为发育。

生长发育与进化 在人类进化的历史长河中，发生了一系列颇有里程碑意义的事件，如人类的祖先在 440 万年前开始两足行走，在 250 万年前制造出粗糙的工具，在 160 万年前开始使用火种，120 万年前人的脑量开始增长，10 万~50 万年前是脑量增长最快的时期，大约在 2.7 万年前，智人统治了整个地球，其他人种灭绝。人类不断进化的结果是适应环境的结果，认识人类行为时，不能将行为归结于基因决定而与环境没有任何关系。达尔文及其现代进化论学者强调进化形成的适应器的重要性，也强调促使适应器得以发展和激活的环境因素的重要性，这如同长期使用工具手上生出胼胝（俗称"老茧"）的关系一样，胼胝是环境输入（反复长时间使用工具）和适应器（皮肤受到反复摩擦后由遗传指令使摩擦长出新的皮肤细胞）交互作用的产物。行为是进化的产物，但并不意味着人们物化改变。戴上手套减少使用工具的摩擦后，"老茧"因此减少。人类在进化的过程也形成了许多心理适应机制，只要人们对其相应的社会了解更多，就能在一定范围内对行为加以改变。同时也要清醒地认识到，

现代人类所拥有的适应性机制并非就是最佳设计，人类拥有石器时代的大脑，但生活在现代社会中；对脂肪的强烈要求在资源匮乏环境中具有良好的适应性，但在现代社会则是导致动脉粥样硬化、冠状动脉粥样硬化心脏病、脑卒中等严重心血管疾病的原因。适应也意味着付出代价，如过度害怕黑暗可阻止人们夜里外出，减少伤害，其付出的代价是限制人们晚上的生产和生活活动。

现代进化论的支持者对自然选择如何推动人们发展出适应性的特征、动机和行为倍感兴趣。现代进化论学者认为适应性动机是确保个体基因延续下去的关键，认为漫长的幼年期是必要的，年长者提供保护的长期发展过程具有适应性，他能使儿童少年获得所有的生理功能，同时也达到较高的认知功能。因为人类必须靠智慧生存，脑的发育和功能成熟，才能够制造和使用工具，改造环境，最大限度的满足自己的需要。人类创造出丰富的社会规则和复杂的文化，年轻一代必须获得知识和社会技能。

环境变化对人类形成适应机制产生严重的冲击。如儿童在宫内和生命早期的营养不良，是日后患高血压、糖尿病、恶性肿瘤等疾病的危险因素；环境化学物特别是具有环境内分泌干扰作用的环境化学物如有机磷、有机磷农药、塑料及其添加剂、抗生素等，被怀疑为生长加速现象和青春发动期提前的重要元凶；人类长期以来形成的生物钟特别是昼夜节律被现代媒体和娱乐活动打破，儿童少年沉迷于网络、游戏、电视，既减少了社会交往，也减少夜间睡眠，影响健康、学习乃至个性发展（见生物节律紊乱与

儿童少年健康）。

（陶芳标）

shēngzhǎngfāyù de xíxìngxué
生长发育的习性学（ethology of growth and development）
动物和人类习惯或行为在自然环境中发生和进化的理论解释。习性学的发展观认为，行为的发生是不连续的，每一个发生的行为都有其生物学的基础，当机体成熟到一定的程度，一个信号刺激便能激发出一个新的行为模式。习性学的进化观认为，动物和人类的行为具有适应性和生存价值。

习性学研究历史 达尔文很早就预测他的自然选择理论将会被用到行为包括社会行为领域，他认为，所有的行为都需要潜在的生理结构，如人能奔跑需要发达的下肢和强有力的心脏功能；有些物种可通过选择过程而被培育出某些特定行为特征。

现代习性学始于洛伦斯（Konrad Lorenz）和廷伯根（Niko Tinbergen）的研究工作。这两位动物学家在动物的有关研究中强调了进化过程与适应性行为的重要联系，最早证实了印刻效应。例如，小鸭对出生后见到的第一个运动的物体产生印刻效应，通常情况下这个运动的物体被小鸭视作妈妈。对一个活动的机械小鸭也会产生印刻效应。印刻效应产生后，不管印刻的对象去哪里，小鸭也跟随其后。习性学家最基本的理论假设是，所有动物生来就有许多生物学程序化的行为，这些行为是进化的产物，有利于生存的适应性，这与达尔文的自然选择观点一致。洛伦斯认为，印刻是一种学习行为，是小鸭和鸭妈妈（或其他印刻对象）之间形成的一种联接，是小鸭进化形成的生物结构的一部分，是预先编程的结

果。洛伦斯在大量鸟类研究的基础上建立了习性学，从而成为进化生物学的一门新的分支学科，一定程度上也是对当时的心理学界极端的环境决定论的一种挑战。

习性学对儿童少年生长发育的影响 习性学家强调儿童发育的生物学基础，认为儿童有许多先天性程序化的行为，这些行为促进了特定经验的获得，有利于儿童的生存和发育。约翰·鲍尔比（John Bowlby）认为，婴儿的哭泣是吸引照料者注意的生物性程序化信号，保证了婴儿基本需要得到满足，婴儿也将通过与父母或其他照料者的充分接触而形成初步的情感依恋。习性学家也关注到学习的重要性。婴儿形成的区分熟悉和陌生面孔的能力，这种辨别性学习的适应性意义可以追溯到人类的进化史，在恶劣的环境生存需要照料者形影不离，面对陌生面孔没有哭泣反应就可能成为食肉动物的猎物。相反，如果照料者因为产后抑郁、严重疾病、情感困惑等，可能对婴儿的哭泣不能做出及时反应，儿童在早期就会学到照料者不可信任，甚至会对老师和同伴产生不信任感。

习性学认为早期经验非常重要，许多生长发育的特性都有一个关键期，给儿童在此时期以适宜刺激，就会展示出生来固有的某种适应性发展模式，过了这一时期，再给予相同的刺激则没有持久的效应。关键期强调了有限的时间段，许多人类习性学家认为用敏感期更为确切，即人类特定能力或行为出现的最佳时期，在这一时期对儿童进行环境影响产生效果最佳。敏感期在时间框架上没有关键期那样严格和精确，过了敏感期某种发展还有可能出现，但培养更为困难。敏感期与学习和训练相关，学龄前儿童学习骑自行车比成人更快，3 岁儿童可以背诵的儿歌可以多于 6 岁儿童。

（陶芳标）

shēngzhǎngfāyù de chángqī qūshì

生长发育的长期趋势（secular trend of growth and development）

在特定的时期儿童少年生长发育速度增快或减慢、成熟提前或滞后的变化趋势。又称生长发育的消长趋势，是人类生物学领域最重要的现象之一。生长发育长期趋势是人类进化的产物，不同时代有不同表现。从 19 世纪，工业化国家儿童少年体格发育水平不断提高，青春期发育提前，成人身高持续增长，但多数发达国家这种（正性）长期趋势已不明显，而在一些经济转型较快的发展中国家正经历明显的生长加速现象。生长发育长期趋势不仅是单纯的生物学现象，也与环境变化和社会公平性密切相关。探讨生长发育长期趋势的原因、健康的长期影响以及青少年生殖健康问题，是儿童少年卫生学面临的新的挑战。

生长发育长期趋势表现在多个方面 生长发育长期趋势不仅表现在体格发育的增快或减慢，也不仅表现在月经初潮年龄提前，还表现在其他多个方面。

体格发育长期趋势 一般群体不同年龄阶段的身高、体重和成人身高是研究体格发育长期趋势的常用指标，特殊人群（如入伍新兵、NBA 篮球队员）的身高变化也是常用观察评价生长发育长期趋势的指标。发达国家特别是北欧、加拿大、美国（白人）儿童少年生长发育长期趋势可追溯到 19 世纪早期，持续 150~190 年；其他发达国家持续时间稍短于上述国家。坦纳（Tanner）总结发达国家 1880~1950 年期间儿童体格发育长期趋势规律，是国际公认的评价儿童少年生长发育长期趋势速度的参照，以每 10 年身高增幅和体重增加为指标：① 5~7 岁儿童身高 1cm，体重 0.3kg。② 8~11 岁儿童身高 1.3cm，体重 0.45kg。③ 12~14 岁，男童身高 2.5cm、女童为 2.1cm，男童体重 2.0kg、女童为 1.5kg。④ 5~18 岁身高 1.0cm，体重 0.5cm。中国在 20 世纪 80 年代前尚缺乏完整和可供比较的资料，从 1979 年以来所开展的大规模、同一技术方法和测量要求的儿童少年生长发育研究资料表明，中国儿童少年体格发育加速明显。

体格生长的派生指标如体重指数（body mass index，BMI）、腰高比、下肢长/身高等也常用于生长长期趋势研究。世界各国各年龄组儿童 BMI 持续上升，1985~2005 年 30 年间中国儿童少年 BMI 的 P_{95} 差距明显高于 P_{50}，而 P_5 差距不甚明显，表明肥胖在群体中的比例增加，而营养不良的比例未得到显著改善。

生理发育成熟度的长期趋势 月经初潮年龄、首次遗精年龄是常用的评价性发育长期趋势的指标。欧洲国家少女的月经初潮年龄在中世纪为 14 岁，19 世纪初叶上升至 17 岁；随后，少女的月经初潮年龄又出现不断下降的趋势，大多数欧洲国家少女的月经初潮年龄已下降至 13 岁甚至更低。范·维里希格（van Wieringer）收集 19 世纪 40 年代至 20 世纪 70 年代欧美各国 130 余年少女月经初潮年龄，发现每 10 年提前 3~4 个月。中国城市和农村女童 2005 年比 1991 年的月经初潮年龄

分别提前了 0.37 岁和 0.90 岁。

体能发育的长期趋势 不同年代由于生活条件的改善、社会文明的进步和生活方式的改变，体能发育情况也随之出现变化。世界男子 100m 跑成绩由 1910 年的 10.6 秒下降至 1994 年的 9.85 秒、1996 年的 9.84 秒和 1999 年的 9.79 秒、2002 年的 9.78 秒。这也反映了人类速度素质的长期趋势。通过中国学生体质与健康研究组对 1985～2000 年中国汉族学生生理功能和运动能力的动态分析发现，学生的运动能力出现普遍下降的趋势。运动速度在 15 年内基本上保持稳定，而且后 5 年内整体呈现下降的趋势；运动力量在 15 年内整体有增长的趋势，但是后 5 年同样也存在一定的下降趋势；耐力在 15 年内逐年下降；15 年内男女学生柔韧性均表现出明显的负增长趋势，而且后 5 年下降的幅度有继续扩大的趋势。

智力发育的长期趋势 弗林（Jamie R Flynn）于 1984 和 1987 年总结经济发达国家的资料时认为，智力测验分数呈现稳定的增长。美国 1932～1978 年，智商每年增长 0.33 分。这种现象称为弗林效应（Flynn effects）。然而，在理论上人类基因组不可能改变如此之迅速，智商的上升应来自环境因素的作用。迪肯斯（Dickens）和弗林认为，智商的长期趋势是因为智商（intelligence quotient，IQ）的表现型与相应的环境有关，环境作用于 IQ 从而使其水平上升或降低。他们推论，环境的有利作用主要有青霉素等抗生素的问世使感染性疾病得到控制，电视的普及推进知识的传播，不断增长的剖宫生产减少出生窒息等，但这些因素对智力的

积极影响并未得到证实。社会经济状况的改善可能使制约 IQ 变化的基因及环境因素得到缓解，在环境发展潜力大的地方，环境对 IQ 的影响也大。

然而，一些研究者对 IQ 的上升代表智力功能的上升提出质疑。罗（Rowe）和罗杰斯（Rodgers）则认为，来自人群测验资料确实表明 IQ 在不断上升，但还没有实验研究证据。他们推算，如果给定测验错误是 5%，环境影响效应即便达到 35% 也因为太低而不能解释 IQ 的长期趋势。双生子研究发现，小年龄的双生子智测水平高于年长双胎子，似乎环境因素对双胎子 IQ 影响明显，但如果按不同出生队列进行分析，则不能显示环境因素对双胎子 IQ 的影响。IQ 的长期趋势（平均水平上升）并未见方差的变化，这与迪肯斯和弗林提出的模型的性质不一致。

不同国家和地区生长发育长期趋势的模式 不同国家、不同种族的生长长期趋势有不同的模式表现，可表现为以下 4 种模式。

相对稳定型 北欧、美国（白人）、加拿大等发达国家，生长发育长期趋势进入相对稳定期。相对稳定指这些国家儿童少年生长发育整体上进入平台，但仍然有增长表现。20 世纪 60 年代以后，很多发达国家生长的加速现象仍然存在。如比利时（1960～1980年）、澳大利亚（1970～1983 年）、芬兰（1980～1997 年）、英格兰（1972～1990 年）等国家都观察到学龄儿童生长加速现象。在荷兰，成人身高 1980 年就已达世界最高水平，但 1955、1965、1980 和 1997 年 4 次大规模的调查表明，女性最终身高分别是 163.0、166.3、168.3 和 170.6cm，月经初潮年龄分

别是 13.75、13.40、13.28 和 13.15 岁，表明生长的加速现象仍在继续。美国在 1988～1994 年调查的结果显示，学龄儿童的身高平均比 1976～1980 年调查结果高 2.5cm，表明 20 世纪 50 年代和 60 年代美国儿童身高发育趋势的停滞现象可能是暂时的。实际上，除极少数国家外，以成人身高持续增长为主要表现的生长发育的长期趋势从未真正停止过。儿童身高加速增长的同时，BMI 和腰围也有较大幅度上升。据麦卡锡（McCarthy）等 2003 年报道，英国有代表性的 3 次横断面调查表明，11～16 岁的少男 1977～1997 年 20 年间腰围增长了 6.9cm，BMI 增长了 1.5；11～16 岁少女 1987～1997 年 10 年间腰围增长了 6.2cm，BMI 增长了 1.6。在荷兰、德国、保加利亚，少女的月经初潮年龄仍有轻度提前。

明显加速型 西欧、澳洲、美国（非白人）、俄罗斯、日本等经济发达国家，生长的加速迟于前一类国家和地区，其显著的生长发育加速现象出现在第二次世界大战以后，伴随都市化、工业化的发展，生活水平提高，社会保障体系的完善，儿童少年的身材越来越高大，月经初潮持续提前，成人身高提高。如日本 20 世纪 60 年代至 80 年代中期，青春期身高生长突增每 10 年达 2.5cm；美国的少女在 20 世纪 90 年代的月经初潮年龄仍在下降，非洲裔少女的月经初潮年龄下降更为明显，同时还观察到青春期的开始年龄和第二性征的发育年龄仍在提前。

晚发型 主要出现在东欧、南欧、中国以及一些发展中国家的上层社会群体。其中东欧、南欧国家儿童少年生长的加速现象

早于中国,主要表现为成人身高的持续增长;中国儿童少年生长加速处在早期阶段,还有很大的潜力。

无增长或负增长型 生长发育长期趋势并非在所有国家和群体都表现为加速或正向变化,一些国家和地区表现为无增加趋势,如南亚国家;还有些国家和地区由于长期受到内战、自然灾害和贫困的困扰以及营养不良和获得性免疫缺陷综合征的威胁,儿童群体出现负性生长,如西非、中非和撒哈拉周围地区。一些处于经济转型时期的发展中国家,如墨西哥,富裕阶层的儿童在20世纪中后期就出现生长的加速现象,但占人口3/4的中下层家庭的儿童各年龄组儿童身高、体重水平实质上没有明显增长。

生长发育长期趋势的研究方法 对儿童少年生长发育长期趋势的研究需要有科学的研究设计和研究方案,保证结果的可比性。

研究设计 可供比较的资料其研究设计有同质性、样本的代表性和抽样方法的一致性。不同年代对儿童少年生长发育指标评价的样本要有代表性,一般认为,各年龄组样本应该超过100人。民族、年龄组、性别构成、城乡比例等分层、整群抽样的方法要一致,以便具有可比性。测量方法也要一致性,不同年代测量方法一致,器具精度相同;年龄组比较的一致性,不同国家不同年龄组的生长速率不同,青春发动时间和结束时间不同,年龄组比较时应该一致;但成人身高应以该群体身高停止增长的年龄为参照,如日本17岁女童身高基本停止生长,中国18岁少女身高仍有增长。

分析方法 生长发育长期趋势的结论得出需要长时期资料(至少应有20年时间)才能做出结论。可从生长发育水平(包括成人身高)、速度、身体比例和成熟度等指标的变化进行分析。

生长发育水平和速度变化比较才能得出结论。生长发育指标的比较可用两种方法,一种是通过比较某群体某年龄前后两个年份(如20年的间隔)的身高、体重、IQ、100m跑时间等。该时间间隔的差值也可折算为10年增长值,以体现变化的强度。第二种方法是比较全年龄段生长速度,即分别将各个年龄组在两个年份中的均值相加后相减,也可折算为每10年的增幅。如1985~2010年某群体7~18岁12个年龄组平均身高增幅,计算公式如下:

身高增幅(cm/10年)=(1985年各年龄组身高均值和−2010年各年龄组身高均值和)/2.5

身体比例使用BMI、腰高比(腰围/身高)以及下肢长/身高等。用某群体P_{90}比例持续增高,则预示该群体的肥胖者将大量增加;不同年代腰高比的增加,则反映中心性肥胖的增加;下肢长/身高越来越大,表明某群体中身高增长主要是下肢增长的贡献。

发育速率以女童月经初潮年龄和男童首次遗精年龄作为性发育的成熟度指标,比较其每10年变化趋势。此外,不同年龄段身高在成人身高的比例、牙龄、第二性征年龄、智力年龄或IQ,用以反映群体发育到某一程度的年龄变化。如某群体在1960年15岁达到成人身高的90%,但到2010年13岁即达到成人身高的90%,提示50年间群体达到成人身高的年龄提前了2岁。

生长发育指标的性差(sex dimorphism)是生长发育长期趋势的指标。以18岁作为中国儿童少年身高成熟年龄,则2005年18岁城市汉族学生身高性差为12.11cm,农村为12.03cm;日本全国18岁学生身高性差为12.9cm。研究表明,性差逐步扩大是正向性长期趋势的重要特征表现。

结论外推 发达国家与发展中国家其生长发育加速现象出现的时代不同,多数发达国家处于稳定,而中国正处在明显加速期,因此不能得出中国儿童少年生长发育的速度超过发达国家。此外,长期趋势的结论需要建立在长期观察的基础上。同时,只有将群体体格生长水平、速度、青春发动期多种事件出现的年龄以及成人身高等多种现象结合起来加以分析,才能克服结论的片面性。

生长发育长期趋势的原因分析 人类生长与体型对环境的质量反应敏感,发展中国家生长发育加速现象得益于营养和健康状况的改善,发达国家主要是因为能量摄取较多。生长的负向变化则表示环境恶化。环境因素的改善包括社会经济、卫生保健、卫生服务质量的提高,城市化的加速,家庭规模的减小,营养的改善(如动物蛋白摄入量增加)。

青春期发育年龄和月经初潮年龄可能受到遗传和环境因素的共同影响。每一类因素的相对作用很难评估,但青春期开始和月经初潮年龄在很大程度上是由环境因素决定的,如社会经济的发展、医疗水平的提高和预防、保健措施的落实等。

基因和环境相互影响发挥作用。遗传学方面的移民现象造成基因漂移和杂种优势的出现。一些研究者指出,西方国家的工业化、都市化以及经济地位的上升，大量人口由乡村移居到城市，亲缘关系较远的男女婚配机会增加，使人群杂合子人数增加。杂合子表现偏向于高身材，即所谓的杂种优势，这种优势部分解释了生长的加速趋势。

环境激素（又称环境内分泌干扰物）与生长加速现象的关系受关注，研究最多的是环境雌激素。雌激素不仅对女性的性发育十分重要，对男性也非常重要。雌激素受体缺乏可引起雄性哺乳动物不育，这提示环境雌激素暴露可干扰身体自身的雌激素受体，影响青春期开始的时间。具有轻度雌激素样活性化学物质用于人类生活相关的多种产品，如塑料。植物性的雌激素可在食品（如大豆制品）中存在。虽然高剂量的雌激素能干扰实验性的啮齿动物的生殖功能，但人类接触如此高浓度的环境雌激素而影响青春期发育的研究报道甚少。一项研究显示，波多黎各乳房早熟的少女邻苯二甲酸酯水平高于对照组。人们正在关注孕母的营养状况或暴露于环境雌激素是否影响胎儿发育，从而影响青春期发育。已有研究发现，在宫内和出生后暴露多溴联苯与月经初潮年龄提前相关联。

生长发育长期趋势对人类社会的影响　生长发育长期趋势对社会的影响有双刃剑效应。

　　积极意义　著名的儿童发育学家坦纳所指，儿童的生长是社会状况的一面镜子。生长的加速现象反映了人群营养状况的改善和社会福利的进步，又是疾病防治和保健服务效果的集中体现，是生活状况的生物标准之一。生长发育长期趋势和人均GTP、人均收入、期望寿命、婴儿死亡率等指标一起，反映社会公平性。可以预见，随着中国社会经济发展和城乡差异的缩小，城乡儿童的体格发育和性发育的差异将进一步缩小乃至消失。

　　负面影响　体格与体力增长的不协调现象引起重视。只有在体格增长的同时体质（如人体力量和作功能力）也同步增长才是协调的。然而，在加速生长的国家，如按儿童身高或体重计算，儿童青少年的力量和作功能力并未见明显增长。帕日兹科娃（Parizkova）等对学前儿童体型和运动发育关系的研究发现，高身材和高 BMI 的儿童在 20m 跑测验中成绩差。雷恩森（Renson）等对 12 ~ 19 岁的比利时男青少年体质研究发现，身材越高大，在投球测验中成绩越差。

加速生长对疾病发生和寿命有消极影响。流行病学研究资料显示，成人身高以及 BMI 整体上都和高血压、冠状动脉粥样硬化心脏病等成年期疾病呈 U 形变化。匈牙利 0 ~ 14 岁儿童 1978 ~ 1998 年的 21 年间每年 1 型糖尿病发病率平均为 7.87/10 万，呈上升趋势，且低年龄组上升更为明显。高身材并不意味着成人寿命的延长，相反，还可能增加寿命缩短的风险。因此，有专家将儿童身高超过 P_{97} 作为成年后生活质量下降的预测指标。

加速生长与资源消耗。体格生长越来越高大，需要更多的生存空间，为适合人类工效学要求，车辆、飞机、家具、办公用品等需要定期改造，或牺牲使用的舒适度。身材的高大需要消费更多的能源、食物、植物等，加速了环境的压力。

　　加强生殖保健服务　生长加速现象一个显著的表现就是青春期提前，使青少年出现性冲动、遗精、手淫等现象的年龄越来越早，如果缺乏健康的性教育引导，易产生不良性心理问题或性行为。性发育的提前与社会成熟的矛盾、成熟期提前与学习期延长以及需要晚婚之间的矛盾，增加了青少年青春期的困惑与适应困难，导致更多的少女妊娠、更多的未婚妈妈以及少女妊娠年龄的提前，由此产生一系列的社会、医学和法律问题。性成熟的提前和绝经期的后延，导致生育期的延长，意味着妇女一生中生育机会的增多，从而增加全球人口问题的严重态势。同时，生育期延长以及伴随的肥胖化，一些与激素代谢相关的肿瘤如子宫肌瘤、乳腺癌、卵巢癌等发病率显著上升。生长的长期趋势向儿少卫生（学校卫生）工作者提出了更大的挑战。在中国深入开展不同民族儿童身材的趋同性、儿童体型变化趋势、快速生长对儿童身体比例变化的影响、青春期生长突增年龄-突增高峰-月经初潮之间的关系以及促进成人身高同步增长的途径等课题研究，可指导儿童保健和学校卫生实践。

（陶芳标　季成叶）

qīngchūnqī shēn-xīn fāyù de fēnlí

青春期身心发育的分离（developing mismatch between biological puberty and psychosocial maturation）　青春期生物学成熟不断提前（如月经初潮年龄下降）与社会成熟（如独立生活能力推迟）不协调致身心发育失匹配的现象。在人类的进化历史长河中，青春期出现并且几乎经历了人生的整个第 2 个 10 年时间，这在其他动物中是见不到的。人类的近 2 万年以来，新石器时代儿童月经初潮年龄与社会成熟年龄相一致。

儿童少年经历了性发育与社会适应同步发育的漫长阶段后，近200年以来，月经初潮年龄降低，但心理社会成熟年龄却明显推迟，使青春期身体发育与心理社会成熟失匹配（图）。

青春发动时相的提前预示着青少年性发育和性功能成熟更早，但是其社会功能的成熟不一定也相应的提高。青春发动期是身体和社会转型的重要里程碑，青少年需要适应如此大的发育性压力。这一时期相关激素的变化也对个体情绪、身体、认知和人格都有很大的影响，青少年还要面对来自周围人群对其身心成熟的反应。因此，青少年必须迅速学会应对来自外界和自身的多种挑战。当青少年不能调和生物学成熟与社会成熟之间差异，即弥合"成熟裂隙"时，社会适应困难就很容易发生。青春期身心发育分离的负性后果可以用选择效应来解释。青春发动提前对青少年身心健康均产生显著的影响（见青春发动时相提前）。

（陶芳标）

shēngwùzhōng wěnluàn yǔ értóngshàonián jiànkāng

生物钟紊乱与儿童少年健康

（disorder of biological clock and health in children and adolescents）

当今社会因学习压力和生活方式变化而致人体生物节律紊乱并对儿童少年健康产生的不利影响。生物钟又称生理钟、时辰节律，是生物有机体通过感受外界环境的周期变化而调节自身生理活动的节律与之适应。生物钟有4种功能，即提示时间、提示事件、维持状态和禁止功能。提示时间指在一定的时间必须做某件事，到了时间，就自动会想起此事。提示事件指当你遇到某事时，生物钟可以自动提示另外一个事件的出现。维持状态指人们做某事时，能使人一直做下去的力量。禁止功能指机体某个功能或行为可以被生物钟终止。与之相对应，人的大脑有相应的4个中枢，即时间中枢、空间中枢、功能中枢和终止中枢。人体的生物钟是人类进化的结果。正是地球上稳定的昼夜变化使生命在上亿年的进化过程中自然选择形成了自身节律。生物钟紊乱，势必会打破上述4种功能，付出健康代价。

生物钟的研究历史 早在19世纪末，科学家就注意到了生物体具有生命节律的现象。20世纪初，德国内科医生威尔赫姆·弗里斯和奥地利心理学家赫尔曼·斯瓦波达，他们通过长期的临床观察揭开了其中的奥秘。原来，在患者的病症、情感以及行为的起伏中，存在着一个以23天为周期的体力盛衰和以28天为周期的情绪波动。大约过了20年，奥地利因斯布鲁大学的阿尔弗雷特·泰尔其尔教授，在研究了数百名高中和大学学生的考试成绩后发现人的智力是以33天为波动周期的。于是，科学家们将体力、情绪与智力盛衰起伏的周期性节奏绘制出了3条波浪形的人体生物节律曲线图，被形象地誉为一曲优美的生命重奏。到了20世纪中叶，生物学家又根据生物体存在周期性循环节律活动的事实，创造了生物钟一词。

生物钟的遗传 人的生长发育行为的产生，都是染色体上的基因决定的，什么时候生长速度快，什么阶段生长速度稳定，什么时候产生性欲求，什么时候月经等，没有一个不是生物钟的体现，所以DNA就是生物钟，决定一个人的一切生理进程。如果DNA所决定的这些按时按刻出现的东西都不属生物钟的范畴，那就没有人体生物钟了。

研究证实，每个人从他诞生之日直至生命终结，体内都存在着多种自然节律，如体力、智力、情绪、血压、经期等，人们将这些自然节律称作生物节律或生命节奏等。人体内存在一种决定人

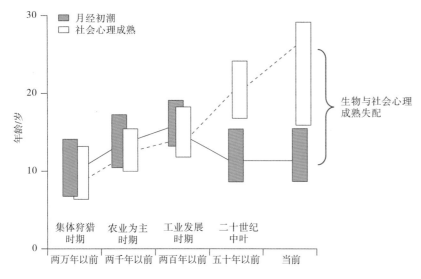

图　人类两万年以来月经初潮年龄与心理社会成熟年龄范围的变化

们睡眠和觉醒的生物种，生物钟根据大脑的指令，调节全身各种器官以 24 小时为周期发挥作用。

生物钟与生活和学习　人体随时间节律有时、日、周、月、年等不同的周期性节律。如人体的体温在 24 小时内并不完全一样，4 时最低，18 时最高，相差 1℃多。人体的正常的生理节律发生改变，往往是疾病的先兆或危险信号，矫正节律可以防治某些疾病。

人体日、周、月、年的生物钟与生活与学习　许多学者的研究指出，按照人的心理、智力和体力活动的生物节律安排 1 日、1 周、1 月、1 年的作息制度，能提高工作效率和学习成绩，减轻疲劳，预防疾病防止意外事故的发生。所谓智力生物节律，就是人一日中有时记忆力好，有时则差，有一定的规律，如有的人早上 5～9 时记忆力好，而另一些人则是晚上记忆力好等等。反之，假如突然不按体内的生物钟的节律安排作息，人就会在身体上感到疲劳、在精神上感到不舒适。

研究表明：人们最好在每日、每周、每月甚至每年的同一个时间醒来，这有助于调整体内的各种活动，精力充沛地去迎接新的一天。时间生物学为那些既不属于早起的"百灵鸟型"，又不属于晚睡的"猫头鹰型"的 80% 的人提供了有用的信息。

人体一天中生物钟的变化与生活与学习　由于人体生物钟的变化，大脑皮质的不同区域的功能也在时时发生着变化，研究的结果表明：①上午 8～11 时，是组织、计划、写作和进行一些创造性思维活动的最佳时间。最好把一天中最艰巨的任务放在此时完成。同时，这段时间疼痛最不

敏感，此时看牙医最合适。②11～12 时，是开会的最佳时间，人们此时最清醒。这段时间宜用于解决问题和进行一些复杂的决策。③12～14 时，此间一天中快乐的情绪达到了高潮，适宜进行商业社会活动。④14～16 时，会出现所谓的"下午低沉期"。此时易出现困乏现象，最好午睡片刻，或打一些必要的电话，做些有趣的阅读，尽量避免乏味的活动。⑤16～18 时，人体从"低沉期"解脱出来，思维又开始活跃。可把一天中较重要的工作放在此时做，并且这是进行长期记忆的好时段。⑥17～19 时，人体的体温最高，此时做些锻炼有助于你在晚上顺利入睡并提高睡眠质量。⑦19～22 时，可就一些较严肃的家庭话题进行讨论，也是学习的最好时间。⑧23～24 时，人体准备休息，各脏器活动极慢，进入梦乡。

生物钟紊乱与健康损害　对人体的生物节律研究已被广泛地应用于人体卫生保健，保障安全生产，指导人们生活等方面。所以当了解了自己的生物节律后，可扬长避短，充分利用生物节律的高潮期，获取理想的学习、工作和科研成绩。在低沉期适当调整安排自己的生活，以提高适应能力，减少生物节律的不良影响。可见，人们能够认识，利用人体生物节律，不宜随意打乱生物节律。以考试成绩为导向的学校教育常使儿童少年牺牲大量的时间，现代媒体又吸引一些儿童少年彻夜上网、看电视等，其睡眠、饮食规律也随之打破，破坏了儿童少年的生物钟。天长日久，如感冒、消化不良、胃溃疡、精神不集中、疲倦感等病症增多。假期不同于学校的规律的生活，一到

开学所有假期养成的习惯又都被打破，同样引起适应困难。

熬夜会使生物钟紊乱，第 2 日的生活节奏因此改变。日本东京大学教授深田吉孝通过动物实验证实，熬夜会使一种蛋白质（E4BP4）大量增加，造成动物的时间感紊乱。实验还表明，让鸡每日从早上 8 点到晚上 8 点生活在明亮的环境里，晚上 8 点到早上 8 点生活在黑暗中，两周以后让鸡熬夜 6 小时，即从晚上 8 点到凌晨 2 点用灯光对鸡持续照射，3 日后检测结果显示鸡熬夜时 E4BP4 增加，决定生物钟周期的蛋白质在夜间却没有增加，从而使体内生物钟时间错后。假如一个人由生物钟规定的白天开始时间比实际的白天晚 2～3 个小时，但这个人在实际生活中却又必须遵守实际的白昼时间，就像住在北京，但却必须在纽约上学一样。这就是社会时差。

慕尼黑大学医学心理学研究所罗纳贝格研究表明，生物钟被打乱的人更容易成为吸烟者。社会时差越大，吸烟的概率就越高，而且更顽固。这个研究结果令人惊异的地方是吸烟和社会时差之间的关联如此明显，简直令人不可置信。有 4 个小时或以上社会时差的人，其中吸烟者的比例高达 60%，而在没有社会时差影响的人当中，吸烟者的比例最高只有 10%。

美英两国的研究人员发现，人的情绪好坏不仅受睡眠时间长短的影响，还与是否按生物节律安排入睡和起床时间有很大关系。据《普通精神病学文献》报道，美国波士顿和英国曼彻斯特的两个研究小组对生物钟、睡眠和情绪之间的关系进行研究后发现，人体生物钟能决定人在一天内好

心情的时段。如果在人体生物钟仍处睡眠阶段起床，即使已经睡了很长时间，仍然会感觉情绪不好；反之，即使两三天没睡觉，如果生物钟处在清醒期，则他也会感觉情绪高涨。研究人员认为，生物钟存在于大脑中的一个区域，决定人体从睡眠、清醒到消化等多种活动的生物节律。他们通过对 24 例健康的年轻志愿者长达 1 个月的研究发现，实验对象的睡眠周期从每日 24 小时延长到 28～30 小时后，其情绪高低受每天睡眠情况和体温两个因素的综合影响。

（陶芳标）

yòutài chíxù

幼态持续（neoteny）

动物和人类出生后持续处于幼稚状态，需要父母或成年动物的监护和养育，直至能独立谋生或自食其力的成长过程。广义上的幼态持续包括妊娠期胎儿阶段。幼态持续是社会生物学概念，用以度量动物的子代对其父母依赖程度的一个重要指标，也是比较不同物种的演化规律和生存策略的一个重要参数。与动物相比，人类幼态持续时间更长。人类不仅有一个较长的、性发育处于幼稚状态的童年期，还有一个较长青春发育期，从进化视角，这一较长的过程对人类生存和繁衍并无好处，但幼态持续为脑发育赢得时间，对智力行为和生存能力有优势。

幼态持续的表现 人类个体发育的一个引人注目的现象就是新生儿极度缺乏能力并依赖父母的照料，同时，人类的童年或不成熟期极大的延长了。儿童发育学家威尔顿·马里昂·克罗格曼（Wilton Marion Krogman）指出，在所有生物中，人类的幼年期、童年期和少年期绝对是最延迟的。

也就是说，人类是幼态持续的或生长期长的动物。他的整个生命周期的近乎 30% 时间都用于生长。美国教育心理学家杰尔姆·布鲁纳（Jerome Bruner）则指出，灵长类动物的进化以不成熟时间的增加为标志。从人类学、进化生物学的资料看，这一点也十分清楚。如在灵长类动物中，狐猴、恒河猴、大猩猩和人类的幼仔期（童年期）分别是 2 年半、7 年半、10 年和 20 年。显然，与其他灵长类动物相比，人类则有一个长得不成比例的不成熟期。

幼态持续与人类适应 成熟是生长发育的目标，但不成熟（幼态持续）可能有适应作用。美国哥伦比亚大学人类学家霍洛韦（Ralph L. Holloway）指出，人类大脑在过去的 300～400 万年的历程中，由 400ml 到 1400ml。不成熟期的延长是一个必需的适应进化战略，可以让人类能有一个延长的幼儿依赖期，能延长生殖成熟的时间，推迟身体发育成熟，让脑能长得更大和进行行为的学习。

幼态持续与神经发育 人类延长的童年期和青春期的最重要方面是与大脑的可塑性和可变更性相联系的。与其他物种不同，人类主要依赖学习和行为的灵活性获得成功，由于发育的延迟，从出生到直到青春期人类大脑神经细胞的联结可以不断形成并改变（而在其他物种的动物中这种联结早已被固化），使人类个体得以产生灵活的思维和行为。此外，延迟的童年期和青春期还给学习复杂的成人角色提供了机会，成人角色复杂是因为文化上的变化性和复杂性，不能预先在大脑中布线。幼儿的大脑由于其不成熟，能够被重新布线，提高认知和行

为的可塑性。如果儿童出生时就有一个较成熟的大脑，或发展比实际情况快得多，则幼儿的心理、社会和情感灵活性不复存在，因此这种行为和认知上的灵活性也许是人类最具有适应价值的特性，是由延长的心理及大脑的不成熟期所提供的。

幼态持续与感觉及动作系统发育 人类大脑延缓的成熟（相比其他灵长类动物）不仅保证了行为的可塑性，而且保护了幼年机体免于过量刺激。不成熟的感觉和动作系统具有适应性价值，发育心理学家戴维·奥本海姆（David Oppenheim）提出不成熟的感觉和动作系统在发育早期起适应性作用，不成熟的感觉系统意味着其所接受和加工的信息量极其有限，直接使得婴幼儿免于刺激过量。发育心理学家杰拉尔德·特克维茨（Gerald Turkewitz）也提出类似观点，认为如果其他感觉通道与其"竞争"神经细胞，则早熟的感觉通道也许得不到发展，有限的感觉系统功能减少了感觉输入，也减少正在发展中的各感觉通道之间的竞争。从这种角度看，感觉系统的不成熟不是必须克服的。

幼态持续与认知发育 许多人类学家、进化生物学家都认为，人类需要有一个延长的童年期，是因为人类与其他物种的动物不同，人类社会比其他所有动物群体都远为复杂和多样化，要求人类不仅要有灵活的智力，也要有比较长的时间学习与掌握社会的习俗、规范和制度以及必要的技能与知识。儿童认知的不成熟表现在许多方面。如幼儿的元认知能力较差，思维上的自我中心性以及信息加工速度较慢等。幼儿倾向于高估自己的回忆能力，高

估的次数和程度随年龄增长而下降。整个学前期，特别是 5 岁以前幼儿的元认知能力水平普遍较低，他们不能像年龄较大的儿童和成年人那样有效地评价，监控和调节他们的认知能力。然而，幼儿对自己能力不现实的乐观倾向以及对自己行为同样不现实的评价给予幼儿实践各种活动和技能的机会，如果幼儿对自己的能力抱有较现实的认识的话，也许就不会尝试这些行为。忽略自己能力上的局限使幼儿尝试可能超过他们现有水平的更为多样化和复杂的行为，使幼儿得以在更大程度和范围内练习各种角色、技能，并具有长期的认知上的好处。

（陶芳标）

fāyù kěsùxìng

发育可塑性（developmental plasticity）

儿童少年的机体通过调整其生长发育轨迹与所处环境相匹配而对环境因素适应的一种模式。生物学的可塑性指个体受到环境影响时发生表型变化的潜力。特定表型的适合度随环境变化而变化，并很早就形成。除人类外，多数哺乳动物在断奶后很快就具备生殖能力。人类个体不同器官乃至整个人体具备某种"适应力"，机体的结构与功能为适应积极或消极的内外环境及生活经历而发生改变的能力，也就是生长发育的可能性，意味着生长发育的状态可以被经验塑造。

早期环境暴露与发育可塑性

早期环境暴露的远期效应是否因为发育受损，抑或是发育可塑性的一种包含了适应性和调整的生理性应答。如果是后者，这种功能性改变的应答与环境暴露激发密切相关，可产生即刻效应或对机体有远期的预测性、适应性

意义。

对肾单位数量减少的研究阐明上述观点。妊娠期孕鼠蛋白质受限饮食模式的子代幼鼠肾单位数量显著减少。肾单位减少可能是出生时体重较低的个体，成年期高血压的重要危险因子。肾单位数量减少是否仅为宫内严重营养不良诱发的发育受损的一个表现，或是宫内恰当的适应性应答以在营养受限的情况下保证胎儿能量供应，或是宫内一种预测性应答而不具备适应价值，是一种对出生后环境不良的预测所激发，因为出生后肾脏有较高的能量需求，肾单位的容量过多。如果出生后环境优于预测的环境，机体表现为出生后快速生长，通常超过肾脏有限的代偿能力。这是一种不恰当的预测所引起的后果，这仅仅是一种平衡，或是某种发育受损的结果。研究证据很难解答上述疑问。

生长发育的可塑性还表现神经发育的可塑性，即神经系统发育过程中神经元对神经活动及环境改变做出的结构和功能上的应答反应。神经系统的发育是遗传因素和环境因素共同作用的结果，环境丰富对脑发育和脑损伤修复具有显著的促进作用，但是脑发育与脑损伤修复的决定基础是神

经发育可塑性。

发育受损效应常发生于环境状况极度不良的条件下，有着远期不良效应的应对策略，最常见于营养状况较差但未达到极限值的环境中，预测适应性应答通常在中度不良到中度过剩的环境中发生，应答和受损效应又一次在营养过剩的环境中表达。这些效应彼此间逐渐过渡。格卢克曼等人总结了人类受到发育性有害因素的适应性模式如（图）。

发育可塑性理论的应用 生长发育是一个持续的累积过程，过去的事件对将来有重要影响。一个具有高度攻击性的儿童，在学习了"对人热情、友好和善于合作的社交技巧"后，攻击性减少，受欢迎程度增加。

可塑性采用环境线索以最大程度优化生命历程策略，充分利用现有环境，同时为将来环境做好准备，以实现健康最大化。如穿越胎盘屏障的激素和营养素，通过母亲间接饮食和暴露水平，受母亲体成分、代谢和长期生活方式影响。因此影响发育的环境线索可间接反映子代采用的历史性信息，从而预测未来健康。发育可塑性对环境线索真实性的判定，可通过整合非基因性代际遗传过程而逐渐提高。从更宽广的

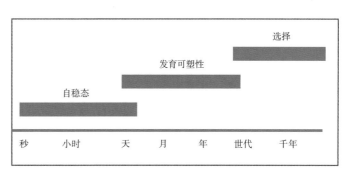

图 人类发育适应性的模式
（引自：Gluckman PD 等，2009）

时间长河看，数代的自然选择和基因漂移的变化以及环境变异所诱导的多种应答机制被整合入人类基因组的例子屡见不鲜。临床医学和公共卫生研究主要关注于发育可塑性短期内因果关系和干预方法。

发育可塑性理论的应用为阐明环境暴露（如妊娠期母亲吸烟、妊娠期治疗抑郁的药物以及妊娠期母亲叶酸缺乏等）与出生缺陷、童年期疾病和心理行为问题、成人的健康与疾病的病因学提供了新的视角。2004 年，英国剑桥大学动物行为学系的帕特里克·贝特森（Patrick Bateson）教授、英国南安普顿大学南安普顿总院MRC 环境流行病学小组戴维·J·巴克（David J. Barker）教授、新西兰奥克兰大学和国家生长发育研究中心的格卢克曼（Peter D. Gluckman）教授及南安普顿大学发育科学学院马克·A·汉森（Mark A. Hanson）教授于 2004年在《Nature》上共同撰文，将发育可塑性的理论用于解释人类疾病和健康的发育起源学说。研究表明，暴露的不同时期（妊娠前、早期和晚期）对多种结局〔神经管畸形、唇/腭裂、胎儿生长和胎龄、新生儿并发症包括呼吸系统疾病、肌张力减退、童年期肥胖、常见行为问题（如注意缺陷伴多动障碍见注意缺陷多动障碍）〕的危害效应，需要考虑发育可塑性进程与临床病理学之间的区别，同时也要考虑结局特异性和预测因素的特异性。显然，感兴趣基因型可确定被用于人类疾病和健康的发育起源学说表观遗传机制未来研究，而这一机制的破解也必将为疾病发育起源带来光明。

（陶芳标）

儿童少年健康状况

értóngshàonián jiànkāng zhuàngkuàng

儿童少年健康状况（general health status in children and adolescents） 儿童少年的生存、保护和发展是提高人口素质的基础，是人类未来发展的先决条件。了解儿童少年健康状况，是制定儿童少年健康促进规划、提出保护政策和措施的基础。

指标 分析儿童健康状况首先要确定指标。按其性质分为生命指标、疾病指标、生长发育指标和生命质量指标。这也是评价健康促进效果最基本的指标。

生命指标 反映出生和生存情况，以死亡率、病死率表示。常见的指标有婴儿死亡率、5 岁以下儿童死亡率和年龄别死亡率、疾病病死率。

疾病指标 通常以发病率和患病率表示。

生长发育指标 从反映发育水平和营养状况的人体测量指标评价。

发育水平 评价个体儿童发育水平所需条件及其方法有准确测量儿童少年有关发育指标；精确计算儿童实足年龄；查国际儿童生长参考值（即世界卫生组织标准）或国内制定的儿童少年体格发育参考值；用标准差分（Z分）、百分位数或中位数百分比法评定儿童少年发育等级，以上等、中上等、中等、中下等、下等的检出率表示群体儿童的发育状况。群体儿童之间可比较 2 个地区儿童的平均水平，也可比较不同等级儿童的分布情况。如统计身高在中等及中等以上儿童所占比例或身高在中位数以上儿童所占比例反映儿童发育状况。

营养状况 用年龄别身高、年龄别体重和身高别体重 3 个指标，可分别评定出低体重、发育迟缓、消瘦和慢性严重营养不良等儿童，现多用中重度营养不良率表示儿童营养不良发生情况。用年龄别体重或身高别体重可评价儿童少年肥胖情况，统计肥胖儿童少年检出率。但由于指标和方法不同，制定儿童少年肥胖的界值也不同。以年龄别体重为指标，用中位数百分比法，则儿童体重测量值大于参考人群体重中位数的 20% 判定为肥胖；以身高别体重为指标，用中位数百分比法，则儿童体重测量值大于相同身高的参考人群体重中位数的20% 判定为肥胖。体重指数评价肥胖和超重最常用（见儿童少年超重和肥胖筛查）。

智力 儿童的智力水平用智力商数（简称智商）（intelligence quotient，IQ）表示，IQ 的获得需用标准化的智力量表进行测量。中国常用的儿童发育和智力量表有贝利（Bayley）婴儿发育量表、格塞尔（Gesell）发育量表、韦克斯勒（Wechsler）学龄前与学龄初期儿童智力量表等。IQ 现用韦克斯勒（Wechsler）提出的离差智商的概念，即以 100 为均数，15 为标准差表示儿童智力水平。个体 IQ 在均数 2 个标准差以下，即 IQ<70 判定为异常，表示该儿童智力低下。若 IQ<70 并伴社会适应能力障碍，可诊断为精神发育迟滞。

生活质量指标 生活质量（quality of life，QOL），又称生存质量、生命质量。概念的形成与发展有其深刻的历史背景，是医学科学发展和人类对生命质量追求的必然趋势。QOL 的提出最早可追溯到 20 世纪 30 年代甚至更早的时期，首先应用于社会学领域，指人类生活的优劣程度，包括收入、健康、环境、营养、社会服务和社会秩序等。1966 年，埃尔金顿（Elkinton）将生活质量的概念引入医学领域，用以探讨心脏病、肿瘤和脑血管意外等疾病的治疗目标，目的是从专业的角度评估疾病和治疗手段对个体生活影响。因为其社会学的广义内涵未被医学界全部采用，所以在 QOL 之前冠以"健康相关"，即健康相关的生活质量，指个体的生理、心理和社会功能状态。不少学者指出，社会学因素如收入、住房、社会保障、生态环境等无不与人类生活息息相关，影响着健康的质量和疾病的发生与发展，生命质量包括社会因素。高危儿童的早期干预，发育障碍儿童的康复，智力低下儿童回归主流都是提高儿童少年生活质量的重要体现。在生命质量方面，涉及各种心理、生理和社会功能良好状态或丧失程度，需要评定一个人日常生活功能及其受限程度和一个人的社会活动、职业能力及其受限程度等（见儿童少年生活质量评价）。

儿童少年健康状况特点　儿童少年是弱势人群，他们处在生长发育之中，同时处在集体生活的学校教育阶段，具有其特殊性。青少年与低龄儿童死亡模式发生逆转，由于 5 岁以下儿童面临大量的生存威胁，全球正努力进行大量投资以降低其死亡率。千年发展目标 4 指出，1990～2015 年要降低 2/3 的 5 岁以下儿童死亡率。自从 1990 年起，全球 5 岁以下儿童死亡率已下降 28%，即从 90/10 万降低到 2008 年的 65/10 万；总死亡人数也从 1990 年的 1250 万降低到 2008 年的 880 万。每日源于可预防死因而死亡者由 1990 年的 3.4 万人降到 2009 年的 2.2 万人。中国则提前实现

千年发展目标降低 5 岁以下儿童死亡率的目标，为发展中国家提供一个榜样。

瓦伊纳（Viner RM）等发表研究成果表明，从 20 世纪 80 年代开始，男性人群中 20～24 岁年龄段死亡率高于其他年龄段，从 90 年代开始，15～19 岁青少年死亡率也超过 1～4 岁儿童居于整个人群第 2 位（图）。

这种死亡率改变的差异产生了死亡率模式的变化，从 20 世纪 70 年代中期开始 1～4 岁儿童死亡率降到 20～24 岁青年男性死亡率之下，而 20 世纪 90 年代开始降到 15～19 岁青年男性之下，到 90 年代末与 20～24 岁青年女性死亡率相当。因此，联合国儿童基金会执行理事安东尼·莱克（Anthony Lake）发出呼吁"我们不想在第一个十年所拯救的生命，在第二个十年就失去"。

伤害成为儿童青少年第 1 位死因　15～24 岁青年中死亡率的

下降只是儿童下降的一半，这种差异主要归因于伤害所致死亡趋势的变化，青少年人群中伤害所致死亡不但没有变化，甚至在男性中出现随年龄增加而上升的趋势。青少年主要死因已由传染性疾病转变为社会病因（social etiology）。伤害所致的死亡在 1～9 岁儿童及 10～24 岁青少年中有所不同，前者最主要原因为交通伤害，后者除了交通有关的伤害死亡外，还有自伤等。青少年寻求刺激和冒险行为加大伤害所致的死亡，特别是交通伤害和暴力。2004 年对全世界 10～24 岁青少年分析发现，自伤行为占全死因的 6.3%，为第 2 位死因；暴力死亡包括意外事故、自杀、他杀等占全死因的 6.0%，为第 3 位死因。从 21 世纪开始伤害成为 10～24 岁青少年主要死因，占总死亡的 70%～75%。另外，自杀是 15～19 岁青少年第 2 位死因，是 20～24 岁早期成年人的第 1 位死因。美

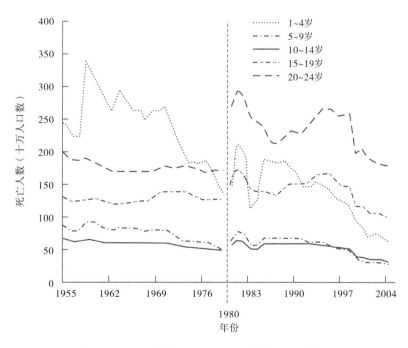

图　1955～2004 年不同年龄组男性每年全死因死亡数
（引自：Viner RM 等，2011）

国暴力死亡率为 19.5/10 万人口，其中自杀的比例最高；10~14 岁青少年自杀比例最低（1.1/10 万人口），15~19 岁时自杀率上升 6 倍（6.9/10 万人口），进入成年后自杀人数更高。在发展中国家，10~24 岁青少年中暴力死亡还包括成为士兵或在战争、武装冲突中受害。

传染病下降但仍然是学校突发公共卫生事件的主因 随着疾病谱的变化，传染性疾病的减少，1~4 岁儿童是最受益的人群，其死亡率明显下降。但在世界范围内，传染性疾病仍是 1~9 岁儿童及 10~24 岁女性的主要死因。世界卫生组织估计，5~14 岁儿童每年由传染性疾病所致的死亡人数为 69.3 万，15~29 岁青年中传染性疾病所致的死亡人数则扩大到 164.7 万。全球死因登记系统并不完善，有健全的死因登记系统只占人口的 1/3，所以传染性疾病所致的死亡很可能被低估。

传统的学生常见疾病并未得到有效控制 国家体质健康调研数据表明，近视和肥胖没有得到有效遏制甚至呈上升趋势；龋齿患病率农村地区有上升现象，龋齿治疗资源不足；随着年龄的增加，女性青少年发生低体重和营养不良的风险高于男性。联合国儿童基金会的 14 个发展中国家资料表明，15~19 岁少女贫血患病率显著高于同龄男性。中国 2005 年学生体质与健康调研数据显示，7~22 岁城市男生儿童青少年的低体重为 18.7%，女生为 26.7%，城市高于农村；12 岁、14 岁城乡男生贫血检出率分别为 9.8%、21.6%，12 岁、14 岁城乡女生贫血检出率分别为 12.2%、12.8%，农村高于城市。

传统的观点认为，童年期哮喘、其他过敏性疾病、慢性便秘、原发性遗尿症等疾病会随着自主神经和中枢神经系统的成熟在青少年期消失，但结果并非如此。青春发动并不预示着哮喘的免除，儿童哮喘可以持续到青春期乃至成人早期。由于生长代谢的需求，以及胰岛素抵抗，1 型糖尿病发病的高峰出现在青春发育早期。自身免疫性疾病，如系统性红斑狼疮、自身免疫性甲状腺疾病、幼年型类风湿性关节炎等随青春期的发动出现上升，特别在女性中这种趋势更为明显，主要的原因与雌雄激素在自身免疫性疾病发动或进程中所起的作用有关。血压、血脂与青春期发育阶段的联系较年龄、体格更为显著，而青春发动提前是儿童哮喘持续至青少年期甚至成人期独立的危险因素。

精神疾病负担日益突出 神经科学研究发现，青少年早期大脑经历了巨大的电生理变化，神经网络从根本上重组，对情绪、生理和心理能力产生巨大影响。研究表明，大多数精神障碍源于青春期及成人早期，约 50% 开始于 14 岁之前，约 70% 开始于 24 岁。帕特尔（Patel）等在《柳叶刀（The Lancet）》杂志上的一篇文章综合 1997~2006 年澳大利亚、巴西、荷兰、埃塞俄比亚、夏威夷等国家地区的调查得出，12~24 岁青少年中有 1/5~1/4 患有精神障碍。中国儿童青少年精神障碍患病应也有这样的百分率。

抑郁等内化性的行为问题与青春发动的联系往往被忽略，在青春发动早期，少女的抑郁症状开始明显增加，以至于到青春发动中期其抑郁、焦虑的发生均明显高于男性。有研究显示，青少年女性抑郁发生的风险是男性的 1.5~3 倍，青春发动提前的女性发生率更高。进入青春期，女性对自己的社会和性角色转变中产生困难的另一表现是对自身身体变化的负性心理态度，加之对文化和时尚界所倡导的"女性美"的追求所产生的焦虑，使他们在进入青春期后神经性厌食显著增加，约 14 岁时达到高峰。进入青春期后男生有更多的行为障碍和精神分裂发生。早期学者认为童年期行为问题在青春期会缓解，但是有研究显示有注意缺陷伴多动障碍的儿童在青春期反社会行为、物质滥用行为及学业失败的发生率显著增高。

20 世纪 80 年代以来，由于家庭结构的破坏、青年人失业率增加、家庭不切实际的教育方式和职业期望都令青少年精神障碍流行率显著增加。这种无助的心理病理状态会造成低学业成绩、失业、物质滥用、冒险行为、自杀、犯罪、不良性行为、自伤及不充分的自我保健等，最终增加发病率和过早死亡率。

青少年健康危害行为问题突显并呈低龄化趋势，威胁成人期健康 在青春期大脑发生着重要的变化，神经发育持续到成人早期，特别是情绪控制和行为管理的大脑区域。额叶灰质减少、皮质间信息联系的扩展等改变持续到近 30 岁，这些为青少年期情绪行为问题的发生埋下了隐患。猎奇行为，或冒险行为的增加是青春期早期和中期青少年的共同特征，特别是物质滥用行为在青少年早期开始就已显现，青少年药物滥用和饮酒行为又损坏大脑边缘系统的发育。同时，青少年期健康危害行为往往表现为共存现象。11~15 岁吸烟的青少年饮酒行为发生的风险是不吸烟者的 3

倍，发生严重心理抑郁的风险是后者的 6 倍。2000 年全球疾病负担显示，饮酒是欧洲青年男性的第 1 位死因，15~29 岁青年男性中 1/4 死于饮酒。另外，物质滥用也是他杀和自杀重要的原因。

女性进入青春期比男性早12~18 个月，相同的趋势反映在大脑发育中。推理控制和决策制定的大脑额叶在青春期早期开始发育，而对于男性该区脑叶的发育较晚，同时时间更长，因此他们冲动、不考虑后果的趋势较女性持续的时间更长。这也可以解释通常男性物质滥用行为显著高于女性的现象。世界范围内青春发动有提前趋势，如月经初潮的提前，随着这种生物与社会成熟之间的发育失匹配越来越明显，情绪反应和认知能力间的差距越来越大，从而增加了行为问题的发生。几乎所有的吸烟者都是从青少年开始的，13~15 岁吸烟者中有一半会持续最少 15 年。

青少年特别是青春发动提前的青少年在心智未达到相当水平时便经历了一系列躯体和心理的变化，使得部分青少年在青春发育早期就发生了性行为。国际家庭调查数据显示，在发展中国家（除中国），15~19 岁男女生中分别有 6% 和 11% 初次性行为发生在15 岁以前；在拉丁美洲和加勒比地区女生 15 岁之前发生性行为的比例更高，占到 22%。过早的不安全性行为可以造成性传播疾病，对未来生育造成影响。根据世界卫生组织数据每年 1/20 的青少年感染性传播疾病，全球过去 20 年超过 6000 万人口感染人类免疫缺陷病毒，其中一半是 15~24 岁在感染。世界卫生组织一项调查估计，不安全流产占 14% 共计 250万人次发生在发展中国家，而且

都是在 20 岁以前，是 15~19 岁女生死亡的主要原因。

青少年的健康行为问题会持续到成人期。据瓦伊纳（Viner RM）等报道，在青少年期会尝试或探索"成人行为"，如吸烟、饮酒、药物滥用、暴力行为、性行为等，而且青少年期健康状况与成人期的关联要强于儿童期与成人期的关联（表 1）。

儿童少年体格发育与体能发育不相一致　对儿童少年生长发育状况进行群体动态分析，是研究人类生长长期变化规律的重要方法之一，既可以明确自然环境、社会环境、营养状况和体育锻炼等因素对生长发育的影响，也可

以为提高人体素质、促进身体健康提供科学依据。在世界范围内，伴随着体重急剧增加，儿童少年的体质健康状况的变化已成为各国学者密切关注的公共卫生问题。现有的研究显示，各国儿童青少年体能发育状况出现了不同程度的下滑趋势，博迪（Boddy）等学者对 1998~2010 年英国 9~10.9岁儿童连续监测显示，儿童心肺功能呈现下降趋势，男女生 20m往返跑测试成绩平均每年下降1.34 和 2.29 个百分点（表 2）。凯恩瑞（Cairney）等对加拿大儿童心肺功能的研究也得出相似结果，儿童最大摄氧量下降趋势明显。还有研究发现，自 1966 年以

表1　青少年早期健康危险因素与成人期健康的关联

危险因素	OR 值（95%CI）[†]	解释成人结局变异系数的百分比（校正后的 R^2）
吸烟（成人吸烟≥11 支/日）		
10 岁：规律/定期吸烟	2.0（1.3~3.2）[*]	5
16 岁：规律吸烟≥1 支/周	7.5（6.0~9.3）[**]	21
肥胖（成人 BMI≥30）		
童年期肥胖（BMI≥P_{95}）	4.2（2.8~6.2）[**]	8
青春期肥胖（BMI≥P_{95}）	11.6（8.9~15.5）[**]	20
心理困扰（成人期的心理不适）		
10 岁：Rutter 儿童行为父母问卷（Rutter Parent Scale）高得分	1.5（1.4~1.7）[**]	2
16 岁：自我报告不适问卷（Malaise Inventory）高得分	5.5（3.3~9.2）[**]	8

注：[*] $P<0.01$，[**] $P<0.0001$；[†] 校正了性别、儿童和成人期社会经济地位以及母亲受教育程度；肥胖的分析控制了儿童的身高和成人期的 BMI；吸烟的分析控制了年龄。

（引自：Viner RM 等，2005）

表2　2004~2008 年 9~10.9 岁儿童 20m 往返跑测试成绩的变化

年份	未调整		调整	
	男	女	男	女
2004~2005	41.2±0.5	29.4±0.5	41.3±0.5	29.4±0.4
2005~2006	41.5±0.7	29.1±0.4	42.0±0.7	29.2±0.4
2006~2007	40.3±0.5	27.4±0.3	40.9±0.4	27.9±0.3
2007~2008	38.6±0.5	27.5±0.4	38.8±0.5	27.2±0.4

来加拿大和美国 6～19 岁男生的握力水平呈显著下降。

1985、1991、1995、2000、2005 年 5 次中国开展的全国学生健康体质调研数据显示，1985～2005 年的 20 年间，7～18 岁城男、乡男、城女、乡女学生的第 50 百分位数身高平均增幅分别为 5.1、5.8、3.5 和 4.5cm，第 50 百分位数体重平均增幅分别为 6.3、3.8、3.7 和 2.5kg。而从整体上看，肺活量及速度、爆发力、力量耐力、耐力素质均有下降情况，其中 2005 年的结果更为明显。中国中小学生体质发育状况表现出明显的不协调性，体格与体能发育发生背离，即形态发育水平不断提高而体适能素质却明显下降，表现出高身材、低运动能力的特征。中国学生健康相关体能发育状况已不容乐观。虽然新近发布的 2010 年全国学生体质健康调研结果显示中小学生身体素质下滑趋势开始得到了遏制，且多数指标与 2005 年持平或轻微提高。健康相关素质指标的研究还没有受到足够重视，评价指标单一，尚不能全面综合评价学生健康相关体能的发育状况。

如何科学合理地评价学生的体适能状况，使评价成为促进学生更好地进行体育学习和积极参加体育锻炼的有效手段，这已经成为当前"体育与健康"课程改革亟待解决的问题。

(陶芳标)

értóngshàonián chángjiànbìng

儿童少年常见病 (common diseases in children and adolescents)

儿童少年正处于生长发育的关键时期，对外界环境的适应能力及对某些致病微生物的免疫能力较差，并且会由于不良的学习生活条件及某些诱因而发生某些常见病（或发育障碍）或感染某些传染病。一些常见病，如近视、脊柱弯曲异常、龋齿、沙眼、蛔虫感染、神经衰弱、贫血等，最初没有明显症状，通常不会影响正常学习生活，往往在健康检查或症状加重时才被发现。

1990 年国务院颁布实施的《学校卫生工作条例》明确规定学校要做好常见病的群体预防工作。1992 年卫生部和教育部联合下发的《全国学生常见病综合防治方案》，进一步强调了学生常见病综合防治工作的重要性和必要性，并制定了常见病综合防治具体目标、策略及措施。

种类 主要有：①眼部常见病，主要包括视力不良及近视、沙眼与结膜炎、弱视等。②口腔常见病，主要包括龋齿、牙周病、错𬌗畸形。③肠道寄生虫病。国家卫计委（原卫生部）从 1960 年开始规定，以防治近视眼、沙眼、蛔虫、龋齿和结核病作为学校卫生工作的中心，1979 年又增加了鼻炎、脊柱弯曲、肝炎和神经衰弱 4 种疾病共 9 种疾病作为防治工作的重点。另外，贫血、营养不良和肥胖也属于儿童少年常见病的范畴。

流行特征 学生近视不良率随着学年的增长而增加，检出率处于常见病的首位，近视不良率中学生高于小学生。女生视力低下率往往高于男生。地域分布显示，高流行区和低流行区分布表现出一定的局部地域特征，高流行区主要分布在东部沿海和中西部地区，低流行区主要分布在南部和西部地区。

肥胖在中国群体中已广泛流行，已告别以往局限于城市的格局，开始进入全人群流行阶段。儿童超重、肥胖率显著高于青少年。和世界各国比，中国青少年群体的肥胖流行有以下特征：①不同群体间流行率呈阶梯式分布，与社会经济发展呈正相关。②中国整体上处于肥胖早期流行。③女生超重和肥胖流行率都显著低于男生。④肥胖流行率还与气候、气温、气湿等地理－生态环境，及历史条件下形成的体格发育水平高低有关。⑤儿童青少年的肥胖流行与家庭社会经济状况也密切相关。

寄生虫病是一种严重危害儿童少年健康的疾病，尤其儿童是肠道寄生虫病受害人数最多的人群。

贫血问题普遍存在于中国中小学生群体，流行特征表现为：①低年龄（7～9 岁）小学生是检出率相对最高的群体。②所有年龄都表现为乡村显著高于城市，尤以低年龄明显。③城乡女生贫血率都显著高于同龄男生，且乡女是突出的薄弱群体。

脊柱弯曲异常性质以习惯性异常占绝大多数（90% 以上），类型以脊柱侧弯异常为主（80% 以上），且女生多于男生，乡村多于城市。

中国青少年中牙周完全健康者不多，龋齿普遍，乳恒牙的龋失补构成比都表现为龋补率较低，而龋失率很高；各地儿童龋患率存在以下特点：幼儿园儿童高于小学生，小学生高于中学生；城市高于乡村，大城市高于中小城市。全国儿童少年错𬌗畸形率上升，牙周炎患病率随年龄增加而升高。

预防控制 中国在中小学生近视防控方面做了大量的工作，采取了一些综合措施。

儿童少年近视的预防 见儿童少年近视。

儿童少年口腔疾病的预防 口腔疾病预防措施主要包括定期口腔检查、注意饮食卫生、加强体育锻炼、增强宿主抗龋力、加强口腔保健宣传教育。提高学生对龋齿防治的知识和态度，更重要的是通过丰富多彩的参与式教学，从小养成良好的口腔卫生习惯。在加强乡村学校卫生、提高口腔保健服务水平的同时加大投入。建立健全能覆盖本地区90%以上群体的学校口腔保健网，以推广窝沟封闭、氟化措施等为核心，开展综合干预。

儿童少年肠道寄生虫病的预防 见儿童少年肠道寄生虫病。

儿童少年营养不良与肥胖的预防 见儿童少年营养不良和儿童少年肥胖。

(陶芳标 苏普玉 徐蓉)

értóngshàonián shìlìbùliáng

儿童少年视力不良（poor vision in children and adolescents）

当儿童少年裸眼远视力低于中国《标准对数视力表》5.0时，被称为视力不良。采用远视表（对数视力表），站在距离视力表5m远处检查视力。裸眼视力4.9为轻度视力不良，4.6~4.8为中度视力不良，4.5及以下为重度视力不良。视力不良包括远视、近视、散光等各种屈光不正（ametropia）、弱视和其他眼病。各种屈光不正（近视、远视和散光）、弱视和其他眼病均可造成视力低下，但视力不良大多数由近视引起。视力不良在儿童少年中高发，不同年龄阶段其性质不同。

流行特征 2005年中国学生体质健康调研显示，6~22岁城市男生视力不良检出率为57.31%，乡村男生为44.88%，城市女生为64.59%，乡村女生为52.38%。随着年龄的增长学生视力不良检出率明显升高，并且有城市学生高于乡村学生、女生高于男生的特点。2005年6~22岁学生视力不良检出率与1985、1991、1995、2000年比较，除乡村男生低于1991年外，其他组均高于其他年份的结果，以8~12岁年龄组增幅最大。

病因与发病机制 儿童少年的眼轴长度随年龄的增长而逐步延长，14~16岁时眼轴长度达23.5~24mm。眼轴是逐步发育的，所以婴幼儿时多表现为生理性远视，再从远视逐步发展为正视。这一过程称"正视化"。少数儿童的眼轴长度增加较少，一直呈远视状态；更多的儿童因学习中不注意用眼卫生，眼球长期处于调节紧张状态，导致近视发生。导致儿童少年视力不良最主要的原因是近视，但远视、散光和其他导致视力不良的原因也不容忽视。

近视（myopia） 眼辨认远方（5m以上）目标的视觉能力低于正常。此时，从远处来的平行光线经过眼的屈光系统，提前在视网膜前聚焦成像，因此看不清远处的物体形象。

弱视（amblyopia） 眼部无明显器质性病变，以功能性因素为主引起的远视力≤0.8，且通过屈光矫正仍达不到正常的视力不良称为弱视。根据发病机制可分为斜视引起的斜视性弱视；因单眼或双眼屈光不正，两眼出现较大的屈光参差（≥2.5D），引起屈光参差性弱视；婴幼儿期因先天性白内障、上睑下垂（遮挡瞳孔）、角膜混浊等疾病引起形觉剥夺性弱视；双眼高度屈光不正引起屈光不正性弱视；先天性弱视。

远视（hyperopia） 平行光束经过调节放松的眼球折射后成像于视网膜之后的一种屈光状态。眼球的屈光力不足或其眼轴长度不足产生远视。

散光（astigmatism） 眼的一种屈光不正常状况。最主要的是眼角膜弯曲度发生变化所致。

临床表现 各种视力不良的临床表现不同。

近视表现为看不清远处的物体形象，出现眯眼睛、皱眉头等行为。

弱视只发生在幼儿，在0~9岁期间逐步发展形成。此阶段若出现斜视、形觉丧失等，可导致弱视。9岁后即使存在上述原因，也不会发生弱视。其次，弱视只发生在单眼视患儿，交替使用双眼者不发生弱视。某些较大年龄儿童主诉视力下降，但客观检查结果视力正常（≥5.0）。弱视儿童分读困难或称"拥挤现象"，是弱视的重要特征之一，表现为弱视眼识别单独视标的能力比识别集合/密集视标能力强。弱视程度重者，黄斑的固视能力差，常以黄斑旁的视网膜代替黄斑作固视，其表现有中心凹旁固视、周边固视、黄斑旁固视和游走性固视等。

轻度远视者的远视力，虽可通过调节达到正常，但近视力则常因调节不足而感到模糊。远视明显的儿童有的看远清楚、看近不清楚，有的看远看近都不清楚，且易出现视觉疲劳、额部和颞部疼痛等。

散光的2个主要症状是视力降低和视觉疲劳。有轻度散光的人视力通常正常，但在看某一距离的物体时可能出现头痛、眼疲劳和视物模糊。有严重散光眼的人视物不清、扭曲。

防治 近视、弱视、远视和散光的防治方法不同。

近视的防治 见儿童少年近视。

弱视的防治　年龄越小，视力可塑性越强，弱视治疗效果越好。应通过广泛健康知识宣教，帮助家长和托幼教师了解掌握弱视相关知识，发现可疑患儿及早送医院进行视力、屈光和眼位检查，早期发现和治疗。4~5岁前最好每6个月检查1次视力。1岁半前采用选择观看法；1岁半至3岁用点视力检查仪检查；3岁以上用儿童视力表或标准对数视力表。凡双眼视力差异≥2行，或双眼视力均低于正常，应及时到眼科进一步检查。有弱视、斜视、屈光不正家族史者，有斜视或其他注视姿势异常者，均属高危小儿，应及早明确诊断，及时矫治。弱视矫正主要针对弱视种类或发生原因进行，措施有戴镜矫正法、常规遮盖法、视刺激矫正法、后像疗法、红色滤光胶片疗法等，都应在医师指导下进行。弱视的疗效不仅与年龄关系密切，也与弱视的类型、程度、注视性质有关。最佳治疗年龄为3~6岁；年龄越小，疗效越好；发病早，治疗晚而程度重者疗程较长者，预后差；12岁后疗效不显著。

远视的防治　如果视力正常又无自觉症状，不需处理。如有视力疲劳症状或视力已受影响，应配戴合适的凸透镜片矫正。随着眼球的发育，儿童的远视程度有逐渐减退的趋势，因此每年必须检查1次，以便随时调整所戴眼镜的度数。除配戴凸镜矫正外，还可用角膜接触镜矫正。

散光的防治　一般轻度而无症状者可不处理，否则应配柱面透镜片矫正、近视性散光用凹柱镜片或远视性散光用凸柱镜片。散光的手术治疗主要适用于矫治高度散光，如先天性角膜散光。低度散光矫正效果理想，高度散光往往矫正不良。

（马　军）

értóngshàonián jìnshì

儿童少年近视（myopia in children and adolescents）

当儿童少年裸眼辨认5m以上目标的视觉能力低于正常时，被称为近视。此时，从远处来的平行光线经过眼的屈光系统提前在视网膜前聚焦成像，因此看不清远处的物体形象。儿童少年时期是近视的主要发生、发展阶段。学生近视主要分为2类：①眼轴长度正常但晶状体曲折力过强，称"屈光性近视"。②晶状体曲折力正常但眼轴前后轴过长，称"轴性近视"（图）。

流行特征　近视是全球范围内儿童少年常见病，但不同地区、不同种族间近视患病率存在很大差异，东亚人群的患病率明显高于欧美地区。随着现代技术的迅猛发展和生活方式方法的改变，近距离作业和阅读资料大量增加，人类近视患病率有逐渐增加趋势。中国学生的近视状况令人担忧。2005年全国学生体质健康调研显

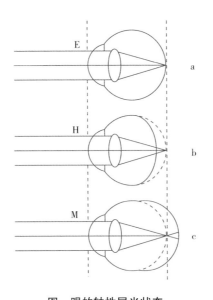

图　眼的轴性屈光状态

注：a 正视（E）；b 远视（H）；c 近视（M）

示，7~18岁城市男女、乡村男女4个中小学生群体的视力不良检出率分别为50.7%、59.4%、34.7%和43.7%。其中，16~18岁高中生检出率分别高达75.5%、84.4%、63.7%和75.5%。近视在视力低下中所占的比例：小学生为50.0%~60.0%（其余多为生理性远视），中学生为70.0%~90.0%，大学生达94%以上。因此，预防近视是保护学生视力的核心。

影响因素　儿童少年近视的发生发展，是遗传和环境因素综合作用的结果。

环境因素　主要指视近工作时间和强度、视近工作姿势、视近工作环境等，如用眼时间过长、近距离看电视、使用电脑、光线过暗、坐姿不正等。据山西医学院儿童少年卫生教研室调查，有躺着看书习惯的12~14岁学生近视率为60%，无此习惯者仅30%。对该年龄段女生的视力及其影响因素的追踪观察发现，学生视力下降的原因首先是睡眠时间短和视近工作时间长，其次是躺着看书。户外运动与学生近视呈显著负相关。

体质、营养和健康因素　儿童少年的体质、营养和健康状况在一定程度上可影响近视的形成和发展。青春期少年在生长突增的同时，眼轴出现一定程度的延长，在学习负担加重和不良学习环境影响下，不仅易发生近视，而且其严重程度会加快发展。体质孱弱或患重病后抵抗力下降，如持续用眼导致眼疲劳程度加重，也易发生近视。还有研究提示，儿童少年近视与糖、蛋白质、钙的摄入量和体内缺乏某种微量元素（如铬、锌、铜、钠）等因素有关。

遗传因素 有学者认为，中国有约占总人口 2% 的高度近视（-6.0D 以上）患者，基本上由遗传决定，其中大多数为常染色体隐性遗传。上海市进行的双胎子研究结果表明，近视的遗传度为 65%，提示在决定近视发生的个体差异中 65% 受遗传因素影响，仅 35% 由环境因素决定。上海市眼病防治所通过家系调查计算出，中低度近视的遗传度为 50.5%，提示学生近视率的大幅增加既与环境因素（如课业负担重，视近负荷增加）有密切关系，也有一定的遗传基础，提示父母或家族中患有近视的儿童应作为保护视力、预防近视的重点对象。

矫治 对近视患者应积极矫治，主要针对调节紧张性近视。矫治方法众多，但大多只有近期效果，原因是矫治过程仍受诸多不良因素的影响，如长时间的视近工作、学习环境不良以及不良习惯未纠正等。矫治措施必须符合"安全、可靠、简便、易行"的原则。

阿托品类制剂 可降低屈光度，缓解消除调节性紧张。方法：① 0.5% 或 1.0% 阿托品溶液点眼，单眼或两眼交替使用，以免给儿童少年的学习带来困难。用药期间需严密观察用药反应（如过敏性结膜炎、睑皮炎等），发现后及时采取措施。此溶液有一定副作用，严禁在青光眼或眼压高的学生中使用。② 0.01% 阿托品溶液点眼，剂量低，可有效避免副作用，但长期疗效尚不肯定。

云雾法（雾视法） 给学生戴凸透镜片后观看物体时视物模糊，如处在云雾中，对缓解眼睫状肌的调节紧张有一定效果。做法：课外活动时给视力不良学生戴 +2.0D ~ +3.0D 眼镜进行远眺或户外活动。选择镜片以能识别视力表 4.0 行视标为准；每次戴镜持续时间为 0.5 ~ 1 小时，6 日 1 疗程，持续 2 ~ 3 周。

配戴眼镜 轴性近视者使用调节紧张性方法无效，需经眼科医生验光后配戴眼镜。原则是不充分矫正，以配戴后能获得较好视力的低度凹透镜为宜。轻度近视者可戴双焦距眼镜，以减轻视近工作时的调节负担。配戴角膜接触镜（隐形眼镜）的青少年增多，需注意卫生要求，防止出现并发症（如感染性角膜炎）。发现感染症状应抓紧治疗，以免导致不良后果。

手术治疗 可用准分子激光手术矫治近视。常用放射状角膜切开术、准分子激光屈光性角膜切削术、准分子激光原位角膜磨镶术等。应注意适应证，发育尚未成熟的儿童少年不宜使用。

预防 近视的发生原因和影响因素多种多样。保护视力、预防近视应兼顾各方面，采取有针对性的综合措施。

限制近距离用眼时间 预防近视眼的根本措施是限制过多的长时间近距离视近活动。应合理安排生活制度，缩短近距离工作时间，每日保证 1 小时以上的课外活动，睡眠要充足。应充分利用课间 10 分钟休息，采用活动性休息方式。每日可进行 3 ~ 4 次向 5m 以外的远处眺望；远望时宜选择固定目标，如树木和房屋，每次 5 ~ 10 分钟，避免刺眼的强光刺激。

重视读写卫生 阅读、书写时坐姿要端正，眼书距离保持在 30 ~ 35cm 左右。在平面桌上阅读时，宜适当垫高书本上端，或使用可调式阅读架，使书本与桌面形成 30° ~ 40° 夹角。读写持续时间应控制在一定范围内，每隔 1 小时左右应短时间休息，变换活动或望远，帮助消除眼疲劳。边走路边看书，或在震荡大的车厢里看书时，书本与眼的距离不断改变，字体不易看清，同时由于需要不断调节，眼极易疲劳。躺着看书不易保持适当的眼书距离和充足的光照度，易使眼和全身都产生疲劳。还应避免在光线过强或过弱的地方读写。

开展体育锻炼，增加室外活动 活动有助使眼压下降。弹跳活动时全身器官进入运动状态，而且为保证身体下落时的平衡姿态，双眼的几条眼肌需相互协调配合，使物像清晰呈现在视网膜上，显著改善视近活动导致的眼肌紧张状况。长期坚持爬山、郊游等锻炼，既锻炼体力，陶冶情操，又可在绿色世界中使眼得到充分的放松和调节。眼保健操通过对眼部周围穴位的按摩，可使眼内气血通畅，改善神经营养，达到消除睫状肌紧张痉挛的目的。眼保健操的动作应准确，并持之以恒。

合理饮食，注意营养 合理营养是预防近视眼的综合措施之一。要使儿童养成良好的饮食习惯，不偏食，不挑食；保证各种营养素平衡摄入，尤其应补充足够的优良蛋白质、钙、磷、维生素、锌、铬等微量元素。精制糖的摄入应有一定限制。有研究证明，儿童过量吃甜食可降低巩膜弹性，导致眼轴伸长。

改善学习环境 教科书、儿童读物的字体大小应符合儿童少年的年龄，即年龄越小，字体应越大。文字与纸张背景的亮度对比应大些，字迹要清晰，便于阅读。尽量使用色深质软的铅笔，写的字体不宜过小，以减轻眼的负担。学校应定期检查教室的采光、照明状况；自然采光不足的应增加人工照明；及时检修损坏灯具。教室墙壁要定期粉刷，黑板要定期刷黑，使其平整无反光。课桌椅应根据学生身高进行调整，定期轮换座位，保证正确的读写姿势。

定期检查视力　学校每年应进行 2 次视力检查，了解学生的视力变化，早期发现视力开始下降的学生，以便及时采取措施，控制近视的发生发展。通过视力表可检出视力不良，进一步通过串镜检查大体区分出视力不良的性质（近视、远视和其他原因），但这些工作都属于筛查，不能代替诊断。可疑的近视学生应该前往医院眼科，通过散瞳验光明确诊断。

健康教育　利用多种形式，深入开展用眼卫生的健康宣教，提高广大师生、家长和社会对保护视力重要意义的认识，培养良好的读写习惯，在提高自我保健意识基础上采取用眼卫生措施："读写姿势要端正，眼书距离保持 1 尺（33cm）左右"；"连续看书 1 小时左右要休息片刻"；"不要在直射阳光或暗弱光线下看书写字；不躺在床上或走路乘车时看书"。又如"三个一"，即"写字时眼距书本或笔记本 1 尺；胸距桌近缘 1 拳；手指距笔尖 1 寸"等。看电视的用眼卫生要求：每 0.5~1 小时应休息 5~10 分钟；眼与电视屏面的距离应为电视屏面对角线长度的 5~7 倍；屏面高度略低于眼睛，画面有良好对比度，亮度适中，室内保持一定照度；看完电视后做些轻松的全身活动；或做眼保健操以缓解眼的调节紧张。

（马　军）

értóngshàonián shāyǎn

儿童少年沙眼（trachoma in children and adolescents）

沙眼衣原体所致的儿童少年慢性传染性眼病。传播面广，幼儿期、学龄期患病率高。

流行特征　沙眼在社会经济落后、生活环境恶劣的地区流行很广，多发生于儿童少年时期。WHO 估计全世界沙眼患者为八千万人，主要见于发展中国家、贫困和农村地区。全世界的失明者中，约 3% 是沙眼所致。20 世纪 50 年代初，中国城市中小学生沙眼患病率 40%~60%，农村 60%~80%。沙眼发展到晚期，常因并发症而导致视力障碍乃至失明。新中国建立之前，沙眼患者中有 1.2% 致盲；而所有盲人中的 40% 因沙眼引起。新中国成立后多次开展全国性沙眼普查普治工作，生活水平提高、卫生条件改善，沙眼患病率大幅度下降。中国城市学生沙眼患病率已降到 10% 以下，北方农村接近 20%。同一农村环境中，无沙眼母亲的子女沙眼患病率为 37.7%，有沙眼母亲子女患病率高达 82.5%。

病因　沙眼通过接触传染，凡是被沙眼衣原体污染的手、毛巾、脸盆、水及其他公用物品都可传播。沙眼的流行与贫困密切相关，拥挤的家庭环境、不安全生活用水、乱堆垃圾都是重要的环境诱因。儿童沙眼多由父母或其他家庭成员传染，儿童年龄越小，感染的可能性越大。

临床表现　潜伏期为 5~12 日。通常侵犯双眼。沙眼初起时一般无症状，进一步发展可有眼发痒、发干、畏光、迎风流泪和异物感，眼分泌物明显增加。结膜发红、混浊，失去正常的光滑、湿润和透明性，毛细血管排列也很不整齐。结膜上长出许多针尖大的密集红色隆起，粗糙，称"乳头增生"。衣原体继续侵入结膜，释放各种毒素，引起过敏反应，淋巴细胞大量增生，形成比乳头增生大 4~5 倍的球形隆起，称"滤泡"。有时，感染的沙眼结膜上会出现新生毛细血管，向透明角膜生长，称"角膜血管翳"；血管翳发展到角膜中央时，视力会因此减退。伴随沙眼症状的严重化，增生乳头、滤泡逐渐增多，侵犯全结膜。滤泡不仅面积大，且不像乳头那样能由结膜下血管提供营养，常导致坏死，由结缔组织填补，形成粗细不等的灰白色条索状瘢痕。瘢痕收缩可引起"睑内翻"和"倒睫"症状。瘢痕、角膜血管翳的形成，导致逐步失明。

治疗　主要使用利福平、四环素、金霉素等抗生素。各地通过临床疗效观察证明，酞丁安滴眼液不仅对沙眼衣原体有较强的抑制作用，而且能阻止衣原体的繁殖和包涵体形成。对轻度沙眼，有效率达 100%；中重度沙眼适当延长疗程后，亦可取得显著疗效。滴眼药水应每人专支。施治者在点眼药前必须洗净双手，防止衣原体通过污染手带入眼内。

预防　重点是防止接触感染，主要措施有培养良好卫生习惯，勤洗手、勤剪指甲、用清洁手帕擦眼，不要用手揉眼，更不要用衣袖或其他不干净布品拭眼角、抹眼泪等。做到一人一巾，流动水洗脸、洗手。手帕、毛巾要经常洗烫，洗后最好放在阳光下曝晒。毛巾不用时尽量保持干燥。不用公共毛巾，不共用脸盆。若必须共用脸盆，用前应洗刷干净。睡觉枕头宜单独使用，枕套要经常换洗。乡村地区要改造烟囱灶，避免烟雾刺激眼睛。城镇地区要特别注意对理发店、浴室等处公用毛巾的高温消毒。沙眼衣原体是对紫外线、肥皂水不敏感但不耐高温，70℃时1分钟即会被杀死。70%酒精、1%石炭酸、0.1%福尔马林也能迅速将其杀灭。定期查眼，发现沙眼后动员全家前往医院检查，及早确诊治疗。家庭密切接触者间因交叉感染而造成的重复感染率，比其他场合高7~8倍。

（马　军）

értóngshàonián jiémóyán

儿童少年结膜炎（conjunctivitis in children and adolescents）

由感染性或非感染性因素所致儿童少年结膜组织的炎性反应。俗称"红眼病"。

病因　大部分结膜与外界直接接触，因此容易受到周围环境中感染性因素（如细菌、病毒及衣原体等）和非感染性因素（外伤、化学物质及物理因素等）的刺激，而且结膜的血管和淋巴组织丰富，自身及外界的抗原容易使其致敏。儿童少年结膜炎主要为急性细菌性结膜炎和急性病毒性结膜炎。

急性细菌性结膜炎（acute bacteria conjunctivitis）　传染性强，蔓延快，多在春夏季流行。常见致病菌有柯威杆菌、流感杆菌、肺炎球菌和葡萄球菌等。与沙眼相比，此病的发病更急，传染性强，可在几周甚至1~2日内造成校内大流行，严重影响学习和生活。

临床表现　细菌性结膜炎潜伏期一般为1~3日，急性起病，多数为一只眼先感染，另一只眼也迅速出现症状；表现为眼睛红肿，眼结膜充血，眼球似火般炽红（"暴发火眼"因此得名）。眼内有异物摩擦感，针刺般疼痛；分泌物多，呈黏液性或脓性；睡眠中分泌物大量积存，使上下睑睫毛粘在一起，晨起眼睛不开。有时睑结膜表面可覆盖一层灰白色的纤维膜，称"假膜性结膜炎"，剥去有血水渗出。严重时眼睑与球结膜水肿，伴结膜下出血，甚至侵犯角膜，导致角膜炎或溃疡，影响视力。病程一般为7~10日，第3~4日病情最重。

治疗　急性细菌性结膜炎确诊后，应及时彻底治疗，防止转为慢性结膜炎。①剥除假膜，用生理盐水或3%硼酸水反复冲洗结膜囊，使分泌物变稀，促其排出。也可利用中草药煎剂冲洗。②选用0.5%金霉素、0.25%~0.5%氯霉素或15%~30%磺胺醋酰钠点眼。点药次数宜频繁，最好1小时1次。临睡时改用金霉素或四环素眼药膏，既延长疗效，又能防止晨起时因眼睑裂被分泌物粘住而睁眼困难。③发病初期冷敷可减轻眼睑红肿、刺痛。不要包眼，以免影响细菌、毒素排出；局部包扎还会人为地造成温度上升，促进细菌繁殖。④头痛、发热等全身症状者可用镇痛剂和抗生素。治疗中出现眼刺痛加重、球结膜睫状充血和畏光、流泪等症状，提示病变可能侵及角膜，应及时就医。

预防　此症流行阶段可采取以下预防措施：①发现校内、家内首例患者后，立即消毒、隔离。学习、生活用品单独使用；分脸盆、分毛巾，流动水洗脸、洗手。②对家庭和集体使用公物（门把、劳动工具、教学用品和污物桶等）应每日用0.1%福尔马林、1%石炭酸等进行清洗和消毒。③流行期间暂停去游泳池、水塘游泳；患者应自觉不去公共浴室沐浴。④患者密切接触的家人、同学、老师，可使用0.5%金霉素、0.25%氯霉素等眼药水交替滴眼，集体预防。

急性病毒性结膜炎（acute virus conjunctivitis）　发病急，蔓延快，症状与细菌性结膜炎相似，但病原体不是细菌而是病毒，所以治疗药物不同。病原体有主要有肠道病毒70型、腺病毒Ⅷ型和腺病毒Ⅲ型等3种，分别引起流行性出血性结膜炎、流行性角膜结膜炎、游泳池性结膜炎等。随着抗生素大量使用，细菌性结膜炎显著减少，病毒性结膜炎则明显增多，多次在全球暴发性流行。

临床表现　与细菌性结膜炎相比，病毒性结膜炎有以下特点：①起病更急，感染后几小时即发病。②全身症状更重，出现体温升高，全身酸痛等"流感"症状群。③局部刺激症状更重，出现明显的畏光、流泪和异物感。起病后3~4日炎症最剧烈，多数可逐渐自愈，少数出现严重后遗症，影响视力。原因是病毒不仅侵犯结膜，还造成球结膜睫状充血，引起角膜表层病变，故结膜炎症消退后出现点状角膜炎，患者逐渐从流泪、畏光、刺痛发展到出现角膜薄翳，视物模糊。

3种病毒引起症状略有不同。流行性出血性结膜炎常引起结膜下大片出血；游泳池性结膜炎的下睑结膜可出现大片增生性滤泡；角膜结膜炎多侵犯角膜。但他们与细菌性结膜炎的分泌物有差别，主要都表现为水性黏液，而细菌性结膜炎主要分泌脓性、稠厚的黏液。

治疗　病毒性结膜炎应使用抗生素，尽管对病毒无效，但可防止继发细菌感染。滴眼药水具抗病毒作用，如 0.1%碘苷滴眼液（"疱疹净"），1%~2%吗啉胍眼药水；也可交替使用 0.1%金霉素和 4%吗啉胍眼药水，每小时 1 次。此病的病程比细菌性结膜炎长 1 倍，故治疗不应间断，以免症状迁延。尤其要防止角膜受病变侵袭。为减轻症状，避免角膜遗留瘢痕，在结膜炎的后期（10~15 日）宜加用激素类药物，如 0.5%的可的松眼药水，或 0.025%的地塞米松眼药膏。

预防　与细菌性结膜炎类似。

(马　军)

értóngshàonián qǔchǐ

儿童少年龋齿（dental caries in children and adolescents）

多种因素复合作用所致的儿童少年牙齿硬组织进行性损伤。表现为无机质脱矿和有机质分解，随病程发展而从色泽改变到形成实质性病损的演变过程。龋齿是细菌性疾病，可继发牙髓炎和根尖周炎，甚至引起牙槽骨和颌骨炎症。龋齿的继发感染可以形成病灶，导致或加重风湿性关节炎、心内膜炎、慢性肾炎等全身其他疾病。

流行特征　龋患率与地区社会经济状况、生活习惯、饮食结构等密切有关。尽管中国学生龋患率正不断上升，但与发达国家相比仍处于较低水平。中国 2005 年汉族学生部分年龄组恒牙龋患率（表）。总体而言，各地儿童龋患率存在以下特点：幼儿园儿童高于小学生，小学生高于中学生；城市高于农村，大城市高于中小城市。上海的一项调查发现中国幼儿的乳牙龋患率有明显上升趋势，其中 1 岁组龋患率由 1981 年的 4.3%上升到 1990 年的 8.3%；6 岁组龋患率由 1980 年的 81.9%上升为 1990 年的 88.7%。尽管中国儿童少年龋患率仍处于 WHO 规定的"较低水平"，但仍有相当部分龋齿未得到治疗。

病因与发病机制　龋齿病因明确，是在多种因素作用下的慢性感染性疾病。广泛认可的是纽伯恩（Newbrun）等提出的细菌、食物和宿主三联因素基础上补充时间因素而构成的"四联因素"学说。

细菌和菌斑　在龋齿发生过程中，细菌是重要的生物因素。正常口腔环境中，细菌和宿主间保持平衡。当某些因素使致病菌发生异常生态变化，使平衡失调，则失控的细菌及其毒素会使牙齿出现慢性病理损害。主要致龋菌有变形链球菌、远缘链球菌、乳酪乳酸杆菌、嗜酸性乳酸杆菌等。这些菌群本来是口腔正常菌，但在牙菌斑存在条件下，可通过黏附、产酸，使牙齿脱钙而形成龋洞。牙菌斑是致病菌的生存环境，菌斑和致病菌是龋发生的共同条件；控制菌斑是防龋的重要环节。

宿主因素　包括牙、涎液、行为习惯和生活方式都是龋齿发生不可缺少的因素。牙列不齐、釉质发育不良、抗酸蚀能力弱等都造成易发病的条件。涎液是牙齿和细菌的外环境，对口腔的微生态平衡进行调节；通过其组成（钙磷浓度、氟含量等）、流量、流速及缓冲能力，起再矿化和抑菌作用。不良的口腔卫生习惯、过多吃精制糖类食物、吸烟等都可增加龋齿的发生风险。

食物因素　食物是人体营养的必需，也是口腔细菌代谢的能源。膳食营养对牙齿的发育起重要作用。合理饮食结构，减少蔗糖摄入，增加蛋白质、钙、磷和氟摄入，可显著减少细菌的致龋作用，增强牙的抗龋能力。研究表明，只在 1 日 3 餐中有蔗糖，比吃零食而增加的蔗糖摄入，龋齿发生率明显减少。

时间因素　龋齿是慢性硬组织破坏性疾病。菌斑在牙齿表面的滞留时间和菌斑内酸性产物的持续时间越长，发生龋齿的危险性越大。相反，涎液缓冲系统能维持口腔中性环境的时间越长，越有利于抑制龋齿的发生。

临床表现　表现为浅龋、中龋、深龋。

浅龋　龋蚀破坏只在釉质内，初期表现为釉质出现褐色或黑褐色斑点或斑块，表面粗糙。继而形成表面破坏。邻面龋开始发生在接触面下方，窝沟龋则多开始在沟内，早期不易看到。只有发生在窝沟口时才可查见，但儿童牙齿窝沟口处又容易有食物的色素沉着，医师检查不仔细也会误诊或漏诊。浅龋没有自觉症状。

中龋　龋蚀已达到牙本质，形成牙本质浅层龋洞。患儿对刺

表　2005 年全国汉族学生部分年龄组恒牙龋患率（%）

年龄（岁）	城男	城女	乡男	乡女
7	1.8	2.9	3.1	3.2
9	4.7	7.7	6.6	9.7
12	10.9	14.7	12.0	15.8
14	14.3	17.8	13.7	19.7
17	14.6	18.4	14.8	19.4

（据中国学生体质与健康调研报告，2005）

激过敏原冷、甜、酸食物会感到牙齿酸痛。及时治疗效果良好。

深龋 龋蚀已达到牙本质深层，接近牙髓，或已影响牙髓。患儿对冷、热、酸、甜都有痛感，对热尤其敏感，刺激去掉后疼痛仍持续一定时间。多数需要作牙髓治疗以保存牙齿。深龋未经治疗，则牙髓继发感染或牙髓坏死。细菌可通过牙根达到根尖孔外，引起根尖周围炎症。可能形成病灶感染。牙冠若已大部破坏或只留残根，应将其拔除。

治疗及预防 治疗旨在终止龋坏发展，恢复牙齿外形，达到恢复牙齿功能；保护牙髓组织。根据龋坏情况分别采取龋坏组织磨除法、药物疗法、再矿化法、充填法和修复法等。

药物疗法 适用于龋坏比较浅，还没有形成龋洞的初期龋。

龋坏组织磨除法 适用于龋坏面积广泛，如整个咬合面龋坏以及牙釉质或牙本质层剥落，不能制成补牙洞形的牙齿。

龋坏组织再矿化法 通过人工配制钙、磷、氟化物的矿化液作用于牙齿，使病变区组织发生矿物化。

龋坏组织充填法 治疗龋坏组织最常用的方法。适用于牙齿龋坏后能制作固位洞形的牙齿。

嵌体 用金属或其他材料制成与牙齿窝洞适合的修复体，镶嵌在洞内，称为嵌体；盖在𬌗面的为盖嵌体。

预防 针对其发生的四联因素，综合采取措施。

定期口腔检查 定期检查可及早发现龋齿并采取治疗措施，防止龋齿的进一步发展，是防龋工作的重要内容，儿童青少年应确保每年至少1次口腔检查。每次检查结束后，学校或家长应根据检查结果，确保儿童青少年能及时有效地预防或治疗措施。

注意饮食卫生，加强体育锻炼 致龋食物主要指精制糖，应限制儿童青少年精制糖的摄入，尤其不宜多吃黏稠甜点。在保证儿童青少年生长发育时营养平衡的前提下，减少糖的摄入量；养成良好的饮食习惯；定时定点按规律进餐；多吃水果蔬菜等粗纤维天然食品，适量摄入脂肪。还应加强体育锻炼和户外活动，充分接触日光，促进身体和牙齿发育，增强机体抗龋能力。

增强宿主抗龋力 牙齿的抗龋力，是宿主因素的重要组成部分，主要体现在牙齿本身的解剖结构、理化成分。20世纪口腔医学研究取得的最重要的研究成果有2项：①证实了龋齿由菌斑中的细菌所致。②肯定氟化物有保护牙齿免受龋损的作用。增强宿主的抗龋力措施：①氟化物防龋。普遍公认为有效的防龋方法，包括全身用氟法和局部用氟法。②窝沟封闭法。WHO推荐的重要防龋措施，也是儿童青少年预防龋齿的最有效方法之一。

加强口腔保健宣传教育 良好的口腔保健习惯对预防儿童青少年龋齿起重要作用，应教育儿童从小认识口腔保健的重要性，培养良好的卫生习惯。学校和家长应密切配合，提高学生的自我保健意识，使儿童养成早晚刷牙、饭后漱口、睡前不吃零食的习惯。还应教会儿童少年正确刷牙。

（马 军）

értóngshàonián yázhōubìng

儿童少年牙周病（periodontal diseases in children and adolescents）

由牙的局部或全身性因素综合作用所致儿童少年牙支持组织的疾病。包括仅累及牙龈组织的牙龈病和波及深层牙周组织（牙周膜、牙槽骨、牙骨质）的牙周炎。泛指发生在牙齿周围组织（包括牙龈、牙周膜、牙槽骨、牙骨质）的疾病和病理状况，包括牙龈病和牙周炎，其中牙龈病仅累及牙龈组织，而牙周炎不仅存在牙龈炎症，而且波及深层组织。是主要口腔疾病之一，在中国其患病率比龋齿更高。

流行特征 1982年卫生部全国中小学生龋病和牙周病流行病学抽样调查表明，7、9、12、15和17岁5个年龄组的131 340名对象中，牙龈炎患病率为66.98%（15岁组达80.46%）；牙周炎患病率为0.87%。国内外普遍采用世界卫生组织推荐的社区牙周治疗需要量指数（community periodontal index of treatment need, CPITN）作为统一调查依据。CPITN的机制：牙周组织由健康转变为疾病状态，是一个由牙龈炎、牙石沉积、浅牙周袋、深牙周袋等组成的连续过程。1995年利用CPITN方案进行的第2次全国口腔健康流行病学抽样调查发现，中国青少年中牙周完全健康者不多，12、15和18岁组分别仅31.01%、21.58%和14.82%；相反，牙石检出率较高，12、15和18岁分别为52.03%、67.91%和78.59%；牙周炎患病率随年龄增加而升高。整体而言，中国儿童少年牙龈炎和牙周炎患病率高达70%~90%。发达国家重视全民口腔保健，口腔保健措施不断得到改善，牙龈炎患病率已明显下降，而中国（尤其乡村地区）患病趋势尚无根本改善，因而全面加强预防工作已成为当务之急。

病因与发病机制 牙周病的病因较为复杂，是多种因素的综合作用结果。牙周病的发生由细菌、宿主、环境等 3 方面条件决定，并在局部影响因素（如牙石、食物嵌塞、牙殆创伤、局部解剖因素、不良习惯等）促进下，增加细菌的堆积和侵袭力。全身因素（如遗传、吸烟、精神压力、免疫缺陷和营养不良等）可降低宿主的防御力和修复力，加重牙周组织的炎症反应和破坏作用。

临床表现　牙周病是感染性疾病，表现为牙龈出血、肿胀、牙周袋形成和牙齿松动等，不仅引起牙齿本身的一系列病症（如牙周脓肿、牙本质过敏、龋齿和牙齿脱落等），且与全身健康关系密切，可导致慢性感染病灶形成，或加重全身性疾病，如急性或亚急性感染性心内膜炎等。

治疗　牙周病治疗可使用洁治术，以全口超声波洗牙，牙周囊袋深部结石的刮除及牙根整平术，去除不良赝复物、咬合干扰等。洁治术后用康复新液，含漱 3~5 分钟。1 个月为 1 个疗程，间歇半个月后继续治疗，连续 3 个疗程后可达到牙龈乳头健康，无红肿，牙龈无萎缩现象，无刷牙出血，无食物嵌塞现象。比较严重的患部，尤其牙周囊袋较深处，需做牙周翻瓣术将结石及病变组织清除。

预防　基本目标是早期发现和消除炎症，保护牙周组织；持之以恒地自我控制菌斑，减少和停止对牙周组织的破坏。具体措施：①指导儿童少年持之以恒地自我控制菌斑，养成良好的刷牙习惯。刷牙方法应正确，随时保持良好的口腔卫生。②纠正不良习惯，如不用牙齿咬硬物、不用口呼吸、不吸烟等。③保持口腔卫生。发达国家经验证明，每隔 6~12 个月进行 1 次专业的洁牙术，清除菌斑和牙石，是预防牙

龈炎的有效措施。④及时充填龋洞，治疗食物嵌塞，建立适宜的咬合关系。⑤已患牙周炎者应早期诊断、彻底治疗，阻断病损的发展。⑥对牙周炎继发的全身性疾病应及时治疗。此外，保持心理健康和精神愉快，对防治牙周病亦有积极作用。

（马　军）

értóngshàonián cuòhé jīxíng

儿童少年错殆畸形（malocclusion in children and adolescents）

发育过程中牙齿排列不齐、上下牙弓关系错位、上下颌骨位置或大小异常及牙与面颅关系不协调等异常的临床表现。简称错殆。又称牙殆畸形。错殆畸形造成牙齿排列不齐，口腔清洁困难，易导致龋齿、牙龈炎、牙周炎等，严重者还会导致颌面部生长发育的异常及颞颌关节疾病，影响咀嚼功能和消化、吸收，对全身的发育和健康产生危害。影响美观，造成儿童心理压力和精神障碍。

流行特征　尚无统一的错殆畸形流行病学调查标准，故国内外报告的错殆畸形患病率差别很大。调查显示，美国白人的错殆畸形患病率约为 65.3%，美国黑人为 73.0%，英国为 32.7%，德国为 59.0%。国内 20 世纪 60 年代调查结果显示错殆畸形患病率为 29.33%~48.87%；2000 年中国儿童少年错殆畸形调查显示，患病率为 67.82%，与 1965 年的 29.3%~48.9% 相比，患病率显著上升。

病因　错殆畸形的形成和发展，受先天遗传因素和后天环境因素的综合影响。研究证实，错殆畸形属多基因遗传性疾病。主要体现在儿童生长过程中，牙齿、颌骨、颅面发育畸形，如牙齿排列不齐、上下牙弓间牙关系异常，

颌骨大小、形态、位置异常等。资料显示，中国错殆畸形的遗传影响约占病因的 29.4%。

环境因素对错殆畸形的发生和进展所起的影响作用也很大，常见情况：①某些急慢性疾病直接影响儿童牙齿、面部的发育异常。②咀嚼功能异常，如长期进食细软食物，咀嚼功能不能充分发挥；换言之，牙发育缺乏正常的生理性刺激，导致牙弓发育不良，牙齿拥挤，进而发展为错殆畸形。③口腔不良习惯如吮指、咬唇、咬铅笔和衣襟，偏侧口咀嚼等。④替牙期的局部障碍，如乳牙早失和滞留导致的替牙异常、恒牙早萌、恒牙早失等。⑤口腔卫生保健滞后，龋齿患病率高等。

临床表现　主要表现：①个别牙齿错位。唇向或颊向错位，近中错位，远中错位，低位，高位，转位，斜轴。②牙齿排列及牙弓形态的异常。前牙或后牙拥挤，牙间隙，牙弓狭窄，腭盖高拱。③上下牙弓关系异常，上下牙弓或上下颌骨与颅面关系异常。前牙或后牙的反、开、锁、深覆、深覆盖、下颌前突、双颌前突，以及上颌、下颌后缩。

防治　错殆畸形是一种发育性疾患，防治工作应着重放在学龄期生长发育阶段进行，重点是预防畸形发生，早期矫治并阻断其发展。此阶段儿童的牙、颌骨和面部正处于旺盛的生长发育，骨质生长活跃；即使出现畸形也没有固化，矫治效果好。据研究，最佳防治时机男孩为 6~15 岁，女孩青春期发育较早，应略提早到 5~13 岁进行。还有学者主张，矫治应早自第 1 颗乳牙萌出即开始，直至恒牙全部萌出并建立正常的咬合关系。具体措施：①从小纠正不良的口腔习惯。从婴幼

儿期开始就提供正确喂养，注意纠正吮指、咬唇、咬物（如衣角、铅笔头）等不良习惯。②适时提供营养丰富且有一定硬度的食物，如炒黄豆、花生米、根茎类蔬菜等，促进咀嚼功能的正常发育。③积极防治可影响牙、颌、面生长的呼吸道疾病，如扁桃体肥大、鼻炎、鼻窦炎等。④预防龋齿，保持乳牙列的健康完整，避免导致牙齿错位、牙列拥挤、前磨牙阻生和反畸形等。⑤咬合诱导（occlusive guidance）。牙齿从开始钙化、萌出到完成发育，过程漫长，易受多种因素干扰影响。某种因素导致乳牙的萌出、排列出现异常时，应尽早矫正或排除，使牙齿恢复正常位置。咬合诱导指早期引导牙齿沿咬合的生理位置生长、发育的过程，包括龋齿充填、牙冠修复、牙髓病治疗、乳牙早失的间隙管理以及纠正口腔不良习惯等全过程。若未能做到早期有效防治，使错𬌗畸形发展严重，需及时采取正畸治疗。

（马　军）

értóngshàonián chángdào
jìshēngchóngbìng

儿童少年肠道寄生虫病（intestinal parasitic disease in children and adolescents）

寄生虫在肠道内寄生所致的儿童少年肠道感染性疾病。常见的肠道寄生虫病包括蛔虫病、蛲虫病、绦虫病和钩虫病等。

流行特征　儿童少年尤其是儿童是受害人数最多的人群。中国第一次人体寄生虫分布调查显示，寄生虫感染以5~9岁年龄组人群最高（73.65%），10~14岁次之（70.97%），15~19岁又次之（64.46%）岁，25岁之后的感染率随年龄增长而呈下降趋势。中国于2001年6月~2004年底在全国（除台湾、香港、澳门外）进行了第二次人体重要寄生虫病现状调查，本次调查结果与1990年第一次全国性调查结果相比，钩虫、蛔虫、鞭虫等土源性线虫标化感染率分别下降60.72%、71.29%和73.60%，土源性线虫总感染人数由1990年的5.36亿，下降到本次调查的1.29亿，感染人数减少了76%（4.07亿）。但寄生虫对儿童的危害依然严重，蛔虫、鞭虫、蛲虫等感染率均以0~14岁年龄组最高，土源性线虫总感染率亿10~14岁和5~9岁两个年龄组为最高。

病因　儿童少年肠道寄生虫病大多数是直接传播的，多数因经口吞入感染期虫卵所致。不良的饮食习惯，如生吃未经消毒的瓜果、蔬菜，喝不洁冷水；饭前、便后不洗手等均可使虫卵进入肠道。虫卵或蚴虫进入人体后逐渐发育为成虫，然后排卵，成为传染源。寄生在人体肠道的成虫经粪便排出虫卵，污染水源或土壤，或施肥时直接或间接地污染蔬菜、瓜果、食具等。家畜管理不严也可成为肠道寄生虫病的传染源。经口吞入感染期蛔虫卵、蛲虫卵、不慎食用生或未煮熟的米猪肉（或称豆猪肉）是感染蛔虫病、蛲虫病和绦虫病的主要途径。赤脚入水嬉戏、赤脚走路、下水田、坐在泥地玩耍等，均可使钩蚴通过接触钻入皮肤，造成感染，是儿童感染钩虫的主要方式。

自然、人文等因素是影响肠道寄生虫病流行的主要因素。大多数肠道寄生虫感染总是同当地的卫生条件、生活习惯、健康意识、经济水平和家庭聚集性等因素有关。自然界的气温、雨量等也是肠道寄生虫感染的重要的因素。

临床表现　不同肠道寄生虫病的临床表现存在一定的差异。

蛔虫病（ascarsiasis）　又称蛔虫感染。人蛔虫（似蚓蛔线虫）引起的一种肠道寄生虫病，中国各地分布广泛，是儿童期最常见的肠道寄生虫病。患者可不产生任何症状，但儿童、体弱或营养不良者症状出现机会多。以反复发作的脐周痛较常见。有时伴食欲不振、恶心、呕吐、腹泻及便秘。严重感染者特别是儿童，常可引起营养不良、智能和发育障碍。有时尚可出现精神不安、烦躁、磨牙、瘙痒、惊厥等。部分患者可出现过敏反应，如血管神经性水肿、顽固性荨麻疹等。有时可引起严重的并发症，如胆道蛔虫病、肠梗阻、肠穿孔和腹膜炎等。

钩虫病（ancylostomiasis，hookworm disease）　钩虫引起的肠道寄生虫感染，以贫血、乏力、营养不良、胃肠功能紊乱为主要表现。感染初期，感染部位迅速出现痒疹，继发为疱疹或脓疱，数日内可消失。感染后3~5日，患者常出现咳嗽、痰中带血、发热、哮喘等症状，数日或数周内消失。患儿常感上腹部不适或隐痛，伴消化功能紊乱如恶心、呕吐、腹泻、食欲减退等，少数患儿有"异食癖"。严重者可引起营养不良、生长发育迟缓。贫血为钩虫病的主要症状，表现为面色苍白、水肿、皮肤粗糙、毛发枯黄、头晕、乏力、精神萎靡。严重者可发生贫血性心脏病，心尖部出现明显的收缩期吹风样杂音，伴心悸、气短、下肢水肿。

蛲虫病（oxyuriasis）　蛲虫引起的肠道寄生虫感染，以肛门、会阴奇痒为主要表现，易引发多种消化、泌尿器官疾病。蛲虫寄生在肠腔，钻入肠黏膜汲取营养，引起黏膜发炎、出血。雌蛲虫在肛门口产卵，刺激肛门口黏膜，可使肛门、会阴奇痒；不时以手搔抓，不仅影响睡眠，还可出现局部肿胀、发炎。蛲虫易位，侵入阑尾、女童生殖器官和尿道，可引起阑尾炎、阴道炎、子宫内膜炎和尿道感染。蛲虫易位而引发危险的腹膜炎等也时有发生。

绦虫病（cestodiasis） 此段专指猪肉绦虫与猪肉绦虫病。猪肉绦虫成虫寄生在小肠里引发的传染性疾病。误食未经煮熟的"米猪肉"所致。患者一般没有明显的症状，少数有腹部隐痛、消化不良、腹泻、体重减轻等。粪便中发现白色片状物（节片）是最常见的求医原因。如人误食猪肉绦虫的虫卵，虫卵在人体内发育成幼虫（囊尾蚴），其所致疾病为囊尾蚴病。囊尾蚴主要寄生在皮下、肌肉、眼和脑等组织内。对人的危害比成虫大得多。侵入皮下或肌肉的囊尾蚴形成结节，可自觉肌肉酸痛无力、发胀；寄生于脑部可引起癫痫发作、头痛、头晕、记忆力减退、肢麻、听力障碍、精神障碍等，寄生于眼可引起视力下降甚至失明。

防治 预防重点是防止感染，需采取综合防治措施，如改善环境卫生，加强个人防护，并且通过开展健康教育，培养良好卫生习惯等。主要措施：①不喝生水、不吃生食食物、食品生熟分开、瓜果要洗净。②养成良好的卫生习惯，饭前便后洗手；勤剪指甲；不随地大小便；改除吃手指、咬指甲的习惯。③定期清洗玩具，或用 0.05% 的碘液擦洗玩具。④加强粪便无害化处理，不用新鲜粪便施肥，在田里劳作时应穿鞋，下水劳动应穿胶鞋（靴）、戴橡胶手套。⑤加强水源管理，避免水源污染。⑥牲畜要圈养；圈和人粪坑隔开。⑦托幼机构、学校应定期检查儿童少年粪便，及早发现、治疗寄生虫病患者。

儿童少年若出现疾病相关症状，应及时到医院明确诊断，并在医生的指导下进行治疗。使用驱虫药是治疗肠道寄生虫病常用的方法。可根据当地寄生虫病流行状况，因地制宜制定治疗方案，包括集体驱虫、选择性人群驱虫、目标人群驱虫等。蛔虫病常用药物有阿苯达唑、甲苯达唑、复方甲苯咪唑等；蛲虫病常用口服药物有甲苯咪唑、噻嘧啶、复方甲苯咪唑、恩波吡维铵（扑蛲灵）等；绦虫病常用药物有吡喹酮等；钩虫病常用苯咪唑类药物。

（马 军）

értóngshàonián jǐzhù wānqū yìcháng
儿童少年脊柱弯曲异常（defects of vertebral column in children and adolescents）

儿童少年脊柱弯曲超出正常生理范围的疾病。儿童的常见病。除姿势性和特发性，其也是许多疾病的体征。在中小学生中，姿势性脊柱弯曲异常占绝大多数。

流行特征 脊柱弯曲异常性质以习惯性异常占绝大多数（90%以上），类型以脊柱侧弯异常为主（80%以上）。性别分布表现为女生比男生更易发生，原因除与女生肌肉、韧带较弱外，还与锻炼时间少、少女因害羞而低头含胸习惯等有关。年龄分布表现为检出率随学习年限增加而上升，高峰发生在青春期突增高峰阶段。此时身高迅猛增长，骨内钙磷含量相对不足，有机成分多，脊柱周围肌肉、韧带尚未发育成熟；与此同时，学习负担重，体育锻炼少，若存在姿势不正、营养缺乏等因素，易发生脊柱弯曲异常。城乡分布表现为乡村检出率高于城市，与乡村学生学习条件差、课桌椅合格率低、营养水平较低等因素有关。

病因与发病机制 脊柱弯曲异常初期为习惯性姿势不正，仅有功能性而无器质性变化。但是，脊柱周围的肌肉、韧带较薄弱，背部肌肉不发达，故姿势不正或单肩负重等，均可造成双侧肌肉的紧张度不平衡。长此以往，可引起椎间盘软骨一侧变薄、一侧增厚，导致脊柱弯曲异常，严重时伴胸部变形。

外在影响因素：①不良站姿，表现为身体重心习惯性侧向一边，形成一肩高一肩低；一些女生因羞于乳房发育而低头含胸；一些高个学生有伸颈、挺腹、水蛇腰状、单侧髂骨突出等不良"站姿"。②不良坐姿，表现为身体偏斜，歪歪扭扭；歪头写字，胸部过分靠近桌子、含胸驼背。也有的喜欢半躺半坐；东倒西歪；一腿盘在另一腿上，或两腿叉开；身体前弯，腰部塌陷，臀部后翘等不良"坐相"。学生每日约 1/3 时间在座位上度过，坐姿不正对脊柱弯曲异常的发生有决定性影响。③不良走姿，表现为走路时上身左右晃动，双肩前倾，垂首含胸，或与伙伴勾肩搭背等。④桌椅高矮不适合，可导致坐姿不正。⑤缺乏锻炼和体力劳动，使姿势不正得不到有效纠正。⑥营养不足、体质弱者骨骼肌发育不充分，同样条件下更易发生脊柱弯曲异常。

临床表现 其影响儿童少年的姿势和体态，妨碍内脏器官功能和发育；由于脊柱弹性降低，力的作用点失去平衡，易发生疲劳，导致体力下降。

外形影响　脊柱弯曲异常影响了人体骨骼的正常生长发育，可导致驼背、鸡胸、骨盆歪斜、长短脚、膝盖肿大、肩不等高、背不等平、腿不等长、身体扭曲、身躯矮小。患者还可能产生自卑心理，久而久之会影响心理健康，严重者可发展成自闭症。

生理影响　脊柱弯曲异常引起脊柱两侧受力不平衡，导致腰背痛，并可在凹侧产生骨刺，压迫脊髓或神经，引起截瘫或椎管狭窄。脊柱弯曲异常造成了胸腹腔面积的减小，严重影响呼吸系统、消化系统、血液循环系统、内分泌系统等正常的生理功能，成年以后，可引起多种疾病，甚至导致死亡。

诊断　可通过目测与触诊初步诊断，但受检查者主观因素影响。用云纹摄影仪进行波纹照像，是一种无损伤性检查方法；检查速度快，准确灵敏，对轻型脊柱侧弯儿童的阳性分辨率尤其高，是早期发现脊柱弯曲异常的理想方法。重症型脊柱弯曲异常需拍摄 X 线照片，据此确定其程度和性质。

防治　学生的脊柱弯曲异常多为姿势性轻度异常，其发生、发展与学习、生活条件和姿势习惯有关。预防应采取以下综合措施：①培养良好姿势，学校、家庭应经常对学生进行姿势教育，从小养成正确的坐、立、睡、行姿势。②课桌椅符合卫生学要求，学校应按课桌椅卫生标准，提供符合规格的课桌椅；定期轮换，提高课桌椅合格率。③加强劳动教育、促进体育锻炼，树立健康第一观念，鼓励学生积极参加锻炼，切实保障其锻炼、劳动时间，增强体质。④定期体检，将脊柱弯曲异常列为定期体检项目，及

时发现弯曲异常，可及早采取措施，控制其发展。

在强化上述综合措施的基础上，针对已发现脊柱弯曲异常的学生，要认真分析其缺陷及原因，及时消除危险因素，并进行有针对性的矫治。只要矫治及时，轻度的姿势性脊柱弯曲异常可取得良好效果。若错过生长发育最佳时机，可造成无可挽回的后果。开展矫正锻炼应注意：①分组锻炼，根据脊柱弯曲异常的性质、类型和程度分组，为各组编排有针对性的运动动作，如右凸者多做脊柱向右侧弯运动，左凸者多做向左侧弯运动，驼背组多做向后伸直脊柱的运动。②保证足够运动量，矫正锻炼应持续一定时间，达到一定运动量，发挥矫治作用。矫治期每日应有 1 小时以上运动，其中用于矫正锻炼的时间在 40 分钟以上；分 2 次进行，比一次性集中锻炼效果更好。③坚持锻炼，脊柱的形态改变是一个缓慢过程，不能期望矫正体操能产生立竿见影的效果。一般习惯性脊柱弯曲异常需经 2～3 个月矫正才能恢复正常。即使脊柱弯曲异常已基本矫正，也应再持续锻炼一段时间，以巩固疗效。

（马　军）

értóngshàonián chuánrǎnbìng

儿童少年传染病（infectious disease in children and adolescents）

由病原生物感染致儿童少年发病并引起传播的疾病。病原体中大部分是微生物，小部分为寄生虫。寄生虫引起者又称寄生虫病。有些传染病，疾病预防控制部门必须及时掌握其发病情况，及时采取对策，发现后应按规定时间及时向当地防疫部门报告，称为法定传染病。中国的法定传染病有甲、乙、丙 3 类，共

39 种。儿童少年是传染病的易感人群，也是高发人群。中小学校和幼托机构是儿童的聚集性场所，发生传染病后，极易造成暴发、流行。

分类　按传播途径及其条件，儿童少年传染病分成 4 类：①接触传播。需直接（如皮肤、性传播）或间接（被污染血液、体液）接触条件。②空气传播。吸入被病原体污染的空气。③经食物和水传播，来源于污染食物和水。④经生物媒介（如蝇、钉螺）传播，流行规模和病原体的感染力、媒介的分布有关。常见疾病包括结核病、流行性感冒、麻疹、水痘、流行性腮腺炎、甲型肝炎等。还有一些病种（如白喉、百日咳等）已多年未出现大规模流行，但其散发和局部流行持续不断，而且不排除死灰复燃、重新导致流行蔓延的可能。

流行　有以下特征：①流行性。按传染病流行病过程的强度和广度分为散发（指传染病在人群中散在发生）、流行（指某一地区或某一单位，在某一时期内，某种传染病的发病率，超过了历年同期的发病水平）、大流行（指某种传染病在一个短时期内迅速传播、蔓延，超过了一般的流行强度）和暴发（指某一局部地区或单位，在短期内突然出现众多的同一种疾病的患者）。②地方性。某些传染病或寄生虫病，其中间宿主，受地理条件，气温条件变化的影响，常局限于一定的地理范围内发生，如虫媒传染病，自然疫源性疾病。③季节性。传染病的发病率。在年度内有季节性变化，与温度、湿度及媒介生物密度的改变有关。

儿童少年是传染病的最大受害人群。20 世纪 40 年代中国每年

有 1000 多万儿童感染麻疹，其中约 25% 合并肺炎，死亡率近 40%。新中国成立后，在预防为主的方针指引下，通过建立各级防疫站、健全儿童保健等初级保健网络，全面推行计划免疫，加强疫情防控、治疗和健康宣教，在农村施行改水、粪便无害化处理等措施，加之人民生活环境改善、生活水平全面提高，许多恶性传染病，如天花、鼠疫、白喉、脊髓灰质炎、麻风等被消灭或基本消灭。中国 5 岁以下儿童死亡率 1950 年为 300‰，1960 年下降至 140‰，1970 年下降为 114‰，1980 年下降为 78‰，1994 年下降为 45‰，而 2004 年进一步下降至 37‰，2010 年中国 5 岁以下儿童死亡率为 16.4‰，比 1990 年下降了 73%，提前实现了联合国千年发展目标 4。据分析，该死亡率的直线下降，约 30% 直接得益于一些恶性传染病的有效控制；传染病在儿童死因顺位中从新中国成立初期的第 2 位退居到第 10 位之后，该趋势和同时期世界范围的整体趋势相吻合。然而，20 世纪 80 年代以来，全球传染病发病率又有反弹，主要原因：①一些新传染病如艾滋病在全球猖狂蔓延，由世界卫生组织、联合国儿童基金会和联合国艾滋病规划署联合发布全球艾滋病应对报告，2010 年全世界大约有 270 万人新感染了艾滋病病毒，儿童新感染艾滋病病毒人数达 39 万人。②多数传染病如病毒性肝炎仍广泛存在，对儿童少年健康危害很大。③一些传染病仅暂时被控制，其病原体并没有消灭，极可能死灰复燃。④随着病原体的不断变异，耐药菌株出现，引起新的暴发流行。

影响因素 传染病的流行过程中传染源、传播途径、易感人群 3 个环节的连接和作用，受到诸多自然、社会环境因素的影响。自然因素主要指气候、地理、生态变化。随着全球气候变暖，许多河塘、湖泊干枯，湿地消失；新的降雨格局打破了原有的生态平衡，形成了许多新的水洼，为蚊蝇滋生提供环境。温度上升，促进媒介昆虫的繁殖生长。社会因素泛指人类一切生活相关活动，如生活环境、卫生习惯、人口流动、医疗卫生状况、文化、宗教信仰、社会制度、社会动荡等，对传染病的流行、新发、再发等有决定性影响。每年发达国家约 5000 万人去热带或亚热带旅行，其中未成年人约 200 万，年龄以及旅游目的地是影响热带及亚热带地区传染性疾病的重要因素，较年幼的旅行者是传染病的高危人群。

预防 传染病在集体儿童机构或中小学校易引起传播，造成流行。有些传染病还会给儿童少年健康和发育遗留不良影响，甚至留下终身残疾。应加强传染病的预防和管理，主要预防措施包括：①坚决贯彻传染病报告制度。该报告制度是法定的传染病监测手段，是早期发现、控制和消除传染病的重要途径。②患者作为主要传染源，应实现早发现、早诊断、早报告、早隔离、早治疗，教师和保健教师要密切关注学生因病缺课原因，在传染病流行期间，托幼机构和学校应实施晨检和午检制度。③对病原携带者、接触者、动物传染源等采取针对性措施。④有针对性地消除传播途径。⑤传染病暴发流行时，各地政府在组织力量防治同时，可报经上一级政府批准，采取紧急措施。⑥采取免疫预防、药物预防、个人防护等措施保护易感人群。⑦广泛健康教育。儿童少年大部分时间都在托幼、学校中度过，其卫生状态直接影响到儿童少年身体健康，各级管理人员对托幼机构、学校的卫生工作应足够重视，配备专职校医或保健老师，除健康教育课外，应根据疾病的发病季节、特点进行知识讲座，利用重点讲授个人卫生、饮水卫生、常见病防治等卫生知识，充分提高儿童少年自我保健能力。

(陶芳标 宫相君)

értóngshàonián jiéhébìng

儿童少年结核病（tuberculosis in children and adolescents）

结核杆菌所致的儿童少年呼吸道传染性疾病。在学龄儿童少年中较常见。在流行较严重的国家（地区），几乎所有患者都是在儿童期受到的结核杆菌感染。

流行特征 2010 年，中国 0～14 岁儿童肺结核报告发病率为 4.0/10 万，比 2001 年的 9.3/10 万下降明显。儿童肺结核发病率的年龄分布也有所改变，2010 年 10～14 岁年龄组最高，为 7.3/10 万，2001 年以 0～4 岁年龄组最高，为 11.6/10 万。结核病发病率在发展中国家呈回升态势。结核病疫情回升的主要原因有来自严重流行区的大量移民、HIV 病毒感染、耐药菌株出现，更关键的因素是许多国家放松了对结核病控制、缺乏有效的防治策略和训练有素的医务人员、资金支持力度不够等。

病因与发病机制 结核杆菌是结核病的病原体，对环境适应力较强，在适宜环境中可长期存活并保持致病力。排菌的结核患者是主要传染源。患者通过咳嗽、打喷嚏或说话，将含结核杆菌的唾沫喷出，被易感者吸入而形成感染。随地吐痰，细菌随尘土飞扬，吸入后也可感染结核病。结核杆菌还可经消化道、皮肤或宫内感染等途径传播。下列影响因素也可以增加儿童感染结核杆菌的风险：居住拥挤、通风不良环境；营养不良、疲劳、精神紧张、患其他传染病等使抵抗力下降；卡介苗接种覆盖率下降。

临床特点　儿童结核病和成人相比，有以下特点：婴幼儿易引起"浓厚感染"，即大量结核杆菌同时吸入肺内，引起重症结核。儿童机体对结核杆菌的敏感性、反应性都较高，可在肺内原发病灶周围产生广泛炎性反应。X线表现为圆形或大片浸润，边界不整齐、均匀或云雾状的阴影；结核菌素试验呈强阳性反应。此外，还可有多发性浆膜炎、一过性多发性关节炎等肺外免疫反应表现。儿童原发结核者常出现全身淋巴结肿大，尤以颈部及纵隔淋巴结多见；与肺内原发灶对应的肺门淋巴结受累也较多，严重时易发生干酪样坏死，甚至穿破支气管，产生支气管播散。因此，支气管淋巴结结核是儿童期结核的最常见病症。儿童机体发育尚不完善，非特异性防御机制尚未形成，故发生原发感染时，病菌可发生淋巴源性、血源性或淋巴血行性播散，引起粟粒性肺结核、结核性脑膜炎等症状严重的肺外结核病。儿童结核的原发病灶多位于肺外周部，如肺上叶下部、中叶上部，成人肺结核的初期病灶则多在肺尖部。90%以上的儿童原发结核病灶可自然愈合、钙化，但并非全部"良性"预后。少数可潜伏、进展、恶化；尤其原发型肺结核和肺外结核，青春期复发率较高，应积极治疗，以免后患。

防治方法　儿童少年是结核病的易感人群。儿童期原发感染是成人期继发性结核的根源，积极防治儿童结核病对控制结核病流行有重要意义。

积极开展"结防"健康教育　对象包括学生、家长、学校教工。通过宣教，掌握结核病预防知识，搞好环境卫生，纠正随地吐痰等不卫生习惯；加强锻炼，注意营养，提高机体抵抗力。

定期筛查　早发现病例（传染源），及时对活动性肺结核患者隔离治疗，防止疫情扩散。①结核菌素试验。对成人无明显临床意义，但却是诊断儿童结核病、鉴定结核感染的重要方法。一般阳性、中度阳性表示已受过结核杆菌感染，或曾接种过卡介苗；强阳性诊断意义大，提示患病可能性大。②X线检查。先利用胸透发现肺部可疑病变，再摄胸片确诊。③痰结核菌检查。特异性高，是确诊和发现传染源的重要依据。痰结核菌培养阳性者，无论肺部X线胸片表现如何，均可确诊为活动性肺结核。

积极治疗现患者　一旦确诊，应及早隔离治疗，实现控制传染源、阻断传播途径等目标。患儿治疗后经痰结核杆菌检查阴性，无传染性后方可复学；以后每年复查1次，确保疗效巩固。凡确诊为传染性结核（痰菌涂片阳性）的患者，全程治疗过程均应严格按WHO建议的"直接观察式短程疗法"原则，即每次用药都在医务人员的监督下完成；未按时用药者应当日内采取补救措施；全部药品免费供应，医务人员统一掌握。

扩大卡介苗接种覆盖面　接种卡介苗迄今仍是最重要的被动免疫措施，可显著降低儿童结核病的发病率和死亡率。

药物预防　目的不是预防结核菌感染，而是预防已感染者发病，防止肺内非活动性病变转为活动性病灶，预防结核病灶在生长变化急剧的青春期复燃，减少并发症。因此，凡存在下列情况之一者，均应给予6个月~1年的异烟肼药物预防：①与痰涂片阳性肺结核患者有密切接触，或虽无明显接触史，但结核菌素试验近期内转阳者。②5岁以下小儿，与痰涂片阳性患者密切接触，即使已接种卡介苗，也应接受药物预防。③结核菌素试验呈强阳性反应者。④结核菌素试验阳性儿童，因患麻疹、百日咳等病而导致身体免疫力下降。⑤结核菌素试验阳性、X线检查提示有非活动性病变者。⑥HIV感染儿童。

（马　军）

értóngshàonián liúgǎn
儿童少年流感（influenza in children and adolescents）　流行性感冒病毒所致的儿童少年急性呼吸道传染病。传染性强、传播速度快。流感病毒可分甲、乙、丙3型。甲型病毒易发生变异，常引起流行；乙型病毒变型缓慢，流行比较局限；丙型病毒很少变异，多呈散发。根据血凝素（hemagglutinin，HA）和神经氨酸酶（neura minidase，NA）抗原结构及基因特性的不同，又可分为若干个亚型，HA共有16个亚型（H1~H16），NA共有9个亚型（N1~N9）。流感病毒不断引起流感流行，主要是其HA和NA抗原性容易发生变异所致。在全球流行的流感病毒主要为甲型H1N1、甲型H3N2和乙型流感病毒。普通流感、甲型H1N1流感和人感染高致病性禽流感的区别（表）。

流行特征　中国流感的流行有一定的地域和时间特点，北方流行多发生在冬春季，南方则有冬季和夏季2个流行高峰。男女

表　普通流感、甲型 H1N1 流感、人感染高致病性禽流感的区别

	普通流感	甲型 H1N1 流感	人感染高致病性禽流感
定义	甲、乙、丙 3 型流感病毒引起的急性呼吸道传染病	甲型 H1N1 流感病毒引起的急性呼吸道传染病	一般只发生在禽类动物的 A 型流感病毒引起传染病，偶然感染人类
传播途径	通过人与人之间接触传播，空气飞沫传播为主。流感患者及隐性感染者为主要传染源。发病后 1~7 日有传染性，病初 2~3 日传染性最强	该病毒非常活跃，可由人传染给猪、禽、猫、狗，也可在人群间传播。人群间传播主要是以感染者的咳嗽和喷嚏为媒介	主要通过人与禽类动物及其排泄物接触而感染
症状	与甲型 H1N1 流感的症状相似	突然高热，体温超过>39°C，肌肉酸痛明显增强，伴眩晕、头痛、腹泻、呕吐等症状或其中部分症状	主要是高热、咳嗽、流涕、肌痛，多数伴严重肺炎，严重者因多器官功能障碍综合征而死亡
病原体	流感病毒	甲型 H1N1 流感病毒	正黏病毒科流感病毒属 A 型流感病毒，如 H5N1
潜伏期	1~4 日，平均 2 日	新型 H1N1 病毒可能在人体潜伏 7 日后才表现出病症	一般为 1~3 日，通常在 7 日以内
死亡率	可以致死，但死亡率较低	<1%	>60%。
易感人群	老人，患肝、肾、心等慢性病的人群，经常接触流感人群的医护人员，儿童	绝大多数在 20~45 岁之间，属于青壮年	13 岁以下的儿童所占比例较高，病情较重，其属于易感人群
疫苗	已研制出可预防流感的疫苗，接种时间多为每年 10~11 月中旬，每年接种 1 次	中国已研制可预防的疫苗，2009 年在易感人群中进行了接种	尚无适合人群大规模接种的预防人感染高致病性禽流感的疫苗

流感发病率无差异，以 6~15 岁为最高，一般流行时，年龄越高，发病率越低。一般抵抗力较低者或有慢性疾病的老年人感染后往往病情严重，甚至导致死亡。甲型流感常引起暴发流行，甚至是世界大流行，约 3~4 年发生小流行 1 次，10~15 年发生 1 次大流行。历史上影响较大的几次流感：①1918~1919 年流感大流行（西班牙流感 H1N1）始于美国东部。全世界约 1/3 的人口（约 5 亿人）罹病，其中 4 000 万~5 000 万人死亡。②1957~1958 年流感大流行（亚洲流感 H2N2）始于中国贵州西部。全球约 200 万人因流感死亡。③1968~1969 年流感大流行（香港流感 H3N2）始于中国广东和香港地区，是 20 世纪危害最小的一次流感大流行。全球约 100 万人因流感死亡。④1977 年新流感毒株（俄罗斯流感 H1N1）在中国丹东、鞍山和天津等地重新出现 H1N1，随后迅速传遍全球，

但没有引起大流行。2009 年开始，甲型 H1N1 流感在全球范围内大规模流行。2010 年 8 月，世界卫生组织宣布甲型 H1N1 流感大流行期结束。新型流感暴发以来，在全球造成 18 449 人死亡。流感的潜伏期为 1~4 日，平均为 2 日。成人流感发病前 1 日和发病后 1 周左右都可以传染，儿童流感传染性更强，最长发病后 10 日仍有传染性。人群对流感病毒普遍易感，感染后有一定的免疫力。3 型流感之间、甲型流感不同亚型之间无交叉免疫，可反复发病。

病因与发病机制　流感主要通过空气飞沫和接触传播。流感病毒存在于患者或隐性感染者的呼吸道分泌物，通过说话、咳嗽和打喷嚏等方式喷出飞沫，散布在空气中，被易感人群吸入到呼吸道里，则侵入其上皮细胞中，使其坏死、脱落，引起发病。此外，流感还可以通过被病毒污染的手帕或衣物传播。

临床表现　临床表现为发热、头痛、浑身酸痛无力、畏寒，多伴有呼吸系统的症状（如流涕和干咳）；也可引起腹泻和呕吐；还能加重潜在疾病（如心肺疾患）或引起继发细菌性肺炎或原发流感病毒性肺炎，老年人及患有各种慢性病或体质虚弱者患流感后容易出现严重并发症。并发症有肺炎、支气管炎、心肌炎、心包炎，老年人等高危人群可因流感引起的严重并发症而入院，甚至死亡。

治疗　流感没有特效药，主要是对症治疗。患者早卧床休息，多饮水、增加营养。给予易消化饮食，保持鼻咽、口腔的清洁卫生，防止继发感染。高热烦躁可服解热镇痛剂，适当补液。儿童忌用阿司匹林（儿童感染流感后服用阿司匹林将引起一些综合征，严重时可能危及生命）。如有继发细菌感染，可用适宜抗生素。抗病毒药金刚烷胺、金刚乙胺、扎

那米韦，预防暴发性流感。

预防 流感疫苗是预防流感安全有效的方法，对容易因流感而出现并发症的人群尤为有效。每年在流感高发季节前接种 1 剂。优先接种人群：①易感人群患流感后发生并发症风险较高的人群6～59 月龄婴幼儿；60 岁以上的老人；患慢性呼吸道病、心血管病、肾病、肝病、血液病、代谢性等疾病的成人和儿童；患有免疫抑制疾病或免疫功能低下的成人和儿童；生活不能自理者和因神经系统疾患等自主排痰困难，有上呼吸道分泌物等误吸风险者；长期居住疗养院等慢性疾病护理机构者；妊娠期妇女及计划在流感季节怀孕的妇女；18 岁以下青少年长期接受阿司匹林治疗者。②高风险传播人群。医疗卫生保健工作人员；敬老院、疗养院等慢性疾病护理机构工作人员；患流感后并发症风险较高人群的家庭成员和看护人员。有禁忌证者不能接种流感疫苗：①对卵蛋白或任何疫苗过敏者。②中重度急性发热者。③曾患吉兰-巴雷综合征者。④医师认为其他不能接种流感疫苗者。

此外，还可采取以下预防措施：①保持良好的个人及环境卫生。②勤洗手，使用肥皂或洗手液并用流动水洗手，不用污浊的毛巾擦手。双手接触呼吸道分泌物后（如打喷嚏后）应立即洗手。③打喷嚏或咳嗽时应用手帕或纸巾掩住口鼻，避免飞沫传播。流感患者在家或外出时佩戴口罩，以免传染他人。④均衡饮食、适量运动、充足休息，避免过度疲劳。⑤每日开窗通风数次，保持室内空气新鲜。⑥在流感高发期，尽量不到人多拥挤、空气污浊的场所；不得已必须外出时，最好戴口罩。

（马 军）

értóngshàonián mázhěn

儿童少年麻疹 （measles in children and adolescents） 麻疹病毒所致儿童少年以发热、呼吸道卡他症状和遍及全身斑丘疹为特征的急性传染病。流行多发生于冬春两季。麻疹疫苗应用之前，麻疹呈世界性分布，是危害儿童生命健康极其严重的传染病之一。世界卫生组织已将麻疹列为无脊髓灰质炎地区下一个要消除的疾病。

流行特征 麻疹呈全球性感染，发达国家和发展中国家的流行病学明显不同。发达国家麻疹死亡率很低，低于 0.05%。麻疹疫苗在全球范围内广泛接种，2014 年全球约有 85% 的儿童在 1 周岁内接种过一剂麻疹疫苗，比 2000 年时的 73% 上升 12 个百分点。由于麻疹疫苗的广泛接种，麻疹造成的死亡人数也得到有效控制，1980 年在广泛开展以免接种前，估计麻疹每年造成 260 万人死亡，2014 年全球估计约有 11.49 万人死于麻疹。2000 年至 2014 年期间，麻疹疫苗接种工作致使全球麻疹死亡率下降了 79%。但麻疹疫苗的接种率和麻疹患病率存在明显的地区差异，非洲国家和部分亚洲国家儿童麻疹疫苗接种率低，患病率高。然而，即便在计划免疫普及最早的美国，麻疹也出现死灰复燃，在计划免疫空白点（如不相信麻疹疫苗接种的传教人士、难民、非法移民和城市贫困人口）有病死率。第三世界国家的麻疹疫情严重，社区儿童病死率为 3%～15%，住院患者为 10%～20%。非洲麻疹死亡率高达 5%～15%，明显高于亚洲或南美洲（1%～3%）。以往麻疹流行病学随都市化程度而变化，但接种覆盖率是更重要的决定性因素。6 个月以下婴儿、已接种过麻疹疫苗以及暴露于麻疹后注射过免疫球蛋白的儿童患急性麻疹一般重症者少见。麻疹临床特点是潜伏期长、前驱期短、症状轻、预后良好。由于麻疹疫苗的接种，发展中国家麻疹的严重性和死亡率已明显下降，麻疹流行情况得到改善，亚临床感染病例增多，同时降低了传播的可能性。然而，即使保持麻疹疫苗高覆盖率，麻疹的流行病学也会因暴露于麻疹病毒引起的群体免疫变化而改变，亚临床感染对接种过疫苗的体内保护性抗体水平的维持非常重要。因此，由于体内抗体水平下降、未接种过疫苗和未暴露于麻疹病毒的人数增加，年轻人中麻疹流行的潜在性逐渐增加。这种情况尤其见于生育率高的发展中国家，年轻妊娠患麻疹病情重，且可能同时感染母子。

病因与发病机制 患者为唯一传染源，出疹前后 5 日均有传染性，该病传染性强，易感者直接接触后 90% 以上可致病，隐性感染者的传染源作用不大。患者咳嗽、打喷嚏时，病毒随飞沫排出，直接到达易感者的呼吸道或眼结膜而致感染，间接传播很少。未患过麻疹，也未接种过麻疹疫苗者均为易感者。病后有较持久的免疫力。通常 6 个月至 5 岁小儿发病率最高，6 个月以下的婴儿具有母传免疫力，极少发病。麻疹活疫苗预防接种后可获有效免疫力，但抗体水平可逐年下降。广泛预防接种后发病年龄有增高趋势。隐性感染者也普遍存在，且产生的免疫力较疫苗产生的免疫力强 10 倍。

临床表现 麻疹可分为典型

麻疹和非典型麻疹。

典型麻疹 潜伏期 7~21 日，病程表现为 3 个阶段，分前驱期、出疹期和恢复期。

前驱期 又称出疹前驱期，持续 2~4 日，但体弱、重症或滥用退热剂者可延至 7~8 日。主要表现为上呼吸道炎症、发热、咳嗽、流涕、打喷嚏、畏光流泪、结膜充血、眼睑水肿。咳嗽逐日加重，婴儿可伴有呕吐、腹泻。起病 2~3 日第二磨牙对面的颊黏膜上出现针尖大小、细盐粒样灰白色斑点，微隆起，周围红晕称为麻疹黏膜斑（Koplik 斑），有早期诊断价值。起初少许黏膜斑，随后扩散至整个颊黏膜及唇龈等处。黏膜斑多数在出疹后 1~2 日完全消失。下睑缘可见充血的红线。少数患者病初 1~2 日在颈、胸、腹部出现风疹样或猩红热样皮疹或荨麻疹，数小时即退，称为前驱疹。此时在腭垂、扁桃体、咽后壁、软腭处亦可见到红色斑点，出疹期才消退。

出疹期 第 4 个病日左右开始出疹，一般持续 3~5 日。皮疹首先发于耳后发际，渐及前额、面颈、躯干与四肢，待手足底见疹时，则为"出齐"或"出透"。皮疹初为稀疏淡红色斑丘疹，直径为 2~4mm，逐渐皮疹增多，融合呈卵圆形或不规则形，疹间可见正常皮肤，皮疹出透后转为暗棕色。病情严重时，皮疹可突然消退。

恢复期 皮疹出齐后，中毒症状明显缓解，体温下降，1~2 日降至正常。精神食欲好转，呼吸道炎症迅速减轻，皮疹按出疹顺序消退并留有糠麸样细小脱屑及淡褐色色素沉着，以躯干为多，1~2 周退净。无并发症的典型麻疹病程 10~14 日。

非典型麻疹 通常与以前曾接受过麻疹灭活疫苗（现已不再使用）免疫有关。暴发常见于以前接受过疫苗的十几岁的少年和青年及未接受过疫苗的学龄前儿童。非典型麻疹按照病情严重程度可分为轻型麻疹和重型麻疹。

轻型麻疹 多见于对麻疹病毒有部分免疫力者，如 6 个月前婴儿，近期接受过被动免疫或曾接种过麻疹疫苗。表现为发热时间短且程度低，皮疹稀疏颜色淡，麻疹黏膜斑不典型或无此斑，呼吸道症状较轻等。一般无并发症，病程在 1 周左右。病后所获免疫力与典型麻疹患者相同。

重型麻疹 多见于全身情况差、免疫力低下或继发严重感染者，病死率高。

诊断 此病依据流行病史、上呼吸道症状、结膜充血、畏光及颊部典型的黏膜斑即可诊断。实验室诊断从患儿鼻咽部分泌物或血液中分离到麻疹病毒，或检测到麻疹病毒核糖核酸，可确诊。1 个月内未接种过麻疹减毒活疫苗而在血清中查到麻疹 IgM 抗体；恢复期患者血清中麻疹 IgG 抗体效价比急性期有 4 倍或 4 倍以上升高，或急性期抗体阴性而恢复期抗体阳转。

预防 麻疹的预防主要从传染源、传播途径和易感人群 3 个方面开展。

管理传染源 对患者应严密隔离，对接触者隔离检疫 3 周；流行期间托儿所、幼儿园等儿童机构应暂停接送及接收易感儿童入所。

切断传播途径 患儿病室内注意通风换气，充分利用日光或紫外线照射；医护人员离开病室后应洗手更换外衣或在空气流通处停留 20 分钟方可接触易感者。

保护易感人群 可通过主动免疫和被动免疫 2 个方面进行。①主动免疫。麻疹活疫苗是预防麻疹最有效的办法。可在流行期前 1 个月，对未患过麻疹的 8 个月以上幼儿或易感者皮下注射 0.2ml，12 日后产生抗体，1 个月达高峰，2~6 个月逐渐下降，但可维持一定水平，免疫力可持续 4~6 年，反应强烈的可持续 10 年以上，以后尚需复种。由于注射疫苗后的潜伏期比自然感染潜伏期短（3~11 日，多数 5~8 日），故易感者在接触患者后 2 日接种活疫苗仍可预防麻疹发生，接触 2 日后接种预防效果下降，但可减轻症状和减少并发症。对 8 周内接受过输血、血制品或其他被动免疫制剂者，因其影响疫苗的功效，应推迟接种。有发热、传染病者应暂缓接种。妊娠妇女、过敏体质、免疫功能低下、活动性肺结核者均禁忌接种。②被动免疫。有密切接触史的体弱、患病、年幼的易感儿应采用被动免疫。肌内注射丙种球蛋白、胎盘球蛋白，接触后 5 日内注射可防止发病，6~9 日内注射可减轻症状，免疫有效期为 3 周。

（马　军）

értóngshàonián shuǐdòu

儿童少年水痘 (varicella in children and adolescents)

水痘-带状疱疹病毒所致经呼吸道和直接接触传播的儿童少年急性传染病。一年四季均可发病，其中以冬春季为多。集体儿童机构、托儿所和幼儿园等容易引起局部流行。此病全年均可发生，冬春季多见。水痘-带状疱疹病毒（varicella-zoster virus，VZV）的传染性很强，易感者接触水痘患者后约 90% 发病，幼儿园、小学等幼儿集体机构易引起流行。

水痘患者是唯一的传染源，出疹前 1～2 日至皮疹干燥结痂时，均有传染性。易感儿童接触带状疱疹患者也可发生水痘，但少见。主要通过飞沫和直接接触传播。在近距离、短时间内也可通过间接接触传播。人群普遍易感。但学龄前儿童发病最多。6 个月以内的婴儿由于获得母体抗体发病较少，妊娠期间患水痘者可感染胎儿。病后获得持久免疫，但可发生带状疱疹。

该病潜伏期为 13～17 日，儿童全身症状很轻，有些低热。青少年症状较重，可有高热，全身不适等。一般发病第 1 日即出现皮疹，开始为充血性，针头大小的斑疹，从躯干开始延及头面部，最后达四肢。皮疹呈向心性分布，以躯干为多。经数小时由斑疹→丘疹→水疱发展，水疱基部有一红晕，皮疹常分批出现，故同一时期可见皮肤有斑、丘、疱和结痂各期皮疹。水痘初疱液透明，以后稍呈混浊，疱壁较薄易破，数日后，由中心开始干结，最后成痂。如无继发细菌感染，则脱痂后不留瘢痕。除皮肤外，口腔、咽部或外阴等黏膜也可有红色小丘疹，破溃后形成小溃疡。个别可表现有出血性水痘或大疱型水痘，亦有水痘脑炎和原发性水痘肺炎。

典型的水痘依据临床和流行病学特征容易诊断。但散发、不典型的水痘需依赖实验室确诊。

免疫接种是预防水痘的有效手段，接触患者后 3～5 日内注射水痘减毒活疫苗也能阻断水痘的发生。但注意注射疫苗后 6 周内禁用阿司匹林，该疫苗禁用于先天或后天免疫缺损者和孕妇。托幼单位和学校晨检时，及时发现和早隔离患者在流行季节预防和

控制该病非常重要。

（马　军）

értóngshàonián liúxíngxìng sāixiànyán
儿童少年流行性腮腺炎（epidemic parotitis in children and adolescents）

腮腺炎病毒所致的儿童少年急性呼吸道传染病。呈世界性分布，在中国归属于法定丙类传染病，全年均可发病，以冬春季为高峰，呈散发或流行，在集体儿童机构中可形成暴发流行。

流行特征　此病呈全球分布，全年均可发病，但以冬、春为主。可呈流行或散发。在儿童集体机构、部队以及卫生条件不良的拥挤人群中易造成暴发流行。其流行规律是随着传染源的积累，易感者的增加，形成周期性流行，流行持续时间在 2～7 个月。在未行疫苗接种地区，有每 7～8 年周期流行的倾向。以飞沫传播为主，直接接触患者的唾液感染。

早期患者和隐性感染者是流行性腮腺炎的传染源。病毒存在于患者唾液中的时间较长，腮肿前 6 日至腮肿后 9 日均可自患者唾液中分离出病毒，因此在这两周内有高度传染性。在大流行时 30%～40% 患者仅有上呼吸道感染的亚临床感染，是重要传染源，需要隔离。此病毒通过飞沫传播（唾液及污染的衣服亦可传染），其传染力较麻疹、水痘为弱。妊娠女性感染此病可通过胎盘传染胎儿而导致胎儿畸形或死亡。人群普遍易感，其易感性随年龄的增加而下降。90% 病例发生于 1～15 岁，尤其 5～9 岁的儿童，成人病例有增加的趋势。1 岁以内婴儿体内可有母传免疫力，很少患病。成人中 80% 曾有过显性或隐性感染。儿童患者无性别差异，青春期后发病男多于女。病后可有持久免疫力。

临床表现　潜伏期 8～30 日，平均 18 日。起病大多较急，无前驱症状。有发热、畏寒、头痛、咽痛、食欲不振、恶心、呕吐、全身疼痛等，数小时后腮腺肿痛逐渐明显，体温可达 39℃ 以上，成人患者一般较严重。腮腺肿胀最具特征性的症状，一般以耳垂为中心，向前、后、下发展，形状如梨形，边缘不清；局部皮肤紧张，发亮但不发红，触之坚韧有弹性，有轻压痛；言语、咀嚼（尤其进酸性饮食）时刺激涎液分泌，导致疼痛加剧；通常一侧腮腺肿胀后 1～4 日累及对侧，双侧肿胀者约占 75%。颌下腺或舌下腺可同时被累及。青春期后的男性患者，25% 会出现睾丸肿大，1/3 感染者可无症状。

重症者腮腺周围组织高度水肿，容貌变形，并可出现吞咽困难。腮腺管开口处早期可有红肿，挤压腮腺始终无脓性分泌物自开口处溢出。腮腺肿胀大多于 1～3 日达到高峰，持续 4～5 日逐渐消退而恢复正常。全程 10～14 日。颌下腺肿大，表现为颈前下颌肿胀并可触及肿大的腺体。舌下腺肿大可见舌及口腔底肿胀，并出现吞咽困难。并发症主要有脑炎、睾丸炎或卵巢炎、心肌炎等。

诊断　根据流行情况及接触史、典型急性发作的腮腺肿痛特征，诊断并不困难。不典型的可疑病例，可通过实验室检查明确诊断。对于无腮腺肿痛或再发病例及不典型可疑病例，确诊依据血清学及病毒学检查。

预防　早期隔离患者，直至腮腺肿胀完全消退。接触者一般不一定检疫，但在集体儿童机构、部队等应留验 3 周，对可疑者应立即隔离。腮腺炎减毒活疫苗免疫效果较好，麻疹、腮腺炎和风

疹三联疫苗也可明显降低腮腺炎的发病率。一般免疫球蛋白、成人血液或胎盘球蛋白均无预防此病的作用。

（马 军）

értóngshàonián bìngdúxìng gānyán

儿童少年病毒性肝炎 (viral hepatitis in children and adolescents)

肝炎病毒所致的儿童少年传染性肝病。有传染性强、传播途径复杂、流行广泛、发病率较高等特点。病毒性肝炎分甲型、乙型、丙型、丁型、戊型 5 种，己型、庚型和输血传播病毒型肝炎还在探讨中。急性肝炎患者大多在 6 个月内恢复，乙、丙、丁型肝炎易转成慢性，少数可发展为肝硬化和肝癌。

流行特征与病因 中国是病毒性肝炎的高发区，约有 7 亿人曾经或正被不同型别的肝炎病毒所感染，现人群中有 1000 多万慢性肝炎患者，每年因肝病死亡约 30 万人，仅乙型肝炎表面抗原（HBsAg）阳性者就高达 1.2 亿人，相当于每 10 人中就有一人可能携带乙型肝炎病毒。甲型肝炎主要发生于儿童青少年，感染后可获终身免疫。婴儿出生后 3 个月内血清甲型肝炎抗体（抗-HAV）约 60% 呈阳性，主要是从母体被动获得。6 个月后抗-HAV迅速下降，所以儿童易患甲型肝炎。乙型肝炎多发生于 20～40 岁青壮年。丙型、戊型肝炎多发生于成年人。接种疫苗等干预措施的实施，可改变易感人群的特征。

甲型肝炎的主要传染源是急性期患者和亚临床感染者，急性乙型肝炎患者及病毒携带者均是此病的传染源，估计全球约有 2.15 亿乙型肝炎病毒携带者，构成了重要的传染源。甲型肝炎病毒主要从肠道排出，通过粪-口途径传播，带有病毒的粪便污染食品、饮用水可造成暴发流行，如不注意患者隔离、食具消毒、饮食摊贩人员的卫生监督，就有发生此病流行的可能。日常生活接触是甲型肝炎极重要的传播方式，如幼儿园、学校和军队中的发病率较高，此种传播途径经常发生在卫生条件差、居住拥挤的地方，主要通过患者粪便污染的手、用具、食具、玩具、衣物等，直接或间接经口传播。乙型肝炎病毒可通过输血、血浆、血液制品、使用病毒污染的注射器、针灸针等而感染。在消化道功能正常情况下，经口感染乙型肝炎的机会远比甲型肝炎为低。乙型肝炎的母婴传播主要是分娩时接触母血或接触羊水以及产后密切接触所致。丙型肝炎主要通过输血、医源性传播等途径而感染。戊型肝炎主要是患者粪便污染水源或食物所致，临床表现类似甲型肝炎，但比甲肝严重，孕妇患戊型肝炎病死率较高。甲型肝炎潜伏期为 2～6 周，一般在 30 日左右；乙型肝炎多在 2 个月以上，有终身携带病毒但不发病者；丙型肝炎一般在 6～12 周；戊型肝炎平均为 40 日；丁型肝炎 3～12 周（与乙型肝炎重叠感染时潜伏期仅 3～4 周）。

临床表现 发病期主要有以下 4 类表现：第 1 类为急性黄疸型肝炎，以甲型及戊型多见，肝肿大伴压痛，消化系统症状明显，厌油腻、恶心、呕吐等，伴巩膜及皮肤黄染、高热、乏力；病程 1～4 个月，重者可发生急性黄色肝萎缩，出现肝功能衰竭。第 2 类为急性无黄疸型肝炎，占急性肝炎病例的 90% 以上，无黄疸，其他症状比急性黄疸型者轻，多有肝大、轻微压痛和叩痛，脾大少见，有些患者多是查体时发现，病程约 3 个月。第 3 类为暴发性重型肝炎，此型肝炎少见，但病死率高，各型均可引起。第 4 类为其他类型，如迁延性肝炎及慢性肝炎等，迁延不愈病程超过半年以上。

实验室诊断 黄疸型肝炎可见血清胆红素含量升高、血清丙氨酸氨基转移酶水平升高、麝香草酚浊度试验阳性、麝香草酚絮状试验阳性。

乙型肝炎表面抗原等 5 项指标（俗称“两对半”）的改变有助于乙肝诊断，分别为 HBsAg、表面抗体（抗-HBs）、HBeAg、e 抗体（抗-HBe）及核心抗体（抗-HBc）。意义：HBsAg 阳性表明存在现症乙型肝炎病毒（HBV）感染，但其阴性则不能排除 HBV感染；抗-HBs 阳性提示可能通过预防接种或过去感染产生对 HBV的免疫力，抗-HBs 阴性在一定程度上说明对 HBV 易感，需要注射疫苗；HBeAg 持续阳性提示传染性较强，容易转为慢性；抗-HBe持续阳性提示 HBV 复制处于低水平，HBV 的 DNA 已和宿主 DNA整合，并长期潜伏下来；高效价抗-HBc 阳性提示乙肝病毒有活动性复制。

预防 采取综合措施，具体有以下几个方面。

管理传染源 对急性甲型肝炎患者应采取早期隔离措施。急性黄疸型肝炎患者如不能住院治疗时，应在医生指导下，在家严格隔离治疗，一般从发病日期起隔离 3 周，不能到校上课。还应做到患者与健康人不同床睡觉，患者的被褥、衣物与健康人分开，并进行消毒；患者的食具、漱口用具、水碗、脸盆、毛巾、便盆等也与健康人分开使用。患者应单独吃饭。不要给其他人拿直接入口的食物和东西如香烟等；患者的书报、刊物、物品、玩具等不要借给他人传阅、玩耍，必须经过消毒处理后才能传借别人；在患病学生隔离期间，同学、亲友不要到病家串门，尤其是儿童不要与患者一起玩耍；患病期间不要串门，不要到公共场所，更不要到公共饮食处用餐。

慢性肝炎也有传染性，应同样注意隔离。对甲型肝炎患者的密切接触者要注意观察，一般观察 45 日，没有发病的才可视为健康人。加强对从事饮食业、托幼工作人员和献血人员的检查，这也是控制传染源的重要环节。

切断传播途径 提倡用流动水洗手，注射时一人一针一管，用后高压或煮沸消毒；不使用他人生活用具，搞好个人卫生；非必要时不输血及血制品，输血员要进行筛选，提倡无偿献血；消毒是切断传播途径，控制、消灭传染源的另一方法。肝炎患者确诊后，患者的教室、宿舍和家居应及时做一次较彻底的消毒，食具、漱口用具、毛巾等要煮沸 30 分钟，家具、物体表面、地面要用 3% 漂白粉液擦拭。患者的粪便要用漂白粉（粪便 4 份，漂白粉 1 份）或生石灰（粪便 1 份，生石灰 1 份）进行搅拌后置 2 小时。患者使用的便器要专用，使用后用 3% 漂白粉水浸泡 2 小时后再洗刷。患者及其家人应做到饭前、便后用 2% 过氧乙酸溶液浸泡洗手 2 分钟。

保护易感人群 甲肝疫苗可起到预防甲型肝炎的作用。应急注射人体免疫球蛋白，适用于接触甲型肝炎患者且未接种甲肝疫苗的儿童。注射乙肝疫苗对乙肝预防有肯定作用，新生儿出生日、出生后 1 个月、6 个月各肌内注射 5μg，有报道认为第一针接种 10μg 效果更好；成人，特别是高危者也需接种，剂量和程序相同。用于阻断母婴传播，需要参照专门的剂量和程序。

（马　军）

értóngshàonián mànxìngbìng

儿童少年慢性病（chronic diseases in children and adolescents）
儿童少年出现时间长（如超过 3 个月）甚至迁延至成年乃至终生的疾病。一类专指成年期疾病的低龄化，如原发性高血压、高脂血症、冠状动脉性心脏病（冠心病）、糖尿病、肿瘤等一些成年后易患，但在儿童少年时期已经出现的疾病。另一类包括在儿童少年时期出现的，持续多年甚至终生的慢性病，如癫痫、哮喘、肥胖等。

（马　军）

értóngshàonián féipàng

儿童少年肥胖（obesity in children and adolescents）
能量摄入超过能量消耗导致体内脂肪积聚过多、达到危害健康程度的慢性代谢性疾病。按病因不同，肥胖可分为 2 种：①单纯性肥胖，占肥胖总数的 95% 以上，主要因摄食量过多、"以静代动"的生活方式、缺乏运动等原因引起。②继发性肥胖，因神经和内分泌功能失调或代谢性疾病引起。儿童期单纯性肥胖不仅严重损害儿童的身体及心理健康，降低其生活质量，甚至还可对成年后的体重和健康状况产生较大影响。

筛查方法 主要有 3 种方法：①由中国肥胖工作组制定的身体质量指数（Body mass index，BMI），俗称体重指数，分性别-年龄百分位数标准，已取代"身高标准体重法"，成为中国筛查 7~18 岁学龄儿童少年超重、肥胖的全国统一标准（表 1）。$BMI = 体重（kg）/ 身高（m）^2$。BMI 值大于等于界值点，判定为肥胖或超重。此筛查标准旨在检测超重、肥胖状态，不能代替临床诊断。②身高标准体重法，小年龄儿童可直接使用 WHO 推荐的正常值进行筛查。判断标准：超过标准体重 20%，轻度肥胖；超过标准体重 30%，中度肥胖；超过标准体重 50% 以上，重度肥胖。③体脂百分比以实测或间接测定体内脂肪量为依据。一般认为轻、

表 1　中国学龄儿童少年超重、肥胖筛查 BMI 分类标准（kg/m²）

年龄（岁）	男超重	男肥胖	女超重	女肥胖
7~	17.4	19.2	17.2	18.9
8~	18.1	20.3	18.1	19.9
9~	18.9	21.4	19.0	21.0
10~	19.6	22.5	20.0	22.1
11~	20.3	23.6	21.1	23.3
12~	21.0	24.7	21.9	24.5
13~	21.9	25.7	22.6	25.6
14~	22.6	26.4	23.0	26.3
15~	23.1	26.9	23.4	26.9
16~	23.5	27.4	23.7	27.4
17~	23.8	27.8	23.8	27.7
18	24.0	28.0	24.0	28.0

中、重度肥胖的体脂百分比（适合各年龄），男性分别为 20%~、25%~ 和 30%~；女性 ≤14 岁分别为 25%~、30%~ 和 35%~；女性 ≥15 岁分别为 30%~、35%~ 和 40%~。

流行特征 欧美发达国家儿童少年的肥胖流行率一般为 10%~20%。中国 20 世纪 80 年代肥胖检出率尚很低；20 世纪 90 年代开始，超重、肥胖检出率迅速增加；特别自 1995 年以来，城市儿童少年超重、肥胖检出率呈成倍增长趋势，但仍处于肥胖流行的早期阶段。2005 年全国学生体质与健康调研结果显示，汉族学生中超重与肥胖检出率继续增加，成为影响学生营养健康状况的另一大因素。其中 7~18 岁中小学生肥胖率城男为 7.1%，城女为 3.6%，乡男为 2.8%，乡女为 1.9%；超重率城男为 13.1%，城女为 7.4%，乡男为 6.2%，乡女为 4.7%（表 2、表 3）。

病因与发病机制 既有遗传因素（基因型），又有环境因素（外因型）。

遗传因素 肥胖儿童常有家族史。遗传是影响肥胖发生、发展的重要因素，但不是决定因素。有研究报道，双亲均为肥胖者的子女中 70%~80% 出现肥胖；双亲之一肥胖者的子女 40% 肥胖；双亲均非肥胖者的子女仅 10%~14% 肥胖。

环境因素 环境因素是肥胖发生不可忽视的原因，主要有：①能量摄取过多，消耗减少，导致摄取能量超过消耗能量的不平衡状态；剩余热能以中性脂肪形式蓄积于脂肪内。特别当摄入脂肪含量高的食物，能引起下丘脑腹内侧核饱食中枢的饱食感阈值增高，儿童不知不觉大量进食，形成肥胖。②不良的饮食行为方式，如暴饮暴食、喜食油炸食品、不良家庭饮食习惯等。③不良运动行为，尤其是缺少体育锻炼。④不良生活行为，如看电视时间过长，学习负担过重导致长时间静坐等。⑤心理、情绪因素、喂养不当、病后康复过程中热量摄入过多等，也对肥胖的发生、发展起推波助澜作用。

肥胖的易感阶段 儿童少年发生肥胖，有 4 个较敏感的年龄阶段：①妊娠后期。妊娠期 30 周开始，胎儿细胞繁殖迅速，对热量增加的反应敏感。②婴儿期（尤其在出生后 9 个月内）。细胞体积迅速增大，易积聚脂肪。③青春早期。无论男女，因身体需要为生长突增准备充足能源，使下丘脑对饱食中枢的抑制作用下降，食欲猛增，易因过食而导致肥胖。④青春后期。生长速度减慢，热量总需求下降，但青少年食欲仍很旺盛，加之某些不良饮食习惯已养成，易使膳食摄入热量超过身体热量消耗，久之引起肥胖。

危害 肥胖对儿童少年的身心发育和健康均有明显危害，发病时间越长，程度越重，危害越大。主要表现：①心理问题。缺乏自信、精神压抑、孤独，严重者出现明显的社交退缩。②呼吸系统。肺通气功能下降，引起血氧饱和度降低，打鼾；严重者可在睡眠中出现呼吸暂停综合征。③心血管系统。心脏肥大、心功能降低、高血压、高脂血症、下肢毛细血管扩张及静脉血栓，严重者可出现高脂血症、动脉粥样硬化。④肝脏出现脂肪变性，偶尔发展为脂肪肝。⑤出现肥胖者特有的皮脂纹、皮炎、汗疹等。⑥出现变性关节炎、膝内翻、扁平足、股骨头无菌性坏死等。⑦部分肥胖男性可出现生殖功能下降，前列腺发育差；女性出现月经异常。⑧青少年肥胖可延续至成年，发生 2 型糖尿病、心脑血管疾病、不孕症、腰椎间盘脱出、痛风、胆石症、乳腺癌等成年期疾病。

表 2 2005 年中国城市不同年龄段男女生超重和肥胖检出率（%）

年龄（岁）	男生			女生		
	受检人数	超重	肥胖	受检人数	超重	肥胖
7~9	14 814	12.6	10.6	14 614	8.0	5.3
10~12	14 884	16.1	8.3	14 611	7.1	4.4
13~15	14 745	12.3	5.3	14 719	7.5	3.0
16~18	14 790	11.3	4.3	14 820	7.2	1.7
合计	59 233	13.1	7.1	58 764	7.4	3.6

表 3 2005 年中国乡村不同年龄段男女生超重和肥胖检出率（%）

年龄（岁）	男生			女生		
	受检人数	超重	肥胖	受检人数	超重	肥胖
7~9	14 422	6.3	4.4	14 261	4.8	2.8
10~12	14 576	7.7	3.2	14 407	3.6	2.1
13~15	14 528	5.4	2.1	14 474	4.8	1.3
16~18	14 921	5.4	1.5	14 835	5.5	0.6
合计	58 447	6.2	2.8	57 977	4.7	1.7

防治 主要采取以下措施。

生命早期开始预防 ①妊娠期对胎儿脂肪细胞增殖的影响最大，孕晚期应加强饮食和体重控制，做到平衡膳食，防止孕妇体重过快增长。②鼓励母乳喂养，不过早、过量添加以淀粉类辅食，防止热量过剩引起脂肪细胞增殖、肥大。③7~10岁和青春期是肥胖发生的高危阶段，应提供合理膳食指导，监控热量的供给-消耗平衡。发现体重超过正常增长速率、食欲旺盛，特别是父母也肥胖的儿童，应及早采取措施，纠正不良饮食行为。

正确处理饮食和活动关系 ①调整饮食，做到膳食平衡，各种营养素供给适宜，既保证生长需要又不造成营养过剩。②积极参加体育锻炼，尤其有氧运动，通过运动增加消耗，防止热能在体内蓄积。

综合行为疗法 ①饮食控制。通过减食疗法，将热能控制在略低于正常摄取量水平；低热能饮食疗法，严格控制热能，同时为防止瘦体重减少而保证优良蛋白质供应量不低于每千克体重1.5~2.0g/d，碳水化合物占总热量55%~60%，脂肪占20%~30%（含不饱和脂肪酸的植物油为主），保证维生素、微量元素供应。超低热能饮食疗法，需使肥胖者处于半饥饿状态，副作用大，不能用于儿童少年肥胖症的治疗。②行为矫正。纠正贪食，吃零食，狼吞虎咽，暴饮暴食，喜进高脂、高热量食物。指导青少年建立自我饮食管理日记，提高自信心，延长咀嚼次数和进食时间。③体育锻炼，增加能量消耗。每日坚持30分钟以上、中等强度、有节奏的有氧运动，如游泳、慢跑、快走、有氧体操、爬山、爬楼梯

等，充分消耗体内游离脂肪酸。训练应在医生监护下严格按运动处方进行。盲目、不合理的短期快速减肥可致体重反弹，增加心血管病危险性。④心理矫正。运用心理知识分析肥胖者过食行为的特征，采取心理措施纠正导致肥胖的不良行为，培养良好的生活方式。⑤医务监督。定期测量BMI、腰围和生化指标等，同时对干预过程进行医学观察和监控。生长发育中的儿童少年，原则上不用药物减肥、手术去脂等方法。

（马　军）

értóngshàonián gāoxuèyā

儿童少年高血压（hypertension in children and adolescents）

儿童少年血压超过同龄儿童正常值上限的疾病。高血压是以微细血管持续性痉挛为基础，伴随心脏、血管等系列性病理改变，以动脉收缩压和舒张压异常升高为表现的一类疾病。高血压按病因分为2类：原发性高血压和继发性高血压，前者约占患者总数的95%以上。高血压的发生始于儿童期，主要依据：①儿童期和成年期的血压水平存在一定相关，许多原发性高血压在儿童期即有表现。②高血压的主要危险因素，如膳食钠盐摄入过多、缺乏锻炼和精神紧张等，常自幼形成。因此，世界卫生组织早在1982年有关高血压预防的日内瓦会议上就提出从儿童期开始进行高血压的早期预防，是最有效的预防途径之一。

流行状况 高血压是世界范围内最常见的成人疾病之一，患者约占全球人口的8%~10%，总数超过5亿人。中国高血压患病率日趋严重，1959、1979、1991和2002年四次全国高血压病调查结果显示，15岁以上的人群高血压患病率分别为5.11%、7.73%、

13.58%和17.65%；高血压发病率前5位的省区市依次为西藏15.71%、北京14.94%、内蒙古13.88%、河北13.26%和天津12.37%；城市高于农村，经济发达地区高于不发达地区，发病低龄化，地理分布北高南低。世界卫生组织综合世界各国资料估计，儿童高血压患病率为0.8%~5.3%。中国针对不同地区、不同民族进行的儿童血压抽样调查则显示，高血压患病率群体差异很大，在0.5%~9.36%之间。

病因 包括以下多种因素综合影响。

遗传因素 遗传在决定血压水平和高血压的发生上起重要作用。儿童高血压有明显的家庭聚集性；子女血压与父母血压呈较高的正相关；父母中有患高血压病者，子女发生血压偏高可能性明显增大。有研究指出双亲血压正常者子女发展为高血压的可能性为3%；双亲均为高血压者子女的这一可能性达45%。但是，不能排除共同生活环境因素的影响。

生长发育 儿童自出生后，血压即伴随年龄而增长，成年后才基本稳定。儿童血压的这随年龄的增长趋势与其生长发育的速度相一致。在青春期生长突增阶段，血压水平也出现突增。血压与性发育程度呈显著的正相关，青少年血压随其性发育等级的上升而递增。说明儿童青少年阶段血压随年龄而递增，实质是血压伴随体格发育和性成熟而增长。一些个体在青春期因内分泌变化剧烈，心脏在青春期生长突增中出现较快发育，可能出现暂时性的血压增高，即"青春期一过性高血压"。

儿童期血压也有一定的"轨迹性"。儿童期尽管血压随年龄变

化，但多数儿童的血压在生长发育过程中，在同年龄组中所处的百分位数不变，这是血压的"轨迹现象"。据此，某年龄组中血压处于上限的儿童，若干年后或进入成年期后，血压水平有较大可能仍处于同年龄组的上限。

体格发育 大量研究表明，身高、体重经身高校正的指标，如体重/身高（称"克托莱指数"）和体重指数等，均与血压有极显著的正相关。体重是血压诸多影响因素中较肯定的一个，超重和肥胖是高血压的危险因素，肥胖者体重减轻可显著降低血压，减少高血压的发生危险。

膳食因素 膳食成分中既有降压物质也有升压物质。钠、钾、钙等电解质的膳食含量是影响血压的重要因素。其中，钠盐摄入过多与高血压的关系已较明确。高血压的高发人群多为高钠盐的摄入，而低发人群多为低盐饮食。钠是导致高血压发生和发展的重要危险因素，降低钠盐摄入是高血压早期干预的重要组成部分。世界卫生组织提出，每人每天的食盐摄入量应控制在5g以下。膳食中的总脂肪、饱和脂肪酸的摄入量也与血压呈正相关。降低膳食总脂肪、减少饱和脂肪酸、增加多不饱和脂肪酸，可使人群血压下降。

体育锻炼 经常参加锻炼的儿童，收缩压低于不锻炼和较少锻炼者。锻炼对血压的影响可通过增强心血管功能的直接作用，也可通过控制体重、降低血脂水平等间接实现。

心理社会因素 精神紧张、A型行为等都是高血压的危险因素。国内有学者报道，考试引起的精神紧张能使中小学生的血压普遍升高，其中收缩压、舒张压升高

超过10mmHg者，分别占总数的17.5%和18.3%。但是，这些儿童将来是否易发生高血压，尚待进一步深入研究。国外研究发现，9~11岁儿童的情绪因素（任性或颓丧）与血压水平偏高呈显著相关，显示心理社会因素对血压的影响。A型行为者的行为特征：①动作急促，有时间紧迫感；走路、办事匆匆忙忙，说话快、急，声音响亮，脾气急躁；极端注重工作效率，力求在短时间内完成更多工作；可同一时间内同时进行多项工作。②个性争强好胜，竞争意识强，事业心强，乐于给自己增加工作量；好与人争辩，对人怀有敌意，具攻击性。③情绪易激动，易激惹。比尔（Buell）、西格尔（Siegel）等先后报道，A型行为者易患高血压。杨菊贤等确诊的200例高血压患者中，A型行为者一般占79.5%，非A型行为者仅为20.5%，两者之比约为3.1:1。

诊断标准 国内外尚无统一的、被广泛接受的儿童高血压诊断标准。主要有以固定值为诊断标准和以血压P_{95}为诊断标准。

以固定值为诊断标准 世界卫生组织就儿童青少年血压正常值上限建议：12岁以下为135/85mmHg，13岁以上为140/90mmHg。《实用儿科学》（第7版）采用儿童收缩期血压>120mmHg，舒张期血压>80mmHg为高血压的诊断标准。

固定血压值的方法诊断标准明确，应用简便。但由于儿童血压随性别、年龄、地区和种族等的不同而有较大差异，采用一个笼统的界值作为统一的标准并不合适。

以血压P_{95}为诊断标准 隆德（Londe）等建议按性别-年龄血压

偶尔超过P_{95}或持续超过P_{90}至少1年以上，诊断为高血压。《美国儿童和青少年高血压诊治指南》提出，应按不同性别-年龄和身高分组，根据P_{50}、P_{90}、P_{95}和P_{99}划分为正常血压、高血压前期、高血压（1、2期）3组。凡经3次以上测量的收缩压和（或）舒张压≥同性别、同年龄、同身高的儿童血压的P_{95}，可诊断为高血压。高血压1期指血压值高于P_{95}但低于P_{99}+5mmHg；高血压2期指血压值≥P_{99}+5mmHg。血压值介于P_{90}和P_{95}之间，或<P_{90}但≥120/80mmHg，称为高血压前期。季成叶等依据《2005年中国学生体质与健康调研报告》的数据，利用LMS法制定了6~22岁儿童少年各性别-年龄组血压正常值，可作为中国儿童高血压筛查使用。

早期预防策略 从儿童期开始进行高血压早期预防很有必要。高血压早期预防包括群体预防和高危人群预防2个方面。

群体预防 又称一般性预防，主要针对普通儿童人群（"健康儿童人群"）。目的是宣传高血压预防知识，培养健康生活方式。主要内容：①进行高血压预防的健康教育。②倡导摄入合理膳食、积极锻炼、合理生活作息制度和建立健康生活行为。应注意控制钠盐摄入，每人每日食盐摄入量不宜超过5g。肥胖儿童应控制饮食和有氧运动来积极减肥。还应戒除吸烟、酗酒等不健康行为。③健全学生体检制度，每学期测量一次血压。

高危人群预防 又称特殊预防，针对的对象主要有3种类型。

原发性高血压儿童 血压持续超过筛检标准（P_{95}），排除继发性原因后可诊断。这些儿童若无明显自觉症状，原则上不考虑

使用药物来控制血压，而应积极采取行为疗法。包括：①积极进行体育锻炼，宜适度而不过于剧烈。②控制饮食。钠盐摄入应控制在 2.5g/d 以下，减少膳食脂肪摄入。③肥胖者应在医生指导下尽早减肥。④合理作息制度，保持心情愉快。对已有明显自觉症状的此类患儿，除采用行为疗法外还可考虑给予缓利尿剂等药物进行治疗。

高血压倾向儿童　血压虽未超过筛检标准但处于同年龄、同性别血压的高位（$P_{80} \sim P_{95}$），且有高钠盐摄入和肥胖等高血压危险因素者。对此类儿童应定期复查血压并进行行为干预。干预内容除每日钠盐摄入小于 5g 外，其他基本上同原发性高血压儿童。

高血压易患儿童　用高血压易感基因作为遗传标志进行高血压易感者的筛检方法尚不成熟，只能根据家族史来确定。多数学者认为，对有高血压家族史（尤其双亲都有高血压）的儿童，应从 3 岁开始每年测量 1 次血压，即进行血压监测。对高血压易患儿童而言，控制钠盐摄入量、控制体重，培养健康生活行为方式更加重要。

（马　军）

értóngshàonián dàixiè zōnghézhēng

儿童少年代谢综合征（metabolic syndrome in children and adolescnets）

源于儿童少年时期，由蛋白质、脂肪、碳水化合物等物质发生代谢紊乱的病理状态。儿童少年代谢综合征是导致糖尿病、心脑血管疾病等慢性病的危险因素，包括高血压、高血糖、糖耐量异常、高胰岛素血症、高三酰甘油血症、高密度脂蛋白减少、中心性肥胖等。1988 年，拉杰尔德·里文

（Gerald Reaven）首先提出了代谢综合征（metabolic syndrome，MS）的概念。1999 年世界卫生组织正式将其定名为 MS，包括葡萄糖不耐受、糖耐量异常、糖尿病、胰岛素抵抗、动脉血压升高、血脂水平升高、微量白蛋白尿等多种表现。

诊断标准　儿童少年 MS 的诊断标准不统一，造成各研究间不易比较，且不利于 MS 的筛查和防控。国际糖尿病联盟于 2007 年发布了儿童 MS 的诊断标准（表1）。该标准是在参考大量儿童 MS 方面的研究后，通过对 IDF 的成人 MS 诊断标准进行改进后提出。考虑到儿童发育情况和种族的差异，该标准在评价肥胖时切割点采用的是百分位数而不是具体值。这对于将来中国制定儿童 MS 诊断标准时有一定参考价值。

腰围是代谢综合征的重要组成部分，是反映中心性肥胖的常用指标。儿童少年代谢综合征不

仅与肥胖程度相关，还与身体脂肪的分布相关，腹部等部位脂肪含量过高可增加代谢综合征的发生风险。中国 7~18 岁学龄儿童青少年中心性肥胖的标准（表2），将中国儿童青少年腰围的年龄别性别 P_{75} 和 P_{90} 作为儿童青少年心血管病危险开始增加和明显增加的界值点。

流行特征　中国儿童少年 MS 发生率比欧美等西方国家低。2002 年全国营养与健康状况调查结果显示，MS 发生率在正常体重、超重、肥胖儿童中分别为 1.5%、18.3% 和 38.1%。王海俊等报道北京市肥胖儿童的 MS 发生率是 15.1%，明显高于体重正常组。当前儿童 MS 尚没有统一的标准，造成不同标准下儿童 MS 发生率相差很大。福特（Ford）等对儿童 MS 标准进行综述，27 篇文献中使用了 40 个不同的标准，其中大部分借鉴了美国国家胆固醇教育计划的成人标准。然而，研究发现不同标准下肥胖与

表1　儿童代谢综合征的诊断标准（国际糖尿病联盟，2007 年）

年龄组*	诊断标准
6~10 岁	①中心性肥胖：腰围≥第 90 百分位数
	②不能诊断 MS，但若存在 MS、2 型糖尿病、血脂异常、心血管病、高血压或肥胖家族史，则需要进一步检查
10~16 岁	①中心性肥胖：腰围≥第 90 百分位数（或高于成人标准）
	②三酰甘油（TG）≥1mmol/L
	③高密度脂蛋白胆固醇（HDL-C）<1mmol/L
	④血压升高：收缩压≥130mmHg 或舒张压≥85mmHg
	⑤血糖≥5mmol/L（推荐进行口服糖耐量试验）或确诊 2 型糖尿病
>16 岁	①中心性肥胖：中心性肥胖的界值在不同种族、性别间存在差异。白人男性腰围≥94cm，女性腰围≥80cm；东南亚、东亚等地区男性腰围≥90cm，女性腰围≥80cm
	②G≥1mmol/L 或药物治疗
	③HDL-C<1mmol/L（男）、HDL-C<1mmol/L（女）或药物治疗
	④血压升高：收缩压≥130mmHg 或舒张压≥85mmHg 或药物治疗
	⑤空腹血糖≥5mmol/L（100mg/dl）或 2 型糖尿病
	⑥如果空腹血糖高于标准，建议进行 OGTT 试验，但非确诊 MS 必须项

注：中心性肥胖且有其他 2 项或以上异常可判定为代谢综合征；* 由于缺乏相关数据，6 岁以下的儿童没有被包括在内。

MS 发生均有关。

病因与发病机制 MS 作为一种多因子起源的复杂功能紊乱综合征，具体机制尚不清楚。肥胖、中心性肥胖以及胰岛素抵抗与儿童少年 MS 相关。

肥胖：儿童少年肥胖与血压升高、糖和脂代谢异常以及成年后糖尿病和心血管疾病的发生有明显的相关性；并且随着肥胖程度的增加，儿童 MS 发生率和各组分异常发生率更高。

中心性肥胖：体脂分布与 MS 关系更为密切。躯干部位体脂过多所致的中心性肥胖能够增加儿童 MS 的发生。

胰岛素抵抗：有研究者认为"数种危险因素即血脂异常、高血压和高血糖常集簇存在被认为是心血管疾病的危险因素，其基本病理生理机制为胰岛素抵抗"，但是这种观念也存在争议。

临床表现 MS 的临床表现中中心性肥胖、高血压、高脂血症和糖耐量异常较为常见（表3）。

治疗 防治 MS 的主要目标是预防心血管病及 2 型糖尿病的发生。儿童少年患心血管病及 2 型糖尿病的风险较低，重点在预防。主要措施包括控制体重、控制血压、控制血糖、调整脂代谢异常等。

控制体重 儿童超重肥胖干预与控制的措施，有健康教育、改善环境和政策制定等，最终使儿童养成良好的运动习惯和饮食习惯，达到"吃动两平衡"的目标；调整饮食，做到膳食平衡；各种营养素供给适宜，既保证生长需要又不造成营养过剩；积极参加体育锻炼，尤其有氧运动，通过运动增加消耗、防止热能在体内蓄积。

调整脂代谢异常、控制血压、控制血糖 患 MS 者应及时就医。他汀类药物能有效调整血脂代谢，降低心血管疾病的发生风险。有高血压及糖尿病的 MS 患者应按照高血压及糖尿病防治指南进行防治。

预防 儿童少年 MS 的表现较轻，但如不及时防控将会对成年期健康造成不利影响。对于未发展为 MS 的儿童少年，也应该积极采取下列预防措施：①养成良好的生活习惯，提倡健康的生活模式，如合理饮食、坚持运动、控制体重、保持良好心态、促进自我保健理念的形成。②对于有 MS 家族史的高危人群应定期进行检查，及时发现异常并治疗，如定期监测体重、血压、血脂、血糖等。

（马 军）

表2 中国7~18岁儿童青少年腰围异常界值点

年龄（岁）	男生		女生	
	P_{75}	P_{90}	P_{75}	P_{90}
7~	58.4	63.6	55.8	60.2
8~	60.8	66.8	57.6	62.5
9~	63.4	70.0	59.8	65.1
10~	65.9	73.1	62.2	67.8
11~	68.1	75.6	64.6	70.4
12~	69.8	77.4	66.8	72.6
13~	71.3	78.6	68.5	74.0
14~	72.6	79.6	69.6	74.9
15~	73.8	80.5	70.4	75.5
16~	74.8	81.3	70.9	75.8
17~	75.7	82.1	71.2	76.0
18	76.8	83.0	71.3	76.1

表3 代谢综合征的临床特征

心血管有关组分及伴随疾病	临床特征
与心血管有关的组成成分	肥胖，尤其是中心性肥胖
	胰岛素抵抗，可伴代偿性高胰岛素血症
	高血糖，包括糖尿病和糖调节受损
	血脂紊乱（高三酰甘油血症、低高密度脂蛋白血症）
	高血压
	高尿酸血脂
	血管内皮功能缺陷、低度炎症状态及凝溶异常（微量白蛋白尿、C 反应蛋白及纤溶酶原激活物抑制物-1 增高等）
可伴 MS 的疾病	非酒精性脂肪肝病，可发展为非酒精性脂肪肝炎
	多囊卵巢综合征
	痛风
	遗传性或获得性脂肪萎缩症

értóngshàonián yíngyǎngbùliáng

儿童少年营养不良（malnutrition in children and adolescents）

儿童少年单纯性蛋白质-热量营养不良性疾病。有 2 类流行病学定义：①单纯性蛋白质-热量营养不良（protein-energy malnutrition，PEM），属贫穷国家由饥饿导致的重大公共卫生问题。②除热量、蛋白质外，还缺乏钙、铁、锌等矿物质和微量元素，维生素 A、D 和 B 族维生素等，但程度轻，多见于发达国家和像中国这样处于社会转型期的发展中国家。通常营养不良指单纯性热量-蛋白质营养不良。儿童少年处于旺盛的生长发育阶段，营养和体格发育关系密切，故一般将营养不良分成两类：一类因长期性营养不良所致，表现为以身高为代表的生长发育迟滞；另一类反映为现时性的营养不良，以消瘦为主要表现。

营养不良者不仅蛋白质-热能摄入不能满足发育需要，使体重减轻，皮下脂肪减少，生长迟滞，且严重削弱身体抵抗力，导致生理功能、运动能力下降，脑力活动、学习效率也受严重影响。营养不良和其他学生常见病，如龋齿、脊柱弯曲异常、贫血等的发生也有一定关系。

筛查方法　通常先按"年龄别身高标准"，筛查生长迟滞（长期性营养不良）；然后依据"身高别体重"筛查"消瘦"（现时性营养不良）。身高别体重法简明、直观，可排除用单项身高、体重评价的片面性，该标准在身高别标准体重基础上，以<70%为重度营养不良，70%～80%为中度营养不良，80%～90%为轻度营养不良，90%～110%为正常。应结合病史询问、临床观察（目测）和实验室检查才能确定是否真属营养不良。

流行特征　营养不良至今仍然是全球儿童健康和生存的威胁，贫困国家尤为多见。2011 年世界卫生组织调查数据显示，全球约有 1.65 亿儿童因没有足够的食物、饮食中所含维生素和矿物质不足、儿童保健不足以及患有疾病而导致发育迟缓。由于发育迟缓，脑发育滞后，发育迟缓儿童

学习很吃力，其中非洲和亚洲的儿童发育迟缓率最高。截至 2011 年，在东部非洲，42% 的儿童受到影响。营养不良曾是严重威胁中国儿童少年体质、健康状况的最常见营养问题，新中国成立初期约 50% 的儿童少年营养不良，其中约 30% 为重度或极重度营养不良。此后中国儿童少年营养不良率持续下降，近 30 年间下降幅度最大。2010 年和 2014 年中国学生体质健康调研资料显示，7～18 岁学生营养不良检出率从 2010 年的 12.6% 下降到 2014 年的 10.0%，其中生长迟缓（长期性营养不良）从 1.2% 下降到 0.8%。营养不良检出率表现为男童高于女童、乡村高于城市、西部地区高于中部和东部。因此，学生营养不良的重点防控人群在乡村，尤其是西部贫困乡村地区。

病因与发病机制　婴幼儿（尤其 2 岁以下）是营养不良的高发人群，其中断奶前后的幼儿最常见。学龄儿童少年也可发生营养不良，但促发因素不同于婴幼儿和学龄前儿童。

膳食摄入不足　儿童生长迅速，热能与营养素需求量大，如进食量过少，热能与蛋白质供给长期不足，同时膳食维生素或铁、锌等微量元素摄入过少，可发生营养不良。

不良饮食习惯　挑食、偏食、吃零食过多，以大量饮料代替食物等都是导致营养素摄入不足或不平衡的重要原因。有些青少年追求"体型美"，不恰当地节食减肥，也可导致蛋白质-热能摄入不足，造成营养不良和低体重。

疾病　儿童少年时期的某些疾病，如胃病、慢性肠炎等影响食物的消化吸收；龋齿疼痛影响咀嚼功能；肠道蠕虫感染，因蛔

虫、钩虫、鞭虫等大量消耗营养素，直接导致营养素的吸收不足。慢性消耗性疾病如结核病、肝炎等，营养素消耗量大，恢复期需求殷切；若供给不足或不及时，也可导致营养不良的发生。

防治　加强社区保健，开展营养指导，早期发现营养不良并及时纠正；认真防治各种急慢性疾病，合理安排生活作息制度，加强体育锻炼。

保证合理营养　针对婴幼儿断奶前后易发生的热量-营养素缺乏现象，及时添加辅食，提供充足的优质蛋白质、矿物质及维生素。每日需供给 250g 牛奶、1 个鸡蛋和其他动物性食品，以及豆制品、蔬菜、水果等。学龄儿童和青春期青少年生长发育旺盛，应给予营养丰富的食物，如牛奶、鸡蛋、豆浆、豆腐、鱼、肉类、蔬菜水果等。总之，应合理安排膳食结构，实现营养素平衡摄入。保证早餐吃饱、吃好，积极创造条件，组织学校营养午餐，以每日主要营养素需要量的 40% 在午餐中供给为准，满足生长发育需要也十分重要。

培养良好饮食习惯　应从小纠正挑食、偏食、吃零食过多等不良习惯，定时、定量进餐。发现食欲下降儿童应及时查明原因，合理调配膳食，使其尽早恢复正常的营养摄入。

早期筛查　以学校为单位，通过定期体检、早筛查、早确诊营养不良，对疾病导致的营养不良应积极治疗相关疾病，如肠道蠕虫感染和消化道疾病等。对处于慢性消耗性疾病康复阶段的学生，应提供专门的营养指导，配合营养治疗和体育锻炼，促进早日康复。

（马　军）

értóngshàonián yíngyǎngquēfábìng

儿童少年营养缺乏病（deficiency diseases in children and adolescents）

儿童少年摄入营养素不足所致的疾病。营养缺乏病是营养不良的一种，但是并不完全等同。

流行特征 儿童少年为满足生长发育的需要，所需营养素高于成人；个体发育速度差异较大，营养素需要量的个体差异也大。根据上述特点，营养缺乏病在儿童少年中易发。常见的有维生素A缺乏症、缺铁性贫血、缺锌症、缺钙症、蛋白质-热能缺乏症等。

病因与发病机制 营养缺乏病的病因分为原发性和继发性。

原发性病因 单纯摄入不足。一般情况下，暴饮暴食、偏食、挑食、厌食等不良饮食习惯以及膳食结构不合理，可引起儿童少年某种营养素缺乏。因灾害或战争等社会因素引起的食物不足常是综合性缺乏，但以热能蛋白质营养不良为主要表现。食物因加工烹调不合理而破坏营养素，虽其摄入量并不少，但亦可发生缺乏，如水溶性维生素的缺乏中，食用精白米面和丢弃米汤常是脚气病的主要原因。

继发性病因 其他疾病而引起的营养素不足，还包括消化、吸收、利用、需要等因素的影响。临床上所见到的各种营养素缺乏绝大多数成为疾病过程综合表现的一部分。食欲不振、昏迷、精神失常或神经性厌食、口腔及颌面手术后、食管癌、贲门癌等引起肠胃道阻塞的疾病。在这些疾病中常采用鼻饲或静脉营养补给措施，但如补给量不能满足患者需要，仍会发生营养缺乏的症状。

临床表现 因所缺失物质种类而不同，具体表现如下。

维生素A缺乏症 除皮肤黏膜改变和影响视网膜上视紫红质引起夜盲外，还能出现免疫功能损伤，导致易感性升高。儿童时期最先出现的症状为夜盲症，暗适应能力下降，患儿常诉黄昏后视物不清。婴儿夜盲症状不易发现。数周至数月后出现眼结膜干燥，失去光泽，称为干眼病。皮肤黏膜改变表现为皮肤干燥、粗糙、脱屑，毛囊腔内被角化物充填而呈棘状丘疹，抚摸之有"鸡皮疙瘩"感，以四肢伸面及肩部为著。毛发干、脆、易脱落，指甲脆、薄、多纹，失去光泽，且易折裂。由黏膜上皮病变，反复发生呼吸道及泌尿道感染，且迁延不愈。

缺铁性贫血 表现为头晕、头痛、面色苍白、乏力、易倦、心悸、活动后气短、视物模糊及耳鸣等，症状和贫血严重程度相关；注意力不能集中、易倦、学习成绩不佳、行为异常，表现为害怕、紧张、不安或淡漠、抑郁、免疫能力低、易感染。

缺锌症 表现为生长发育迟缓、厌食、异食癖、重复感染，易发生口腔黏膜溃疡，多汗、味觉减退等。

缺钙症 长期摄钙不足并常伴随蛋白质和维生素D缺乏，可引起生长迟缓，骨骼变形，发生佝偻病。缺钙症可表现为学走路困难，牙齿生长发育较晚且长出的牙齿不整齐；智力发育比正常同龄儿童迟缓；X形腿或O形腿；鸡胸；前额突出；头发稀少松散；偏食、厌食；睡眠质量不好。

蛋白质-热能缺乏症 表现为体重减轻，皮下脂肪减少，生长迟滞，且严重削弱身体抵抗力，导致生理功能、运动能力下降，脑力活动、学习效率也受严重不良影响。

诊断 依赖于膳食史、体检、生化检查和治疗试验。

膳食史 询问了解患者的膳食习惯及每日的摄取量就能基本上判断各类营养是否缺乏。如能取得患者及家属的配合，记录3日的摄入食物量，则以此计算所得的数据，核对询问结果，更加可靠。

体检 包括人体测量、症状检查和生理功能检查。人体测量包括长度，如身高（长）、坐高（顶-臀长）、腿长；周径，如上臂围、上臂肌围、头围、胸围、腹围；厚度，如特定部位的皮褶厚度；宽度，如肩宽、骨盆宽；体重等。临床症状有特异性和非特异性2种。根据患者的脸色、体重、精神状态可以对其营养状态有初步估计。然后详细检查头发、眼、唇、口腔和皮肤，进一步确定何种营养素缺乏。

生化检查 营养缺乏病的临床症状往往合并出现，且同一症状可能是几种营养素的缺乏表现，故鉴别诊断必须依靠生化检查。生化检查方法基本分为下列几种：①测定血液中营养成分的浓度。②测定营养成分经尿排出的速率。③测定血或尿中的营养素的代谢产物。④测定与营养素有关的酶活性的改变。⑤给予大剂量后测定尿中排出量，即饱和试验。⑥测定毛发和指甲中特定营养素的成分。

治疗试验 临床症状难以确定诊断而生化检查无条件进行时，可采用治疗试验。让患者接受某种营养素的补充，观察其临床症状有无好转。

防治 针对病因。原发性缺乏应考虑解除影响摄入不足的因素，并补充缺乏的营养素。所采用的补充剂量要适宜，不必要使用过高的治疗量或维持量，尤其对有毒性副作用的营养素更应注意。对于不同年龄、不同情况的患者，要区别对待。最好是根据临床症状和生化检查结果来决定。

继发性营养缺乏病的预防在于对原发疾病进行治疗。原发性营养缺乏病的预防原则有以下几点：①儿童少年由于生长发育的需要，对热能、蛋白质、钙和磷、铁、碘、锌、维生素 A 和维生素 D 等的需要量增加，应提供充足的热能和提供含上述营养素的食物。合理选择食物、调配平衡膳食、保证用膳食者必需的热能和各种营养素、且各种营养素间的比例平衡。②合理加工烹调，减少食物中营养素的丢失。③有合理的膳食制度，1 日 3 餐，定时定量。④养成良好的饮食习惯，不暴饮暴食，不偏食、挑食、厌食。

（马　军）

értóngshàonián xiàochuǎn

儿童少年哮喘（asthma in children and adolescents）

儿童少年以肥大细胞反应、嗜酸性粒细胞和 T 细胞浸润为主，并有淋巴细胞、巨噬细胞参与调节的气道高反应性、通气受限的慢性炎症。对易感者，表现为突然且反复发作的喘息、呼吸困难、胸闷和咳嗽，多于夜间和凌晨，或运动后发作。可自行缓解或经治疗缓解。

分类　尚没有统一的标准，国际上主要根据病因学分为外源性和内源性哮喘。外源性哮喘（exogenous asthma），又称特应性哮喘，通常发生于特应性人群，患者一般有其他过敏性疾病史，有较明确的环境变应原。在暴露于高水平特定变应原如花粉、草等季节时出现哮喘症状，发作具有明显季节性，又称为季节性哮喘。一般儿童及青少年多见，常有哮喘家族史。内源性哮喘（endogenous asthma），发生于非特应性患者，一般无过敏性疾病史，无明显季节性与哮喘家族史；运动及病毒感染等是常见的诱发因素，哮喘发病年龄较晚，以女性多见。

流行特点　哮喘已经成为一个全球性的公共卫生乃至社会问题。世界各地儿童哮喘患病率差异很大，在 0.1%～32% 之间，这可能与种族、地理位置、气候、自然条件、经济状况、环境污染等因素有关。1990 年，全国儿科哮喘协作组对 27 个城市调查显示，0～14 岁儿童中哮喘平均患病率为 1.08%；2000 年这个数字增加到 1.97%；2010 年对全国 27 个省或自治区、4 个直辖市等 43 个城市 40 万儿童中进行的第三次调查显示，儿童哮喘患病率达 3.01%，在 2000 年的基础上又上升了 50%。2010 年的调查结果显示，华东地区患病率最高（4.23%），现患率也最高（3.24%）；东北地区的患病率和现患率均最低，分别为 2.00% 和 1.40%，总体上表现为南方高于北方。不同城市比较，上海的患病率和现患率均最高（7.57%、5.73%），拉萨的患病率和现患率均最低（0.48%、0.42%），不同城市间差异显著；不同年龄阶段均表现为男童哮喘的患病率（3.51%）高于女童（2.29%），差异均有统计学显著意义。

发生原因　哮喘的发病原因错综复杂，但主要包括哮喘患者特应性体质和环境因素 2 个方面。

遗传因素　易感哮喘的遗传基因、个体免疫状态、精神状态、内分泌和健康状态是哮喘易感性的重要影响因素。施瓦茨（Schwartz）报道，哮喘患儿的近亲中各种过敏性疾病的患病率在 23%～83% 之间，远高于对照组。中国学者也通过流行病学调查证实，哮喘患儿一、二级亲属中过敏性疾病患病率较正常组高。哮喘是公认的一种多基因遗传疾病；单个基因对表型的影响较弱，但多个基因有显著累加效应。双胎子研究显示，哮喘遗传度为 60%～70%，属高遗传度（>60%）疾病。患者哮喘症状越重，家中哮喘患者人数越多，其子女患哮喘的可能性越大。

环境因素　主要包括变应原、病毒感染、刺激性气体、运动、食物、气候等。变应原又称致敏原、过敏原、变态反应原，是一组有变应性的抗原，是引起哮喘病发病和发展的重要因素。变应原主要分吸入性变应原和食物性变应原，引起哮喘病的变应原以吸入性变应原为主。吸入性变应原大多数借助空气传播，吸入性变应原主要源于生活环境中的抗原物质，其致敏成分主要为蛋白质和多糖。吸入的变应原对气道产生持续性刺激是导致气道慢性变应性炎症的主要原因。

变应原　有室内变应原和室外变应原 2 种。室内变应原包括室内尘土、尘螨、病毒、细菌、真菌等，含有大量变应原的宠物涎液、皮毛、皮屑、尿，蟑螂的躯体、皮屑、粪便、虫卵、分泌物等。室外变应原主要是花粉和真菌。过敏体质儿童在一定地区、季节因吸入某些花粉可导致哮喘季节性发作和加重，某种花粉引起的哮喘发作期限，视花粉期长短而定。全球气候变暖，导致开花季节提前并延长，增加了因花粉过敏引起哮喘的发生率。花粉特征为风媒花粉、体积小、抗原性强，花粉按其植物种类分树本花粉、草本花粉和秀草花粉3种。

呼吸道病毒感染　呼吸道病毒感染所诱发的气道炎症是引起哮喘病患者气道高反应性的重要原因之一。5岁以下小儿因此而诱发的哮喘达30%～42%，婴幼儿达90%。儿童在不同年龄阶段引起哮喘的病毒种类不同，婴幼儿以呼吸道合胞病毒、副流感病毒和腺病毒为主，学龄儿童鼻病毒、流感病毒、副流感病毒和肺炎支原体更为常见。

气候变化　冷空气、空气湿度的变化、气压的高低均可诱发哮喘，在温差变化大、湿度大或气压低的地区，哮喘病的发病率明显增高。气温突然变化如同一种强刺激，对有气道慢性炎症及气道高反应的患儿，如同吸入刺激性气体，会诱发哮喘。中国江南地区半数左右哮喘患儿的发作时间集中在4月下旬至5月、9月下旬至10月，都是季节交替的敏感期，平均气温21℃左右，空气湿度大。若空气湿度过小，呼吸道黏膜干燥，也易引起哮喘发作。气压变化对哮喘发作也有一定影响，可引发支气管黏膜细小血管扩张，分泌液增加，支气管管腔狭窄，平滑肌痉挛，此时各种变应原不易扩散，易被人体吸入，引发哮喘。

空气污染　空气污染严重地区的工业烟雾、光化学烟雾能激发支气管收缩、诱发气道高反应性、增加变态反应。臭氧、氧化氮、酸性烟雾和颗粒与哮喘症状的加重明显相关。现代化建筑可减少室内空气流动，增加室内污染物负荷；地毯和有垫家具利于螨虫的繁殖；建筑材料和家具大量使用泡沫塑料、胶水、压缩板

等含甲醛的有机化合物，均可诱发哮喘。

食物　哮喘患儿对鱼虾、腰果等食物过敏。食物添加剂，如亚硫酸盐、防腐剂等与重症哮喘的发作、死亡有关，过敏者应避免食用。大量研究证明，母乳喂养可减少哮喘发生，母乳中丰富的分泌性免疫球蛋白A能增进婴幼儿黏膜上皮的抗感染能力，有助于减少病毒性哮喘发生。

其他因素　如金首饰、香水、肥胖等都可能引发哮喘，但机制不明。少数儿童对音响、电视、微波炉、电脑等所发生的电磁辐射调节功能差，也可诱发过敏性哮喘。

防治　主要采用三级预防和变应原接触预防。

三级预防　世界卫生组织《全球哮喘防治倡议》（2004）对哮喘预防提出如下建议：①过敏者宜迁居干燥、寒带地区。②成人重症患者宜改换职业，脱离高易感环境。③早期吸入激素并长期使用，实现临床痊愈。④避免哮喘发展为气道重塑的不可逆状态。该倡议还明确提出哮喘三级预防的具体要求：①早期干预，避免接触可致敏的物质；消除一切可以导致哮喘发生的高危致病因素；从妊娠期入手，重视妊娠环境。②二级预防，对已患有变应性疾病"初发"病变的儿童，应防止其进一步发展；对患特应性皮炎、变应性鼻炎者积极预防，警惕病情演变和并发哮喘。③三级预防，防止哮喘加重和发生后遗症。

变应原接触预防　具有哮喘特应性家族史者，若出现频繁咳嗽或伴喘息等哮喘早期症状，应及早防治，以利于早期控制。其次，应积极采取各种预防措施，

避免与变应原接触。

减少室内变应原　如经常用热水（55～60℃）洗涤被褥、床单、毛毯和其他床上用品，在阳光下暴晒或用烘干机烤干；尽量使用塑料、皮革或不着色木材制成的家具，不用地毯，减少尘螨。忌养猫狗等宠物；易感儿童不玩带绒毛的玩具。保持室内相对湿度在50%以下，保持空气清洁；经常清洗，清除真菌，消灭蟑螂。控制易感儿童接触烟草、煤球和木柴烟雾、芳香类化合物等；家庭禁烟，避免儿童被动吸烟；厨房应装排油烟机，经常维修燃烧设备，木材、煤烧火炉远离卧室。

避免室外变应原　如在空气中飘扬花粉、真菌孢子的春季尽量少开门窗；有条件者用空调或空气过滤器，减少变应原吸入。在空气污染严重地区，患儿应减少季节交替期的户外活动。避免与灰尘、浓烟和油漆接触，在洁净的室内生活；若环境中污染空气持续存在或加重，应暂时离开。预防食物过敏，尤其针对幼儿，不食含亚硝酸盐类防腐剂的食物；少食或不食经黄色染料处理的食物或冷饮；对从未食用过的食物（如腰果、某些海鲜）应慎用。

避免与呼吸道感染患者接触　在上呼吸道感染流行季节尽量减少去公共场所，必要时可戴口罩或服用板蓝根、大青叶等中药预防呼吸道病毒感染。

生活规律，适度锻炼　生活规律是对哮喘过敏儿最积极、主动的预防措施。避免剧烈活动和过度疲劳。注意气温变化，随时增减衣服；寒冷季节选穿高领衫，用鼻呼吸。减少或避免接触香水。适宜、适度的体育锻炼可有效提高身体素质。哮喘缓解期无需避

免体力活动。痊愈前尽量减少干冷环境下参加剧烈的体育活动，尤其竞技性比赛。鼓励在夏季中午阳光下游泳，循序渐进。剧烈运动时需要进行预防性用药，年龄较大的儿童少年经常需面对环境压力和需求，参加较剧烈的体力活动，如有哮喘发作史的儿童打篮球，事先可在医师指导下，先吸入速效 β 受体、长效 β 受体激动剂、色甘酸钠、抗白三烯药物等，防止剧烈活动过程中哮喘发作。

健康教育 哮喘防治知识宣传教育不仅应针对儿童和家长，还应包括周围相关人群。家长是儿童健康教育的第一受众，儿童年龄越小其角色作用越明显。教育内容包括哮喘的症状和主要表现；哮喘的病因和各种诱发因素，如何主动寻找这些因素并采取措施加以避免，哮喘发作的先兆、症状规律及相应处置方法；哮喘自我监测，早发现、早就诊；了解各种长期控制及快速缓解的药物的特点、方法（尤其吸入技术）及不良反应的预防，以期提高家长和患儿对哮喘防治的信心、治疗依从性和主观能动性，避免各种触发因素，巩固治疗效果，提高生活质量。

(马 军)

értóngshàonián èxìngzhǒngliú

儿童少年恶性肿瘤（maligant tumor in children and adolescents）

儿童少年局部组织细胞在基因水平上失去其对生长的正常调控导致细胞异常增生所形成的赘生物。其中起源于上皮组织的恶性肿瘤称为癌，是恶性肿瘤中最常见的一类；起源于间叶组织的恶性肿瘤统称为肉瘤；肾母细胞瘤、恶性畸胎瘤是独特分类的恶性肿瘤。恶性肿瘤是基因和环境因素交互作用的产物，基因异常是其生物学基础。致肿瘤因素促使体细胞的基因发生突变，基因表达紊乱，影响到细胞的生物学活性与遗传特性，形成了与正常细胞在形态、代谢、功能上均不同的肿瘤细胞。恶性肿瘤一旦形成，其生长为自主性，不受限制，旺盛而无止境。其侵袭性生长、异常代谢和异常功能等均对机体造成危害。

(马 军)

értóngshàonián shānghài yǔ bàolì

儿童少年伤害与暴力（injury and violence in children and adolescents）

儿童少年因运动、热量、化学、电或射线的能量交换超过机体组织的耐受水平所致的组织损伤和窒息引起的缺氧以及由此引起的心理创伤，个人或犯罪集团之间的斗殴以及凶杀事件。

伤害和暴力每年导致 500 多万人死亡，占全球死亡率的 9%，相当于获得性免疫缺陷综合征、疟疾和结核病死亡人数的总和。造成 15～29 岁人群死亡的 15 项主要原因中有 8 项与伤害有关，道路交通伤害、自杀、杀人、溺水、烧伤、战争伤害、中毒和跌落。

伤害的分类 按意图分类，分为非故意伤害和故意伤害 2 大类。伤害作为儿童致伤、致残、致死的首要原因，导致了惨重的生命损失。在发达国家仅因伤害导致的儿童早死，对人群期望寿命造成的损失已超过癌症和心脑血管疾病之和。

非故意伤害（unintentional injury） 见儿童少年非故意伤害。

故意伤害（intentional injury） 有主观故意地对自身或他人造成伤害，按照受伤害对象不同，可以分为故意自害和加害，前者包括各种方式的自杀、自残、自伤等，后者包括各种方式的他杀、被虐待/疏忽、家庭/社会暴力、强奸等。儿童青少年故意伤害行为与健康危险行为和心理因素有关。大量研究结果提示中学生故意伤害行为与抑郁、焦虑心理症状及 12 岁前开始尝试吸烟、饮酒呈现强关联。同时儿童青少年故意伤害与其教育教养方式、教育体制及社会传统观念等有关。

暴力的分类 校园暴力都是各发达国家研究青少年健康危险行为的焦点之一。世界卫生组织在跨世纪阶段颁布的一系列有关学校卫生的文件中首次提出：校园暴力是暴力的重要组成部分，是一个重大的公共卫生问题。暴力的表现并不局限于打架，而具有多种表现形式。

躯体暴力 包括推、打、踢、撞、挤，以及其他可致疼痛、伤害、损伤的攻击行为。传统的教师体罚学生方式，如罚站、站"墙壁"、关黑屋；学生间结伙打群架；伴随生活环境变化，在部分学校中出现的强行收取"保护费""集体献金"等勒索钱财现象也属于此类。

言语暴力 包括威胁、恐吓、集体对骂、恶语辱骂和起歧视性的外号等。

性暴力 包括各种言语、行为性的性骚扰、性侵犯；绝大部分朝向女生及小龄男生。来自同性别同学或教师的性侵犯也并非罕见。

情感忽视和虐待 包括各种无视他人权利，肆意损伤对方自尊、侮辱人格的言语和行为等。

伤害的预防与干预 哈登（Haddon）开创了有关伤害的研究，建立了著名的阶段因素矩阵，强调应在伤害发生前、发生时和发生后，从宿主、致病因子、物理环境、社会经济环境 4 个维度来采取预防措施，预防伤害的发生，减少死亡，降低伤残。世界卫生组织提出公共卫生预防意外伤害的 4 个步骤：①监测，发现问题。②危险因素评估，找出造成意外伤害的原因。③开展干预并进行评估。④推行有效的干预措施。

主动干预　个体自身选择一定的安全设备，或采取一定的行为方式，以达到避免伤害的目的，如骑自行车戴头盔，以减少头部损伤。

被动干预　通过环境因素的改变来减少伤害的风险。其中教育干预是通过对家长和儿童的安全教育，减少环境危险因素，改变危险的行为方式，增加安全行为。应通过各种宣传教育手段，开展关于意外伤害的健康教育，提高儿童本人及其父母、专业工作者、全体社会公众对意外伤害的预防和自我保健意识。改变"意外伤害是意外，不可预知，不能预防"的错误认知，提高对儿童青少年意外伤害的警觉性和防范伤害的自觉性；加强父母、教师的急救知识与技能教育，掌握伤害的紧急处置方法。工程干预是通过设备与产品的设计与革新，使伤害风险减少，如家具磨平棱角、汽车配安全气囊、药品及日常用品采用儿童无法开启的包装等。强制干预是通过立法手段降低风险，如禁止酒后开车，规定开车、骑摩托车的最小年龄等。急救干预是通过完善急救系统，开通医院急救绿色通道，提高医院急诊处理和护理水平，使受伤儿童青少年在最短时间内得到最好的医疗服务，以减少意外伤害所造成的不良后果。加强创伤后治疗可在很大程度上降低因伤害

造成的死亡和失能的负担。上述 4 种被动干预的方法称为"四 E 干预"。研究显示，最成功的预防意外伤害的策略是技术干预，其次是教育干预。

许多发达国家已采取儿童少年伤害社区干预模式来防治儿童伤害。优点：①可实施综合一体化干预。尽管不同类型伤害有不同机制，但其危险因素有很高的相似性。一项干预措施可预防多种伤害发生。还可作为安全教育的平台，提高儿童少年的自我保护意识和能力。在社区内，一级（消除隐患）、二级（急救）、三级预防（康复）可实现有机结合。②充分依靠社区来发现社区自身存在的伤害问题，制订有针对性的干预策略。③充分体现健康权利的公平性，使不同社会阶层、不同文化背景的居民公平受益。社区干预的基本原则：①社区作为整个伤害干预体系的门户和起点，既应承担为受伤害儿童服务，还应关注那些未受伤害的儿童。②干预行为要充分展现个性化、人格化、连续性的特点。③干预以家庭为细胞进行。④干预以团队合作方式实施，如成立社区卫生服务中心，以发挥社区全科医疗体系的作用。

暴力的预防与干预　需要全社会共同参与。

儿童少年暴力行为的三级预防　一级预防的目的是减少所有人发生暴力的可能性，而不仅仅是那些处在风险中的人群，其目标群体是整个学校、整个社区，这种预防可使所有的青少年都有一个学习新的管理自己行为的机会。二级预防指针对那些在临床诊断显示有身体、心理和社会暴力症状的青少年群体，目的是阻止那些有暴力风险倾向的青少年

将暴力行为变成现实。三级预防是针对那些出现过暴力行为的青少年，目的是其减少心理障碍和预防未来暴力事件的发生。相比于三级预防的不足，一级预防和二级预防可能对改变青少年暴力有更长久持续的作用。

确认产生暴力行为的危险因素、积极增加保护性因素　减少儿童少年的暴力行为，要确认儿童少年实施暴力的危险因素，以便减少或消除这些因素，并加强阻止青少年冒险实施暴力的保护因素。这些危险因素与邻里、社区、学校、团伙及个人有关，因此必须从多个方面减少儿童少年实施暴力行为的危险因素。众所周知，尽管有的青少年面临多种危险因素，但他们并未实施暴力等反社会行为。研究表明，保护性因素可能会降低危险因素的负面影响。这样的保护因素有以下 3方面：健康的个人性格、良好的社会关系、健康的信念及明确的是非标准。

（王芳芳　静进　王莉
王庆雄　苏普玉）

értóngshàonián fēigùyì shānghài
儿童少年非故意伤害（unintentional injury, accidental injury in children and adolescents）　儿童少年遭受外来、突发、非本意、非疾病事件所致的身体伤害。又称意外伤害。儿童少年是意外伤害的易感人群，意外伤害是多数年龄阶段的主要死因。意外伤害事件具有其自身特征（表）。

流行特征　伤害是世界上所有人群死亡和致残的第 1 位原因，每年有超过 500 万的人死于伤害，每小时有 100 名以上儿童死于伤害，意外伤害死亡占所有伤害死亡的 90% 以上；95% 以上的儿童致死性伤害发生在低收入和中等

表　意外伤害事件特征

特征	事件描述与举例	鉴别事件
外来原因的	身体外部原因造成的事故,如食物中毒、失足落水	由于自身生理功能等方面的异常导致的伤害
突然发生的	意外伤害在极短时间内发生,来不及预防,如行人被汽车突然撞倒	铅中毒、矽肺等职业病虽然是外来致害物质对人体的侵害,但由于伤害是逐步造成的,且是可以预见和预防的,不属于意外事故
非本意的	无法预料到的和非故意的事故,如飞机坠毁、行道树倒下等情况。有些意外事故是应该预料到的,但由于疏忽而引致的,如在停电时未切断电源修理线路,因不久恢复供电而触电身亡。另有一些事故虽是可以预见到的,但在客观上无法抗拒或在技术上不能采取措施避免的事故,如楼房失火,火封住门口和走道,迫不得已从窗口跳下,摔成重伤。或虽在技术上可以采取措施避免,但由于法律和职责上的规定,或履行应尽义务,不去躲避,如银行职工为保护国家财产在与抢劫银行的歹徒搏斗中受伤	凡是故意行为使自己遭受伤害,如自杀、自伤,均不属于意外事故
非疾病的	指的不是疾病直接导致的,但不排除疾病的间接影响,如注意力缺陷伴多动障碍的儿童,由于其注意力缺陷和冲动行为,使得其意外伤害事件多发	疾病所致伤害不属于意外事故,其是人体内部生理故障或新陈代谢的结果

收入国家。2011 年《柳叶刀(The Lancet)》杂志有研究对 50 多个国家 20 世纪后 50 年的青年与婴幼儿死亡率进行比较,结果显示全球 1~4 岁儿童死亡率最高。到 2004 年,由于传染病导致的死亡率下降,1~9 岁儿童死亡率下降了 80%~93%。而在 15~24 岁青年群体,死亡率只降低 50%。全球 15~24 岁青年的死亡率远高于 1~4 岁的儿童死亡率,是男童死亡率的 2~3 倍,青年死亡的主要原因是受伤。中国自 20 世纪 90 年代起,伤害取代疾病,成为中小学生的首位死因。沈渊等研究显示,上海市普陀区 1986~1999 年间儿童青少年伤害死亡率为 10.83/10 万,占儿童青少年死亡总数的 37.09%,且随着年龄的增长,伤害死亡率也逐步增高,其中 20~24 岁组伤害死亡率有逐年上升的趋势。

儿童意外伤害的常见类型主要有跌落、交通事故、烧伤、切割伤、溺水、中毒等,其中车祸是世界上大多数国家儿童伤害的最主要死因。全世界每年有 26 万儿童死于交通事故,有 100 万儿童因交通事故而受伤,交通事故是 15~19 岁儿童青少年死亡的最主要原因,是 5~14 岁儿童死亡的第 2 位原因。在发达国家娱乐和运动性损伤较突出,发展中国家烧伤和中毒所占比例较大,而跌落和溺水在发达国家和发展中国家都比较严重。中国溺水死亡率为 8.77/10 万,其中 0~14 岁占 56.58%。伤害导致的死亡只占其总数的极少部分,其伤残人数远远大于死亡人数。1992 年美国有 83 000 名青少年因意外伤害致死,但有超过 170 万人致残。伤残不仅给个人和家庭带来沉重的负担,也给社会造成巨大的经济负担。美国每年因儿童意外伤害造成的直接经济损失达 4 700 万美元,如果加上间接经济损失,总共将超过 7 000 万美元。大多数国家针对伤害的调查研究主要集中在致死性伤害,但仅死亡资料不足以反映伤害的全貌,在死亡率变化不大的地区更是如此,如西欧有许多国家伤害死亡率下降,但伴随的是伤害发生率和伤残率的上升,并且非致死性伤害(包括致伤、致残等)给个人、家庭和社会带来的损失和巨大负担也是不容忽视的。

危险因素　意外伤害由宿主(个体)、环境(物理或社会)、致病原或媒介物 3 个因素综合促成。因此意外伤害的危险因素也应从这 3 个方面分析。

个体因素　包括年龄、性别、个性心理特征、生理-病理因素。不同年龄均存在相应的意外伤害的危险因素,如年龄越小,其生活经验越少,认知、判断、活动、控制和避险等能力越弱,增加了意外伤害的风险;随着年龄的增长,活动范围增大,特别是进入青春期发育的青少年,由于个性的张扬、喜欢冒险,以及对危险环境预知不足,亦增加意外伤害的风险。大多数意外伤害表现为男性高于女性,与男童活动频率高,活动范围广,活动强度大有关。女性在被动性意外伤害事件中受伤的概率高、程度重,与女性对突发事件的反应常不如男性,以及遇险时的自救能力较弱有关。个性心理特征是影响儿童青少年意外伤害的重要原因,也是对意外伤害高发个体进行筛查的主要指标，注意力缺陷多动障碍（attention-deficit hyperactivity disorder，ADHD）、行为冲动、自我控制能力不足等心理特征使其主动性意外伤害事件明显增加。伯恩（Byrne）等研究发现，58.3%的学龄前ADHD儿童有增加其身体伤害发生的行为，而对照组为0；16岁以下越野车辆所引起的意外伤害的青少年中，有10%有注意力缺陷多动障碍，而一般人群的发病率仅为1%~4%。病例对照研究显示，ADHD者自我报告的交通意外，包括超速行驶、疏忽错误而造成的撞车、严重撞车事件和吊销执照的发生都远远高于对照组。驾驶需要三维甚至更高水平的空间视觉认知水平，以及在复杂交通中实际操纵的能力。ADHD者由于注意缺陷、分心、反应抑制、反应时间慢且多变、遵守交通规则的能力较差等，都影响正在进行的感觉信息的加工；另外，ADHD儿童与一般儿童相比，会夸大自我认知，自以为是，使伤害的发生增加。

环境因素　包括家庭环境、社会环境、自然环境等。环境因素对儿童青少年意外伤害的发生过程中起重要作用，环境因素为意外伤害的发生提供了基础条件。家住高楼且没有防范措施，儿童容易发生跌落伤；家庭成员安全意识缺乏易致儿童经常性意外伤害；家庭结构不健全，如单亲家庭、留守家庭，由于儿童监护人能力或精力有限，儿童意外伤害的发生增加。社会环境因素包括公共设施、法律、法规和政策，媒体安全教育等。对公共设施经常性实施安全检查，具有强力、有效的法律、法规和政策（如严禁酒后驾驶），通过各种途径、有效的安全教育宣传都会减少儿童

青少年意外伤害的发生。自然环境如季节、地理特征等对儿童意外伤害亦有一定影响，夏季是溺水的高发季节，冬季冰雪天气则是摔跌伤的高发季节；中国南方儿童意外伤害的前3位死因是溺水、窒息和车祸，北方儿童更多的死于窒息、中毒和车祸。

致病原和媒介物　许多物理环境在伤害的发生过程中是重要的环境因素，也可作为致病原和媒介物而发挥中介作用。道路的安全状况是车祸发生与否的物理环境，道路崎岖不平易致车祸事故，道路设置安全保障措施（如分设快、慢车道，在自行车道和车道中设置栅栏）则可减少车祸性伤害。

预防与控制　儿童青少年意外伤害的预防控制是一项多学科、多部门，全社会共同参与的系统工程。意外伤害的预防与控制应从构建科学、合理的儿童青少年生态环境角度出发，从宏观系统、中间系统和微观系统多个层面同时开展。

宏观系统干预　国家从法律和法规角度加强对易致儿童青少年意外伤害的行为进行约束，如2011年全国人大常委会审议通过了《刑法修正案（八）》，对《刑法》第133条增设第二款"危险驾驶罪"，表明国家加大了对醉驾、在道路上曲折竞驶（俗称飙车）等危险驾驶行为的惩罚力度；《中华人民共和国机动车驾驶证管理办法》第九条明确规定了中国申请机动车驾驶证的身体条件，如双眼视力不低于传统视力表0.7或对数视力表4.9（允许矫正），无赤绿色盲，两耳分别距音叉50cm能辨别声源方向等。针对宏观系统的干预尚需进一步提高全民预防和控制意外伤害的意识。

中间系统干预　加强儿童青少年意外伤害的监测，分析有关意外伤害及其对儿童青少年影响的动态变化趋势，以便有针对性提出干预措施；儿童青少年日常生活用品厂家，制作更为安全有效的儿童青少年用具等方面。

微观系统干预　加强儿童监护人以及儿童青少年群体的安全意识教育；针对意外伤害高危儿童青少年进行有效干预等方面。因为不同类型的伤害发生原因亦存在巨大差异，有必要对不同类型伤害进行分类干预。如一次车祸中，一个青少年快速骑车，突然前面横穿过来一个成年人，青少年刹车不及，撞到了这个横穿马路的人，青少年由于躲闪不及撞到了旁边的儿童。那么这次车祸意外伤害事件中，青少年的伤害类型为"主动意外伤害"，儿童和成年人的伤害类型为"被动意外伤害"。对这个青少年的干预方式是对其冲动行为和安全意识进行干预；而横穿马路的成年人应进行安全教育；对受伤儿童的干预，则需从道路规划设计角度考虑，如设置自行车道和行人道。因此对于这次车祸中的不同类型意外伤害个体需从不同的角度进行干预和预防控制。

（苏普玉）

qīngshàonián zìshāng xíngwéi

青少年自伤行为（self-harm in adolescents）　青少年实施对自身机体或心理造成实质或潜在损伤的行为。可连续、反复发生，轻者导致损伤或潜在损伤，重者导致残疾或死亡。自伤、自残、自杀都属于"自我伤害"，是常见的青少年健康危险行为。自伤行为不伴随自杀意图，是与自杀行为最主要的区别。不过，伴随时代变迁，自伤行为的方式也在改变。

既往切割伤最为多见，当前则从高处跳下、服药等自伤现象日益增多。青少年生活经验少，对行为危险性的预估能力不足，自伤行为仍可出现死亡等高致命性的后果。有学者对曾濒临死亡的自伤者（当时被认定是自杀）的调查发现，他们中的80%以上其实没有自杀意图。自伤行为广义上指所有对躯体造成实际或潜在损伤的行为，严重者如上吊、服毒，轻者包括吸烟、酗酒。狭义上则局限于那些易反复出现、直接指向躯体的行为。反映自伤的内容有动机、意图、方式、机体受损程度等。通常的策略是先描述机体受损程度，再按行为方式分类，最后分析自伤意图和目的，这比分析前就先给某行为冠以自伤、自杀之类的帽子更科学。其中最核心的指标是行为的意图，而要对意图进行深入的分析实际上很困难，因为其通常是若干动机的综合作用结果。分析不同的行为动机是制定有针对性干预措施的基础。即使同一类自伤，动机也会不同。不同的自伤方式也在传达实施者各自的意图，表皮切割伤者往往为缓解压抑的情绪；服用药物是为了逃避；女性多半为惩罚自己；许多人是为缓解紧张情绪，强迫自己不再胡思乱想；或以删除向别人传达痛苦的方式求助。

自伤行为分类 根据新西兰奥塔哥大学医学院医学心理学系斯凯格（Skegg）博士提出的分类的模式，非致命性自伤行为分5类，组成系列性行为谱。

高致命性自伤行为 如上吊、开枪、服农药、吸入煤气、捅刺伤、电击、溺水。

低致命性自伤行为 如服药过量、注射兴奋剂、切割伤、烧烫伤。

组织损伤 如切割伤、烧伤、咬伤、抓伤、烟头烫，在皮肤表面刺字或图案，用针或其他尖物扎皮肤，阻碍伤口愈合，打自己，以头或拳头撞击某物、掐自己、拽头发。

无肉眼可见的损伤 如疯狂的运动方式，拒绝生活必需品（食物、水），拒绝治疗，故意做出鲁莽行为（如撞车）。

有潜在危害的自伤行为 如故意酗酒、故意过量吸烟、故意封闭自己等。各种类型自伤行为间很难明确界定，常有互相重叠现象。

自伤行为还可根据行为的发生频率和行为的目的分类。按发生频率，可分为一过性和成瘾性，前者多伴冲动，后者常反复出现，起因于某一类情绪障碍。按行为目的，分指向自己的行为（如缓解心理紧张、痛苦情感、转移注意力、减少自身分裂症状、惩罚和警示自己、自我宽慰等）和指向他人的行为（如传达自己的痛苦、寻求帮助等）。有些青少年实施自伤行为有多重目的，如某高中生考试失败后捶打自己，目的既是惩罚自己，亦是为了分散痛苦的情绪。

流行特征 自伤在青少年中较普遍，但因世界各国的行为定义不同，关注的自伤种类各异，故行为报告率彼此相差甚远。如英格兰13%青少年在过去1年内曾自伤，而在采取更宽泛定义的澳大利亚，大、中学生自伤报告率分别为35%和30%。即使表面上很小的损伤，其实背后也隐藏着深刻的心理危机。因此，自伤对青少年个体或群体健康的有害影响很大，应认真预防。根据2008年季成叶等开展的健康危险行为监测，中国学生群体（高中以上）的自伤行为流行现状：①过去1年内曾出现自伤行为的报告率为男15.3%、女12.6%，男女合计13.9%；男生显著多于女生；年龄越小，发生率越高。前3位自伤的行为表现是用头撞墙、烟头烫手、刀片割伤。②自伤阳性报告者中，发生过1次的男生占55.6%、女生占62.3%，合计58.8%；发生过2~3次的男生占28.0%、女生占26.3%，合计27.2%；发生过4~5次的男生占5.7%、女生占5.3%，合计5.5%；发生过5次以上（属于频繁发生）男生占10.7%、女生占6.2%，合计8.5%。无论男女，年龄越大频繁发生的比例越高。③地区间差异小，东部（尤其高中生）略高，中西部间无显著差异。④不同类型学校差异显著。普通高中>职业高中>重点高中，大专生>本科生。⑤不同家庭背景间差异很大，单亲家庭发生率最高，其次是重组家庭、其他家庭，再次是隔代家庭，大家庭和核心家庭（尤其前者）相对最低。

危险因素 自伤行为的形成具有复杂的原因，是内外环境相互作用的结果。

年龄、性别因素 青少年群体自伤行为的发生有显著的年龄、性别差异，学龄前儿童、小学生、初中生较少，青春中期后增长快。美国青少年首次实施自伤年龄多为16岁；欧洲自伤入院者的高危年龄女性为15~24岁，男性25~34岁。年龄越大，自伤导致的后果相对越小；开始实施年龄越大，今后再次实施或反复实施的可能性越大。发达国家女青少年自伤行为发生率高于男性；表皮切割伤最流行且多具反复性；男同性恋者出现自伤行为的比例显著增高。

环境因素 自伤行为与不良环境因素密切关联。家庭收入越少、社会地位越低、学习成绩越差者发生自伤的危险性越高。父母分居、家庭破裂（尤其单亲家庭）、母亲年轻且教育水平低者自伤的危险性高。父母罹患精神病也有直接影响，这类家庭的青少年情感障碍、物质滥用等较多。童年期创伤经历在所有环境因素中，对自伤行为的预示作用最强，包括情感虐待、身体虐待、性虐待、家庭暴力等，其中性虐待的作用最强。各种环境因素对自伤行为有叠加作用。

社会因素 社会规范、人际关系、文化观念等，在生活压力与自伤行为间起中介作用。自伤者很少有健全的人际关系。易患者若获得家人、亲友与伙伴的帮助，可不发生或中止反复出现的自伤行为，但他们中仅有少数人能在困境中获得帮助。不同国家、不同人群的自伤发生率差异比自杀更大，原因是有些社会因素在起作用。如在天主教信众占主流的国家，自杀是不被认可的行为，故易转向自伤。在中国，农村女性自杀率高于城市，自伤率则相反，提示两群体在社会因素（如传统规范、文化压力等）及这些因素在调节压力和自杀、自伤的作用方面有显著差异。

个体因素 个体应对技能不足，负性生活事件往往是自伤的导火索。青少年狂热的追星心理，使其容易受媒体的蛊惑影响，如早年戴安娜王妃死亡的新闻，导致其后一周自伤行为大量增加。许多青少年出于强烈的同伴崇拜倾向，常盲目采取和同伴相同的自伤方式。中国 2008 年青少年健康危险行为监测发现，自伤方式在相同地区、学校、班级中有聚集现象。个性心理特征易感者通常有自己未意识到的心理特征如矛盾情绪（总和自己过不去）、易激惹、自暴自弃、内疚、绝望、情绪宣泄能力差等。人若无法用言语来表达痛苦的情感，会通过自伤来释放痛苦。相反，有些人善于通过宣泄来调节情绪，不让其隐藏到意识深处。有些具备弹性素质的儿童善于转移注意，避免早期不良情绪体验进入潜意识。此外，物质滥用、创伤后应激障碍、人格障碍等，均与自伤有密切关系。

诊断 自伤行为复杂，尚无精确的诊断手段。青少年的自伤行为在日常生活中常以拉扯头发、切割皮肤、击打身体部位甚至断指等多种形式出现。然而自伤行为的一些形式如自我切割有时包含了宗教和文化信仰等含义，不同性别其自伤形式也会不同，因此国外有学者认为，对于自伤行为的判定关键要结合社会规范、个人目的和情绪状态以及这种伤害对自己产生怎样的影响来考虑。有研究者提出一些诊断指标，如抑郁、分离性感觉障碍、过度冲动障碍、酒精和其他物质滥用、进食障碍、精神分裂、焦虑障碍以及其他与自残联系的人格障碍。但是这些指标只能说是一种参考，并不意味着必然有自伤行为的发生，用他们来诊断就缺乏精确性。而有学者认为，冲动控制障碍、刻板运动障碍、拔毛癖和边缘人格障碍 4 个方面的诊断把自伤行为作为判断标准，同时也可以把他们直接用于自伤行为的诊断。因此对自伤行为的诊断较为复杂，苏耶莫托（Suyemoto）认为要对一个人表现出的症状是否是自残行为进行精确的诊断很困难。

干预 学界提出了不同的干预方式，如认知重建、行为治疗等。学者认为自伤行为的干预应建立在患者愿意承担改变自伤行为的责任的基础上，强调对自伤者的协调、教育和提供环境支持，旨在帮助自伤者创造安全的环境，帮助其承认自己对行为的责任，干预包括调整医患之间的依恋关系、调节情感、唤起状态的中断、签定契约、伤后照料和环境管理。

调整医患关系 帮助患者在人际依恋中获得矫正性的经验，让其学习调整与他人的依恋关系，同时，在与他人关系中体验到一致性、可预知性和整体性以及控制感。

调节情感 重在帮助自伤青少年发展对情绪的意识、标识和管理，传授其自我抚慰技术，如体育锻炼、听放松的录音、热水浴等。

唤起状态的中断 要求自伤者有特定的计划中断自残前的唤起状态，重在帮助患者学会识别有高风险性的时段和引发事件，让其学会注意在哪些事件中有高水平的情绪表达和情感体验，以及何时有更多的孤立感。在此基础上制定特定的计划和方法有效中断唤起状态。

制定短期的协议 如"在洗澡时保证安全"，有利于自伤者在控制冲动时获得成功的感觉，并且可以帮助其提高对冲动的控制。

伤后照料 教导自伤者如何照料伤口，包括适当的清洗伤口、了解伤口感染的症状和伤口痊愈的营养学知识。这可以帮助用自我康复行为代替自我伤害行为。

环境管理 自伤对环境有强烈影响，在青少年群体中有"传染性"。对环境的管理包括理解和适当的控制辅导者的反移情、对自伤辅导者的抚慰，还应有使用上述模式帮助建立医患之间的关系而又不至于被自伤者的需求所控制将环境因素对自伤行为的影响控制到最低限度。

（余毅震 王庆雄）

qīngshàonián zìshā xíngwéi
青少年自杀行为（suicidal behaviors in adolescents）

青少年在意识清醒状态下自愿以伤害方式结束自己生命的行为。属故意伤害。自杀机制很复杂，迄今尚无一种学说可完全解释之。但研究表明，自杀源于身体内、外多种因素的关联和综合，有各种提示警讯，是可预防的。儿童期自杀行为少见，自青春期开始增多，是15~34岁青少年的第3位死因，且有持续低龄化趋势。一名青少年自杀会使至少6个家人、朋友的生活深受影响。自杀不仅是一个严重的公共卫生问题，而且是值得高度关注的社会问题。世界卫生组织从2003年起，将每年9月10日为"世界预防自杀日"。

分类 有多种分类方法。美国国立卫生研究所自杀预防中心将自杀现象分为3类：①自杀意念（suicidal ideation）。结束生命想法，但未付诸行动。②自杀未遂（attempted suicide）。采取行动，但因方式不当或中途被救活而未成功。③自杀死亡（completed suicide）。有意图并采取行动，最终导致死亡，其死亡有鲜明的"自我施予性"。

流行特征 自杀行为是中国青少年健康危险行为的一类重要表现，在青少年人群中普遍存在，和心理-情绪障碍关系密切，季成叶等调查表明，中国中学生中自杀行为的特点为：①自杀意念率，男16.9%、女24.6%；自杀计划率，男5.6%、女7.7%，女生都显著高于男生。自杀行动率，男2.9%、女3.0%，无显著性别差异。②青少年自杀行为呈现意念→计划→行动的行为复合体。按3类阶段性表现的构成比，可组合成以下4组：Ⅰ组，既无意念、无计划也无行动，男82.42%、女74.63%，大多数青少年无自杀危险。Ⅱ组，有意念、计划（或两者）但并未付出行动者，男11.17%、女16.47%。Ⅲ组，无自杀意念、计划（或两者均无）但行动者，男女都不足1%，对这些青少年应提高警觉，因为其行动的突然性可显著增加伤害的严重后果（"未遂"或"死亡"）。Ⅳ组，自杀意念、计划、行动俱全者，男2.04%、女2.0%，均属极少数。初三时为相对的高峰期。③自杀和心理-情绪障碍的聚集（以伤心绝望、孤独感、学习压力和失眠等4项指标表示）密切关联，即个体心理-情绪问题聚集程度越高，发生自杀可能性越大。女生心理-情绪障碍在"有行动"者（无论事先有无意念、计划）中的聚集程度远高于"无行动"者，对自杀行为的预测性高。男生则表现为"有行动"者和"无行动"者在心理-情绪障碍聚集性上无显著差异，提示其自杀的发生更具冲动性、暴发性。进一步分析显示，不同心理-情绪障碍指标和各类自杀行为之间存在显著的正相关，相关最高者为伤心绝望，其次是孤独感和学习压力，最低的是失眠。

影响因素 成因尚不明确，主要与遗传、个体和环境的相互作用相关。

遗传因素 双生子研究证实，同卵双生子的自杀行为一致率远高于异卵双生子，说明自杀行为有明显的遗传影响。家系研究也表明，6%~8%的自杀未遂者有家族史；一级亲属（父母、兄弟姐妹、子女）的自杀危险是一般人群的10~15倍。

个体因素 人格障碍和应对技巧不足是导致自杀的主因，易感者通常表现出抑郁相关的情绪如悲伤、沮丧、忧愁、失落等，也表现出沟通技巧不足。对外来事物反应敏感，也易受暗示、幻化，面对不利环境很少想到主动改善，而只认定自己运气不佳、命运多舛；一些人还伴有物质滥用，更显著增加自杀危险。有自杀易感特质的青少年极易将自杀理解为人生的一种选择，尤其倾向于把死当作报复他人的手段，或指望以自杀来唤起周围人注意或发泄自己的反抗，表明这部分青少年缺乏挫折教育，解决问题能力不足，不能客观评估自己，加之可利用资源的不足、无力摆脱困境而苦不堪言，最终对未来失去信心和勇气。

环境因素 若许多引发自杀行为的环境因素聚集出现，就会形成"危险火药库"。此时某个近因就有可能会产生"扣扳机"效果，引发自杀行为，如家庭中有父母自伤史、酗酒、家庭暴力、亲子沟通不良、缺乏互动、角色颠倒（儿童负担过重责任）、双亲关爱不够等。经历过父母或家庭亲密成员自杀、自伤惨剧的青少年，自杀危险率比无此经历同龄者高9倍。某些负性生活事件尤其是发生在学校的负性生活事件的"扣扳机"作用更直接。经常受同学或同伴取笑、排挤而得不到接纳和认同，学业挫败、老师漠视、责罚，都易导致他们以自杀方式来解脱困境。大众媒体报道自杀的错误方式，对青少年因模仿而发生自杀的影响作用很大。

如重复、持续，以激情方式（如震撼性图片）报道自杀新闻，绘声绘色报道自杀过程，而将原因简单化为"某某被老师责罚，故自杀"等，详细描述自杀的方式和方法，宣扬自杀是解决问题的方法，甚至赞美自杀者的"牺牲是对教育制度的控诉"等，都可能导致青少年自杀行为的发生。美国预防自杀基金会特别就此提出有关自杀事件的报道原则，除谴责误导性报道外，特别强调3点：①自杀是死亡的常见成因，不应大肆渲染。②报道应尽可能明确指出，自杀常是各种心理疾患的并发症，是可以治疗的，不应诱导观众去认同自杀。③报道自杀的同时应介绍自杀企图者的可求助资源。

发生机制 有应激-易感模型、多因素模型等。

应激-易感模型 该模型认为自杀发生在应激、环境因素和个体易感性三者相辅相成、相互影响基础上。该模型的基本要素：①个体特质，自杀者身上有某种易感特质，包括早年痛苦的生活经历、认知、人格缺陷、不良个性特征、物质依赖倾向等。该特质由遗传基因和后天环境共同形成。此类少年在应激状态下常表现出易激惹、易受伤的倾向，故比其他人更易导致自杀。②应激，即压力，来自不同应激源，如不同价值观的冲突、现实与愿望的冲突、相对剥夺、应对危机技能缺乏等，他们各自包含至少两个相互冲突、能被感知的社会现实。两者之间的平衡失调将产生压力，导致痛苦、沮丧和强烈的挫折感，作用远比应激源本身严重，威胁性更强，青少年对此采取的极端做法是自杀。③环境因素，应激引发自杀行为的过程受社会-心理因素（包括家庭背景、文化水平、经济生活状况、宗教信仰、个性、冲动性格）等环境因素的整合和调节。这些环境因素究竟起保护作用还是危害作用，视具体状况而定。青少年得到家庭、学校、人际环境的支持力度越大，整合、调节效果越好，面临较大压力时的自杀风险越低；否则，不仅易产生自杀意念，付诸实施的可能性也显著增加。④ 5-羟色胺（5-hydroxytryptamine，5-HT）、去甲肾上腺素（norepinephrine，NE）、多巴胺（dopamihe，DA）等几类神经递质作为心理介导物质参与自杀过程。三者都由基因表达决定，相互关系复杂，一种递质的功能被激发可引起另两者反应。5-HT作为反映自杀易感性的生物基础，作用最肯定，其功能水平的下降可诱导自杀行为的发生。NE对自杀易感性的影响不如5-HT恒定，通常只对急性应激有反应；DA的具体作用尚有待研究探明。

多因素模型 费立鹏等认为，自杀行为在各阶层人群中普遍存在，是生物、心理、社会文化等因素综合作用的结果，由此提出多因素自杀模型。该模型从5方面解释自杀的形成和影响因素：①外部影响。包括国际生态、宗教文化、人生观等大背景。②社会环境。包括文化和社会政治因素。③个体生活环境。包括人际网络、社会经济状况。④个人特质（社会身份、个人资源和压力）及其与生理、心理状况等。该模型侧重剖析自杀行为的环境影响，和上述应激-易感模型结合，有助于全面了解自杀行为的形成机制。

自杀前警讯 佩弗（Peffer）等通过长期研究，将青少年自杀前的警讯归纳为5个方面：①语言。话里透露想死的念头，如"我希望我死了""没人关心我会死""如果没有我，事情会好些"。还有些青少年没直接说出，但在作文、诗词、日记中有所表现，或在与人讨论"死亡"时流露出一些不正确的观点。②行为。日常行为习惯变化大，如突然从积极变为退缩，从安静变得话多，从谨慎变得爱冒险。成绩大幅滑落，上课打瞌睡，不按时交作业，突然发脾气，频频出现人际冲突。放弃财产将心爱的东西分送给人，将必备的日常物品随意处置。物质滥用如增加饮酒的量和频次，增加镇静剂、安眠药的用量，开始吸毒等。③对环境变化"穷于应付"。常见环境变化，如家庭重大变故、重要人际关系结束、失恋、升学考试失败等。这些变化对自杀的影响，最重要的不是事件本身或其严重程度，而是他在"屡遭挫折"过程中表现出的应对能力，如"这么大的压力谁受得了""我实在精疲力竭，无计可施"等，由此而产生的绝望感可导致自杀。④心理-情绪异常。通常发生在前三者基础上，如出现人际交往障碍，与世隔绝；常在人际冲突后突然发生，有明显的行为改变。强烈孤独感如"谁也不关心我"。这些表现通常有个性基础，如退缩、缄默、倦怠、自我负性评价等。情绪异常可表现为不停抱怨、冲动性攻击等。青少年自杀可视为对自己不满或攻击自己的一种表现。遭遇挫折或失去亲密关系时，可能会以自杀作为一种拒绝和报复方式，来表现内心的紧张和不满。将这些表现分成"紧张""攻击性"两类，有助于行为观察。害怕、逃避、罪恶感、举止失当通常是"紧张"的表现，破坏财物、违纪、无端吵闹、暴力则常是"攻击性"的反映。生活行为紊乱如失眠、疲惫，身体反复不适，自觉大病来临，饮食紊乱等，均有可能导致自杀行为。⑤抑郁症。与自杀关系最直接，表现如绝望、低自尊、无助感，对许多事物失去兴趣。症状昼重夜轻；体重减轻、睡眠障碍。焦虑、多疑、幻觉或白日梦，在此类情绪表现中起关键作用的是自我价值观下降。将这些表现与个体日常活动能力的观察相结合，对自杀行为有较强的预示作用。如伴随悲伤、困扰、孤独感而日常活动水平降低，自杀危险将由"低"升至"中"；日常生活秩序严重破坏，感到"绝望"和"无价值"，自杀危险性将由"中"升至"高"。

预防与控制　许多心理咨询与治疗方法已在自杀危机干预中发挥了越来越大的作用。总体而言，自杀的干预应依据自杀行为的不同阶段和轻重缓急，分阶段有步骤地进行防治，才能达到良好的效果。

辩证行为疗法　将干预分为4个阶段，并提出各阶段的治疗目标：第1阶段，减少威胁生命、干扰治疗、干扰生活质量的行为，增加行为的适应性。第2阶段，改善患者因经历心理创伤打击，而对生活感到极度失望的心理状态，鼓励患者战胜该状态，并克服由此产生的不适行为。第3阶段，解决生活中的具体问题，提高患者的自尊和自信。第4阶段，克服自我不完整感，发展寻找快乐生活的能力。

在了解儿童青少年自杀行为时，应注意2条原则：①无论家长、老师、学生，都不要忽略子女、学生或伙伴的那些以为只是开玩笑的话。自杀企图者常会不自觉发出一些语言、动作和其他形式的求救警讯，只要多加留心，及时提供关注和支持，就可能挽救一个生命。②因受助和阻止而避免自杀的青少年，极有可能再次尝试自杀，对他们的帮助应持续进行。

三级预防措施　一级预防是以学校为基地，开展面向全体学生的、提高学生心理健康水平为主要目的的学校心理健康教育，配合生命教育、压力-情绪管理等。组织开展以社团活动、课外活动或网络等形式的互动活动。以生涯规划教育、职业培训等方式，减轻学生对今后生活的负性期待及其相应情绪。培训心理辅导教师，提高辅导技能，制订辅导手册，明确职责和任务。营造良好的学校氛围，为弱势群体提供帮助和辅导。二级预防以社区为核心建立网络，早期筛选有心理行为问题的高危青少年人群，重点是青春期抑郁症患者，建立相应人群保健库。提供心理咨询与晤谈，缓解情绪困扰问题，指导其提高调适技能。建立和医院精神科的绿色通道，及时转介亟需治疗的高危者；积极配合专业心理治疗。三级预防由精神科医生指导，社区、学校配合，针对不同类别自我伤害者进行危机处理。如对已制订自杀计划者，决定是否住院治疗，避免独居或接触自杀途径，订立不自杀契约。设置24小时求助专线，鼓励自杀意念、计划者求助。对自杀未遂者追踪半年以上，定期评估自杀风险，开展短、中、长期心理治疗，预防再自杀。对出现过自杀事件的学校，加强团体情绪辅导，公开澄清自杀谜团，再次提供正确防治知识。为有效开展自我伤害的群防群治，应寻找一切可利用的资源，如当地的自杀预防中心、危机干预中心、救难中心、电话和网络热线等。

（静　进　王庆雄）

értóng nüèdài

儿童虐待（child abuse）　成人未承担相应法律责任和社会义务，对儿童施加身心虐待、忽视和剥削，使其健康、尊严、生存和发展造成伤害的行为。儿童虐待问题一直存在于人类社会。但直至1962年申佩（Kempe）等发表了有关虐待问题的第1篇论文"受虐儿童综合征"，相关研究才真正进入一个科学发展时期。此问题研究逐渐延伸到建立有效社会干预体系和探讨虐待对儿童造成的身心伤害机制问题，这在躯体虐待和性虐待方面的研究尤显突出。虐待儿童事件的发生有很大的隐匿性，且因种族文化差异，使得对其界定也显困难。童年期受虐待对儿童期及其成年后的身心均产生深远的负面影响。虐待不但使儿童躯体受到伤害甚至致残、致死，同样会导致各种心理行为问题和心身疾病。成年后易于出现躯体和心理问题，如缺血性心脏病、癌症、脑卒中、慢性支气管炎、肺气肿、糖尿病、骨折和肝炎，以及抑郁、焦虑、创伤后应激障碍（post-traumatic stress disorder，PTSD）、饮食失调、反社会行为和人格障碍等。

流行特征与分类　2002年世界卫生组织报告，全球每年有15.5万名小于15岁的儿童因虐待或忽视而死亡，占全人群死亡的0.6%，占所有伤害死亡的12.7%。即使受到亲生父母非蓄意性虐待、伤害程度较轻的儿童，其童年经历对其身心健康也会带来深远的影响。

躯体虐待（physical abuse）

包括击打、鞭打、抽打、踢、摇晃、咬、掐、烫、烧或使小儿窒息。此类虐待在发达或发展中国家都很常见，后者伤害程度相对更严重。整体上，躯体虐待的4/5由父母在家庭中施加，目的是对儿童进行惩罚。家长其实是爱子女的，甚至寄予很高的期望，但其行为本身构成虐待。

性虐待（sexual abuse） 迫使儿童接受或参与自身并不理解、无法表示意愿，违法或触犯社会规范的性活动，包括性交、猥亵、口交、逼迫女童卖淫或制作色情录像、强迫观看性器官或目睹成年人性活动等。施加者可以是成人，也可能是年龄较大的青少年。

情感/精神虐待（emotional/psychological abuse） 包括限制活动（如关黑屋）、责骂、威胁、恐吓、歧视、嘲笑及其他非躯体形式的拒绝或敌视。让儿童目睹暴力事件也是情感虐待的一种重要表现形式。

忽视 可分身体忽视、教育忽视、情感忽视3类，见儿童忽视。

对儿童的影响 童年期遭受虐待对儿童日后的生长发育以及心理行为均会产生严重影响。

健康影响 关于虐待对健康的影响，越来越多的学者认为虐待可给儿童的行为、社会能力、认知和情感四个方面造成难以弥补的伤害，并可持续到成年期。受虐待者可表现其一方面或所有四个方面的症状。

行为影响 4种途径中研究的最多的项目。包括物质滥用、肥胖和饮食失调、自杀、高危性行为、吸烟和睡眠障碍等有害健康的行为。不同人群和不同虐待类型的调查结果显示，有4种或4种以上童年受虐经历者较多酗酒、药物成瘾和使用毒品。物质滥用的原因在于他们试图通过酗酒或使用毒品这种方式来应对学业失败和糟糕的同伴关系，以改变他们的内心体验，减轻精神痛苦，其结果是健康的损害。体重过重在有童年虐待史的成人中较常见。自杀企图和自杀念头常见于有虐待史的成人。欧洲社区样本的研究表明，有性虐待史者43%有自杀念头，14%曾有过自杀企图。有受虐经历患者中，4种或4种以上类型家庭问题者自杀企图呈急剧增加。有童年虐待史的成人常有入睡困难和持续梦魇。

社会能力影响 有受虐史的成人与他人的关系不佳，婚姻失败。常常选择与别人隔离，有性虐待史的女性更是如此。这使他们交际受挫、反复受伤害和无家可归。

认知影响 认知方式包括信念和态度，一个人的态度和信念对健康有明显的影响。儿童受到虐待，会认为他所处的世界是一个危险的地方，他们对此无能为力，因而高估其当前所处环境中的危险和灾难。同时低估自己的能力和自我价值，产生慢性的无助感、无能为力和危机感，这些均可导致情感障碍和抑郁症。有性虐待史女性中，很多人有恐惧感，特别是面对令她们回想起受虐待经历的刺激时更是如此。约半数的女性表现为多疑，对生活、自己和他人有"极其负性"的看法，产生被人利用的感觉。童年期受忽视的成人则较多出现焦虑、偏执和敌意。长期的负性观、恐惧或不信任观念会影响健康。当人们负性地看待一件事或周围环境时，体内释放出应激激素皮质醇，持续高水平的皮质醇可抑制免疫系统、减缓伤口愈合、损害大脑和增加患病的可能性。

情感影响 负性情感对生命有潜在威胁。受虐待后的常见综合征包括抑郁症和PTSD。抑郁症是受虐待后最常见的精神障碍。有童年性虐待史的成人易患重型抑郁症。费利蒂（Felitti）发现在他的患者中，有性虐待史者中83%有抑郁症状，包括睡眠障碍、慢性疲劳、失望和经常哭泣，大多数都未经治疗。与其他的抑郁症患者相比，有童年性虐待史的患者抑郁症状最严重。虽然大多数儿童性虐待受害者不完全符合PTSD的诊断标准，但相当多的人报告有某些"创伤后"症状。这些症状包括严重失眠、侵入思维和突然重现虐待经历。童年期虐待使人在遇到现实生活中的应激原时易于发展为PTSD。越战退伍军人中，较多PTSD者在童年期受躯体虐待，与他们曾参与的战斗激烈程度无关。然而，童年期虐待并不能解释越战退伍军人中全部的PTSD，约有74%的PTSD者并无受虐待史。

预防与控制 儿童虐待可预防。躯体、情感、性虐待和忽视在危险因素上存在着共性，故可在以下通用原则基础上，针对不同受害儿的特征及其环境，制定有针对性的预防措施。

开展健康宣传教育，提高公众认识 目的是帮助儿童了解自身权利，识别可导致伤害的危险情境，掌握保护自己的技能，受到暴力伤害时能及时报告。帮助家长了解儿童发育知识，增强信心，改善育儿技能。帮助教师了解预防儿童虐待的基本知识，预防校园暴力，禁止对儿童任何形式的体罚和羞辱，及时举报儿童虐待案例。通过大众传媒广泛宣传预防儿童虐待的知识，彻底转变采用体罚教育儿童的观念。

开展以社区为基础的预防活动 加强对医务人员、社会工作者、法律人员和其他相关专业人员的培训，学会识别受虐儿童，为他们提供专业帮助。打破暴力循环，力争将儿童虐待的新发病率及其严重程度减小到最低限度。开展家访，向受虐待高危儿童及其家庭提供帮助和服务。重点关注有低出生体重和早产儿、慢性病和残疾儿、低收入、未婚少女母亲的家庭。应根据这些家庭的需求及危险水平，确定访问频度、时间和服务类型。通过改善社会和物质环境，帮助这些家庭减轻压力，干预应根据家庭实际状况而具针对性。如成人酒精滥用可导致胎儿酒精综合征，该胎儿的出生可显著增加抚养成本，导致受虐待或忽视的危险性增高。因此，将预防酒精滥用内容作为对该家庭的干预内容之一，可显著增强预防虐待的有效性。

形成完善的儿童虐待预防监控体系 建立儿童虐待案例上报制度，完善监测系统，及时发现受虐待或忽视儿童，并为他们及其处在困境中的家庭提供帮助，对触犯法律的施虐者应绳之以法。

法律保障 完善的法律体制为综合应对儿童虐待问题、形成预防儿童虐待的社会行为规范提供重要基础。父母或其他监护人应当创造良好、和睦的家庭环境，依法履行对未成年人的监护职责和抚养义务。禁止对未成年人实施家庭暴力，禁止虐待、遗弃未成年人，禁止溺婴和其他残害婴儿的行为，不得歧视女性未成年人或有残疾的未成年人。学校、幼儿园、托儿所的教职员工应尊重未成年人的人格尊严，不得对他们实施体罚、变相体罚或其他侮辱人格的行为。

（静 进 王庆雄）

értóng hūshì

儿童忽视（child neglect）

成人未能提供保证儿童情感健康和身心健康及良好状态所需的照顾和养育的行为。这种情况的发生可能是有意或无意的。美国健康与人类服务部提供的忽视定义是"父母、监护人或其他照顾者未能提供儿童所需的基本需要"。

流行特征 在发达国家，忽视是儿童虐待中最普遍的一种形式。2005年美国健康与人类服务部发布的"2003年儿童虐待"报告证实，美国有90.6万名儿童曾受到虐待/忽视，发生率12.4‰，低于1990年的13.4‰。其中63.2%为忽视（包括医疗忽视），18.9%为躯体虐待，9.9%为性虐待，4.9%为情感虐待。加拿大对儿童福利机构收集的13.55万儿童数据进行核查，虐待/忽视发生率21.5‰，45%的案例被确定，其中躯体虐待占25%，性虐待占10%，忽视占46%，情感虐待占37%，最主要的情感虐待形式是目睹父母间的暴力。

中国有关儿童虐待的研究较少。其中以安全忽视导致的后果最直接（造成伤残和死亡），评价指标也较明确。一些严重的儿童伤害事例，如婴儿闷热综合征、儿童灭鼠药中毒等，反映出家长因缺乏科学知识而对儿童安全的忽视。闷热综合征因被子盖得过厚引起，以缺氧、高热、抽搐为主要表现，严重者或治疗不及时可致死或遗留神经系统后遗症。湖北某地抽样调查显示，一年内因此死亡的婴儿达808例，占总死亡率的7.9%，仅次于肺炎、新生儿窒息引起者。父母多为农民，文化程度低，缺乏育儿知识。多为被子蒙头、父母熟睡时肢体压迫婴儿头部或母亲在困倦中喂奶，乳头堵塞婴儿气道等，91%的婴儿未能在病情发生后立即送院抢救而死亡。灭鼠药中毒多为1~4岁农村小儿，因中毒而发生运动障碍，视听力丧失、继发性癫痫等，重者可致死。儿童预防接种状况也可部分反映儿童医疗忽视问题，林良明在中国9个城市对流动儿童的抽样调查表明，新生儿破伤风发病率1.7‰（高于国家的1.0‰消除目标）；计划免疫率多在85.0%以下；许多城市单苗及四苗覆盖率不足50.0%；部分农村甚至低于30%。近10年来情感忽视流行病学调查也取得进展。潘建平等对14省、25市用"中国3~6岁儿童忽视常模"调查显示，3~6岁城市儿童忽视率为28.0%（男32.6%、女23.7%）。大中学生的回顾性调查则显示，有童年被忽视经历者约占20%，无显著性别差异。患儿很少感受到父母认为自己是重要的，有自己的优点，也不能指望在遭遇困难时能得到成人的保护和帮助。

分类 忽视可分身体忽视（包括医疗忽视）、教育忽视和情感忽视3类。

身体忽视（physical neglect） 抚养人表现的身体忽视容易导致儿童生长不良（如挨饿）、疾病（如听任不卫生习惯）、持续疲劳、形象受损（如不合时宜的穿着）。也有学者将其进一步细分为监管忽视、卫生保健忽视、营养忽视等。

教育忽视（educational neglect） 剥夺或未提供正常儿童或特殊儿童受教育的机会，是性质最严重的违法行为之一。

情感忽视（emotional neglect） 没给儿童应有的关爱和情感支

持，是最难界定的一类。可包括未关心儿童的情感需要、不提供心理照料以及放任儿童物质滥用（吸烟、饮酒等）。身体忽视常伴随情感忽视，但情感忽视不一定伴随身体忽视。情感忽视和情感虐待也容易混淆；两者的差别有两方面。首先，情感虐待通常有外在表现，而忽视一般没有具体行为，由氛围来烘托、体现。儿童会强烈感到自己的存在被漠视，需求得不到满足，甚至连对自己行为的反应也没有。其次，情感忽视和社会经济背景无关。许多存在严重忽视现象的家庭，实际上经济很富裕，但家长对儿童冷漠、无动于衷，很少说话。

儿童忽视是儿童虐待的一种类型，其产生原因、危害和预防控制方面与儿童虐待具有共同性，危害和预防控制见儿童虐待。

（静 进 王庆雄）

xiàoyuán bàolì

校园暴力（school violence） 在校学生之间、师生之间、学生与社会其他人员之间，发生在校园内外的、故意的欺凌、敲诈、伤害等性质的暴力或非暴力行为。可导致学校成员身体和心理的伤害。世界卫生组织（World Health Organization，WHO）将暴力定义为蓄意地应用强暴的力量或武装，对自身、他人、群体或社会进行威胁或侵害，造成或极有可能造成损伤、发育障碍、精神伤害、死亡或剥夺权益。根据 WHO 对暴力的分类，校园暴力归属于特定社区（学校）中的个人之间的暴力，包括发生在校内、上下学途中、学校组织的活动及其他所有与校园环境相关的暴力行为。

流行特征 全球校园暴力呈现以下流行特征：①施暴主体低龄化。施暴者大多是 18 周岁以下的未成年人。每年死于他杀的学龄儿童少年，约占 5～19 岁人群总数的 1%，其中直接死于校园暴力的比例在持续上升。②除躯体暴力外，言语暴力、性暴力、情感忽视等也应纳入校园暴力范畴。各类施暴者男性多于女性，男女躯体暴力发生率之比 4∶1，受害者也以男生居多。③群体暴力较多见。受影视中"帮派""行会"影响，在校拉帮结派、打群架，致使暴力活动规模化、组织化、暴力事件复杂化、预谋化、智能化程度上升。施暴者大多团体施暴，很少单独行动。④暴力行为具有隐蔽性。暴力实施地点常常很隐蔽，同时受暴者往往不能及时向家长及老师求助，造成暴力的反复实施。⑤女生是性暴力的主要受害者，但小学男生受性侵犯现象也时有发生。⑥校园事件的恶性化。常表现为手段残忍，导致严重伤害甚至死亡。暴力致命伤约 73% 发生在学校范围内，10% 发生于上下学途中，15% 发生于校外。校园暴力和人类许多行为不同。其并不伴随社会文明程度的提高而减少，反而表现为严重化。以美国为例，第二次世界大战前最多见的学生违纪行为是不排队、嚼口香糖、发出噪声、乱丢纸屑等；20 世纪 60 年代后，酗酒、吸毒、少女妊娠、暴力泛滥；2000 年后又频发校园枪击事件。1997 年肯塔基州中学生卡尼尔用大口径手枪连杀 3 名同学，伤 5 名；阿肯色州 11 岁初中生戈登用自动步枪扫射课堂，当场打死打伤 15 人；1999 年发生在哥伦拜恩中学的枪击事件直接导致死 13 人、伤 23 人的校园惨案。即使在对枪支实施严格管理的日本校园，以大欺小、动刀伤人的事件每年都在 2000 起以上。当前中国的校园暴力事件程度尚属较轻，但发展趋势和危害不容轻视。每年受害于躯体暴力事件的中学生波动于 35% 左右（多数为打架），属世界中等水平。言语暴力、情感虐待等现象常被忽视，但由此导致的学生不安全感现象普遍。每年非正常死亡的学生总数约 1.6 万人，其中死于躯体暴力者的比例有逐步上升趋势。15～24 岁青少年犯罪占全国刑事犯罪总数的 55%；犯罪者中有相当部分是在校学生。

表现形式 校园暴力根据暴力冲突者之间的关系，分为学生之间的暴力行为、师生之间的暴力行为、学生与校外人员暴力之间的暴力行为 3 种类型。学生之间的暴力行为多种多样：①打架斗殴。因小事开始形成对立，常把暴力视为解决矛盾冲突的正常和有效的手段之一。②报复。如因同学举报自身不良行为或因玩笑、言语不合以及财物借贷等纠纷，或嫉妒他人成绩，用暴力方式报复。③恃强凌弱。如某些学生依靠显赫的家庭背景或强壮的身体等欺负弱小同学，在校内外调戏、骚扰女生。④敲诈勒索。最常见的是收"保护费"，即高年级学生向同年级或低年级学生索要钱财，如没有钱或达不到其要求则会被殴打。⑤拉帮结派，聚众闹事，打群架。其中使用残忍手段导致对方死亡或伤残，是校园暴力最严重的表现。事件多属个体行为，但影响恶劣深远。⑥心理暴力。是校园暴力行为的一个非常重要的组成部分，近几年表现得越来越明显，包括对他人的侮辱、谩骂、嘲弄、讥讽、歧视等使他人感到丢脸的行为，如家庭条件优越的学生歧视贫困生、城市学生嘲笑农村学生等。

对于被害人而言，心理暴力有时会比对身体的伤害更难承受。⑦网络暴力。由于网络技术的发展和普及，现实中"校园暴力"行为正大量向虚拟网络转移，可以表现为遭遇网上骚扰或欺凌、收到恐吓留言或邮件、在网上遭到语言攻击或恶意中伤。师生之间的暴力行为以往主要表现为教师体罚学生，教职员工对女生进行性侵害等。随着对教师暴力行为惩治力度的增强，这类行为明显减少。相反，教师因处理学生纠纷、评分等引起争议而遭到学生围攻、殴打的事件却有所增加。学生与校外人员的暴力行为如父母离异，到学校抢夺子女；父母欠债，讨债人到学校将学生扣为人质；因教师管教学生或学生之间纠纷，家长到学校与师生发生冲突；流氓入校寻衅，调戏女生，破坏公物，收取"保护费"等。

产生原因 校园暴力的产生原因具有多元性，主要可归为两个方面：①内因，青少年自身生理和心理的因素。②外因，包括政府、社会、家庭和学校因素等，其中，"家庭-学校-社会"三联屏障的作用缺失、偏离往往起核心作用。

危害 校园暴力行为不仅对青少年的身心健康产生严重影响，对社会亦产生巨大的负面影响。

对青少年自身的影响 校园暴力最显而易见的后果是不同程度的躯体损伤和残疾，更严重的暴力伤害往往表现为心理上的"创伤后应激障碍"。可能造成青少年丧失安全感，常表现为人际关系紧张，焦虑-抑郁水平高，缺乏自尊和自信。经常处于被欺凌的恐慌中，伴随紧张烦恼、焦虑等情绪反应。校园暴力事件还是

一把"双刃剑"，不仅给受伤害者带来了永远的痛，也给施暴者带来了无穷的悔恨和痛苦，不仅干扰了他们正常的学习和生活，还可能使他们丧失部分权利和机会。

对社会的恶劣影响 校园暴力破坏教学秩序，危害师生安全，使学生和家长对学校产生不信任感。校园暴力事件往往产生恶劣的社会影响。校园暴力破坏学校正常秩序，危害师生安全，使学生和家长对学校产生不信任感。许多家长为躲避校园暴力，宁愿节衣缩食，把儿童送到学费高昂的私立学校。频发的校园暴力事件还极易引发治安案件，严重影响社会治安，导致生活质量降低，社会福利负担增大，劳动生产率下降，构成社会不稳定因素。

预防和干预 WHO专家倡导的"社会生态学理论"是迄今为止较理想的预防校园暴力的理论模式。需要家庭、学校、社区以及青少年相互配合，共同预防校园暴力的发生。干预通常分步骤实施：①全面了解青少年个体的健康危险行为（包括暴力倾向）表现，鼓励儿童和青少年养成健康的心态和行为，改变暴力倾向的个人心态和行为。②利用该模式分析家庭、学校、社会等环境中的危险因素及其相互作用。③从三级预防角度出发，针对这些危险因素分别制定预防措施。干预的核心是建立"学校-家庭-社区"三联屏障。

家庭方面 应注意营造温馨的家庭环境，父母和子女充分沟通，让儿童从小建立安全感。提高家长素质，消除家庭暴力阴影。让儿童在生活中逐步养成宽容、理解的品质，正确处理与他人的矛盾纠纷。发现儿童与同学有矛盾时，帮助其通过正常、理性的

渠道解决，不护短，不推波助澜。面临家庭破裂危机时保持冷静，消除"家庭战争"，减少对儿童的负面刺激。成人应提高警觉，及早发现和消除隐患，可从以下表现中发现早期信号。①过去有暴力、违纪史，此时重现同样的异常情绪，如沉默、社交障碍、孤立、拒绝、受迫害感等。②注意力、学习效率和成绩急剧下降。③无法控制愤怒情绪，如在涂鸦中描绘暴力；对一些小事反应异常强烈；破坏财物，寻找武器；女生离家出走，男生逃学、寻衅打架等。通过耐心疏导，发现原因并提供指向性干预，可有效消除隐患、化解危机。

学校方面 加强教育观念，努力摆脱应试教育阴影，给所有学生提供受关注、被接纳的机会。加强校园安全管理，维护学校治安。通过心理辅导，排解自卑、孤独、嫉妒等心理问题，自暴自弃、怨天尤人、偏激等不良情绪，提高承受力。组织文体活动，将学生从不良娱乐场所吸引回来。保护学生权益，不随意开除、劝退学生，防止其辍学和流失社会。加强师德教育，做到教书育人、服务育人。以健康促进为平台、生活技能教育为主要途径的学校健康教育，在暴力预防教育方面有良好的发展前景。教育中应向青少年传授运用法律途径保护自身权利的技能，既不能以暴制暴，也不能以怯懦方式屈服于暴力威胁。还必须依法惩戒个别屡教不改者，对教唆者、帮派"老大"等应加大打击力度。

社区方面 社区应发挥积极作用，多种渠道和方式改善社区环境。加强枪支弹药、酒精、违禁药物等的管理。加强对校园周边歌舞厅、网吧等青少年易聚集

商业场所的管理。联合社会团体，坚决抵制渲染暴力、色情的影视作品，追求轰动效应的花边新闻等。推广积极向上的社区活动，减少暴力隐患。

个体方面　暴力行为和其他青少年健康危险行为间存在密切关联，常相互成为预测因子，如男生酗酒、逃学、打架、携带武器或打斗用具，女生人际关系差、低自尊，还有成绩不良、家庭约束力低、焦虑情绪等都和校园暴力行为存在高度关联。许多危险行为突出表现在个体的多发性、群体的集聚性等方面。美国携带枪支刀具上学的青少年中80%以上曾酗酒，60%左右曾经或正在吸毒，84%曾在校内外打过人，其中多数人有突出的"以暴制暴"动机。因此，应有针对地对这类学生采取健康教育，引导社会回归，预防进一步发生校园暴力。

（王芳芳　静进　王莉　王庆雄）

értóngshàonián xīnlǐ-xíngwéi wèntí

儿童少年心理行为问题（psychological and behavioral problems in children and adolescents）

儿童少年心理发育与行为偏离正常范围的异常表现。儿童少年是身体形态和功能、心理和行为、社会人格等全面发育和发展的过程，这一时期的身心健康是决定一生全面发育的关键。儿童少年身体发育变化迅速，特别是青春期内分泌急剧变化，脑发育和心理成熟程度与社会要求不相适应等原因，常可引发生长发育相关的心理问题。社会对儿童综合素质选择性增强，家庭对儿童期望提高，使儿童面临的压力增加；就业困难、家庭离异率上升等社会因素，也越来越多地影响着儿童的心理行为问题。儿童少年心理行为涉及内容广泛，包括适应困难、攻击行为、退缩行为、睡眠障碍、学习能力障碍、注意力缺陷障碍、反社会行为、物质滥用、焦虑、抑郁等。儿童心理行为问题不仅直接影响儿童少年的学习、日常生活和社会活动，还可导致成人期社会适应不良、情绪障碍、药物滥用、违法犯罪和精神疾病的发病风险增加。

流行特征　《中国精神卫生工作规划2002～2010》报道中国受到情绪障碍和行为问题困扰的17岁以下儿童和青少年约3 000万，心理与行为问题增长的趋势还将继续，并进一步指出加强儿童、青少年学生心理健康教育和干预，减缓心理行为问题和精神疾病上升趋势。WHO推算，中国精神疾病负担到2020年将上升至疾病总负担的1/4。WHO 1997年流行病学调查报告指出，发达国家发生在3～15岁儿童青少年中持久的和社会适应缺陷的心理、行为和发育障碍的现患率达5%～15%，并称发展中国家虽然资料不全，估计现患率基本一致。美国卫生和服务部精神卫生研究所1990年报道，在18岁以下儿童少年中，17%～22%的儿童患有可诊断的精神、行为和发育障碍。中国儿童心理行为问题的发生率为10.5%～15.0%，并呈低龄化、日益上升的趋势。

影响因素　儿童心理行为问题与父母文化程度、家庭经济状况、母亲妊娠期精神紧张、父母有神经精神疾患、妊娠期不良环境暴露（如接触有毒有害物质）、遗传易感性、人类免疫缺陷病毒感染、母亲妊娠期饮酒、父母经常责骂子女、父母对儿童的关心程度、教育方法、主要带养人、家庭关系、儿童青少年不良环境暴露（如血铅高）等诸多因素有关。心理行为问题在男女间比较有显著性差异。男童在多动、语言问题、攻击问题、抽动症、孤独症方面明显多于女童，而女童在焦虑症的发生上略多于男童，青春发育中晚期，抑郁症状在女性中更为常见。儿童心理行为问题的危险和保护因素可从生物-心理-社会三个层次予以解释（表）。尤其要注意的是儿童少年生长发育的各个阶段，存在不同的特定危险因素和保护因素。发育早期主要受家庭因素影响，青春期主要受同伴影响。

预防控制　心理行为问题可从儿童青少年期延续至成人期，早期干预可预防或减少长期损害的发生，且有效干预可减少心理行为问题对个人及其家庭造成的负担，减少其对特殊教育或卫生服务的需求及医疗系统和社区经费支出。儿童青少年心理行为问题的预防控制需运用医学、心理学、教育学、社会学等多学科理论方法，根据儿童青少年不同时期的身心发育规律及其特点，设计综合的预防干预体系，在各个时期有针对性地、有侧重地进行教育和训练。儿童心理行为问题的早期训练和控制要遵循"全面性原则、家长参与原则、及时强化原则、循序渐进原则、个体化原则"。具体的预防控制方法涉及家庭、学校、社会的诸多方面。

一级预防　儿童的心理卫生问题是一个复杂的社会问题，需要家庭、学校和社会共同努力，消除一切影响儿童心理健康的不利因素，共同营造一个健康的生活环境，促进儿童身心健康发展。《中国精神卫生工作规划2002～2010》指出要依靠学校现有的工作队伍和工作网络，在精神卫生专业人员的参与和指导下，针对

表 儿童少年心理行为问题的影响因素

层次	危险因素	保护因素
生物因素	妊娠期不良环境暴露	适龄的躯体发育
	遗传易感性	良好的躯体健康
	新生儿并发症	良好的智能
	病毒感染	
	营养不良	
	其他疾病	
心理因素	学习障碍	从经验中学习的能力
	适应不良的人格特点	良好的自我意识
	忽视和虐待	解决问题能力强
	困难气质	社交技能
社会因素		
家庭	更换监护人	家庭关系和睦
	家庭经济状况较好	家庭经济状况较差
	家庭冲突	有机会积极参与家庭生活
	不良的家庭教育方式	鼓励参与家庭生活
	家庭成员去世	
学校	学习成绩差	学习成绩好，得到正性强化
	学校环境不良	有参与学校生活的机会
	不良的教育方式	认同教育方式
社区	缺乏"社区效力"	有机会参与有益的社区活动
	社区歧视	与社区保持联系
	接触暴力	

不同年龄段学生的特点，开展实用的心理健康教育和适应能力训练。加强对学校心理健康教育教师、班主任、校医等的精神卫生知识培训，提高早期发现学生心理行为异常、疏导和解决学生心理问题、指导学生寻求医疗帮助的能力。按照国家有关规定，逐步建立从事学生心理健康教育的专、兼职教师特别是心理辅导或咨询人员的资格认证体系。家长、教师有关儿童心理行为知识水平的高低，健康态度正确与否，影响儿童健康心理行为的形成。因此对幼儿进行有效的健康干预，要从幼儿园和家庭同时入手，对儿童、家长及老师进行心理健康教育，传播儿童心理健康知识

（心理卫生基础知识；幼儿期心理发育的特点；儿童常见的心理行为问题表现形式；家庭环境、养育方式、儿童认知特点、气质特点、感觉统合发展以及与行为问题等），使家长、老师了解不同教育态度、方式和方法对儿童青少年身心发育的影响，能够初步识别儿童青少年发育和行为的偏离。

二级预防 心理行为的筛查：培养心理卫生队伍，定期对儿童青少年心理行为问题进行筛查和行为指导。早发现、早诊断、早干预对儿童青少年预后具有重要意义。

三级预防 对已经确诊有心理行为问题的儿童青少年进行综合、全面、系统的训练。①数码

听觉统合训练。利用一组特别声音与音乐作为一种整体的听力训练程序，充分利用现代数码电子科技设备，帮助提高个体对周围环境的反应性。主要用于儿童孤独症、儿童注意力缺陷障碍、儿童学习困难及问题行为者。②混龄团体训练。在老师或专门训练人员的看护下，大、中、小儿童自行组合，室外自由活动，进行各种项目训练，包括攀爬、平衡木、砂池、滑板、袋鼠跳、羊角球等。③感觉统合训练。采用国际统一教具和标准化的训练方法，对感觉统合失调的儿童实施个体化的训练方案。④训练中的行为矫正。对儿童每一微小的进步进行表扬和鼓励，以强化新技能和行为的获得。⑤其他训练方法。

（陶芳标 苏普玉 孙露）

értóngshàonián shèhuì shìyìng kùnnan
儿童少年社会适应困难（social adjustment disorder in children and adolescents） 儿童少年缺乏在与社会环境的交互作用中，主动顺应环境，调控和改变环境，最终达到与社会环境保持和谐关系和平衡状态的能力。严重障碍者则属于社会适应不良的心理疾病患者，如社交恐怖症、适应不良综合征、其他适应不良疾病等。社会适应包括社会适应结构、社会适应过程和社会适应功能等3个方面。社会适应结构（structure of social adaptation）指个体为了求得社会生存、健康和发展，而与生活环境保持和谐关系和平衡状态所具备的人格特征和所表现出来的行为反应倾向。社会适应过程（progress of social adaptation）指在特定的生活情景中，个体控制和理解生活情景，应对情景压力，调适心理状态，达到与生活情景保持和谐关系和平衡状态的

过程。社会适应功能（function of social adaptation）指具有特定社会适应心理结构的个体经历一定的社会适应过程之后，导致的特定性质的社会适应状态。

社会适应是衡量现代社会生活中，每位心理健康者的最基本要求之一。现代社会生活的特点是大量信息交流、科技高度发展和人际广泛联系、竞争多变、矛盾复杂。缺乏社会适应能力和明显削弱者将感到困难重重，难以与各种人群交往相处，发生严重的社会适应不良。社会适应性缺陷者进入社会生活后，将出现比一般人更多的心理矛盾冲突，产生多种情绪问题和心理障碍，诱发各种身心疾病。

流行特征　1988 年上海市青少年心理卫生科研协作组调查表明，青少年学生的心理健康存在一定问题，其中社会适应不良是突出的心理卫生问题。符合较好社会适应性标准的仅 30.3%，有 2/3 的青少年存在社会适应不良的问题。其中社会适应性很差的占 11.4%，缺乏独立生活能力者占 20.3%。这些学生离不开家庭和父母保护，很难适应社会生活并独立进入社会从事群体工作。

发生机制　儿童少年成长过程中，社会化是一个必要的过程，他们不断地学习、调整自己以适应周围的环境。儿童的社会生活可以是欢乐的，也可能产生沮丧和焦虑。儿童的社会能力发育状况影响着他们在同伴中赢得尊重、促进和形成与同伴的友谊。儿童社会能力的发展颇受关注，已了解到社会认知功能的问题会使儿童产生社会适应障碍，这与儿童社会认知能力发育有关。已知社会认知能力包括非言语和言语 2 种类型，每一类型的社会认知能

力又包括各种能力，这些能力决定了儿童在社会环境中的成功与失败。非言语的社会认知能力发育有助于儿童与同伴之间的相互交流，包括获悉技能、相互交流行为、非语言的暗示（包括眼神交往、面部表情和身体姿势）、合时宜交往（理解如何发展与他人的关系）、社会反馈敏感性、察觉自己的影响、冲突解决、社会控制水平、恢复的策略、自我表现的技能。语言能力在社会认知成功方面起至关重要的作用，在社会情境下，儿童能有效地使用语言称为"语用学"。语言应用能力良好的儿童在与别人交往时能说适合时宜的话；反之，则常常在社会情境下出现交流问题。

临床表现　包括以下几个方面。

以情绪障碍为突出表现的适应性障碍　多见于抑郁者，表现情绪低落、沮丧、失望、对一切失去兴趣，或紧张不安、心烦意乱、心悸、呼吸不畅等。

以品行障碍为突出表现的适应障碍　多见于青少年，表现为侵犯他人的权利或违反社会道德规范的行为，如逃学、斗殴、破坏公物、说谎、滥用药物、酗酒、吸毒、离家出走、过早开始性行为等。

以躯体不适为突出表现的适应障碍　患者可表现疼痛（头、腰背或其他部位）、胃肠道症状（恶心、呕吐、便秘、腹泻）或其他不适，而检查又未发现躯体有特定的疾病，症状持续不超过半年。

以工作、学习能力下降为突出表现的适应障碍　患儿原来学习能力良好，但出现学习能力下降，学习困难。

以社会退缩为突出表现的适应障碍　患儿以社会性退缩为主，

如不愿参加社交活动、不愿上学、常闭门在家，但不伴抑郁或焦虑。

矫治　包括以下几个方面。

认识存在的问题　应引导儿童少年特别注意这些方面的学习，增强社会适应能力。要求其自述社会认知能力的不足，以便针对性治疗。

社会技能训练　用课程教学的方式对缺乏社会能力的儿童进行训练。以小组的形式，每个小组由一位训练有素的成人做指导。在小组中可以进行多种活动，展开讨论、看录像等，增强儿童形成和维持有意义社会关系的意识。培养儿童阅读一些有关社会认知方面的书籍。

个体咨询　有些社会适应困难的儿童需要个别咨询。特别是当儿童与周围的人相处不好时，专业人员在给予儿童咨询的同时，也同时给有关的人进行指导（如家长、教师），治疗效果更好。

学校的干预　当儿童在校受排斥、遭受语言或体格的虐待时，学校应开展一些相关教育。如对全体学生告诫如何避免这样的问题，最好是开设社会认知行为课程，使学生更好地理解社会生活的复杂性。

父母的支持　当儿童被同伴排斥时，父母的支持起着很重要的作用。通常父母与子女一起回顾儿童的社会经历，使儿童能产生信任，愿意剖析和承认自己社会能力的不足。父母要善于倾听子女的表白，不要说教或无动于衷，而要使儿童感觉到父母是理解和同情他的，愿意和他一起解决问题。

外界的支持　父母或教师应采取一些措施帮助社会适应困难的儿童，使他们发挥自己的长处，引起他人的注意，增强自信心和

自尊心。如在学校的活动中，使他在体育项目中表现出色，在群体中造成一定的影响。

（静　进　王庆雄）

qīngshàonián tǐxiàng zhàng'ài
青少年体象障碍（body dysmorphic disorder in children and adolescents）

儿童少年因客观存在或主观认为身体缺陷或形体丑陋而产生挫折感、情绪沮丧的异常状态。有的缺陷客观存在，但是有人外形正常却自认为丑陋，出现严重心理障碍，如自卑、自我封闭、悲观绝望等，严重者可导致与容貌有关的抑郁症、强迫症、恐惧症等其他精神疾病，又称躯体变形障碍、体象畸形症。美国精神疾病诊断和统计手册第 3 版（DSM-Ⅲ）曾经简要提及此病，但是未提供诊断标准。1987 年 DSM-Ⅲ-R 对此进行了补充，并更名为体象障碍（body dysmorphic disorder，BDD）。DSM-Ⅳ 对体象障碍做了如下定义：全神贯注于自己想象中的外貌缺点，如果确实存在轻微的躯体异常，患者的关心显然过分了；症状引起具有临床意义的苦恼或社交、职业或其他更重要功能的损害；而且该障碍不能用其他精神疾病来解释。如神经性厌食症患者对肥胖有先占观念，性别认同障碍者对躯体性特征感到痛苦，抑郁症患者有时对自己外貌评价过低，均不能诊断为躯体变形障碍。

流行特征 欧美的调查显示，BDD 的患病率普通人群为 2%，精神科门诊为 2%，精神科病房为 13%。这类患者多不愿告诉实情，实际患病率可能还要高。男女比为 1.3：1，起病年龄为 3～20 岁，平均 19 岁，起病后平均 6 年才去精神科就诊。何家声等调查表明，中国学生群体中体象障碍主要集中在 18～25 岁，即大学生这个年龄段。骆伯巍等采用自编的《青少年学生体象烦恼现状调查表》对 3 121 名大中学生的形体烦恼、性别烦恼、性器官烦恼和容貌烦恼等进行抽样调查，22.3% 青少年存在体象烦恼，女性高于男性；7.6% 的学生存在形体烦恼，女性多于男性；8.9% 的学生存在性别烦恼，女性多于男性；5.2% 学生存在性器官烦恼，男性多于女性；5.1% 学生存在容貌烦恼，男女之间没有差异。黄希庭等发现，从发展趋势看，青少年学生身体满意度总体呈下降趋势。随年级的升高，他们对身体有越来越多的不满意。对中国青少年负面身体自我的研究发现，大学生虽然在总体上对自己的身体是满意的，但在"整体"维度上对身体不满意的比例相当大，占 41.6%。

影响因素和发生机制 有证据表明，BDD 具有遗传的倾向，BDD 患者一级亲属中患 BDD 的概率是普通人的 4 倍。进入青春发育的青少年体象障碍多见，大学阶段开始有了一定的社交活动，异性交往也比中学频繁，更易注意自己的外表，夸大某些自认的"缺陷"，此阶段的青年学生易出现体象障碍，且男女发病率无显著差异。

关于发生机制，王克威和鲁龙光等从认知科学角度认识体象障碍的形成提出所谓"体象认知失调"理论，认为患者对体象态度与行为的认知成分相互矛盾，体象认知的想象与推断失误。体象障碍患者的审美观念受 2 种因素的影响：①心理与社会的功利价值因素。②身体的感觉模式。故体象障碍患者对体象认知过程不是决定于生物及物理性的实际存在，而是根据对体象认知失调的病理想象（感受）的心理状态去认识体象的美与丑。

临床表现 体象障碍患者一般以体貌认知、体貌关注、改变欲望为核心症状，社会功能和情绪障碍为伴发症状。临床表现的特征是：①患者自身本无缺陷，自我想象身体某些部位有"缺陷"，整日沉湎于这种观念中，因受此观念的折磨而痛苦。②频繁观察身体"缺陷"的变化。体象障碍患者都很注意别人对自己的评价，总觉得别人会因他（她）的缺陷而印象不佳，实际上，对他们的客观评价大多数都是很好和较好，与患者主观评价存在较大的差距。

体象障碍好发年龄以青少年为主，文化层次相对较高。好发部位从整体上看，颈部以上暴露部位为主，其次是阴部及臀部（主要是生殖器官）等。调查显示其平均病期 6.27 年，74% 的患者因体象障碍失去对其他事物的兴趣，21% 的患者有自杀意念。

矫治 BDD 患者的缺陷常是极轻微的，甚至完全是想象的，因此，总体而言，整形手术或皮肤科治疗无效。经过这些治疗的 BDD 患者中，61.4% 认为治疗对他们当初不满的缺陷没有任何改变，一些患者则认为治疗反而加重了他们原有的缺陷。治疗 BDD 患者有时还存在法律上的风险。

治疗方法包括精神药物治疗和心理治疗。选择性 5 羟色胺回收抑制剂（SSRI）在一系列的治疗及开放性的试验中被证明是有效药物。

心理治疗可采用行为疗法、认知行为治疗等，在建立良好的治疗性关系中，心理治疗的技术与艺术的运用很重要，单独的心理治疗大多难以奏效。心理治疗的一般原则：①必须对患者患有潜在的躯体疾病并可在治疗过程中发展为躯体疾病的可能性保持警惕。②不应对患者抱有非此即彼的概念，有些患者可能确有某种程度的躯体疾病。③常患有并存精神科疾病，如抑郁障碍、焦虑障碍和强迫障碍等，一旦确定应给予治疗。④对患者只有在明确具有客观体征而不是仅有主观症状时才可采用损伤性的检查手段。⑤急性起病可能与生活中的急性应激源有关。⑥治疗常需要多学科的治疗技术协作。

（静 进 王庆雄）

guǎngfànxìng fāyù zhàng'ài

广泛性发育障碍（pervasive developmental disorder, PDD）

一组以交流、语言障碍和行为异常为特征的发育障碍性疾病。又称孤独症谱系障碍（autism spectrum disorders，ASDs），包括孤独症、艾斯伯格综合征、未分类的广泛性发育障碍、雷特（Rett）综合征和儿童瓦解性精神障碍，以孤独症和 Asperger 综合征最常见。对孤独症的描述甚至可追溯到早先的民间故事，学术性记载是著名的阿拜伦野生儿故事（Itard，1894）。1896 年格雷珀林（Kraepelin）报道了 3.5% 的早发性痴呆发病于 10 岁前，开启了现代精神病学的先河。1908 年赫勒（Heller）报道了首例儿童瓦解性精神障碍；1943 年坎纳（Kanner）首次在"情绪接触性孤独样障碍"一文中描述了孤独症，并将其由儿童精神分裂症分离开来；翌年艾斯伯格（Asperger）撰写的"孤独样精神病质"描述了一定语言功能的性格奇特偏异类型的孤独样病例，后来被称为艾斯伯格综合征。随即世界各地的研究者展开了对 PDD 半个多世纪的深入研究。在中国，最初是 1982 年陶国泰报道了孤独症病例。

流行特征 各国报道的 PDD 的发病率呈上升趋势。20 世纪 80 年代，学术界公认的发病率为 3/万 ~ 4/万。流行病学资料大多认为，典型孤独症的发病率为 1.0‰ ~ 1.5‰，ASDs 则达 6‰，个别报道甚至达 1.5% ~ 2.0%，美国疾病控制中心的最近的一项调查估计，在每 150 名美国儿童中就有 1 例患有 ASD 及相关疾病，男女比例为（4 ~ 8）∶1。理论分布认为，智商在 70 分以上的高功能 PDD（包括高功能孤独症和艾斯伯格综合征）约占总体患者的 1/2 以上。此外，由于 PDD 尚缺乏特异性生物学指标和治疗方法，给家庭和社会造成巨大负担，成为当今全世界面临的一个巨大的健康问题。2008 年起，世界卫生组织将每年的 4 月 2 日设为国际孤独症日，PDD 成为最受各界关注的一类严重的儿童精神疾病。

病因 具体病因尚不明确，涉及遗传因素、大脑发育异常、神经心理学和环境因素等的综合作用，认为是由于外部环境因素（感染、宫内或围生期损伤等）作用于具有孤独症遗传易感性的个体所导致神经系统发育障碍性疾病。遗传病因研究显示，PDD 有明显的遗传学特质，但不排除表型的复杂性和种族差异。多达 133 个基因的变异与孤独症发病有关。神经生物学研究发现，大脑皮质及皮质下多部位、大脑中额叶、右脑眶额叶、镜像神经元、梭状回、杏仁核、小脑及边缘系统和"社会脑"即大脑新皮质相关脑区等的功能损害与 PDD 的多方面功能损害有密切关系。神经心理学表明，执行功能缺陷、心理理论（theory of mind，TOM）缺陷、中央凝聚功能障碍、面孔识别及表情认知困难、镜像神经元功能障碍等均可在一定程度上解释 PDD 的社会化功能缺陷。其他研究还显示，先天性宫内风疹病毒感染、巨细胞病毒感染、父母高年龄生育等均可能与孤独症发病有关。此外，尚有研究提出免疫系统异常和环境因素等的影响。

临床表现 PDD 是由不同的变异型所组成的集合体，各型均有其自身特征症状。

孤独症（autism） 典型表现为坎纳三联征（Kanner syndrome），即语言障碍、交流障碍和刻板行为。①语言障碍。1 岁半左右逐渐表现出异常。语言障碍是最早发现的问题，多数表现为语言发育落后，2 ~ 3 岁仍不会说话，或在正常语言发育后出现语言倒退；部分患儿虽然具备语言能力，但是语言缺乏交流性质，表现为重复刻板语言、"镜像语言"、自言自语，不能正确运用人称代词等。②交流障碍。该症的核心症状，表现为儿童独自玩耍，听力完好，但却呼之不应、不服从指令，缺乏与人的目光对视，不愿意或不懂与同龄儿玩耍，对父母亲缺乏依恋，有需要时往往会拉着父母的手前往并用手指，但是缺乏交流性的示意。老师和父母多评价为"活在自己的世界里"。③刻板行为。儿童对某些特别物品或活动表现出超乎寻常的兴趣，并因此表现出重复、刻板的行为，如转圈、嗅味、玩弄开关、排列玩具、反复看电视广告或天气预报、反复搭乘电梯。刻板行为也可认为是一种自我刺激，往往表示患儿的警觉增加，特别是具有认识缺陷的患儿，会出现撞头、自咬、捏皮肤等自我伤害的形式。刻板行为往往会随时间有所变化，即一段时间内会有某几种刻板行为。70%左右的孤独症儿童存在智力落后，20%智力在正常范围，10%智力超常。智力正常和超常的孤独症又称为高功能孤独症，这些儿童可在某方面表现出较强的能力。多数记忆力较好，特别是机械记忆。同时多数患儿还会表现出感觉异常，如对某些声音、图像特别恐惧或喜好，痛觉迟钝等。多动、注意力不集中、攻击、自伤等行为也较常见。

艾斯伯格综合征（Asperger syndrome, AS） 社会交往困难为核心症状，但与孤独症不同的是，这类患儿是以缺乏社会交往技巧而导致社会交往困难，他们难以了解别人的需要和愿望，即"心灵理论"缺陷，因此得不到父母和同龄儿的接受和理解。虽然他们有正常的语言发育，但是却缺乏交流性和互动性，不仅表现为缺乏谈话技巧、语言理解能力有限、倾向于自己感兴趣的话题等，而且音量、语调、变化和速度也都单一和刻板。狭隘的兴趣和重复刻板行为是这类患儿的另一大特点，他们往往有特殊的才能，表现出对某些方面的知识有特别的兴趣甚至有所钻研，如算术、科学知识、历史、地理等，谈话和活动都围绕着这些方面，给人以"特才"的印象，这些兴趣或随时间发生转变亦或坚持至成年。此外，这类儿童往往会固执于某些事物和常规，不容许改变，缺乏创造力和想象力。部分尚可见运动发育延迟、动作协调性差等表现。

其他类型的 PDD 雷特综合征（Rett syndrome）为 X 染色体显性遗传病，几乎仅见于女性，发病率1/万~1/1.5 万。患儿早期发育正常，6~24 个月左右起病，主要有小头围、语言功能丧失、智力严重倒退、过度通气、身体姿势异常、反复搓手样刻板动作等表现，重症患儿出现强直状态，多伴有癫痫发作。儿童瓦解性精神障碍，又称赫勒病（Heller's syndrome）、婴儿痴呆或退化性孤独症。患儿 2 岁以前发育正常，通常 3~4 岁起病，表现明显而迅速的语言、社交、游戏和适应能力倒退，出现孤独症样表现。未分类的 PDD，包括轻型病例和不典型病例。

广泛性发育障碍的早发症状为婴儿期部分表现为睡眠少、尖叫、难照料、倔强、不愿被拥抱或拥抱时不能与母亲身体贴近、沐浴和穿衣时挣扎、反抗。也有的表现特别安静，不在乎父母的来去，即使饿了或不舒服也无表示，循环在童车里摇晃或撞头、对发光的物体、旋转的风扇和车轮子等感兴趣。出生 7~8 个月时不认人，常回避眼对视，忽视周围人包括父母存在。他们对父母的关注和爱抚无动于衷，情感反应稀少。会走路后不愿与小朋友在一起，独自一人自得其乐。

广泛性发育障碍除主要合并智力低下外，多合并癫痫，且脑电图异常率高。也可合并抽动障碍和图雷特综合征（Tourette syndrome）。有些患儿合并反复哮喘发作，也有腹泻、呕吐等肠胃症状。年龄稍大患儿合并抑郁障碍较多，此外还可伴强迫性障碍、恐惧症、广泛性焦虑障碍以及惊恐障碍等。高功能孤独症或 AS 儿童青春期可能合并品行问题、青少年违法和反社会人格障碍等。

诊断和鉴别诊断 尚无客观的检测方法和指标辅助诊断 PDD，主要检查手段包括病史询问、行为观察和访谈量表，常用量表有 ABC 量表和 CARS 量表，量表结果仅供诊断参考用。

根据临床表现，参照 1994 年美国《精神疾病诊断与统计手册（第四版）》（DSM-Ⅳ）关于 PDD 的诊断标准诊断。孤独症需与特殊性语言发育延迟、精神发育迟滞、儿童精神分裂症、注意力缺陷障碍、聋哑儿童、脆性 X 染色体综合征、结节性硬化、未恰当治疗的苯丙酮尿症和威廉（William）综合征等疾病鉴别，艾斯伯格综合征需与非言语型学习障碍、特才儿童、儿童精神分裂症和注意力缺陷障碍等疾病鉴别，均主要以核心症状加以鉴别。

治疗与预后 早期、持续、以家庭为中心的教育和训练为主，药物为辅。教育和训练强调 3 个原则：对儿童行为宽容和理解；异常行为矫正；特别能力发现、培养和转化。

训练方法主要包括结构化训练、应用行为分析疗法、关系发展干预、感觉统合训练、听觉统合训练。训练效果取决于患儿病情的严重程度、儿童的智力水平、教育和治疗干预的时机和干预程度。儿童的智力水平越高、干预年龄越小、训练强度越大，预后越好。

（静 进 王 馨）

értóng zhìlì dīxià

儿童智力低下（children with mental retardation）

儿童在发育时期智力明显低于同龄水平且伴有社会适应能力缺陷的一类神经发育障碍，又称精神发育迟滞（mental retardation, MR）。这个定义在世界各国被广泛采用，世界卫生组织（World Health Organization, WHO）也多次在世界智力低下学术讨论会上推荐使用。此概念包括了 3 个内涵：①年龄处于发育期内，一般指 18 岁以内。②智力水平显著低于同龄儿童，指低于均数 2 个标准差，一般指智商（IQ）<70 或发育商（DQ）<75。③适应能力存在缺陷。智力发育成熟后，出现的智力损害或智力明显衰退，成人智力残疾称痴呆。

流行特征 智力低下是儿童时期严重的疾病和残疾之一。由于调查方法和诊断标准的不同，各国家、各地区的患病率差异较大。WHO 报道世界各国和各民族的发病率不低于 1%～2%。1994 年中国报道的在全国 8 个城市、6 个农村地区对 138 个抽样单位，约 140 万人口中的 0～14 岁儿童，采用全国分层的不等比例、多阶段、随机整群抽样的流行病学方法进行调查，0～14 岁儿童患病率为 1.2%，其中城市为 0.5%～0.8%，农村为 1.2%～1.7%，男性略高于女性。2011 年崔巧玲报道的对甘肃省 9 个县，36 个乡（镇、街道），共 152 个调查小区 13 958 名 0～14 岁儿童采取分层、多阶段、整群概率比例抽样方法进行调查显示，儿童智力低下发生率为 0.9%。1994～1995 年美国的报告率为 0.78%，沙特阿拉伯（0～18 岁）报告率为 0.89%。

病因 儿童智力低下的发生是神经系统在出生前、产时或围生期和出生后的发育过程中受到单个或多个因素损害、干扰所致。人类神经系统的外形开始出现于胚胎发育的第 3 周末，直至妊娠前 3 个月是胎儿神经系统逐步形成阶段，8～13 周增长数十亿神经母细胞，这一阶段的致病因素对脑损害尤为严重，常可引起神经细胞数量减少和明显畸形。出生后 2 年也为神经细胞快速生长期之一，但这一时期不是细胞数量

的增加，而是表现为神经元突起增多，神经纤维变粗、增长和髓鞘化，神经元联结加强，突触装置复杂。但大脑联合皮质及网状系统神经纤维髓鞘化一直要持续至 30 岁以上。因此，在出生后的发育时期，各种致病因素对脑发育影响也很严重。引起精神发育迟滞的原因复杂，WHO《弱智属于分类手册》把造成智力低下的病因分为 10 类：①感染和中毒。②外伤和物理因素。③代谢障碍和营养。④出生后大脑损伤。⑤原因不明的产前因素和疾病。⑥染色体异常。⑦未成熟。⑧严重精神障碍。⑨心理社会剥夺。⑩其他和非特异性原因。临床上常按先天性因素和后天性因素对儿童智力低下进行分类，即按照病因的作用时间进行划分，分为出生前（约占 43.7%）、产时或围生期（约占 14.1%）和出生后（约占 42.2%）。左启华等研究将儿童智力低下原因分为生物医学因素（约占 89.6%）和社会文化心理因素（约占 10.4%）；在出生前因素中，遗传性疾病占出生前因素的 40.5%，其中以染色体畸变最多，先天性代谢病次之；在出生后因素中，中枢神经系统感染后遗症占 28.2%；在社会文化因素中，文化落后和心理损伤，无论在城市或农村都占有重要地位。

临床表现 智力低下的主要临床症状是智力低下及社会适应

能力欠缺，程度轻重不一，按其严重程度可分为白痴（智商为 25 以下）、痴愚（智商为 25～49）和愚鲁（智商为 50～69），现少用此组名称。WHO 根据智商分为 4 级，即轻度、中度、重度和极重度。ICD-10 根据智力水平，将智力低下分为 5 级，把边缘智力（智商为 70～85）也划归为一类，以引起人们对这类儿童和青少年的重视。通常根据智力低下水平和社会适应能力的缺陷程度，将智力低下分为 4 级（表）。

诊断 智力低下的诊断，需要收集多方面资料加以综合判定，有时需要其他学科，如教育学和心理学工作者的帮助。

资料收集 包括病史（如家族史、家族遗传病史、母孕情况、患者生长发育史和既往病史）、体格检查（神经系统检查和感觉器官检查）、实验室检查（脑电生理检查、头颅影像学检查、遗传学检查）、心理学诊断（智力测验和社会适应能力评定）。

诊断要点 ①一般 18 岁以前发病。②标准化测验测量的智商低于 70。③不同程度的社会适应困难。

病因诊断 智力低下的原因复杂或很难找出确切原因，但临床上有些特殊类型可做出诊断，这些特殊类型主要由于染色体异常和先天性代谢障碍引起，如唐氏综合征、脆性 X 综合征、结节性硬化、苯丙酮尿症、半乳糖血

表 智力低下程度分级

分度	智商	所占比例（%）	适应行为	接受教育能力
轻度智力低下	50～69	80～85	经教育和训练可独立生活	可教育
中度智力低下	35～49	10～20	简单技能，半独立生活	可训练
重度智力低下	20～34	<10	处理有限，需监护	难训练
极重度智力低下	<20	1～2	不能自理，需监护	全面照顾

症、先天性甲状腺功能减退等。

预防 从早做起，包括从父母、妊娠期做起的三级预防工作。

一级预防 主要是病因预防。做好婚姻指导和计划生育工作，保证父母健康及无不良生活习惯，加强妊娠期保健，做好产前检查，预防妊娠并发症，开展遗传咨询及产前诊断，重视围生期保健。定期进行儿童发育评价，做好儿童保健，预防疾病，避免发生脑损伤。

二级预防 主要针对病因，防治各类精神发育迟滞，如先天性甲状腺功能减退、苯丙酮尿症、先天性脑积水等儿童的早期发现并及时有效治疗；对高危儿童定期随访，及时发现异常，进行早期干预，避免发生继发性脑损伤及其后遗症。

三级预防 主要防止和治疗精神发育迟滞所致或伴随的情绪及行为障碍及癫痫等并发症，避免进一步加重精神发育迟滞的严重程度。

（苏普玉）

értóngshàonián xuéxí nénglì zhàng'ài

儿童少年学习能力障碍（learning disabilities in children and adolescents）

儿童少年在听、说、读、写、推理及计算能力的获得和应有方面明显困难的一类神经发育障碍。这类障碍为个体所固有，推测有起因于中枢神经系统功能障碍，并可伴随终生。学习能力障碍（learning disabilities，LD）合并出现自我行为控制、社会认知、社会交互作用方面的问题，但后者并不一定构成 LD。其他类障碍（如感觉障碍、精神发育迟滞、重度情绪障碍）或环境原因（文化差异、教育方法不良）也可导致学习问题，但这里所称的 LD 不包含在其范围。此定义为全美学习障碍协会所制定，在教育学和心理学界有较广泛的应用。世界卫生组织《国际疾病分类》第 10 版（ICD-10）和美国精神科学会《精神疾病诊断与统计手册》第 4 版（DSM-IV）将 LD 归属于特殊性发育障碍范畴，医学界的诊断名称主要用 DSM-IV 所提的阅读障碍、计算障碍、书写障碍、不能特定的学习障碍等特殊技能的学习障碍。心理和教育领域主要用 LD，其历史更久远。

总结国际上具权威的 9 个协/学会机构及学者对 LD 所下定义，基本包含 9 个要点：①低成就或个人能力表现有显著的困难。②病因为中枢神经系统功能失调。③表现的困难与心理发育有关。④可发生在任何年龄阶段。⑤在口语上表现为特殊的困难，如听或说。⑥在学业上表现为特殊的困难，如阅读、书写和计算等。⑦在知觉上表现有特殊的困难，如推理和思考。⑧考虑在其他方面表现有特殊的困难，如空间关系、沟通技巧、动作协调等。⑨允许其他障碍与学习障碍共存。此外，治疗教育体系将注意力缺陷多动障碍、发育性失用、笨拙儿、发育性言语障碍、发育性 Gerstman 综合征等也划归到 LD 相关综合征。

研究历史 最早可以追溯到 1872 年，英国布罗德本特（Broadbent）首例报道阅读障碍个案；1887 年，德国贝尔林（Berlin）首次将拉丁文的"dys"（原义指困难）与希腊文"lesis"（原义指说话）组合成"dyslexia"，用以描述大脑皮层损害而无法阅读的病态；1892～1955 年，多位研究者先后报道典型病例或深入研究了脑损伤儿童的学习问题；1963 年，特殊教育专家柯克（Kirk）首先提出了"学习障碍"的名称。随即学习障碍委员会成立，《学习障碍杂志》创刊，LD 作为特殊教育问题的地位在美国确立；1976 年，美国修订了《残疾儿童教育法》，将 LD 正式纳入特殊教育对象。

流行特征 LD 的患病率，由于研究年代不一、研究角度及选择对象不同，报道差异很大。国外报道多在 3%～5% 之间，中国静进等报道为 6.6%，男女比例约为 4.3：1。据日本报道，按 DSM-IV 标准，学龄儿童的患病率在 3%～8% 之间，男女比例约为 4：1。跨文化研究显示，东方儿童（中国和日本）阅读障碍的发生率较美国低，前者为 2%～3%，后者约为 10%。

病因 尚未明确，学界认为，LD 是遗传、中枢神经系统损伤、功能失调或结构异常所致，亦不排除不利环境、教育因素作用于易感素质儿童所致。一般认为，产前、产时或产后的轻度脑损伤是主要原因之一。某些儿童与生俱来就有生物学和神经心理方面的脆弱性，对后天不利因素更易感和缺乏耐受。

遗传因素 单卵双生子同病率明显高于双卵双生子或对照组，尤其是 LD 的亚型。阅读障碍具有家族高发特性，其遗传率高达 42%。分子生物学研究报道，1 号和 6 号染色体和音韵识别功能关联、15 号染色体则和语句认知关联。LD 患儿多出现自身免疫缺陷性疾病和过敏性疾病，左利手者也居多。

大脑发育异常 阅读障碍者大脑半球多见异位性白质或对称性改变等微小异常以及其他脑结构的改变。影像学研究发现，LD 患儿存在第三脑室扩大、左右脑室不对称、左右额叶对称性异常、大脑外侧裂周围和尾状核部位血流量偏低等改变。

电生理异常 阅读困难儿童脑电图异常率高，表现为左脑半球和顶枕区 α 波活动性偏高或恰相反，低频功率相对增加，β 波频率减少等；视觉诱发电位、听觉诱发电位和事件相关电位检查均存在异常。

母语和文字特性的影响 使用表音文字（如英语）的国家儿童阅读障碍发生率较使用表意文字（如汉字）的国家儿童高，两者具有不同的认知加工过程，推测阅读障碍和文字特性存在一定的关联。

环境因素 家庭和学校教育均会直接影响儿童的学习动机和兴趣，学业成绩又会影响儿童自尊和自信的建立。家庭环境不良、简单粗暴的教养方式、培养目标和期望过高、教学方法不当等，均可导致和（或）加重儿童学习困难，并继发情绪问题。此外，环境铅水平过高使儿童血铅增高，导致注意困难、易激惹、睡眠困难、记忆力下降及学习困难。有报道称食品中过高添加剂、防腐剂、色素等也可影响儿童神经系统功能，使学习能力受损。

临床表现 LD 的临床特征随年龄增长而发生变化，至学龄期后实际学习能力达不到平均水平，在听、说、读、写、推理、算术等方面表现有特殊的困难，进而影响日常生活，如家庭生活、运动技巧和人际交往等方面。

早期表现 好动、好哭闹，对外刺激敏感和容易过激反应，建立母子情感关系困难；幼儿期有不同程度的语言发育问题、动作发育和行为问题，如说话偏迟、咬指甲、攻击倾向、伙伴交往不良、语言表达和理解欠缺、协调运动困难、动作缺乏目的性等，导致团体适应困难，认知发展不平衡。到学龄前期出现更明显的认知偏异，如视觉认知不良、沟通和书写困难等。出生高危因素、早期语言发育迟缓、构音障碍等问题的儿童易发展为学习困难。

入学后的表现 主要在一般认知和特殊学习技能方面表现困难：①语言理解困难。常表现"听而不闻"，不理睬父母或老师的讲话，易被视为不懂礼貌；有的机械记忆较好，能运用较复杂的词汇，但对文章理解差，不合时宜地使用语词或文章，或喋喋不休。学习汉语的儿童则在读写和词义理解方面更容易出现困难。若伴有音乐理解困难则同时缺乏节奏感。②语言表达障碍。表现为说话较迟，开始说话常省略辅音，语句里少用关系词。可模仿说出单音，但不能模仿说出词组；言语理解良好但语言表达困难。有的患儿可自动反射性说出一两句词汇，但随意有目的性说话困难。有类似口吃表现、节律混乱、语调缺乏抑扬等。③阅读障碍（dyslexia）。阅读时漏字或增字，阅读时出现语塞或太急，字节顺序混乱、漏行跳行，书写时视觉倒翻、计算时位数混乱或颠倒；默读专心，易用手指指行阅读；英语或拼音不能分读音节，只能整体读出；因果顺序表达欠佳，命名困难；在使用表音文字（如英语）的国家，尤其在读音不规则的词汇上表现困难。④视空间障碍（visual-spatial learning disability）。表现为手指触觉辨别困难，精细协调动作困难，顺序和左右认知障碍，计算和书写障碍；有明显的文字符号镜像处理现象，如把 p 视为 q、b 视为 d、6 视为

9、部视为陪等；计算时易忘记进位或错位，直式计算排位错误，错抄或漏抄，数字顺序颠倒，数字记忆不良，从而导致量概念困难和应用题计算困难。结构性障碍者易出现空间方位判断不良，难以判断远近、长短、大小、高低等。这类儿童到学龄前期会出现更明显的认知偏异。⑤书写困难和手眼协调困难。表现为缺乏主动书写，手部动作笨拙，如不会灵活使用筷子，穿衣系扣子系鞋带笨拙，握笔困难，握姿别扭，绘画不良，精细动作差等。做作业时坐姿别扭，写字丢偏旁或张冠李戴，写字潦草，涂抹多，错字别字多。⑥情绪和行为问题。多伴有多动、冲动、注意力集中困难。继发性情绪问题，如自我意识不良、学习动机薄弱、焦虑或强迫行为、攻击行为、社会适应和人际关系不良、品行问题等。国外报道，LD 中左利手概率较高，并且过敏体质者居多，未经及时干预矫治者发展为青少年违法和成年期精神人格障碍者偏多，或发展为反社会性行为者或拒绝上学症。LD 儿童虽智力正常，但临界智力状态者所占比例高，智力结构不平衡，语言智商（verbal intelligence quotient，VIQ）和操作智商（performance intelligence quotient，PIQ）得分差异大，单项神经心理测验成绩低下，投射测验显示不良情绪或欲求不满，神经系统软体征检测多呈阳性，手眼协调困难，视结构不良。

诊断与鉴别诊断 结合病史询问，尤其是儿童的出生情况、发育过程、发病过程及其表现特征，行为观察和心理测评，根据 ICD-10 或 DSM-Ⅳ 诊断标准诊断。

检查手段 必须进行有关神经精神检查和心理测评。必要时

亦可进行神经影像学、神经电生理方面检测。常用的心理测评有：①学业成就测试。侧重于听理解、语言表达、书写、阅读理解、计算和基本推理，有1项较智力期望值明显落后或低于同年级平均水平2个标准差即可诊断。②智力测试。常用韦氏智力测试，排除精神发育迟滞或孤独症，了解LD类型及其智力结构。VIQ和操作智商PIQ得分，可大致分类出言语型和非言语型LD。③神经心理测验。如利脑实验、卢里亚（Luria-Nebraska）儿童成套神经心理测验、K-ABC测验、记忆测验、单项神经心理测验等，主要用于检测LD儿童的神经心理模式。④学习障碍筛查量表。总分低于60分者，为LD可疑儿童。

ICD-10诊断标准 特定的学习技能损害必须达到临床显著程度，如学习成绩不良、发育先兆（如语言发育迟缓）、伴随行为问题（如冲动、注意集中困难）等；这种损害必须具有特定性，不能完全用精神发育迟滞或综合智力的轻度受损解释；损害必须是发育性的，即上学最初几年就已存在，而非受教育过程中才出现；没有任何外在因素可以充分说明其学习困难；不是视听损害所导致的。

诊断分型 DSM-Ⅳ和中国《中国精神疾病分类方案与诊断标准》第3版（CCMD-3），分为阅读障碍、计算障碍、书写障碍、特定的学习障碍；全美学习障碍协会和美国神经心理学家迈克尔·包斯特（Myklebust）分为言语型和非言语型2类，其中言语型LD包括语言理解障碍、语言表达障碍、阅读障碍、书写障碍和计算障碍等，各型又有若干亚型；非言语型LD，又称右脑综合征，主要表现为社会认知方面的障碍，部分可发展为反社会性行为。

鉴别诊断 LD需与精神发育迟滞、孤独症、选择性缄默症、品行障碍、注意力缺陷多动障碍、癫痫等相鉴别。

治疗与预后 根据LD儿童的年龄、类型、程度、临床表现以及心理测评结果确定。一般原则是以接纳、理解、支持和鼓励为主，以改善LD患儿不良的自我意识，增强其自信心和学习动机，根据障碍儿童认知特点，采取针对性的教育治疗，并尽可能取得家长与学校的配合。公认的方法有教育、药物和精神（心理）治疗，综合运用效果更佳。同时应坚持个别化原则，忌高起点、超负荷训练，及时进行效果/心理评估，以调整后期训练。约半数以上的患儿的症状会随年龄增长而自行缓解和减轻，有特殊技能缺陷的可能持续至成年期以后。约20%的患儿会继发品行障碍和反社会行为，或长期社会适应不良，青春期后出现抑郁、自杀或精神疾病的风险高于一般人群。

预防 重点是早期预防、早期干预。早期预防包括加强围生期保健，做到优生优育，防止烟酒毒等有害物质的侵害，正确开展早期学能训练。特别关注具有高危出生史的儿童，出现可疑问题及早评估和诊断。早期干预是一旦发现儿童有语言或其他类学习问题时及时就诊，指导家长改进养育条件和方法，尽早进行心理咨询和指导。

（静 进 王 馨）

zhùyì quēxiàn duōdòng zhàng'ài

注意缺陷多动障碍（attention deficit hyperactivity disorder, ADHD）

儿童期与年龄不相称的注意力不集中、过度活动和冲动控制力差为核心症状的一类神经发育障碍。该症可合并品行障碍、对立违拗障碍、情绪障碍、学习障碍等多种心理病理表现。ADHD的患病率，不同国家和地区的报道不同，在1.7%~17.8%之间。中国曾经对多个地区进行了多次ADHD流行病学调查，患病率报道为3%~10%。按DSM-Ⅳ诊断标准，学龄期儿童公认的发病率是3%~5%，男性明显多于女性，男女比例在（4~9）∶1之间。其差异的原因之一是男童更具有冲动和攻击行为，并且容易伴随品行方面的问题，故更容易引起注意。该症在儿童精神科和儿童保健科门诊的病例中现居第1、2位。

研究历史 有关ADHD的描述和研究，已有100多年的历史。早在19世纪，医学文献上就已有类似ADHD的记载，当时称为"冲动性愚鲁"；1902年，斯蒂尔（Still）首次对ADHD的临床特征进行了系统描述，多动为该症的主要特征；1947年，斯特劳斯（Strauss）从病因角度将之命名为"轻微脑损伤综合征"；1949年，克莱门茨（Clements）改称为"轻微脑功能失调"；至20世纪70年代，道格拉斯（Douglas）提出在这个障碍中，多动不是唯一或主要问题，还包括注意的保持和冲动控制的缺陷，注意问题开始引起人们的关注；1977年，《国际疾病分类》第9版（ICD-9），将该症命名为"儿童期多动综合征"；1980年，美国精神病协会出版的《精神疾病诊断和统计手册》第三版（DSM-Ⅲ）将此病正式命名为"注意缺陷障碍（ADHD）"；1983年，道格拉斯将此病的基本缺陷归于注意唤起调节和抑制性控制的缺乏，进一步的研究又发现活动过度也是该症的主要特征；1987 年，DSM-Ⅲ-R 改称为注意缺陷多动障碍，并分为注意障碍和注意障碍伴多动 2 型；1994 年，DSM-Ⅳ 将其分为多动/注意缺陷混合型、注意缺陷为主型和多动/冲动为主型。世界卫生组织《国际疾病分类》第 10 版（ICD-10）称为多动性障碍（hyperkinetic disorder），中国《中国精神疾病分类方案与诊断标准》第 3 版（CCMD-3）称为儿童多动症（hyperactivity in childhood）。1995 年中国自然科学名词审定委员会定名为注意缺陷障碍伴多动（attention deficit disorder with hyperactivity）。

病因 病因尚未明了，大多数研究认为由多种生物因素-心理-社会因素共同所致。

遗传因素 在 ADHD 病因中起重要作用。ADHD 具有家族聚集性，如果儿童患 ADHD，直系或旁系家庭成员的 1/3 也可能患有 ADHD；如果一个患 ADHD 的儿童成年后仍然有 ADHD，其子女患 ADHD 的概率超过 50%。ADHD 一级亲属患病的概率是总体人群的 5~6 倍，二级亲属患病的风险度约为 1.7%。此外，双生子研究显示，ADHD 的遗传率为 80% 或更高，且症状越严重遗传的影响越大；分子遗传学研究发现，有与 ADHD 相关联的易患性基因，其代表性的有多巴胺系统基因、多巴胺-羟化酶基因、儿茶酚胺氧位甲基转移酶基因和单胺氧化酶基因等。

神经生物因素 影像学研究发现，ADHD 患儿存在脑结构和功能异常，主要集中在额叶、扣带回、纹状体及其相关的基底节结构和神经网络；神经生化方面异常主要有单胺类神经递质代谢

紊乱，儿茶酚胺通路异常等；神经电生理方面的研究显示，ADHD 儿童在脑电图、事件相关电位等检查中表现出一定的异常，在某些程度上可解释 ADHD 的症状；神经心理的缺陷主要在持续性注意、执行功能、记忆和学习等认知方面，现多数学者认为前额皮层调控的执行功能的缺陷是 ADHD 儿童的核心缺陷。

社会心理因素 家庭和社会提供的教育不足、教养方式不当、早期母爱剥夺、严重的生活应激事件、教师处理儿童问题不当等家庭、学校和社会因素，亦对 ADHD 的发展和结局造成一定影响。空气污染、饮食、异食癖以及缺乏照料而接触含铅量较高的塑料玩具、油漆物品等导致轻微的铅负荷增高可引起神经生理过程的损害，导致多动、注意集中困难、易激惹、运动失调、反应迟钝等；人工食品添加剂（如防腐剂、人工色素等）和水杨酸盐与 ADHD 的发生有某种潜在关联，若食物中去除这些物质，有些 ADHD 儿童的行为和学习问题可得到改善。但这一假设未能得到广泛支持。

临床表现 基本特征为注意缺陷、活动过多、行为冲动性以及伴随学习困难和情绪异常等，智力可以正常或接近正常。

注意缺陷（attention deficit）其特点为被动注意占优势，主动注意不足，如上课注意力不集中，老师提问茫然不知或答非所问，做作业容易受外界无关刺激影响而分心、粗心，却易对有趣的电视节目、书刊或游戏相对集中注意力，重症 ADHD 儿童主动注意和被动注意均表现不足；注意强度弱、维持时间短暂、稳定性差；注意范围狭窄，如做作业

易漏题、马虎潦草、粗心大意、难以按时完成作业等；不善于分配注意，不善于抓住对象的要点和重点。

活动过度 表现为与年龄不相称的活动过多，部分儿童的过度活动在婴儿期出现，表现为易兴奋、好哭闹、睡眠差、易激惹、喂养困难、不易养成规律的饮食和排便习惯，属“气质难养型”居多。会走路后活动明显比正常同龄儿多，进幼儿园后不守纪律、好喧闹和捣乱，入学后上课小动作多、坐不住、好玩物、不知疲倦、话多爱插嘴。多动症状无明确目的性，动作多有始无终、缺乏完整性而显得支离破碎，也不分场合、不顾后果、难以自控、冲动任性，因而其行为常带有破坏性、危险性，易发生意外事故。

情绪和行为异常 ADHD 儿童自控能力差、情绪变化剧烈、易兴奋，对挫折的耐受能力低，常对不愉快刺激做出过分的反应，失败和挫折的经历会使他们以退缩和回避的方式自我保护，会出现害怕上课、逃学，一上学就诉胸痛、腹痛、头痛等不适而不愿意去学校；有的 ADHD 患儿为了抗衡自卑情绪、补偿自尊心受到的伤害，会组织小团体，领头、操纵或强制其他同学参与，在课堂内外起哄、搞恶作剧、欺负同学甚至打架斗殴，他们主要是通过攻击显示自己的能力，补偿自身的缺陷，这种冲动性行为易造成品行障碍，甚至构成少年犯罪。还有 ADHD 患儿会因在家和学校得不到关心和认可，倾向于寻求其他方面的满足，如网络、游戏、自我幻想等，导致网络成瘾。

学习困难 一般而言，ADHD 的智力水平属正常范围，学习困难主要与注意力分散、难以集中

和维持注意力学习有关，因此学习困难具有一定的特点，包括学习成绩波动性大；随升入高年级逐渐下降；学习和考试时易出现粗心大意的错误；药物和心理行为治疗可以提高学习成绩。

社交问题 约一半以上的ADHD儿童有社交问题，表现为不受同龄儿欢迎，没有好朋友，这与他们以自我为中心、喜欢干扰别人、冲动任性、具攻击性和破坏性有关外，还与其社交技能不足和语言表达能力欠佳有关。

神经体征 ADHD儿童可有轻微共济运动障碍、动作不协调、精细动作笨拙等，检查神经软体征，约67.5%的患儿可以有1~2种阳性体征。

50%以上的ADHD儿童同时患有另一种精神障碍，主要有：①发育和认知方面。容易合并发育性语言障碍、发育性协调运动障碍以及学习障碍（30%~50%），学习障碍中各种亚型的共患率分别为：阅读障碍为8%~39%，计算障碍为12%~30%，书写障碍为12%~27%。②精神行为方面。容易合并对立违抗性障碍（50%~60%）、品行障碍（21%~45%）、适应性障碍（30%~60%）、焦虑障碍（25%~40%）、心境障碍（15%~75%）、反社会行为（如药物依赖、攻击和反社会人格障碍）。③躯体化方面，多合并抽动障碍（包括图雷特综合征，30%~50%）和癫痫。

检查手段 可辅以神经电生理、神经影像学、神经精神检查和心理测评等。①脑电图检查。ADHD儿童脑电图慢活动δ、θ波增多，α波和（或）β波活动减少。正常儿童随年龄的增长，慢波活动逐渐减少，而ADHD儿童EEG停留在较小年龄的水平。②脑诱发电位检查。精神活动对脑诱发电位晚成分的影响有一定的规律性，ADHD儿童由于注意力不集中，波幅的变化差异缩小。③影像学检查。头颅CT、MRI、fMRI等发现ADHD儿童可能有一些轻微异常的改变。④智力测试。ADHD儿童智力大多正常，极少数处于临界状态。⑤学习成就和语言能力测验。国外常用广泛成就测验和伊利诺斯语言发育测验。通过该类测试发现ADHD儿童常有学习成就低下或语言方面的问题。⑥注意测定。常用持续性操作测验、注意力变量检查、数字划消等，ADHD儿童可出现注意力持续短暂，易分散。⑦行为量表评定。常用康纳斯（Conners）父母问卷、康纳斯（Conners）教师问卷、学习困难筛查量表以及阿肯巴赫（Achenbach）儿童行为量表等。

诊断和鉴别诊断 ICD-10、CCMD-3和DSM-Ⅳ关于ADHD的诊断标准基本一致，以此为标准进行临床诊断，综合病史、临床观察、躯体和神经系统检查、行为评定量表、心理测验和必要的实验室检查，同时参考儿童的年龄、性别因素，方可确诊。ADHD可分为混合型、以注意缺陷为主型和以多动-冲动为主型，诊断时应予明确。按程度可分为轻、中、重度，需要和正常儿童的多动、适应障碍、品行障碍、精神发育迟缓、儿童孤独症、艾斯伯格综合征、抽动-秽语综合征和由视力、听力缺陷所引起的多动和注意缺陷鉴别。

治疗 整合家庭、学校和社会资源，老师、父母和医师相互配合，结合心理支持、行为矫正、家庭和药物的综合治疗措施，采用疏泄、解释、鼓励、安慰、暗示等方法，树立患儿信心，改善家庭环境、指导父母教养方式，增加对患儿的心理支持；根据患儿的情况设计个体化的治疗计划改善儿童的行为问题；当症状明显导致儿童学习困难、成绩下降，或有明显的行为异常时，在心理和行为矫正的同时应予以药物治疗；提高教师队伍素质，增加对教师相关知识和处理儿童行为问题的培训和指导。

预后 ADHD的预后与病情轻重程度、是否及时有效治疗、有无家族史以及是否共患其他精神障碍有关。一般而言，ADHD儿童随年龄增长症状逐渐减轻乃至消失。多数ADHD儿童青春期以后因神经系统发育趋于成熟和体内性激素分泌开始旺盛而多动行为有所减少，冲动行为亦随大脑成熟而减轻，但注意缺陷、白日梦、注意集中困难、认知功能偏异等仍可持续相当长时间，甚至可贯穿整个青春期乃至成年期。许多ADHD儿童的典型症状可持续至青春期，而且有些情况会变得更严重，ADHD儿童进入中学后学习更显吃力，更明显的学习困难和厌学情绪之后逐渐加重，并伴发学校生活适应困难、厌学和逃学、人际关系紧张、攻击同学和教师、耐受性差，导致对立违抗性障碍。50%的ADHD儿童有发生意外事故的倾向，伴发品行障碍者居多，占ADHD的30%~50%。最近报道这类儿童更容易成为网络成瘾者，并且更难于矫治，并伴有明显的睡眠问题。

ADHD持续至成年期后，其行为表现主要是不稳重、神经质、易激惹、暴怒发作等，残留症状明显者可能具有反社会人格障碍。成人ADHD多伴发焦虑障碍、神经症、药物滥用及反社会行为障碍等。儿童期ADHD若属于注意缺陷型者，容易伴发抑郁，童年期还可能伴发反应依恋性障碍，但反社会行为较少；多动-冲动型或混合型则易合并药物依赖和破坏行为。约 1/4 的 ADHD 可发展为青春期和成人期的反社会行为，ADHD 中的酒精依赖者占 68%，反社会人格障碍占 23%。成人 ADHD 的情感障碍与抑郁症或双向性情感障碍不同，多属于情感变化大，自发或反应性地情感高涨与低落，并持续数小时乃至数日，随年龄增高情感高涨逐渐减少，情绪低落持续增多。

预防 避免各种危险因素，有高危因素者进行早期干预治疗，如低出生体重儿、早产儿、出生时有脑损伤、属难养型气质者应定期追踪观察；对婴幼儿早期和学龄前期就有好哭、少睡、注意力分散、活动过多、冲动任性等症状的儿童，在进行行为矫正的同时，应及早进行提高注意力的训练，以期减少或减轻 ADHD 的发生。

（静 进 王 馨）

értóngshàonián gōngjī xíngwéi

儿童少年攻击行为（aggressive behavior in children and adole-scents）

儿童少年有意伤害他人且不为社会规范所许可的不良行为。其中，伤害意图、伤害行动与社会评价是攻击性行为概念的 3 个要素。攻击者具有伤害他人的主观意图，目的是直接造成被攻击者的伤害或通过唤起被攻击者的恐惧，又称进攻性行为。对攻击行为尚无统一定义，以上定义为国内心理卫生工作者普遍使用和认可的，尚有定义为"一种经常性有意地伤害和挑衅他人的行为""以直接伤害他人为目的的任何行为序列"等。

流行特征 攻击行为是儿童社会性发展中一项非常重要的内容，常被认为是不良行为，对其身心健康、人格发展与学业进步等都有极其消极的影响，而且在一定程度上影响教师教学工作的正常实施。在年幼儿童中，轻度或间断的攻击行为常见，有报道显示，8~11 岁的儿童中，有 51% 在前 1 年至少有过 1 次攻击行为。学校欺负行为（作为力量相对较强的一方对另一方重复施加的攻击行为，是一种较严重的特殊类型的攻击行为）的研究显示挪威、英国、意大利等国约 10%～25% 中小学生卷入欺负和受欺负问题；中国有 22.2% 和 6.2% 的小学生"时常"或更频繁地受欺负或欺负他人，有 12.4% 和 2.6% 的初中生"时常"或更频繁地受欺负或欺负他人。

成因的相关理论 关于攻击行为成因的研究学说众多，其中具有较大影响力的有本能说、习性说、挫折-攻击说、社会学习理论和社会认知模式理论等学说。

本能说 代表人物为弗洛伊德。他认为人类的攻击行为是人的一种本能，通过遗传而不是学习获得，儿童的攻击表现源于儿童的破坏性本能。

习性说 代表人物为洛伦茨，他认为攻击和争斗是一种本能，具有生物保护意义。攻击是动物及人类生活不可避免的组成部分，人类要想避免战争等不良攻击行为，就需要多开展冒险性的体育活动，以耗散攻击本能。儿童的攻击也是源于人的一种自我生物保护本能。

挫折-攻击理论 代表人物为多拉德，他在《挫折与侵犯》一书中首次提出"挫折-侵犯"假说，认为攻击行为是个体遭受挫折引起的。该假说宣称"侵犯永远是挫折的一种后果"。这一结论包含 2 层含义：①侵犯行为总是以挫折的存在为先决条件。②挫折的产生必然会导致某种形式的侵犯。

社会学习理论 代表人物为班杜拉，该理论认为攻击通过观察和强化习得，直接的观察学习可使儿童学习到攻击行为，通过大众媒介实现的间接学习也可使儿童接受到同样的影响。攻击行为既可习得，也可通过新的学习过程消除，学习是攻击的主要决定因素。

社会认知模式理论 代表人物为道奇，该理论认为攻击是因为攻击者对社会信息的错误理解而引起的，对于攻击行为来说，个体对所面临的社会情境的认知过程是攻击行为产生的基础。

病因 上述理论从不同角度为攻击性行为的产生与发展做出心理学的解释，但儿童攻击行为的形成原因复杂，涉及多方面的影响因素，总的来说可以分为内部诱因（生物学因素和个体因素）和外部诱因（社会因素）。

生物学因素 儿童攻击性行为产生的生物学基础。研究显示，攻击行为主要与大脑的协同功能、情绪唤起水平、体质因素和激素水平等有关。

个体因素 儿童的攻击性行为表现出明显的个体差异，可从儿童的气质类型、人格特点、注意问题、社交能力水平和个体固有经验等方面找到依据。

外部因素 家庭、学校和同伴关系、大众传媒和其他社会因素均会不同程度地影响儿童的攻击性行为，且随着年龄增长、个体心理成熟，攻击性行为的外部诱因发生变化，如婴儿期，身体上的不舒服和企图寻求注意的需求常是导致婴儿哭喊、发脾气的主要因素；3~4 岁期间，对儿童进行强制性良好日常生活习惯的训练成为儿童发脾气甚至产生攻击性行为的诱导因素；4~6 岁期间，同伴之间的冲突是主要诱因。因玩具而引起的争执在 2~6 岁年龄阶段的儿童是一种普遍行为。

分类与临床表现 根据不同的分类标准可把攻击性行为划分为不同类型。

根据行为动机分类 分为工具性攻击（instrumental attack）和敌意性攻击（hostile attack）。前者是个体为了获取物品、空间等而做出的抢夺、推操等行为。这类攻击本身不是为了给受攻击者造成身心伤害，而是一种用以达到获取物品、空间等目的的手段和工具。后者则是直接以人为指向的，以打击、伤害他人身心为根本目的的攻击性行为，包括较多的情感伤害色彩。

根据行为起因分类 分为主动性攻击和反应性攻击。主动性攻击指行为者在未受激惹的情况下主动发起的攻击性行为，是行为者认为攻击是达到某些特定积极成果的可行办法，这种行为的产生不由外界不良待遇引起，而是源于个体对某些成果的预期。反应性攻击指行为者在受到他人攻击或激惹之后所做出的攻击反应，是对外界威胁性刺激的一种防御反应，旨在缓解来自外界的威胁感受，因而带有强烈的情绪因素，主要表现为愤怒、发脾气或失去控制等。

根据行为表现形式分类 分为身体攻击（physical attack）、言语攻击（verbal attack）和间接攻击。身体攻击指攻击者一方利用身体动作直接对受攻击者实施的攻击性行为，如打人、踢人和损坏、抢夺他人财物等；言语攻击指攻击者一方通过口头言语形式直接对受攻击者实施的行为，如骂人、羞辱、嘲笑、讽刺和起外号等；间接攻击又称关系攻击或心理攻击，其不是面对面的行为，而是攻击者一方通过操纵第三方间接对受攻击者实施的行为，其主要形式为造谣离间和社会排斥。

不同性别、年龄段的儿童表现出不同类型的攻击行为，呈现出一定的发展模式。婴儿期，男女儿童攻击性行为没有显著差异，但到了与同伴相互作用的学前期，男童在身体和语言上都比女童表现出较多的冲突和攻击性行为。这种性别差异既出现在社会经济群体，又具有跨文化性，英国、美国、瑞士、埃塞俄比亚以及一些发展中国家均有相同的报道。学前儿童争吵和打架更多是为玩具和其他物品，多为工具性攻击，且以身体攻击为多；随着年龄的增长，由行为规范等社会性问题引起的攻击所占的比例逐渐增长，学龄儿童则更多地使用"敌意性攻击"，同时由于儿童语言沟通技能的提高，言语攻击也随之增多，如批评、嘲笑和辱骂等。攻击行为发生的频率方面，学前阶段儿童的攻击性最高，随着年龄的增长呈线性下降。到青春期攻击和反社会行为出现暂时增长，尤其表现在违法行为和严重暴力方面。

诊断和鉴别诊断 儿童青少年初级保健诊断和统计手册的诊断标准：①进攻性和故意干扰家庭常规，引起同伴、老师的不良反应，和（或）扰乱学习，出现明显的问题。②其不良影响达到中等程度。③人们改变了规则、财物开始更易受到损坏。④儿童呈现某些品行障碍的症状，但不足以诊断为品行障碍，也不足以诊断为行为障碍。

婴儿攻击行为常表现为咬、踢、哭、频繁拽头发；儿童早期表现为经常抢他人玩具、叫喊、击打他人、语言虐待；儿童中期表现为在校或邻里间有间断争斗，在不恰当的场合咒骂或不使用文明语言，发怒或沮丧时打自己或伤害自己；青少年期表现为间断打人，使用不良语言，语言虐待，可出现某些不适当的挑逗、色情性行为。

需要注意的是攻击行为可源于家庭，应检查家庭中有无该类行为影响及虐待关系。

这一标准有助于对不符合某些典型障碍的行为偏离或问题进行识别。如轻度的咬、踢、语言虐待等可能不会引起他人过多的关注，但需要对此进行研究，指导儿童，以避免其不良后果。

治疗与预后 根据攻击行为发生的频度、持续时间和强度，以及是否有或伴发情绪障碍，采取针对性的治疗措施。整合家长、教师、学校和社区资源，采取行为干预和教育为主，药物治疗为辅的治疗方案。主要的行为干预方法有认知训练、移情训练、行为疗法等，可根据儿童攻击行为的类型和程度选择。可从创设非攻击性环境、运用奖惩结合和榜样法矫正儿童的攻击行为、引导儿童情绪情感的健康发展、实行认知行为干预模式等角度开展训练。很多研究都表明，攻击行为相当稳定，随时间的变化不明显，男童和女童的攻击行为稳定性一致。童年时期有攻击行为的儿童到青春期和成年以后更有可能表现出攻击行为。

预防 科学地认识儿童的攻击行为，正确引导家庭教养方式；塑造儿童健全的人格，培养儿童合理的心理宣泄、有效的冲突缓解策略；以家庭为重心，学校和社区相互协调，优化儿童所处的社会环境资源。

（静 进 王 馨）

értóngshàonián fǎnshèhuì xíngwéi

儿童少年反社会行为（anti-social behavior in children and adolescents）

儿童少年违反相应年龄社会行为规范和道德准则并影响自身学习和社交功能、损害他人或公共利益的不良行为。包括暴力和攻击行为、违反法律法规的行为、破坏与年龄相关的规范（如逃学）的行为等。反社会行为是一种社会问题，在美国，反社会行为是青少年精神卫生服务工作中最普遍的对象之一，每年用于反社会行为问题青少年卫生保健、学业支持和未成年司法的经费大约比其他问题儿童高 70 000 美元。

病因 生物、心理和社会 3 方面的因素对疾病的发生和发展共同产生影响，而且对不同的个体、不同的时期，各因素的作用大小也不尽相同。

遗传因素 反社会行为倾向的发展受到遗传因素的影响，单胺氧化酶基因、5-羟色胺转运蛋白基因和多巴胺 D2 受体基因均和反社会行为的发生有一定的关联性，尤其单胺氧化酶更是迄今为止发现的与反社会行为倾向相关最密切的基因。

个体因素 有反社会行为的儿童有情绪不稳、易攻击、易冲动和适应不良等特点。在幼儿园具有高冲动性、低焦虑、低奖赏依赖性的幼儿更可能发展为反社会行为。

社会因素 家庭环境是影响反社会行为发展的各种社会因素中尤为重要的因素，如虐待、教养方式不当、家庭暴力、家庭离异或变故、体罚、忽视和家庭经济水平等，均有一定的影响。儿童成长过程中接触到的不良经历，如挨打受伤、受人批评、受同伴孤立、性侵犯、重要创伤事件等等，都有可能导致他们发展出更强的反社会行为倾向。

流行特征 反社会行为发病年龄最早可以到 5 岁，但通常起病于儿童晚期或少年早期，16 岁以后发病很少。有明显的性别特征，但还与行为类型和年龄有关。有研究显示，5 岁时身体攻击行为的发生率，男童和女童无显著性差异，但 11 岁以后，女童的攻击性行为就明显减少。15 岁左右，非攻击性的反社会行为发生率女童和男童相当，而身体攻击行为的发生率，男女比例约为 $(3 \sim 4) : 1$。

临床表现 主要有一般攻击性行为、破坏性行为、违抗性行为、说谎、偷窃、逃学或离家出走、纵火、物质滥用和性虐待等。

一般性攻击行为 侵犯和攻击他人的行为，表现为躯体攻击和言语攻击。2~3 岁主要表现为暴怒发作、吵闹，而后渐发展为违抗成人的命令，推拉或动手打其他儿童。学龄期后表现明朗化，打架斗殴、恃强欺弱、言语中伤和勒索钱财等，这些儿童也常有虐待动物的行为。

破坏性行为 表现为破坏他人财物或公共财物行为。年幼儿童多破坏家中的物品，学龄期后则表现为故意破坏家中或他人的物品，或破坏景物，究其原因，多与报复、发泄、冲动相关，少数患儿以破坏他人物品为乐。

违抗性行为 故意违抗和不服从他人。学龄期前儿童往往在不如意时候有该行为，要求得到满足或经过一段时间后可自然消失，属情绪反应。而学龄期以后则表现为经常与老师或父母对抗，不服从管教。

说谎 经常有意或无意说假话。一般出现于 7 岁以后，最开始说谎是为了自我保护、逃避惩罚，之后渐变为经常有意说谎，甚者发展为说谎成性。

偷窃 未经同意或趁他人不在时拿走他人钱物。往往开始于学龄期，首先是未经同意拿走父母的钱物，或把家里物品拿到外面。以后发展为将他人的物品占为己有，进而发展为有意地偷窃他人物品，多数为个别性偷窃。少年期后主要表现为单独或团体行窃，还有的儿童以行窃为乐或寻求刺激。

逃学或离家出走 旷课外出和游荡不回家。一般开始于学龄期，首先可能是做错了事怕父母惩罚而不敢回家，或对学习没兴趣而旷课、逃学。倘若此时父母不及时管教或管教方法简单粗暴，儿童便会发展为经常性逃学、甚至单独或结伴离家出走。

纵火 该种行为在中国比较少见，但危害性大。年幼儿童仅是由于好奇而在家中玩火柴、烧纸片，较少伴有其他反社会行为。年长儿童则单独或集体在外面玩火，烧毁的往往是他人或公共的财物，严重者造成纵火违法。究其原因，多为报复心理、寻求刺激或破坏行为的一种体现。常伴其他形式的反社会行为。

物质滥用 主要是吸毒，多见于国外，中国也开始出现。主要发生于青少年时期，初次使用多为出于好奇或受人指使，一旦成瘾便长期使用，难戒，为获取毒品不择手段，常伴有其他反社会行为。

性虐待 国外多见，多发生于青春期以后的男性，表现为强奸、猥亵女性和集体淫乱。女性一般不出现性攻击行为，而是在受诱骗初次发生性行为后发展为卖淫或淫乱。

美国学者莫菲特（Moffitt）根据反社会行为纵向发展的持续性或稳定性，将个体的反社会行为明确划分为持续终生型和青春期特发型2类。前者有明显的遗传性，在儿童期、青少年期都有所表现，但并不随年龄增大逐渐减少，有可能在成年后演变为持续、稳定的反社会行为模式，典型的如反社会人格障碍或性格缺陷导致的持续终生的反社会行为。后者常与ADHD共病与身体攻击、神经心理损害和父母精神病史有关。这类型的患儿常有淡漠和缺乏共情的特征，作为攻击行为和违法犯罪的预示。后者一般在青春期后期出现，并随着个体的成年而逐渐减少直至消失，一般认为与社会因素（如不良的同伴关系）和人格因素（感觉寻求）等关系密切，且多表现为非攻击性的行为。

诊断 根据儿童行为紊乱的特点，按以下标准诊断：①上述临床症状发生于儿童少年时期，并持续半年以上。②至少有上述临床表现中描述的行为之一。③不是由于其他精神疾病引起。

治疗与预后 尚无单一有效的治疗方法，多采用教育、心理和药物联合治疗。行为矫正治疗运用阳性强化疗法和惩罚疗法改变患儿的不良行为，注重问题解决技巧训练改善患儿的认知缺陷。家庭治疗强调以家庭功能治疗和父母管理训练2种具有代表性的方法重点改变家庭功能结构。社区治疗整合社区和学校资源，完

善社会功能。当出现其他伴随症状，如注意缺陷、多动和情绪问题等可考虑药物治疗。

反社会行为通常比较顽固，治疗困难，致不良后果，如并发其他精神心理疾病（如物质滥用、反社会型人格障碍）、学业成绩不良，社会关系恶劣。

预防 反社会行为形成有较长时间的发展过程，且各种社会心理因素的作用明显，一旦形成，治疗效果较差，预防有重要意义，干预越早效果越好。

创造良好的家庭环境 父母树立良好的榜样作用；建立良好的亲子关系，注重与儿童的情感交流和思想交流；教养方式一致、正确和行之有效；以鼓励、支持为主，树立儿童的自尊心和自信心；有明确的家庭规则和社会规范的教育；加强对儿童品德和行为的修养；出现家庭矛盾时使用正确的方法解决，让儿童感受到家庭的温暖。对高危家庭，如家庭矛盾冲突多、家庭功能紊乱、父母离异和父母有违法犯罪行为、精神疾病或人格异常等，要及早进行家庭干预，最大限度地减少对儿童的影响。

干预高危儿童 自尊是维持儿童心理和行为正常发展的重要因素，学龄期的儿童，自尊的建立很大程度与学业成绩有关，在学业上的失败会影响儿童自尊心的发展，进而形成一些不良的行为。儿童注意缺陷多动障碍、学习困难和抽动症等多种儿童期精神障碍都可能出现学业上的失败，再加之本身疾病的存在，很容易出现低自尊和自信。对于这些高危儿童，要进行及时的干预，主要包括教育上区别对待，创造相对宽松的环境，给予心理和情感上的关怀和支持；及早治疗相关

疾病，积极开展学习技巧训练和社会技能训练等，助其建立良好的自尊和自信。

树立良好的社会风范 社会规则和规范教育，约束不良行为，正确引导儿童的发展。

（静 进 王 馨）

shàonián fànzuì

少年犯罪（juvenile delinquency）

不满18岁的未成年人违反法律的行为。该概念中包含2个主要问题，即青少年的年龄界定和少年犯罪的界定。中国的司法统计上指14岁至未满18岁的未成年人犯罪和18岁以上至25岁的青年人犯罪。根据中国法律相关规定，少年犯罪的范围包括：①违反《中华人民共和国刑法》的行为，即已满14周岁不满16周岁的人，犯故意杀人、故意伤害致人重伤或死亡、强奸、抢劫、贩卖毒品、放火、爆炸、投毒罪的行为和16~25周岁的人违反《刑法》规定的犯罪行为。②违反《治安管理处罚法》的行为，包括扰乱公共场所秩序和妨害社会管理秩序、侵犯公民人身权利与财产权利等情节轻微尚不构成刑法中规定的犯罪要求，但已经具有较为严重的社会危害性，需要加以制裁的违法行为，如青少年吸毒、卖淫嫖娼和赌博等行为。③《中华人民共和国预防未成年人犯罪法》中规定的不良行为和严重不良行为。

流行情况 少年犯罪作为一个国际性问题，从20世纪初就受到世界各国的重视，有学者甚至认为其与毒品、环境问题共同构成当今世界的三大公害，应当引起强烈关注。韦斯特（West）的调查显示，21岁前男性有22.0%、女性有4.7%的犯罪记录。中国青少年研究中心发布的《中国"十

五"期间青年发展状况和"十一五"期间青年发展趋势研究报告》指出,"十五"期间中国青少年犯罪情形不容乐观。①少年犯罪总体数量呈上升趋势,未成年人犯罪增长迅猛。其中全国法院判决的青少年罪犯5年间增长12.6%,未成年人犯罪数量增长情况更加突出,5年间上涨68%。②少年罪犯占整体罪犯的比例停止下滑,出现回升,而未成年罪犯占整体罪犯的比重则始终保持增长势头。2000年青少年罪犯占整体罪犯的比例为34.54%,2001年为33.96%,2002年为31.05%,但自2003年起发展轨迹出现了变化,这一比例回升到31.22%,2004年上升到32.55%。未成年罪犯占整体罪犯的比例自1997年起开始增长,在"十五"期间增长更加明显。2000年占6.52%,2001年占6.68%,2002年占7.13%,2003年占7.93%,2004年占9.17%,已经接近10%。③青少年犯罪率高,呈上升趋势,青年群体尤为突出。全国总人口犯罪率在5/万~6/万之间,而青少年的犯罪率翻一番,在10/万~11/万。④青少年犯罪主体低龄化趋势明显。

成因和发病机制 原因复杂,是一个多层次、综合的、彼此相互作用的系统,大致可分为内因和外因。

内因 主要与个体人格特质(以强迫、人际关系敏感、抑郁、偏执、敌对等为多)和该时期特殊的生理、心理发展特点有关。青少年时期作为儿童向成人过渡的阶段,生理上发生了急剧而显著的变化,而其心理水平的发展相对缓慢,缺乏合理调节和支配自身活动的能力,在认识与情感、认识与行为、情感与意志行为、独立性意向与认识能力之间以及自我意识内部各成分之间存在矛盾。此外,青少年由于心理脆弱、承受能力差,又面临社会多方面的冲击和震撼,易出现心理障碍或心理疾病(如对立违拗障碍、品行障碍等),继而引发违法犯罪行为。

外因 主要涉及家庭、学校、社会和文化等多方面的作用,其中家庭教育方式简单粗暴、学校应试教育体制的欠缺以及社会不良风气被认为是造成青少年犯罪的三大主要原因。网络、传媒、道德教育和青少年法制教育的欠缺和滞后,尤其是网络游戏的不良引导作用,成为诱发青少年犯罪的主要原因之一。

临床表现 少年犯罪有共同的人格特点,即情绪极不稳定,自制能力差,个人需要层次低下。他们没有深刻的思想内容,冷漠、易暴易怒、道德感模糊,不能控制自己的言行,散漫、放荡,对文化知识缺乏兴趣,却贪图表面虚荣。

犯罪前兆 青少年在出现犯罪行为之前,常会有行为改变,可作为提高警惕的标志。

物品 钱包里有陌生人的照片或伪造的名片;书包、口袋或柜子里有镇静剂、镇痛片或某种兴奋剂;书包上常有代表某一帮派的标志;随身携带某些舞厅、酒吧的火柴、门票、打火机等;常有新文具,并谎称是同学的,而父母买的文具常"丢失"。

言语举止 留有某种特殊发型,以示与常人不同,对自己的发型相当注意;私自改动校服制式或一向服装简朴的儿童对服饰突然异常注意,并和同学、朋友互借或互换衣服;女性书包中常带有化妆品、墨镜等;对异性非常恶劣,或打电话威胁他人以及假意要自杀或离家出走。

社会交往 没有固定的朋友或不交、少交同龄朋友;突然原因不明地疏远原来的亲密朋友;朋友来自己家时,不介绍给父母认识,而是站在门口说话;抢着接电话,而且说话声音低;外出时常借口同学或朋友家没有电话不便联系,不告诉父母明确的外出地点;借口学校集体活动而外出夜不归宿。

学习 成绩突然下降,对学习不感兴趣,应付了事。

家庭关系 亲子关系恶劣,经常顶撞父母或对父母过度顺从;对父母采取一种嗤之以鼻的态度,与父母交谈时常用眼神偷窥父母脸色而不敢正视父母的脸;格外注重自己的隐私,要求给房间上锁,常把自己关在房间里,不与父母交谈;突然要求家长增加零用钱,而不说明其用途,常借口钱丢了或父母给的钱不够、学校要交费等。

基本类型和表现 青少年犯罪呈独有的特点,可分为以下类型,且每种类型都具有突出特点。

暴力型少年犯罪(violence type juvenile delinquency) 青少年凭借其自然力或借助一定的具有杀伤性能的器械以强暴手段或以其他危险方式,对人或物施暴并造成一定损害后果或有造成损害危险的严重危害社会的行为。包括杀人、强奸、抢劫、纵火、爆炸和暴力干预他人婚姻自由等。这类青少年往往性格暴躁、遇事冲动、自我约束能力差,或性格压抑内向、又缺乏良好的疏解和支持。这类犯罪状况通常向严重化、恶劣化方向发展。

物欲型少年犯罪(materialistic type juvenile delinquency) 为满足物质欲望,以非法占有为目

的而实施的各种侵犯公私财物的犯罪。包括侵犯财产、破坏社会主义经济秩序、妨碍社会管理秩序、以侵犯财产为目的的危害公共安全等犯罪。初犯和偶犯的比例呈上升趋势，且常兼有其他多种违法犯罪行为，如盗窃罪常与强奸罪交叉，抢劫罪常与强奸、流氓罪交叉，诈骗罪又与流氓罪交叉。早期以满足温饱而侵犯私人日常用品为主，后来则以侵犯私人贵重物品和国家财产的物欲型青少年犯罪日趋增多。

淫乱型少年犯罪（fornication type juvenile delinquency） 其特征是情感上奉行纵欲主义，盲目追求西方的"性自由""性解放"；物质上奉行拜金主义，缺乏一技之长，不愿劳动，只能通过非法途径追求金钱；喜好打扮、奇装异服，在公共场所行为张扬、夸张，常为男女纠集成团体，甚至逐渐发展为流氓团体。从过去的偶然性转变成具有目的性，甚至形成产业性。犯罪主体广泛，可能发生在各种职业类型，且主动性或自愿性参与的比例增大。

团伙型少年犯罪（gang-type juvenile delinquency） 该类型是当前特点，所占比例较大，包含以上 3 种类型的犯罪。青少年的心理特征决定了他们喜欢成群结队，形成所谓"志同道合"的团伙，在其中寻找归属感。在团伙中，只要一人有犯罪意识就容易相互影响、支持和鼓动，形成群体行动，有计划性、组织性和分工性。

诊断和鉴别诊断 根据以上表现判断不难，主要是强调年龄界限和行为结局是否触犯法律性，应以司法界定为主。同时应与少年不良行为相鉴别，两者具有共同点：以男性居多，过去趋向于社会经济地位较差的儿童，现有向富裕家庭的子女转移的趋势；大多学习困难，建立感情联系困难，缺乏同情心，不顾及他人的期望和利益。鉴别点主要是结局所波及的范围，少年犯罪一般波及社会，不良行为仅局限在家庭和学校内。

干预原则 少年犯罪是社会问题，判定后一般采取强制性地进入改造机构接受教育和改造，但在此过程中，需要配合教育和心理学的策略，以教育、挽救和感化为主，坚持"寓教于审、惩教结合、教育为主、惩罚为辅"的原则，并注重社区康复和回归社会。

必须了解犯罪青少年的人格特点和犯罪原因，针对人格特征的薄弱环节重点进行矫治，完善人格，及时有效处理，防止形成惯犯。对于团伙犯罪必须首先隔离，以免相互影响，逐个教育改造。运用行为疗法纠正不良行为，认知治疗树立社会准则意识和犯罪感、羞耻心，通过他人的示范作用树立身份意识，从而促进人格完善。注重回归社会后社会功能、家庭功能和学校功能的重建与恢复。

预防 少年犯罪严重影响其人生发展，也对社会造成危害，可控和可改善的外界因素对预防尤为重要。应充分发挥家庭、学校、社会和国家的整体功能，相互协调、配合，全方位预防青少年犯罪。

家庭预防 提高家长素质，强化父母的教育职责，建立功能完善、结构完整、教育方式正确的家庭环境；尊重青少年的成长权利，帮助青少年树立自尊和自信；加强对青少年的家庭保护，认识和及早发现其不良行为并进行矫治。

学校预防 加强思想品德、法制知识、性健康和合理使用网络等方面的教育，注重学生综合素质的拓展；提高教师队伍的整体素质，强化教师职责，创造良好的学校环境。

社会预防 建立综合治理防控体系；充分合理地发挥社区作用，优化社区环境，建立社区预防、社区矫正机制；创建良好的社会主流文化，净化社会风气，规范传媒导向，遏制不正之风；强化心理卫生的三级预防措施，逐级预防心理卫生问题；增加对网络的相关预防措施，如加强对网吧的监管力度，构建绿色、健康的网络环境，传播网络先进文化等。

司法预防 建立健全的青少年相关法律法规体系；采取适用于青少年犯罪的司法手段和执法手段；严厉打击教唆青少年犯罪的行为和活动；完善网络法律体系。

（静 进 王 馨）

értóngshàonián tuìsuō xíngwéi

儿童少年退缩行为（withdrawal behavior in children and adolescents） 儿童少年表现胆小、害怕、孤独、退缩但无精神异常的一种行为障碍。多见于学龄前女童。退缩行为是一种多维度结构，反映了儿童少年的心理、气质和动机属性，很大程度上被视为心理上过度控制而产生的行为反应，这种结构随着儿童少年年龄和社会背景不同而不同。消极退缩可预测同伴拒绝，但两者关系到童年后期和青少年期才逐渐稳定，此时儿童少年才能分辨这类行为并判断其是否正常。

发展心理学对儿童少年退缩行为研究的起因有 2 个方面。①源于对儿童少年道德发展的研究。让·皮亚杰认为，人类个体知识的获得源于与客体的相互作用，社会认知的发展得益于与他人的相互作用。心理学家认为，个体社会行为差异的原因之一是理解他人的思想、感情、意图的能力和对行为后果（自己和他人）的认识。而社会互动，特别是同伴的相互作用对儿童少年社会认知的成熟起着非常重要的作用。这一思想在20世纪70年代得到了实证研究结果的支持，在此期间研究者考察了同伴相互作用、观点采择能力与儿童的行为发展结果——社会适应及适应不良之间的关系，结果表明同伴的相互作用是儿童社会认知发展的重要因素，最终有助于儿童良好社会适应行为的发展。②对异常行为的关注。异常和临床心理学中包含有社会退缩这一概念，是将其视为控制失调的例证或内隐行为问题，但尚未作为一种独立的心理问题种类看待。

病因及发病机制 儿童退缩行为是儿童自身因素和外界环境因素交互作用的结果。鲁宾（Rubin）认为个体最初的气质（生理）差异影响父母对儿童做出的反应模式，而这种反应模式导致不安全型依恋、社会退缩和焦虑的产生。

生理遗传因素 研究认为，气质是影响退缩行为的一个先天素质，有遗传基础。生理特征在心理上的表现是抑制性气质。社会认知研究表明，退缩儿童的认知模式与其他儿童有差异。阿森多夫（Asendorpf）的研究发现，退缩行为具有异质性。不同退缩类型儿童的社会认知特点不同。趋于交往动机低和避免交往动机高都有可能导致退缩行为。出生时低体重、早产及早期的一些感

知觉发育不良等也和儿童的退缩行为存在一定关系。

心理社会因素 主要有家庭和同伴关系，不同的人际关系与退缩行为存在一定相关性。主要表现：①亲子依恋关系，特别是早期的亲子关系，对儿童社会性发展有重大影响。研究表明，不安全依恋与行为退缩有关并且可以预测退缩行为。②同伴交往与退缩行为存在交互影响，退缩行为会导致交往能力差而被同伴忽视和拒绝，同伴交往困难又进一步导致儿童产生退缩行为。③良好的师生关系能够增强学生的学校适应性，教师的积极关注可明显改善学生的退缩行为。父母对子女的期望过高或过低，均会造成儿童行为退缩。而父母不同的教养方式对子女社交能力的培养也会产生不同的影响。研究发现，权威型父母的子女有社会责任感、社会能力强、友好、合作、情绪快乐等特点，退缩儿童的父母具有专制型特点。其他因素包括单亲家庭、亲人死亡、父母离异、儿童突然与亲人分离，或受到惊吓等均可成为儿童退缩行为产生的原因。

临床表现 退缩行为的儿童，早期父母仅发现其性格比较安静，不愿意与其他小朋友玩耍，常不易发现儿童的退缩行为，他们入幼儿园或上小学时，退缩行为才会明显暴露，主要表现为紧张、害怕、孤僻、胆怯、害羞、冷漠、自私、任性、抑郁，不愿与人交往，很少交朋友，沉默寡言，不愿主动参加到儿童们的欢乐游戏中去；不表达自己的需要与观点；不与陌生人交往，即使在自己家中，见到客人会躲藏；不愿去陌生环境，常拒绝上幼儿园和学校。在陌生环境或公开场合，容易紧

张焦虑，一旦回到熟悉的环境，症状逐渐缓解。

诊断和鉴别诊断 有退缩行为的儿童通常比较有礼貌，在家中有说有笑，能做一些力所能及的劳动，父母往往不易发现其行为异常。如果注意观察儿童在陌生环境中的表现，就不难发现。

诊断 尚无统一的诊断标准，主要依据以下几要点。①有典型的临床症状，如胆小、退缩、孤僻、害羞等。②儿童难适应陌生环境，症状加重，回到熟悉的环境症状减轻或消失。③社会交往能力薄弱。

鉴别诊断 需要和正常儿童的生理性防护反应、儿童精神分裂症、选择性缄默症和儿童孤独症等相鉴别，鉴别要点根据行为的症状特点、严重程度和持续程度等。

正常儿童的生理性防护 正常儿童遇到环境突然改变或精神刺激，如亲人死亡、父母离异和寄养等，均可引起恐惧、害怕、孤僻、退缩，但这些症状是一过性的，随着时间的推移会逐渐减轻直至消失。

儿童精神分裂症 精神分裂症患儿也会表现出孤僻和退缩行为，但除退缩行为外，还有情感淡漠、思维破裂、幻觉、妄想以及行为怪异和意志力减退等表现。此外，精神分裂症病情常常呈进行性加重，而退缩行为儿童病情是静止的。最后，随着年龄增长，社会锻炼的增多，有退缩行为的患儿会逐渐好转，到成年可完全正常。但精神分裂症患儿，如不经治疗会进行性加重，即使治疗后缓解，也很难恢复到病前的精神状态和生活自理能力。

选择性缄默症 此症的特征是说话有明显的选择性，且受情

绪制约，患儿在一些场合表现出充分的语言才能，但在另一些（特殊）场合却不能讲话。缄默症通常也伴有显著的人格特点如社交焦虑、退缩、敏感或抗拒。因此，要注意与单纯的退缩行为进行鉴别。

儿童孤独症　也可表现出退缩行为，但其核心症状为社会交往障碍，表现为喜好独自玩耍，听力完好，但却呼之不应、不服从指令，缺乏与人的目光对视，不愿意或不懂与同龄儿玩耍，对父母缺乏依恋，有需要时往往会拉着父母的手前往并用手指，但是缺乏交流性的示意。老师和父母多评价为"活在自己的世界里"。其次尚有语言发育障碍、重复刻板行为等，可以此鉴别。

治疗　治疗需要家庭、学校和社会采取结合教育训练的方法，改进儿童的行为问题，增强其社会功能。

行为治疗　主要采用系统脱敏法，先将引起患儿紧张、害怕、回避反应的刺激分为若干等级，让其逐步暴露于这些刺激中，同时给予强化物。另外，还可以结合消退法和厌恶疗法进行治疗。

游戏疗法　可通过沙盘游戏进行治疗。

示范法　让患儿观看其他儿童如何游戏和交往，并让患儿在家长或老师的帮助下逐渐参与活动，使其感受到交往的快乐并学习交往的技巧。

经验性矫正　要求父母和教师要表现出对儿童的关爱和接纳，经常参与儿童的生活和学习活动，并给予更多的鼓励和表扬，帮助儿童建立良好的同伴关系，教会他们同伴交往技巧，提高他们的自信。

预后　一般随着儿童年龄的增长，社会交往的不断增多，特别在上学后，退缩行为会逐渐改善或消失，预后较好。父母与教师对待儿童既不能溺爱也不能简单粗暴，要多给予儿童肯定和鼓励，提高他们的自信心。鼓励儿童到公共场合、与陌生人交往、参与小朋友的集体活动、到别人家里做客等，培养其积极、热情、活泼、开朗的性格。

（静 进 杨文翰）

értóngshàonián shuìmián zhàng'ài

儿童少年睡眠障碍（sleep disorder in children and adolescents）

儿童少年异常的睡眠行为。有多种表现，如睡行症、睡惊、梦魇等。长期睡眠不足，会对儿童少年的学习、行为、情绪产生不良的影响。儿童少年睡眠障碍发生率在25%左右。

病因　包括遗传、环境、儿童自身及器质性疾病4方面。

遗传因素　可能与多个基因异常有关，包括C-fos基因表达异常、Perl基因缺失，以及HLA（人类白细胞抗原）及canarc-1基因（hypocretin-2受体基因）等异常。遗尿是影响睡眠障碍的重要因素，遗尿指4岁后的儿童在夜间睡眠时不能控制排尿或不能在睡眠中醒来自觉排尿，是常见的睡眠问题，与多种儿童心理行为问题相关，发病率为3%～10%。有证据表明遗尿有遗传性，可能与13号染色体有关。异态睡眠如梦行症、夜惊和梦魇的发生也有一定的遗传倾向，但机制不明。

环境因素　睡眠环境差是儿童睡眠障碍的最直接原因，如噪声、强光刺激、室温不合适，多为一过性的功能性睡眠障碍。不良的抚育模式则是导致儿童睡眠障碍的重要社会心理因素，如粗暴的教育方式、过度依赖或忽视等。

儿童自身心理行为问题　难养型气质类型儿童的睡眠问题发生率显著增高，而易养型气质的发生率最低，气质类型直接影响睡眠的行为反应。同时，睡眠作息时间不规律儿童发生睡眠问题的比例显著高于正常儿童，其中卧室有电视的家庭儿童睡眠问题更高。儿童在发育过程中，发生失眠等异常睡眠的行为并不少见，可能受神经内分泌发育不健全及学业负担等的影响，情绪问题引发睡眠问题，睡眠问题反过来又影响和家中情绪问题，形成恶性循环。

器质性疾病　诸多的发育行为障碍可伴随睡眠障碍，如注意缺陷多动障碍、广泛性发育障碍等，器质性的疾病影响儿童的睡眠，如哮喘、扁桃体肥大、呼吸道畸形或感染、寄生虫病、自身免疫疾病等。研究也发现，早产儿的睡眠问题发生概率较足月儿多，提示大脑发育不成熟也可导致睡眠障碍。

临床表现　主要包括3种类型：①睡眠失调。各种因素导致睡眠的质、量或时序方面的变化，以睡眠不安或睡眠过多为特征，前者有入睡困难、频繁夜醒等表现，后者常见于发作性睡病、原发性白天嗜睡症等疾病。②异态睡眠。睡眠中出现的异常发作性事件，如梦行、梦魇、梦呓、睡惊等。③病态睡眠。躯体、精神疾病诱发的睡眠障碍。常见的包括3种类型：a深度睡眠状态下的睡眠异常行为，包括睡行症、睡惊、梦魇、磨牙症、遗尿等。b失眠或入睡困难，包括入睡相关障碍、发作性睡病、嗜睡症、睡眠时相延迟综合征等。c阻塞性睡眠呼吸暂停综合征，常为扁桃体或咽扁桃体肿大引起。

睡行症（sleep walking） 儿童在夜间睡眠中突然起床，下地行走。又称梦游症。表现为以开始于慢波睡眠而引起在睡眠中行走的一系列复杂行为基本特征的睡眠障碍。发病率在普通人群中占1%～15%，儿童多于青少年或成人。发病年龄可发生于儿童会走路后的任何时期，但第1次发作最常发生在4～8岁，偶尔第1次发作在成人。主要临床表现为睡眠中行走，可以从简单的在床上坐起到行走，甚至突然狂乱地企图"逃跑"。患者难于唤醒，若唤醒则常伴有精神错乱现象，一般对所发生的事不能回忆。可自发中止，患者可回到床上继续睡眠。发作过程中任何时候都从未达到清醒程度，也可出现睡语现象。发作时可有不恰当的行为，如在衣柜中排尿，特别是儿童患者。睡眠行走时可引起跌落或受伤等意外。偶有报道有患者在明显的睡行症行为发作时出现杀人或自杀，而且企图叫醒患者的人可能遭到患者的剧烈攻击。

睡惊（sleep terrors） 突然从睡眠中惊起，伴尖叫或呼喊，可有极端恐惧的自主神经和行为改变。又称夜惊。通常发生于睡眠的前1/3阶段，多开始于非快速眼动睡眠的第3、4期，4～7岁儿童多见，发生率约3%，男童多于女童，可有家族史。主要临床表现为深度睡眠期突然惊醒，常伴尖叫、哭闹、躁动，并有明显的自主神经症状，如心动过速、呼吸急促、皮肤潮红、多汗、瞳孔散大、皮肤阻力降低、肌张力增加。患者常坐在床上，对外界刺激无反应，如果醒来则精神混乱和定向力缺乏。可伴不连贯的发声、排尿。其可能的后果是发作

出现的社会尴尬情况可损害儿童及成人的社会关系，患者企图逃跑或搏斗可引起对本人或他人的伤害。

梦魇（nightmares） 儿童从噩梦中惊醒，以焦虑和恐惧为主要特征的梦境体验，事后多能详细回忆。又称噩梦发作。多发于3～6岁儿童，时常被恐怖性的梦境唤醒，有时也可仅表现为呻吟或惊叫，并引起呼吸与心率增快。主要临床表现为噩梦发作通常没有运动行为，也较少有焦虑、语言、自主神经系统症状发生。儿童也在完全清醒后因为害怕，不敢自己回床睡觉，常要父母在身边或保证才敢再入睡。恐惧和焦虑成分是噩梦发作的基本部分。说话、尖叫，击打或行走在噩梦发作中很少发生，是此病与睡惊和快速眼动睡眠障碍的不同。

磨牙症（bruxism） 睡眠时咀嚼肌发生节律性运动，使上下齿不断摩擦，并发出响声。又称睡眠磨牙。为儿童期较常见的睡眠障碍之一，各年龄段均可发生。以睡眠时刻板磨牙和紧咬牙关为主要特征，可伴声音和肢体运动，影响他人。

入睡相关障碍（sleep-onset association disorders） 缺乏某种依恋物或某种环境变化而导致的入睡困难。又称入睡相关不当。患儿在某些条件存在时可以保持正常睡眠，如果缺乏这些条件，则入睡或醒后再度入睡均推迟，所需条件重建后，又可很快入睡。该病通常出现在儿童时期，成人也可有此障碍，但仅影响当晚的入睡。临床上该病随儿童年龄增长而逐渐减少。多导睡眠脑电图检查显示，睡眠模式基本正常。

发作性睡病（narcolepsy） 病因不明、以难以抵御的强烈睡

意为特征的综合征，可伴猝倒、入睡前幻觉等症状。患病率为0.2%～1.0%，通常起病于10～20岁，14～16岁多见。最常见的表现是在不合适的时间（如日间学习、日常生活中）发生难以抑制的倦睡并很快进入睡眠状态，典型者表现为四联征。①睡眠发作，突然出现的强烈睡意，此前并无睡眠剥夺或失眠。②猝倒症，情绪激动促发，表现为突然跌倒，但意识清醒。③入睡时幻觉，刚进入睡眠状态时，出现恐吓性或恐怖性幻觉，多以幻视为主。④睡眠麻痹，表现为睡眠中或觉醒时出现肌肉麻痹，发不出声音，犹如全身被缚。常见伴随症状为夜眠不深或熟睡困难。

嗜睡症（hypersomnia） 白昼睡眠过度（并非由于睡眠量的不适）或醒来时达到完全觉醒状态的过渡时间延长的一种状况。多由心理因素造成，主要表现为白天睡眠过多。

睡眠时相延迟综合征（delay sleep phase syndrome，DSPS） 睡眠所占据的时间在24小时昼夜周期中出现后移，虽有入睡障碍，但进入睡眠之后质和量均无明显改变，表现为入睡晚、起床晚、白天嗜睡、晚上精神。

诊断 主要运用脑电图检查确定障碍性质，进行鉴别诊断，睡眠仪监测亦使用十分广泛。根据症状参照美国睡眠协会的睡眠障碍国际分类诊断标准及《中国精神障碍分类与诊断标准》（第3版）（CCMD-3）可进行诊断。

治疗 睡眠障碍的种类和病因复杂，发病机制各不相同，通常采用综合治疗方案。一般轻症不致带来严重后果，无需特殊治疗。若存在环境和躯体因素应改善环境和消除不良因素；加强安

全管理，避免意外伤害的发生；结合心理干预，如放松训练、自我暗示、生物反馈治疗等方法，改善患者认知、情绪及社会适应能力；药物在睡眠障碍不同的类型中的效果不一，应根据实际情况选择药物，原则是在控制症状和不良反应之间取得最佳平衡。

（静　进　杨文翰）

értóngshàonián shénjīngxìng yànshízhèng

儿童少年神经性厌食症（anorexia nervosa in children and adolescents）

儿童少年以体像认知障碍、病理性害怕肥胖、拒绝维持最低限度正常体重及营养不良为特征的进食障碍。此症的体重减轻并非躯体疾病所致，患者节食也不是其他精神障碍的继发症状。1689年理查德·莫顿（Richard Morton）最早关注，他认为是由悲伤引起的痨病；1874年格尔（William W. Gull）爵士提出现用名称。

流行特征　据1976年美国报道，每年250个富裕家庭的高中女生中大约有1例原发性神经性厌食的新发病例，现在的发病率可能比以前更高。白人高中女生的发病率为1%~2%，女性与男性的患病率之比为（10~20）∶1。有2个发病年龄高峰期，分别是14岁和18岁，约85%的患者在13~20岁发病，22%在月经初潮前起病，约3%在儿童期起病。不同人种、种族及社会阶层中都有发病，但发病率随社会经济地位的升高而增高，富裕阶层的白人女性发病率占总病例的95%。中国，尚无大样本流行病学调查资料。

病因及发病机制　病因尚不清楚，多数学者认为有较强的生物、心理及社会经济文化因素。

生物学因素　患者体内有激素水平改变，推测该病可能源于下丘脑-内分泌紊乱。实际上，所有激素水平的改变都是继发于绝食、体重下降、营养不良和应激反应，没有证据显示病例中有原发性下丘脑功能障碍。大量的遗传学研究显示，单卵双生子的同患病率明显高于异卵双生子，提示该病与遗传因素有关。

心理因素　学者们已经提出大量的心理学理论解释神经性厌食。经典的精神分析学家们强调性欲回避。他们将自我绝食视为拒绝受孕的期望，拒绝食物是对口部受孕幻想的一种行为反应，月经被认为是渴望受孕的象征性表现。理论家们强调母亲-儿童关系的损害可能是此病的主要原因。与神经性厌食有关的认知和知觉缺陷，如体像障碍，也可能是儿童发育早期受到伤害所致。近来，家系研究的理论学家们又提出神经性厌食是家庭成员之间相互作用的功能障碍所致。患者以进食行为代表对父母过度保护、过度控制的反抗，或以节食为手段达到对父母的反控制，以此作为解决家庭内冲突的一个方法。另一种说法是患者的依赖性过强，多与母亲关系密切、依赖，而以自我控制进食作为独立的象征。

社会文化因素　在发病中起重要作用。此病与过分强调以瘦为美的文化和怕胖的心理社会因素有关。主要发生在上层家庭，可能代表了强调以年轻、苗条为美的阶级价值观的夸大和模仿。

临床表现　表现为心理行为障碍、体像认知的歪曲和生理障碍等。

心理行为障碍　此病对进食具有特殊的态度和行为。开始并不缺乏食欲，只是进食极少，特意控制食欲。在起病的前1年，为了控制体重，开始节食或减肥，如过度体育锻炼，限制进食，进食后诱导呕吐等。在病程的早期，除了脂肪组织减少之外，常缺乏其他可以觉察的体征，为此经常得到高度的赞扬。

体像认知歪曲　过分估计自己的体型和体重，即使非常消瘦，仍然认为自己非常肥胖。对自身肠胃刺激的感受和认知也出现异常，曲解饥饿意识，否认疲劳感，对自身的情绪状况如愤怒和压抑缺乏正确的认识，表达自己的情感能力有限。否认病情，从不抱怨体重下降和厌食，甚至拒绝求医和治疗。往往伴有抑郁心境、情绪不稳定、社交退缩、失眠、易激惹、性欲减退和强迫症状等。

生理障碍　随着疾病的进展，身体的症状和体征随之出现。约1/3或更多的病例，在出现可以觉察到的体重降低以前，就出现了闭经，这可能是最终促使母亲要寻求医生帮助的原因。其他还有营养不良、皮下脂肪减少、消瘦、基础代谢率降低、疲乏无力；此时，闭经几乎是一个普遍的现象。皮肤干燥、呈蜡黄色，脱发，胸腹部有毛发生长，腹部不适、胀满等。虽然食欲下降，但是阵发性的严重饥饿可能伴随重复梦见进食和食物而干扰睡眠。几乎所有的患者都存在便秘，但患者通常不会主动述说。虚弱和疲劳是一个少见的促使年轻人寻求帮助或与父母和医生合作的症状之一。随着体重的继续下降，常常超过开始体重的40%时，会出现明显的心动过缓（有时慢至20~30次/分），低体温和直立性低血压。日益加重的虚弱和疲劳导致患者抑郁和情感淡漠。患者的认知和社交发展、性发育停留或退缩至青春期前或青春早期阶段，兴趣停止。严重者可导致患者死亡。

有的患者可间歇出现暴食行为或清除行为，如通过自我诱发的呕吐、排泄、使用利尿剂等方式驱除由于暴食而引起摄入增加的能量。

实验室检查 早期实验室检查正常，随病情进展可出现生化、内分泌和血液学方面的异常。

生化 继发于脱水的尿素氮升高，高胡萝卜素血症，早期血清胆固醇含量升高，晚期可能下降；转铁蛋白减少，补体、纤维蛋白原、前蛋白降低；血清乳酸脱氢酶、碱性磷酸酶水平升高；血磷降低（晚期和病情凶险的指标），血镁、血钙减少，其中血钙也可能升高；血浆锌、尿锌和尿铜降低。

内分泌 黄体生成素、卵泡刺激素水平低于正常；促性腺激素释放激素缺乏；催乳素水平正常；男性患者睾酮减少；女性患者雌二醇减少；循环中的皮质醇升高（生成正常，但不能被地塞米松所抑制）；空腹血糖在正常低限；甲状腺素在正常低限，三碘甲状腺原氨酸（T$_3$）减少，反 T$_3$ 升高，促甲状腺激素正常；甲状旁腺素水平可能继发于低镁而升高从而导致高钙；睡眠时生长激素水平升高。

血液学 白细胞减少而淋巴细胞相对增多（骨髓增生不良）；血小板减少；红细胞沉降率降低；晚期出现贫血。

营养学评估 包括身高、体重、皮褶厚度、上臂围等，体重减低显著者还应检查血清转铁蛋白和清蛋白。

进食行为和认知评估 常用进食态度测验和进食调查表评价。

诊断 参照《中国精神疾病分类方案与诊断标准》第 3 版（CCMD-3）标准诊断。①明显的体重减轻比正常平均体重减轻 15% 以上，或魁特莱特（Quetelet）体重指数为 17.5 或更低，或在青春期前不能达到所期望的躯体增长标准，并有发育延迟或停止。②自己故意造成体重减轻，至少有下列 1 项：回避导致发胖的食物；自我诱发呕吐；自我引发排便；过度运动；服用厌食剂或利尿剂等。③常可有病理性怕胖，一种持续存在的异乎寻常地害怕发胖的超价观念，并且患者给自己制订一个过低的体重界限，这个界值远低于其病前医生认为是适度的或健康的体重。④常可有下丘脑-垂体-性腺轴的广泛内分泌紊乱。女性表现为闭经（停经至少已 3 个连续月经周期，但妇女如用激素替代治疗可出现持续性阴道出血，最常见的是用避孕药），男性表现为性兴趣丧失或性功能低下。可有生长激素升高，皮质醇浓度上升，外周甲状腺素代谢异常，及胰岛素分泌异常等症状。⑤症状至少已 3 个月。⑥可有间歇发作的暴饮暴食（此时只诊断为神经性厌食），排除躯体疾病所致的体重减轻（脑瘤、肠道疾病如克罗恩病或吸收不良综合征等）。

治疗 对神经性厌食患者的管理和治疗是一个棘手问题。治疗通常包括心理治疗和药物治疗。对每一个患者都必须制订个体化方案。其中 4 个必须遵守：①与患儿建立和谐、信任的关系。②恢复患儿的营养和代谢状态至正常。③鼓励家庭的参与。④进行小组治疗。

病程少于 4 个月，没有严重的导泻行为，家庭功能障碍较少，家庭全力支持治疗者，可以在门诊治疗。如出现危及生命的情况，则必须立即住院。住院早期治疗目标是恢复体重和生理内环境以挽救生命。营养不良得到矫正之后，治疗必须指向解决紊乱的家庭成员之间的相互关系和个体心理治疗。认知行为治疗常比药物治疗更为重要，因为对神经性厌食患者药物无作用，若存在情感障碍，抗抑郁药可能会有所帮助。

预后 使用现行方法约 70% 患者可得到短期康复。总的说来，男性的预后较差。早期有改变的动机和早期干预是一个好的预后征兆。起病晚、体重极度下降、症状长期持续和多次住院者，则预后差，有较高的死亡率。1985 年巴顿（Patton）报道，死亡率是同性别和同年龄普通人群的 5~6 倍，在 5%~20% 之间。死亡常源于自杀、绝食和由绝食引起的心血管或其他并发症、感染。

预防 应鼓励父母提供的养育既不过分保护又不过多的干涉，进餐应该是规律和放松的。父母不应总是避免冲突，应鼓励子女表达不同的意见，从小培养正确的进食行为和进食态度，树立正确的审美观，锻炼也应该是合理和适度的。传媒也应避免过分渲染，以免使观众对体形、外型和身体苗条产生焦虑的情绪。

（静 进 杨文翰）

értóngshàonián shénjīngxìng tānshízhèng

儿童少年神经性贪食症（bulimia nervosa in children and adolescents）儿童少年反复发作和不可抗拒的摄食欲望及暴食行为，并以伴随防止体重增加的补偿性行为及对自身体重和体形的过分关注为主要特征的进食障碍。患者有担心发胖的恐惧心理，常采取引吐、导泻、禁食等方法以消除暴食引起的发胖。可与神经性厌食交替出现，两者具有相似的病理心理机制及性别、年龄分布。多数患者是神经性厌食的延续者，发病年龄比神经性厌食晚。此症并非神经系统器质性病变所致的暴食，也不是癫痫、精神分裂症等精神障碍继发的暴食。

起源及流行特征 "bulimia"（贪食）来源于希腊语"bou"（公牛）和"limos"（饥饿），表示一种过度的饥饿状态。虽然早有报道，但直到1979年才由罗素（Gerald Russell）首先作为一种疾病认识，被确认为是一种可发生在既不肥胖也无神经性厌食、体重正常人的特异性障碍。据统计，约半数的人至少有过一次暴食史，每周暴食者达15%。伴或不伴导泻的神经性贪食在女性大学生和其他年轻的成年女性中是主要的进食障碍。神经性贪食在年轻女性中的流行率是2%～4%，在所有患者中男性患者约占5%。但是，暴食和补偿行为较为隐蔽，仅有不到1/3患者能与医生讨论他们的行为。

病因及发病机制 病因尚未明了，多数研究认为心理社会因素为主、生物学因素为辅。心理因素包括，现代社会"瘦为美"的审美趋势和目标在神经性贪食中与神经性厌食中一样起作用，在青少年女性中其影响特别明显，患者青春期适应有困难，敏感性强，容易情感不稳定，易表现愤怒、冲动。患者往往过分关注自己的体形，特别害怕肥胖，以至于形成暴食-恐肥-关注-诱吐-暴食的恶性循环。应激事件也是原因之一。也有人提出可能有生物学基础，研究表型同卵双生子中的同病率比异卵双生子的同病率高。中枢神经系统中存在单胺类神经递质代谢异常及多巴胺系统

和内啡肽失调等。

临床表现 涉及行为、心理和躯体障碍等多个方面。

反复发作的暴食及补偿性清除行为 阵发性的、不能控制的、短时间内进食大量食物。除了当患者处于长时间的节食和能量限制外，患者食欲的增加和暴食并不与饥饿有关，而常与挫折感、孤独或有诱惑的食物有关。大多数暴食是自发的，但有些也可能是有计划的，进食前伴有显著的焦虑和兴奋，通常在出现罪恶感或躯体不适时停止暴食行为，继之是补偿性排泄行为，如自我诱导呕吐、过度运动、滥用利尿剂、泻药等，进食清除后，又可产生补偿性暴食行为，反复循环。这些行为另一特点是秘密性，通常不为家人和朋友所注意。暴食的频率从偶然（每月2～3次）到1日多次。患者对自己的行为有自知力，常尽最大努力掩饰。体重通常正常，部分出现轻度降低或高于正常。

心理障碍 暴食之前常有抑郁情绪，感到悲伤、孤独、空虚和孤立或由于无法抗拒的压力而感到焦虑。这种感觉在暴食时可缓解。但之后因为诋毁性的自我批评和感觉有罪而又恢复抑郁情绪。此病合并精神障碍者比例很高，其中抑郁症最常见，其他有焦虑障碍，包括广泛性焦虑障碍、惊恐障碍、强迫症、社交恐怖症和创伤后应激障碍，有较高的终生滥用酒精和药物的危险。据报道，人格障碍的共患病率是22%～77%。

躯体障碍 因贪食患者常常并不显示疾病体征，体重也常正常，除非他们采取不恰当的补偿性的行为（导泻、锻炼和绝食），否则神经性贪食很难通过体格检

查做出诊断。也可能低体重但却很少出现恶病质。合并能量和液体限制时，就会出现脱水和电解质紊乱，伴低血容量的直立性低血压和心动过速。腮腺和颌下腺肿大，可能是过多的反流刺激或反流至涎液管的结果。腹部有触痛可能仅仅是经常恶心、呕吐所致。如有严重的触痛则可能是胰腺炎所致，还可出现食管炎。

诊断 主要参考《中国精神疾病分类方案与诊断标准》第3版（CCMD-3）诊断标准：①存在一种持续的难以控制的进食和渴求食物的优势观念，且患者屈从于短时间内摄入大量食物的贪食发作。②至少用下列1种方法抵消食物的发胖作用，即自我诱发呕吐，滥用泻药，间歇禁食，使用厌食剂、甲状腺类制剂或利尿剂。如是糖尿病患者，可能会放弃胰岛素治疗。③常有病理性怕胖。④常有神经性厌食既往史。两者间隔数月至数年不等。⑤发作性暴食至少每周2次，持续3个月。⑥排除神经系统器质性病变等精神障碍继发的暴食。

治疗 神经性贪食的治疗原则为改善认知、缓解症状和防止复发，治疗形式包括营养状态的恢复、药物治疗和综合心理治疗。目标是营养状况的恢复和正常进食行为模式的重建，消除营养不良引起的躯体和心理后遗症，以及所形成的持续进食障碍行为模式的恶性循环。远期目标是寻找和帮助解决与贪食有关的心理、家庭、社会问题，以预防复发。

药物治疗 抗抑郁药尤其有效。三环类抗抑郁药、单胺氧化酶抑制剂、选择性5-羟色胺摄取抑制剂如氟苯氧乙胺、氟西汀等都显示对治疗神经性贪食的患者有效。抗惊厥药物有部分抗贪食

作用，能改善对体重的关注和暴食、清除行为及自我伤害的渴望，常用苯妥英钠、托吡酯等。

心理治疗 认知行为治疗、人际关系心理治疗、行为治疗及家庭治疗等，可降低暴食发作次数，改善清除症状。心理动力治疗和自助疗法也有一定效果。其中认知行为治疗尤为重要，注重的是导致患者阵发性贪食和催泻思维方式和感觉状态，特别强调与体重和体型有关的态度。

综合治疗 有显著的效果，是首选方案，常用的是心理治疗和药物治疗相结合。

预后 很多患者在短期心理治疗和（或）药物治疗后症状明显改善，康复率随着治疗时间而提高。但由于此症是近年来才有描述，对其结局和死亡率尚缺乏真正的长期追踪研究。有人格障碍、冲动素质和低自尊者预后较差。死亡率尚不清楚。

（静 进 杨文翰）

értóngshàonián guǎngfànxìng jiāolǜ
儿童少年广泛性焦虑（generalized anxiety disorder in children and adolescents，GAD）
儿童少年以无法控制的持续过度的担心和紧张不安，伴自主神经功能兴奋和过度警觉为特征的慢性焦虑的精神障碍。常与恐怖、强迫等症状合并出现。儿童少年广泛性焦虑是儿童常见的精神障碍。在美国精神科学会《精神疾病诊断与统计手册》（第三版）（DSM-Ⅲ）中将其称为过度焦虑障碍，强调过分关注自己的能力，自我意识过强。因其标准含糊不清，且与其他障碍的诊断标准相重叠，因此在DSM-Ⅵ中不再有过度焦虑障碍诊断，而放在GAD中。

流行特征 国外的大规模流行病学调查结果报道其患病率为3.7%，中国苏林雁等调查6~13岁小学生中的患病率为1.95%。女性患病率比男性多见，但在小年龄段儿童中性别差异不明显，50%的患者在儿童期或青少年期发病。

病因及发病机制 发病机制涉及生物学及社会心理等因素，认为是遗传、环境多方面的相互作用及影响的结果。

遗传 家系研究发现该症儿童的父母患焦虑症者较多，希尔德（Shield）曾报道15%的焦虑障碍患儿父母或同胞同患此病，中国研究结果报道共患率为12%。有焦虑素质、认知功能障碍等的父母，其子女的发病率高于正常人群。双生子研究发现，单卵双生子的患病一致率达到50%，分析结果表明，GAD的遗传度为0.32，提示与遗传的关系密切，环境决定了遗传易感性是否表达。

神经生物学 与焦虑密切相关的神经递质包括去甲肾上腺素、5-羟色胺、γ-氨基丁酸等，这些递质与广泛性焦虑的发病机制尚不清楚，但均认为关系密切。研究表明广泛性焦虑障碍血浆NE水平较正常人高，且对应激反应性高，蓝斑过度兴奋引起的NE释放增加可产生焦虑和恐惧症状。运用苯二氮䓬类药物及一氧化氮合成酶抑制剂可有效控制焦虑症状，提示广泛性焦虑症患者可能存在苯二氮䓬类/γ-氨基丁酸系统及一氧化氮信使系统功能障碍。5-羟色胺能神经通路已被公认参与条件性恐惧，参与面临的危险评估，并可影响行为抑制环路，可能在广泛性焦虑障碍的发病中也起重要作用。研究还发现，GAD患者地塞米松抑制试验脱抑制率达到38%，同时其基础血浆的促肾上腺皮质激素水平高于正常人而皮质醇水平正常，均提示GAD患者存在下丘脑-垂体-肾上腺素轴活动的异常。促肾上腺皮质激素释放因子、缩胆囊素等神经内分泌递质在GAD的发病中也可能起一定作用。

气质特征与依恋关系 儿童的气质与焦虑障碍的发生有密切的关系。GAD患儿有内向、羞涩、胆小、多疑等特点，在婴儿期多表现为易哭泣、好动。有行为抑制气质的儿童在新的环境中表现为抑制、回避和胆怯。针对是否有该气质的儿童所做的前瞻性研究表明，具有抑制气质的儿童到17岁时焦虑障碍的患病率显著高于对照组，可能是儿童发展成为GAD的潜在危险因素。不安全型依恋也是焦虑障碍发病的危险因素之一，不安全型依恋婴儿在儿童少年时期被诊断为焦虑障碍的概率较高。神经质倾向的儿童对应激的反应更为敏感，易出现GAD的表现。

不同心理学流派的解释 精神分析理论最初给出了GAD的心理学理论，见于弗洛伊德提出成人焦虑的两个原因，认为个体在童年时期的本能冲动反复受到惩罚或抑制，从而产生神经性焦虑；冲动的能力无法释放，自我防御机制不能抑制冲动时，就产生了广泛性的焦虑。如果受到了过分保护而远离危险和挫折，则在面临真实存在的危险或威胁时，无法建立并发展合理的防御机制，因此即便是轻微的危险，也能引发高度的焦虑。近期的客体关系理论更关注早期的亲密关系中自我概念的发展，认为缺乏父母关爱的儿童容易形成脆弱的自我形象和充满敌意的他人形象从而导致长期焦虑。

基于情境性的研究结果支持

精神分析理论的解释，而人本主义假设 GAD 产生的真正原因在于患者不能接受自己的现状，产生强烈的焦虑情绪并且无法实现他们作为人的潜能，这种自我否定在于儿童时期过分严厉的管教，同时危险的自我评价也会引发强烈的焦虑。

认知行为理论提出了多个模型解释 GAD 的发生和发展。儿童出现的焦虑是不良认知的结果，认为自己无法控制周围的环境，或认为环境总是极具惩罚性和威胁性的，信息加工的持久歪曲导致对危险的误解和对环境的反应过度，都能引发 GAD。

社会文化因素 社会文化因素也是影响 GAD 发病的原因之一。不良的家庭环境因素可能导致焦虑，如父母期望过高、过分强调成功或对儿童过分放纵。有焦虑特质的父母亦倾向于把不确定的情景理解成具有威胁性的，他们存在更多的负性认知，因而家长的行为及心理状态可能导致儿童焦虑。社会经济地位较差的人群比经济地位较高者更容易产生 GAD。城市 GAD 的患者概率高于农村，并且随着社会的重大变化有所起伏，如战争、社会动荡等。GAD 也可能由生活中的应激性事件所引起，如父母离异、亲人或朋友去世，在一年中遭受了 4 次以上的压力性事件的人，患GAD 的可能性是只遭受 3 次以下人群的 8 倍。

临床表现 与成人相似，有典型的焦虑表现，症状涉及的器官和系统较为广泛，病程持续。不同儿童表现不一，或以其中一种为主要的临床表现。

焦虑体验 过分担心自己的学业、社交、能力和表现，反复思考过去的失误，对未来的潜在威胁表现杞人忧天。常担心一些成年人才思考的事情，如疾病、生死、经济问题、环境安全及自然灾害等。这种担心和焦虑难以控制，持续时间长、涉及范围广，常常导致成绩下降，当期望值与现实水平有差距时往往出现抑郁。

不安行为 年幼患儿因无法表达他们的不安和恐慌，常表现为爱哭闹、不安、易烦躁、入睡困难、不易安抚、节律紊乱。学龄期儿童容易出现上课不安、坐不住、粗心、过分敏感、易激惹、易分心、记忆力下降等。

自主神经功能紊乱 躯体症状包括不安宁、易疲劳、肌肉紧张、睡眠障碍、排泄习惯紊乱，常伴交感神经兴奋所致的心悸、胸闷、呼吸加速、出汗、头晕、口干、腹部不适、四肢发凉、尿频等。部分儿童因肌肉紧张表现为坐立不安、颤抖、放松不能、肩背疼痛等。有的伴惊恐发作。一般年长儿的症状较年龄较小的儿童症状多，但不如成年 GAD 患者明显。

诊断与鉴别诊断 参照中国《中国精神疾病分类方案与诊断标准》第 3 版（CCMD-3）儿童广泛性焦虑障碍诊断标准，需符合症状、严重程度、病程及排除标准。

症状 以反复出现不合理、泛化的烦躁不安、紧张或担心，无法放松为特点，明知焦虑不好但无法自控。包括：①易激惹，常发脾气，好哭闹。②注意力难以集中，自觉脑子一片空白。③担心学业或交友受到拒绝。④易感到疲倦、精力衰竭。⑤肌肉紧张感。⑥食欲不振，恶心或其他躯体不适。⑦睡眠紊乱。

发病年龄和严重程度 18 岁以前起病，符合上述症状标准至少已 6 个月。

排除标准 排除情绪、行为和人格紊乱所致焦虑及药物、躯体疾病、其他精神疾病或发育障碍所致。儿童少年广泛性焦虑障碍应与分离焦虑、惊恐障碍、恐惧障碍、抑郁障碍、强迫障碍、适应障碍及创伤后应激障碍相鉴别，主要通过 GAD 的焦虑对象的弥散性、持久性、多样性和不合理性进行鉴别。GAD 涉及许多躯体症状，需与躯体疾病相鉴别。

治疗 治疗目标是改善和消除症状（体征）、恢复社会功能、降低复发率和改善预后。可采取心理治疗及药物治疗相结合的综合干预措施。

心理治疗 单纯药物治疗远期效果欠佳，心理治疗是改善儿童 GAD 的重要手段。重点是帮助儿童理解潜在的恐惧和担心、缓解内心的焦虑和冲突。治疗师必须十分熟悉所采用治疗方法的理论、操作步骤、适应证及注意事项，其次应建立良好的医患关系，充分掌握病情以及评估可利用的资源、确定治疗方案。

认知行为治疗 其中较为常用且有效的治疗方法，该疗法如结合对引发焦虑的思维进行重构、放松训练及焦虑任务暴露 3 个方面的内容，可取得较满意的效果。其中认知重构最为重要，适用于已经能独立思考问题的儿童，行为治疗则适用于较为年幼的儿童。

家庭治疗 将整个家庭成员或部分家庭成员作为治疗的对象，帮助患儿父母认识患者疾病发生原因，改善亲子关系，减轻父母焦虑，改善家庭内部的不利因素，缓解儿童焦虑。

游戏治疗 该方法的优点在于通过游戏建立治疗师和儿童之间的桥梁，宣泄不良情绪，缓解焦虑水平，还可观察儿童的行为，了解儿童的真实想法，避免儿童因语言表达能力、认知发展水平及领悟能力的限制，达到治疗的目的。

药物治疗 对于单纯心理治疗效果不佳或合并症较多的病例，可用心理治疗配合药物治疗，通常包括抗焦虑药及抗焦虑药。

抗焦虑药是减轻躯体症状、消除紧张和警觉性增高、改善睡眠最常用的有效药物。苯二氮䓬类为早期抗焦虑药，主要作用是增强氨基丁酸能神经的功能，常用药物有阿普唑仑、地西泮、劳拉西泮、与氯硝西泮等。该类药物均对婴幼儿呼吸有一定抑制作用，长期使用应注意逐渐减量停药避免阶段症状出现。对不耐受苯二氮䓬类者可选用新型抗焦虑药丁螺环酮。

抗抑郁药是治疗广泛性焦虑障碍的首选。三环类抗抑郁药适用于合并抑郁情绪的儿童，包括丙咪嗪、氯米帕明、多虑平等，疗效肯定但不良反应较重。选择性5-羟色胺再摄取抑制剂效果与三环类抗抑郁药类似，具有不良反应少、半衰期长等优点，常用药物有氟西汀、帕罗西汀、舍曲林等。5-羟色胺及去甲肾上腺素再摄取抑制剂可用于治疗广泛性焦虑障碍的核心症状，起效快、疗效亦较好。

预后 病程长，通常持续6个月以上，部分患儿可持续至成年。预后较差，发病年龄早及就诊迟为其重要影响因素，因此早期干预危险因素，发展保护因素是关键。

(静 进 杨文翰)

xuéxiào kǒngbùzhèng

学校恐怖症（school phobia）

儿童少年对学校特定环境异常恐惧，强烈拒绝上学的情绪障碍。是恐怖症中的一个特殊类型，可能由童年期分离焦虑或幼儿园恐怖症演化而来，在病质上有着共同特征。对拒绝上学或学校恐怖的探索最早见于1911年瑞士心理学家荣格（Carl Gustav Jung）对一名11岁女孩的研究。1932年美国心理学家布罗温德（Isra Tobias Broadwin）首次对这类长期的学校恐惧而不愿上学的现象进行了描述，"学校恐怖"因此得名。日本学者从该症里又分化出一个亚型，称为拒绝上学（school refusal）或不登校，并认为其病质与学校恐怖症有很大区别，拒绝上学可能由多种原因导致。国外学者把学校恐怖症列为常见的一种情绪障碍，并认为发病年龄有3个高峰，且与发生原因密切相关。5~7岁为第一高峰期，可能与分离性焦虑有关；11~12岁为第二高峰期，可能与升中学、功课增多、考试焦虑、学习压力加大、更换学校重新适应新环境和人际交往困难等因素有关；14岁为第三高峰期，可能与性发育、自觉身材长高、手足长大显得不灵活、情绪抑郁有关。

流行特征 流行病学调查资料很少，国外曾报道可能的患病率为1.7%。国内尚无此资料。有报道称，门诊患儿中学校恐怖症占情绪障碍的60%。可发生于各种智商水平的儿童少年，但多数患儿智力水平往往达到或高于平均水平。男女发生率基本相同。

病因及发病机制 没有单一的病因，是多种因素综合作用的结果。生物学因素研究尚未发现明确的阳性结果。社会心理因素在其发病中可能起重要的作用。精神分析理论认为儿童害怕上学是其害怕与自己父母冲突的转移，从一个实体（父母）转移到另外一个实体（学校），拒绝上学是一种特殊的恐怖症。害怕离开自己的母亲或害怕失败是该学校恐怖理论的主要观点。行为学习理论认为学校恐怖症是一种反应性或操作性学习行为，因在学校遭受了强烈的情绪反应和不安的心理，如被严厉的老师批评、学习或其他活动的失败等，害怕并且不愿意面对或重新尝试这种痛苦的经验而产生的回避性反应，也受到分离焦虑的影响。发展学的理论则认为，学校恐惧是正常儿童中一种自然的行为，只是有些儿童在反应程度上超出正常的范围。因此综合认为，学校恐怖症可能与儿童的个性、分离焦虑、学业失利、应激事件等因素有关。部分父母对儿童过度保护、过度关注、过度干预，或父母具有刻板和强迫行为特征，对子女期望值高，对儿童过于苛求等亦促使了学校恐怖症的发生和发展。

临床表现 表现为精神症状和躯体症状。

精神症状 此症最早的表现常常是儿童每到上学的时候就提出各种理由和条件，拒绝上学。为达到不上学的目的，起初借头痛、腹痛或食欲不佳、全身无力等诉说得到父母同情实现暂不上学。以后每令其上学则会哭泣、吵闹、乞求不去学校、焦虑不安，并伴随出现头痛、腹痛、恶心、呕吐、发热、尿频、遗尿等症状。待在家里则上述症状消失，玩耍一如常人。若被父母强制送到学校，开始勉强进校，但到了某一时刻又离开学校。有的儿童则向父母提出种种要求以作为上学的条件，并且要求越来越多，越来越苛刻，即使父母给予再多的奖励和承诺亦无济于事。有的儿童对学校的拒绝不仅是"到学校去"，甚至提到"学习""学校"等字眼都会生气、发怒。有的儿童明知不上学会受到严厉惩罚也不愿走入校门，有的则表现到了上学时间仍然赖在床上，无论家长如何叫也不肯起床，过了上学时间则自然起床。也有部分儿童直接表现为哭闹、喊叫等。即使入学，在校期间表现畏畏缩缩，低头不与他人打招呼。上课时提心吊胆、战战兢兢，不敢正视老师，怕提问。若被提问，面红耳热、出汗、心慌意乱，或站着不回答问题，或语塞、结巴。放学后如释重负，经常企盼周末到来，周六兴高采烈，周日晚上开始焦虑不安，次日症状明显而不肯上学，个别儿童有逃学现象。有考试焦虑的儿童通常自我评价低下，缺乏自信，学习成绩受影响。病程中后期还会出现家庭暴力，如通过毁物、攻击父母、自伤等达到不去学校的目的；情绪消极倦怠，从起初获允留在家里情绪马上平静好转，到后来变得情绪低落消沉，倦睡；精神症状，如幻听、幻觉，甚至出现抑郁。

躯体症状　容易出现肌肉紧张、呼吸不规律等交感神经兴奋表现，另一类表现则为在上学前或前一晚出现头痛、头晕、腹痛、恶心、呕吐、腹泻等不适，其中以腹痛最多见，或上学前晕倒等。有些患儿以躯体化症状为首发症状。这些躯体化症状的一个显著特点是一般非上学日不出现，周末及假期不出现，周一最严重。一日之中以清晨最明显，下午减轻。不上学留在家中看书游戏时一切正常。就诊时检查不出原因，也不需特殊治疗可自行缓解。

诊断与鉴别诊断　精神疾病分类诊断标准中均无单独的诊断标准。根据贝里（Bery）、尼古拉斯（Nichols）、普里查德（Prit-chard）和金（King）等的建议，参照以下 4 条标准诊断：①去学校产生严重困难。②严重的情绪焦虑。③父母知晓患儿是因恐怖不去上学。④无明显的反社会行为。典型诊断不难，早期患者不易诊断，应详细询问症状及其发作的时间、地点等规律，以及情绪、学习、学校事件等之间的关系。此症应与逃学鉴别，前者大多品学兼优，自幼成长顺利且家庭条件比较好，父母期望较高，或过度保护，伴有焦虑恐惧的情绪，但行为品德无问题，家族中有神经症者常发生。逃学儿童无情绪问题，行为品德问题甚多，学习成绩较差，仔细观察可以鉴别。

治疗　治疗方法与恐怖症相似，原则是根据不同患儿的情况采取综合治疗方案，查明学校恐惧的原因的影响因素，帮助消除社会心理因素，目的是减轻其焦虑恐怖的情绪，增强学校的吸引力，以期返回学校。更高的目标是改善或促进儿童个性及行为方面缺陷，培养良好的生活技能和健全的心理素质。

心理治疗可采用系统脱敏、认知重建、治疗教育和学习技能培训等方法。需要医生、学校、家庭 3 个方面积极配合，建立良好的协作是治疗成功的关键。如患儿经常诉说头痛、腹痛，应予以检查排除躯体疾病，解除顾虑以利治疗。家中同胞或邻居儿童应起到示范作用，父母避免强制，多加鼓励和支持，适当调整期望水平。教师应和蔼可亲，切忌粗暴对待，同时可鼓励同学到家中陪同患儿一起上学，避免嘲笑，改善同学关系，提高集体归属感。可适当安排患儿专长的活动，提高自信，获得成就感。必要时，可进行家庭治疗。多数患儿精神症状较轻，一般很少需要长期服药治疗。对于有严重的焦虑、抑郁情绪的儿童，必要时使用药物辅助治疗，以抗抑郁和抗焦虑药为主。抗抑郁药常用氯丙咪嗪、丙咪嗪、多塞平。抗焦虑药常用阿普唑仑和艾司唑仑。

预后　多数患儿预后较好，与年龄、起病缓急等有关。急性发作往往为年幼组，常伴有各种躯体和环境的诱因。慢性者则往往无明显诱因，而是逐渐退缩，变得更加好争辩、挑剔、过多依赖家庭，同伴关系不密切，适应能力较差。这类患儿起病年龄越低，预后越好，如青春期开始则干预较困难，恐怖情绪往往延续至成年。

（静　进　杨文翰）

értóngshàonián yìyùzhèng

儿童少年抑郁症（depression in children and adolescents）

儿童少年以显著而持久的心境低落为主要临床特征的情感障碍。表现为学龄前抑郁症状、儿童少年处于极端的、持续的或难以调节的情绪状态，如过度不愉快或从伤心欲绝到兴高采烈的大幅波动，心境恶劣或过分忧伤，对任何事都缺乏激情，所谓快感缺失（an-hedonia）。患儿表现为长期抑郁伴言语思维和行为的改变，在缓解期间精神活动正常，有反复发作倾向。过去认为儿童少年与成人抑郁症不同，常以一种间接隐匿的方式表现，被称作隐匿性抑郁（masked depression）。当前观点认为，儿童少年抑郁并非隐匿，更多的是被忽略，因为儿童抑郁往往伴随其他诸如学习障碍、遗尿、攻击、睡眠障碍、离家出走等行为问题。儿童少年抑郁症与年龄因素密切相关，可根据发育的不同阶段分为婴儿期抑郁症状、学龄前儿童抑郁症、学龄儿童抑郁症和青春期抑郁症。

流行特征 90%左右患儿的功能受到不同程度的损害，抑郁症成为损害儿童行为功能的最主要的精神障碍之一。有关患病率的报道差异较大，4~18岁儿童少年抑郁症的发病率在2%~8%之间。学龄前儿童发病率较低，约1%左右。儿童期发病率无明显性别差异，少年期则女性多于男性，比例约为（2~3）：1。

病因与发病机制 病因未明，遗传易感性、脑功能障碍和社会心理相关理论用于解释其发病原因和发病机制。

遗传因素 家族内发病率约为正常人群的8~20倍，且血缘越近发病概率越高。异卵双生儿同病率为19.7%。自幼分开抚养的单卵双生儿，后期同病率也高达66.7%。有调查发现，抑郁症儿童约71%有精神病或行为失调家族史。抑郁症儿童青少年的一级亲属终生患该症概率在20%~46%之间。危险因素包括亲子分离或早期母婴联结剥夺，父母患精神病，父母虐待或忽视，家族抑郁症和自杀史，某些慢性躯体疾病。

生物化学因素 5-羟色胺（5-hydroxytryptamine，5-HT）功能降低可出现抑郁症状，5-HT功能增强与躁狂症有关。中枢去甲肾上腺素和（或）5-HT及受体功能低下，是导致抑郁症的原因。有研究证明，抑郁症患儿血浆皮质醇含量增高，提示可能有下丘脑-垂体-肾上腺素轴功能障碍。

社会心理因素 重大生活事件与抑郁症有密切关系。失败负荷过频、过强易形成习得性无助

感，进而可产生绝望感及抑郁症。幼年母子情感剥夺、丧失父母、父母分离、早年亲子关系不良均可增加发生情感性障碍的危险。抑郁症青少年患病前所经历的生活事件明显多于非抑郁症青少年。对儿童而言，应激事件可构成儿童期创伤性体验，导致或诱发儿童期抑郁发作。

精神动力学理论认为，抑郁由攻击本能转变而来，抑郁被认为是丧失爱的客体的结果。儿童期自我和超我人格结构发展尚不完善，爱的客体丧失后，儿童个体将对爱的客体的恨转向自己。依恋理论则认为，母婴情感剥夺、父母不能满足儿童对爱和情感的需求，则使儿童产生非安全型依恋，认为自己没有价值、不受欢迎、不被别人所爱、别人是危险的和不可靠的，导致抑郁发生。患有重度抑郁障碍的儿童，比正常儿童有更多紊乱的依恋关系经历。认知理论认为，多种负性认知、归因、错误的感知、解决问题技能的缺陷都与儿童青少年的抑郁有关。这与儿童的认知模式有关，具有抑郁型认知特点的儿童面临不如意事情时，更倾向将不幸的原因归于自己而产生自责和无助感，因而导致抑郁。

临床表现 心理行为和生理方面均有表现。

情绪低沉 表现为不愉快、悲伤、哭泣、自我评估过低、不愿上学、对日常活动丧失兴趣、想死或企图自杀；也有表现为易激惹、好发脾气、违拗、无故离家出走等。

行为迟缓 表现为动作迟缓，活动减少，退缩萎靡，严重者可呈类木僵状态。思维迟钝，低声细语，言语减少，语流缓慢，自责自卑。年龄大的儿童可有罪恶

妄想。有些患儿可能表现反向症状，如不听从管教、对抗、冲动、攻击行为或其他违纪不良行为等表现。

认知功能失调 难于集中注意力、思维和活动缓慢、记忆力下降、思维扭曲、消极信念、自责，总认为"我做的事情都是错的""我是个失败者"等；过分关注负性事件，把小挫折看成大灾难；贬低自己。

躯体症状 常诉述各种躯体不适，如头痛、头晕、乏力、胸闷气促、食欲减退、睡眠障碍等。

治疗 儿童少年抑郁症容易并发其他精神障碍，出现相关缺陷和复发的比例较高，因此常用药物治疗结合认知行为疗法进行治疗。

药物治疗 三环抗抑郁药（tricyclic antidepressants，TCA），如丙咪嗪、阿米替林、多塞平、氯米帕明（氯丙咪嗪）等。对难治性少年抑郁症，用TCA合并锂盐，效果较好。对伴精神病性症状者可用TCA合用抗精神药物。有癫痫者慎用TCA和5-羟色胺再摄取抑制剂（selective serotonin reuptake inhibitor，SSRI），如氟西汀（百优解）、帕罗西汀（赛乐特）、万拉法新等。TCA治疗无效者，改用SSRI可获得疗效。

认知-行为疗法 可通过认知的归因策略，帮助儿童重塑战胜悲观信念的认知。重点帮助儿童更好地意识到悲观、负性思维、抑郁、偏见等导致失败和缺乏成功感，并在治疗中让儿童逐渐体验成功的喜悦，增进积极乐观的信念。

综合治疗 一种心理教育方法，旨在强调技能训练以增强青少年对情绪的控制，提高他们应对导致抑郁的情景的能力。

预后 终生患病率可高达 20%，与成人患病率相似，说明成人抑郁症可追溯到儿童期。预后取决于发病年龄、发作的严重程度及合并症。及时得到治疗预后较好，否则疾病逐渐发展，可出现适应性障碍。重性抑郁障碍的病程平均为 9 个月，多数患者 2 年内能缓解，6%～10% 病程迁延，2 年复发率为 20%～60%。

预防 预防儿童少年抑郁症应针对易感性个体改变家庭环境。以学校为基础，大范围的预防抑郁症的方案，其干预效果难以确定，推广此类干预方案为时过早。在没有改变环境影响因素的情况下，只强调增强抑郁症青少年的社会认知技能和改变其个性特征，其干预效果往往不能持久。

（静　进　杨文翰）

értóngshàonián qiǎngpòzhèng

儿童少年强迫症（obsessive-compulsive disorder in children and adolescents）

儿童少年出现伴焦虑情绪和适应困难的强迫观念和强迫行为的一类精神障碍。强迫症状的主要特点是同时存在有意识的强迫和反强迫，即患者无法控制的反复出现某些观念和行为，但同时患者认识到这些现象是异常的，违反自己意愿的，极力去抵抗和排斥。但是某些幼儿，有时不一定能认识到症状是不合理或异常的。

流行特征 儿童青少年中强迫症的患病率为 2%～3%，略高于成人的患病率。有调查报道，低龄儿童强迫症中男童约占 70%，男女之比为 3.2∶1，青春期后则性别差异缩小。中国尚无儿童强迫症的流行病学资料。

病因 迄今尚不明确，可能与以下几种因素存在关联。

遗传 患者亲属中精神疾病的患病率增高，单卵双生子同病率达 87%，双卵双生子的同病率为 47%。发病年龄多在 9～12 岁，发病年龄低者比发病年龄高者更倾向有家族性，提示遗传因素在发病中有重要影响。

生物学因素 患者 5-羟色胺、多巴胺能神经递质功能异常，脑边缘系统、额叶-基底节机构和功能存在异常。

心理社会因素 当儿童受惊吓或受批评、侮辱之后，大脑皮质兴奋或抑制过程过度紧张，或相互冲突形成孤立的病理惰性兴奋灶。父母或教师期望过高，持续地严厉要求，学业压力过大等亦易发病。强迫症儿童生性敏感、胆小、害羞、拘谨、有礼貌、善思考、喜表扬、爱清洁和怕批评。且这类儿童的父母（尤其是母亲）往往有个性方面的问题，如行为上的刻板、强迫，平时对儿童过分苛求等。有些儿童期的强迫症可能是焦虑症、焦虑倾向或恐怖症的连续体。

临床表现 强迫症的 2 个主要特征是强迫观念和强迫行为（动作），可同时并存，也可单独表现。

强迫观念 一种持续的、非意愿性的，介入性的思维、意念、冲动和意向，多数儿童所描述的强迫观念与心理担忧酷似，在意识中不停地出现包括数字、词、想象、思路、观念、情感等，呈持续和重复出现（如不断默读某些词语），无法摆脱，有自感苦恼表现。如强迫性怀疑，对自己言行的正确性反复怀疑；强迫性回忆，不由自主地反复回忆过去经历的某件事情；强迫性对立观念，表现矛盾的思维内容，如担心父母死亡，但又为这种想法而谴责自己，害怕自己伤人或被他人所

伤，这种对立观念内容多为消极和不好的；强迫性穷思竭虑持续地为某一近乎荒唐的事件反复思考，如"在人世间到底有神没有"；强迫性意向表现为产生莫名其妙的冲动或内在驱使，想要马上要行动，但又不能转变为行为等。因强迫观念往往伴随焦虑和痛苦感受，患儿总是设法用其他行为抵消强迫观念。

强迫动作（行为） 有目的、有意图、按固定的某种仪式或刻板程序重复做出的动作（如洗手），多对应于强迫观念，是强迫观念的行为表现。强迫洗手和洗澡是强迫症儿童最多见的行为，还包括触摸、计数、储藏、整理和排序，如不停地整理书包、放置鞋袜、叠衣被、数窗格、数马路电线杆、数地砖、踩地缝走路、强迫开关门、反复检查门是否上锁等。有些患儿要求他人，特别是父母重复某些动作或按某种方式回答他们的问题。

诊断 强迫观念和强迫行为已有明确的诊断标准。

强迫观念 主要符合：①体验到反复、持续的观念、冲动或意向，有时这些观念冲动或意向具有介入性和不适当性，引起个体明显的焦虑和痛苦。②这些观念、冲动或意向不是对现实生活问题的过分担忧。③个体试图忽视压抑这些观念、冲动或意向，或使其他观念或活动抵消或缓解这些观念、冲动、意向。④个体能认识到这些强迫观念、冲动或意向是他头脑的产物（不是被强加的）。

强迫行为 主要符合：①个体因受强迫观念驱使，或僵化地遵循某些规则而产生重复仪式般的动作行为（如洗手、整理排序、检查）或心理活动（如祈祷、计

数、默读词语）。②重复行为或心理活动的目的是为了防止或减少痛苦，或防止某些灾难事件发生。但这些行为或心理活动与其试图防止的事件缺乏现实的联系，而且是明显夸大的。③在患病阶段，个体有时会一定程度意识到强迫行为和强迫观念是夸大的（此点不一定出现在儿童期）。

强迫症的病程在 2 周以上，必须排除其他精神障碍的继发性强迫症状，如抑郁症和精神分裂症等。

治疗 主要有心理治疗和药物治疗。

心理治疗 认知行为治疗是治疗强迫症最常用的心理治疗方法，目前认为是治疗儿童少年强迫症的一线治疗方案。家庭治疗也是治疗强迫症的重要方法，特别是对于那些存在有家庭不和、父母婚姻有问题、家庭成员存在特殊问题、家庭成员之间角色混乱的患儿，更适合做家庭治疗。

药物治疗 比较推荐 5-羟色胺再摄取抑制剂对儿童少年强迫症的治疗效果，以氟西丁使用最多，帕罗西丁、舍曲林等也可以使用，但是儿童青少年应用这些药物时，要严密监视药物的副作用，及时评估这些药物引起自杀的危险，监测自杀观念或行为。

预防措施 强迫症的形成并非一朝一夕，儿童少年心理强迫症很多与家庭教育过于严格、刻板和自身追求完美无缺的生活模式有密切关系。因此，预防儿童少年强迫症，首先，儿童少年家庭要努力营造宽松的氛围。避免给予儿童过高的压力；其次，需要培养儿童少年良好的心理素质。切不可过分在乎自我形象、过于追求完美。再次，要让儿童少年学会顺其自然。易患强迫症的儿童少年往往喜欢反复琢磨，易把小事想得过分复杂，应让其学会接纳别人，凡事不要钻牛角尖，要学会适应环境而不是改变环境。

（静 进 杨文翰）

értóngshàonián zhuǎnhuàn zhàng'ài

儿童少年转换障碍（conversion disorder in children and adolescents） 儿童少年以分离症状和转换症状为主要表现的精神障碍。又称癔症（hysteria）或歇斯底里。《国际疾病分类》第 10 版（ICD-10）和《精神疾病诊断与统计手册》第 4 版（DSM-Ⅳ）中称为分离性躯体形式障碍。分离症状是部分或全部丧失对自我身份的识别和对过去回忆的症状；转换症状是在遭遇无法解决的问题和冲突时，把产生的不愉快心情转化为躯体症状的形式。该症状是由明显情绪因素所诱发的精神障碍现象，起病甚急，主要表现为感觉、意识或运动方面的障碍，症状无器质性基础。

流行特征 儿童癔症早在 16 世纪即有叙述，18 世纪始有文献专论。进入 20 世纪中叶，儿童癔症的病例报道显著增多。国外有关资料统计此障碍的终身患病率女性为 0.3%~0.6%，男性低于女性。国内 12 地区 1982 年调查表明，在普通人群中患病率约为 3.55%。中国尚缺乏权威性流行病学资料。南京神经精神病防治院分析前后住院儿童 1155 例资料，报道其中癔症 59 例，占总数 5.1%。儿童癔症有明显的集体发作特征，国内儿童集体癔症发作的报道有所增加。一般而言，儿童期癔症多发于学龄期儿童，女童多发，农村患病率较城市高，经济文化落后地区集体癔病发作频率较高，如中国雷州半岛地区发生的所谓"缩阳症"（癔症的一种表现形式）流行发作就很具代表性。

病因 有无遗传特性尚无定论。有研究发现，一些癔症儿童的父母存在癔症病史或人格问题。儿童期癔症常为情绪因素所诱发，如委屈、气愤、紧张、恐惧、突发生活事件。父母教养方式不当更易促发。这类儿童大多存在性格幼稚特征，表现为情绪不稳定、反复无常和易受暗示等。导致以前发作的类同情景、事物、谈话内容等因素均具暗示作用，可诱导患儿癔症再次发作。有时首次发作后再次发病时不一定有明显的情绪诱因。躯体疾病、月经期、疲劳、体弱、睡眠不足等情况也容易促发。

发病机制 尚不清楚，较有影响的理论有意识分离理论，同时精神分析理论、行为主义理论，巴甫洛夫学说也能做出部分解释。

意识分离理论 认为意识状态的改变是发病的基础，随着意识的分离，个体的认知功能受损，自我意识减弱，暗示性增高。遇到应激性事件即会出现类似动物的本能反应，包括兴奋性反应，如乱叫、情感暴发等；抑制性反应，如失明、失语、木僵等；退行性反应，如童样痴呆等。

精神分析理论 认为转换症状是性心理发展固着于早期阶段，是被压抑的性冲动的转化形式。躯体症状的出现使患者意识不到冲动的存在，常是内心冲突的象征性表现，使患者缓解焦虑。患者对躯体症状的默认，则是想通过这些症状获得别人的同情而达到免责。

行为主义理论 认为转换症状是对应激性事件的适应方式。

巴甫洛夫学说 认为发病是由于有害因素作用于弱神经类型

的人，使皮层和皮层下之间功能分离，在外界的应激性刺激下，皮层保护性受到抑制，出现各种症状。

发病特征 主要表现：①症状无器质性基础，无法用神经解剖学作解释。②症状变化的迅速性、反复性不符合器质性疾病的规律。③自我为中心，一般在引人注意的地点、时间内发作，症状夸大和具有表演性。④暗示性，容易受自我或周围环境的暗示而发作，亦可因暗示而加重或好转。

临床表现 分离型癔症和转换型癔症的临床表现存在一定的差异。

分离型癔症（tive hysteria）呈情感暴发。幼儿期表现为大哭大闹、四肢乱动、屏气、面色苍白或青紫、尿便失控等。较大儿童呈烦躁、哭闹、冲动，有的儿童毁物，有的拔头发，撕衣服，或在地上乱滚或四肢抽动。整个发作时间长短不一，发作后有部分遗忘。发作时间长短与周围人的关注态度和程度有关，在人多且易引起周围人注意的地方，持续时间较长。

转换型癔症（conversion hysteria） 表现为躯体功能障碍，以痉挛发作、瘫痪、失明失聪和失音等为主，如跌倒昏迷状、四肢挺直或角弓反张、四肢瘫痪和突然说不出话或声音嘶哑等。这类症状可在同一患者身上同时或前后出现。此型发作较少见，多受周围人发作的暗示影响。

诊断 主要依据：①有分离型或转换型癔症的临床特征。②不存在可以解释症状的器质性依据。③有心理或情绪诱发依据，表现在时间上与应激事件、问题或紊乱的关系有明显联系（即使患儿否认）。

治疗 包括心理治疗、环境治疗、暗示治疗和药物治疗。治疗前必须详细了解病史，包括个人生长史、个性特征、家庭环境及成员之间的关系及症状表现等。

心理治疗 医师必须与患儿建立信任关系，通过谈话消除其紧张、不安情绪，并鼓励患儿说出存在的问题和内心矛盾，共同寻找问题症结，再帮助患儿了解疾病原因，讲明此病可以治愈，使其建立治病的信心，克服不适当的性格特征和情绪反应，以达到治愈的目的。亦可进行集体心理治疗。

暗示疗法 最有效的方法之一，适用于急性发作且暗示性较强的患儿。最常用言语暗示，即告诉患儿经过治疗会取得良好效果，并配合针灸、注射用水肌内注射或10%葡萄糖酸钙静脉注射、电兴奋治疗等。

改变环境 对可能诱发集体发作的病例，应将首发患儿隔离开来，减少社会强化，及时解除其躯体不适，分散注意力，稳定其情绪。对起病急症状重，家庭护理困难者，可采用住院治疗。

药物治疗 对情感暴发或某些痉挛发作患儿一般不宜使用暗示疗法，可给予地西泮或奋乃静肌内注射。必要时给予小剂量氯氮䓬（利眠宁）短期应用。

其他治疗 如针刺治疗、直流感应电兴奋治疗等。

预防 淡化或消除不利因素，避免精神刺激来源；正面引导，避免粗暴打骂或变相惩罚，减轻患儿压力；动员家庭、学校等各方面的力量帮助患儿培养健全人格，提高对挫折的耐受性；接纳和包容；鼓励参加活动，培养广泛的兴趣爱好；树立正确的教养观念，避免过度溺爱或粗暴对待，

避免不良暗示等。

（静 进 杨文翰）

xuéxiào jítǐ xìng yìzhèng
学校集体性癔症（community hyteria in school） 某种精神紧张相关因素在许多人之间相互影响而引起的心理或精神障碍。又称群体性癔症、流行性癔病症、群体歇斯底里等。主要特点是人群之间产生相互影响。学校人群集中，学生目睹一个人发病，由于对疾病不了解，也跟着产生恐惧、紧张心理，加之学生（特别是中小学生）敏感、偏激、从众的心理特点，极易产生相同的症状，导致学校集体性癔症发生。

病因及发病机制 在中小学人群中，特别是知识相对落后的偏远地区，因群体性癔症的发生是跟这些特殊人群的心智发育不成熟有关，某个体出现某症状时，其他人就很容易受到心理暗示，而年长的人或知识教育先进的地区的人群，相对来说较不容易产生这种现象。先发病者在人群中地位或威信较高，对他人的暗示就更高。儿童癔症的集体发作往往出现在教室、课堂、操场、集体宿舍或医院病房内。相关诱因可导致集体性恐惧和焦虑发作，如面临考试、教师过于严厉、计划免疫、类似患者的表现、同班同学死亡或受伤、脑膜炎流行等。有些宗教迷信活动、灾难、突发生活事件、战争、社会变迁等也可促发集体癔症。

临床表现 个体临床表现见儿童少年转换障碍。集体性癔症通常发病急骤，可在短时间内突然出现大量症状相似的患者，患病个体发病及恢复十分快速。发病时多有症状而无体征，有功能性障碍，无器质性损害。多为头痛、头晕、腿软、乏力、恶心而

不呕吐（即使有呕吐、量也非常小）、腹痛而无腹泻，不发热，神经反射等检查正常。诱因病例与癔病病例之间虽症状相似但病情轻重差别明显，同时受对病情的知晓程度的影响明显。其流行的强度有时候与受关注的程度显著相关。

治疗　出现集体性癔症时，要及时疏散患者群，采取隔离、对症、暗示疗法，正面疏导，消除学生的恐慌心理，稳定学生情绪，避免集体治疗，阻断相互暗示的传播途径，避免家长反复交流儿童的病情。

预防　通过各种形式，普及卫生知识，开展适时适宜的心理健康教育，培养学生健康的心理素质，加强学生适应性、承受力、意志力、创造性和自信心等心理素质的教育和培养，使学生学会认知自己和环境，减轻学生在某种刺激下的心理应激反应。

（静 进 杨文翰）

qīngshàonián xìngxīnlǐ zhàng'ài

青少年性心理障碍（psychosexual disorders in adolescents）

青少年时期出现明显偏离正常，并以这类性偏离作为性兴奋、性满足的主要或唯一方式为主要特征的一组精神障碍。童年期少见，青少年期开始出现、增加。国际疾病分类及中国疾病分类中，均将这一类问题划归成人精神障碍，仅美国精神科学会《精神疾病诊断统计手册》（DSM）仍保留了性识别障碍这一栏目，主要包括儿童期性识别障碍及易性癖等。

病因　原因尚未完全明了，可能与儿童解剖生理异常、内分泌紊乱、遗传个性特点及环境教养因素等有关，后天因素可能发挥重要作用。

遗传因素　此病发生与一定的人格缺陷有关，但各种类型间缺乏特定的和一致的人格，如露阴癖最多见于具有抑制性特征的内向性人格的人。家族性易性癖病例的发现也提示其发生与遗传因素有一定关系。

解剖生理因素　此病发生与发展与人类性腺活动阶段有关，一般在青春期开始明显，随年龄增长至更年期，性心理障碍的行为亦趋向缓和。与性别发育有关的解剖生理基础有以下5个方面，即性染色体、性腺、性激素、内生殖器官、外生殖器官。任何一方面出了问题，都可能造成性识别障碍，和（或）真（假）两性畸形。母亲妊娠期间，如注射大量雄激素或雌激素，则胎儿性别可能向异性化方向发展。性识别障碍患者一般没有性器官或性激素等解剖生理异常。

环境因素　环境和教育对儿童的性心理发展和性行为的异化具有很大影响。家庭环境和氛围、父母对儿童性别特征行为的不同要求和教养方式等对儿童性别认同的形成具有重要的作用。

病理心理本质　佛洛伊德（Freud）认为变态的性活动是他们幼年性经历的再现和延续。成人表现出强烈的幼年儿童式性活动是性心理障碍的病理心理本质。怕羞、胆怯拘谨及缺少排解心理困境和应变能力的个性，创伤性心理诱因等都是发病的条件。

临床表现　包括性识别障碍和性倒错。

儿童期性识别障碍（gender identity disorder in childhood）　儿童对自身性别的认识、行为与自己真实的解剖特征相反，强烈的认同异性性别。男童表现女性化，自认为是女童，或讨厌自己是男童，希望变成女童，表现为喜欢着女装，喜欢和女童一起玩，讨厌自己的生殖器官，认为自己的生殖器官长大后会消失，安静少动，喜欢玩过家家游戏。女童表现男性化，自认为是男童，或讨厌自己是女童，希望变成男童，表现为衣着朴素，做事干脆利落，风风火火，喜欢和男童一起玩耍、打仗，举止粗犷，缺乏细腻的情感，有时站着排尿，勇敢好斗，声称自己以后会长出像男童一样的阴茎。到青春期对自己的女性特征乳房、月经感到讨厌，剃男头，着男装，在女童与男童的争斗中，充当保护神的角色。

性倒错（peraphilias）　儿童有一些变态的性行为，如恋兽癖、恋物癖、窥阴癖等。患儿通过这类行为可以得到类似性快感情绪上的满足。青春期以前的儿童第二性征尚未发育，故这些性行为表现及快感的情况又与成人不完全一致。此症在儿童期甚少见，男童多于女童，青春期以后的青少年比年幼儿童多见。

主要表现为恋物癖，如睡觉时一定要抱个特殊的枕头或妈妈的内衣、头巾等物，感到情感满足、舒服才可以安然入睡，否则便烦躁不安。有些儿童的恋物倾向可能与父母忽视或儿童期分离焦虑有关，而非属于恋物癖，应注意区别。露阴癖：如男童在女童面前，突然露出自己的阴茎等。恋兽癖：儿童对动物的嗜好已超过通常情况，常对某种动物过分眷恋，出现一些鸡奸性质的行为。窥阴癖：有此倾向的男童，喜欢看女性的裸体形象或阴部，小时候在家中看母亲或姐妹沐浴，年龄较大后则到女厕所或女澡室偷窥女性裸体，或用望远镜偷窥他人室内女性的活动。以上种种异常行为，可伴有性幻想，和（或）

手淫，青春期后，还可出现射精现象。其病因可能与不良环境教育的影响有关，也可能系素质性因素。年龄较小、病情轻者，可以纠正。年龄较大、病情严重者，纠正困难。年龄较大者，这类行为常常构成违法行为，可引起刑事纠纷。从小注意儿童行为可能出现的偏异而早期纠正，常常有效。已造成问题者，可采用行为治疗或认知治疗，对多数病例会有帮助。

诊断　根据《精神疾病诊断与统计手册》第四版（DSM-Ⅳ），诊断标准如下。

女性：①持久而强烈地为自己是女性而苦恼，诉说希望自己是个男性（并非由于重男轻女的文化影响），或坚持自己是个男性。②具有以下两项之一者。一项是厌恶标准女式服装，并坚持穿老古板的男式服装，如男性的内衣裤及其他物品。另一项是坚决否认女性的解剖结构，至少具有以下表现之一，断言自己有阴茎，或将要长出阴茎；拒绝蹲或坐着排尿；断言她的乳房不会发育，也不会有月经。③此女童未及青春期。

男性：①喜好女式活动，如喜好女式服装或作女式装扮，特别愿意加入女童子的游戏，并拒绝男式的玩具、游戏及活动。②坚决否认男性解剖结构，反复地断言至少以下表现之一：自己将来长大会变成一个女人（不光只是女人的角色）；厌恶自己的阴茎或睾丸，认为或将会消失；认为没有阴茎或睾丸更好。③此男童未及青春期。

应积极查明原因，确定是因为解剖生理、素质遗传还是社会家庭环境。对于有（真）假二性畸形者，应请妇科、男性科和

（或）内分泌科医生检查、治疗，疑为 Klinefelter 综合征者，应做染色体检查。

治疗　对于性别认同障碍如因解剖生理原因引起，应分别由妇科、男性科、内分泌科检查治疗，有遗传病可疑者应做染色体检查。对已有性心理障碍者，可采用行为治疗、认知治疗及精神分析治疗。对父母心理不健康或家庭矛盾者，应注意对父母的心理治疗或开展家庭治疗。性倒错主要由一些不合理的条件反射引起，但是每种类型都有复杂的病因，治疗主要采用心理干预手段。很大一部分性心理障碍成年之后的干预效果并不理想，从而进行手术治疗或激素治疗的比例并不少见。

预防　父母从小加强儿童性别的社会化教育，如对男童要求跌倒了不哭泣，自己站起来，对男性化行为进行鼓励，对异性化行为进行惩戒。家长应从小培养儿童对自己性别的正确辨别，父母不应按照自己意愿培养儿童的性别特征。

（静　进　杨文翰）

qīngshàonián wēihài jiànkāng xíngwéi

青少年危害健康行为（health-risk behaviors in adolescents）

对青少年健康、完好状态以及终身生活质量造成直接或间接影响的行为。危害健康行为（health-risk behaviors）又称健康危险行为、健康危害行为。常见情况：易导致非故意伤害和故意伤害相关行为、吸烟、过量饮酒、服用违禁药品、不健康减肥行为、缺乏体力活动、网络成瘾、不安全性行为等。

流行特征　2008 年，联合国世界人口报告指出，全球 10~24 岁的人口为 18 亿，占总人口的

27%。这一人群常被认为是很健康的一类群体，但事实上，其整体健康状况并不乐观。全球疾病负担报告（2004 年）数据系统分析发现，该年龄群体的伤残调整寿命年占整个人群的 15.5%。伴随着疾病谱的变化，非故意伤害或故意伤害行为已成为该年龄组的首要死因，与其相关的死亡病例超过 2/5。

美国 10~24 岁青少年中 74% 的死亡病例主要由以下原因导致：交通意外（30%），其他非故意伤害（16%），谋杀（16%）和自杀（12%）。美国青少年危险行为调查最新公布数据（2009 年）显示，在调查前 30 日内报告，有 28.3%高中生曾有过酒后驾驶交通工具；17.5%学生携带枪械等武器，饮酒率为 41.8%，吸烟率为 19.5%，吸食大麻率为 20.8%。在过去 12 个月报告，34.2%高中生有性行为，其中 38.9%的人在最近一次性行为中未使用安全套。不良饮食的行为调查发现，在调查前 7 日，77.7%的学生每日吃新鲜蔬菜和水果的次数少于 5 次；每日至少 1 次饮用苏打水或汽水的报告率为 29.2%。美国高中生缺乏体力活动现象较普遍，一周平均每日体力活动时间不足 60 分钟的报告率高达 81.6%。

2005 年全国青少年健康危险行为调查第一次全景式展示了中国青少年常见危害健康行为的流行现状。2005 年调查报告显示，非故意伤害行为（步行违规、骑自行车违规、去不安全场所游泳）中，过去 30 日内有骑车带人行为的报告率为 31.2%；过去 12 个月中曾有过打架行为报告率为 76.9%，自杀意念的报告率为 19.6%；近期吸烟（过去 30 日吸烟 1 日以上）报告率为 13.8%，

饮酒（过去 30 日饮酒 1 日以上）报告率男女分别为 35.4% 和 20.8%，大中学生中曾服用毒品（包括冰毒、摇头丸、大麻、可卡因、海洛因或鸦片等）的报告率男女分别为 1.5% 和 0.5%，网络成瘾报告率男女分别为 12.9% 和 5.2%，性行为仅调查大学生，其中 10.0% 报告自己曾有过性行为，其中有 50.7% 的学生在最近一次性行为中未使用安全套，在调查前 30 日内，16.3% 的学生报告每日喝软饮料，在过去 7 日内，18.2% 的学生报告从不喝牛奶/酸奶/豆浆/豆奶，68.4% 的学生不参与或很少参与体力活动。

20 世纪 90 年代中期以来，英国、法国、瑞典、澳大利亚、芬兰、日本等国也先后开展了该国范围内的青少年危害健康行为调查，显示了青少年健康危险行为全球流行的趋势。《柳叶刀（The Lancet）》杂志 2011 年发表的一篇有关全球 10~24 岁人群疾病负担的系统综述指出，引起该年龄组事故相关伤残调整寿命年的主要因素分别为饮酒（7%）、不安全性行为（4%）、无避孕措施（2%）和非法使用药物（2%），疾病所致伤残引起的健康寿命损失年的三大原因分别为神经精神病学障碍（45%）、非故意伤害（12%）、感染和寄生虫类疾病（10%），均与危害健康行为密切相关。因此，青少年危害健康行为虽受到广泛关注，因其波及范围较广，影响因素较多，控制和干预工作任重而道远。

特征及指标体系　行为学理论认为"一个具备充分信息的人能采取必要行为来保护自身，预防疾病"。危害健康行为则是在一系列自然、社会因素影响下，人与环境交互作用的产物。青少年群体有其特有的行为特征和行为范畴。

行为学特征　①行为和个人、学校、家庭、社会的期望出现方向性偏离。②多数行为不直接导致患病和死亡，但对他人健康以及公众安全造成危害，对自身则可能产生长远的不良影响。③多数青少年可能没有或仅有轻微表现，但在有严重表现的青少年中这些行为表现出（个体的）多重性和（群体的）聚集性。青少年出现某一危险行为时，其他健康危害行为的发生风险也随之升高，这种危险行为共存或聚集现象在之前相关研究中被称为"危险行为综合征"。④多数行为的产生都有着深刻的青春期发育背景，是在环境中逐步形成的。青少年的健康危害行为不应视为青春期发展过程的正常表现，应受到足够重视。⑤青少年有良好的可塑性，大多数行为可通过抚养者或教育者的干预，彻底纠正这些行为。因此，早期发现健康危害行为，并采用有效的干预方案是遏制危害健康行为在青少年人群中蔓延的重要措施。

行为指标体系　世界各国学者对健康危害行为的分类一般根据国情而定。美国自 1991 年开始，由疾病预防控制中心牵头，于每奇数年的 2~5 月，对全国高中（9~12 年级）学生进行一次健康危险行为监测，至 2011 年共开展 11 次全国范围的调查，并形成较完善的行为监测系统。美国的 YRBS 主要监测 6 类健康危险行为：①非故意伤害和暴力的行为。②烟草使用。③饮酒和其他物质滥用。④导致非意愿妊娠和性传播性疾病的不安全性行为。⑤不健康饮食行为。⑥缺乏体育锻炼/体力活动行为。此外，考虑肥胖和哮喘的流行现状，肥胖和哮喘的发生率也是常规监测内容。中国在卫生部疾病预防控制局领导下，由北京大学儿童青少年卫生研究所牵头组织，于 2005 年对全国 18 城市 11~22 岁 213 253 名大中学生健康危险行为展开调查，并于 2008 年在全国范围（包括农村地区学生）开展了首次健康危险行为监测。参照国外青少年健康危害行为体系以及中国青少年行为特征，确定了中国青少年危害健康行为的指标体系。①非故意伤害行为，如交通事故、溺水、跌坠、运动伤害等。②故意伤害行为，如自伤、自杀、打架、校园暴力行为等。③物质成瘾行为，如吸烟、饮酒、服用精神活性药物等。④精神成瘾行为，如网络成瘾行为等。⑤不安全性行为，包括导致性传播疾病性行为和非意愿妊娠性行为，如多性伴性行为、不使用安全套、少女妊娠等。⑥不良饮食行为，如少摄入营养食物（新鲜蔬菜、水果等）、偏食、挑食、过多吃零食行为、盲目节食（不健康减肥行为）等。⑦缺乏体力活动行为，表现为静坐少动的生活方式。

预防与控制　青少年健康危害行为是通过后天学习而获得的，其发生、发展虽然与青少年特殊的身心发育特征密切相关，但生活的环境（包括家庭环境、学校环境、社区环境、社会环境）却是青少年健康危害行为形成的"基石"。针对青少年危害健康行为的预防控制需从青少年生活的大环境入手，提供健康的生活环境，也需要加强青少年自身能力的培养。

以公共卫生理念为基础的应对策略和措施　此行为的矫治不能简单归咎于教育部门或是卫生

部门的责任，需提高到公共卫生高度予以关注。①首先应加强政府宏观决策功能，在《学校卫生工作条例》等现有法律、法规基础上制定完善相应政策，加强学校预防性、经常性卫生监督工作。②全面加强学校健康教育，落实大中学校健康教育的课时，丰富学校健康教育形式，提高成效。③关注学校心理辅导，帮助学校心理卫生工作者努力提高心理咨询技巧，创建温馨的学习和生活环境，减轻学生心理压力。④重视家庭在促进青少年健康方面的积极作用，可通过"家长学校"等形式为家长提供指导帮助，改善家庭氛围，加强沟通，建立友好协商机制。⑤充分利用社会资源，通过加强公众教育，创建文明社区环境，鼓励电视、网络等媒体，为促进青少年建立健康生活方式，摒弃危害健康行为发挥作用。

以生活技能为核心的学校健康教育　生活技能教育是连接健康知识、态度、价值观和行为间桥梁，通过提供技能，帮助青少年有效解决问题，并逐渐提高自尊心和自信心，建立良好的自我意识，促进心理健康。发达国家已普遍将生活技能教育广泛应用于青少年危害健康行为预防，并认为是学校健康教育一个崭新而富有活力的组成领域。生活技能包括以下 10 种能力：自我认识能力、同理能力、有效交流能力、人际关系能力、调节情绪能力、缓解压力能力、创造性思维能力、批判性思维能力、决策能力和解决问题能力。对青少年进行技能教育应采取适应方式：①采用全参与式教育方法。②及早开展，重视实践。③教学过程中应坚持学生主体，让青少年感受到平等

人格。④学校教育应与家庭、社区密切结合。

广泛推行健康促进学校　世界卫生组织将健康促进学校定义为"学校所有成员为保护和促进学生健康而共同努力。为学生提供完整、有益的经验和知识体系，包括设置正式和非正式的健康教育课，创造安全、健康的学校环境，提供适当的卫生服务，动员家庭和更广泛的社区参与，促进学生健康"。具体到预防和控制青少年危害健康行为，健康促进学校可通过以下措施：①每个学校应根据自身特点和优势，选择适宜的突破口，制定有特色的学校卫生项目，通过突出重点，带动全面。②充分利用学校有限资源，首先解决本校的最迫切需求，充分调动学生、家长、教师以及学校管理人员的创造性。③通过切实可行措施发动学生和教工共同努力，并加强与社会各界（包括医疗、食品、交通等部门）的联系，为学校创造良好的社会环境。④突出健康促进学校活动中的政府行为，动员各级政府参与，为防控青少年危害健康行为的构建政府平台。

（陶芳标　苏普玉　翁婷婷）

qīngshàonián xīyān

青少年吸烟（smoking in adolescents）

青少年尝试吸烟、规律吸烟和再次吸烟的行为。世界卫生组织和联合国儿童基金会将曾经尝试过吸烟（包括吸过一次烟）的人称为尝试吸烟者（try smoker）；第一次尝试吸烟后，再次吸烟者称为吸烟者（smoker）。此界定对于减少烟草对青少年健康的危害，有前瞻性认识。对认识青少年吸烟，转变他们趋向健康的生活方式有积极作用。

流行特征　中国成人吸烟率

一直高居世界前列，直接影响青少年吸烟。许多学者对儿童青少年这一人群做过大量的调查，发现中国儿童青少年吸烟存在如下特征：①人数众多且呈现上升趋势。中国儿童青少年近 1 亿人口，按照世界卫生组织和联合国儿童基金会共同对儿童青少年吸烟的定义，中国青少年吸烟群体庞大，有 20%～50% 的儿童青少年吸烟，且呈现上升趋势。②年龄趋于低龄化。国际上习惯将 13 岁前的吸烟儿童青少年称为低龄吸烟者。2005 年中国青少年健康相关/危险行为调查显示，曾吸过烟的男女学生中，第一次吸完一整支烟时年龄小于 13 岁的比例分别为55.9% 和 57.0%，年级越低、年龄越小的吸烟学生中该比例越高，表明其开始吸烟的年龄越早。③女性尝试吸烟者增多。由于传统文化和习俗的影响，长期以来中国男性烟民远高于女性，在儿童青少年吸烟中也是如此。由于以往女性儿童青少年吸烟人数较少，但调查显示，女性儿童青少年吸烟上升的比例明显升高。有研究对城市初中、高中女生调查显示，15 年间初中和高中女生吸烟比例分别增加了 3 倍和 6 倍。儿童青少年总的吸烟率女性由过去的 1% 上升到 4% 左右。国外则不同，在儿童青少年吸烟中，男女比例较接近。特别是在美国和欧洲，男女青少年吸烟率差别较小。④校外青少年吸烟者明显高于在校青少年。

影响因素　包括个人因素以及环境因素等。

心理行为因素　包括好奇、成人感、时髦、有风度、烦恼与压力等；人类处于青少年时期，其价值观和对生命的健康观尚未完全形成或没有全面的认识，对

新奇和陌生信息特别关注，加上现代社会对学生的过分关注，使他们压力过大。选择烟草消解心理上的紧张和对现实的无奈。心理行为原因是处于该时期的青少年有较强的逆反心理，由于教育（含社会教育、学校教育和家庭教育等）的意识和方式的问题，常使该时期的青少年与他人关系的紧张，如亲子关系、同学关系、师生关系等，尤其是成人与青少年的关系不良容易造成青少年产生严重的逆反心理，常表现出成年人不愿看到的行为，如吸烟行为。

对烟草的认识 相对其他违禁物品来说，烟草更易获取。过去从影视、文学作品中（青少年最早接触并认识世界的媒介）对烟草的片面了解，通过这些作品中烟草对紧张和压力的缓解作用的夸张表现，影响了青少年对烟草的认识。

他人行为因素 主要是青少年父母、朋友和较密切接触者；其中家庭成员和同伴的影响最突出。在中国的广大烟民中，青少年期是养成吸烟习惯的主要阶段。青少年主要生活在家庭，父母、兄长等他人的观念和行为对其会产生长期、潜在的行为和意识的影响。

地域因素 中国的一些地区是传统的烟草种植和生产地区，此处人群对烟草作用存在认识误区，此错误认识影响并伴随儿童成长。

预防控制 倡导健康观念，认识吸烟危害，强化戒烟措施，减少青少年吸烟。

政策性限烟 由国家出台对所有公共场所禁烟令，并严格执行。减少或杜绝影视作品中的吸烟现象等，给青少年创造更多的无烟环境。

健康意识倡导 提倡青少年选择健康生活方式，积极参加体育锻炼，减少静坐方式的生活习惯，对于改变青少年的健康意识，自觉远离烟草，减少烟草对他们健康的危害有着积极的作用。

成年人的榜样作用 对他人的模仿和内化是青少年习得各种行为的重要方式。因此，为了青少年的健康，成年人自律自己的行为，为青少年起到良好的榜样作用，共同创造无烟的环境。

减少儿童青少年吸烟 有调查研究表明，在儿童青少年尝试吸烟者，其成年后比儿童青少年未尝试吸烟的高2倍，绝大多数的成年吸烟者在18岁前吸烟。也有调查研究发现，70%每日吸烟的青少年成人以后将继续吸烟。即儿童青少年期吸烟是成年后吸烟的重要行为因素。因此，控制和减少儿童青少年吸烟对于极大减少成年后吸烟有着更加积极的作用，不仅有利于社会经济的持续发展，更有利于国民健康和国民素质的提高。

（韩云涛）

qīngshàonián yǐnjiǔ

青少年饮酒 （drinking in adolescents）

青少年喝过相当于半瓶或1听啤酒、1盅白酒、1杯葡萄酒或黄酒的行为。青少年饮酒不仅影响身体和智力的正常发育，还可能导致酒精依赖、酒后暴力事件、酒精性慢性病等严重后果。青少年学生饮酒后容易出现饮酒相关的身心问题，如失去控制、引发矛盾、影响学习、面部发红和引起胃肠疾病等。青少年饮酒行为通常可分为曾经饮酒、现在饮酒、重度饮酒、醉酒等几种类型。

流行特征 世界卫生组织《全球状况报告：酒精和青年人》指出，在法国南部城市，89%左右的15岁青少年尝试过饮酒，德国西北部城市15岁青少年的尝试饮酒率在90%以上（1993~1994年的数据）。在澳大利亚，66%的1~19岁青少年在过去12个月内饮过酒（1998年的数据）。在捷克共和国，大部分青少年在12岁之前开始饮酒，14岁和16岁的青少年在过去一年的饮酒率分别是87%和88%（1993年的数据）。美国中学生曾饮酒、近期饮酒和重度饮酒行为报告率分别为81.6%、50.8%和31.3%。中国青少年中已存在一定数量的饮酒人群。1999年北京市中学生尝试饮酒和现在饮酒报告率分别为59.9%和31.9%，62.1%的现在饮酒学生在13岁以前开始尝试饮酒。在安徽省，77.5%的中学生尝试过饮酒；23.2%的学生近期有饮酒行为，重度饮酒报告率为9.3%。2005年在卫生部疾病控制司领导下，由北京大学儿童青少年卫生研究所牵头，进行了中国第一次全国规模的城市青少年健康危险行为调查。调查覆盖全国18个省区市，受试者为大中学生，共计21.3万余人，年龄12~23岁。调查结果显示，青少年饮酒率为27.9%（男35.5%、女20.8%），醉酒率为17.3%（男22.1%、女12.7%）。这说明中国青少年饮酒行为也较普遍，男生饮酒行为的发生率均显著高于女生。

影响因素 包括以下几个方面。

内部回报与外部回报 青少年学生饮酒的主要原因可以借鉴行为改变模式中的保护动机理论，解释为内部回报和外部回报两部分。内部回报机制为饮酒可以让自己放松、自我感觉良好以及忘却烦恼；外部回报机制为饮酒可以让人变得更加友好，可和同饮者成为好朋友等，这些原因都可能促使饮酒行为发生。

父母和家庭环境因素　青少年阶段是个体行为和生活习惯养成的重要阶段。父母的态度、言行往往对儿童青少年的认知起到"榜样""示范"作用。与父母反对子女饮酒的学生相比，父母对子女饮酒持无所谓态度的学生成为饮酒者的可能性是前者的 3.7 倍，父母赞成子女饮酒的学生成为饮酒者的可能性则上升到 5.2 倍。与父母均不饮酒的学生相比，父母双方都饮酒的学生成为饮酒者的可能性则是前者的 2.2 倍。无论父母自身的饮酒行为如何，只要他们不反对子女饮酒，则其子女就很可能成为饮酒者，父母饮酒且不反对子女饮酒时，其子女的饮酒比例是父母饮酒但反对子女饮酒的 3.4 倍。

受同伴效应的影响　周围是否经常有喝醉酒的同龄人成为饮酒行为的危险因素。青少年时期是个体逐步脱离父母影响，趋于同伴影响的时期。青少年时期周围的同伴饮酒，为了寻求同伴认可，可能会屈从于同伴压力而饮酒。受"烟酒不分家"的影响，吸烟者更容易发生饮酒行为，也是饮酒的影响因素之一。

与学校教学质量以及学生的成绩有关　青少年正处在观念、行为形成的过程中，良好的学校教育有利于学生树立正确的世界观与人生观，培养良好的习惯。学生成绩好，发生饮酒行为的可能性就低，学习成绩不好的青少年更容易产生吸烟、饮酒以及其他药物滥用的行为问题。一种可能的解释为不能在学校日常表现中取得优胜的青少年，试图通过其他途径获得周围人的肯定或重视，其中一部分人可能转向吸烟、饮酒等不被认可的行为。

大众媒体的影响　大众传媒对青少年观念及行为形成的影响越来越多、越来越大。电视剧、电影中常有明星偶像用饮酒表现时尚、社交需要、成熟和智慧、魅力和个性的镜头，广告也起到推波助澜的作用，常把饮酒与情趣、豪爽甚至与做文章联系起来。这些都严重干扰和混淆了青少年对饮酒危害的正确认识，容易引起青少年模仿并尝试饮酒。尚无数据证明传媒在多大程度上影响青少年饮酒行为的发生，但是传媒对青少年吸烟行为的影响已得到证实。国外研究显示，广告对青少年的影响是对成人影响的 3 倍，青少年吸烟的 1/3 原因可以归咎为烟草广告的影响。据调查，中国 82.3% 的学生接触过多种形式和品牌的烟草广告，尤其是国外品牌。因此，可以肯定传媒对青少年饮酒行为的发生也起促进作用。

预防与控制　越来越多的国家把酒精消费当作公共卫生的一个主要危险因素，并逐渐通过一系列的措施预防控制青少年吸烟饮酒，如制定限制购买渠道、限制法定年龄以下青少年买酒和饮酒的政策，影响其饮酒模式，减少与特定饮酒模式相关的危害。中国限制青少年饮酒的法律法规已出台，如《中华人民共和国未成年人保护法》规定父母或其他监护人应当教育和制止未成年人吸烟、酗酒，《中华人民共和国预防未成年人犯罪法》规定任何经营场所不得向未成年人出售烟酒。执行法律法规重在实施和监督。许多国家越来越多的关注过量饮酒对青少年的危害。过量饮酒减少了自我控制，增加了高风险行为。禁止酒类广告和规范酒类的销售渠道是减少青少年过量饮酒有效的策略。在发现青少年有过量饮酒的行为时，通过咨询和辅导的方式做短期干预，有助于减少对青少年的危害。青少年普遍认同和接受饮酒有害健康的观点，但却出现认知与行为分离。根据保护动机理论，健康教育，应该注意自我效能因素。从提高青少年对饮酒行为的严重性与易感性的认识入手，大力开展同伴教育，积极调动同伴的力量，纠正饮酒带来交往便利的思想，共同形成一个对饮酒的"歧视"环境，减少饮酒带来的外部回报。另一方面，把家长与学校教育结合起来，积极培养青少年德智体美劳全面发展，让青少年有能力应对压力和挑战，正确面对挫折和困难，摒弃用吸烟、饮酒等极端方式释放压力和逃避问题的陋习。

（韩云涛）

qīngshàonián wéijìn yàopǐn de shǐyòng

青少年违禁药品的使用（illegal drug use in adolescents）　青少年违规使用麻醉剂、兴奋致幻剂及其他易产生依赖的物质的行为。违禁药品主要分为麻醉剂类（如鸦片、吗啡、海洛因、哌替啶等）、兴奋致幻剂类（如大麻、苯丙胺类、摇头丸、麦角酰二乙胺、可卡因等）和其他容易产生依赖性的物质（如烟草、酒精、挥发性有机溶剂等）。青少年由于判断能力还没有发育到完善水平，加上冒险和冲动行为增加，易受同伴影响，是尝试使用违禁药品的高发年龄，也是预防的关键年龄。长期使用违禁药品往往导致药物依赖。药物依赖（drug dependence）指并非医疗需要而长期或反复应用某种药物，结果产生精神上或躯体上的依赖性，以致持续地或周期地强烈渴望重复应用该种药物，原称药瘾。药物依赖是世界上严重的社会问题之一。产生药物依赖的常见药物包括鸦片类（吗啡、海洛因、哌替啶等）、苯丙胺、可卡因、印度大麻、巴比妥类（司可巴比妥、异戊巴比妥、戊巴比妥等）及其他安眠药（格鲁米特、甲喹酮）、抗焦虑药（甲丙氨酯、氯氮䓬、地西泮等）、镇痛药（阿司匹林、非那西丁、氨基比林等）。药物依赖的临床表现因药物不同而不同，但有共同特点。①精神依赖。最主要的特征。为了追求用药后精神上的某种特殊快感，或避免断药所产生的痛苦，对药物的渴求成为强烈而不可抑制的欲望，因而不顾药物对个人、家庭及社会的危害，不择手段地获得药物。②躯体依赖。为避免停用已有依赖性的药物所引起的躯体症状即停药症状或戒断症状，必须应用该药或与其药理作用相似的药物。戒断症状轻重不一，轻者只感到全身不适，重者则可危及生命。③耐药性。长期反复应用某种药物致其效应减低，为得到用药初期的同等效应，必须增加剂量，其剂量可达到通常剂量的几倍甚至几十倍，常引起中毒。④长期药物依赖不仅损害躯体健康，而且损害精神活动，特别是致其人格破坏、道德沦丧、违法犯罪。药物依赖治疗的主要措施是戒断药物，轻者应立即停药，重者逐渐减量以至最后停药。吸毒指凡采取各种方式，反复大量地使用一些具有依赖性潜力的物质，这种使用与医疗目的无关，其结果是滥用者对该物质产生依赖状态，迫使他们无止境地追求使用，由此造成健康损害并带来严重的社会、经济甚至政治问题。

流行特征　违禁药品中以海洛因为主的毒品在中国20世纪80年代后由西南边境，偷运进入并逐渐在国内传播。由口鼻吸食发展到静脉注射，造成艾滋病输入、传播、扩散的严重后果。新型毒品冰毒、K粉、摇头丸等"易合成、易传播、易隐蔽"的特点使其快速渗透到社会中，影响巨大。不少年轻人认为摇头丸、K粉危害不大，吸食一点属于正常消费，工作学习之余放松，是一种"新潮和时尚"。这种假象掩盖了新型毒品"毒"的本质。早在20世纪90年代，世界禁毒专家就曾预测新型毒品将成为21世纪主流毒品，因为随着消费主义和享乐主义文化观念在全球、特别是亚洲等发展中地区的影响甚广，而何谓"新型毒品"，其对人和社会有何危害，却缺乏宣传教育，导致许多青少年误入新型毒品不是毒品的误区，致使吸食人数不断增加。中国城市大中学校分别有1.5%和0.5%的男女学生报告曾经使用过毒品（如冰毒、摇头丸、大麻、可卡因、海洛因或鸦片等违禁毒品），男生显著高于女生。男女生报告率均随年级上升而增长，但中学阶段增长趋势较缓，进入大学后报告率急剧上升，男生更突出。无论男女，曾经使用毒品的报告率都呈现普通初中高于重点初中，职业中学高于普通高中，普通高中高于重点高中，大学本科生大于大专生的现象。来自单亲家庭的男女生曾经使用毒品的报告率分别达到3.1%和1.6%。

危害　长期对违禁药品的使用，对个人、家庭和社会均会产生严重的不良影响。

对个人的危害　毒品作用于人体，使人体体能产生适应性改变，形成在药物作用下的新的平衡状态。一旦停掉药物，生理功能就会发生紊乱，出现不安、焦虑、忽冷忽热、起鸡皮疙瘩、流泪、流涕、出汗、恶心、呕吐、腹痛、腹泻等一系列严重反应，称为戒断反应，使人感到非常痛苦。用药者为了避免戒断反应，必须定时用药，并且不断加大剂量，使吸毒者终日离不开毒品。吸毒导致死亡、自残、自杀，据有关资料统计，吸食海洛因者的死亡率为3%，高出一般人群15倍；吸毒者多数都短命，平均生存年龄36岁，一般不超过40岁。主要死因是过量用药造成呼吸抑制，有时死亡仅发生在注射用药后数分钟。另外，有的吸毒者倾家荡产、妻离子散，自己也因吸毒而痛苦不堪，最后只有选择自残、自杀以求解脱。吸毒者一个致命的问题在精神方面。长期吸毒令不少人变得十分自私自利，不知羞耻，不讲礼仪，意志消沉，性格怪僻，谎话连篇，导致人格改变。吸毒者出现长期失眠、烦躁、易怒和颓废，他们和未吸毒前比已判若两人。临床表现为初起时类似神经衰弱，如记忆力下降、智力受损、失眠、焦虑、严重者出现类似重症精神病一样的幻觉，如凭空听见别人讲话、流水声、鸣笛声等，或出现妄想，如无故嫉妒配偶有外遇或别人迫害于他。人格改变更是多见，吸毒者除了产生强烈的心理依赖外，更会变得冷漠、残忍、过分冲动。吸毒者情绪偏激，出现幻觉、妄想后会造成极度偏激的行为，甚至可导致精神的崩溃。在这种情况下可能对家人采取暴虐的行为，也可能自伤自残。

对家庭的影响　吸毒人群的离婚率高得惊人。维系一个正常婚姻的经济问题及夫妻间彼此的关心、体贴和责任感，这些因素任何一方面欠缺都可能造成婚姻的危机。长期接触海洛因成瘾之后，吸毒者变得十分自私且不诚实，性格变得烦躁易怒，情感变得淡漠厌世，沉溺于对毒品的追求之中。他们淡漠了对配偶的关心体贴，淡漠了对家庭的责任和对子女的教育。而且根本不能顾及家庭捉襟见肘的经济困境，还会变卖家庭财产来维持吸毒。他们中不少人因为无法接受彻底的康复治疗，虽然一次次地戒毒，但终不能成功，令配偶和家人感到绝望。一个人染上毒瘾后几乎不能中止使用，而且所用量也越来越大，使吸毒者用于购买海洛因的日消费达几十元以至近千元之多。吸毒者的财产源源不断地落入毒贩之手，换来的海洛因在烟雾中顷刻燃尽。许多吸毒者的产业、存款、现金、首饰均在其中化为灰烬。无怪乎人们叹息吸毒真是"锡纸半张，不见火光冲天，却烧尽了田地房产。"体现其耗资的一面。

对社会的危害　吸毒危害整个社会安定。国内外的毒贩为了保证他们的毒品的贩运，已屡屡使用武力。瘾君子们在丧失工作能力，耗尽家庭财产之后，即使十分贫困，仍不能阻止他们强烈的觅药行为。如果找不到钱来购买毒品以缓解正欲发作的毒瘾，他们可以盗窃、抢劫，无所不为，甚至干出杀人的罪恶勾当。由于毒品的昂贵，许多吸毒者最终必然"以贩毒养吸"或"以淫养吸"，倒卖毒品的黑网使他们从事的犯罪活动集体化。他们成帮结派并和地方恶势力勾结，有组织地进行种种犯罪活动。女性吸毒者为了获取巨额毒资，更是不惜

出卖自己的身体和灵魂。吸毒人群中以青年居多。有些人在早期吸毒时，短期内精力充沛，血气涌动，淫欲之火燃烧。在这种状态下可出现吸毒男女之间集体淫乱。也有因此而殴打他人，甚至强奸妇女。这些状况对周围群众和治安造成威胁。人们已经越来越注意到，吸毒会给社会的经济造成损失。吸毒不但使个人钱财耗尽，更会对社会经济产生严重的影响。20世纪90年代，美国政府统计，全美国每年因吸毒、酗酒造成的损失达1500亿美元，用于治疗吸毒者、加强缉毒的费用达600亿美元。对于发展中国家来说，毒品造成的损失和扫毒所需的巨额经费更是沉重的负担。

治疗　对药物滥用者（吸毒者）进行戒毒治疗，一般应包括3个阶段：①脱毒。为减轻吸毒者停掉毒品后出现的戒断反应，给予戒毒者以药物治疗或控制其出现的戒断反应的过程。脱毒是戒毒治疗的第一步和基础。②康复。脱毒后，吸毒者仍存在心理依赖和一定的身体依赖，对毒品的渴求和戒断反应仍要持续很长时间，所以要对戒毒者在脱毒的基础上进行康复治疗，以巩固脱毒效果，克服心理依赖。③重新步入社会的辅导。又称帮教。在完成上述2个阶段后，重点帮助戒毒者为重返社会做好各方面的思想准备，如开展帮教，教他们如何社交、求职、处理家庭关系和应付生活中的压力等，激发其抗拒毒品的觉悟与决心，并在他们出所后进行定期随访和检查。

预防　国际公约确定，药物滥用的范围：麻醉药品；精神药品；挥发性有机溶剂（如汽油、打火机燃料和涂料溶剂等）；烟草（主要成分为尼古丁，长期使用可

致瘾）；酒精（长期酗酒也会产生生理依赖和心理依赖）。因此，药物滥用的预防应紧紧地围绕着这些药物（毒品）进行。联合国的国际禁毒战略有2个核心内容即减少毒品的非法供应，降低毒品的非法需求。毒品问题有两方面内容：一方面有大量人群滥用各种各样毒品；另一方面在社会上有一批不法分子从事毒品的非法生产和贩运等罪恶活动。减少毒品的非法供应这一条战略主要针对毒品的非法生产和贩运，降低毒品的非法需求的战略则主要针对毒品滥用者。如果不减少毒品的非法供应，在毒品能够轻而易举地得到的情况下，就会不断产生新的毒品滥用者，降低毒品非法需求的各种努力就不会取得成功或不能持久；因此减少毒品的非法供应与降低毒品的非法需求也是做好药物滥用预防工作的重点。如今全世界提倡的有效的药物滥用预防方法是三级预防。一级预防：核心是降低毒品的非法需求。预防和阻止正常人使用毒品，可以通过对非法供应的严格管制和对公众尤其是青少年加强教育，使他们认识到滥用毒品的危险性而远离毒品。二级预防：帮助正在滥用毒品者停止使用毒品，可通过采取各种方式对滥用者实施戒毒治疗和康复措施，并帮助他们回归社会。三级预防：将药物滥用带来的严重疾病或有害行为的危害性限制或减轻至最小程度，重点在减少和防止静脉注射毒品所带来的血液传播性疾病。

（韩云涛　朱敏）

értóngshàonián bùliáng yǐnshí xíngwéi
儿童少年不良饮食行为（unhealthy dietary behaviors in children and adolescents）　对儿童青少年健康不利的饮食行为。包括不吃

早餐、偏食挑食、暴饮暴食等行为。饮食行为指受到有关食物和健康观念支配的摄食活动，包括食物的选择和购买，食用食物的种类和频度，食用的时间与地点，食用方式等。不健康饮食相关行为包括高能量与高脂肪食物的摄入过多、营养性食品（牛奶、蔬菜、水果）的摄入过少、不良的饮食习惯（挑食偏食、过多零食、不吃早餐）、不健康的减肥等行为，是青少年健康危险行为的重要组成部分。

流行特征　美国是开展健康危险行为调查最早、拥有资料最完整的国家。美国于 2003 年对 9~12 年级（初三至高三）学生的健康危险行为流行状况调查显示，调查前 30 日内，46.0%的学生正在减肥，其中半数（实际上并不胖）属盲目性减肥；7 日内，只有 21.4%的学生能按营养学家要求每日吃 5 份水果/蔬菜，16.4%每日喝 3 杯以上牛奶；调查前 30 日内，分别有 13.5%、9.2%和 5.4%的学生曾使用长时间禁食、滥服减肥药、呕吐/腹泻等不健康减肥方法。中国 2005 年进行了第一次全国规模的城市青少年健康危险行为调查，覆盖全国 18 个省区市，受试者为大中学生，共计 21.3 万余人，年龄 12~23 岁。结果显示，19.5%的青少年不喝牛奶/豆浆；3.6% 从 不 吃 早 餐；27.2%经常吃甜点心，12.8%经常大量喝软饮料，4.3%每周吃西式快餐 4~5 次。调查前 7 日中，25.3%从不参加体育锻炼；16.4%每日必须完成 4 小时以上的课外作业；11.7%每日看电视时间超过 4 小时。不健康饮食行为伴随生活水平提高和生活环境的都市化转变，中国青少年各种不健康的饮食行为、体力活动不足和以静代动的生活方式日益普遍，加速了"肥胖易感环境"形成。

类型　主要表现为以下几种类型。

偏食挑食　只吃某些特定的食物或爱吃的食物多吃，不爱吃的少吃，甚至不吃的饮食行为。偏食挑食会导致某些营养素的摄入不足引起相关疾病。易造成胃肠功能紊乱，影响消化吸收，若不纠正，可使儿童少年生长发育迟缓，甚至停滞。偏食可使食欲减退，久之可致营养不良及营养性贫血，抗病能力下降，容易患感染性疾病和消化道疾病。偏食还能引起各种维生素缺乏性疾病。如不吃全脂乳品、蛋黄、豆类、肝等食物，或不吃胡萝卜、西红柿、绿色蔬菜等，可因维生素 A 缺乏而致夜盲症。蔬菜水果中含有的一些营养素如膳食纤维、抗氧化剂和钾等能有效保护血清脂质和（脱氧核糖核酸）DNA 不被氧化。青少年每日应摄入的蔬菜水果总量约 500g，其中绿色蔬菜类不低于 300g。

暴饮暴食　又猛又急地大量吃喝，使身体失调的一种不良饮食习惯。暴饮暴食会明显加重附属消化器官负担，完全打乱胃肠道对食物消化吸收的正常节律。暴饮暴食后会出现头晕脑胀、精神恍惚、肠胃不适、胸闷气急、腹泻或便秘，严重的会引起急性胃肠炎，甚至胃出血；大量进食鱼肉、大量饮酒会使肝胆超负荷运转，肝细胞加快代谢速度，胆汁分泌增加，造成肝功能损害，诱发胆囊炎，十二指肠内压力增高，诱发急性胰腺炎。

不吃早餐　早餐是早上起床后结束饥饿状态的第 1 次正式用餐，是一日中重要的一餐，每日吃早餐是世界卫生组织倡导的一种促进健康的行为。然而，早餐也是最容易被忽视的一餐，多项调查结果显示，各国儿童青少年不吃早餐的现象十分普遍。早餐作为一日中的第 1 次用餐，对中小学生的营养素摄入、生长发育和学习能力具有重要意义。不吃早餐会给儿童青少年带来不利影响：①引起能量和营养素摄入不足，甚至营养素缺乏，长期如此则会影响生长发育。研究发现，早餐提供的能量和营养素在全日能量和营养素摄入中所占的地位有着午餐和晚餐不可替代的作用，早餐所提供的营养素很难从午餐和晚餐中得到补充，不吃早餐是引起全日能量和营养素摄入不足的重要原因，不吃早餐的儿童青少年全日能量、蛋白质、脂肪、碳水化合物和某些矿物质如钙、铁及维生素等营养素的摄入低于吃早餐的儿童青少年。吃早餐可以明显增加儿童青少年的钙、铁、锌、镁、铜、维生素 B_6、维生素 A 等营养素的摄入。②影响认知能力和学习成绩，因为不吃早餐会降低机体的应激反应能力，影响血糖水平，从而影响认知和学习能力。有研究表明，吃早餐的儿童图形识别错误率低于没有吃早餐者，不吃早餐对儿童应答的准确性具有不利影响；吃早餐的小学生应答错误率较低，他们的数学测试成绩好于不吃早餐的小学生。有针对性地加强对中小学生及其家长的营养教育，提高他们对早餐重要性的认识，改善他们的饮食行为习惯十分有必要。

喜食含糖、碳酸饮料　碳酸类饮料是将二氧化碳气体和各种不同的香料、水分、糖浆、色素等混合在一起而形成的气泡式饮料。在中国，喜欢喝碳酸饮料或咖啡饮料的儿童青少年越来越多。

有调查显示，中国儿童少年在家里主要饮用的饮料有碳酸饮料（71.5%）、牛奶（67.9%）、白开水（61.3%）、果汁（51.4%）和酸奶（50.0%）。在学校主要饮用的饮料有白开水（78.1%）、牛奶（26.7%）、豆奶（23.4%）、碳酸饮料（21.1%）和果汁（14.1%）。由此可见碳酸饮料已逐渐成为中国儿童少年饮料消费的主流。大部分软饮料的 pH 值在 2.0~4.0 之间，而且含有添加的蔗糖或其他糖类，果汁类饮料中还含有天然果糖、葡萄糖，这些成分增加了饮料致龋的危险性。牛奶是钙的良好来源，但随着软饮料的普及，牛奶消费量的下降，使得儿童少年钙摄入减少。软饮料消费的增加也可能与青少年骨质疏松和骨折有关。碳酸饮料除含糖和小苏打外，几乎不含其他营养素。经常饮用对身体的危害主要表现在以下几方面：①碳酸饮料中含有碳酸氢钠，会中和胃液，影响食物的消化和吸收，还容易产生胀气，破坏儿童的正常进食，从而影响儿童少年正常的生长发育。②碳酸类饮料可乐、雪碧、汽水等，特别是可乐，含有的咖啡因有兴奋作用，会干扰儿童记忆力。③多数碳酸饮料的糖含量都较高，多饮可能引起肥胖。④碳酸饮料多为充气饮料。英国科学家研究发现，充气饮料中的酸性物质易使儿童牙齿受损。伯明翰大学的一项研究表明，92%的 14 岁英国儿童因喝碳酸饮料和汽水而导致牙齿釉质层被腐蚀，从而使牙齿变脆弱、牙齿边缘变薄或碎裂。

过多摄入快餐食品 快餐是预先加工好的能够迅速提供给顾客食用的食品。西式快餐指源于西方国家，主要以油炸、煎、烤为主要烹饪方式的快餐食品。随着西式快餐店在中国城市地区的增多，进食西式快餐的青少年越来越多。西式快餐以动物性食物为主，水果、蔬菜较少，所以快餐食品中脂肪比例较高，而维生素、钙、铁等营养素的含量较低，违反了膳食指导原则。经常吃快餐，能量的摄入会超过身体的需要，多余的能量便转化为脂肪在人体贮存起来，从而引起肥胖。

危害 个体的饮食行为是在儿童青少年时期发展和形成的，并且可以持续一生。良好的饮食行为可以促进儿童青少年的生长发育和健康，不良的饮食行为不仅会对他们的健康产生近期影响，而且还会带来远期的影响。

影响生长发育 饮食习惯不良的中学生的贫血患病率为 30.79%，饮食习惯良好中学生则为 3.92%，两者差异有显著性。有不良饮食习惯的儿童非常容易缺锌，导致生长发育停滞、性发育延迟、智能发育迟缓以及严重损害细胞免疫功能。

导致肥胖症 中国青少年肥胖率已超过 8%，成为危害青少年健康的重要危险因素，可导致智力低下、青春期发育提前，亦是导致成人期肥胖症、高血压、高血脂、冠状动脉粥样硬化心脏病、糖尿病、脑血管病等疾病的重要危险因素。不良饮食习惯是引起肥胖的重要因素，肥胖儿童较正常儿童更喜欢吃油腻食品、饮食量较大、偏食挑食、进食速度快、暴饮暴食且爱吃甜食等；50%以上的肥胖儿童多喜食肉类、油炸及含气饮料。

引发心血管及其他疾病 国外一些研究表明，动脉粥样硬化过程及心血管病的主要危险因素（高脂血症等）从儿童期已开始和存在。不良饮食习惯是儿童患高血压、高血脂的重要危险因素。

预防与控制 伴随经济发展和生活水平提高，今后中国学校卫生领域将逐步把预防"不健康饮食行为"提上议事日程。为使防治措施更具针对性，宜采取以下策略：①采用知-信-行模式，通过传授正确知识（如平衡膳食、科学膳食制度、肥胖和营养不良的成因、什么是科学减肥等），树立健康营养的自觉意识，在此基础上培养良好的饮食行为。②通过建立健康促进学校，为实施营养教育活动，创造有益于身心发展的良好环境氛围。③采用生活技能（尤其是决策技能、人际交流技能、创造性思维技能等）参与式教育，是迄今国内外公认的改变饮食行为的最佳模式。

（韩云涛　徐　凡）

értóngshàonián quēfá tǐyù yùndòng
儿童少年缺乏体育运动（lack of sports in children and adolescents） 儿童少年每日参加体育锻炼不足半小时的运动缺乏行为。根据《中共中央、国务院关于加强儿童少年体育增强儿童少年体质的意见》和《国家学生体质健康标准》的规定，要根据学生的年龄、性别和体质状况，指导学生开展有计划、有目的、有规律的体育锻炼，努力改善学生的身体形态和生理功能，提高运动能力，达到体质健康标准。要求儿童少年每日体育锻炼时间不得低于 1 小时。体育锻炼是体力活动（见体力活动）的一部分，指为达到一定目标而有计划、有特定活动内容、重复进行的一类体力活动，目的在于增进或维持身体素质的一个或多个方面。中国儿童少年其他体力活动形式很少，学校组织学生参加有目的性的体育锻炼特别重要。儿童少年凡每日体育锻炼在 0.5~1.0 小时的可以视为体育运动不足，低于 0.5 小时的，可视为体育运动缺乏。

影响因素 整体而言，儿童少年体育运动不足或缺乏可能与学习任务重，独立支配运动的时间少，缺乏合适的运动场所以及对体育锻炼的认识与行为存在偏差有关。儿童少年体育运动缺乏的现象已经引起国家和社会的高度重视，学校和家庭应该丰富儿童少年的体育运动项目，保证儿童少年足够的体育锻炼时间，以促进儿童少年身心健康发展。

学习压力大 学习压力是影响儿童少年体育锻炼时间的重要因素。中国执行应试教育制度使得学生与学生之间、学校与学校之间学生升学竞争非常激烈，表现为学生在校学习时间延长；教育部门"减负"指引与学校削减与选拔性考试无关的课程的矛盾突出；社会、家庭和学生本人对学习成绩的越来越关注；参加各种自发补课日趋增多等诸多现象，都占掉了儿童少年每日的大量时间。

静态生活构成比例大 儿童少年的个体社会化程度及生活方式与其对体育运动认识有极大的相关性。现阶段由于成年人以静态生活方式为主的生活方式，影响了儿童少年从心理认同这种生活方式。越来越多的儿童少年以静态的生活方式为主，包括课业学习、做作业、看电视、玩计算机游戏和上网等，导致儿童少年每日参加体育锻炼的时间越来越少。静态生活构成占儿童少年除睡眠以外每日生活时间的比重越来越大。

居住环境的不利影响 城市化高层建筑、单元式现代居家，成为家庭成员封闭的空间，大大减少了儿童少年进行体育活动的机会。

运动场所缺乏与利用不好 中国城市现有公共规范体育运动场所不多，农村则基本没有符合规定的运动场所，其他机构或社会团体自有体育运动场地或不对外开放或开放时间短或收费使用，这些情况都限制儿童少年的体育运动，只能利用学校体育场（食堂），差学校空间狭小，学生体育锻炼就更难以保证，有的学校出于无奈，甚至组织学生到公路上跑步。

其他影响因素 如主观上不喜好体育运动、肥胖人群增多、儿童少年随父母流动性增多等。

危害 主要表现在 2 个方面，即体格发育方面和身体素质发育方面。随着社会经济、科技、卫生事业发展，儿童少年的身体发育也发生了极大改变，身高、体重等重要指标的增加较突出。体重增加必然带来超重、肥胖占儿童少年人口比例增加。胸围等指标增加不明显表明儿童少年因体育锻炼不足，肺容量的增加受限。运动缺乏也使身体素质趋于下降。缺乏体育运动对儿童少年心理健康以及社会适应也均产生一定影响。研究证明，体育锻炼与体质、心理健康存在正相关，坚持体育锻炼能够增强体质，改善心理健康水平。儿童少年的心理问题远多于身体问题，运动是很好的宣泄途径，可以把心中的不快在运动场上发泄，在增强体质的同时也可以培养社交、团队精神。

预防与控制 各级各类学校要加强对学生体育运动的组织管理、监督和评价工作。要切实树立"健康第一"的指导思想，认真落实《学校体育工作条例》，保证学生每日有 1 小时的体育锻炼时间，并纳入到学校教育、教学内容中。学校要加强对儿童少年的教育，把提高对体育运动认识和培养体育运动兴趣相结合，调动学生的积极性，合理的分配时间和精力。同时还要加强对儿童少年责任感的培养，让他们懂得积极参与体育运动是对个人、家庭、社会、国家义不容辞的责任。

加强学校体育课教师的规范教育和按规定配备体育教师 儿童少年在学校不仅能够得到规范的体育教育，也能够培养和建立对体育运动的兴趣，主动参加到集体的体育运动中。在对儿童少年启蒙体育运动教育阶段，学校体育教师穿针引线作用非常重要。合理配置学校体育教师，对儿童少年在学校中养成运动习惯必不可少。体育教师也是课程资源中最活跃的因素。提高体育教师的整体素质和综合能力，也是提高中学生参与体育运动程度重要保证。重视体育教师的业务培训，消除对体育教师的偏见，使体育教师有更大的热情和积极的态度投入教育教学工作，发挥引导作用。各地行政主管部门要在各级地方政府的重视下，广纳人才，引进与培养结合，为农村学校配备有热情、热爱体育教学工作的体育教师，为广大农村地区的儿童少年的健康，开展丰富多彩的体育运动来吸引更多儿童少年参加进来，增进他们的健康。

改进体育课教学模式，尤其是农村学校体育课的改革 学校还需要指导体育课教师，改进单一的体育课教学模式，教学过程中运用小组合作学习能更好地提高学生学习的认知水平，掌握各种运动技能，使学生积极参与体育锻炼，更好地增进学生身心健康。同时要关注学生性别、运动技能水平的差异，处理好合作与竞争的关系，小组合作学习强调合作在教学过程中的主导地位的同时，强调小组之间进行竞争，小组内部进行合作，并不否定竞争与个体活动的价值，确保每个学生在小组合作中的愉悦，激发并加强了学生对体育的兴趣。中国广大农村学校的体育运动条件尤其欠缺，师资严重不足，场地器材落后，经费匮乏，体育项目单一，明显制约学生体育运动，应该从国家层面进行改革，改善体育运动条件。

学校、家庭与社区结合，培养儿童少年对体育运动的兴趣兴趣是促使儿童少年主动并积极投身于体育锻炼的催化剂。儿童少年由于年龄较小，对体育锻炼与成年以后健康的重要性认识不足。学校要牵头与家长和社区配合，形成制度，开展各种的活动，尤其是家长也能参加进去的体育锻炼，在让儿童少年建立对体育运动的兴趣的同时，更能增强家庭亲子关系的和谐。年龄越小建立的这种对体育运动的兴趣和生活习惯，越能对儿童少年成人后的健康行为习惯产生积极的作用。

(韩云涛)

qīngshàonián wǎngluò chéngyǐn

青少年网络成瘾（internet addiction in adolescents）

青少年在无成瘾物质作用下的上网行为冲动失控的行为。又称网络过度使用（excessive Internet use）、病态网络使用（pathological Internet use）。此概念最早由精神病学家伊万·戈德堡（Ivan Goldberg）提出，著名学者扬（Kimberly S. Young）通过一系列的实验研究，验证了戈德堡的结论。1996～1998年间美国医学机构和心理学年会对网络成瘾症的研究成果做了大量介绍，逐渐成为一个被关注的重要问题，但也受到质疑。戴维斯（Davis）主张以病态网络使用来取代网络成瘾的提法。有人认为，网络成瘾是一种心理健康专业人士和研究者夸大的说法，不能把过多地使用网络看作是一种成瘾。因为一般认为成瘾指机体对某种药物心理上和生理上的依赖，适用于摄入某种化学物质或麻醉药的行为，如吸毒。网络用户对网络的着迷不同于对化学物质的依赖，尚无法确定网络过度使用是一种新的瘾症还是其他心理疾病的一种表征，或患有某种心理疾病的人更容易过度使用网络。大多数研究认为，网络成瘾的类型有网络色情成瘾、网络游戏成瘾、网络交易成瘾、网络信息超载成瘾等，其中网络信息超载成瘾、网络游戏成瘾最常见。

流行特征 据中国互联网络信息中心（China Internet Network Information Canter，CNNIC）调查显示，2009年中国青少年新增网民2 800万，平均每周上网时长16.5小时，比2008年增加了1.9小时，网络音乐、网络游戏和网络视频是使用率最高的3个网络应用。CNNIC指出，未成年网民（18岁以下）网络应用娱乐化特点更为突出，以网络游戏为例，未成年网民使用率达到81.5%，不仅高于整体网民，也高于青少年网民77.2%的平均水平。手机首次超过台式机成为青少年上网的首选工具，农村青少年网民使用手机上网的比例略高。CNNIC认为，经济相对落后的地区手机上网比例反而高于经济发达地区，主要是手机上网的门槛较低，为电脑设备匮乏地区的青少年提供了另一条接触网络的渠道。网络成瘾的发生率因研究时间、诊断标准及人群的不同而有很大的差异，研究显示，发生率为6%～14%，以男性居多。呈现低龄化趋势，主体是受到良好教育的20～30岁的人群，主要是学生、家庭手工业者及高薪阶层。国内研究报道，青少年网络成瘾的发生率在10%左右，其中，大学生为4%～13%，中学生高达15%。从玩电脑游戏和电子游戏机的地点分析，社会的经营场所是青少年沉迷网络游戏和电子游戏机的主要场所。网络成瘾者每周在线时间远大于非成瘾者。使用网络的新手更容易对网络上瘾，网络成瘾者与非成瘾者在学科及网络应用的内容上也存在较大的差异。网络成瘾者在对互联网上瘾之前，常已经患有其他的心理障碍，特别是抑郁症和焦虑症。

影响因素 由生物、心理和社会等多方面因素造成。

与青少年的猎奇心理有关 青少年不仅处于身体的生长发育期，也是情感体验和心理发展的时期，他们对新鲜事物有较强的接受能力。互联网的使用打破了传统的线性思维的束缚，培养人们非线性思维，以全新的媒介形式和互动方式，通过提供更大的群体环境和社会交往空间而吸引广大青少年。也正是这种网络的开放性、互动性和广泛性，使各种不健康的资讯有可乘之机，甚至传播色情、赌博、暴力、迷信、毒品等，对青少年产生负面影响。

与家庭缺少情感关怀和沟通有关 大部分青少年生活在独生子女家庭，部分父母由于社会竞争及工作压力大，与子女的交流减少，单纯地注重学习成绩，忽略了思想、情感等方面的交流与关怀，使青少年倾向于网上交流、聊天、游戏、发泄自己的内心苦闷。有资料报道沉迷电脑游戏的行为与家庭经济状况，父母也玩电脑游戏，以及暴力、溺爱、放纵等不良的家庭教育方式有关。

与学校课外活动等缺失有关 很多学校教育仍以文化课为主，并以种种理由挤掉体育、音乐、美术等课程。学生沉浸在纷繁书海中，加之班容量超标，在课堂教学中不能充分发挥每个学生的积极性，个性不能够充分展示。校外活动单调，适合青少年诸如游戏、爬山、春游、戏剧表演、体育竞赛等活动较少，上网游戏、聊天成了一些青少年发泄个人情感，结交朋友的方式，课外活动缺失是造成青少年网络和电脑游戏成瘾原因之一。

与有关部门和机构持续性的监管力度不够有关 中国于1994、1996、2000年专门对计算机网络安全及信息服务颁布了有关条例，2002年又颁布了互联网上服务营业管理条例。互联网是一个新兴产业以及其经营的特殊性，有关部门对黄色网站散布色情、暴力、赌博以及黑网吧非法经营的打击力度不够。随着网吧实名制，限时经营，不允许16岁以下青少年上网游戏，学校附近不得开设网吧等措施的实施，取得一定的成绩，但长期不懈的有效监管应引起公安、城管、工商、电信等部门的高度重视。

危害 网络成瘾对青少年的生理功能心理发展均有不良影响。

对生理功能的影响 成瘾青少年上网通宵达旦。惊险刺激，低频辐射，常使他们出现头痛、头晕、耳鸣、失眠、精神恍惚等神经系统症状。网上游戏兴奋、紧张，需要全身心投入，又担心家长和老师批评，心情矛盾复杂，极易引起自主神经紊乱，出现心慌、气短、心动过速、心悸等心血管系统症状。长时间视近操作，可发生眼睛干涩、视物模糊，进而视力下降，连续长时间玩游戏，严重时可引起暴盲症。这是一种急性内障性眼病，通常眼外观正常，但单眼/双眼视力可在很短时间内急剧下降，甚至导致骤然的永久性失明。主要源于上下跳跃、变换迅速的屏幕，易引起痉挛麻痹、眼底供血不足，轻者近视、重者导致视网膜脱落，视力障碍而突发暴盲甚至永久性失明。

对心理发展的影响 网络成瘾对青少年的情绪、行为、社交、学业等均有不良影响。①意识障碍造成自我迷失。健康的心理与健康的人格密切相关，自视清高常导致人格的扩张，而自我估计过低又易导致退缩行为，因此，个体必须学会把自我放在与社会、与他人相处后的对比中来认识和评价自己。网络成瘾的青少年易盲目崇拜网络英雄，对网络巨富比尔盖茨传奇式的成就表现出无限的向往，甚至亦步亦趋。效仿中途退学，创办公司，在现实社会中不能客观地把握自己，最终导致自我迷失。②与他人互动减少造成人际交流能力弱化。当今青少年独生子女居多，城市居民住房单元化。在网络世界里，他们可以大胆、无拘无束地表达自己的情感，按自己的意愿说自己想说的话，做自己喜欢做的事，与情感相投的人尽情聊天，久而久之造成对网络的依赖。而在日常生活中，他们常沉默寡言，忘却同学、朋友、老师及实实在在的现实生活，造成离群、孤傲自己却时常有失落感。③网络疏离症造成责任感降低。网络社会是一个既隐匿又流动且非面对面的情境，人们无需顾忌社会规范的压力以及在现实社会互动中的人际障碍，如社会地位、生活方式、文化层次、身份、职业差异等。青少年由于不成熟及自制能力差，依赖网上生活和娱乐，容易忘记了自己对家庭和社会的责任，沉迷在虚拟的网络世界。更有一些青少年利用娴熟的网络技术充当网络"黑客"，非法获取他人的账号和商业资料，以致走上犯罪道路。④网络副产品使思想意识扭曲。网络无国界，网络游戏精彩、紧张刺激、趣味横生。部分网络游戏宣扬暴力凶杀、色情、拜金主义、享乐主义。电脑的画面清晰度高、真实感受强、镜头可以任意定位、重复、固定、放大、缩小，所以黄色电脑游戏比黄色书刊、录像毒害更严重，腐蚀青少年的思想，更有甚者利用电脑游戏传播希特勒纳粹主义、日本军国主义、台独主义及反动思想，严重腐蚀青少年的思想。⑤网恋。涉世不深的青少年易在不良诱惑下，在网络上花费大量的时间和精力。通过网上交友、网上聊天，从相识、相爱、相恋到做网上情人，甚至模拟婚姻，体验神秘的婚姻生活，幻想找到所谓的幸福，对青少年追求真正的感情，健康向上的情操危害极大。⑥自律性低、生活学习质量差。在网络世界中，青少年接触的是符号、文本、图形、声音。这种与符号的交往，不必花时间、费精力去掌握内涵，刻苦钻研的精神减弱，对复杂的数理化学习不感兴趣，缺乏主动学习和自主管理的自觉性，加之睡眠严重不足，常常迟到、早退、缺课、逃学、旷课，组织纪律性差。上海交通大学退学转学的205名学生中至少有1/3与无节律地玩电脑有关。北京某高校曾发生过2个专业90多名学生中竟有超过 1/6 的学生因沉迷于网络而导致考试不及格，最终退学的事件。⑦其他不良行为。有些学生为了玩游戏，不停地更换软件，不断升级电脑，以致长期沉迷电脑，养成贪婪、奢侈的不良品质；还有一些学生为玩游戏，说谎、欺骗，甚至偷盗、破坏公物，以致走上犯罪道路。

预防措施 青少年网络成瘾的预防控制是个系统工程，需要家庭、学校以及整个社会的共同参与。

学校教育 加强学校的网络文化建设，建立校园网，正确教育和引导青少年看待和利用网络，因势利导为他们上网提供条件，建立双重高科技防火墙，对网上信息进行筛选和过滤，防止有害内容侵袭青少年。开设适合学生年龄特点、丰富多彩的网络活动，抢占学生的网络阵地。切实加强素质教育，采用青少年喜闻乐见的方式进行教学；积极组织各种文体活动，鼓励青少年参加社会实践活动。最后，利用互联网优势对学生进行信息辨别教育、自我防范教育、道德法制教育并开展心理健康教育，帮助学生树立远大的理想，正确处理人际关系，学会在现实中享受人际交往的快乐，正确对待失败和挫折等，使学生不再通过网络去逃避现实。

家庭关怀 良好的家庭关系可以有效地预防青少年网络成瘾。父母可以通过以下 3 点预防子女网络成瘾。①了解子女的需求，树立正确的教育观念，因材施教，减轻其心理压力。②与子女平等相处，尊重子女的合理要求，加强沟通与信任，给予子女更多的情感支持，更多的理解与接纳，营造积极、温暖、愉快的家庭氛围。③加强对子女上网的引导、监管和控制，帮助子女正确认识网络、利用网络做一些健康、有意义的事情。

社会治理 ①全社会都应重视网络文化对青少年成长的影响，加大舆论宣传与监督力度，加强网络法律法规建设，依法保护青少年的合法权益，共同担负起教育下一代的责任。②加强社区文化建设，丰富社区文化生活，为青少年的业余生活提供方便。③社会有关职能部门要加强对网吧的管理，健全网络管理相关法律建设，加大执法力度，增强网吧营业人员的自觉意识，加强对网络的信息监控和信息过滤，坚决打击"黑网吧"，使网吧向规范化、连锁化、主题化、品牌化方向发展，为广大青少年营造一个健康的网络环境。

（王芳芳　戴伏英）

qīngshàonián bù'ānquán xìngxíngwéi

青少年不安全性行为（unsafe sexual behaviors in adolescents）

发生在青少年阶段易引起意外妊娠和性传播疾病的性行为。不安全性行为尚没有一个明确的定义，但学者比较统一的认识是不安全性行为相对于安全性行为而言，指由于没有正确使用合格的安全套或采取其他预防艾滋病、性病的措施，抑或在不情愿等不良心理状况下进行的性行为。也有学者认为，不安全性行为指可能或容易导致性传播疾病（包括艾滋病和其他性传播疾病）及非意愿性妊娠等一系列健康危害的性行为。还包括婚前性行为、多性伴性行为、临时性伴性行为、商业性性行为以及同性性行为等可能给身心健康造成损害的性行为。不安全性行为已经被世界卫生组织列为影响人类健康十大因素的第 3 位。

安全性行为（safe sexual behaviors） 能够保持和促进人们身心健康，降低健康风险的性行为。狭义地讲，安全性行为指不存在或减少艾滋病和其他性病感染风险的性行为；广义地讲，安全性行为指除了不会导致艾滋病感染和其他性传播疾病感染之外，也不会对人体产生其他健康损害的，能够给人类带来身心愉悦的性行为。

流行特征 当前青少年青春发动时相出现了提前的趋势，但与之对应的性心理成长却相对滞后，加之家庭、学校和社会对青少年的性健康方面缺乏适当的教育和引导，导致部分青少年性道德和性观念出现偏差，表现出一些行为方面的问题，如早恋、婚前性行为等。国内研究人员对深圳 2068 名中学生的调查发现，初二学生早恋率高达 35.8%。据广州市的调查显示，高一学生谈恋爱的比例为 21.5%、高三为 36.5%，大一、大三分别为 38.1%、42.6%。还有研究表明，已发生性行为学生中，63.3% 在大学期间发生首次性行为，32.0% 在高中期间发生首次性行为，3.8% 和 1.0% 分别在初中和小学发生首次性行为。此外，青少年的受教育状况与性行为的发生也存在一定关系。有研究表明，校外青少年性行为发生率为 53.5%，其中商业性性行为发生率为 37.4%，无论是性行为发生率，还是商业性行为发生率均高于国内对各类在校学生性行为的调查结果。

影响因素 既有个人因素，也有家庭和社会原因。

个人原因 个人的性道德与性观念是影响性行为的核心因素，此外受教育状况、性健康技能等因素也对性行为有非常重要的影响。上海的研究表明，高中学生在最近一次发生性行为时正确使用安全套的比例仅为 33.0%，远远低于美国中学生正确使用安全套的水平（75.0%），缺乏信息、误导、担心副作用、社会经济和文化等因素的制约，成为青少年比成年人较少采用避孕方法的主要原因。

家庭和社会原因　家庭和社会均有影响，主要是社会因素。观念上主要受西方"性解放""性自由"的影响，文化上是黄色文化污染，经济上是商品经济渗透到两性领域，使严肃的性别行为成为商品交易的手段。性环境污染破坏了两性关系的合理秩序和性道德的纯洁性，也威胁着人类生存的健康环境和社会的安定团结，特别是严重影响着青少年的健康成长。

预防与控制　1994 年国际人口和发展大会强调需要"保护和促进青少年享受可以达到的最高标准的健康权利，提供适当的、特殊的、对使用者友好的和可获得的服务，有效地关注他们的生殖和性健康的需求，包括生殖健康教育、信息、咨询和健康促进策略。"作为有义务帮助青少年健康成长的家庭和社会，应该提供良好的、健康的性环境，为青少年提供与性生理、性心理和性道德有关的健康服务。青少年性健康服务最重要的要素是对青少年的有效性、可及性和针对性。首先是清晰确定目标人群年龄、就学状态和其他因素，并分析该年龄组的特殊需求；第二是通过各种途径接触到青少年，包括需求评估、计划、同伴促进和重点工作组等；第三是与社区领导、老师、学校校长和父母一起沟通减

少他们对青少年性健康促进项目的恐惧或误解；第四是使用各种资料，确保青少年能够获取正确性健康知识，培养青少年性相关的健康技能；第五是服务应该伴随出现在青少年生活的地点，考虑成本、位置、服务时间等因素，卫生服务需要与其他服务相联系；第六是采用评估手段使项目能被维持和复制。总之，为了能够使广大青少年方便快捷地获得性健康方面的服务，关键需要做到：①建立亲情服务结构。②让青少年一起设计、实施和评估。③培训服务提供者以满足青少年的特殊需求。④鼓励社区支持和促进青少年积极的健康行为。⑤提供全面正确的性保健信息。⑥在青少年项目中结合性健康相关的技能培养，以帮助年轻人懂得自尊、掌握对性方面的沟通技能、加强安全性行为的协商能力。

（韩云涛　焦锋）

shàonǚ rènshēn
少女妊娠（teenage pregnancy）

女性发生在 10～19 周岁时期的妊娠。又称青春期妊娠（adolescent pregnancy）。少女妊娠对青少年身体、心理、学业和家庭功能造成长期乃至终生危害，是共同关注的公共卫生与社会医学问题。

流行特征　少女妊娠在全球范围均已成为一种普遍的现象，每年有 1500 万的 15～19 岁少女分娩，占全球分娩总数的 1/5。在发展中国家 20 岁以前分娩的女性占 40%，在许多发达国家，仅 10% 的女性在 20 岁之前分娩。在美国每年约有 100 万女性青少年妊娠，这一数字占 15～19 岁女性青少年总数的 10%，占有性经历女性青少年的 19%。发展中国家少女妊娠的比例更高，如牙买加有 40% 女性青少年在 20 岁前至少妊娠过

1 次。联合国 2001 年的报道指出，全世界每年新出生的 1.32 亿婴儿中，10.6% 为青春期少女所生，其中多数是非意愿性妊娠，此外每年有 440 万少女流产，少年妊娠已成为一个世界性的生殖健康问题。在中国，少女妊娠率已达到 3%，并以每年 6.86% 的速度递增。中国青少年的性行为和妊娠发生率呈上升趋势，到医院终止妊娠的青少年逐年增加，据报道每年约有 250 万例人工流产对象为 18 岁以下少女，年龄最小的受术者仅 15 岁。调查中仅有 3.2% 的妊娠是有计划的，表明少年妊娠多为意外时间。

危险因素　研究显示，少女妊娠与社会环境、人口学、生物、心理、健康行为、家庭关系、同辈影响、学业成就和出生控制等多方面因素有关。前瞻性研究发现，妊娠少女的教育期望值低，与非妊娠少女相比，月经初潮年龄较早、饮酒和性行为年龄较早、较低自尊和更多违纪历史。

性知识的缺乏　在家里父母忌讳在子女面前谈性，儿童始终对性知识感到神秘，在学校学生很少接受系统、正规的性健康教育，只是从其他途径了解相关信息。其性知识和性观念都有可能是错误的和片面的，导致对性行为采取轻率和不负责任的态度。

社会环境的不良影响　社会对于性观念及性行为的态度变得越来越宽容，一些由于家庭贫困、离家出走、亲子冲突、人际受挫的少女，过早地踏入社会，容易受到各种诱惑或受骗发生不安全性行为，导致妊娠。

青春期的性冲动　13～19 岁的少女要求独立，被人关爱的意识比较强，常以有男性伙伴为荣，加之缺乏正确观念和行为的引导，

导致盲目性冲动行为的发生，进而妊娠。

媒体信息的不良影响 媒体信息是双刃剑，既可传递正能量，也可造成负面影响，特别是黄色文化及不科学、不正确的相关知识，其对青少年的误导作用是显而易见的。如有人认为发生性关系才能证明彼此的爱情，人工流产不会给身心造成伤害。这些不良的媒体信息很可能成为青少年发生不安全性行为，甚至成为少女妊娠的推波助澜的因素。

危害 虽然青少年婚前性行为发生率明显增加，但受社会舆论和传统道德观念的制约，人们并未接受未婚生育，绝大部分少女妊娠只能采取人工流产作为补救措施，由此可能导致生殖器感染、子宫穿孔、出血、月经失调、不孕症、宫外孕等人工流产的近期和远期并发症。少女妊娠胎儿宫内死亡率较高，属于高危妊娠范围。

妊娠合并症 处于生长发育期的青少年，在妊娠期需要大量营养，而青少年孕妇处于特殊的家庭社会环境下，营养摄取常不足，容易出现妊娠合并贫血、维生素缺乏、缺钙、低钾综合征等。

妊娠并发症 青少年子宫尚未发育成熟，甚至尚未有初潮即妊娠，所以常出现早产，有报道认为少女妊娠早产率是正常年龄组的2~3倍，产前检查发现17岁以下妊娠者一半以上有异常表现。

对胎儿的影响 妊娠妇女生理发育不成熟、心理不健全、营养欠缺、社会经济地位低下、胎盘功能不全等各种因素而导致胎儿宫内发育迟缓。此外，青少年妊娠妇女的子宫本来偏小，加之是在特殊情况下妊娠，她们担心社会舆论，常束缚捆绑腹部，致

使胎儿发育受限发生畸形及胎位异常。

增加生殖道感染与传播性病、艾滋病的机会 尽管越来越多的青少年在婚前有性行为，但却没有采取有效措施来预防生殖道感染及HIV/AIDS。根据联合国人口基金的报道，青少年人群感染性传播疾病的危险性最大。联合国艾滋病规划署的报告显示每日约有6 000名15~24岁的青少年新感染HIV。另外，流动人口中商业性行为和多性伴现象的存在也增加了青少年发生生殖道感染与传播性病、艾滋病的危险。

增加社会的不稳定因素 许多青少年在妊娠后往往不能正常完成学业，直接影响其未来。青少年在得知妊娠后常常得不到家长、老师的理解、谅解，多伴有抑郁、焦虑、恐惧、偏执等情感障碍，严重者甚至自杀。在现实生活中，未婚同居、始乱终弃的现象时有发生，由此可能导致女性自伤、自杀、他伤、他杀，增加社会不安定性。

预防与控制 20世纪90年代以来，发达国家的少女妊娠率在下降，其原因包括鼓励青少年接受高等教育、就业培训、提供全面的性教育等，使青少年掌握较多的有关避孕的知识，更有效地使用避孕方法，更多的社会支持对开展预防青少年妊娠与疾病的服务更有利。发达国家近25年来少女妊娠率明显下降20%归因于性活动的减少，80%归因于有效避孕措施的应用。

正确引导 青春期是生长发育的关键时期，青少年体格和功能的日趋完善伴随着剧烈的生理和心理变化，学校和家庭应共同担当正确引导青少年顺利渡过这一时期的责任，鼓励青少年树立

正确的人生观、行为观，建立自尊、自强、自爱的人生信念。对已经妊娠的青少年不应歧视，应指导如何保持生殖系统健康，为今后的生活奠定好的基础。

对青少年开展性知识教育 ①向少女普及性生理知识教育。利用图片、幻灯讲解生殖器的生理结构与功能，使少女了解此阶段自己生理上会发生的变化，会有哪些感受，月经来潮是怎么回事，消除少女青春期变化带来的烦恼和不安。②进行性心理教育。通过性心理教育，帮助她们走出误区，塑造健康的性心理。有良好的性知识，正确认识性的自然属性和社会属性；有正确的性态度，两性关系中要有自尊心、社会责任感；有健康的性行为，为今后的事业与家庭负起责任。③进行性道德和性伦理教育。具备了性道德观念，可以正确控制生理本能表现出的性要求，使她们懂得与异性交往的行为准则；性伦理是衡量一个民族、国家道德与文明水平高低的标志。希望青少年树立完美的情感观与性爱观，以及增强责任感、道义感与幸福感。

定期开展咨询活动 计生服务人员定期到学校、社区开展生殖健康咨询活动。帮助分析少年妊娠的危害。少年妊娠由于生理、心理各方面发育不完善，会造成很多不利。最多发生的并发症是出血甚至是失血性休克；易引起软产道裂伤，青少年宫颈发育尚未成熟，青春期接受人工流产术时发生宫颈裂伤的机会比成年女性要多；此外性生活活跃的青春期人群是性传播疾病的高危人群，青春期盆腔感染及性传播疾病发生率也很高。通过咨询使青少年认识其危害，以提高防范意识。

设立少女求助门诊 在妊娠发生的情况下，给予这些青少年正确的指导和帮助，为她们提供更多的保护其身心健康的渠道，利用她们来就诊的机会，给她们灌输更多的性知识，包括避孕的知识与方法，以减少青春期妊娠的发生。

(韩云涛 焦锋)

értóngshàonián xìngchuánbō jíbìng

儿童少年性传播疾病

（sexually transmitted diseases in children and adolescents） 儿童少年通过性接触传染的疾病。不单指生殖器性交而传播，而是一种传播方式，可直接传染，也可间接传染，还包括父母传给胎儿或新生儿的方式。性病（venereal diseases，VDs）指通过性交传染的、具有明显生殖器损害症状的全身性疾病，包括梅毒、淋病、软下疳和性病性淋巴肉芽肿等。按照卫生部《性病防治管理办法》的规定，中国重点防治的性传播疾病（sexually transmitted diseases，STDs）共 8 种，即梅毒、淋病、艾滋病、软下疳、性病性淋巴肉芽肿、非淋菌性尿道炎、尖锐湿疣和生殖器疱疹。其中前 3 种属于《中华人民共和国传染病防治法》规定管理的乙类传染病，其他 5 种为卫生部规定需做监测和疫情报告的病种。

流行特征 STDs 在全世界很多国家中已构成严重的公共卫生问题，艾滋病的出现给许多国家社会经济的发展带来消极影响，甚或已危及整个民族的生存。据世界卫生组织（World Health Organization，WHO）估计，全球每年新发可治愈的性病 3.33 亿，即每日约有 100 万人受到感染。居前 4 位的 STDs 是梅毒、淋病、衣原体和毛滴虫病，WHO 估计每年新发病例数均超过 1 200 万。性病在中国正在迅速蔓延，是第 2 大常见传染病。新中国成立前全国有患者 1 000 多万人。新中国成立后，在政府领导下，1964 年宣布中国大陆已基本消灭性病，进入 20 世纪 80 年代，性病死灰复燃。1977 年全国报告 STDs 仅 13 例，而后发病迅速增加，卫生部公布 2010 年性病新发病例仅梅毒、淋病和艾滋病 3 种监测的性病约 50 万例，死亡近 8 千人，流行波及全国城乡，患者多为青壮年，病种以淋病、非淋菌性尿道炎、尖锐湿疣、梅毒为主，艾滋病病毒感染者人数在不断增加。据 WHO 估计，每年新发的性传播疾病病例中（不包括艾滋病），大约有 1/3 是 25 岁以下的年轻人，其中发病率最高的是 20～24 岁年轻人，其次是 15～19 岁人群。1997 年的一项调查资料表明，全世界约 1/3 的衣原体感染及淋病患者是青少年。

危害 STDs 是一种社会性疾病，不仅给患者造成身体损伤，带来精神痛苦，还会给密切接触者以及家庭带来不幸，给社会和国家造成严重损失。随着青少年越来越早地开始性行为，青少年意外妊娠、人工流产和性传播疾病的发生率不断上升，不安全性行为已成为全球青少年面临的重要危险行为之一，并由此增加了青少年性和生殖健康的不良后果。

对青少年个人身心健康的影响 青少年患性病，不仅自己痛苦，还要承受经济压力，家人同学甚或朋友的鄙视。常羞于启齿而延误及时治疗，造成严重并发症和后遗症，男生可导致附睾炎、精索炎而致不育。女生可引起盆腔炎、输卵管炎、子宫内膜炎、异位妊娠、流产、不孕等。尖锐湿疣、生殖器疱疹等均可引起癌变，艾滋病则为致死性疾病。心理负担要高于身体上痛苦，常有负罪感、愧疚心。对传播者常有仇恨感、报复心，甚至做出偏激行为。女患者除性病带来的直接伤害外，还要面对意外妊娠和人工流产的双重心理、生理的压力，致使一部分女青少年对性产生心理恐惧，担心患性病以及生殖系统其他疾病，而影响成年后婚姻。

危害他人 STDs 传染性强，性伙伴以及密切接触者都处于危险之中，常发生家庭中传播。青少年由于婚前性生活而感染 STDs，常导致一系列健康和身心发展的危机。

危害社会 STDs 与性乱伴生，婚前性行为，部分患者及其家人易产生报复心理，出现反社会行为，成为社会的不稳定因素。STDs 迅速传播蔓延，对人的健康构成严重威胁。高昂的医疗费用和劳动力丧失给家庭和社会带来沉重的经济负担，直接影响国民经济发展。

影响下一代健康 一些 STDs 可通过垂直感染和间接接触传给婴幼儿，影响他们的健康发育和成长，如梅毒可通过胎盘传给胎儿，发生流产、死产、先天性畸形，胎传梅毒会使下一代患先天性梅毒，造成发育不良、骨膜炎、耳聋及神经系统疾病；淋球菌传播给婴儿，引起新生儿淋球菌性眼结膜角膜炎，造成失明。性病患者由于生殖道损伤，极易感染人类免疫缺陷病毒（human immunodeficiency virus，HIV），HIV 母婴传播的概率为 30%～40%，被感染婴儿寿命通常在 5 年以内。

预防与控制 全社会的共同责任，应通过多个途径预防控制。

通过正规途径向青少年宣传性教育　学校或社区，由教育、卫生专门机构向学生及其父母宣传性健康教育的知识、防范性病的方法和技能，通过开展有针对性的活动，动员学生建立并养成良好的行为习惯，减少性传播疾病对儿童少年身心的危害。

加强对青少年进行性教育和服务的研究　研究部门应针对儿童少年的身心发育特点和他们关心的问题，研究对此时期儿童少年如何开展性教育及提供相关服务以助其建立良好行为习惯。

联合国预防性病的"ABC"的原则　A 是 abstinency 的缩写，意为"禁欲"，完全禁止不现实，可退一步，做到"节制"，尤其是青少年，一定要避免过早发生性行为。B 是 be faithful 的缩写，意为"忠诚"，做到一夫一妻制或是有固定的性伴侣，不要和陌生人发生性关系。C 为 condom 的缩写，即安全套，是最后一步，安全套对于防治性病尤其是艾滋病，是非常有效的方法，正确使用的有效率几乎达 100%。

(韩云涛)

értóngshàonián huòdéxìng
miǎnyì quēxiàn zōnghézhēng
儿童少年获得性免疫缺陷综合征 (acquired immunodeficiency syndrome in children and adolescents)

发生于儿童少年的获得性免疫缺陷综合征。获得性免疫缺陷综合征 (AIDS) 是机体感染人类免疫缺陷病毒 (human immunodeficiency virus，HIV) 所致的慢性传染病。又称艾滋病。所谓"获得性"指该病不是遗传因素引起，而是后天获得的；"免疫缺陷"指人体内抵抗感染和疾病的免疫功能发生障碍，使人体缺乏足够的抵抗力保护机体健康，使

人体发生多种难以治愈的感染或肿瘤，最后致被感染者死亡的一种严重的传染病；"综合征"表示发病后的表现是一系列复杂多样的症状和体征。艾滋病尚没有特效药物可以治愈，也无有效的生物疫苗预防，病死率极高，但可通过切断传播途径的行为规范进行预防。儿童少年艾滋病既可直接性行为传播，又可通过血液传播和母婴传播，所以呈上升趋势。

流行特征　中国截止到 2010 年 8 月，累计报告艾滋病病毒感染者总数为 361 599 人，包括艾滋病患者 127 203 例和死亡报告 65 104 例。其中一半以上是 15～24 岁的年轻人。从 2009 年起，全世界每日有超过 7 000 人新发感染艾滋病病毒，约 97% 生活在中低收入国家，约 1 000 人是 15 岁以下儿童，3 500 人以上是 15～24 岁的青少年。不良生活方式是导致性传播不断上升的重要因素。

危害　母婴传播是 15 岁以下儿童艾滋病病毒感染的最主要途径。在血液制品得到常规筛查，清洁针头和注射器广泛供应的国家，母婴传播实际上是儿童感染艾滋病的唯一途径。感染了艾滋病病毒的女性如果妊娠，有 30%～40% 的概率将艾滋病病毒传播给自己的子女。迄今为止，艾滋病流行已经吞食了 300 多万儿童的生命，还有 100 万以上儿童携带艾滋病病毒。

15 岁以上青少年传播途径多为性途径，部分是血液途径。感染上艾滋病病毒的青少年一般都会有较长的潜伏期，但由于感染者年龄的低龄化，在数年的潜伏期后，会相继出现艾滋病的表现而成为艾滋病患者。

青少年艾滋病患者不仅会增

加家庭的经济支出，也会增加社会资源的消耗，由于艾滋病患者在发病后 2 年左右死亡，会极大降低成年人劳动力，致使社会经济成本增加，在耗费社会资源的同时，还会降低地区和国家的平均寿命，使人民健康指标和人口素质下降。

预防控制　在尚没有艾滋病特效药物，亦也无有效的生物疫苗的条件下，切断艾滋病的传播途径是有效预防控制艾滋病的唯一方法。

加强健康教育　中华人民共和国国务院令第 457 号——《艾滋病防治条例》第十三条指出：县级以上人民政府教育主管部门应当指导、督促高等院校、中等职业学校和普通中学将艾滋病防治知识纳入有关课程，开展有关课外教育活动。高等院校、中等职业学校和普通中学应当组织学生学习艾滋病防治知识。

中国教育部在《学校卫生工作条例》《中小学健康教育指导纲要》《中小学生预防艾滋病专题教育大纲》等一系列文件中提出，学生要学习并掌握艾滋病的基本知识、艾滋病的危害、艾滋病的预防方法、判断安全行为与不安全行为、拒绝不安全行为的技巧、学会如何寻求帮助的途径和方法、与预防艾滋病相关的青春期生理和心理知识、吸毒与艾滋病、不歧视艾滋病病毒感染者与患者。卫生部办公厅与教育部办公厅关于印发《青少年预防艾滋病基本知识》的通知也做出了相关指示，要求针对青少年开展预防艾滋病基本知识和预防艾滋病的基本技能，宣传教育等。教育部等六部门出台加强和改进中等职业学校学生思想道德教育的意见也指出要在中等职业学校学生中开展预

防艾滋病教育、毒品预防教育。各地地方政府也都在各地方性文件中强调要在青少年中开展预防艾滋病的健康教育。

发挥青少年自身的作用 联合国艾滋病联合规划署提出要充分发挥青少年在艾滋病预防革命中的作用，使青少年增强自我保健意识，提升免受艾滋病危害的行为。①洁身自爱，遵守性道德是预防艾滋病的重要方法。②进行安全的性行为，每次发生性行为时都正确使用避孕套。③及时、规范的治疗性病可大大降低感染HIV的可能。④避免不必要的输血和注射，进行穿破皮肤的行为时保证用具经过严格的消毒。⑤不吸毒，吸毒者应戒断毒品，决不共用注射器注射毒品。⑥感染艾滋病病毒的母亲，应在医生的指导下服用药物，避免母婴传播。

(韩云涛 朱敏)

értóngshàonián wèishēng fúwù

儿童少年卫生服务 （health service for children and adolescents）

为儿童少年提供健康体格检查、建立健康档案、开展健康教育、进行预防接种、提供心理卫生服务和各种常见病的健康管理，建立应对各种突发公共卫生事件的应急机制，并通过卫生监督等法律手段，积极为儿童少年提供符合卫生要求的学习与生活环境，满足儿童少年健康需求。

健康监测与学生健康档案管理 开展儿童少年健康监测与建立学生健康档案管理最主要的内容是学生健康体检。学生健康体检的基本要求包括：①学校应组织所有入学新生进行健康体检，建立健康档案。小学新生可在家长或监护人的陪伴下前往指定的健康体检机构，由健康体检机构

人员前往学校进行健康体检。②在校学生每年进行1次常规健康体检。③在校学生健康体检的场所可设置在医疗机构内或学校内。设置在学校内的体检场地，应能满足健康体检对检查环境的要求。具体健康体检项目包括：病史询问、内科常规检查（心、肺、肝、脾）、眼科检查（视力、沙眼、结膜炎）、口腔科检查（牙齿、牙周）、外科检查（头部、颈部、胸部、脊柱、四肢、皮肤、淋巴结）、形体指标检查（身高、体重）、生理功能指标检查（血压）和实验室检查（结核菌素试验、丙氨酸氨基转换酶、胆红素）。④健康检查结果反馈。在体检结束后，健康体检机构应分别向学生（家长）、学校和当地教育行政部门反馈学生个体健康体检结果与学生群体健康评价结果。健康体检机构以个体报告单形式向学生反馈健康体检结果；并以学校汇总报告单形式向学校反馈学生体检结果；同时将学生体检结果统计汇总，以区域学校汇总报告单形式上报当地教育行政部门，当地教育行政部门再逐级上报。健康体检报告单内容应包括学生个体体检项目的客观结果、对体检结果的综合评价，以及健康指导建议；学校汇总报告单内容应包括学校不同年级男女生的生长发育、营养状况的分布、视力不良、龋齿检出率、传染病或缺陷的检出率，不同年级存在的主要健康问题以及健康指导意见；区域学校汇总报告单内容应有所检查学校学生的总体健康状况分析，包括生长发育、营养状况的分布、视力不良、龋齿检出率、传染病或缺陷检出率以及健康指导意见。⑤学生健康档案管理。学校和教育行政部门应将学生健

康档案纳入学校档案管理内容，实行学生健康体检资料台账管理制度；应根据学生健康体检结果和体检单位给出的健康指导意见，研究制订促进学生健康的措施，有针对性地开展促进学生健康的各项工作。

健康教育 通过课堂教学和健康教育活动，使儿童少年掌握常见病防治和卫生保健知识，增强学生自我保健意识，养成科学、文明、健康的生活方式和行为习惯，计划达到预防疾病、增进健康、提高学生个体和群体健康水平的目的。根据儿童少年生长发育的不同阶段，依照小学低年级、小学中年级、小学高年级、初中年级、高中年级的不同水平互相衔接，完成中小学校健康教育的总体目标。

预防接种 根据国家免疫规划疫苗免疫程序，对适龄儿童进行常规接种（图）。在重点地区对重点人群进行针对性接种，包括肾综合征出血热疫苗、炭疽疫苗和钩端螺旋体疫苗。根据传染病控制需要，开展乙肝、麻疹、脊髓灰质炎疫苗强化免疫、查漏补种和应急接种工作（表）。

常见病健康管理 学校常见病主要包括近视眼、弱视、沙眼、蛔虫病、贫血、龋齿、营养不良、脊柱弯曲异常等，通过问卷调查、健康和体格检查，发现危险因素，然后针对危险因素，采取健康干预措施，达到预防和控制疾病的目的。儿童期不良的生活方式是成年期疾病的主要危险因素之一，加强儿童期肥胖的健康管理，倡导健康的生活方式，对预防成年期疾病具有重要意义。学校需要提供预防成年期疾病的健康管理服务，实现成年期疾病的早期预防。

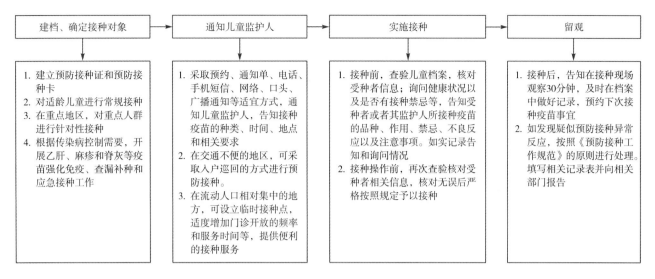

图　儿童接种服务流程

表　疫苗免疫程序

疫苗	接种对象 月（年）龄	接种 剂次	接种部位	接种途径	接种剂量 /剂次	备注
乙肝疫苗	0、1、6 月龄	3	上臂三角肌	肌内注射	酵母苗 5μg/0.5ml，重组乙肝疫苗 10μg/1ml、20μg/1ml	出生后 24 小时内接种第 1 剂次，第 1、2 剂间隔≥28 日
卡介苗	出生时	1	上臂三角肌中部略下处	皮内注射	0.1ml	
脊灰疫苗	2、3、4 月龄，4 周岁	4		口服	1 粒	第 1、2 剂次，第 2、3 剂次间隔均≥28 日
百白破疫苗	3、4、5 月龄，18~24 月龄	4	上臂外侧三角肌	肌内注射	0.5ml	第 1、2 剂次，第 2、3 剂次间隔均≥28 日
白破疫苗	6 周岁	1	上臂三角肌	肌内注射	0.5ml	
麻风疫苗（麻疹疫苗）	8 月龄	1	上臂外侧三角肌下缘附着处	皮下注射	0.5ml	
麻腮风疫苗（麻腮疫苗、麻疹疫苗）	18~24 月龄	1	上臂外侧三角肌下缘附着处	皮下注射	0.5ml	
乙脑（减毒）	8 月龄，2 周岁	2	上臂外侧三角肌下缘附着处	皮下注射	0.5ml	
流脑 A	6、9 月龄	2	上臂外侧三角肌附着处	皮下注射	30μg/0.5ml	第 1、2 剂次间隔 3 个月
流脑 A+C	3 周岁，6 周岁	2	上臂外侧三角肌附着处	皮下注射	100μg/0.5ml	2 剂次间隔≥3 年；第 1 剂次与 A 群流脑疫苗第 2 剂次间隔≥12 个月
甲肝（减毒）	18 月龄	1	上臂外侧三角肌附着处	皮下注射	1ml	
出血热疫苗（双价）	16~60 周岁	3	上臂外侧三角肌	肌内注射	1ml	接种第 1 剂次后 14 日接种第 2 剂次，第 3 剂次在第 1 剂次接种后 6 个月接种

疫苗	接种对象 月（年）龄	接种 剂次	接种部位	接种途径	接种剂量 /剂次	备注
炭疽疫苗	炭疽疫情发生时，病例或病畜间接接触者及疫点周围高危人群	1	上臂外侧三角肌附着处	皮上划痕	0.05ml（2 滴）	病例或病畜的直接接触者不能接种
钩体疫苗	流行地区可能接触疫水的 7~60 岁高危人群	2	上臂外侧三角肌附着处	皮下注射	成人第 1 剂 0.5ml，第 2 剂 1.0ml 7~13 岁剂量减半，必要时 7 岁以下儿童依据年龄、体重酌量注射，不超过成人剂量 1/4	接种第 1 剂次后 7~10 日接种第 2 剂次
乙脑灭活疫苗	8 月龄（2 剂次），2 周岁，6 周岁	4	上臂外侧三角肌下缘附着处	皮下注射	0.5ml	第 1、2 剂次间隔 7~10 日
甲肝灭活疫苗	18 月龄，24~30 月龄	2	上臂三角肌附着处	肌内注射	0.5ml	2 剂次间隔≥6 个月

注：①重组乙肝疫苗用于新生儿母婴阻断的剂量为 20μg/ml。②未收入药典的疫苗，其接种部位、途径和剂量参见疫苗使用说明书。

心理卫生服务　包括学校心理健康教育、学校心理咨询、儿童少年心理行为指导。

学校卫生监督　学校卫生监督工作关系到儿童少年的健康，对学校依法进行卫生监督和保障儿童少年的健康具有重要意义。随着中国国民经济的发展，教育投入逐年增加，新建、改建、扩建的各级各类学校大量出现，新型的学校建筑、教学设施和卫生设备等亦不断涌现，加强对新建校舍的选址、设计、教学和生活设施的预防性卫生监督势在必行。学校是儿童和青少年学习、锻炼、娱乐和科技活动的场所，对学校内影响学生健康的学习、生活、劳动、环境、食品卫生和传染病防治等工作进行经常性卫生监督，对培养学生身心全面发展起着重要的作用。学生使用的产品不仅要品种多、方便，更要安全性好，并适合不同年级儿童少年身心发展的需要。所以，对学生使用的文具、娱乐器具、保健用品实行卫生监督，确保学生用品的卫生质量，才能够保证学生健康成长。

（徐　勇）

xuéshēng jiànkāng jiāncè

学生健康监测（students' health surveillance）　对监测点校的目标人群（学生）的生长发育、健康状况等进行长期的动态观察。学生健康监测属于公共卫生监测范畴。涵盖信息收集、信息分析和信息反馈。通过健康监测掌握学生群体的健康状况变化趋势，是学校卫生工作的基本内容之一，也是评价不同地区和学校卫生工作质量的重要手段，同时可为各级政府制订改善学生健康状况的政策、策略和措施提供科学依据。

对象　确定监测点校后，以监测点校全部学生为监测样本。如要再进行抽样，可以年级分层、以班为单位随机整群抽样构成监测样本；随机整群抽样时，所抽取的班级数以能满足最低监测样本数为限。被抽选出的监测对象应具有代表性，覆盖所在地区城乡各级学校的学生。为减少样本量，可以普通大、中、小学校不同年级的部分学生为代表。如小学以一、三、五年级，中学以初一、初三、高二年级，大学以一、三年级的学生为代表。每一性别-年龄组的监测人数不应少于300 人。

周期　一般规定在每年同一个时间段进行。监测周期根据监测目的、监测范围灵活调整。为客观反映中国学生体质与健康现状和发展规律，"全国（31 个省、自治区、直辖市）学生体质健康监测"的周期为每 5 年 1 次；为及时掌握中国学生体质、健康状况的发展动态，在北京等 14 省（自治区、直辖市）开展的"全国学生体质健康监测网络"为每年常规进行监测。

人员　监测人员队伍相对固定，并在学生健康监测前进行有关业务培训，掌握统一的方法和标准。监测队伍要求应相对稳定，一般由具有执业资格的内科、外科、五官、口腔、眼科等医生，以及各级疾病预防控中心专业人员、检验人员、中小学卫生保健机构卫生技术人员、学校校医、卫生保健人员等组成。

内容 根据条件和需要选择适当的监测内容。

常规监测项目 包括生长发育、疾病等指标。生长发育指标见全国学生体质健康调研。因病缺课状况由学校卫生保健人员定期对各班发放因病缺课登记表，了解学生病假情况，并做好病假登记；定期统计各年级以及全校学生因病缺课率，及时上报卫生与计划生育主管部门。分析内容包括月病假率、因病缺课率、学生平均因病缺课日数及其病因分析等，计算方法如下：

$$月病假率=\frac{某月病假总人时（节或日）数}{某月授课总人时（节或日）数}\times100\%$$

$$学生平均因病缺课日数=\frac{全学期因病缺课人日数}{该学期全校学生平均数}$$

行为学监测 针对与疾病、健康或卫生事件相关行为开展的监测。是疾病监测范围的扩展，也属于公共卫生监测范畴。2004年世界卫生组织全球疾病负担报告显示，饮酒、不安全性行为、缺乏避孕措施以及非法使用毒品等健康危险行为已成为致 10~24 岁人口伤残的主要原因。因此，学生健康危险行为监测逐渐纳入到常规健康监测中，如饮酒、吸烟、不安全性行为、不良饮食、体育锻炼等都是推荐监测行为问题。因健康危险行为存在显著的地区和文化差异，应根据实际情况选择主要学生行为问题进行监测。常见的学生危险健康行为体系包括饮食相关行为、生活习惯相关行为、非故意/故意伤害行为、物质成瘾行为以及性行为等。

学校传染病监测 各类中小学校应建立由学生到教师、到学校疫情报告人、到学校领导的传染病疫情发现、信息登记与报告制度。学校的老师发现学生有传染病早期症状、疑似传染患者以及因病缺勤等情况时，应及时报告给学校疫情报告人。学校疫情报告人及时排查，并将排查情况记录在学生因病缺勤、传染病早期症状、疑似传染病患者患病及病因排查结果登记日志上。除疑似传染病例外，当出现学校发生群体性不明原因疾病或其他突发公共卫生事件时，学校疫情报告人均应以最方便的通讯方式（电话、传真等）向所属地疾病预防控制机构（农村学校向乡镇卫生院防保组）报告，同时向所属地教育行政部门报告。各地卫生和教育部门，在完成国家、省市区下达的监测任务基础上，可根据实际需要和人力、物力资源，适当增加某些监测项目。

方法 常见方法有 3 种。①标准化问卷，用于行为监测。②身体检查，包括身高、体重等发育指标测量，以及其他由专业医生完成的检查。③生化指标测定，采集学生血液、粪便等生物标本测量其相关指标是否异常。

学生健康监测系统已为健康管理者以及健康政策制订者提供了重要信息。但是，健康监测的质量和有效性仍是许多发展中国家亟待解决的问题。首先，加大监测基础设施投资和人员能力培养的投资，是提升整体监测水平，实现有效监测的关键。其次，应用新信息技术，构建信息共享平台，使监测数据的使用最大化。随着互联网以及地理信息系统等新技术的推广，发展中国家包括"学生健康监测"在内的各项公共卫生监测的模式正经历着变革。

（郝加虎）

quánguó xuéshēng tǐzhì jiànkāng diàoyán

全国学生体质健康调研（physical fitness and health research of chinese school students） 中国教育部、国家体育总局、卫生部、国家民族事务委员会和科学技术部共同组织的学生体质健康调研。1985 年以来该调研每 5 年监测 1 次，已于 1985、1991、1995、2000、2005、2010 和 2014 年共进行 7 次调研。

对象 全国学生体质健康调研在 31 个省、自治区、直辖市的普通高校和中小学进行。调查对象为汉族 7~22 岁学生，少数民族 7~18 岁学生。2010 年部分省、自治区对蒙古族、回族、藏族、维吾尔族、壮族、朝鲜族、苗族、彝族、布依族、侗族、水族、瑶族、白族、土家族、哈尼族、哈萨克族、傣族、黎族、傈僳族、佤族、东乡族、纳西族、柯尔克孜族、土族、羌族、撒拉族等 26 个少数民族学生进行调查。其中 2010 年全国学生体质与健康调研覆盖了 31 个省、自治区和直辖市，27 个民族、995 余所学校，调研人数为 348 495 人，其中汉族 7~22 岁大中小学生 2 628 783 人，26 个少数民族学生 85 617 人。

指标 主要包括生长发育指标、疾病或异常以及生活方式、因病缺课状况等。

生长发育状况 评价儿童少年健康状况的重要标志。①身体形态指标，如身高、体重、坐高、胸围、肩宽、骨盆宽、上臂围、肱三头肌和肩胛下皮褶厚度等。②生理功能指标，如肺活量、血压、脉搏。③运动素质指标，如 50m 跑（反映速度），立定跳远

（反映下肢爆发力）、斜身引体、引体向上和1分钟仰卧起坐（反映肌力），立位体前屈（反映柔韧性），50m×8往返跑、800m或1 000m跑（反映耐力）等。

疾病或异常　包括近视、沙眼、弱视、龋齿、牙周疾病、肥胖、营养不良、脊柱弯曲、神经官能症等。可通过测定血红蛋白、检查蛔虫卵等方法，筛查贫血和肠道蠕虫感染。

其他指标　包括体育锻炼行为、月病假率、因病缺课率等。

全国学生体质健康调研项目见表。各年龄组男女学生各测试项目评分标准，可登录中华人民共和国教育部学生体质健康网（http://www.csh.edu.cn/）查询。

方法　教育部牵头，会同国家体育总局、国家卫生和计划生育委员会、国家民委、科技部、财政部共同组成"全国学生体质健康调研协调小组"及其办事机构"协调小组办公室"，负责领导、协调全国学生体质健康调研工作。聘请有关专家组成"全国学生体质与健康调研组"，负责全国学生体质与健康调研的具体业务工作，并对各省、自治区、直辖市调研工作进行业务指导。各省、自治区、直辖市参照以上办法建立相应组织机构，并负责组建检测队，开展本地区调研工作。调研点校由主管校长及有关部门人员组成学生体质与健康调研工作组，配合检测队完成本校的调研任务。调研工作应与学生体质健康标准测试、体育考试、学生体检等工作有机结合起来，做到工作安排有序、检测数据共享。

结果　全国学生体质调研结果显示：①汉族学生形态发育水平继续提高，并表现出生长速度加快、生长水平提高、青春期发育提前等现象，营养状况继续改善，低血红蛋白、蛔虫感染、龋齿等常见病检出率继续下降。②汉族学生体质与健康存在的主要问题，肺活量水平继续呈下降趋势，速度、爆发力、力量耐力、耐力素质水平进一步下降，肥胖检出率继续上升，视力不良检出率仍然居高不下。③少数民族学生体质与健康状况变化情况与汉族学生基本一致，生长发育水平、营养状况与汉族学生同步增长、同步改善。汉族学生在体质健康方面存在的问题，少数民族学生

表　2010年全国学生体质健康调研项目表

调研项目	小学 （6~12岁）	中学 （13~18岁）	大学 （19~22岁）
必测			
身高	√	√	√
坐高	√	√	√
体重	√	√	√
胸围	√	√	√
上臂部皮褶厚度	√	√	√
肩胛部皮褶厚度	√	√	√
腹部皮褶厚度	√	√	√
脉搏	√	√	√
血压	√	√	√
肺活量	√	√	√
50m跑	√	√	√
立定跳远	√	√	√
斜身引体（男）	√		
引体向上（男）		√	√
1分钟仰卧起坐（女）	√	√	√
握力	√	√	√
50m×8往返跑	√		
800m跑（女）		√	√
1000m跑（男）		√	√
坐位体前屈	√	√	√
内科检查	√	√	√
视力	√	√	√
龋齿	7、9、12、14、17岁检查该项		
血红蛋白	7、9、12、14、17岁检查该项		
粪蛔虫卵	7、9岁农村学生检查此项		
月经初潮	女生		
首次遗精	男生		
问卷调查	小学四至六年级、初中、高中、大学的学生		
选测			
腰围	√	√	√
臀围	√	√	√

注：①填√的表示有此检测项目。②注明年龄组（段）者只有该年龄组（段）有此检测项目。

仍然存在。另外，少数民族学生生长发育的增长虽然与汉族学生同步，但部分少数民族学生生长发育的绝对水平仍然较低，与汉族学生相比，仍然有较大的差距。

意义 1985、1991、1995、2000、2005、2010 和 2014 年的 7 次调研资料形成了比较完整的国家级数据库，其重大社会、经济意义表现在以下几个方面：①为全面总结、分析 1985～2014 年 30 年间中国儿童少年学生的体质和健康状况，以及学校体育卫生工作所面临的问题，提供了客观、科学的依据。②揭示了中国大、中、小学生群体中普遍存在的体质健康问题，如"以静代动"的生活方式变化、超重肥胖学生的增加、学生体质下降等问题日趋严峻，为有关部门研究制订干预措施和策略，提供科学依据。③以儿童少年学生形态变化为主的生长长期趋势，是中国经济发展和社会进步的真实反映。但是，由于城乡之间、地区之间社会发展水平的差异尚未消除，部分指标反映的这些差异有所扩大。国家和各级地方政府应高度重视这些差异，采取积极措施。④为科研提供宝贵的资料。这些数据在教育（如教学、卫生、学生体育锻炼标准等）、卫生（如肥胖、营养不良筛查标准、课桌椅卫生标准等）、体育（如国民体质综合评价、运动员选才标准等）、经济（如衣帽、鞋袜生产标准等）等领域，有非常广阔的应用前景。

(马 军)

Zhōngguó qīngshàonián jiànkāng xiāngguān/wēixiǎn xíngwéi diàochá

中国青少年健康相关/危险行为调查 (health risk behavior survey in chinese adolescents)

为及时了解中国青少年健康危险行为的现状，揭示其不良影响，为指导青少年采纳健康的生活方式提供科学依据，中国疾病预防控制中心儿少/学校卫生中心于 2005 年开展了"中国城市青少年健康相关危险行为调查"。

对象 年龄 11～23 岁的大中学生。覆盖了北京、天津、河北、辽宁、黑龙江、上海、江苏、福建、江西、河南、湖北、湖南、广东、广西、海南、四川、青海、新疆等 18 个省、自治区、直辖市，最终从 359 个城市初中、高中、大专、大学中选择了 213 253 人，其中男生 103 483 人、女生 109 770 人。

指标 青少年健康相关行为又称青少年健康危险行为或青少年危害健康行为，包括以下 7 个方面。

饮食相关行为 各种不良饮食行为，包括过多摄入高热能/高脂肪的食物，过少摄入营养食物（如牛奶、蔬菜、水果等）；偏食、挑食、过多摄入零食；盲目或不健康的减肥行为（为控制体重而控制某类食物摄入、故意把食物吐出来、长时间禁食、擅自服用减肥药）。

生活习惯相关行为 缺乏体力活动，包括不上体育课、锻炼时间和强度不足、日常体力活动不足。静态活动过多，包括看电视时间过长、各种静止性活动时间过长等。

非故意伤害行为 车祸、溺水、跌坠、砸伤、爆裂伤、食物中毒等。

故意伤害行为 打架等校园暴力行为，精神抑郁，孤独，离家出走，自杀，自伤，自残等。

物质滥用行为 吸烟、饮酒、滥用药物（包括精神成瘾性药物和毒品），吸入剂（如汽油、胶水、油漆、涂改液或气雾灌等）。

精神成瘾行为 电子游戏成瘾、网络成瘾、黄色书刊成瘾、赌博等。

性行为及获得性免疫缺陷综合征知识态度行为 导致各种性传播疾病（包括人类免疫缺陷病毒感染）和非意愿妊娠的性行为，如过早性行为、多性伴行为、不使用安全套、非意愿妊娠发生等。

方法 学生匿名自填"中国城市青少年健康相关行为调查问卷"。根据调查对象的不同，问卷分为《中国城市青少年健康相关行为调查问卷（初中）》《中国城市青少年健康相关行为调查问卷（高中）》和《中国城市青少年健康相关行为调查问卷（大学）》。

结果 全面揭示了全国城市青少年人群各类健康危险行为的流行现状和趋势。

不健康饮食和生活方式普遍存在 ①学生进行户外活动、体育锻炼、走路或活动性移动等身体活动的时间越来越少，静态活动时间却在不断增加。调查前 7 日中，25.3% 的学生从不参加体育锻炼；16.4% 的学生每日必须完成 4 小时以上的课外作业，11.8% 的学生每日看电视时间超过 4 小时。②不健康的饮食习惯越来越普遍，27.2% 的学生经常吃甜点心，16.3% 的学生每日都喝软饮料，34.0% 的学生不吃或很少吃早餐，18.2% 的学生不喝牛奶/豆浆，38.2% 的学生偏食。上述不健康的生活方式导致了超重肥胖的危险增加、体质健康状况下降，已成为影响中国儿童身心健康的重要问题。

学生伤害事故频发 ①校园暴力倾向严重。过去 12 个月内，打架报告率为 23.1%，无安全感报告率为 46.8%，在校被恶意取笑的报告率为 41.3%，被有意孤立集体活动的报告率为 15.7%。②过去 30 日内，骑自行车违规的占 44.2%。③过去 30 日内，步行违规（不走人行横道、过街天桥、地下通道）的占 71.3%。④心理压力大，自杀行为增多。过去 12 月，54.3% 的学生有孤独感受，69.0% 的学生心情郁闷，37.2% 的学生因担心某事而失眠，16.9% 的学生有伤心绝望感受；19.6% 的学生曾考虑过自杀，6.0% 的学生曾制订自杀计划，2.4% 的学生曾采取自杀措施。

物质和精神成瘾行为不容忽视 ①中国青少年现在的吸烟率为 12.8%（男生 22.4%、女生 3.9%），现在饮酒率为 27.9%（男生 35.4%、女生 20.8%），醉酒率为 17.3%（男生 22.1%、女生 12.7%）。② 0.99% 的学生（男生 1.5%、女生 0.4%）曾尝试用过毒品，6.23% 的学生（男生 6.74%、女生 5.76%）曾擅自使用药物者，8.9% 的学生（男生 12.9%、女生 5.2%）存在网络成瘾现象。

大学生不安全性行为引起重视 大学生中有 8.9%（男生 13.1%、女生 5.3%）曾有过性行为；有性行为的大学生中，第 1 次发生性行为的平均年龄为 17.5 岁；其中 49.3%（男生 48.0%、女生 51.9%）在最近 1 次性行为中使用了安全套；其中 19.2%（男 18.8%、女 20.3%）曾妊娠或使他人妊娠。

青少年健康危险行为不仅具有个体和群体聚集的特点，而且受多重生活环境因素的综合作用，伴随经济发展、生活水平提高而变化。

意义 为全面总结、分析中国城市青少年健康危险行为状况以及学校体育卫生工作所面临的新问题，提供了客观、科学的依据。揭示了中国城市青少年群体中普遍存在的健康危险行为，如不良饮食行为、以静代动的生活方式、电子游戏成瘾、网络成瘾、精神抑郁、孤独、自杀等问题。为有关部门研究制订干预措施和策略提供了客观、科学的依据。因此，开展青少年健康危险行为监测顺应社会发展需要，形成动态监测、预防、治疗相结合的三级（国家、省/地/市、基层学校）监测–服务体系刻不容缓。

（马 军）

quánqiú yǐ xuéxiào wéi jīchǔ de xuéshēng jiànkāng diàochá

全球以学校为基础的学生健康调查（Global School-based Student Health Survey，GSHS）

世界卫生组织发起，联合联合国儿童基金会、联合国教科文组织、联合国艾滋病计划署所开展的以 13～15 岁的在校学生为调查对象的健康调查。以了解学生的健康状况以及为学生提供可以改善学生健康状况的卫生服务，参加的国家有非洲地区的安哥拉、博茨瓦纳、肯尼亚、赞比亚等 17 个国家；美洲地区的巴西、韦内瑞拉、智利等 9 个国家；东地中海地区的埃及、阿曼、阿联酋等 10 个国家；西太平洋地区的中国、菲律宾。在中国，北京、杭州、武汉、乌鲁木齐 4 个城市参加了 GSHS。目的主要是监测青少年健康行为及其保护因素，包括：①帮助参与国家在制订学校卫生和青少年健康规划和政策时确立优先发展项目，制订计划、组织资源。②获得国际间可供比较的健康行为流行率和保护因素。③获得动态和趋势性变化信息，评价健康促进效果。

能力建设和培训 GSHS 由 WHO 和美国疾病预防控制中心提供持续的能力建设和支持。包括：协助样本设计和选择；培训调查负责人；提供调查实施手册和其他材料；提供和扫描可用于计算机扫描的问卷；数据分析；向参与国家提供资金和资源（图）。

调查实施专题会是为了建立调查负责人按照抽样和调查管理程序开展本国调查的能力，确保调查的标准化和国家间的可比性以及数据质量的最优。旨在建立调查负责人使用 Epi-Info 实施数据分析并形成特定国家报告和情况说明的能力。

数据发布和政策发表 应遵循以下指导原则：①GSHS 数据归实施或发起调查的官方国家级机构（如卫生部）所有。②公共卫生和科技进步信赖于公开、及时的数据交流和分析。③需保护参

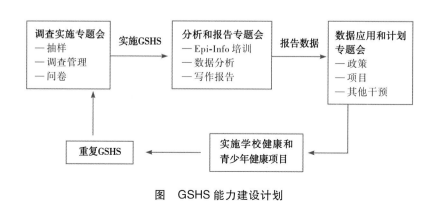

图 GSHS 能力建设计划

与学校和学生的隐私。④需确保数据质量。GSHS关注影响儿童和成人发病与死亡的11项核心问题包括：①酒精使用。②进食行为。③药品使用。④卫生行为。⑤心理卫生。⑥体力活动。⑦保护因素。⑧受试人口统计学变量。⑨易导致人类免疫缺陷病毒感染、性传播疾病和意外妊娠的性行为。⑩烟草使用。⑪暴力和意外伤害行为。

不同国家13～15岁少年健康危害行为流行率不同。如赞比亚和约旦少年的不卫生行为比北京和智利首都地区高；北京少年意外伤害和暴力行为最低；不良的心理健康状态也以赞比亚少年最高；北京少年烟草使用率较低，但也有较高的被动吸烟环境；饮酒、过量饮酒和使用违禁药物以赞比亚少年最高，北京少年最低；智利、约旦少年长时间静坐比北京和赞比亚少年更多见。一些行为的性别差异可能与调查国家少年所处的文化背景有关。如中国北京地区不卫生的行为、意外伤害和暴力、吸烟行为、饮酒等女生低于男生，赞比亚少年不卫生行为、意外伤害和暴力行为、饮酒和吸食毒品行为则男女差别较小甚至女生超过男生，智利女生近期吸烟、近期饮酒和过量饮酒的发生率比男生高。

（郝加虎）

Měiguó qīngshàonián jiànkāng wēixiǎn xíngwéi jiāncè xìtǒng

美国青少年健康危险行为监测系统（Youth Risk Behavior Surveillance System，YRBSS）

美国疾病预防控制中心长期监测全美青少年主要健康相关的危险行为发生情况及其动态趋势的多部门合作项目。该系统成立于1990年，1991年开始进行每2年1次的以学校为基础的问卷调查，调查涵盖全国、州以及行政特区等多行政等级地区。历经20年，已发展成为一个规范、高效且成熟的常规监测系统，该系统公布的数据对全美以及世界其他地区的青少年健康促进工作均发挥重要作用，整个系统的运行模式及制订的问卷也被广泛应用于其他地区的青少年危险行为调查中。截至2009年，该系统共完成10次监测。

监测系统建立的社会背景

成年和青少年期的死亡、伤残以及特定社会问题往往与一些健康危险行为密切相关。如长期吸烟和过量饮酒可增加心血管疾病的发病风险；不安全性行为可增加获得性免疫缺陷综合征的传播风险以及少女妊娠等社会问题。这些常见的不良健康行为习惯多在童年期或青少年早期就已形成，并易形成不健康的生活习惯持续终身。20世纪80年代后期，美国青少年健康相关的调查数量有限，针对健康危险行为的研究更少。美国疾病预防控制中心针对这一问题，于1990年成立了YRBSS，开始监测全国范围内的青少年健康危险行为现状及其变化趋势，每2年1次。

监测内容 YRBSS主要监测6类青少年健康危险行为：①导致非故意伤害和暴力的行为。②吸烟。③饮酒和其他物质滥用。④导致非意愿妊娠和性传播性疾病的性行为。⑤不健康饮食行为。⑥缺乏体育锻炼/体力活动行为。此外，考虑肥胖和哮喘有较高的流行率，也被纳入常规监测内容。

YRBSS有明确的目标：①描述各种健康危险行为的一般情况，包括在全国、州以及地区水平的发生率；2种或2种以上健康危险行为在青少年中的共存情况；结合以往数据分析各类健康危险行为的动态变化趋势。②监测系统对样本的构成、指标体系及其定性或定量方式、分析方法进行严格的规定，以便获得有效的数据，同时兼顾纵向、横向比较分析。③评价正在进行的青少年健康促进项目的进程和效果。2003年，YRBSS还关注了美国卫生部颁布的"2010年健康公民"的15项指标，以其中的"增加锻炼时间，促进心血管健康""增加安全套使用"和"降低吸烟率"为领衔指标，并在以后的监测中，通过连续性调查，评价政策的完成进程。

监测工具 YRBSS监测信息，都是通过青少年自填式问卷收集。作为YRBSS的唯一监测手段，问卷在设计之初在考虑调查需要的同时还兼顾了连续监测的可操作性。YRBSS核心问卷的确定主要考虑以下建议：①全国和各州相关调查数据。②美国国家卫生统计中心统计报告的问卷设计实验室对拟定的问卷进行现场试验结果。③YRBSS指导委员会以及各州教育、卫生机构的专家意见，最终完成了包含75个多项选择题（无跳转选择项），问卷难易度相当于七年级阅读水平，保证学生能在一节课完成的核心问卷。调查的指标相对稳定，便于纵向比较。同时，根据调查数据、调查内容以及青少年健康危险行为的变化对调查内容做出适当调整，如1995～1997年的问卷就是在1993年版的基础上增加了10个问题；2004年，在之前版本的基础上，美国疾病预防控制中心又在问卷中增加了4项人口统计学特征的调查内容。为明确该自我报告式的问卷是否能反映真实情况，问卷经过了多次的信效度评价。

布雷纳（Brener）等对 1999 年 YRBSS 问卷进行有效性研究，72 个条目重测一致性指标 Kappa 值范围为 23.6% ~ 90.5%，77.8% 的条目重测差异无统计学意义，证明该问卷可靠。

监测模式 YRBSS 一般于每奇数年份的 2 ~ 5 月间开展。每调查周期全部数据来自于以下 3 种形式：①全国性以学校为基础的调查。②州及各地区以学校为基础的调查。③全国性以家庭为基础的调查。因为是多级单位参与，所以在实施过程中，协调工作是必需的，如样本选择等方面，国家、各州以及当地的 YRBSS 是分开的。按照规定，如某校被 2 个或 2 个以上级别的调查同时选中时，为了避免重复和减轻学校负担，一般 1 所学校只进行 1 次调查，但是在数据整理时，依据统一的数据管理系统，该校数据可实现同时合并之前被选的各水平调查的数据之中。YRBSS 除每 2 年常规监测中学生青少年健康危险行为外，该系统还开展一些全国性研究，如 1992 年国民健康访问调查、1995 年全国大学生健康危险行为调查、1998 年全国非传统中学学生健康危险行为调查。

美国疾病预防控制中心作为 YRBSS 创始机构，同时也是主要的负责机构，不仅给系统监测点提供资金，同时还提供问卷和技术支持。美国疾病预防控制中心常利用书面材料、电子月报、提供免费联系方式等形式向各监测点提供包括调查计划、样本选择、质量控制、数据分析等全方面的技术支持，保证系统的整体性，是整个监测系统顺利运行的核心。

应用 美国教育协会国家委员会执行董事韦尔伯恩（Brenda L. Welburn）如此评价 YRBSS：

"青少年危险行为监测系统提供了大量关于行为对美国青少年健康与学习影响的重要信息，是相当有价值的监测系统"。YRBSS 的应用主要体现在以下几个方面。

分析青少年健康危险行为问题 在每个监测周期完成后，美国疾病预防控制中心都在《发病率和死亡率周报》的监测简要栏及时公布各级 YRBSS 的结果。监测摘要是对当次调查所得数据的一个概述，并在随后的《发病率和死亡率周报》上刊登具体的研究报道。这些数据不仅实现了描述美国青少年健康危险行为动态变化趋势的目标，各级政府的教育和卫生机构还可利用调查数据，适时修改相关法律和教育政策。除用于比较分析外，人口规模较大的监测点还可根据当地青少年特点进行相关分析，以便发现当地健康危险行为的流行特征。如波士顿市利用当地的监测数据总结各类健康危险行为高危人群的人口统计学特征；北卡罗莱纳州利用当地调查数据，发现健康危险行为与青少年学习成绩呈负相关；夏威夷利用调查数据比较原住青少年和非原住青少年健康危险行为的差异。

评价卫生政策和干预效果 YRBSS 每调查年公布的数据同样受到教育及卫生部门的高度关注，有些地区甚至根据 YRBSS 的数据实施或修改方案，以满足当地青少年的健康需求。如针对 YRBSS 意外伤害发生率较高的现状，1998 年纽约医学科学院和纽约市教育委员会成立了"预防青少年意外伤害项目"。此外，连续性监测也为青少年健康危险行为的干预措施效果评价提供了依据。根据每个调查周期公布的数据，YRBS 中涉及青少年烟草使用情况

的数据用于评价全国、各州及各地区限制青少年烟草暴露的干预效果。

意义 青少年健康危险行为已成为一个全球性的公共卫生问题，预防策略的制订依赖于对问题的深入调查。YRBSS 作为全球首个青少年健康危险行为监测系统，已经引起其他国家（地区）对当地青少年健康危险行为的关注，其成功经验已为多国所采用。

世界卫生组织出版的《健康新地平线》一书中倡导：通过预防策略前移，及早发现并控制危险因素，预防青少年健康危险行为的发生、发展，从而从根本上避免对终身生活质量产生不利影响。中国正处于社会转型期，多种文化冲击下的健康危险行为已在青少年人群中形成流行之势，加之一些媒体所传播的不良信息对青少年行为影响甚远，传统的健康危险行为干预手段已不能满足现实所需。由此，期待早日实现中国青少年健康危险行为的常规监测，辅以多种有效干预手段，尽可能减少健康危险行为，促进青少年身心的健康发展。

（郝加虎）

xuéxiào chuánrǎnbìng yùfáng

学校传染病预防（prevention of communicable diseases in school）

学校通过政策、管理、制度、教育等措施预防传染病。学校是一个特殊场所，学生群体具有聚集性、流动性和社会性，学生相互之间接触频繁，为传染病的传播提供有利条件，加上年幼的学生还未养成好的卫生习惯，缺乏传染病的个人防护意识，人与人之间的接触又可导致交叉感染，即病原体从一个人传给周围其他人，因此学校已成为传染病的高发场所。并且学生是一个特殊群

体，一旦发生学校传染病流行，社会影响巨大。学校传染病的预防管理工作日渐复杂，如抗青霉素肺炎球菌的出现使普通的口服抗生素治疗难以预防传染。

疾病流行趋势 2000 年以来，全国学校传染病事件总例数的比例较高，2004 年为 64%，2006～2008年持续上升，分别为 76.38%、80.83% 和 82.89%，全国学校传染病事件数占学校突发公共卫生事件总起数的 85.64%。

预防措施 学校机构中传染病的预防原则是：消灭传染源，切断传染途径和增强易感学生的抵抗力。不仅如此，还需在政策、管理、制度、教育等方面采取措施。为此，需采取以下预防措施。

加强管理与教育 学校应建立晨检制度，监测学生个人卫生及健康状况，同时对师生建立病假记录制度，有异常情况及时上报当地疾病预防控制机构。学校应在校园内以各种形式开展合理营养、良好卫生习惯、戒烟、性知识、体育锻炼及传染病防治方面的教育，促进学生养成良好的卫生习惯。加强学校饮食卫生、饮水卫生及环境卫生管理工作，保证学校环境与设施的清洁卫生。公共卫生间应提供洗手设备、洗手液或肥皂，确保卫生间排水系统通畅。教室应该保持空气流通及清洁。校内医务室应设有隔离室，以供可疑传染病的学生隔离观察。房内应有防蚊、防蝇的设备。学校发生的传染病疫情，其病原多由校外输入，因此，学校应根据学校实际情况（学生来源）来了解传染病疫情情况。

传授生活技能 对在校学生开展获得性免疫缺陷综合征预防的健康教育，培养其健康的生活方式对预防和控制获得性免疫缺

陷综合征有重要作用。学校可邀请生活技能教育专家对教师和健康教育者进行培训，以班级为单位，利用课余时间由受训教师等对学生进行生活技能培训。包括：①获得性免疫缺陷综合征预防基本知识。②如何与人类免疫缺陷病毒携带者或获得性免疫缺陷综合征患者进行正常的日常接触。③安全措施的采用，特别是安全套的正确使用方法。

建立日常卫生制度 平时应建立各种日常卫生制度，以预防传染病的发生和蔓延，并要严格执行。①工作人员体格检查制度：全体校内工作人员就职前必须经过周密的体格检查，包括胸部 X 线透视、血液传染性肝炎抗原检查，炊事人员粪便带菌检查。②晨午检制度：及早发现病情并隔离观察，并通知家长送至医院诊治。③清洁通风：活动室及教室湿式清扫，定时通风换气。④消灭有害昆虫：灭蚊、灭蝇、灭鼠、灭蚤、灭虱、灭臭虫等。⑤加强学生体育锻炼，增强体质，提高抗病能力。

监测传染病症状 为早期发现发生在学校及托幼机构的疫情，及时有效地采取措施，预防和控制学校或托幼机构传染病的发生，学校应建立敏感、高效的学校传染病症状监测系统。监测指标包括常规监测指标及异常情况事件报告。常规的监测指标包括因病缺勤、发热（≥38℃）、咳嗽、腹泻、呕吐、皮疹、红眼病等指标；异常情况报告则根据卫生部和教育部联合制定的《学校和托幼机构传染病疫情报告工作规范（试行）》的要求，对学校班级或宿舍在短期内出现聚集性病例、传染病疫情、严重病例及其他异常情况进行事件报告。学校传染病

监测系统可以更早的发现学校中传染病的流行，更可以全面的了解疾病流行过程，提示最佳的控制时机。

保护易感人群 学校应配合疾病预防控制机构让学生及时进行预防接种，新生入学时，审查免疫接种证，提醒家长遵照国家计划免疫规定相应年龄的免疫程序。针对学生节假日返校后易输入传染病病原体的特点，学校应了解返校学生的健康状况，发现可疑对象及时采取措施。当社会上有某些病流行时，幼儿园和学校工作人员应立即提高警惕，禁止非工作人员参观访问；加强晨检，以期早日发现患儿，早期隔离诊断和治疗。最重要的是不漏过第 1 例发生的患儿，严格实行隔离，防止第 2 例出现。凡属法定传染病应及时报告有关单位。校内一旦发生急性传染病，即应采取紧急措施。患儿的隔离期限，应根据该病的最长传染期而定，也可根据微生物学检查结果而定，两次培养（相隔 24 小时）阴性即可返园或返校。传染病流行期间，应按照各病不同的传播途径，加强不同的切断传播途径的措施。

切断传播途径 不同途径传播疾病的预防控制策略存在一定差异。

经空气或直接接触传染病包括水痘、流行性腮腺炎、麻疹、流行性感冒、结核病、上呼吸道感染及头虱、传染性非典型肺炎、百日咳、猩红热等。预防措施：①用水及肥皂洗手，保持双手清洁。②保持室内空气清洁。③公共设施及学生触摸的用品应及时清洗。④保持头发清洁，预防头虱，不共用毛巾。⑤若有发热及咳嗽、打喷嚏等呼吸道症状，应自觉戴口罩并及时就医。打喷嚏

或咳嗽时，应用手绢或纸巾掩住口鼻。

经食物及水传播疾病包括食物中毒、细菌性痢疾、甲型肝炎、伤寒等。预防措施：①饭前便后洗手，不喝生水。②不吃生冷或未煮熟的肉类、水产品等，生吃瓜果要彻底洗净。③学校食堂应杜绝霉变、污染食品原料进入学校，选购及食用新鲜食品和水产品，应注意不吃外观、气味异常及霉变食物。④避免生熟食物混放或使用同一菜板和菜刀。⑤卫生部门要加强对学校周边餐饮业及副食品店的监督，坚决取缔无证经营者。⑦对校外输入端饮用水要加强管理，自来水尽可能采用直接供应方式，防止二次污染。

经虫媒或动物传播疾病包括疟疾、斑疹伤寒、鼠疫、流行性出血热、乙型脑炎、高致病性禽流感、狂犬病。预防措施：①与动物（如鼠、鸡、鸟及野生动物等）接触后洗手。②避免接触猫狗、禽鸟、鼠类的粪便及排泄物，接触后洗手。③被动物抓伤或咬伤要立即反复清洗伤口，并接受治疗及疫苗注射。④不吃生或未煮熟的鸡蛋及肉类等食品。⑤疫情流行地区或季节使用个人防护设备。

传染病疫情报告制度　为加强学校传染病疫情管理，预防、控制和消除传染病在学校内的发生与流行，依据《中华人民共和国传染病防治法》和国务院《学校卫生工作条例》有关规定，学校应制订传染病疫情报告制度。应做到：①各级各类学校设置学校传染病疫情情报人以严防传染病疫情在学校内传播流行。②学校疫情报告人要依法履行职责，一旦发现传染病患者或疑似传染病患者，按照要求向发病地疾病预防控制机构或医疗单位报告。③学校疫情报告人若发现传染病患者或传染病疑似患者时，不得隐瞒、谎报或缓报疫情。如因其玩忽职守造成学校内传染病传播流行，则将依法追究法律责任。

相关国家政策规定　《中华人民共和国传染病防治法》规定：各级各类学校应当对学生进行健康知识和传染病预防知识的教育。任何单位和个人发现传染病患者或疑似传染病患者时，应当及时向附近的疾病预防控制机构或医疗机构报告。

（郝加虎）

xuéxiào chén-wǔjiǎn zhìdù

学校晨午检制度 （school morning/afternoon health inspection system）　学校在早晨或上午第1节课前、下午第1节课前对学生身体和精神健康及个人卫生情况进行检查的制度。

晨间卫生检查　早晨或上午第1节课前，对学生进行卫生检查的活动。简称"晨检"。目的在于及时发现学生身心异常情况和传染病的早期症状，以便进行卫生指导，培养学生良好的卫生习惯。一般由班主任、保健教师或值日教师、值日学生负责检查。晨检内容包括：①检查学生个人卫生情况，包括头、手、脸、服装的卫生以及遵守公共卫生情况。②检查学生个人用品卫生，包括水杯、手帕、纸巾等。③观察学生是否有患病征兆。④进行卫生教育和指导。检查方式主要有看、闻、摸、问、查等。

工作内容　晨检应在学校专职（兼职）卫生保健人员或学校传染病疫情报告人指导下，由班主任或班级卫生员对早晨到校的每个学生进行观察、询问，及时了解学生出勤、健康状况。发现可疑传染病患者，特别是请病假的学生应追查病因，教师或专职（兼职）卫生保健人员或学校传染病疫情报告人应进行排查，以确保做到早发现。对确诊病例、疑似病例和可疑病例的早期症状者，学校应根据传染病的不同类型，及时采取隔离、通知家长将患者送定点医院或在家隔离治疗等措施，以保证传染病不蔓延。在传染病流行季节，学校应以年级、班级或宿舍为单位，采取相应的排查措施，发现有传染病早期症状者，应督促其立即到医院就诊。学校晨检工作需遵循"一问、二摸、三看、四查"的工作步骤：①"一问"指入园或入校时，询问有无不舒服，有无传染病接触情况。②"二摸"指摸学生额部、手心是否发烫；摸腮腺及淋巴结有无肿大现象。③"三看"指观察学生的精神、眼神、口腔、皮肤等有无异常。④"四查"指幼儿园晨检工作还需检查学生口袋里有无不安全物件，如小刀、弹弓、别针等。

检查流程　①班主任或班级卫生员对早晨到校的每个学生进行观察、询问。②发现学生因病缺勤或有传染病早期症状。③填写因病缺勤日报表，并上报医务室。④校医及时进行排查，并将排查结果登记在日志本上。

注意事项　晨检老师或校医在晨检过程中要注意洗手和手卫生，接触不同学生前后都要洗手或手消毒，尤其是接触了有发热症状的学生以后。体温表需一人一用一消毒，建议消毒液浸泡30分钟，冷开水冲净后使用。应使用一次性压舌板查看学生口腔黏膜和扁桃体。

午间卫生检查　每日下午第1节课前进行的、对学生身体和精神健康状况以及个人卫生情况进行检查的活动。简称午检。午检内容同晨间卫生检查。

意义 学校及幼托机构是传染病易感人群聚集的场所，如不采取有效的预防控制措施，极易发生传染病特别是呼吸道和肠道传染病的暴发、流行。学生来自社会，容易把各种传染病带到学校里，成为传染源。学校易感人群密度大，接触机会多。学生在同一教室上课，同住一个寝室，同一食堂进餐，共用一个水源，以及共同游戏等，容易构成传染病流行，可导致某种传染病的流行和暴发。

学校传染病的发生和流行有季节性。冬春季以呼吸道传染病多发，如流行性感冒、麻疹、流行性腮腺炎等；夏秋季以消化道传染病多见，如细菌性痢疾、脊髓灰质炎等。寒暑假后开学期间，新生入学以及在校生返校后，学校常见的传染病又易形成小高峰。因此加强学校晨午检制度，早发现病例、及时隔离传染源等是降低发病率、快速控制疫情的有效措施。总之，建立和落实学校晨午检制度，能及时掌握学生健康状况，预防和控制群体性疫情发生，是保证学校及托幼机构内所有学生健康的必要措施。

（郝加虎）

xuéshēng chuánrǎnbìng zhèngzhuàng jiāncè

学生传染病症状监测（syndromic surveillance of infectious disease in students）

在学生中开展的传染病症状的健康监测。症状监测指通过连续、系统地收集和分析特定疾病临床症状和体征的发生频率的数据，及时发现疾病在时间和空间分布上的异常聚集，以期对疾病暴发进行早期探查、预警和快速反应的监测方法，又称症状群监测。中小学生是传染病的高发人群，各种传染病易在学校中发生并传播。传染病监测是预防和控制传染病工作的重要组成部分，通过长期、连续地收集、核对以及分析传染病的动态分布及其影响因素的资料，将信息及时传达给一切应当知晓的人，以便随时采取干预措施。

症状监测与传统监测的区别 症状监测与传统公共卫生监测的区别在于，前者是以非特异性的症状或现象为基础，而后者以特定病例的诊断为基础，依据医务人员的疾病报告、临床实验室的病原学结果或其他特异性指标。症状监测收集各种与健康事件相关的数据，辅以精密的信号检测方法监测突发公共卫生事件暴发初期的异常现象。有学者认为，症状监测通常指不依赖于特定诊断，而对指定人群中特定临床症状群（如发热、呼吸道症状、腹泻等）的发生频率进行监测。大多数传染病都会经历潜伏期、前驱期、症状明显期、恢复期4个阶段，传统的传染病监测系统需要在疾病出现明显症状时才会监测出异常。相对于以诊断或疾病为基础的常规监测而言，症状监测能实现对疾病的早期识别与信息上报。

学校传染病症状监测 建立中小学传染病症状监测信息系统，及时反映可能发生在中小学生中传染病疫情，便于及早采取有效预防和控制措施。

一般的学校传染病症状监测指标包括常规监测指标及异常情况事件报告。常规监测指标包括因病缺勤、发热、咳嗽、腹泻、呕吐、皮疹等症状。异常情况报告一般根据原卫生部和教育部联合制定的《学校和托幼机构传染病疫情报告工作规范（试行）》的要求，对学校班级或宿舍在短期内出现聚集性病例、传染病疫情、严重病例及其他异常情况进行事件报告。

学校与托幼机构的学生晨午检、因病缺勤、病因追查与登记制度等都是学校症状监测的措施。学校疫情报告人（包括校医与卫生老师）负责每日对全校学生的因病缺勤及发病情况进行登记排查，相关资料可登记在"学生因病缺勤、传染病早期症状、疑似传染病病人患病及病因排查结果登记日志本"。每日或每周将常规监测信息指标进行网络直报。一旦发现聚集性症状或暴发疫情早期的异常情况，24小时之内需进行网络报告。报告异常情况需报告事件班级或宿舍、发病人数、事件发生的时间段、病例的症状及人数、选择疑似传染病的名称（非必选项）以及其他备注信息，如处理情况等。同时，需对异常事件报告后续的发展情况。

疾病预防控制中心人员，需收集学生因病缺课的症状和相关的症状数据，及时发现传染病和突发公共卫生事件等危险因素，并对结果进行评价。包括症状汇总、疾病汇总、上报率、及时率、预警处置报告等。疾病预防控制中心人员需及时将结果和评价报告卫生和教育部门，指导学校的传染病防控工作。

（郝加虎）

xuéshēng yùfángxìng jiànkāng jiǎnchá

学生预防性健康检查（preventive physical examination for students）

中小学定期开展的筛查学生常见疾病的健康检查。又称健康体检。中国《学校卫生工作条例》《中共中央国务院关于加强青少年体育增强青少年体质的意见》均强调需要开展和完善学生健康体检制度，因此在学生中开展预防性健康检查有法可依。

基本要求 根据卫生部、教育部《中小学生健康体检管理办法》的通知，基本要求包括：①新生入学应建立健康档案。学校应组织所有入学新生进行健康体检，建立健康档案。②在校学生每年进行 1 次常规健康体检。③在校学生健康体检的场所可以设置在医疗机构内或学校校内。设置在学校内的体检场地，应能满足健康体检对检查环境的要求。

体检项目 ①内科常规检查：心、肺、肝、脾。②眼科检查：视力、沙眼、结膜炎。③口腔科检查：牙齿、牙周。④外科检查：头部、颈部、胸部、脊柱、四肢、皮肤、淋巴结。⑤形体指标检查：身高、体重。⑥生理功能指标检查：血压。⑦实验室检查：结核菌素试验（小学、初中入学新生必检项目）、肝功能（丙氨酸氨基转移酶、胆红素）。

结果反馈与档案管理 学生健康体检机构在体检结束后，应分别向学生（家长）、学校和当地教育行政部门反馈学生个体健康体检结果与学生群体健康评价结果。健康体检机构以个体报告单形式向学生反馈健康体检结果；以学校汇总报告单形式向学校反馈学生体检结果；将所负责的体检学校的学生体检结果统计汇总，以区域学校汇总报告单形式上报当地教育行政部门，当地教育行政部门再逐级上报。报告单内容：①个体报告单内容应包括学生个体体检项目的客观结果、对体检结果的综合评价以及健康指导建议。②学校汇总报告单内容应包括学校不同年级男女生的生长发育、营养状况的分布、视力不良、龋齿检出率、传染病或缺陷的检出率，不同年级存在的主要健康问题以及健康指导意见。③区域学校汇总报告单内容应包括所检查学校学生的总体健康状况分析，包括生长发育、营养状况的分布、视力不良、龋齿检出率、传染病或缺陷检出率以及健康指导意见。报告单反馈时限：①个体报告单应于健康检查后 2 周内反馈学生。②学校汇总报告单应于检查后 1 个月内反馈给学校。③区域学校汇总报告单应于检查后 2 个月内反馈当地教育行政部门。学校和教育行政部门应将学生健康档案纳入学校档案管理内容，实行学生健康体检资料台账管理制度；应根据学生健康体检结果和体检单位给出的健康指导意见，研究制订促进学生健康的措施，有针对性地开展促进学生健康的工作。

意义 中小学生处在生理和心理不断发育的阶段，是健康保护的重点人群；同时，集体生活增加传染性疾病发生的风险。在这一阶段通过预防性健康体检，评价健康水平，及时发现发育异常和健康损害，指导教育与医疗部门开展学生常见病的防治，有重要的意义。预防性健康检查是实现疾病的第一级和第二级预防的重要途径，可早期发现身体潜在的疾病，制订疾病防治措施和卫生政策的重要依据，规范学生的生活行为和健康的生活方式。

(郝加虎)

értóngshàonián chángjiàn jíbìng de zǎoqī shāichá

儿童少年常见疾病的早期筛查

（early screening for common diseases in children and adolescents） 早期发现儿童少年常见疾病的简便、适宜的技术和方法。

根据中国学生不同种类疾病的患病特点，针对一些在学生中患病率高或危害严重的疾病，通过在大规模的人群中进行多项统一且标准化的专业检查，尽早发现初期患者或可能患病的高危人群，以便及时对他们进行干预、治疗，最终达到降低这些疾病的患病率或严重程度的目的。早期筛查通常在一定年龄范围的儿童少年中定期进行，采用的指标不仅要具有一定的正确性、特异性和灵敏度，还应操作方便、易于掌握。

分类及流行情况 《学校卫生工作条例》中明确规定：学校应当做好近视眼、弱视、沙眼、龋齿、寄生虫、营养不良、贫血、脊柱弯曲异常、神经衰弱等学生常见疾病的群体预防和矫治工作。以上 9 种疾病即为学生常见病。1993 年原卫生部、教育部、全国爱卫会联合下发的《全国学生常见病防治方案》中规定：视力不良和近视、龋齿和牙周病、沙眼、肠蠕虫病、贫血、营养不良和肥胖 6 大类疾病为重点防治的学生常见病，通称"六病"。中国学生常见病的地区和人群分布有以下特点：沙眼、蛔虫、贫血的检出率农村高于城市，营养不良、肥胖、视力不良和龋齿的检出率城市高于农村；沙眼、蛔虫、贫血和肥胖检出率低年级高于高年级，视力不良检出率高年级高于低年级；沙眼、蛔虫、贫血和营养不良检出率西部较高，而肥胖、视力不良的检出率华北、东北和华东地区较高。从学生常见病的防治情况来看，沙眼、蛔虫、贫血的治疗率中学高于小学，沙眼、蛔虫的治疗率城市高于农村，贫血的治疗率农村高于城市，西部地区的治疗情况低于其他地区，经济相对发达地区的龋失补构成比趋于合理。

实施 学生常见疾病的早期筛查需要校医、医院专科医师、园（校）医护人员、卫生保健教师相互协调，明确分工。医院、疾病预防控制机构的专业人员在筛查出患有疾病或身体缺点的儿童后，需对他们再做进一步检查，明确诊断，并提出防治对策和实施专科治疗。基层幼儿园和学校的医护人员或卫生保健教师有责任对患儿进行建档和追踪随访工作，并纳入学年工作的组成部分；还应劝导家长带患有可疑与复杂病症的儿童去医院做进一步专科检查，以便及早获得治疗和康复。健康筛查的检查方法和诊断标准应统一并标准化，这样才能确保健康筛查的质量及结果的可信度。学生常见疾病的早期筛查的检查方法除具备一定的正确性、特异性和灵敏度外，还应尽可能无创，操作方便，并易于掌握。

变化趋势 自20世纪80年代以来，中国社会经济高速发展，人们生活水平迅速提高，学生常见病的疾病谱也随之发生了深刻变化：贫血、营养不良、蛔虫、沙眼等与贫穷密切相关的疾病患病率均有下降，但与发达国家仍有一定差距；肥胖、视力不良等与生活水平提高相伴随的生活方式类疾病已经成为中国学生的主要公共卫生问题。肥胖患病率的迅猛上升，不仅严重危害儿童少年身心健康，还明显增加了糖尿病、高脂血症、高血压等成年期疾病的发病风险。青少年各种常见的心理问题越来越受到关注和重视，学生常见病防治工作必须实现从生物医学模式向生物-生理-社会医学模式转移，在传统学生常见病的基础上增加心理问题、成年期疾病的早期预防等内容，以适应学生常见病的变化情况，更好地预防和控制常见疾病，达到促进儿童少年健康的目的。

意义 ①儿童少年常见病早期筛查有利于早期发展学生的健康问题，为进一步评价和治疗赢得时间，减少不良影响。②及时发现疾病的高危人群，采取措施降低发病率。③根据儿童少年常见病筛查结果有针对性开展健康教育，增强学生的健康意识，转变不良生活观念，培养健康的生活行为和方式。④根据儿童少年常见病筛查结果进一步开展深入研究，掌握常见病的发生、发展规律。

（徐济达 武洁姝）

értóngshàonián shìlìbùliáng shāichá

儿童少年视力不良筛查

（screening for poor vision in children and adolescents） 早期发现儿童少年视力不良的简便、适宜的筛查技术和方法。在中国用《标准对数视力表》作为工具，儿童少年在距视力表5m时裸眼远视力低于5.0界定为视力不良。在中小学生中广泛进行，通过每年定期检查视力，了解学生视力的变化情况，及早发现视力不良的学生，并对他们进一步检查，分析导致视力不良的原因，采取针对性的干预措施。

实施 中国学生体质健康调研统一使用标准对数视力表检查学生视力。视力表要求表面平整、无皱褶，洁白、无污渍，无反光。通常将视力表两旁装上30W日光灯各1只，制成人工照明视力灯箱（图），灯箱内涂成白色，灯箱外涂成暗色，避免眩光，视标表面光照度达到500lx以上，各行视标照度应均匀一致。视力表和灯箱的悬挂高度应使最末一行E字与多数受检者的双眼在同一水平。

在距视力表5m、4m、3m、2.5m、2m、1.5m、1m远的地面上划出横线，并注明距离。记录裸眼可看清的距离，查阅"近距离检查视力表"获该眼实际视力（表1）。

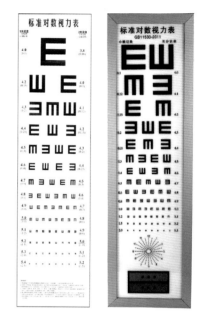

图 标准对数视力表

受检查者视力若超过5.3，可让其后退至6.3m、7.9m处检查，测得结果相应增加0.1和0.2，为该眼的最佳视力。取左、右眼最好的一行视力，分别记录。受检者如果平时佩戴眼镜，应先去镜检查裸眼视力，然后再戴镜检查矫正视力，并分别记录2个视力。根据检查结果可将视力不良者分为轻度视力不良（4.9）、中度视力不良（4.6～4.8）和重度视力不良（4.5及以下）3种。若双眼视力不平衡，以视力不良程度高者为准。视力筛查完后还可以学校、年级或班为单位计算视力低下率，公式为：

$$视力低下率 = \frac{视力低下人（眼）数}{受检人（眼）数} \times 100\%$$

表1 对数远视力表走近距离检查的实际视力

走近距离（m）	4.00	3.00	2.50	2.00	1.50	1.00	0.50
对数视力	3.90	3.80	3.70	3.60	3.50	3.30	3.00

表2 标准对数视力表与小数视力表记录对照表

标准对数视力表记录	4.0	4.1	4.2	4.3	4.4	4.5	4.6	4.7	4.8	4.9	5.0	5.1	5.2	5.3
小数视力表记录	0.1	0.12	0.15	0.2	0.25	0.3	0.4	0.5	0.6	0.8	1.0	1.2	1.5	2.0

有些医院眼科仍使用小数视力表，使用方法和注意事项同上。可将其和对数视力表进行转换（表2）。凡视力<1.0为视力低下，其中0.7~0.9为轻度视力低下，0.4~0.6为中度视力低下，0.3及以下为重度视力低下。

检查时还应注意的是，如果学生刚结束上课、考试等紧张状态，或参加剧烈运动或劳动后，应先休息15分钟再检查。从室外进入后也应有15分钟左右的适应时间。对初次受检者，应预先指导他们辨认视标的方法。

意义 各种屈光不正（近视、远视、散光）、弱视、斜视和其他眼病（如白内障等）均可造成视力不良，小学高年级和中学生的视力不良大多数由近视引起。通过儿童少年视力不良筛查早期发现视力不良者，以便早期干预和治疗，也有助于改善其视力，增进健康。2007年5月颁布的《中共中央国务院关于加强青少年体育增强青少年体质的意见》将加强青少年近视防治列为当前学校卫生最重要的任务之一。

（徐济达 武洁姝）

értóngshàonián chāozhòng yǔ féipàng shāichá

儿童少年超重与肥胖筛查

（screening for overweight and o-besity in children and adole-scents） 发现儿童少年超重与肥胖的简便、适宜的筛查技术和方法。在中国通常以个体体重指数（body mass index，BMI）大于同性别、同年龄儿童少年BMI的第85百分位数界定为超重，大于第95百分位数界定为肥胖。

筛查方法 包括以下几种方法。

体重指数法 超重和肥胖筛查最常用的是BMI，即测量儿童少年的身高（m）和体重（kg）值，计算BMI（见生长发育指标）。依据BMI值的大小，再结合儿童少年的年龄，判断是否超重和肥胖。中国已颁布7~18岁学龄儿童少年的BMI超重、肥胖筛查标准（表）。某儿童BMI值超过其相应年龄、性别标准，即可判断为超重或肥胖。

世界卫生组织标准将成人超重和肥胖的BMI界值点分别定为≥25（超重）和≥30（肥胖），中国肥胖工作组将成人的超重和肥胖的界值点分别定为24和28。

目测法 专家直接观察个体，判断该儿童少年是否肥胖，以及肥胖的程度如何。该方法有助于判断相同BMI值的2个受测者不同的体征表现（如超重和肌肉发达），在使用其他筛查方法容易产生模糊的体征表现时，该方法起重要作用。其缺点是易受主观因素的制约。

身高标准体重法 0~6岁儿童可直接使用WHO推荐的身高别体重标准进行筛查：超过标准体重的20%为轻度肥胖，超过30%

表 中国学龄儿童少年BMI超重、肥胖筛查分类标准

年龄（岁）	男生 超重	男生 肥胖	女生 超重	女生 肥胖
7~	17.4	19.2	17.2	18.9
8~	18.1	20.3	18.1	19.9
9~	18.9	21.4	19.0	21.0
10~	19.6	22.5	20.0	22.1
11~	20.3	23.6	21.1	23.3
12~	21.0	24.7	21.9	24.5
13~	21.9	25.7	22.6	25.6
14~	22.6	26.4	23.0	26.3
15~	23.1	26.9	23.4	26.9
16~	23.5	27.4	23.7	27.4
17~	23.8	27.8	23.8	27.7
18~	24.0	28.0	24.0	28.0

［引自：中国肥胖问题工作组. 中国学龄儿童青少年超重、肥胖筛查体重指数值分类标准. 中华流行病学杂志，2004，25（2）：97-102］

为中度肥胖，超过 50% 为重度肥胖。其缺点是该方法并不适合青少年，因为所制订的标准无法覆盖不同人群因青春期发育早晚而存在的体成分差异。

体脂率法 以实测或间接测定体内脂肪量为依据，又称体脂百分比。一般认为用体脂百分比判断轻、中和重度肥胖（适合各年龄）的标准分别如下：男性 20%~、25%~ 和 30%~；≤15 岁的女性分别为 25%~、30%~ 和 35%~；≥ 15 岁女性分别为 30%~、35%~ 和 40%~。

腹部脂肪测量 国内外学者研究发现 BMI 指标在筛查超重、肥胖时存在缺陷，提出一些新的人体测量指标，如腰围、腰围身高比。其优点是使用简便，但能否制订相应的筛查标准，学者们尚未取得一致意见。

意义 身高、体重是反映儿童少年生长发育状况的基本指标，所用测量仪器简单、操作方便，可以在大样本人群中使用，便于尽早发现超重、肥胖儿童，早期干预和治疗，保障儿童少年的身心健康。儿童少年超重和肥胖的筛查，检出的只是"肥胖状态"，而不能替代对"儿童肥胖症"的临床诊断。

（徐济达 武洁姝）

értóngshàonián yíngyǎngbùliáng shāichá

儿童少年营养不良筛查（screening for malnutrition in children and adolescents） 发现儿童少年营养不良而做生长迟缓与消瘦的简便、适宜的筛查技术和方法。儿童少年的营养不良一般分为 2 类：一类是长期性营养不良所致，表现为以身高发育不足为代表的生长迟缓。另一类是现时性营养不良所致，主要表现为消瘦。研究证

实，生长迟滞、消瘦可以导致免疫系统发育不良、活动能力欠佳、大脑皮质不能胜任沉重的学习负担、影响认知功能等。联合国儿童基金会 2009 年发布的《世界儿童状况》报告中指出，中国 5 岁以下儿童人口患有营养不良病症的绝对数字高达 1 250 万，仅次于印度，居世界第 2 位。因此，中国为减少儿童营养不良问题依然任重而道远。

筛查方法 通常按照"年龄别身高"筛查，即根据不同年龄段儿童少年的身高标准，评价该儿童少年的身高是否能达到相应年龄的最低标准，低于正常标准低限者即评价为生长迟缓，以反映长期性营养不良；再依据"身高别体重"筛查是否存在"消瘦"（现时性营养不良），即根据不同身高儿童少年的体重标准，评价该儿童少年的体重能否达到相应年龄的最低标准，达不到者即为消瘦，以反映现时性营养不良。研究显示，身高别体重（kg/cm）评价儿童少年消瘦不如体重指数（body mass index, BMI）（kg/m^2）指标准确，世界卫生组织（World Health Organization, WHO）已不用"年龄别体重"标准，而代之以"分年龄、性别的 BMI"来筛查消瘦。WHO 6~18 岁男女童年龄别身高筛查生长迟缓界值点（表 1），WHO 6~18 岁男女童年龄别 BMI 筛查消瘦界值点（表 2）。

如 1 名 8 岁男童，身高 115.0cm，体重 18.5kg，欲判断其是否营养不良。查表 1 知该儿童的身高值小于 118.3cm 的生长迟缓界值可判断为"生长迟缓"。再如：1 名 12 岁女童，身高 160cm，体重 38kg，欲判断其营养状况。查表 1 知该儿童的身高值大于 140.2cm 的生长迟滞界值，再计算其 BMI 值为 14.84kg/m^2，小于表 2 中 15.2 的界值，故可判断为消瘦。表 1 和表 2 中对儿童少年

表 1 WHO 6~18 岁男女童年龄别身高筛查生长迟缓界值点（cm）

年龄（岁）	男生		女生	
	$<P_5$	中位数	$<P_5$	中位数
6~	108.7	118.0	107.4	118.0
7~	113.6	124.5	112.4	123.7
8~	118.3	129.9	117.6	129.5
9~	122.8	135.2	123.0	135.5
10~	127.3	140.4	128.7	141.8
11~	132.2	146.0	134.7	148.2
12~	137.9	152.4	140.2	154.0
13~	144.5	159.7	144.4	158.3
14~	150.8	166.3	147.1	160.9
15~	155.5	171.1	148.5	162.2
16~	158.8	174.5	149.2	162.7
17~	160.6	175.8	149.7	163.0
18~	161.6	176.4	150.0	163.1

（引自：World Health Organization. WHO Child Growth Standards. Methods and development [S]. S41-S55. Department of Nutrition for Health and Development, WHO, Geneva, Switzerland, 2007）

表2　WHO 6~18 岁男女童年龄别 BMI 筛查消瘦界值点（kg/m²）

年龄（岁）	男生		女生	
	<-2Z	中位数	<-2Z	中位数
6~	13.4	15.4	13.1	15.3
7~	13.6	15.6	13.2	15.5
8~	13.8	15.9	13.4	15.9
9~	14.0	16.2	13.7	16.3
10~	14.3	16.7	14.1	16.9
11~	14.7	17.2	14.6	17.6
12~	15.1	17.9	15.2	18.4
13~	15.7	18.6	15.8	19.2
14~	16.3	19.4	16.3	19.9
15~	16.8	20.1	16.7	20.5
16~	17.3	20.8	16.9	20.9
17~	17.7	21.4	17.1	21.2
18~	18.1	22.0	17.2	21.3

（引自：World Health Organization. WHO Child Growth Standards. Methods and development [S]. S41-S55. Department of Nutrition for Health and Development, WHO, Geneva, Switzerland, 2007）

的年龄分组均是每 1 岁分为 1 个组，真正的 WHO 版本远比本版复杂，将每 1 岁都分为 12 组（以月为单位），分别有各自的界值点。WHO 标准的主要参照人群来自欧美国家，因种族的不同，在应用于中国儿童少年时可能存在误差，尤其是在 15 岁以上的男女生身高。为克服该缺陷，中国学者以 WHO 标准为参照，已经制定符合中国儿童少年人群的营养不良标准——学龄儿童青少年营养不良筛查（WS/T456-2014）。

确诊　根据上述方法筛查出营养不良后，应结合病史询问、临床目测和实验室检查，进一步确诊是否属营养不良，不能简单地根据筛查结果确定诊断。应收集生长史、患病史，实地观察其有无消瘦、乏力、水肿、面色苍白、皮肤毛发异常。有些儿童少年属多种营养素缺乏，如营养不良和缺铁性贫血并存。同类营养不良者间也有性质、程度差异，

需仔细鉴别才能得出结论。对于儿童少年而言，实验室检查发现的营养素缺乏表现，往往比体征和症状出现更早、更敏感。常用指标如下：①血清总蛋白、清蛋白、前清蛋白。清蛋白降至 280g/L（28g/dl）时出现水肿；前清蛋白更敏感，可在蛋白质摄入不足的 4~5 日内显现。②血红蛋白测定，既反映体内铁缺乏状况，又反映蛋白质营养水平，检测简便，但反映体内铁和蛋白质变化不敏感，只能间接反映营养状况。

意义　此筛查所选指标简单、可靠、易操作，可以在大样本人群中找到可能患营养不良病症者，对其重点检查、确诊，以达到早发现、早干预、早治疗的目的。

（徐济达　武洁姝）

értóngshàonián pínxuè shāichá

儿童少年贫血筛查（anemia screening in children and adolescents）

发现儿童少年贫血而做氰化高铁血红蛋白的筛查技术和

方法。通过测定末梢血中的血红蛋白（Hb）浓度，再结合儿童少年年龄、性别来判断是否贫血。中国学生贫血现象仍较普遍，但是重度贫血已经基本控制，中轻度贫血率也不断下降，边缘性贫血比例则上升为贫血总数的 70%~75%。

危害　儿童少年生长发育旺盛，容易因铁摄入或储备不足引起缺铁性贫血。此类型贫血占儿童少年贫血的 90%~95%，其中 98%以上都是轻度贫血，不会出现面色萎黄、黏膜苍白、身体消瘦、精神疲惫、肌肉无力、指甲泛白及反甲等重度贫血的典型症状。但是大量研究证明，轻度贫血会对儿童少年产生不良影响。主要是：①影响儿童少年的生长发育，表现为身高、体重等体格发育指标都低于正常儿童少年。②体力活动能力（尤其耐力）呈下降趋势。③学习、认知能力、行为异常，表现为注意力不集中，思维能力和记忆力下降，学习效率低下。④免疫功能下降，易出现腹泻，呼吸道感染率增加等。

筛查方法　全球统一使用世界卫生组织（World Health Organization，WHO）推荐的氰化高铁血红蛋白法。可依据 WHO 2011 年颁布的维生素和矿物质营养信息系统"血红蛋白浓度用于诊断贫血和评估其严重程度"。还要注意海拔 1 000m 以上时的血红蛋白浓度的推荐调整值（表1）。如果测定的血红蛋白浓度值小于相应年龄、性别标准值，即判定为贫血。此外，可根据血红蛋白浓度值将贫血分为轻、中、重 3 组。

意义　儿童少年贫血筛查操作简便、实用，成本较低，适合大规模人群调查，可用于了解人

表1　用于贫血筛查的血红蛋白水平（g/L）

人群	非贫血	贫血		
		轻度	中度	重度
6~59个月	≥110	100~109	70~99	<70
5~11岁	≥115	110~114	80~109	<80
12~14岁	≥120	110~119	80~109	<80
女生（15岁及以上，未妊娠）	≥120	110~119	80~109	<80
男生（15岁及以上）	≥130	100~129	80~109	<80

（引自：维生素和矿物质营养信息系统"血红蛋白浓度用于诊断贫血和评估其严重程度"——WHO.2011）

群中的贫血患病率和贫血防治效果评价。

（徐济达　武洁姝）

értóngshàonián biǎnpíngzú shāichá

儿童少年扁平足筛查（tarsoptosia screening in children and adolescents）

早期发现儿童少年扁平足而做足弓发育状况的筛检。扁平足主要是足骨形态异常、肌肉萎缩、韧带挛缩或慢性劳损造成足纵弓塌陷或弹性消失所致，又称平足症。因韧带松弛所致的扁平足多发于青少年，且有遗传倾向。

危害　人的足弓由足的蹠骨、跗骨以及足部的关节、韧带、肌腱共同构成的凸向上方的弓形结构，使通行足底的神经和血管免受压迫。足弓有很好的弹性，可减小地面作用于身体的冲击力，保护内脏器官特别是大脑免受经常性震荡，亦有利于站立和各种运动中的跑、跳。足底的许多韧带起弓弦作用，若这些韧带缺乏主动收缩的能力，一旦被动拉长或损伤，足弓便塌陷成扁平足。扁平足是儿童少年生长发育过程中一种常见的骨骼变形，可影响学生步行、体育锻炼与从事体力劳动。

流行特征　刚出生的婴儿由于足弓发育尚不完善，自新生儿至婴幼儿阶段几乎全部为扁平足。3~4岁足弓开始发育，但扁平足发生率仍然很高。随着年龄的增长，儿童开始行走、跑跳等，腿、足部的肌肉渐趋发达、弹力增强，促进足弓的形成和完善，扁平足的发生率随年龄增加呈下降趋势，直到青春发育前期足弓发育趋于完成直至成年，此时扁平足发生率较为稳定。有研究显示，中国儿童少年扁平足的发生率男性高于女性，农村高于城市；中国3~12岁儿童足弓发育的突增高峰比10年前有所提前，21年间各年龄组扁平足检出率明显增高，其增长1.73~2.69倍。

筛查方法　首先让儿童少年在白纸上留下清晰的有色足印。根据足印形状判断扁平足的程度。具体方法有以下2种：①3条划线法，即足后跟内侧沿踇趾内侧连成跖内缘切线为第一线，中趾中心到足跟正中连线为第二线，第一线与第二线相交形成夹角的等分线为第三线。足弓在第二线以内为正常足弓；足弓超出第二线而未超出第三线为Ⅰ度（轻度）扁平足；足弓超出第三线但未超出第一线为Ⅱ度（中度）扁平足；足弓超出第一线为Ⅲ度（重度）扁平足。②在足印内缘前后最突出部位连一直线作为基线，取足印内侧凹缘中点，并向基线引一垂线，该垂线与基线、足内、外

缘分别相交于a、b、c3点（图），测量ab和bc距离，根据ab与bc比值可将足印足弓分为9个类型：Ⅰ型（1∶0）为拱型、Ⅱ型（3∶1）、Ⅲ型（2∶1）、Ⅳ型（1.5∶1）为常态型、Ⅴ型（1∶1）为中间型、Ⅵ型（1∶1.5）轻度扁平足、Ⅶ型（1∶2）中度扁平足、Ⅷ型（1∶3）、Ⅸ型（0∶1）重度扁平足；或简单的根据ab与bc比值将足印足弓分为2个类型，ab/bc>0.67为非扁平足，ab/bc≤0.67为扁平足。

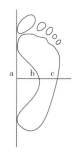

图　足印测量

预防　当代儿童少年扁平足发生率的提高，既有个体因素、运动因素，也有社会因素的影响。中小学生积极参加适度体育锻炼，尤其是足部运动，如各种形式的攀登（爬梯、爬杆、爬绳）及弹跳运动（跳绳、跳皮筋、踮足尖走跳等），可促使足部肌肉和韧带增强牢固性，维持足弓不至于下塌；避免过久站立和行走，尤其是负重行走，并适当控制体重；避免负重不均或穿鞋不适造成足部韧带的劳损和肌肉萎缩，以达到预防扁平足的发生。

意义　儿童少年的扁平足多以轻中度为主，通过筛查可及早发现，并开展矫正治疗工作。3~12岁儿童的扁平足多数为发育性而非病理性，有学者称为柔性

扁平足，并认为大多数柔性扁平足在发育过程中可以消退。

(徐济达 武洁妹)

xuéshēng jiéhébìng shāichá

学生结核病筛查 (tuberculosis screening in students)

早期发现儿童少年结核病而做结核菌素试验的筛检。通过特定的方法，在学龄学生中发现可能感染结核杆菌患者，可以对这些患者进一步确诊，以便早发现病例（传染源），及时对活动性肺结核患者隔离治疗，有助于避免结核病在人群中的大规模流行，也有助于减少中国结核病的发病率和流行程度。结核病筛查是学生群体常规开展的疾病筛查项目，对预防结核病在学生群体中的传播起关键性作用。

筛查方法 结核病的筛查方法有多种，包括结核菌素试验、X线检查和痰菌检查。结核菌素试验对成人无明显临床意义，但对儿童少年结核病的诊断和鉴定有重要参考价值。世界卫生组织推荐使用结核菌素试验进行儿童少年结核病的筛查，多数国家采用此方法。结核菌素试验（tuberculin test）使用的是结核菌素纯蛋白衍生物，结果判定如表所示。

结核菌素试验广泛用于结核分枝杆菌感染的检测，而非结核病的检测，一般阳性、中度阳性表示已受过结核菌感染，或曾接种过卡介苗；强阳性对发现可疑病例的意义大，提示患病的可能性大。对强阳性和个别有症状的一般阳性以及与涂阳患者有密切接触的阴性者要进行胸部X线摄片和痰抗酸杆菌检查。X线检查一般是先进行胸部透视，如发现肺部有可疑病变则通过胸片确诊。痰菌检查就是对可疑患者的痰样本进行结核分枝杆菌培养，特异性高，是确诊和发现传染源的重要依据。许多国家和地区广泛推行接种卡介苗，因此结核菌素试验阳性尚不能区分是结核分枝杆菌感染还是卡介苗接种的免疫反应。有研究发现，卡介苗接种引起的结核菌素试验反应通常随时间的变化而变化，如接种超过了5年，结核菌素阳性反应提示极有可能是肺结核感染。另有最新研究表明，接种卡介苗和未接种卡介苗的儿童结核菌素试验反应无显著差异，因此，相关政策推荐在解释结果时可不考虑卡介苗接种史。

意义 儿童少年感染潜伏性结核病的风险较高，结核菌素试验就是为了发现有潜伏性结核病风险的儿童少年，预防其发展成结核病的可能。利用结核菌素试验对目标儿童进行结核病的筛查，可大大节约成本。成本-效益分析的结果表明，以学校为基础（非社区基础）的学生结核病筛查的效益高于普查。学校是结核病传播的重要场所，尤其是寄宿制学校，容易发生校内结核病传播。中国教育部2006年统计数据显示，在校中小学生2.1亿，随着农村寄宿制的推行，寄宿生比例逐年增加，尤其是西部地区，个别省份和农村地区这一比例甚至超过70%。学校一旦发生结核病疫情，极易造成暴发流行。因此，中学时期是较为理想的筛查青少年潜伏性结核病的阶段。在这些学校以及入学新生中进行结核菌素试验可早期发现、及时治疗、控制传播，还可及时发现结核免疫阴性者，及时补种卡介苗。《中小学生健康体检管理办法》规定：小学和初中入学时必须进行结核菌素试验。但中国现行的中小学生健康体检表中，结核菌素试验并不是必测项目。结核菌素试验作为检测儿童结核病感染的主要方法，可列为中小学生体检的必测项目。对目标人群而言，该检测对结核病的早发现、早诊断、早治疗十分必要。

(徐济达 武洁妹)

xuéxiào wèishēng jiāndū

学校卫生监督 (school health inspection)

县级以上地方人民政府卫生行政部门及其卫生监督机构对学校及其相关企业机构贯彻执行卫生法律、法规的情况进行督促检查的一种行政管理活动。

相关标准与法律法规 包括下列法律、行政法规、行政规章和卫生标准。

法律 《中华人民共和国宪法》第46条规定：国家培养青年、少年、儿童在品德、智力、体育等方面全面发展。为保护儿童少年的合法权益和身心健康，中国先后颁布了《中华人民共和国教育法》（1995年）、《中华人民共和国义务教育法》（1986年）、《中华人民共和国未成年人

表 结核菌素试验结果的判定标准

结果	硬结平均直径（mm）	其他表现
阴性（-）	<5	
阳性（+）	5~9	
中度阳性（++）	10~19	
强阳性（+++）	≥20	
极强阳性（++++）	>5（主要评价标准为其他表现）	水疱、破溃、淋巴管炎及双圈反应等

保护法》（1991年）、《中华人民共和国食品安全法》（2008年）、《中华人民共和国传染病防治法》（1989年）、《中华人民共和国职业病防治法》（2001年）、《中华人民共和国母婴保健法》（1994年）等，这些法律都是学校卫生监督重要的法律依据。

行政法规和行政规章 包括《学校卫生工作条例》（1990年）、《学校体育工作条例》（1990年）、《学生集体用餐卫生监督办法》（1996年）、《健康促进学校工作指南》（1999年）、《关于加强学校预防艾滋病健康教育工作的通知》（2002年）等。

卫生标准 学校卫生监督的专业技术依据包括一系列学校卫生专业标准，属卫生技术性法规，具有法律的约束力，如《小学生一日学习时间卫生标准》（GB/T17223-1998）、《中学生一日学习时间卫生标准》（GB/T17223-2012）、《中小学校教室采光和照明卫生标准》（GB 7793-2010）、《黑板安全卫生要求》（GB 28231-2011）、《学校课桌椅功能尺寸》（GB/T 3976-2014）、《电视教室座位布置范围和照度卫生标准》（GB8772-1988）、《学校卫生综合评价》（GB/T 18205-2012）、《中小学校设计规范》（GB 50099-2011）、《生活饮用水卫生标准》（GB 5479-2006）、《盲学校建筑设计卫生标准》（GB/T 18741-2002）等。

根据《学校卫生工作条例》及相关法规、规章，学校及其相关当事人违反学校卫生相关的卫生法律、法规，必须承担相应的法律责任。

监督机构 根据《学校卫生工作条例》，学校卫生监督部门有国务院卫生行政部门负责对全国学校卫生工作的监督指导；国务院教育行政部门负责学校卫生工作的行政管理；县级以上卫生行政部门对学校卫生工作行使监督职权。职责：①对新建、改建、扩建校舍的选址、设计实施卫生监督。②对学校内影响学生健康的学习、生活、劳动、环境、食品等方面的卫生和传染病防治工作实行卫生监督。③对学生使用的文具、娱乐器具、保健用品实行卫生监督。另外，卫生部可以委托国务院其他有关部门的卫生主管机构，在本系统内行使预防性、经常性的监督职责。

对象 各级各类小学、普通中学、中等职业学校、高等职业技术学校、普通高等学校、民办非学历教育机构、其他教育培训机构；学生使用的文具、娱乐器具、保健用品的生产、销售企业。

内容 包括预防性卫生监督和经常性卫生监督。

预防性卫生监督（preventive health supervision） 卫生行政部门依照国家有关法律、法规、卫生标准，对新建、改建、扩建的学校的选址、建筑设计进行审查和验收。在审查中，发现不符合卫生法规和卫生标准要求时，应及时提出修改或改进意见，指导其采取有效措施，防止和消除不良环境对师生健康的影响，做到防患于未然。

经常性卫生监督（regular health supervision） 卫生行政部门依据国家有关法律、法规和卫生标准等，对现有的学校建筑设施、学生学习负担、作息制度和教学卫生、学校体育运动场所和器材的卫生安全状况、学生劳动卫生和安全防护、学校公共场所卫生和学生宿舍卫生、学校卫生设施和饮用水卫生、学校食品卫生、学校传染病的管理、学校健康教育和学生常见病的防治、学校卫生保健机构的设置与人员配备情况，进行监督检查。

（徐 勇）

jiàoyù guòchéng wèishēng

教育过程卫生（education process health） 根据儿童少年生理和心理发育的特点和教学过程的规律，以提高教师教学效果和学生学习效率，预防过度疲劳，促进学生身心全面发展，对学校教育过程各个环节提出卫生要求和措施的过程。儿童少年在受教育过程既包含脑力活动又包含体力活动，受教育的过程对于儿童少年智力的发育和劳动技能的提高具有很大促进作用，但若组织不合理，则会对生长发育和身心健康产生不利的影响。教育过程卫生内容可概括为学习卫生、作息制度卫生、劳动教育卫生、体育卫生等。

学习卫生 包括学习时间卫生、学习科目安排卫生和课间活动与休息卫生（见每日学习时间卫生要求、学习科目安排卫生要求、课间活动卫生要求）。

作息制度卫生 作息制度包括一日生活制度、学周、学期及学年安排。一般的作息制度指一日生活制度，即对一昼夜内学习、工作、业余活动、进餐、睡眠、休息的时间分配和交替顺序。合理的作息制度能满足学生的生理和生活需要，促进生长发育，保证劳逸结合，能增加身体抵抗力和预防疲劳。另外，每日按一定顺序有规律地进行活动，易形成动力定型，并能节省神经细胞的功能损耗，增加神经活动过程的均衡和灵活性，提高学习能力和学习效率。学校作息制度应符合以下基本原则：①根据大脑皮质的功能特点和脑力工作能力变化规律，合理安排学习活动与休息的交替。②对不同年龄阶段和不同健康状况的儿童少年应区别对待，分别制订作息制度。③既能满足规定的学习任务，又要保证学生德智体美等全面发展。④学校与家庭的作息制度相互协调统一。⑤作息制度一经确定，不要轻易改变。

劳动教育卫生　在学生劳动课安排过程中，严格遵守对劳动课的工种、时间、负荷等的要求（见生产劳动课安排卫生要求）。

体育卫生　包括体育课卫生、体育锻炼卫生和体育课医务监督（见学校体育课卫生要求、体育锻炼基本原则和体育教学医务监督）。

（徐　勇）

xuéxí de gāojí shénjīng gōngnéng huódòng tèzhēng

学习的高级神经功能活动特征

（ function characters of central nerve system in learning process ）　学习过程中大脑皮质功能区所表现出的生理特性。包括优势法则、始动调节、动力定型、镶嵌式活动、保护性抑制。

优势法则（ law of advantage ）　人体能从大量刺激中，选出最强的或最重要的，符合兴趣、愿望，或与达到某种目的有关的少数刺激，这些刺激引起兴奋的皮质区，称优势兴奋灶（ focus excitation ）。优势兴奋灶比其他区域占优势，能将其他区域的兴奋性吸引过来，加强自己的兴奋度，同时使其他部位抑制。优势兴奋灶具有最良好的应激功能，条件反射容易形成，工作能力高。因此，在学习中若能明确目的，提高教学水平，引起兴趣，就可使学习的刺激在大脑皮质上引起优势兴奋灶，注意力比较集中，

不容易受其他新刺激的干扰，提高学习效率。但儿童时期优势兴奋灶易建立也易消失，有意注意持续时间较短，组织教学时应注意这一特点。

始动调节（ starting regulation ）　工作开始时，大脑皮层工作能力较低，然后逐渐提高。因为大脑皮层神经元本身的功能启动及神经系统对其他器官、系统的功能调节，需要一定时间，同时在工作开始后的一段时间内，因工作而增加了的功能损耗会引起恢复过程加强，工作能力逐渐上升。这种始动调节现象，在学日、学周、学年开始时都能看到，所以学习开始时工作强度要略小，以后再逐渐加大。

动力定型（ dynamic stereotype ）　身体外部和内部的条件刺激，依一定顺序不变地重复多次后，大脑皮质上的兴奋和抑制过程在空间和时间上的关系固定下来，即动力定型。此时，神经通路变得更通畅，条件反射的出现越来越恒定和精确，神经元能以最小的损耗而收到最大的工作效果。一切技能和习惯的训练与培养，就是动力定型的形成过程。动力定型有 3 个时相：第一时相的特征兴奋过程扩散，如儿童初学写字时，有许多多余的动作，源于兴奋扩散。第二时相的特征兴奋过程逐渐集中，是负诱导使与该项活动无关皮质区抑制的结果。语言指示在这一时相起很大作用，如教师指示初学写字的儿童"坐直""头不要偏"等，就能制止不必要的动作，使皮质区域相关的兴奋过程更快集中，加速技能的形成。第三时相的特征定型的巩固、完善和自动化，这需要一段时间的反复训练，越复杂的动作需要越长时间多次的训

练。儿童年龄越小，机体的可塑性越大，建立动力定型相对容易。因此，应从小养成有规律的作息、正确的动作技巧和学习方法、良好的卫生习惯。不要轻易改变作息制度，以免因重新建立动力定型、重新适应，造成大脑皮层的巨大工作负荷。

镶嵌式活动（ mosaicism ）　整个大脑皮质约有 140 亿个神经元，在进行某项活动时，只有相应部分的神经元处于工作状态，其他部分则处于静息状态，即使在工作区也有些神经元处于兴奋过程，另一些处于抑制过程。因而大脑皮质经常呈现兴奋区与抑制区、工作区与静息区互相镶嵌的活动方式，同时随着活动性质的改变，由于脑的功能定位不同，兴奋区和抑制区、工作区和静息区不断轮换，新的镶嵌式不断形成。这不仅使皮层上各个区域轮流休息，而且由于新的兴奋区对其周围的负诱导，可使原先工作的部位加深抑制，从而恢复得更快。据此，不同性质的课程轮换，脑力与体力活动交替，可使大脑皮层较长时间地保持工作能力，是减少疲劳发生、提高学习效率的有效措施之一。儿童越小，神经系统的发育越不成熟，兴奋容易扩散而不易集中，有意注意不能持久，因此，同一性质的活动时间要更短，各种活动的轮换要更频繁。

保护性抑制（ protective inhibition ）　学习活动伴随着大脑皮质功能物质的损耗，如三磷酸腺苷分解和高能磷酸化合物减少。活动开始时，由于损耗过程开始而引起恢复过程加强，继续而损耗超越恢复，当发展到神经细胞的损耗超过功能限度时，皮质即进入抑制状态，出现保护性抑制。

保护性抑制是一种生理功能，起着保护大脑皮质免于陷入功能衰竭的作用。疲劳和正常睡眠都是保护性抑制。在教学过程中，必须注意学生疲劳的早期表现，及时组织休息以促使大脑皮层功能的恢复。

（徐 勇）

měirì xuéxí shíjiān wèishēng yāoqiú
每日学习时间卫生要求（health requirement for daily learning time）

对学生每日学习持续时间长短的具体要求。每日学习时间包括上课和自习时间。学习负荷、每日的学习时间、课程表编排和各种课程的组织等是否合理，都对学生每日的学习效率有影响。尤其是学习负荷，当其过重时，不但引起疲劳发展，降低学习效率，而且往往影响睡眠，甚至使儿童少年的发育和健康受到不良影响。儿童年龄越小，大脑皮层兴奋过程比抑制过程越占优势，兴奋和抑制都容易扩散，故有意注意不能持久，疲劳较早出现。因此，无论是每日学习时间或每节课持续时间（课时），年幼学生都应比年长学生每日学习时间短。《学校卫生工作条例》规定：学生每日学习时间，小学不超过 6 小时，中学不超过 8 小时，大学不超过 10 小时。中国中小学一般是每节课 40 或 45 分钟，大学每节课 50 分钟。

（徐 勇）

xuéxí kēmù ānpái wèishēng yāoqiú
学习科目安排卫生要求（health requirement for plans of curriculums）

对学生学习的所有科目按照一定顺序进行安排的具体要求。学习科目有难易之分。不同难易程度学习科目的编排，会对学生每日和每周的学习效率产生影响，具体体现在课程表编排。因此，

课程表编排应考虑学生学日和学周中工作能力变化规律。在学日中，把最难的课排在上午第 2、3 节，把最易的排在上午第 4 节和下午末节；早晨第 1 节课前安排短时间早读，以适应大脑皮质功能的始动调节（见学习的高级神经功能活动特性）。课程的难易不是绝对的，一般认为，外语、数学、物理和化学最难，其次是历史、地理、生物、语文和作文，比较容易的是音乐、体育、手工劳动和图画。考虑到大脑皮质镶嵌式活动的特点（见学习的高级神经功能活动特性），除作文课或理论与实践练习结合的课程外，一般不要连排两节相同的课程，对小学生尤其不要连排两节相同的课程。

（徐 勇）

kèjiān huódòng wèishēng yāoqiú
课间活动卫生要求（health requirement for activities of the recess）

对学生在学习的两节课之间安排一定休息时间的具体要求。课间活动能防止学习疲劳的发生。许多观察表明，学生在一节课末学习能力下降，课间休息是两节课之间消除疲劳的重要措施。经验证明，课间休息应至少 10 分钟，第 2 和第 3 节课间休息延长至 30 分钟，以便组织学生进行课间操、眼保健操和课间加餐。午间休息对消除上午学习引起的疲劳，恢复学习能力，保证下午和晚上的学习效率，有着重要意义，应教育学生合理利用午休，最好有短时的午睡，提高以后的学习能力。

（徐 勇）

xuéxí píláo
学习疲劳（learning fatigue）

在学习过程中过强刺激或长时间的弱刺激作用下，大脑皮质细胞功

能损耗超过其功能限度时，各器官、系统的功能和大脑皮质工作能力降低所表现出的一种生理保护性反应。

表现形式 学习疲劳主要有急性疲劳和过劳 2 种表现形式。急性疲劳是短时过重的学习负荷情况下，表现有头晕目眩，全身乏力，嗜睡或失眠，易激惹，肌肉松弛，头部觉热而足部觉冷等。常出现工作能力的客观指标显著下降并伴疲倦。疲倦是急性疲劳的主观感觉，是机体对疲劳中一系列变化的反应，疲劳时常伴疲倦感觉。但也有例外，有时由于情绪的兴奋，疲倦感不出现。反之，若工作无兴趣或单调乏味，尽管才开始工作不久，工作能力的客观指标尚未下降，但也会感觉疲倦。幼小儿童的高级神经活动是兴奋过程占优势，因此疲劳开始时并不常伴有疲倦的感觉。过劳（excessive fatigue）是一种病理状况，非短时休息所能恢复，多为长期学习负荷过重所致，又称慢性疲劳。过劳时，从外表可见皮肤和黏膜苍白，软弱无力，萎靡不振，工作能力表现为速度减慢，错误增加；精神状态表现为对周围事物冷漠，情绪易激动，注意力不集中，记忆力减弱，主观感觉易疲倦，有时发生头晕、头痛、失眠或嗜睡、食欲减退和消化不良等症状，故不能以过劳作为学习负荷卫生标准的依据。

学习疲劳时相（phase of learning fatigue） 学生在学日、学周、学年的学习过程中，疲劳发生时首先表现为高级神经活动的障碍，特别是第二信号系统的活动。随着疲劳的进展，高级神经活动障碍分为两个时相。

第一时相，一般称早期疲劳，

其机制是优势兴奋灶兴奋性降低，对周围皮质区的抑制解除。特点是兴奋过程或内抑制过程之一发生障碍。表现为上课时不安静，交头接耳或做一些不相干的事情；条件反射实验可见错误反应增多；剂量作业试验的结果显示工作错误增加。当然也有些人在早期疲劳的主要变化是兴奋过程障碍，因而兴奋性降低，表现为条件反射的反应时延长，反应量减小；剂量作业试验的工作速度减慢。一般认为，早期疲劳是学习生理负荷达到临界限度的指标。

第二时相，一般称显著疲劳，其机制是大脑皮质的保护性抑制加深和扩散。特点是兴奋过程和内抑制过程均减弱。表现为上课时打呵欠和瞌睡；条件反射实验不仅错误反应增多，而且反应时延长和反应量减小；剂量作业试验结果，不但工作错误增加，而且工作速度也减慢。

疲劳的两个时相在儿童少年的不同年龄阶段都可看到，第一时相的表现在幼小儿童尤其明显，但神经类型属弱型和患病的儿童，往往很快便进入第二时相，因而不一定能见到第一时相的表现。通过比较学习前后一些指标的变化，可判断疲劳的程度。若学生只发生疲劳第一时相的变化，可认为是学习负荷合理；反之，若高级神经活动或行为表现出现疲劳第二时相的变化，或其他指标急剧变坏，说明学习负荷较重。对群体的学习负荷作评价时，往往以半数人疲劳发生为界限，即当学习引起 50% 以上学生发生疲劳时，便认为是负荷过重。

评价方法 有多种评价方法。实际应用时，应根据研究目的和条件选择适用方法。原则是最好能直接反映高级神经功能状况，

能评定疲劳的两个时相和早期发现疲劳，方法简单易行，适用于自然实验条件，便于现场使用，不增加学生负担和符合受试者年龄特点等。常用评价学习疲劳的方法有视觉运动反应时测定和注意力检查（包括消化试验和注意力测验）。

影响因素 包括年龄、健康状态、性别、遗传等个体自身因素，也包括学习生活条件和学习兴趣、学习动机等教育因素。一般来说，年龄小、健康差、学习条件（采光照明等）差和学习兴趣低，易发生学习疲劳。过重的学习负荷是学习疲劳的最主要因素。

预防措施 学习过程是脑力劳动的过程，不能要求不发生疲劳，但可采取措施使工作能力更加持久，以延缓疲劳的到来，尤其重要的是必须防止疲劳发展为过劳，如通过减少学生的学习时间，尤其是集中教学的时间，减少学生的作业量，减轻学生的学习负担。给学生充足的时间自由支配，让其做感兴趣的事情，充分挖掘儿童的潜力，这不仅能防止学习疲劳的发生，还有利于学生智力发展。形式多样的教学方法可提高学生的学习兴趣，延缓疲劳的发生。反之，如果教学内容枯燥，教学方式死板生硬，会令学生厌烦，助长消极的情绪，造成脑力工作能力下降，容易发生学习疲劳。一个适宜的微小气候环境，安静和良好的采光照明条件及适合学生身材的课桌椅，会有利于学生学习能力的提高，否则，会加速学习疲劳的发生。合理的作息制度，可保证学生的休息和睡眠时间，有利于形成动力定型。另外，通过经常参加体育锻炼，增强机体对外界环境的

抵抗力，防止疾病的发生，也有利于学生学习能力的提高，促进学习疲劳的缓解。

（徐 勇）

shēngchǎn láodòngkè ānpái wèishēng yāoqiú

生产劳动课安排卫生要求

（health requirement for plan of labour lesson） 在学生劳动课安排过程中对劳动工种、时间、负荷等的具体要求。学生参加生产劳动不仅可以培养劳动观念，掌握劳动生产技术，而且对发育和健康都会有良好的促进作用。但生产劳动课的安排，要符合相应的卫生要求。

工种要求 应选择适合不同年龄、性别和健康状况的工种。

适合不同年龄特点 根据规定，凡未满 18 岁的儿童少年禁止从事下列劳动：①危险性较大的工种（如高空作业、易燃、易爆和高温作业，畜牧场等工作）。②引起硅沉着病或肺尘埃沉着病的粉尘作业。③有物理性危害因素的工作，如恶劣的气象条件、噪声和震动、高频电磁场和放射性物质等。④强迫体位、繁重的体力劳动、高速度和高精度的工作。⑤有化学毒物的工种。小学 1~3 年级学生可从事轻手工劳动或简单的植物栽培和动物饲养劳动。小学 4~6 年级学生可逐步参加短期轻微的农业或工业劳动。中学生可参加电工、金工、木工和无毒害的化工劳动等。

注意性别差异 青春期发育开始后，女生除体力不如男生外，还有经期保健的问题。女生对毒物的敏感性高于男生，所受的危害也比男生大。少女的骨盆尚未定型，笨重的体力负荷等都可以影响骨盆的正常发育。因此，应选择与她们的身体形态与功能特

点相适应的劳动；在月经期间，要减轻劳动强度和避免接触冷水的作业。

根据健康状况区别对待　对待患慢性病的学生，应根据疾病的性质、程度和代偿情况来决定劳动分配或暂免劳动。慢性或急性病痊愈后的青少年参加劳动时，保健老师和校医必须对其劳动后的机体反应进行观察，并做出评价。

劳动负荷要求　劳动负荷（labor load）由劳动时间、劳动定额和负重量三个因素决定。合理的一日劳动时间，高中不超过 6 小时，初中不超过 4 小时，小学不超过 3 小时。劳动定额，在轻度和中度繁重的工农业劳动中，小学 5 ~ 6 年级学生为成人的 40%，初中学生为成人的 60%，高中学生为成人的 70% ~ 75%。

劳动制度要求　劳动制度（labor system）包括劳动时间、工间休息与工种轮换等。工作日劳动时间的规定为：小学劳动课 1 日不超过 3 节，中学不超过 6 节。技工学校 1 日的理论课和劳动课总时数不超过 6 小时。劳动训练 14 ~ 15 岁学生 1 日最多 4 小时，每劳动 50 分钟后休息 10 分钟，2 小时后休息 30 分钟；16 ~ 18 岁 1 日最多 6 小时，每 1.5 小时后休息 20 分钟，中午至少有 1 小时进餐和休息时间。夏季劳动时应增加休息时间。18 岁以下的学生不能安排夜班。年龄越小，劳动持续时间越短，休息时间要增加。

劳动姿势与设备要求　正确的劳动姿势能避免神经、血管和内脏受压，减少肌内静态紧张和能量消耗，预防脊柱异常弯曲和近视眼的发生。儿童应避免身体偏侧劳动。站位或坐位劳动时，应尽量加大支点面积，使身体重心落在支点面积内，尽量避免脊柱前倾。为保持脊柱正直，身体前倾时髋关节应弯曲 60°；膝关节不弯或呈钝角，双足平放，踝关节放松；胸或腹部不压在工作台缘上；头部前倾应不超过 20°；视物距离不小于 35cm。劳动设备如工作台、机床等都应符合儿童的身材和不增加额外体力负担，否则会导致劳动姿势不良，影响工作效率。

劳动场所安全与卫生要求　教学车间和劳动场所均应远离教学楼和办公楼，车间内的通道要宽敞，通风良好，有取暖、降温、照明及冲洗等设备。凡产生毒物或粉尘的场所要求有密闭装置和电动排风设备。学生参加劳动前，应事先接受安全教育。加强必要的预防措施，防止意外伤害的发生。参加农业劳动时，应选择无急性传染病或地方病流行的地区，路途不宜太远。劳动期间要做好饮食、住宿卫生管理，农业劳动保护以及预防疾病和意外事故的发生等。

（徐　勇）

xuéxiào tǐyùkè wèishēng yāoqiú

学校体育课卫生要求（health requirements for physical education lessons in school）

对学校体育课的内容、方式、时间、负荷等的具体要求。学校体育课应符合下列卫生学原则：①课程的内容和运动量要适合学生年龄、性别和健康状况特点。②遵守体育锻炼的基本原则。③体育技能的教学要有助于增进健康、匀称发育和正确姿势的形成。④每周体育课与课外体育活动相结合。⑤体育课应有适宜的运动场和运动器材。⑥学生上体育课时服装和鞋应符合运动要求。⑦小学高年级和中学应男女分组教学。

内容与安排　一般来说，每堂体育课应有其主要内容，适当注意全面锻炼。一节 45 分钟的体育课，其开始部分占 2 ~ 3 分钟，主要进行组织教学，如整队、检查出席人数、整理服装、交待授课内容及具体步骤等。准备部分占 6 ~ 12 分钟，主要使儿童的身体得到一般的操练，以及为下一步练习做好必要准备，唤起身体各器官系统对运动的适应。基本部分占 25 ~ 30 分钟，主要使儿童掌握专门的活动技能，改进运动技巧，发展身体素质和提高训练程度。结束部分占 3 ~ 5 分钟，主要进行整理活动，使儿童由剧烈的运动状态逐渐恢复到运动前的生理水平。

运动量　运动量的大小主要由体育课的强度、密度和时间三要素决定。体育课强度指在单位时间内所完成的功。体育课密度（exercise density in a physical education lesson）指一节课内儿童自己锻炼和练习的时间占整个课时的百分比。一般认为体育课的密度以 30% ~ 40% 为宜，但同时应考虑活动强度和时间因素。如强度大的练习，其活动时间不宜持续太久，练习后需要休息较长的时间，因而密度不能太大。在体育课中，儿童的脉搏（或心率）随运动量增加而逐渐增快。在基本部分时，脉搏频率应达到比运动前增加 75% ~ 90% 的水平（130 ~ 150 次/分），到结束部分时，脉搏应逐渐减慢，在课后 10 分钟以内恢复到运动前水平。中小学生体育锻炼运动负荷卫生标准（卫生行业标准 WS/T101-1998）规定，健康中小学生体育课的靶心率不应低于 120 次/分钟，也不得超过 200 次/分钟。

场地和设施　运动场地的位

置、大小和质量等必须符合卫生要求。球场和田径跑道应平坦，松硬适度，不滑，不易起灰。爬绳、爬竿、跳箱和单双杠等均需附设沙坑，并经常翻松。固定器械设备应牢固，无锈、烂、断裂。室内运动场所的采光、照明、温度和湿度等都应符合卫生要求。

（徐 勇）

xuéxiào tǐyù duànliàn jīběn yuánzé

学校体育锻炼基本原则（principles for physical exercise in school）

针对学校学生体育锻炼，所制订的一系列原则。包括经常锻炼、循序渐进、全面锻炼、区别对待、有准备活动和整理活动、运动与休息适当交替等。

经常锻炼 一个动作由不会到会，再到技巧熟练，必须通过多次重复的训练才能实现。体育锻炼对身体各器官、系统的生理功能所产生的良好影响，也是一个量变的复杂过程。如不经常锻炼，这种影响就会逐渐消失。所以体育锻炼必须持之以恒，有计划地、系统地进行。

循序渐进 体育锻炼时，必须按照体育锻炼教学大纲要求进行，有计划、有步骤地根据动作的性质和难易程度逐渐增加儿童的运动强度和复杂程度。在较大运动量和高难动作训练过程中，更应遵守循序渐进的原则，逐步增加运动量，使身体逐渐适应新的负担，以免引起过度疲劳或因神经系统和其他器官过分紧张而产生共济失调，造成运动伤害事故。

全面锻炼 必须进行多种项目的锻炼，以促使身体在力量、速度、灵敏、协调、柔韧和耐力等方面都得到发展。专项技巧的训练，也必须建立在全面锻炼的基础上，如短跑训练，不仅需要速度，而且需要灵敏和耐力等作为基础，才能全面提高身体素质。

区别对待 不同年龄阶段、不同性别和不同健康状况的儿童，其生理特点和运动能力不同。每个儿童少年均受遗传和环境影响，同年龄、同性别儿童中，各人的运动能力和身体素质发展都各有特点，个体之间存在较大差异。体育锻炼的内容、方式、方法和运动量等也应有所不同，必须区别对待。

有准备活动和整理活动 运动前后要有准备活动和整理活动，以防运动创伤。在每次运动前应进行适当的准备活动，逐渐增加运动量，使自主神经系统和内脏，尤其是血液循环系统有足够的时间提高其活动水平，以免发生意外事故。自主神经系统和内脏活动从紧张状态恢复到静息状态需要一定时间，剧烈运动时不能骤然停顿。否则，因肌肉停止收缩，不能把下肢的血液迅速地挤回心脏，而心脏仍保持着高度的活动水平，继续把大量血液输送到下肢，使脑部和全身其他部位相对缺血，以致发生重力性休克。所以，必须逐渐降低运动量，使躯体外周及内脏同时平衡地恢复到静息状态。如在长跑后进行慢跑、行走或做放松体操等。

运动与休息适当交替 运动过程中，要有运动与休息适当交替，以防疲劳和运动创伤。在体育锻炼中，如运动密度太大，没有间歇休息，往往很快出现疲劳，无法完成较大的运动量，还可能引起运动创伤及过度疲劳。但休息时间不宜过长，否则易引起中枢神经系统抑制，使准备活动失去作用，同样容易发生伤害事故。因此，应动静结合，即运动与休息要按具体情况适当交替。

（徐 勇）

xuéxiào tǐyù duànliàn wèishēng yāoqiú

学校体育锻炼卫生要求（health requirement for physical exercise in school）

在学校学生体育锻炼过程中，对锻炼的方式、时间、负荷等提出的具体要求。学校体育锻炼是全民健身的重要组成部分，其目的是促进儿童少年生长发育，增强体质。为了保证体育锻炼的有效性和安全性，预防体育外伤及由于锻炼不当而造成对机体的危害，必须对学校体育锻炼提出基本的卫生要求。

适合年龄特点 不同年龄段的儿童少年，身体形态、生理功能和运动能力都存在较大差异。体育锻炼应根据此特点，计划、组织、安排。

小学年龄阶段，骨骼没有完成钙化而富有弹性，不易骨折而易变形，要注意正确姿势的训练，以免发生脊柱弯曲异常。要加强足部弹跳，锻炼足弓承担自身体重，预防扁平足发生。儿童神经系统及与视、听有关的系统均发展较快，可塑性大，适于发展平衡、协调、反应、灵敏、柔韧等能力的训练。但儿童注意力不易集中，容易疲劳，练习应强度较小，内容多样，活动时间不能过长，休息次数可多，主要是进行基本技能训练，如跑、跳、投掷、游泳等活动以及儿童广播操等。

中学年龄阶段，已进入青春期，内分泌腺活动增强，生长发育进入第二次突增阶段，体内发生着复杂的变化，骨化过程进行得比较激烈，骨骼、肌肉都在增长，肌肉力量在突增期后迅速发展，因此应充分利用青春期进行肌肉系统训练。此时期男生往往喜欢模仿成人而过高地估计自己的能力，故预防体育外伤事故是这时期突出的问题。心脏的发育也进入第二次突增阶段，重量可达到出生时的 10 倍，但是心脏一直到 35 岁左右才能有恒定的大小，这一特点必须在训练中予以重视。肺活量的增长也以青春期更加明显。男女曲线不出现交叉，在青春期以后男生增长比女生更快。在青春期，需要开展游泳、中长跑等加强肺活量的项目，但男女在运动量方面应有不同。12～17 岁为全面发展时期，着重发展速度、力量和一般耐力，以促进身体全面发育，在掌握多种技能基础上，可突出专项训练。十七八岁以后，男女已达到性成熟后期，肌肉力量的增加比以前明显，可进行专项训练。

适合性别特点 女生在生理上与男生有很多差异，在选择运动项目和掌握运动量上，必须考虑到女生的生理特点。

女生肌肉量较男生少，下肢比男生短，脊柱长度相对长，骨盆较宽，这些限制了奔跑跳跃的成绩，但因身体重心低，对完成下肢支撑的平衡动作有利。女生心脏重量比男子小 10%～15%。心脏容积也比男子小，因此，运动时心跳比男子快。女生肩带狭窄，肩带、胸肌发育差，呼吸频率快、肺活量小，所以呼吸功能比男生差些。

在小学年龄时期，女生的各项发育指标均比男生低。在青春发育初期，女生发育开始较早，生长发育比男生先进入激烈增长和变化状态。此后，男生又赶上并超过女生。而在每个发育阶段中，女生在身体形态，结构和生理上均具有其特点。男女生在体力方面的差别，自性发育以后表现得更加明显，这从背肌力、握力以及肺活量等方面测量的结果看出，男女曲线没有交叉现象，而且在性发育以后，随年龄增加差距越来越大。青春后期女生比男生体脂肪比重增加而肌肉比重减少，骨骼也较轻。这些身体结构上的差别增加了参加碰撞和接触性运动项目时受伤的可能性。在安排体育锻炼时男女的运动量要有区别。在对待女生体育运动时，应有运动项目及运动成绩上与男生的区别。

月经是女生的正常生理现象。在正常月经期间，一般并不出现明显的生理功能变化，因此，不必具体规定女生在月经期不参加体育运动。在月经初潮 1～2 年内，性腺内分泌的周期性尚未稳定，要安排较小运动量的活动。月经正常的女生，在经期内可组织他们进行徒手体操、托排球、打乒乓球或羽毛球，逐步消除或减轻月经期间的不适感觉，应暂停游泳、冷刺激及其他增强腹压的剧烈运动。另一方面，也需对女生进行宣传教育，以解除顾虑和恐惧。有条件时，可建立月经卡登记制度，以便在此基础上积累有关女生在月经期间从事体育活动的工作经验。在这一方面，班主任及女卫生员，校医与体育教师之间应保持密切联系。

适合健康特点 健康儿童少年进行有计划、有步骤的体育锻炼有利于在原来的健康水平上进一步提高。但儿童少年的健康情况和个人的生理功能在同性别、同年龄条件下有个体差异。从体育锻炼的角度来考虑，可以认为绝大多数儿童少年的身体是基本上健康的，可按教学计划进行锻炼。有些儿童即使在健康上有轻微异常如慢性鼻炎、无异常感觉的扁平足，仍可作为健康儿童来对待。还有如心脏功能性杂音、慢性气管炎、肺结核硬结钙化期、风湿性关节炎、慢性肝炎等，可经校医提出名单，由体育教师在辅导时灵活掌握。

对少数在发育和健康上有显著的异常或患病初愈的学生，可免修体育课或不参加体育活动。但这只能作为暂时性的安排，原则上不能放弃对体弱儿童少年的体育锻炼。因为适宜的体育活动能加速恢复健康，儿童根据自己的健康情况适当地掌握运动量，并通过体育活动逐步树立恢复健康的信心。

在充分考虑个体特点的基础上，在广大儿童少年中开展形式多样的体育锻炼，以促进他们生长发育并提高健康水平。

负荷要求 中小学生体育锻炼运动负荷卫生标准（WS/T101-1998）规定，健康中小学生体育课和课外体育活动的靶心率不应低于 120 次/分钟，也不得超过 200 次/分钟。体育课和课外体育活动时间，每日不少于 1 小时。体育课和课外体育活动每周不得少于 5 次。每次锻炼基本部分的运动时间应为 20～30 分钟。对月经正常的女生，月经期间要减少运动量，应避免增加腹部压力和全身剧烈震动的运动，停止游泳等水下运动。对月经异常的女生，月经期间应停止体育活动。

（徐 勇）

tǐyù jiàoxué jiànkāng fēnzǔ

体育教学健康分组（health requirement group for physical education in school） 学校体育课时间合理安排每名学生参加体育锻炼的内容和强度，按学生健康状况分成不同的小组的过程。一般应通过健康检查来进行健康分组，对参加一般性体育锻炼的学生，可根据学生的健康检查结果确定；对参加系统性训练的青少年运动员，则需要进行较全面的体检。

体育健康分组前需要进行必要的体检，以此作为体育健康分组的依据。包括询问生活史、病史、运动史、生活习惯以及过去参加体育运动实际考核情况等；体格检查包括人体发育测量、内外科检查、心血管功能试验。根据健康分组的体检情况分为基本组、准备组和特别组：①基本组。体格发育正常，心血管系统功能良好，以及身体健康又经常参加体育活动的学生。基本组学生可参加体育教学大纲和《国家体育锻炼标准》所规定的全部体育项目活动。可参加专项训练及校内外比赛活动。②准备组。身体条件稍差，心血管功能基本正常但未经常参加体育活动的学生。可参加体育教学大纲和《国家体育锻炼标准》所规定的部分项目的活动，一般不参加专项训练和比赛活动。③特别组。体弱及病残学生，不能参加正常和一般的体育锻炼活动。需要在医务人员的监督下进行医疗体育，如散步、慢跑、打太极拳、做广播体操各种保健操等。体育教师根据校医提供的情况进行分组。分组遇到疑难时，原则上就低不就高，留有余地。需要转组时，应经校医检查和体育老师同意。对特别组学生应有专人照顾。参加体育锻炼的学生本人应经常观察自我感觉、锻炼后的反应，定期注意体重、食欲和睡眠等情况。

(徐 勇)

tǐyù jiàoxué yīwù jiāndū

体育教学医务监督 （medical supervision of physical education in school） 医务人员根据学生的每年健康检查结果而进行体育锻

炼健康分组和医务监督并开展体育锻炼的过程。体育教学医务监督的主要内容有健康分组、预防运动创伤，主要目的是为了预防学生运动创伤和其他意外伤害的发生。

健康分组和特殊疾病的医务监督 根据学生每年的健康检查结果进行体育锻炼的健康分组。体育训练时对体弱、患病的学生应与一般学生区别对待，否则将影响其身心健康。同时，也不应轻易允许他们免修体育课和不参加体育活动，因为适宜的体育活动对于他们康复有益。因此，必须加强对学生患病情况的医务监督，根据个体健康情况和体力特点安排适宜的体育活动。对不同的疾病根据其健康状况进行分别对待。

心脏病 中小学生的心脏病一般以风湿性和先天性为多见。体育活动应根据其病变程度，心血管功能状况和平时参加体育活动的情况决定。凡器质性心脏病，心血管功能检查正常，又能经常参加体育活动者，可加入准备组；无运动史，功能状况异常，均归入特别组。有生理性杂音者（其特点是收缩期吹风样杂音，多局限于心尖部和肺动脉瓣区，不伴有心动过速、心律不齐、心悸、胸闷、胸痛等心脏病体征，运动之后其杂音往往消失），心血管功能正常，又经常参加体育活动，可加入基本组；如无运动史，则加入准备组。

高血压 对血压增高的学生，如心脏、肾脏无病理变化，自我感觉良好，心血管功能正常又经常参加体育活动，一般可归入基本组；如无运动史则归入准备组；如心、肾等器官有病理改变，心血管功能虽在正常范围且经常参加运动，仍应归入准备组；如有

功能异常又无运动史，则应归入特别组。

肺结核 主要依据其病变性质、范围大小及身体功能状况（包括自我感觉和客观反应），如食欲、睡眠、疲倦、体温、红细胞沉降率、体重、盗汗、心率等综合考虑。病变范围小，病灶钙化、硬结超过 2 年，平时又经常参加体育活动者，可参加基本组。病变范围较大，钙化硬结不到 2 年或病变范围虽小但未完全硬结者，一般可归入准备组。自觉存在症状（如低热、盗汗、易疲劳、食欲不佳、睡眠不良等），类似浸润性肺结核吸收期，则应归入特别组。病情恶化、扩散，则应停学治疗。

肝炎 对肝大、肝功能检查异常，乙型肝炎表面抗原（HBsAg）阳性被确诊为肝炎者，应停学治疗 3~4 个月；肝功能恢复正常，HBsAg 转阴后（检查 2 次以上证实），可参加准备组；肝功能不良者，则归入特别组。

呼吸道疾病 有慢性呼吸道疾病的学生很少需要限制体育活动。随运动量突然增大通气后，有严重气喘者可能引起支气管痉挛，通常可用支气管扩张药或减轻活动处理。用力性体育活动一般可增加心肺系统的适应能力和耐受性。

糖尿病 鼓励其参加普通体育活动。锻炼可以减少糖尿病的胰岛素需要量，但对疾病是否有长期效果尚不清楚。延长锻炼可能造成低血糖，故对糖尿病学生供应碳水化合物是有用的。

预防运动创伤 运动创伤的原因，主要有：①训练水平不够，没有掌握动作要领，动作不正确而受伤。②组织工作做得不好，一方面没有根据学生当时的健康

情况合理安排，另一方面在辅导时没有注意安全保护。③没有注意场地设备的检查，缺乏必要的防护设备。④生理状态不良，如过度劳累、疾病、思想不集中。⑤不良的气候因素，如雨后路滑、光线不足、气温过高或过低等。⑥没有做好准备活动，容易发生肌肉拉伤和关节扭伤等。应针对上述因素，尽力创造有利于开展体育运动的条件，注意消除不良因素，如定期进行体检，加强学生的自我观察，建立基层卫生员制度等。最重要的是要经常对学生进行思想教育，端正锻炼态度，遵守纪律，按规定操作，并互相督促帮助。

（徐　勇）

xuéxiào jiànzhù yǔ shèbèi wèishēng yāoqiú

学校建筑与设备卫生要求

（health requirements for school buildings and equipment）　对学校建筑与设备（如教室、课桌椅、黑板、书籍、采暖、通风、给水、排水、电气、广播等）提出的具体卫生学要求。总体要求是适宜的校址和场地，通风良好、光照充足的教室，适合儿童身材的课桌椅，能看清字体的黑板以及符合卫生标准的书籍和文具。包括校址选择卫生要求、学校总平面布局设计卫生要求、校园用地布局卫生要求、教室内部布置卫生要求、教室自然采光卫生要求、教室人工照明卫生要求、教室微小气候卫生要求、教学用品卫生要求、黑板卫生要求、文具卫生要求、电化教学设备卫生要求、课桌椅卫生要求。同时对建筑和设备中的给水、排水、电气、广播等提出具体卫生要求。

给水、排水要求　在寒冷及严寒地区教学用房的给水进户管上应设泄水装置。化学实验室给水水嘴的水头大于2m，急救冲洗水嘴的水头大于1m时，应采取减压措施。化验盆排水口应设耐腐蚀的挡污篦；排水管道应采用耐腐蚀管材。学生厕所便器（或便槽）应采用坚固耐用，便于管理维修的冲洗设备，并应保证冲洗强度和水量。饮用水应设消毒处理设施。自然科学园地和运动场地应设洒水栓。

电气、广播要求　包括以下几个方面。

学校供、配电的设计　学校建筑的照明用电和电力用电应设总配电箱，总配电箱的位置应便于管理和进出线方便。室外线路应保证安全，维护方便。各幢建筑的电源引入处应设电源总切断装置，多层建筑，除首层设电源总切断装置外，各层应分别设电源切断装置。配电装置的位置和构造，应安全可靠，有防止触摸的措施。室内线路宜采用暗线敷设。

配电系统支路的划分　教学用房和非教学用房的照明线路应分设不同支路；门厅、走道、楼梯照明线路应设单独支路；教学用房照明线路支路，控制范围不宜过大，以2~3个教室为宜；教室内电源插座与照明用电应分设不同支路；各实验室内教学用电应设专用线路，电源侧应设有切断、保护措施的配电装置。

学校用电设计　规定设1组电源插座者，均为220V的二孔、三孔插座各1个；语言教室和微型电子计算机教室，应根据设备性能及要求，设置电源及安全接地、工作接地；照明灯的开关控制，应考虑节电、使用方便及有利维修。灯具选型应符合安全要求，并应有利于清扫和维修。实验室的电源应根据不同的使用要求设置，并应符合下列规定：实验室电源插座宜设在实验桌上；准备室应设置电源和安全接地措施；物理实验室讲桌处应设三相380V电源插座；化学、物理实验室应设直流电源线路和电源接线条件；生物实验室的显微镜室，设天象仪的地理教室，在实验课桌上，应设局部照明。

学校广播设计　教学用房、教学辅助用房和操场应根据使用需要，分别设置广播支路和扬声器；播音系统中兼作播送作息音响信号的扬声器应设置在教学楼的走道、校内学生活动的场所；广播线路铺设宜暗装；广播室内应设置广播线路接线箱，接线箱宜暗装，并预留与广播扩音设备控制盘连接线的穿线暗管；广播扩音设备的电源侧，应设电源切断装置。

（徐　勇）

xiàozhǐ xuǎnzé wèishēng yāoqiú

校址选择卫生要求（health requirements for school position）

对学校建筑地在采光、通气、排水、污染、噪声、周边环境等方面提出的具体卫生学要求。学校校址的选择直接关系到儿童少年的学习环境是否安全和健康。具体要求如下：①学校应选在阳光充足、空气流通、场地干燥、排水畅通、地势较高地段。②学校宜设在无污染的地段。学校与各污染源的距离应符合国家有关防护距离的规定。污染源有生物、化学及物理污染源。废气、废水、噪声、异臭、病原微生物等造成环境污染，对人体健康带来危害，并给教学带来干扰。因此，学校与各类污染源应符合国家有关防护距离的规定。③教学区的环境噪声应不影响教学。学校受环境噪声干扰的调查结果表明，主要教学用房的外墙距铁路的距离不应小于300m。若遇铁路转弯或编组站及流量大，此距离还需加大；若车流量小或车速低时，此距离可缩小。该距离为两者之间有建筑物遮挡时所需距离。学校与城市干道或公路之间应有一定距离，车流量超过每小时270辆的道路同侧路边的距离不应<80m；小于此距离应采取有效隔音措施。④学校不宜与市场、公共娱乐场所、医院太平间等不利于学生学习和身心健康以及危及学生安全的易燃易爆危险品仓库等场所毗邻。⑤校区内不得有高压输电线穿过，建校后不得在校园内铺设过境架空高压线。⑥中学服务半径不宜>1 000m；小学服务半径不宜>500m。走读小学生不应跨越城镇干道、公路及铁路。有学生宿舍的学校，不受此限制。

(徐 勇)

xuéxiào zǒngpíngmiàn bùjú shèjì wèishēng yāoqiú

学校总平面布局设计卫生要求

（health requirements for school plan position） 对学校总平面布局设计中各个功能区如教学及教学辅助区、行政管理区、服务区、运动区、生活区等提出的具体卫生学要求。新建、改建、扩建的中小学校，根据《中小学校建筑设计规范》（GBJ99）规定，应有总体规划，报送上级，经批准后，方可进行建筑设计。总平面布置的原则：教学及教学辅助用房、行政管理用房、服务用房、运动场地、自然科学园地及生活区应分区明确、布局合理、联系方便、互不干扰；风雨操场应离开教学区，靠近室外运动场地布置；音乐教室、琴室、舞蹈教室应设在不干扰教学用房的位置；校门不宜开向城市干道并应留出一定缓

冲距离；建筑物之间应有合理间距；植物园地的肥料堆积发酵场及小动物饲养场不得污染水源和临近建筑物。

校门设计卫生 学校出入口，应保证车流、人流通畅，互不干扰。其位置的确定对总平面布局有极大的制约性，同时对缩短学生上学时间和保障学生安全都有积极意义。确定教学楼位置与其他教学辅助用房、运动场的关系时，对教学楼出入口位置的设置，应充分考虑以下问题：出入口应设于靠近主要干道的小巷内或面向次要街道上。应交通方便，上下学安全。如必须设于主要干道一侧，应避开车流、人流汇集的地方。出入口位置，必须面向所服务的住宅区，使学生上下学不横跨主要道路就能安全到达学校。学生入校后，应可直接到达教学楼，不应横跨体育场地及绿化区。出入口的位置应有利于总平面的合理布局及功能分区，有利于校内道路的组织，以简短的道路连通总平面的各组成部分。

学校出入口的缓冲距离 学校主要出入口，是学生大量人流集散的场所，要注意上下学的安全。在条件许可时，应尽量将校门向内移，在校门外留出一定缓冲面积。

出入口与交通流线 校内活动路线，分为人流流线和运输车辆与自行车活动流线。

人流流线 主要是师生活动流线，特点是上下学时间统一，人流集中，以班为单位上课、集会及体育活动，大股人流活动频繁。在总平面布置时，要重视人流活动线路直接、通畅、安全、方便，避免师生交叉和混杂。

运输车辆流线 主要是为生活服务的食品、燃料、垃圾的运

送；为教学用的仪器、材料、书籍、纸张的运输；为校办厂原料、成品、燃料的运送等。为了不影响教学区的安静与卫生环境，应设次要出入口供运输车辆通行，并应保证车辆有回车场地。在流线布置时，应使人流和物流路线不重合不交叉。规模小的学校只设一个出入口时，应使车辆活动路线不通过教学区，将车辆处和用车多的部门靠一端布置并与专用道路连通，以避免校内流线混扰。

自行车流线 学生骑自行车上学日益增多，有的城市约占学生总数的1/3，构成学校主要流线之一，在上学高峰时，对校门出入影响很大，干扰了步行人流的活动。总平面布置时，应加宽校门，使车流与人流分开，并靠近校门布置车棚，缩短自行车流线，以保证大量人流通畅和安全。

建筑物的卫生间距与朝向 学校建筑物的卫生间距与朝向也关系到学生的健康。为保证教室安静，教室内容许噪声级不超过50dB时，在总平面布局中，如两排教学用房的长边相对，其间距不应小于25m；教学及教学辅助用房的长边与运动场的间距不应小于25m。教学楼最佳的建筑朝向为南向。

(徐 勇)

xiàoyuán yòngdì bùjú wèishēng yāoqiú

校园用地布局卫生要求（health requirements for school land layout） 对学校建筑用地、运动场地和绿化用地布局提出的具体卫生学要求。包括学校3种用地之间有绿化带隔离者，应划至绿化带边缘；无绿化带隔离者，应以道路中心线为界。学校建筑用地包括建筑占地面积、建筑物周围通道、房屋后的零星绿地及小片

课间活动场所；学校运动场地包括体育课与课外体育活动的整片运动场地；绿化用地包括成片绿地和室外自然科学园地。

建筑用地 包括建筑容积率、宿舍用地和其他用地。建筑容积率小学不宜 > 0.8，中学不宜 > 0.9，中师、幼师不宜 > 0.7。中师、幼师应有供全体学生住宿的宿舍用地。有住宿生的中学宜有部分学生住宿用地。自行车棚、锅炉房及燃料堆放用地等均因学校所在地（或地段）不同而异，差别很大，其用地应单独列项并计入建筑用地之内，其具体定额由学校所在地情况决定。

运动场地 应能容纳全校学生同时做课间操。小学每位学生不宜 < 2.3m²，中学每位学生不宜 < 3.3m²。各种场地的基本尺寸应符合下列要求：①学校田径运动场尺寸应符合表1规定。②标准半圆形环形跑道用地尺寸应符合表2规定。运动场地的长轴宜南北向布置，场地应为弹性地面，水泥地面和沥青地面等属于刚性地面，易引起关节损伤及扭伤，

不应使用。健身房宜采用木地板或土地面。有条件的学校宜设游泳池。

绿化用地 中师、幼师每位学生不应小于 2m²，中学每位学生不应小于 1m²，小学每位学生不应小于 0.5m²，是最基本的要求。有条件的学校，特别是小学应增加，亦可利用屋顶搞绿化。

（徐 勇）

jiàoshì nèibù bùzhì wèishēng yāoqiú

教室内部布置卫生要求（health requirements for school classroom design）

对教室课桌椅、黑板、装修材料等内部设置提出的具体卫生学要求。学生有 70% 的时间活动在教室，教室的内部设计与使用功能的优劣，直接关系到学生的学习效果和健康。

基本卫生要求 ①应有足够的面积和合理的平面形状，以便于课桌的合理安排和学生的行走与疏散。②有良好的采光照明。③有适宜的微小气候，避免噪声。④室内装修、家具等要考虑儿童少年的特点，装饰材料要无毒无害，家具应坚固耐用、光滑平整，

不应有尖锐的棱角，以保障儿童安全。

容积与内部布置要求 教室容积的大小主要由学生数来决定。按课桌椅卫生标准规定，小学生采用 1.1m 的桌长，中学生采用 1.2m 的桌长，则每位小中学生分别应占地面积为 1.15m² 和 1.22m²。如小学、中学每班学生分别按 45 名和 50 名计算，则教室面积为 50～56m²。为使学生能看清黑板的字体，要求水平视角（horizontal viewing angle）（即观察角，由学生看黑板面形成的水平夹角）不小于 30°。据实验，水平视角 < 30° 时，儿童辨认黑板字的能力降低。另外，前排桌（前缘）至黑板应有 2m 或 2m 以上的距离，使前排就座的学生不致过分仰头。为便于行走，各列课桌椅之间应有不小于 0.5m 的纵行走道，教室后应设置不小于 0.6m 的横行走道。

教室黑板要求 包括黑板长度、宽度及黑板下缘与讲台面的垂直距离。教室黑板长度（左右长）：小学不宜 < 3.6m，中学不宜 < 4m。黑板宽度（上下宽）：小学和中学均不应 < 1m。黑板下缘与讲台面的垂直距离：小学宜为 0.8～0.9m，中学宜为 1～1.1m。讲台高（距地面）宜为 0.2m。

采光照明要求、采光照明卫生要求 见教室自然采光卫生要求、教室人工照明卫生要求。

微小气候要求微小气候卫生要求 见教室微小气候卫生要求。

（徐 勇）

jiàoshì zìrán cǎiguāng wèishēng yāoqiú

教室自然采光卫生要求（health requirements for school natural lighting）

对教室自然采光在照度、眩光等方面提出的具体卫生

表1 学校田径运动场尺寸

跑道类型	小学	中学	师范学校	幼儿师范学校
环形跑道（m）	200	250～400	400	300
直跑道长（m）	2组60	2组100	2组100	2组100

注：①中学学生人数在 900 人以下时，宜采用 250m 环形跑道；学生人数在 1200～1500 人时，宜采用 300m 环形跑道。②直跑道每组按 6 条计算。③位于市中心区的中小学校，因用地确有困难，跑道的设置可适当减少，但小学不应少于 1 组 60m 直跑道；中学不应少于 1 组 100m 直跑道。

表2 标准半圆形环形跑道用地尺寸

周长（m）	面积（m²）	用地尺寸（m×m）
200	5 394	124×43.5
250	7 031	129×54.5
300	9 105	139×65.5
400	18 000（17 100）	180×100（95）

学要求。自然采光是学校建筑设计卫生评价的重要内容之一。

教室自然采光的总体卫生要求：课桌面和黑板面上的照度应达到规定的标准；照度分布应比较均匀；避免发生较强的眩光。教室自然采光具体卫生要求如下：①学校教室的朝向宜按各地区的地理和气候条件决定，不宜采用东西朝向，宜采用南北向的双侧采光。教室采用单侧采光时，光线应自学生座位的左侧射入。南外廊北教室时，应以北向窗为主要采光面。②Ⅲ类光气候区的教室课桌面上的采光系数最低值不应低于2%，其他光气候区的采光系数应乘以相应的光气候系数（表1）。所在光气候区应按GB/T50033中国光气候分区图查出。③教室窗地面积比不应低于1∶5。④为防止窗的直接眩光，教室应设窗帘以避免阳光直接射入教室内。为防止黑板的反射眩光，其表面应以耐磨无光泽的材料制成。⑤为提高教室的采光效果，室内各表面应采用高亮度低彩度的装修，房间各表面的反射比应按规定选取（表2）。

（徐 勇）

表1 光气候系数 K

光气候区	Ⅰ	Ⅱ	Ⅲ	Ⅳ	Ⅴ
K 值	0.85	0.90	1.00	1.10	1.20
室外天然光临界照度值（lx）	6000	5500	5000	4500	4000

表2 室内各表面反射系数值

表面名称	反射系数（%）
顶棚	70~80
前墙	50~60
地面	20~40
侧墙、后墙	70~80
课桌面	25~45
黑板	15~20

jiàoshì réngōng zhàomíng wèishēng yāoqiú

教室人工照明卫生要求（health requirements for school artificial illumination）

对教室人工照明在照度、眩光等方面提出的具体卫生学要求。人工照明可弥补教室自然采光不足。学校教室必须安装人工照明。当教室自然采光达不到标准或在冬季、阴雨天，或进行早晚自习自然采光不足时，必须加用人工照明。

教室人工照明的基本卫生要求。课桌面和黑板面上有足够的照度；照度分布均匀；避免产生阴影和眩光；安全和良好的空气条件（不因人工照明而使室内气温过高或使空气受到污染等）。根据中国《中小学校教室采光和照明卫生标准》（GB7793-2010）的规定，教室人工照明具体卫生要求如下：①凡教室均应装设人工照明。②教室课桌面上的维持平均照度值不应低于300lx，其照度均匀度不应低于0.7。③教室黑板应设局部照明灯，其维持平均照度不应低于500lx，照度均匀度不应低于0.8。④教室宜采用3 300~5 500K色温的光源，光源

的显色指数不宜小于80，当光源所发出光的颜色与黑体在某一温度下辐射的颜色相同时，黑体的温度就称为该光源的色温，用绝对温度 K（Kelvin，或称开氏温度）表示。⑤教室采用小于26mm细管径直管形稀土三基色荧光灯。⑥教室照明荧光灯宜采用节能电感镇流器或电子镇流器。⑦为了减少照明光源引起的直接眩光，教室不宜采用裸灯照明。灯具距课桌面的最低悬挂高度不应低于1.7m。灯管排列宜采用其长轴垂直于黑板面布置。对于阶梯教室，前排灯不应对后排学生产生直接眩光。⑧教室的统一眩光值不宜<19。⑨在维持平均照度值300lx的条件下，教室照明功率密度现行值不应大于11W/m²，目标值应为9W/m²。⑩照明设计计算照度时，其维护系数应取0.8。

（徐 勇）

jiàoshì wēixiǎoqìhòu wèishēng yāoqiú

教室微小气候卫生要求（health requirements for classroom microclimate）

对教室微小气候（包括气温、气湿和气流）提出的具体卫生学要求。教室空气质量直接影响儿童少年健康，因此，在教室设置合理的通风和采暖设备，供给学生足量的清新空气，使教室内保持适宜的微小气候（气温、气湿、气流和热辐射）。对预防疾病、保护儿童健康和提高学习效率具有重要意义。

通风卫生要求 通风的目的是通过空气的流动，排出室内的污浊空气，送进室外的新鲜空气。在卫生要求上，除供给足量的新鲜空气外，还要保证有适宜于儿童少年身体健康的微小气候（气温、气湿、气流和热辐射）。为保证学生能够呼吸到足量的新鲜空

气，必须规定教室的换气次数。换气次数取决于每名学生每小时的必要换气量和每名学生所占教室容积（气积）。根据测定，每名学生每小时的必要换气量：小学生不应低于 11m²，中学生不应低于 15m²。中国《中小学校建筑设计规范》规定，每名学生占教室面积：小学为 1.15m²，中学为 1.22m²；教室净高：小学为 3.1m，中学为 3.4m；则每名小学生占容积 3.41m³，每名中学生占容积 3.8m³。因此，要求教室的每小时最低换气次数为：小学教室换气次数 $= 11m^3/3.41m^3 \approx 3$（次）；中学教室换气次数 $= 15m^3/3.8m^3 \approx 4$（次）。

为加强自然通风，使教室每小时达到一定的换气次数，可采取下列措施：①教室设气窗，其总面积不应低于地面积的 1/60。在窗上部设风斗式小窗为好，以小窗底部为轴，向室内开，回转角度为 30°左右，小窗窗框两侧有铁制或木制夹板。室外气流经风斗小窗流向天棚呈弧行下降，可不向儿童头部直接吹冷气，室温也不致骤然下降。②在教室墙壁设自然抽出式通风管道，对增加室内新鲜空气有一定作用。据实验，在冬季采暖情况下有通风道教室比无通风道的二氧化碳蓄积程度要低，可使每小时换气次数增加。③合理的换气制度。在炎热地区四季都可开窗，在温暖地区可采用开窗与开小气窗相结合的方式。在北方寒冷季节里可利用室内外温差进行开窗通风。室内空气中二氧化碳的含量是说明空气清洁程度的一项重要指标，根据国家《中小学校建筑设计规范》，教室换气设备要齐全且要使用，教室二氧化碳浓度要低于 1.50‰。

采暖卫生要求 分为集中式和局部式采暖两种。集中式采暖有蒸气式采暖和热水式采暖。蒸气式采暖时散热片的表面温度较高，容易引起儿童烫伤。此外，在停止供气时，散热片很快冷却，使室温有较大的波动。热水式采暖，经锅炉加热后水温不高于 95℃，散热片表面温度不高于 70℃。当停止供热水时，散热片中的热水逐渐冷却，室内温度波动较小，所以，在教室内以集中的热水式采暖为宜。在规模较小的中小学校里，往往采用局部采暖方式。如在中国北方采用火炉、火墙或地炕等，其中以地炕和火墙形式较好（室内温度较均匀）。烧炕在室外，以避免烟和灰尘进入室内，同时也要防止地面和墙面漏烟。用火炉采暖时一定要装烟筒，以便排烟。为尽量使室内气温均匀，应在室内前后各设一炉，其周围应安放隔热铁板或栏杆。要注意防止一氧化碳中毒、烫伤、火灾和烟尘飞扬等。通过现场调查和实验室研究结果提出，中国严寒和寒冷地区冬季中小学校教室温度最好是 18～20℃，结合中国国情规定为 16～18℃，不宜超过 20℃；室内垂直温差和水平温差均不宜超过 2℃。相对湿度应为 30%～80%。风速宜在 0.3m/s 以下。学校建筑各种房间的采暖设计温度应符合规定（表）。《中小学校建筑设计规范》规定，炎热地区的教学用房可设置电风扇。

（徐 勇）

教学用品卫生要求（health requirements for materials used for teaching and learning）

对书籍、黑板、文具等教学用品提出的具体卫生学要求。教学用品品种多样，但应符合卫生标准（特别是有毒物质含量），大小合适、美观、轻便、安全，并力求避免发生外伤。国家已经制定多项卫生标准，如中国轻工业联合会、中国文教体育用品协会共同组织制定的《学生用品的安全通用要求》（GB 21027-2007），其他卫生标准有《黑板安全卫生要求》（WS99-1998）、《中小学生教科书卫生标准》（GB/T 17227-1998）、《铅笔涂漆层中铅含量卫生标准》（GB 8771-88）。这些卫生标准对书籍、黑板、文具等教学用品都提出了详细的卫生要求，对保障儿童身心健康和安全，发挥了重要作用。书籍、黑板、文具的卫生要求见书籍卫生要求、黑板卫生要求、文具卫生要求。

（徐 勇）

黑板卫生要求（health requirements for school blackboard）

对黑板在材质、颜色、尺寸等方面提出的具体卫生学要求。黑板是用粉笔书写后，能够擦拭的板面，并用衬板、框架、支撑固定的结构物。黑板按材质分木质黑板、

表　学校用房采暖设计温度

房间名称	室内设计温度（℃）
普通教室、实验室、自然教室、史地教室、美术教室、书法教室、音乐教室、琴房、舞蹈教室、语言教室、微型电子计算机教室、合班教室、科技活动室、仪器室、教师办公室及行政办公室	16～18
风雨操场	12～15
图书阅览室	18

玻璃黑板、钢制黑板、搪瓷黑板；按书写面的颜色分绿色黑板、黑色黑板、棕色黑板、蓝色黑板、银灰色黑板；按移动方式分固定式黑板、转动式黑板、平行推拉式黑板、开扇式黑板、手提式黑板、支架式黑板。教室的黑板应书写流畅、无眩光、易擦拭、书写时不产生噪声。根据中华人民共和国卫生行业标准《黑板安全卫生要求》（GB 28231-2011），对教室黑板具体安全卫生要求包括黑板的色彩、黑板书写面的光泽度、书写面的粉笔附着性和易擦拭性、书写面的表面粗糙度和耐磨性、书写面的颜色、书写面的外观、黑板本体结构和大小等。

黑板色彩　书写面为无彩色者，黑色的明度在 N3 以下（明度的表示法：以黑色的 0 开始，到白色的 10 结束，其间加入 9 阶段的灰色共 11 阶段，以 N0、N1、N2……N10 表示）；书写面为彩色者，其色调为 7.5 黄绿（GY）-5 蓝绿（BG），明度为 1.0～3.0，彩度为 1.0～4.0。

黑板书写面光泽度　黑板书写面的光泽度应在 12% 以下，不应有因黑板本身的原因产生眩光。

书写面粉笔附着性和易擦拭性　书写面的粉笔附着性和易擦拭性应符合下列规定。附着性要求用熟石膏或碳酸钙制粉笔书写，手感流畅、充实，笔道均匀，线条明显。擦拭性要求用干式黑板擦往复擦拭 2 次，没有清楚的残留字迹；用湿式黑板擦擦拭，没有淤积的粉笔残迹。

书写面表面粗糙度和耐磨性　书写面按 GB/T3505 中的规定，表面粗糙度为轮廓算术平均偏差（Ra）1.6～3.2μm，取样长度 2mm。书写面经过一万次擦拭磨耗后，表面粗糙度不小于轮廓算术平均偏差 1.6μm。

书写面颜色　书写面的颜色应均匀，有良好的耐光性。黑板书写面应在使用含有洗涤剂和消毒剂的温水（40℃）擦洗时不变色，无表皮脱落。

书写面外观质量　书写面要求表面平整，没有波纹、龟裂、针孔、瘢痕及凹凸不平等缺陷。拼接而成的书写面，其接缝的间隙应小于 1mm，接缝两侧的不平度不超过 1mm。

黑板本体结构　黑板的书写面板与衬板需贴实，粘合或压实牢固，不得使用铁钉加固，不得有任何金属物露出书写面。黑板框应起到夹紧压实书写面板及衬板的作用，不得松脱。黑板本体应具有防潮性能，不因空气湿度变化而翘曲变形、发霉、结露、生锈。除手提式黑板外，其他各种黑板都应有粉笔槽。粉笔槽的宽度应能使粉笔灰不向外溢散，可拆装的粉笔槽必须有可靠的固定方式。安装在黑板本体上的部件如吊钩、挂图夹、照明灯座、粉笔槽等都不得遮挡书写面及妨碍在书写面上作业。黑板各个暴露在外边的部位，其边缘均应有不小于 R3mm 的圆角（机械上面圆角 R 代表的是与这个角的两条边相切的圆的半径，R3mm 指与这个角两条边相切的圆的半径是 3mm）。金属焊缝必须打磨平滑。固定式黑板，其框架应与墙壁贴实，无明显缝隙。移动

式黑板在移动时不得松动滑脱，就位后保证平稳，在使用中不得出现尖锐的摩擦声。玻璃黑板使用的平板玻璃其厚度不应小于 4mm，玻璃黑板本身不得有明显的气泡、条纹、结石及磕边。玻璃黑板必须具有足够强度的衬板，其大小应与玻璃平面尺寸相当，不得把玻璃本身当作支撑使用。所有用于黑板正面的框架、配件、附件等都应具有装饰性的保护层。保护层的色调应比黑板书写面浅。

黑板尺寸　黑板本体尺寸以正面、正视、工作状态的尺寸为准，被称为标称尺寸（表1）。

（徐　勇）

wénjù wèishēng yāoqiú

文具卫生要求（health requirements for stationery used by children）　对笔、书、刀、书包等文具提出的具体卫生学要求。学生在学习过程中使用的文具主要包括铅笔、自动铅笔、水彩笔、白板笔、圆珠笔、中性笔、笔袋、笔盒、油画棒、油性笔、蜡笔、钢笔、书包、橡皮擦、削笔机、液体胶水、固体胶、尺类、圆规、

表1　黑板的标准尺寸要求

标称	高（mm）×长（mm）
1 号	300×450
2 号	450×600
3 号	600×900
4 号	900×1 200
5 号	900×1 800
6 号	1 000×1 200
7 号	1 000×2 400
8 号	1 000×3 000
9 号	1 000×3 600
10 号	1 000×4 000
11 号	1 100×4 000
12 号	1 100×5 000
13 号	1 200×4 000
14 号	1 200×5 000

表1　学生用品中可迁移元素锑、砷、钡、镉、铬、铅、汞、硒的最大限量

学生用品	元素（mg/kg）							
	锑 Sb	砷 As	钡 Ba	镉 Cd	铬 Cr	铅 Pb	汞 Hg	硒 Se
油画棒、蜡笔、水彩画颜料、水彩笔、橡皮擦、涂改制品（修正液、修正带、修正笔）、学生用品的印刷部分、书写笔、记号笔	50	25	1000	75	60	90	60	500
指画颜料、橡皮泥	60	25	250	50	25	90	25	500

美工刀、剪刀、书套、修正带、文件夹、本册、文件袋、画板等。2007年，由中国轻工业联合会、中国文教体育用品协会共同组织制定了《学生用品的安全通用要求》（GB21027-2007）。该标准适用于未成年学生使用的用品，主要指水彩画颜料、蜡笔、油画棒、指画颜料、橡皮泥、橡皮擦、涂改制品（修正液、修正带、修正笔）、胶粘剂、书写笔、记号笔、绘图用尺、本册、书包、笔袋、手工剪刀、文具盒、转笔刀等。这是中国第一次对学生用品进行较为全面的安全性能方面的规定。学生用品在制造过程中要使用各种原料、助剂，这些物质中有可能会含有或产生对儿童有害的物质，因此，《学生用品的安全通用要求》（GB21027-2007）国家标准从8个方面对学生用品提出了安全方面的技术要求，以保障儿童的健康。

可迁移元素　《学生用品的安全通用要求》（GB21027-2007）国家标准对学生用品中的可迁移元素锑、砷、钡、镉、铬、铅、汞、硒做了最大限量规定（表1），以控制这些可迁移元素对未成年学生身体的侵害，以及对学生的智力开发、大脑正常发育产生的影响。标准对指画颜料、橡皮泥中有害元素的规定更为严格，使学生文具用品中特定元素的迁移得到最大限量的控制，达到国际先进水平的要求。另外，对铅笔涂漆层中铅含量，《铅笔涂层中可溶性元素最大限量》（GB 8771-2007）规定，铅笔涂漆层中铅含量不应超过2 500mg/kg，可溶性铅的最高允许含量不得超过250mg/kg（表1）。

涂改制品　有机溶剂苯含量严格限定。涂改制品主要用于修正书写字迹，产品有修正液、修正带等。使用时用修正液、修正带盖住需要修正的字迹，然后在上面重新书写。国家标准对涂改制品（修正液、修正带、修正笔）中有机溶剂苯含量做出严格限定，限定含量不超过10mg/kg，并不含有氯代烃。

胶粘剂　手工课时，固体胶、胶水已成为儿童的必备物件。《学生用品的安全通用要求》（GB21027-2007）对胶粘剂中的有害物质规定了限量，同时还规定，苯不能作为溶剂使用，作为杂质其最高含量应不超过以上规定（表2）。

书包、笔袋　书包是学生必备的用品。笔袋，又称铅笔包、拉链文具袋。《学生用品的安全通用要求》（GB21027-2007）规定，书包、笔袋等所使用的面料和辅料中甲醛含量不得超过300mg/kg。学生用的书包、笔袋一般均为纺织产品，纺织产品在印染后整理等过程中要加入各种染料、助剂等整理剂，这些整理剂中或多或少地含有或产生对人体有害的物质，特别是当甲醛残留在纺织品上并达到一定量时，就会对学生的皮肤乃至身体健康产生危害。因此，有必要对书包、笔袋所用的面料和辅料中甲醛含量进行限制。

所用染料　儿童常用的文具如果味橡皮、能写出香味字迹的圆珠笔、荧光笔、油画棒、散发着香气的包书纸，都使用了各种不同的染料。《学生用品的安全通用要求》（GB21027-2007）规定，所有学生用品所使用的染料不得含有23种有害芳香胺。学生用品中即使有害芳香胺含量极微，也会对尚未发育成熟的学生身体健康非常不利。因此，制定《学生用品的安全通用要求》（GB21027-2007）时，充分考虑到限制有害芳香胺的指标。

学生用课本　具体见书籍卫生要求。

笔帽　年幼的儿童时常把笔帽套在手上做游戏，甚至放在嘴里吹口哨。如果安全不过关，很

表2　胶粘剂中有害物质限量值（g/kg）

有害物质	限量值
游离甲醛	≤1
苯	≤0.2
甲苯+二甲苯	≤10
总挥发性有机物	≤50

注：苯不能作为溶剂使用，作为杂质其最高含量应不大于表中规定。

容易对儿童造成伤害。《学生用品的安全通用要求》（GB21027-2007）对书写笔、记号笔、修正笔、水彩笔的笔帽做出了安全规定。书写笔、记号笔、修正笔、水彩笔的笔帽应至少符合下列规定之一：①笔帽尺寸。当笔帽沿轴线垂直进入直径为 $16^{+0.05}_{0}$ mm 的环形量规时，笔帽不通过部分应大于 5mm。②笔帽通气面积。笔帽体上需要有一条连续的至少 $6mm^2$ 的空气通道。如果笔夹或其他突起可以提供空气通道，在这个位置上笔夹或其他突起需要安全地安装，并且两端的长度应不短于笔帽两端长度 2mm。③笔帽应在室温最大压力差 1.33kPa 下最小通气量为 8L/min。

边缘、尖端 手工剪刀、刀片顶端应为圆弧顶端，不应为锐利尖端。手工剪刀、卷笔刀等因功能性必不可少而存在功能性锐利边缘和锐利尖端时，应设警示说明，且不应有其他非功能性锐利边缘和锐利尖端（铅笔及类似绘图工具的书写尖端不认为是危险锐利尖端）。绘图用尺、文具盒等的可触及边缘、边角、分模线，不应有锐利毛边、尖端或溢边，或加保护使之不可触及。学生用品可触及金属边缘，包括孔和槽，不应含有毛刺或斜薄边，或将其作为折边、卷边或形成曲边，或用永久保护件或涂层保护。外露螺栓或螺纹杆可触及的末端不应有外露的锐利边缘或毛刺，或端部应有光滑的螺帽覆盖，使锐利的边缘和毛刺不可触及。

（徐 勇）

diànhuàjiàoxué wèishēng yāoqiú

电化教学卫生要求（health requirements for education with audio-visual aids） 对电化教学教室、采光、视角等方面提出的具体卫生学要求。中华人民共和国国家标准《电视教室座位布置范围和照度卫生标准》（GB8772）规定了观看教学电视的距离、水平斜视角和仰角，教室采光系数，人工照明平均照度和照度均匀度及其他有关要求。具体如下。

座位布置要求坐椅前缘至电视屏幕垂直面的水平距离，以电视机显像管尺寸的倍数计算，最小为 4 倍，最大不得超过 11 倍。学生观看电视的水平斜视角不得超过 45°。学生观看电视的仰角不得超过 30°。照度要求电视教室课桌面上的天然采光系数最低值不应低于 1.5%。利用电视机进行教学时，课桌面人工照明的平均照度应为 60±6lx，照度均匀度不应低于 0.7。电视教室照明应以荧光灯作光源，不用裸灯，灯下沿距课桌面不小于 1.7m，灯管的布置宜使其长轴垂直于黑板面。照明设计计算照度时，照度补偿系数取 1.3。考虑到电视教室兼作其他用途，室内可按普通教室要求布灯和设置黑板灯，并根据不同功能需要分组设置照明灯的控制开关。另外，电视教室应有防止灯的光源在屏幕上产生反射眩光的措施。电视教室必须设有转暗设施和加强通风的设施。

（徐 勇）

kèzhuō-yǐ wèishēng yāoqiú

课桌椅卫生要求（health requirements for school tables and chairs） 对课桌椅在尺寸、安全等方面提出的具体卫生学要求。课桌椅是儿童少年在学校学习的必需设备。课桌椅不仅要满足学生看书写字和听课的需要，还要根据人类工效学特点，适合学生的身材，减少疲劳，利于生长发育。同时，要坚固、安全、美观、造价低廉，便于教室清扫。

主要设计指标 ①椅高（或椅面高）。椅前缘最高点离地面的高度。椅面太低或太高都易造成不稳定姿势，加重疲劳。适宜的椅高应与小腿高相适应，等于腓骨头点高或再低 1cm（在穿鞋情况下）。②桌椅高差及桌高。桌椅高差系桌近缘高与椅高之差。在课桌与课椅的配合程度上，桌椅高差是最重要的因素，对就座姿势影响最大。对于学龄儿童，适宜的桌椅高差应为其坐高的 1/3；而对少年、青年应提高 1~2.5cm。③桌下净空。应保证学生就座时下肢在桌下自由移动，并在大腿上面与屉箱底之间有空隙。通常，桌面箱底的高度不大于桌椅高差的 1/2。④桌椅距。即桌与椅之间的水平距离。桌椅距离有椅座距离和椅靠距离两处。椅座距离指椅面前缘与桌近缘向下所引垂线之间的水平距离。在椅深适宜的条件下，正距离和零距离都不能使学生保持良好的读写姿势，要求最好是 4cm 以内的负距离（图）。

椅靠距离指椅靠背与桌近缘之间的水平距离。要求就座儿童的胸前（穿衣情况下）应有 3~5cm 的自由距离，这样避免挤压胸部。

功能尺寸要求 1983 年由国家标准局颁布了《学校课桌椅功能尺寸》（GB3976）国家标准，2002 年进行了修订，2014 年新修订为《学校课桌椅功能尺寸及技术要求》（GB/T3976-2014）。《学校课桌椅功能尺寸及技术要求》标准规定了课桌椅大小型号和各型号的尺寸，此标准在家具厂设计课桌椅时应遵循，侧重于生产的要求，属于工效学系列，具有基础的性质。《学校课桌椅功能尺

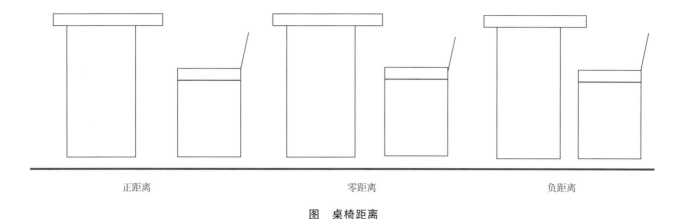

| 正距离 | 零距离 | 负距离 |

图 桌椅距离

寸及技术要求》对课桌椅型号规定了 11 种，对各型号使用者的身高范围做了规定，学校可根据本校的学生的身高加以选用（表）。课桌椅的形式亦可任选，但连式或固定式课桌椅尺寸应符合规定，经济条件或技术条件差的地区亦可采用其他形式的课桌椅，但桌高、桌下净空高、椅面高等重要尺寸仍应符合标准的规定。预制课桌椅时，根据现有学生身高、组别人数的资料，即可算出所需要的各号桌椅数，但还要考虑为学生的身高生长留有余地，一年

之中身高可增长 5~10cm。学校课桌椅的卫生管理水平，可根据课桌椅分配符合率加以评定。课桌（椅）分配符合率（%）=［桌（椅）号与就座学生相符合的人数/调查人数］×100%。另外，学校课桌椅宜为浅淡柔和的颜色（表）。

（徐 勇）

shūjí wèishēng yāoqiú
书籍卫生要求（health requirements for books） 对书籍在纸张、排版、印刷质量等方面提出的具体卫生学要求。不符合卫生

标准的书籍会造成视觉疲劳，影响学习效果，长期使用不符合标准的书籍也是造成学生近视的危险因素。因此书籍必须符合下列卫生学要求：①书籍上的文字及插图、符号等要清晰、够大，文字的排版要便于阅读。②质地结实、装订合理，文字与质地间要有明显的对比。③为防止某些传染病的传播，过分破旧的书籍应禁止使用。

纸张要求 书籍对纸张具有严格的要求。纸张定量测定方法按 GB/T451.2 执行。纸张厚度测

表 中小学课桌椅各型号身高范围、标准身高、桌面高和座面高（据 GB/T3976-2014）（mm）

型号	学生身高范围（cm）	标准身高（cm）	桌面高（mm）	座面高（mm）
0 号	≥180	187.5	790	460
1 号	173~187	180.0	760	440
2 号	165~179	1725	730	420
3 号	158~172	165.0	700	400
4 号	150~164	157.5	670	380
5 号	143~157	150.0	640	360
6 号	135~149	142.5	610	340
7 号	128~142	135.0	580	320
8 号	120~134	127.5	550	300
9 号	113~127	120.0	520	290
10 号	≤119	112.5	490	270

注：①学生身高范围以四舍五入计。②标准身高系指各型号课桌椅最具有代表性的身高。对正在生长发育的儿童少年而言，常取身高段的组中值。

定方法按 GB/T451.3 执行。纸张亮度（白度）测定方法按 GB/T7974 执行。①教科书用纸。彩色印刷的教科书内文宜使用 A 等胶版印刷纸；单色印刷的教科书内文宜使用胶印书刊纸；美术教科书彩色内文宜使用铜版纸。教科书封面应使用 120g/m² 及以上的胶版印刷纸或铜版纸，彩色插页应使用 80g/m² 及以上的胶版印刷纸或铜版纸。②纸张定量。胶版印刷纸可采用 80±3.5g/m²，70±3.5g/m²，60±3.0g/m²，55±2.0g/m² 这 4 种定量；胶印书刊纸可采用 60±3.0g/m²，55±2.0g/m²，52±2.0g/m² 这 3 种定量。对同一纸张种类，在满足使用要求和质量相同的前提下，宜使用低定量纸张。③纸张亮（白）度。教科书内文纸张亮（白）度宜在 76.0%~79.0% 范围内，最低不应低于 70.0%，最高不应高于 85.0%。④纸张紧度。教科书纸张的紧度不宜低于 0.8g/m³。

幅面及排版要求 书籍对幅面尺寸、排版格式及字体等方面亦有具体要求。①幅面尺寸。小学教科书的幅面尺寸和成品规格应采用 GB/T18358 中的 A5 和 B5 规格。中学教科书的幅面尺寸和成品规格可采用 GB/T18358 中的 A5、B5 和 A4 规格，但应优先采用 GB/T18358 中的 A5 和 B5 规格。②排版。文字、符号应采用横排形式。③版心规格、行数和字数。中小学教科书各种幅面尺寸的版心规格、每面行数和每行字数应符合 GB/T18358 要求。④字体和字号。正文用字。按不同的年级和学科，正文用字（不含少数民族文字和外文）字体、字号分为 4 类。a 类：21P~16P（2 号字~3 号字），正楷体为主，适用于小学 1~3 年级各科教科书。

b 类：14P（4 号字），正楷体和书宋体为主，由正楷体逐渐过渡到书宋体，适用于小学 3~4 年级各科教科书。c 类：12P（小 4 号字），书宋体为主，适用于小学 5~6 年级、初中和高中各科教科书。d 类：10.5P（5 号字），书宋体为主，适用于高中理科教科书。目录、注释、练习等非正文用字。目录、注释、练习等可参照正文用字或适当减小，但小学教科书的最小用字不得小于 10.5P（5 号字），中学教科书的最小用字不得小于 9P（小 5 号字）。

印刷质量要求 对书籍印刷质量有 4 个方面的要求：①单色印刷教科书墨色均匀，彩色印刷教科书套印误差≤0mm。②文字清晰，无透印，无重影，无缺笔断划、糊字和坏字。③插图图像清晰、层次分明、无污点，图内说明文字清楚，位置准确。④表格线条清楚、均匀，无明显模糊不清。⑤页面干净，无明显折痕、脏迹。

可迁移元素 教科书印刷部分可迁移元素的最大限量应符合 GB21027-2007 要求。

单本教科书重量 小学教科书单本重量不宜超过 300g，中学教科书单本重量不宜超过 400g。

(徐 勇)

xuéxiào shítáng wèishēng yāoqiú
学校食堂卫生要求（health requirements for school canteen）对学校食堂在食品制作、设备设施、建筑设计以及工作人员等方面提出的具体卫生学要求。学校食堂指学校自办食堂，承包食堂和高校后勤社会化后专门为学生提供就餐服务的非营业性餐饮实体。学校食堂卫生事关学生的饮食安全，身体健康，关乎学生在

校的正常学习和学校的工作稳定。

具体内容 分为预防性和日常性卫生要求。

预防性卫生要求 对学校食堂的新、扩、改建工程或设施以及工作人员进行事前卫生审查，消除和防止不良因素危害学生饮食安全和身体健康。注意下列问题：①学校食堂新、扩、改建工程的选址、结构设计以及工程竣工验收必须经卫生行政部门审查。②学校食堂从业人员每年必须进行健康体检；新参加和临时参加工作的食堂工作人员必须健康体检，取得健康证明方可上岗。患有痢疾、伤寒、病毒性肝炎等消化道传染病（包括病原携带者）、活动性肺结核、化脓性或渗出性皮肤病者，病愈前不得从事学生饮食服务工作，或应立即调离本岗位。③学校食堂应取得卫生许可证方可营业。

日常性卫生要求 日常饮食工作中应具有的卫生规范，即按有关的法律法规、条例、规范和卫生标准开展工作，以保障学生的健康和学校工作的稳定。学校食堂卫生要求涉及食堂选址、建筑和流程布局、食品及原料采购、贮存、食堂内外环境、食品制售过程、餐饮具消毒、从业人员个人卫生等多个方面。具体要求：①食品加工场所布局合理、功能分区明显，有清洗、消毒、洗手、更衣等卫生设施；内外环境卫生整洁。②餐具清洗、消毒、存放符合卫生要求；有专门的清洗池、消毒设施及保洁储存柜。③食堂从业人员应有良好的个人卫生习惯。操作时穿戴清洁工作衣帽，保持手部清洁。④选择来源稳定、可靠，新鲜的食物原料；食品原料加工前必须彻底清洗。⑤食品原料、半成品、成品感官应符合

相应卫生要求。⑥食品加工中食品添加剂、调味品的使用符合卫生要求。⑦食品食用前要煮熟煮透，一般肉块加热时中心温度需达80℃，并持续12分钟以上。⑧加工后食品尽量减少存放时间，一般熟食在10℃以上室温保存不应超过4小时，肉馅类存放不应超过2小时。⑨食堂剩余食品必须冷藏，如奶、奶制品、含淀粉多的食物应及时低温保存，生熟肉类应10℃以下保存。⑩加工后的熟制品、半成品、食品原料应分开存放。⑪用于生、熟食品操作的刀、板、桶、盆等工具、容器必须分开使用，定位存放，用后洗净，保持清洁。⑫接触食品的容器、包装材料以及食品洗涤剂和消毒剂应符合卫生标准和卫生要求。⑬存放食品的场所、设备应当保持清洁，无霉斑、鼠迹、苍蝇、蟑螂；仓库应当通风良好，禁止存放有毒、有害物品及个人生活用品。⑭仓库内食品及原料分库或分类存放，隔墙离地（离地15cm，离墙10cm），并定期检查、处理变质或超过保质期限的食品。

学校食堂卫生管理要求应符合下列要求：①学校食堂必须取得卫生行政部门发放的卫生许可证，并按核准的范围加工食品。②应建立主管校长负责制，健全食堂卫生安全管理制度及岗位责任制度，并配备专职或兼职的食品卫生管理人员。③建立从业人员健康管理档案，每年督促从业人员健康检查，在取得健康证明后上岗。④建立食品采购时向供货者索取食品卫生许可证和该产品的检验（检疫）合格证、查验记录等制度。⑤定期组织学校食堂的管理人员和从业人员进行食品及食堂卫生、职业道德和法制

教育的培训。⑥学校应建立食物中毒或其他食源性疾患等突发事件的应急处理机制。⑦建立学校食品卫生责任追究制度。对造成重大食物中毒事件，情节特别严重的，要依法追究相应责任人的法律责任。

法律依据 学校食堂卫生要求建立在相关的法律、法规基础上，除遵循学校卫生监督的主要法律外，具体还依据2009年经国务院批准颁布的《中华人民共和国食品安全法》，强调食品安全工作的规范性、科学性和有效性，切实从法律角度保证食品安全，保障人民身体健康和生命安全。2002年教育部、卫生部颁布的《学校食堂与学生集体用餐卫生管理规定》，对学校食堂的食品采购、贮存及加工，食堂建筑、设备与环境，食堂从业人员等提出了卫生管理和监督的要求。1990年教育部、卫生部联合颁布的《学校卫生工作条例》，对学校卫生监督工作具有根本性的指导和保障作用。

（余毅震 韩娟）

xuéshēng shēnghuó yǐnyòngshuǐ
wèishēng yāoqiú

学生生活饮用水卫生要求

（health requirement for student drinking water） 对学校生活饮用水各个环节（包括水源、水的净化和消毒、饮用水的相关设施、管理和从业人员等）提出的具体卫生学要求。生活饮用水是供人们生活的饮水和生活用水。学校饮用水方式包括学校自备水源集中式供水、二次供水、市政直供水和桶装纯净水等。不同供水方式各环节的卫生状况影响着学生的身体健康和生命安全，关系到学校的教学工作正常进行。因此规范学生生活饮用水卫生是非常

重要的工作，可以有助于保障学校生活饮用水卫生安全，以及预防介水传染病和化学物质急慢性中毒的发生，有效地保障学生身体健康。

具体内容 分为预防性和经常性卫生要求。

预防性卫生要求 学生生活饮用水的新建、改建、扩建饮用水供水工程或设施以及饮用水管理工作人员等必须预先设计，消除和防止不良因素危害学生饮用水安全和身体健康。具体内容如下：①学校新建、改建、扩建的水源工程项目，应当符合卫生要求，选址、设计审查、竣工验收，需请卫生行政主管部门参加。②学校自备的生活饮用水水源地必须设置水源保护区。保护区内严禁修建任何可能危害水源水质卫生的设施及一切有碍水源水质卫生的行为。③直接从事学校供、管水的人员，未经卫生知识培训不得上岗工作。④直接从事学校供、管水的人员必须取得健康体检合格证后方可上岗工作。

经常性卫生要求 学校学生生活饮用水必须加强经常性卫生管理，保障学生饮水安全和学校工作的稳定。具体要求如下：①学校应建立饮用水卫生管理制度，配专职或兼职管理人员，经常对其进行卫生知识培训和法制教育。建立饮用水档案的规范管理。②直接从事供、管水的人员必须每年进行一次健康检查。凡患有痢疾、伤寒、病毒性肝炎、活动性肺结核、化脓性渗出性皮肤病及其他有碍饮用水卫生的疾病和病原携带者，不得直接从事供、管水工作。③集中式供水学校的水质应符合《生活饮用水卫生标准》的水质卫生要求。必须有水质净化消毒设施，并对水质

进行日常性检验。生活饮用水化学处理剂应符合卫生安全评价规范。④分散式供水学校应定期检测饮用水水源卫生。并定期净化消毒，做好消毒记录，保证水质符合《生活饮用水卫生标准》的水质卫生要求。⑤二次供水的学校应办理或索取供水卫生许可证，供水设施符合卫生要求，并应定期清洗和消毒。⑥学校应设置饮用水专用间，张贴安全警示标志（如小心烫伤、小心地滑等）。保证饮用水环境卫生整洁。⑦当饮用水被污染或不明原因水质突然恶化及水源性疾病暴发事件时，学校应立即采取应急措施，及时报告卫生及教育主管部门。⑧学校应定期进行饮用水健康教育，促进学生养成安全的饮水习惯。

法律依据 可依据国家及卫生部制定的饮用水卫生相关法律法规、卫生标准：①2004年实施的《中华人民共和国传染病防治法》其中有10条与饮水密切相关，包括明确了法定介水传染病的种类，规定了各级卫生行政部门、供水单位，涉水产品生产企业的法定职责以及失职应负的法律责任。指导各级政府有计划地建设和改造公共卫生设施，改善饮用水卫生条件；对在国家确认的自然疫源地兴建水利等大型建设项目要求卫生调查和传染病监测；对饮用水生产供应活动以及涉及饮用水卫生安全产品实施卫生许可管理和监督检查，保障饮用水和涉及饮用水卫生安全产品符合国家卫生标准和卫生规范要求。②1996年7月建设部、卫生部发布《生活饮用水卫生监督管理办法》是中国专业的饮用水行政规章，基本体现了水源水—水杯子各环节的一体化法制管理。包括对供水单位和涉及饮用水卫

生安全产品实行卫生许可制度，实施监督检查；对供水单位新建、改建、扩建饮用水供水工程项目的选址、设计审查和竣工验收，进行预防性卫生监督，饮用水水源水质监测和评价；饮用水卫生日常监督监测和饮用水污染事故对人体健康影响的调查等。③2007年国家标准化管理委员会和卫生部联合发布强制性国家标准《生活饮用水卫生标准》（GB5749-2006），该标准加强了对水质有机物、微生物和水质消毒等方面的卫生要求，饮用水水质指标由35项增至106项；统一了城镇和农村饮用水卫生标准；基本实现了饮用水标准与国际接轨。④1990年教育部、卫生部联合颁布的《学校卫生工作条例》，明确卫生行政部门负责监督指导学校为学生提供充足的符合卫生标准的饮用水；加强学校学生饮用水卫生，保障学生的饮水安全。

（余毅震 韩 娟）

xuéxiào cèsuǒ wèishēng yāoqiú
学校厕所卫生要求（health requirements for school toilet）

对学校厕所在选址、建设、设备以及粪便处理等方面提出的具体卫生学要求。厕所是学校不可缺少的卫生设施，其卫生状况和粪便无害化处理效果，直接影响校园及周边的环境卫生质量和学生的身心健康。使用卫生厕所将有利于培养学生良好的个人卫生意识与习惯，建立健康文明的生活方式，推动整个社会的卫生习惯形成和健康水平提高。中国在厕所的选址、建设、设备以及粪便处理等多方面，逐渐完善了对学校厕所卫生规范化要求。

国家学校体育卫生条件试行基本标准 2008年，教育部、卫生部、财政部联合发表了《国家

学校体育卫生条件试行基本标准》，其中对学校厕所卫生有明确规定。要求：①新建教学楼应每层设厕所。独立设置的厕所与生活饮用水水源和食堂相距30m以上。②女生应按每15人设1个蹲位。男生应按每30人设1个蹲位，每40人设1m长的小便槽。③厕所内宜设置单排蹲位，蹲位不得建于蓄粪池之上，并与之有隔断。蓄粪池应加盖小学厕所蹲位宽度（两脚踏位之间距离）不超过18cm。④厕所结构应安全、完整，应有顶、墙、门、窗和人工照明。

农村学校卫生厕所建造的指导意见 卫生厕所（sanitary latrine）指有墙、有顶、厕坑及储粪池无渗漏，储粪池有盖，厕室清洁，无蝇蛆，基本无臭，粪便及时清除。卫生厕所是学校厕所应该达到的基本要求，但多年来农村学校厕所尚无法达到这一基本要求。2004年，教育部办公厅、卫生部办公厅、全国爱卫会办公室《关于农村学校卫生厕所建造的指导意见》，明确提出了农村学校卫生厕所建造指导意见及要求。

农村学校厕所建造的原则 学校厕所建设应纳入学校的整体规划与设计，做到布局与设计合理、卫生、安全、方便实用，并达到粪便无害化处理的要求，以防止对周围环境及水源的污染。

选址与厕所数量 独立设置的厕所应位于教学和生活建筑物常年主导风向的下风方位，与生活饮用水水源和食堂相距30m以上；避开教室和活动场所，距教室不宜太远；厕所基地排水通畅，不易被雨水淹没。厕所数量应根据学生人数确定，学生人数较多的学校宜设置多座厕所。凡在楼内设置附建式厕所的，还宜在楼

外适当位置设独立式厕所。

地下粪池部分设计要求 依据当地气候条件和上下水设施选择水冲式或非水冲式厕所，合理设计化粪池等地下粪便处理构筑物。北方地区应考虑保暖防冻设施。贮粪池不渗、不漏、密闭并设有排气竖管，应满足粪便无害化处理要求；贮粪池出口应高于地平面 0.1m，贮粪池盖应牢固、严密。

地上部分设计要求 包括以下几个方面。

私密性要求 在厕所入口处应设前室或采取遮挡措施。厕所门应方便实用，不得采用弹簧门。窗台下沿距室内地平面 1.7m 以上。蹲位隔断高度不低于 1.2m，宜设门。

洗手设施要求 为了使学生养成良好的卫生习惯和防止肠道传染病的发生，在前室或厕所内应设置洗手设施。在有自来水的学校，洗手池可建在厕室内或厕室外。在无自来水的学校，应尽量在厕室附近安装洗手设施，厕室内应备有水桶、刷子、扫帚等方便学生洗手和厕所清洗。根据设计要求，厕所要加排气管和排气扇，保证厕室内基本无异味。

采光与通风要求 厕所应采用天然采光和自然通风。中小学生使用厕所的时间短、人流集中，要有有效的废气排除设施；厕所内的采光系数最低值为 0.5%，玻地比不低于 1∶10，人工照明不低于 60lx。厕所的纱窗应固定。

厕所内地面及防滑设计要求 厕所内应有排水沟和地漏；地面宜采用防滑、耐磨损、不透水、抗酸碱材料，并设计 2% 的坡度。

厕所内墙和墙裙要求 墙面宜采用不透水、抗酸碱的瓷砖或白色涂料；距离地面 1.2m 高的墙裙应采用浅色抗酸碱瓷砖饰面。

安全通道要求 厕所内宜设置单排蹲位，通道宽度不得低于 1.3m。

蹲位数量要求 女生应按每 15 人设 1 个蹲位；男生应按每 30 人设 1 个蹲位、每 40 人设 1m 长的小便槽。

厕位间要求 厕位间的净尺寸一般应为（0.9~10）m×1.1m；便器布置合理，距墙壁不应少于 3m。便器宜用白色陶瓷便器或白色瓷砖便槽。

节水要求 水冲式厕所必须采用国家认可的标准节水型装置或设施。

外墙要求 外墙面宜进行防水装修处理，沿外墙地面应设散水及排水沟。

教师厕所 单设或在学生厕所内附设教师专用蹲位。

粪便无害化处理 有无害化处理设施的厕所称无害化卫生厕所。人群粪便中含大量致病细菌、病毒和寄生虫卵。粪便污染水源、土壤、蔬菜瓜果及人的衣服、手，经口或皮肤可能传染霍乱、伤寒、肝炎、细菌性痢疾等急慢性肠道传染病和血吸虫、蛔虫、囊虫等寄生虫病，重者致残或失去生活能力，甚至死亡。这种因病致贫，因病返贫的事例已屡见不鲜。"粪便无害化处理"指从各种厕所清掏的粪便，在用作肥料前都应采用的有效的处理方法，包括物理、生物或化学方法将粪便内的致病菌、病毒和寄生虫卵杀灭，使其达到基本无害化的过程。物理和生物的方法是将粪便密封贮存一定时间，在厌氧和一定温度（可人工加温）的条件下，粪便内的细菌，能将粪便充分腐败酵解，放出大量的氨和沼气，改变 pH 值；或通过堆肥自然发酵升温，

改变粪便内致病菌、病毒和寄生虫卵的生存条件，致其死亡、使粪便基本无害。化学方法是通过直接投药杀死致病微生物和寄生虫虫卵。

（余毅震　宋然然）

xuéshēng yíngyǎng
学生营养（students' nutrition）
实施学生营养餐、饮用奶计划、大豆行动计划及学生营养与健康状况调查等工作。又称学生营养工作。

意义 学生的营养状况直接影响其体能和智能的发育及健康状况，关系到全民族的人口素质和国家发展、民族强盛。很多国家都把学生营养作为一项重要的长期工作，其中，向学生提供营养餐是国际公认的成功经验。日本在坚定不移地推行营养餐的 50 年间（1947~2007 年），学生的身体素质有了很大提高。以 14 岁为例，50 年间男女生的身高增加值分别是 18.0cm 和 10.2cm，远高于之前 50 年的 0.3cm 和 3.6cm；体重增加值分别是 15.2kg 和 9.2kg，远高于之前 50 年的 1.7kg 和 2.2kg。国际上实行学校供餐计划的国家约有 47 个，其中部分发达国家学校供餐的历史较久，有的甚至长达 100 多年，已形成了较完善的管理体系和运作模式。美国、日本、苏联、法国、德国、芬兰等许多国家都为学校供餐专门立法，为该计划的持久、稳定开展提供了保证。国外学校供餐的受益人群逐渐增多（有些国家把学龄前儿童也包括进来），且供餐质量不断提高，食谱进一步丰富且更符合学生的营养需求。中国尽管城乡日益富裕，但学生的营养状况不容乐观，表现为三餐分配不合理，蛋白质（尤其是优质蛋白质）供给量偏低，钙、锌、

铁、维生素 A 等营养素明显不足；挑食、厌食、偏食、爱吃零食、不爱吃主食，高脂肪、高蛋白食物的片面摄入等不良饮食习惯较普遍。现已证明，营养对学生身体素质和学习能力的提高都有重要作用。不均衡的饮食，兼之运动量不足的生活方式，使学生超重和肥胖日益增多，增加了其成年后罹患心脑血管病、高血压、糖尿病概率。

为促进学生健康，中国相继实施了学校营养餐、饮用奶计划、大豆行动计划等措施。

学校营养餐 学校供餐不仅可通过提供符合营养学标准的膳食来达到改善学生营养状况的目的，还能向学生及家长大力宣传和普及营养与食品卫生知识；帮助学生学习和提高交际能力；促进国家或地区农业和食品工业的发展，增加就业机会，促进整体经济发展水平的提高。在学生营养餐中添加营养素也是预防微量营养素缺乏症的最佳途径之一。但中国的营养餐还存在政府干预力度及政策扶持偏弱；营养餐口味不佳；营养餐安全运行的压力等问题。于若木女士从国策的高度、以长远的战略眼光来对待学生营养工作，以营养餐为突破口亲自指挥推广。在她的主持下，不仅学生营养餐得以在中国大力推广，还于 1989 年成立了中国学生营养促进会。1989 年 5 月 20 日卫生部和教育部联合启动了"中国学生营养日"活动，并于 2001 年 5 月将"中国学生营养日"法定下来，旨在广泛、深入宣传学生时期营养的重要性，大力普及营养知识。中国学校营养餐主要包括营养午餐（见学校营养午餐）和课间加餐（见学生课间加餐）等。

学生饮用奶计划 中国教育部会同卫计委及多部门开展的向中小学生提供饮用奶的专项计划。见学生饮用奶计划。

国家大豆行动计划 中国农业部会同卫计委及多部门开展的向贫困地区中小学生提供每日一杯豆奶的国家计划。见国家大豆行动计划。

（徐济达 武洁妹）

xuéshēng zǎocān
学生早餐 （students' breakfast）

符合一定的食物种类和不同年龄段学生的营养素要求，能够维持学生健康状况、满足生长发育和智力发育的要求、保证学习效率的早餐。

意义 营养充足的早餐提供足够的能量和各种营养素保证学生的体格发育，对学生的智力发育和认知能力也有显著影响。

对营养状况的影响 不进早餐既可导致营养不良，也可因饥饿多食产生营养过剩。早餐提供的能量和营养素在全天的能量和营养素摄入中占重要地位，如供给不足，难以从午餐和晚餐中补足。调查发现，不吃早餐的学生全天能量、蛋白质、脂肪、碳水化合物和钙、铁、维生素 B_2、维生素 B_{12}、维生素 A、叶酸等维生素矿物质的摄入量均低于吃早餐的学生。因此，经常不吃早餐或早餐质量差容易出现钙、铁、锌等营养素摄入不足，引发贫血和其他营养缺乏病，是引起营养不良的重要原因之一。不吃早餐者在午餐前往往会出现强烈的空腹感和饥饿感，吃饭狼吞虎咽，进更多食物，多余能量在体内转化成脂肪，导致超重或肥胖。

对消化功能的影响 经常不进早餐可影响胃酸的分泌和胆汁的排出，干扰消化功能，进而诱发胃炎、胆结石等消化系统疾病

对学习和认知能力的影响 血糖是大脑能直接利用的唯一能源。不进早餐或早餐能量不足可导致血糖浓度下降，脑细胞得不到充足的能量供应，工作能力降低，反应迟钝，影响学习效率和成绩。不进早餐者第 1、2 节课会有饥饿感和疲劳感，精力无法集中；早餐质量差者到第 3、4 节课也会出现这些感觉并越来越强烈。早餐对学生学习行为影响的研究主要集中于对学生解题的反应能力、注意力、短期的记忆等方面。国外学者发现，同样是整体营养状况良好的学生，进早餐者图形识别的错误率和应答错误率均低于不进早餐者，数学测试成绩则高于不进早餐者。早餐能量摄入充足的学生其身体耐力、创造力、加法、数字核对等的表现均优于能量摄入不足的学生。

学生不进早餐现状 世界各国儿童不进早餐的现象很普遍。美国三次全国性膳食调查发现，1965～1991 年期间，学生不进早餐者的比例呈上升趋势：8～10 岁增加 8%～9%，10 岁以上增加 13%～20%。1992 年全国营养调查表明，在 3 日膳食调查期间进 1～2 次早餐的学生占 7.4%，不进早餐的占 6.1%。其比例农村高于城市，中学生高于小学生，少数民族学生高于汉族学生，经济状况差的家庭高于经济状况好的家庭，母亲受教育水平低者高于受教育水平高者。2005 年上海调查发现，每日进早餐者占 77%，多数时间进早餐者占 15%，很少、从不进早餐者分别为 7.3% 和 0.6%。小学生、初中生、高中生每日不进早餐的比例分别为 25.8%、32% 和 65.5%。

学生不进早餐原因 起床晚，无足够时间；无食欲，不想吃；

无人准备；品种单调或不喜欢早餐中的食物。农村学生不进早餐的主要原因有：贫穷、食物短缺；营养意识薄弱、知识匮乏。

学生早餐营养质量 中国中小学生早餐组成的主要模式是"谷类+蔬菜、水果"和"谷类"，占 70.4%。城乡中小学生每日早餐食用 4 类及 4 类以上食物者仅有 0.9%，食用 1~2 类食物的比例高达 87.0%。城市学生的早餐大多能保证一定量的蛋白质，但品种单调，不能激发食欲；农村学生早餐以谷类+蔬菜为主，乳制品缺乏。由此可见，中国学生早餐种类单调，营养质量较差，应有针对性地采取改进措施。

质量评价 评价早餐营养质量的常用方法有 2 种。

根据早餐提供的能量和营养素的量来评价 《中国居民膳食指南》建议，早餐提供的能量应占全日总能量的 30%，早餐的食物量应相当于全日食物量的 1/3。美国的膳食指南则要求，早餐提供的能量、蛋白质、维生素和矿物质等营养素应达到推荐的每日膳食营养素供给量的 25%；在三大供能营养素的比例上则要求，来自碳水化合物的能量应超过该早餐所提供总能量的 55%，来自脂肪的能量不应超过该早餐总能量的 30%，来自饱和脂肪的能量应低于该早餐总能量的 10%；早餐中的胆固醇不应超过 75mg，钠盐不应超过 600mg 等。

根据早餐食物种类的多少来评价 这种评价方法把食物分为谷类、动物性食物/豆制品、奶以及奶制品和蔬菜/水果类 4 类，一份早餐同时包括 4 类食物，被认为营养"充足"；包括其中 3 类食物，被认为营养质量"较好"；包括其中 2 类或 2 类以下的食物，

被认为营养质量"较差"。这种评价方法虽不能算出早餐提供的营养素的量，但比较简便、实用，老百姓易于理解和掌握，可以在开展营养教育、指导人们合理安排早餐时使用。

营养早餐的原则 家长或学校准备早餐要遵循平衡膳食的原则，最好能将谷类、动物性食物/豆制品、奶或奶制品、蔬菜/水果 4 类食物都包括在内，既保证充足的热量以维持大脑工作所需的血糖浓度，又保证足够的优质蛋白质和必需的矿物质和维生素来满足学习和记忆的需要。4 大类食物的食物举例（表 1）。

根据上述的食物举例，结合食物互换的原则，便可设计出多种多样的食谱。以下是以北京地区为例设计的一周早餐食谱（表 2）。除设计营养均衡、全面的食谱，还应对家长进行早餐重要性和营养知识的宣传教育，使他们能够重视早餐问题，在准备早餐

时合理选择和搭配食物。

为解决学生不进早餐的问题，一些国家开展了"学校早餐项目（school breakfast program, SBP）"，取得较好效果。如美国政府为了解决贫困和偏远地区学生不进早餐的问题，1966 年开展了"学校早餐项目"，为公共与私立学校中有资格的儿童提供免费或价格更低的食物。随着该项目的开展，在学校吃早餐的学生越来越多，到 1995 年约 50% 的学生参加了 SBP。中国学生的早餐问题还没有引起足够重视，为了改善中小学生的营养状况，应加强对中小学生早餐质量和早餐行为的调查研究，为决策部门提供依据；并建议在有条件的地区或学校开展学校早餐的试点工作。

（徐济达 武洁姝）

xuéxiào yíngyǎng wǔcān

学校营养午餐（school nutritional lunch） 学校或企业在符合生产规范的条件下生产并提供给学

表 1 4 类食物的食物举例

食物种类	食物举例
谷类	馒头、花卷、包子、烧饼、面包、面条、粥
动物性食物/豆制品	卤猪肝、火腿肠、煮鸡蛋、咸鸭蛋、豆腐脑
奶或奶制品	牛奶、配方奶、酸奶、奶酪
蔬菜/水果	西红柿、黄瓜、生菜、香蕉、苹果

表 2 一周早餐食谱举例

星期	早餐食谱
周一	牛奶 1 杯（200~250g），馒头 100~200g，煮鸡蛋 1 个，豆腐干 25g，生菜 100g
周二	牛奶 1 杯，面包 100~200g，果酱 15g，火腿肠 25g，西红柿 1 个
周三	红小豆稀饭 1 碗，花卷 100~200g，咸鸭蛋 1 个，小葱拌豆腐 100g，香蕉 1 个
周四	牛奶 1 杯，芝麻酱花卷 100~200g，煎鸡蛋 1 个，煮花生米拌芹菜 100g
周五	豆腐脑 1 碗，荤（素）包子 100~200g，卤豆腐干 50g，拌黄瓜 100g
周六	西红柿鸡蛋面条 50g，芝麻酱小烧饼 100~150g，油炸花生米 50g，腐乳少许
周日	玉米面粥 1 碗，豆沙包 100~200g，炸鸡蛋 1 个，卤猪肝 25g，拌黄瓜 100g

生的安全卫生、营养均衡的午餐，国外通称"学校午餐（school lunch）"。学校营养午餐以不同年龄段的营养素需要量和平衡膳食要求为指导，保证学生正常的生长发育和健康状况。

意义　①根据中国学生营养促进会提出的《学校午餐营养与卫生要求》，营养午餐提供的热量、蛋白质应占日供给量标准的40%，无机盐、微量元素应占日供给量的50%，一顿符合要求的午餐可保证每日40%的营养需求，有助于中小学生获得均衡、全面的营养，改善其体质和营养健康状况。②借助师生共进午餐的机会，不仅可增进师生友谊，老师还可向学生介绍营养知识，培养其良好的饮食和卫生习惯，纠正挑食、偏食等不健康的饮食行为；同时，学生又可将获得的营养知识和饮食习惯带入家庭，全民普及合理营养知识。③学生一起就餐、收拾午餐用具也锻炼了学生的劳动和生活自理能力，培养了集体主义观念和服务精神，也有助于丰富校园生活，提高学生社交能力。

发展　国外的学校午餐项目（school lunch program，SLP）发展较早。美国和日本第二次世界大战后就将学生营养作为一项重大的社会问题来对待，并分别于1946年和1954年将学校午餐纳入法律，政府从财政、物资、设备等方面给予了大力支持，逐渐形成了从生产、流通到消费的一整套有效的管理体制，SLP也在消除儿童营养不良和贫血，改善中小学生体质健康水平及全民营养状况，促进生长长期趋势等方面发挥了重要作用。日本的学校午餐在世界各国中最完善，效果也最显著。中央财政负责提供配餐中心和学校的硬件设备，地方政府负责工作人员的工资等费用，在全国的中小学校建立营养配餐中心，且每个中心都配备专业的营养师。午餐的价格只相当于市场价格的一半或1/3，对特困学生则免费提供，费用由政府承担。日本99%以上的学生都能享用营养均衡的学校午餐，成为学校重要的社会生活内容之一。近50年以来，日本儿童人群的平均身高、体重分别比战前增长了10cm和8kg，体力、智力水平也大幅上升。

与发达国家相比，中国学校营养午餐工作起步较晚，自1987年开始试点以来发展缓慢。杭州是中国最早开展学校营养午餐的城市。20世纪90年代中期，中国的学校营养午餐进入全面示范和推广阶段，上海、北京、广州、重庆、成都、沈阳、长春、石家庄、深圳、浙江平湖市和安徽蚌埠市等相继开展了学校营养午餐工作。为确保午餐的营养和卫生质量，学生营养促进会于1995年提出《学校午餐营养与卫生要求》。1997年中国制订的《中国营养改善行动计划》中提出"要求有计划、有步骤地普及学校营养午餐"。截至2006年底，全国有半数以上城市进入试点和推广阶段，有40多个大中城市已形成规模，日供应能力约360多万份，占当地学生人数的40%。北京、上海规模最大，覆盖面超过70%。北京、上海、杭州、平湖等地有关实验研究都证明，试验组学生的体格、认知、学习成绩、生理功能和运动素质都显著优于对照组。来自于其他省市的实践也充分证明，学校营养午餐是提高学生健康水平，消除营养不良的有效途径，在促进学校卫生工作方面有巨大生命力。

存在问题　由于中国的学校营养午餐工作尚处于起步阶段，同先进国家相比有较大差距，主要存在以下问题：①没有法律保证，管理不规范。中国因缺乏相应的法律，导致责任不明确，缺少经费的支持严重影响了学校午餐工作的开展。有些学校虽建立了学校午餐制，但仅有少数学生参加；有些学生买街头零食或小食品作为午餐；有些学校则由附近食堂或地下加工点制作，冒充营养午餐，午餐的营养和基本卫生都难以保证。学校午餐的普及率不高，城市尚未完全普及，农村基本上空白，已实施的城市也各自为政，无法形成规模，企业的积极性也不高。②供餐单位的专业水平不高，午餐质量差。调查发现，供餐单位的卫生状况欠佳，部分食堂和企业卫生设施不齐全，卫生管理制度不健全，无食品留样制度等；供餐单位缺少专业营养师的指导，所供午餐不能满足全部的营养要求，对收集到的14家企业食谱和5家食堂食谱分析发现，能量、蛋白质、铁和维生素C能达到要求，但钙仅达到标准的45%；饮食服务人员的营养知识水平较低。所有被调查的饮食服务人员在就业前都接受过卫生知识培训，大多数人能掌握一些卫生知识，但营养知识的全部正确率仅占30%。许多地区的学校营养午餐并不受欢迎。有些学校的"返残率"（吃剩、倒掉者占饭菜总重量比）超过30%，80%以上的学生反映其花样少，口味差。③学校营养午餐加重部分家长的负担。各地学校午餐全部由家长支付，据不完全统计，该费用约占中等家庭收入的3%~5%，占困难家庭收入的10%

以上。

实施指导 要保证中国学生营养午餐的顺利推广，主要应从以下几个方面入手：①制定《学校营养午餐法》。美国、日本等国家的成功经验证明，学校午餐不是一种普通的商业销售行为，只能是一项政府行为，必须在法律的保障下，才能健康发展。学校营养午餐的推广、生产者的规范生产、教育部门的积极组织和午餐营养指导以及有关部门的配合都需要法律约束。可首先由国务院颁布有关条例，条件成熟时再由政府立法。②建立营养师制度，加强营养师和饮食服务人员自身专业知识的培训。要保证营养午餐的营养质量，合格的营养专业人员必不可少。中国的营养师制度尚未建立，不利于营养师队伍的稳定和发展。③加强营养餐的研究工作。进一步加强生产技术和生产管理措施的研究，制订形式多样化的食谱，提高食谱的设计水平，通过名厨讲学、家长献策、电视竞赛、专家评议等形式解决营养与口味之间的矛盾，并缩短送餐间隔。④加强学校营养午餐的宣传工作，使教育机构、老师、学生和家长都对学生营养午餐有更深的了解，获得多方社会力量的支持。⑤对学校营养午餐给予政府补贴，减轻家庭的负担，尤其对于低收入和贫困家庭，补贴最好以隐形方式（如充入学生午餐卡）发放，消除学生自卑感。⑥进一步加强对学校营养午餐的管理。应该在相应法规的指导下，要求食堂或企业按照良好生产规范和危害分析和关键控制点（Hazard Analysis Critical Control Point，HACCP）的原则生产午餐，卫生监督部门明确监督和检测办法，加大监督力度，提高

监督效果。HACCP 体系被认为是控制食品安全和风味品质的最好最有效的管理体系。《食品工业基本术语》（GB/T15091-1994）对 HACCP 的定义为生产（加工）安全食品的一种控制手段；对原料、关键生产工序及影响产品安全的人为因素进行分析，确定加工过程中的关键环节，建立、完善监控程序和监控标准，采取规范的纠正措施。国际标准 CAC/RCP-1《食品卫生通则》（1997 修订 3 版）对 HACCP 的定义为鉴别、评价和控制对食品安全至关重要的危害的一种体系。中国对学生营养午餐已经制定了一些法规或管理办法，包括 1999 年发布的《学生营养餐生产企业卫生规范》（WS103-1999），1998 年发布的《学生营养午餐营养供给量》（WS/T100-1998），2001 年印发的《关于推广学生营养餐的指导意见》，2002 年教育部、卫生部颁布的《学校食堂与学生集体用餐卫生管理规定》等。

（徐济达　武洁姝）

xuéshēng kèjiān jiācān

学生课间加餐（snacks between classes）　上午课间时间给学生加食的少量食物。儿童的基础代谢较成人高，但胃容量小、能源储备少，比成人易饥饿。中国学生由于早餐时间紧张、没有食欲等原因，不进早餐的现象普遍；一些学生早餐的质量较差；有的学生路途遥远，早午餐时间间隔较长。这导致部分学生在第 3、4 节课时出现注意力不集中的现象，有些学生则在体育课体力不支，甚至低血糖晕倒。课间加餐能在一定程度上弥补早餐的缺陷，保证学生的正常生长发育，提高上午第 3、4 节课的学习效率。

中国教育行政部门对课间加餐无强行规定，也未制定统一的

管理办法。实施学生课间加餐需要注意一下营养和卫生问题：①选择营养丰富、容易消化和吸收的食物，以碳水化合物、牛奶为主，不宜给予油炸食物，如炸肉串等。②食物品种宜多样，量不宜过多，以免影响午餐的摄入。③加餐时间以 10 点左右为宜，要和早午餐均保持一定的时间间隔。④食物进货、加工和储存等渠道严格把关，保证食物卫生，禁止食用过期食品。食用时也要教育学生注意个人卫生，餐前一定要洗手。生产企业则应切实做到保证使用优质原料，严格按照"良好作业规范"和"卫生标准操作程序"生产，生产企业的管理应符合国际食品法典委员会标准，实行危害分析和关键控制点（HACCP）管理体系。

（徐济达　武洁姝）

xuéshēng yǐnyòngnǎi jìhuà

学生饮用奶计划（school milk program）　向中小学生提供饮用奶的专项计划。借鉴国外经验，中国由农业部、国家发展计划委员会、教育部、财政部、卫生部、国家质检总局、国家轻工业局共同倡议，于 2000 年开始实施，旨在改善中国中小学生营养状况，提高儿童少年健康素质，引导消费，改善膳食结构，调整和优化农业结构，增加农牧民收入的宏伟计划。学生饮用奶指经认定的定点企业生产、符合国家标准、专供中小学校学生饮用的灭菌牛奶。学生饮用奶需符合以下要求：①必须安全、营养、方便、价廉，是对学生饮用奶的基本要求。②必须由经过认定的定点生产企业生产。③消费对象是中小学生，不像市售奶那样面向广大市民，不能上市零售。④必须执行《灭菌乳》的国家标准（GB5408-

1999），并使用统一的学生饮用奶标志（图）。⑤必须以生鲜牛奶为原料，不得使用还原奶。

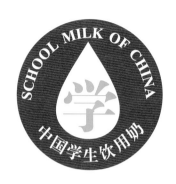

图　学生饮用奶标志

背景　营养普查资料显示，中国学龄前儿童的生长发育与世界卫生组织的标准相比明显滞后。即使在生长发育水平较高的9个大城市，1~6岁儿童平均身高仍低于标准1cm，平均体重低于标准0.8kg，中小城市和农村的差距则更大。另据有关资料，中国青少年的平均身高、体重均低于同龄日本青少年；45岁以下男性存在着年龄越小、平均身高越低的趋势，如7~10岁低1~1.5cm、11~14岁低2~3cm、15~18岁低0.6~1.4cm、21~24岁低1cm、30~34岁低0.8cm等。"学生饮用奶计划"是世界各国为改善学生营养和健康状况而采取的一种通行而有效的做法，得到国际组织的肯定与支持。第二次世界大战后，日本政府推行"学生饮用奶计划"后，人群平均身高和体重比上一代显著上升。

意义　1999年该计划开始在北京、天津、上海、广州、沈阳5个城市进行试点，2001年扩大到各省会城市，并逐步向中小城市和其他有条件的城镇推广。自2014年1月1日起已在全国推广实施。不仅有助于改善青少年的营养

状况，对引导广大青少年乃至全社会建立科学的营养观念也有重要意义，还可促进农牧业发展。

管理　为保证计划顺利实施，国家先后出台了《关于实施国家"学生饮用奶计划"的通知》《国家"学生饮用奶计划"实施方案》《国家"学生饮用奶计划"推广管理办法（试行）》和《教育部农业部关于加强"学生饮用奶计划"管理的意见》，并成立部级协调小组，负责计划的组织、协调与指导工作；在开展此计划的省会城市设立或指定由政府有关部门组成的相应机构负责实施；在中小城市和城镇推广阶段，由各省成立工作机构负责全省计划实施；成立专家组，主要负责提出技术和政策咨询意见；在试点阶段，由相关城市的教育主管部门确定和提出准入学校的名单及分批进入的顺序和数量；学校通过招标等办法，自主选定质优价廉的供奶企业；卫生部会同教育部对实施计划后学生营养与健康状况进行跟踪监测。

基本原则　包括以下几个方面。

以营养知识的宣传教育为导向　利用各种新闻媒体，通过新闻发布会、公益广告等形式向社会宣传；利用健康教育课、黑板报、墙报、班会、队会、广播等多种形式向学生宣传；通过家长学校、家长会、家长信等方式向家长宣传。不仅宣传学生饮用奶计划的目的、意义、原则和工作方针等，还包括奶制品与营养健康的科学知识，进而提高全民的营养知识水平。

把卫生安全放在首位　要保证学生饮用奶计划各环节（包括生产、配送、发放、饮用等）的卫生安全，严格按照《关于实施国家"学生饮用奶计划"的通

知》《国家"学生饮用奶计划"实施方案》《国家"学生饮用奶计划"推广管理办法（试行）》的要求，严格区分乳糖不耐症与食物中毒症状。

坚持自愿原则　既要贯彻自愿消费的原则，又要能在学生中普遍推广，逐步养成学生饮奶的习惯。要关注和解决好经济困难学生的饮奶问题。

坚持先试点后推广的实施步骤　在试点成功的基础上推广。

对企业实行资格认定制度　符合条件的生产企业，必须经过申报，并经国家有关主管部门认定才能取得学生奶生产资格，且有效期为3年。

严格执行准入制度　学校选用的牛奶必须是通过国家有关部门认定的定点企业，按照规定标准生产的、并在包装上印有中国学生饮用奶标志的饮用奶。不能将含乳饮料纳入学生饮用奶计划。

严格管理　对生产企业、生产过程和学校落实都要按照《教育部农业部关于加强"学生饮用奶计划"管理的意见》等要求实施。任何单位和个人不能利用行政手段，以推行学生饮用奶计划为名，收取回扣、牟取个人或小团体利益。

建立中毒事故报告制度　一旦发生学生饮用奶中毒事故，应在第一时间报告当地卫生行政部门和教育行政部门，并及时与当地学生饮用奶办公室取得联系，充分发挥各有关部门优势，共同采取措施，将危害程度降到最低。

（徐济达　武洁姝）

guójiā dàdòu xíngdòng jìhuà

国家大豆行动计划（national soybean project）　向贫困地区中小学生提供每日一杯豆奶的国家计划。

背景 儿童少年处于生长发育的高峰期，合理营养是其健康成长的基础。但 1992 年第 3 次全国营养调查显示，虽然学生每日膳食摄入的热量基本满足需要，但蛋白质的摄入量偏低，钙缺乏明显，贫血发生率也较高。《1995 年中国学生体质与健康调研报告》指出，近 40% 的学生存在营养问题，营养不良和低体重学生占较大比例。这些学生多处于贫困地区，由于受经济条件的制约，得不到足够的营养保证，使其体格和智力发育均受到影响，这对全面提高国民素质极为不利。1993 年 2 月 9 日，国务院颁布了《九十年代中国食物结构改革与发展纲要》（以下简称《纲要》）。配合《纲要》出台，国家食物与营养咨询委员会的专家经反复论证，于 1995 年向国务院正式提交《关于实施国家大豆行动计划的建议》。其核心是以中小学生为重点，结合中国国情，以经济、有效又易普及的方式，确保城乡居民都能享用优良蛋白质，改善营养状况，促进整个民族的身体素质提高。该建议得到国务院的高度重视，成立了国家大豆行动领导小组，由农业部、卫生部、教育部、中国轻工联合会共同组织实施了国家大豆行动计划，于 1996 年 8 月正式启动。

意义 中国学生中，营养不良、身高不足、贫血严重等问题相当普遍地存在。调查表明，中国 2.7 亿在校学生存在严重营养问题，有近 40% 的学生营养不良，这些学生蛋白质摄入量仅为所需要的 65%；中国青少年的贫血率高于其他年龄段。实施国家大豆行动计划的物质基础是大豆。大豆中不但含有优质蛋白质，还含有丰富的矿物质及促进骨质细胞生长的类黄酮类等物质，吸收率高，价格低廉，是一种从根本上改善贫困地区学生营养状况的比较理想的食物，符合中国国情。1996 年国家大豆行动计划的试点经验表明，试点学生的营养状况和贫血状况均有了明显的改善。

进程 计划分两步试点。首先，选定内蒙古、山西、陕西、甘肃等 10 省区市 11 个县市做试点；每个县（市）确定中小学校各 1 所，共 22 个学校作为大豆行动的试点校。每日一杯豆奶，从小唤起学生的营养意识，呼吁社会各界对学生营养工作的关注。第二步，关键是实现由传统技术到现代技术的转变，将学生豆奶饮用和乡村大豆产供销环节的有机连接，逐步发展豆制品的种类；由小型单机生产向工业化方向发展，将许多明星企业吸引到原先发展相对迟滞的豆制品加工业，提高生产水平；将豆制品加入到肉制品中，既降低胆固醇，又降低成本，既符合国际潮流，又能实现经济、社会效益的双丰收。伴随该计划的顺利实施，中国有望 2030 年实现大豆人均消费量每年 25kg，总需求量达 4 000 万吨的目标。让豆制品像谷类、蔬菜成为一日三餐不可缺少的部分，这将是大豆行动计划的长远目标。

试点学校效果 从试点学校学生营养状况的分析报告中可以看出，试点地区的儿童和青少年普遍存在着营养不良的现象，各年龄组身高体重均明显低于 1995 年全国学生体质检查的平均水平，贫血发生率普遍高于全国平均水平。给这些学生每日补充一杯豆奶干预三个学期后再进行评价发现，补充豆奶组比未补充豆奶组身高多增长 0.3～0.9cm；补充后与补充前相比，男女生体重均有了明显增加；补充豆奶组体重偏低的男女生的比例均比补充前和未补充豆奶组有明显下降，达到全国平均水平。男生补充豆奶一年半后，血红蛋白值提高了 5.1g/L，比未补充豆奶组多提高 1.7g/L；女生补充豆奶组血红蛋白值提高了 3.2g/L，比未补充组多提高 1g/L，补充组与未补充组血红蛋白值的差异有显著意义。补充豆奶组补充后贫血率下降了 8.5 个百分点，比未补充组多下降 1.2 个百分点。补充组贫血改善的有效率为 34.25%，比未补充组高 8.28 个百分点，两组之间的差异有显著意义。国家大豆行动计划的试点结果表明，中小学生身高、体重水平显著提高，体质普遍增强，营养不良和缺铁性贫血人数减少，冬季患感冒率降低。尤其是小学生，上午第 3～4 节课精神较集中，对提高学习成绩产生了积极影响。

（徐济达 武洁妹）

fùxí kǎoshì qījiān yíngyǎng yāoqiú
复习考试期间营养要求（nutritional requirements during the examination period） 依据学生考试期间生理和心理特点而制订的膳食营养具体要求。

营养素特殊需求 复习、考试以脑力活动为主，其生理负荷主要集中于高级神经系统。复习考试期间，学生由于学习任务重、生活和学习节奏快、心理压力大，高级神经活动持续处于高度紧张状态，从而导致机体对氧和各种营养素（蛋白质、磷脂、碳水化合物、维生素 A、维生素 C、B 族维生素以及铁元素）的需求增多；同时，由于心理压力大，且升学考试（中考、高考）多逢夏季，气温偏高，学生消化功能减弱，容易出现食欲不振。因此，学生在复习考试期间应格外注意合理饮食，并遵守合理的作息制度，以便顺利度过这段特殊时期。已有研究表明，在高级神经活动紧张的条件下，蛋白质的消耗增多，脂类、碳水化合物、维生素 A、B 族维生素和维生素 C 的代谢过程增强，但热能消耗不增加或仅稍微增加。学生在复习考试期间，应特别注意这些营养素的摄入（表）。

饮食安排　包括以下几个方面。

平衡膳食、合理搭配　膳食安排在遵循平衡膳食原则的基础上还要注意充足的蛋白质（尤其是优质蛋白）以及维生素和铁的摄入，在食物选择上要食用充足的主食，适当增加粗杂粮的摄入；多选用鱼虾、瘦肉、肝、鸡蛋、牛奶、豆制品等；每日食用新鲜的蔬菜和水果；减少纯糖和纯油脂性食物；夏季炎热时，要注意保证足量液体的摄入，白开水是解渴消暑的最好饮料，家中自制绿豆汤也较适宜，尽量减少市售饮料的摄入。

三餐分配合理，吃好早餐营养丰富的早餐有助于提高上午的学习效率，早餐中的碳水化合物还有助于减少疲劳和烦躁感，改善情绪；午餐安排尽量丰盛；晚餐不能过于油腻。如无食欲进早餐，家长可给儿童带一小块巧克力或一片面包和一瓶牛奶（也可用酸奶代替），在课间进食，食物量不宜过多，进食时间也不宜过晚（一般以上午 10 时），以免影响午餐的进食。

注意饮食卫生问题，不过分迷信保健品　不在街头小摊进食，少吃或不吃生冷食物和饮料，进食前洗手。只要不挑食、偏食，各类天然食物能满足人体需要。不过分迷信营养品和益智品等对智力和考试成绩的作用。

增进学生食欲的措施　每年夏季升学考试时气温很高，学生往往会缺少食欲。因此，家长应挑选平时学生爱吃、易消化、富有营养的食物，不断变换品种和花样，注意色、香、味搭配，促进消化液分泌，增进食欲。就餐过程中避免谈学习和考试，更忌训斥儿童，创造一个轻松、愉快的环境。充足的睡眠、适宜运动量的锻炼以及进餐后适量活动，均有助于提高食欲、促进食物的消化，提高学习效率。

（徐济达　武洁姝）

xuéxiào jiànkāng jiàoyù

学校健康教育（school health education）　在学校内开展的以全面促进学校师生健康为核心内容的有组织、计划、实施过程、评价的系统教育活动。

意义　健康教育对象不仅包括在校中小学学生、学龄前儿童以及大学生，还应包括在校的教师和员工。其意义在于：①儿童少年是人类的未来和希望，群体数量众多，大多数集中在各级各类学校中学习，是一个实施健康教育意义重大而又易于开展健康教育的人群。②学校是学生接受教育、学习生活和工作技能的主要场所，有完整、系统的教育资源和手段，是实施健康教育的有利环境，通过课堂内外健康教育方式针对儿童少年传授健康知识、开展健康教育具有低投入高效益特点。③正值成长发育阶段的儿

表　与复习考试相关的重要营养素及其功能和主要食物来源

营养素	功　能	主要食物来源
蛋白质	与高级中枢神经的功能密切相关，直接参与记忆过程中新蛋白质分子的合成	牛奶、鸡蛋、瘦肉、鱼虾贝类、豆制品
酪氨酸	参与合成神经递质儿茶酚胺	
色氨酸	中枢神经递质 5-羟色胺的前体，后者具有重要的内抑制功能，能提高注意力，改善记忆功能	
脂类	脑细胞和神经髓鞘的重要成分	
DHA	维持大脑正常功能的必要物质，可提高大脑功能，增强记忆	鱼虾贝类，尤其深海鱼
碳水化合物	分解产生血糖，是脑细胞的唯一能量来源	主食，如大米和白面
矿物质和维生素	与神经递质的合成及活性有关，或与神经活动的能量代谢有关	新鲜蔬菜和水果，鱼虾、瘦肉、肝、鸡蛋、牛奶、豆制品等
维生素 A	对学习记忆功能有重要影响	动物肝脏
维生素 B_1	帮助大脑更好地利用血糖，增强食欲	粗杂粮，如红豆、绿豆、糙米、标准粉等
维生素 C	促进铁吸收，增加脑组织对氧的利用	新鲜的蔬菜、水果
铁	参与造血，增加脑组织的氧气供应	瘦肉、动物血和内脏

童少年是一个可塑性较强、最大又最易受影响的人群，通过健康教育能够使他们养成健康的行为习惯和生活方式，且健康教育效果可通过学生向家庭和社会辐射，是通过健康教育创造健康未来的机会，其结果将会影响人的整个生命周期。④大学生和学校教工虽为成人，但并都是健康观点正确和健康行为恰当者，接受健康教育可促进其身心健康。

目标和原则 2008 年 12 月 1 日中华人民共和国教育部颁布实施的《中小学健康教育指导纲要》（以下简称《纲要》）中明确提出了中国学校健康教育的目标和基本原则。《纲要》指出中国学校健康教育"是以促进学生健康为核心的教育"。学校健康教育的目标是"通过有计划地开展学校健康教育，培养学生的健康意识与公共卫生意识，掌握必要的健康知识和技能，促进学生自觉地采纳和保持有益于健康的行为和生活方式，减少或消除影响健康的危险因素，为一生的健康奠定坚实的基础"。

学校健康教育原则指导学校开展健康教育的工作法则和基本要求，包括所提供的健康信息应符合学生需求，即适时、适宜、适度原则；信息内容要正确、准确无误，避免误导学生或造成学生理解偏差，即科学性原则；健康教育方法的灵活性、实用性原则；积极营造学校健康环境，鼓励学校师生及社区主动参与的综合性健康教育策略等。《纲要》针对中国 21 世纪初期学校健康教育的目标要求和现状，特别是健康教育课堂教学的现状，明确指出学校健康教育要做到突出重点、注重实用性和实效性。要"坚持健康知识传授与健康技能传授并

重原则；健康知识和技能传授呈螺旋式递进原则；健康知识传授、健康意识与健康行为形成相统一原则；总体要求与地方实际相结合原则；健康教育理论知识和学生生活实际相结合原则"。

基本内容 通过课堂内外的健康教育方式向学生传授健康知识是学校健康教育的主要形式，使他们通过掌握正确的健康知识，能抵制不良行为和习惯的影响，能有效地以正确的方法维护自身健康。《纲要》指出中国中小学健康教育内容应包括 5 个领域：生长发育与青春期保健、心理健康、健康行为与生活方式、疾病预防、安全应急与避难。

儿童少年生长发育与青春期的健康信息 使学生对人体的基本解剖部位、生理功能，以及生长发育与青春期过程中的生理变化和可能遇到的问题有正确的了解，也包括体育锻炼、营养以及环境卫生对健康的影响等。

儿童少年主要心理问题与心理健康 基于儿童少年身心发展的阶段性规律和各个阶段的特点，通过健康教育促进儿童少年智力和个性品质的健康发展，是预防各种心理障碍，促进儿童少年心理健康发展有效途径。

儿童少年正确健康观念与生活方式的培养、健康行为技能的发展 儿童少年的生长发育水平、学生时期的某些常见疾病和缺陷，往往与学生的健康观念、学习生活方式和环境关系密切。导致成人期死亡的许多疾病（如心血管病、糖尿病等慢性非传染性疾病）其起因往往能追溯到儿童少年期，因此，从儿童期开展健康教育，为其终身健康打下良好基础，其核心就是培养、发展儿童少年的自我保健意识和能力，养成良好

的行为和生活习惯。

儿童少年常见病、传染性疾病预防 对在校学生普及各类常见病有关知识，使学生掌握有关的疾病预防知识和技能，结合学校定期体检和健康服务，可明显降低某些常见病的患病率。

儿童少年的自我保护、意外伤害事故预防 预防校园暴力、网络欺凌、性虐待，预防交通伤害、切割伤、溺水等意外伤害，学会逃生技能等。

方法 ①传统式健康教育的课堂讲授、讲座、示教。②参与式健康教育教学，如小组讨论、头脑风暴、角色扮演、案例分析、游戏活动。③同伴教育和生活技能教育等，如培训红十字少年，参加社会卫生服务和学校环境清扫、组织以健康为主题的队会、团会，演出队、夏令营、知识竞赛等。④通过媒体接受健康教育，如大众媒介、视听手段、网络系统。⑤学校健康服务主要是针对有健康问题的学生个人所开展的健康教育服务工作，包括健康咨询和个别劝导等。针对具有普遍性意义的健康问题学校可通过专题健康教育方式来应对，如青春期生殖健康问题、青少年吸烟问题、酗酒和滥用药物问题专题健康教育，为预防某种或某类疾病，减少或消除该病的致病因素或发病率而进行的专项健康教育等。

评价 评价的内容应包括健康相关的知识、信念、行为，同时要结合学生生长发育水平和健康状况的改善进行评价。

知识和信念 围绕健康教育内容及有关知识、对健康或危害健康行为的态度进行书面测验或其他形式的评价。可计算调查对象知识的及格率、平均得分等，而个体评价可用自身前后对照得

分为指标评价健康知识，同样可以对某些正确及不正确健康行为的肯定或否定率等为指标评价学生的健康态度和信念。

健康行为评价 作为学校健康教育效果评价，如健康习惯的形成率、不健康行为和习惯的改变率、各类健康教育活动的参加率等，也客观、可靠。

学生生长发育水平、健康状况的改善评价 作为长期评价指标，用以衡量学校健康教育效果。常用的有不同发育水平儿童所占比例、患病率、发病率、月病假率等。

学生健康面貌和风尚的改变评价 作为学生健康信念及行为改善的间接指标，如清洁值日及大扫除的积极性，自觉维护环境卫生的行为等。

（娄晓民）

xuéxiào shēnghuó jìnéng jiàoyù

学校生活技能教育（life skills education in school）

使儿童少年提高心理素质、建立健康生活方式、从容应对困难与挑战、增强社会适应能力而对中小学生进行的心理社会能力教育。世界卫生组织（World Health Organization, WHO）将生活技能（life skills）定义为专指一个人的心理社会能力（psychosocial competence），而并非泛指日常生活能力。心理社会能力指一个人能有效地处理日常生活中的各种需要和挑战的能力。心理社会能力是个体保持良好的心理状态，并且在与他人、社会和环境的相互关系中表现出适应的积极的行为能力。WHO认为生活技能教育不仅是预防儿童少年行为和健康问题的重要途径，而且有助于提高基础教育水平和质量，促进儿童少年的健康发展，使他们有能力适应不断变化的社会环境，提高儿童少年未来的生活质量。特别是儿童少年，生活技能不仅能够帮助他们解决现有的困惑和问题，而且可为他们走上社会奠定坚实的基础。

背景 20世纪80年代初，美国博特温（Gilbert J. Botvin）博士从心理社会角度最先提出了用生活技能训练方法预防青少年吸烟，结果显示经过技能训练的学生吸烟发生率降低。此后的10年中，生活技能项目在欧美一些国家迅速开展，取得了较好成效。1993年WHO出版了纲领性文件《学校生活技能教育》，使生活技能教育得以系统化和规范化。1995年世界学校健康教育专家委员会向各国学校卫生界发出倡议：学校必须使各年龄阶段的儿童少年学习重要的健康知识和生活技能；教育不仅应包括针对性、重点性和以技能教育为基础的健康教育，而且应包括积极、全面和完整的生活技能教育。生活技能教育的原理和方法逐步被学者广泛接受，并得到联合国儿童基金会、联合国教科文组织等的积极响应。

意义 生活技能教育在儿童少年健康危害行为干预方面效果良好。特别是在预防与烟草、酒精和与毒品有关的物质滥用方面，生活技能训练可以推迟吸烟年龄和提高拒绝吸烟的技巧，能够降低学生大麻使用率，并有降低青少年饮酒率的趋势。生活技能教育通过提高儿童少年的决策、协商、拒绝和寻求帮助能力，可使其建立健康的行为方式，降低性行为发生率，在预防青少年性行为和少女妊娠方面也有重要作用。另外，通过缓解压力和紧张、解决烦恼等生活技能训练的学生自杀倾向明显降低，显示生活技能教育对预防青少年自杀也有积极作用。

学校生活技能教育是连接健康知识、态度、价值观和行为的桥梁，能帮助青少年通过有效地解决问题，提高自尊心和自信心，逐步建立良好的自我意识。生活技能教育教给青少年良好的处理情绪、缓解压力和人际交流等能力，使其保持良好的心态和健康的情绪。学校生活技能教育还可用于对学生的社会适应提供指导，从而为提高学生素质，增强青少年责任感和义务感，促进其社会适应能力等做出积极贡献。生活技能教育已被全球许多国家接受，并被认为是促进青少年健康最为有效的途径之一。生活技能教育已成为学校健康教育一个崭新而富有活力的组成部分。

具体内容 生活技能可概括为5对共10种能力。

自我认识能力（self awareness） 个体能客观评价自己的个性、特长和缺点等，在正确认识自我的基础上逐步建立自信，并与周围的人保持和发展良好的人际关系。

同理能力（empathy） 能站在他人角度考虑问题的能力。与人交往、商讨和解决问题过程中能设身处地为他人着想，不仅表现出充分的理解和同情，而且能主动帮助他人，通过协商解决问题。

有效交流能力（effective communication） 能运用恰当的口语或肢体语言（如手势、姿势、表情和动作等）准确、恰当表达自己的心情和观点，并能在需要时寻求他人的建议和帮助。

人际关系能力（interpersonal relationship） 能以积极方式与他人交往，建立和保持友谊，与家人和睦相处和相互沟通，使自己经常保持良好的心理状态并获得必要的社会支持。还包括必要时能采用恰当的、使自己和别人都不受到过度伤害的方式，巧妙地断绝和某人的关系。

调节情绪能力（coping with emotions） 能认识自己和他人的情绪，并用适当方法尽量把消极情绪逐渐调整为积极情绪，使之不会对自己的身心健康造成不良影响，也不会使这些不良情绪影响他人。

缓解压力能力（coping with stress） 能正确认识自己面临的压力、压力来源及其危害，并且有能力采取必要的措施，通过改变周围环境或生活方式减少压力或放松自己，使压力尽可能减轻到不对自身健康造成危害的程度。

创造性思维能力（creative thinking） 思考问题时能抛开经验束缚，不因循守旧；积极探索其他可能的途径和方式，找到更多、更好的解决问题方法，解决问题时能有更多的选择，做出更有益的决定。

批判性思维能力（critical thinking） 开拓思路，用批判的眼光来分析已获得的信息和以往的经验。使自己从多角度、全面、灵活地考虑各种问题，做出更加合理的决定，更好地适应日常生活。与创造性思维能力相近。

决策能力（decision making） 能通过权衡不同选择，并考虑每种选择所带来的不同后果，做出正确决定的能力。

解决问题能力（problem solving） 能正确认识自己面临的主要问题，寻求可以解决该问题的方法，分析各种方法的利弊得失，从中选择最适合的解决方式，并制订计划、付诸实施来解决实际问题的能力。

由生活技能的 5 对 10 种能力可以看出，生活技能教育的关键是使青少年采取对自己的生活更有责任感的行为，做出有利健康的选择，获取更多的抵抗消极压力的能力，使有害行为降到最少。学校生活技能教育就是提高学生心理社会能力，促进健康的一种有效措施。

原则 生活技能教育应遵循的原则是：①学校生活技能教育应面向全体学生，且尽早开展，重视健康行为实践。②坚持以学生为主体，鼓励学生积极参与到教学活动中，激发学生的创造力和主动探索精神。③学校和教师应理解和尊重学生，教师和学生要彼此信任，平等地表达自己的观点，共同分享彼此的经历和经验，承认并接纳学生的个体差异。④良好的师资是提高生活技能教育水平的关键，教师应既能充分调动学生积极性，又能控制局面，按时完成教学任务。学校应注重生活技能教育的教师培训工作。⑤应重视学校与家庭、社会的密切结合，为学校生活技能教育创造良好的社会环境。

方法 生活技能教育教学通常采用的参与式教育方法一般由 4 部分组成：①教师提出问题（生活实例）。②开展活动（角色扮演、案例分析）。③讨论小结（记录感受和体会）。④课后练习（小组讨论、头脑风暴、角色扮演、案例分析、游戏、小品、辩论、小调查、图画和歌曲）。

（娄晓民）

qīngshàonián xìngjiàoyù

青少年性教育（sex education for adolescents）

培养青少年从生物学、心理学、生育和社会文化等诸方面去了解性，获得对性与生殖健康行为相关问题的知识，能做出负责任的决定和行动能力的教育过程。中国著名医学家吴阶平教授认为性教育（sex education）是对受教育者进行有关性科学、性道德和性文明教育培养的社会化过程。性教育不只是读一本书，听一次讲座或看一次录像，而是一个涉及家庭、学校和全社会的教育系统工程，也是一个随受教育年龄不断发展的社会化过程。在《西方性教育辞典》中性教育被描述为涉及儿童对性的理解的教育，不仅仅关于性的结构（解剖学、生理学、节育和怀孕等），也关于性关系所涉及的人和道德问题。青少年性教育指对青少年进行的以"生殖健康教育"为主体，包括性生理发育、性心理发展、性伦理道德和性法制观念的综合教育。世界卫生组织认为性教育包括性生理、性心理及性道德 3 方面内容，是青春期教育的核心内容。在中国学校开展的青春期教育和性教育表达的是同一内涵。

发展概况 瑞典是世界上最早推行青少年性教育的国家，1942 年就在义务制学校中开展性教育，1955 年起性教育成为学校必修课。美国也是较早关注性教育的国家之一，青少年性教育开始于 1960 年，其发展经历了无指导的性教育、综合性教育和禁欲性教育 3 个阶段。继美国之后其他西方国家学校性教育也迅速发展。现代西方各国家都很重视青少年性教育，建立了性教育实施组织和研究机构，编写了系统的青少年性教育教材和参考书，建立了相关的师资培养体系，形成了比较完善、科学的青少年性教育途径和方法。

中国青少年性教育开展相对较晚，在 20 世纪 80 年代初期开始了一些尝试性实践，并逐渐受到社会重视。1988年原国家教育委员会和国家计划生育委员会联合发布了《关于在中学开展青春期教育的通知》，将青少年性教育正式纳入中国中学教育内容，1991年国家教委决定在初中以上学校全面开展青春期教育，中国青少年性教育开始快速发展。中国青少年性教育仍然处于起步阶段，许多中小学特别是农村中小学，青少年性教育仍然停留在"自己学"的水平，教师、家长和公众对青少年性教育存在着各种疑虑，学校缺乏适合青少年性教育的课本、尤其缺少训练有素的专业教师。许多学者对中国青少年性发育、性心理、性越轨和性教育状况进行了调查，对青少年青春期性知识及性道德教育的作用、内容以及原则和方法等进行了深入研究，以推动中国青少年性教育的开展。

意义 中国青少年男女性成熟年龄平均提前了2年，平均结婚年龄则推迟了5年以上。这种性成熟年龄提前、结婚年龄推迟的状况，增加了青少年婚前性行为的概率，导致未婚早育现象增多，引发一系列社会问题。另外，中国处于青春发育期的青少年达3亿以上，他们对性与生殖健康知识的理解和掌握不足，迫切需要接受此项教育。青少年性教育可以减少青少年未婚早育现象；使青少年获得科学、完整和适宜的性知识、性态度和性道德。

目标 ①通过性生理和生殖知识传授，帮助青少年学生了解自身的性发育过程，树立科学的性观念。②通过性心理教育，帮助青少年解除性困惑，正确对待青春期常见的性心理问题。③通过性伦理、性道德教育，学习人

际交流尤其是异性交流的技能，正确处理两性关系。④帮助青少年认识自己的性权利，掌握自我保护技能，能在遭遇困难时寻求医疗保健和社会安全帮助。⑤预防性传播疾病发生。

内容 ①性生理卫生。以逐步提高深度的方式，分阶段向青少年传授有关两性内外生殖器官解剖构造、器官功能和第二性征等知识，消除对性的神秘感、减轻因无知和好奇导致的性紧张。根据两性不同生理保健要求，帮助男生纠正对遗精、手淫等的认知误区；向女生传授有关月经生理、经期保健和乳房保健等知识，学会辨识月经异常症状。②性心理教育。帮助青少年了解青春期特有的心理特征，如性意识觉醒、自发式性冲动等青春期的正常表现，尽可能地消除学生因性梦、性幻想、手淫等而产生的心理压力。以心理咨询的方式，向青春期抑郁症和其他青春期心理-行为问题患者提供心理支持、情感关爱和行为指导。对青春期易出现的一些变态性心理如同性恋、露阴癖等也不必回避，应在其发生早期及时提供行为治疗。③性伦理道德教育。结合实例开展责任感、义务感、羞耻感和美感等道德情操教育，不能尽是空洞说教。将尊重与保密、知情同意、保护隐私和反歧视等伦理原则引入学校性教育，对提高自我保健意识、减少青少年婚前性行为和促进青少年建立正确的人生观发挥了良好作用。④自我防卫能力培养。帮助青少年认识自己的性权利，学会认知不安全环境，勇敢应对性骚扰；提供场景和技能培训，让青少年学习预防性侵犯的技能来保护自己。⑤预防性病和获得性免疫缺陷综合征。获得性免疫

缺陷综合征/性病对人类的威胁主要来自人们自身不健康的性行为。介绍获得性免疫缺陷综合征/性病的症状、危害、传播和不传播途径，建立良好性观念，预防危险行为，传授决策、人际交往和拒绝等生活技能，对提高学校性教育的教育效果，预防获得性免疫缺陷综合征/性病皆有意义。

原则 ①从实际出发原则。根据内容选择适合的方法，授课形式可多样化，知识性内容用讲授式，知识内容要科学，表达要规范，价值观教育以讨论等参与式活动形式为主，特殊事例可以用合理方法个别辅导。②指导性原则。以正面指导为主，多讲"可以做什么"，少讲"不准做什么"，易引发争议的内容应尽量从知识性角度介绍。③性知识与性道德教育相结合原则。培养对家庭关系及两性关系的正确认识，正确理解自己的角色，懂得自己对家庭的义务与责任。④适时、适度、适当原则。根据青少年学生的身心发展规律、青少年的年龄特征和接受能力采用适当的方法和态度进行青少年性教育。⑤学校与家庭合作原则。学校教育与家庭教育要同步，要以适当机会对青少年家长开展家庭性健康教育。

途径 ①以学校为载体将青少年性教育纳入学校常规教育，初中主要开展青春期生理变化和健康保健知识等方面的教育，高中重点开展性伦理、性道德教育、家庭责任和防艾知识以及生殖健康等内容的教育。②以社区、企业为载体把流动青少年纳入青少年性教育的范围，在社区、企业协会的指导下，切实加强流动青少年的管理，积极开展青少年性教育活动，使青少年性教育成为

社区、企业青少年健康教育的主要内容。③开展同伴教育。通过同伴教育向青少年提供性教育知识，帮助青少年发展，增强其自身处理各种问题和理性地应对各种健康挑战的能力。④开办青少年家长学校，举行青少年家长健康教育专题讲座，开展家长健康教育活动。

（姜晓民）

Zhōng-Xiǎoxué Jiànkāng

Jiàoyù Zhǐdǎo Gāngyào

中小学健康教育指导纲要

（Guideline of Health Education in Primary and Middle Schools） 为贯彻落实《中共中央国务院关于加强青少年体育增强青少年体质的意见》对健康教育提出的工作要求，进一步加强学校健康教育工作，培养学生的健康意识与公共卫生意识，掌握健康知识和技能，促进学生养成健康的行为和生活方式，依据《中国公民健康素养–基本知识与技能（试行）》及新时期学校健康教育的需求而制定的纲要。2008 年 12 月 1 日教育部制定《中小学健康教育指导纲要》。纲要包括 3 个部分：①指导思想、目标和基本原则。②健康教育具体目标和基本内容。③实施途径及保障机制。

目标和原则 健康教育是以促进健康为核心的教育。通过有计划地开展学校健康教育，培养学生的健康意识与公共卫生意识，掌握必要的健康知识和技能，促进学生自觉地采纳和保持有益于健康的行为和生活方式，减少或消除影响健康的危险因素，为一生的健康奠定坚实的基础。

学校健康教育要把培养青少年的健康意识，提高学生的健康素质作为根本的出发点，注重实用性和实效性。应坚持：①健康知识传授与健康技能传授并重原则。②健康知识和技能传授呈螺旋式递进原则。③健康知识传授、健康意识与健康行为形成相统一原则。④总体要求与地方实际相结合原则。⑤健康教育理论知识和学生生活实际相结合原则。做到突出重点、循序渐进，不断强化和促进健康知识的掌握、健康技能的提高、健康意识的形成、健康行为和生活方式的建立。

基本内容 中小学健康教育内容包括 5 个领域：健康行为与生活方式、疾病预防、心理健康、生长发育与青春期保健、安全应急与避险。

根据儿童少年生长发育的不同阶段，依照小学低年级、小学中年级、小学高年级、初中年级、高中年级这 5 级水平，把 5 个领域的内容合理分配到 5 级水平中，分别为水平一（小学 1~2 年级）、水平二（小学 3~4 年级）、水平三（小学 5~6 年级）、水平四（初中 7~9 年级）、水平五（高中 10~12 年级）。5 个不同水平互相衔接，完成中小学校健康教育的总体目标。

实施途径及保障机制 学校要通过学科教学和班会、团会、校会、升旗仪式、专题讲座、墙报、板报等多种宣传教育形式开展健康教育。学科教学每学期应安排 6~7 课时，主要载体课程为《体育与健康》，课时安排可有一定灵活性，遇下雨（雪）或高温（严寒）等不适宜户外体育教学的天气时可安排健康教育课。小学阶段应与《品德与生活》《品德与社会》等学科的教学内容结合，中学阶段应与《生物》等学科教学有机结合。对无法在《体育与健康》等相关课程中渗透的健康教育内容，可利用综合实践活动和地方课程的时间，采用多种形式，向学生传授健康知识和技能。

重视健康教育师资建设 各地教育行政部门和学校要重视健康教育师资建设，把健康教育师资培训列入在职教师继续教育的培训系列和教师校本培训计划，分层次开展培训工作，不断提高教师开展健康教育的水平。中小学健康教育师资以现有健康教育专兼职教师和体育教师为基础。要重视健康教育教学研究工作，各级教研部门要把健康教育教学研究纳入教研工作计划，针对不同学段学生特点，开展以知识传播与技能培养相结合的教学研究工作。

加强教学资源建设 各地应加强教学资源建设，积极开发健康教育的教学课件、教学图文资料和音像制品等教学资源，增强健康教育实施效果。凡进入中小学校的自助读本或相关教育材料必须按有关规定，经审定后方可使用；健康教育自助读本或相关教育材料的购买由各地根据本地实际情况采取多种方式解决，不得向学生收费增加学生负担。大力提倡学校使用公用图书经费统一购买，供学生循环使用。

重视对健康教育的评价和督导 各地教育行政部门和学校应将健康教育实施过程与健康教育实施效果作为评价重点。评价的重点包括学生健康意识的建立、基本知识和技能的掌握和卫生习惯、健康行为的形成，以及学校对健康教育课程（活动）的安排、必要的资源配置、实施情况以及实际效果。各地教育行政部门应将学校实施健康教育情况列入学校督导考核的重要指标之一。

充分利用现有资源 健康是一个广泛的概念，涉及生活的方方面面，学校健康教育体现在教育过程的各个环节，各地在组织实施过程中，要注意健康教育与其他相关教育，如安全教育、心理健康教育有机结合，把课堂内教学与课堂外教学活动结合起来，发挥整体教育效应。

学校健康教育是学校教育的一部分，学校管理者应以大健康观为指导，全面、统筹思考学校的健康教育工作，应将健康教育教学、健康环境创设、健康服务提供有机结合，为学生践行健康行为提供支持，以实现促进学生健康发展的目标。

（娄晓民）

értóngshàonián tǐzhòng kòngzhì cèlüè

儿童少年体重控制策略（weight control strategy for children and adolescents）

预防儿童少年超重和肥胖率快速增长而又不干扰生长发育而采取的体重控制策略。儿童和青少年的体重控制已经引起了极大的关注。国内外对儿童期单纯肥胖症的预防及治疗方法的选择仍处于探索阶段，2000年后国外很多学者基于单纯肥胖症的发生是热能摄入过多、能量消耗过少的理论，做了大量的单项研究，如控制饮食，选用低热卡食物，加强运动等手段以达到降低体质量的目的，但部分研究结果显示，单纯用饮食控制体质量，维持效果短。日本长岛的学者指出，对儿童来说，减重不是治疗目的，保持持续生长和降低增重速率，增加有氧能力和耐力才是目标。这种观点已被越来越多的学者所认同。

合理控制饮食　在满足儿童生长发育和营养平衡的前提下适度控制饮食，减少总能量的摄入，调整饮食结构。按循序渐进原则，以减少主食摄入量为主，增加膳食中蔬菜、水果的比例，要保证蛋白质、维生素、矿物质和微量元素的充足供应。调整食物重量和种类，使膳食结构趋于合理。

坚持有氧运动　有氧运动指机体的摄氧量能满足需求，以有氧氧化供能为主的运动，可增强心肺供能，改善心脏本身的血液供应，提高肺活量。益于生长发育，几乎无不良反应，容易实施管理。有研究表明，有氧运动不仅能消耗肥胖者的体内大量热量，达到减肥效果，而且还能改善心肺功能，增强抗病能力，有效预防因肥胖带来的各种生理、心理疾病。通过在合理的时间内进行适宜强度的运动，在一定时间内进行一定次数的运动，起到调节脂肪代谢、促进脂肪分解和消耗的作用，同时也注意培养肥胖儿童少年完成运动的信心，使他们逐渐形成良好的运动习惯，以达到减肥及增强体质的双重目的。针对儿童少年，所选择的项目应有趣味性，易于实施，以便于长期坚持，如快走、慢跑、游泳、踢毽子、跳橡皮筋、爬楼梯、跳绳等运动方式。研究表明，虽然不同运动强度的减肥效果不同，但只有中等强度的有氧运动才能达到减肥效果。一般为儿童运动时达到最大心率（最大心率 = 220-年龄）的 45%～60%，每次运动不少于 30 分钟，每周 3～5次。对 76 名 7～11 岁超重及肥胖儿童进行为期 2.5 年的中等强度的运动干预研究，提示体育锻炼可有效控制儿童的体质量，但效果巩固还需各方配合、长期坚持。

改变不良生活行为方式　研究发现，肥胖儿童多有共同的饮食和运动等行为特点，如进食速度快、非饥饿状态下进食，临睡前进食，喜吃高脂、高糖食品，较少户外活动、长期静坐行为等。启发青少年自我观察、自己发现不良的行为方式；提高自我保健意识，将行为改变从"大人要我这样做"变成"我自己应该这样做"；重点培养定时定量进食习惯；进餐集中注意力，保持情绪稳定，抵制不良环境刺激。

疏导心理问题　超重肥胖个体心理问题检出率高于同龄正常人，特别是在焦虑、人际关系、强迫症状、抑郁、敌对和精神病性 6个方面比较明显，故要激发儿童及家长强烈的减肥欲望，克服各种心理障碍，增强自信心，消除自卑心理，树立健康的生活习惯。

争取社会支持　儿童少年体重的控制不是单纯的个人行为，应为其创造良好的家庭和学校环境，并取得家长、老师、亲友和同伴的坚定支持。家庭是儿童生活的场所，对于年幼儿童而言，每日能量的摄入和消耗很大程度上取决于父母，父母的运动习惯和生活行为，以及对肥胖的态度和认识的不同，直接影响子女肥胖的发生。家长应树立好榜样，改变不良的生活方式与饮食习惯，给子女提供各种健康食物的选择，避免幼儿挑食和偏食糖类、高脂肪、高热量食物。让儿童从小养成良好的饮食习惯，建立健康的生活方式。学校在帮助青少年减肥中也应发挥积极作用。通过健康宣教，让青少年了解肥胖的危害性和科学的减肥方法；定期体检，筛选肥胖学生；提供热量适中、营养素齐全的午餐；提供有氧运动场所，传授技能，帮助制订运动处方；营造良好的人际交流环境，对取笑、歧视肥胖学生的行为进行规劝和教育，减轻肥胖者心理压力。

总而言之，实施超重/肥胖儿

童少年体重控制策略存在难度，而且单纯干预不能遏制肥胖人数扩增。因此，制定可影响整个社会的预防性公共卫生对策很有必要。这种控制策略应是综合的、多层次的、以人群为基础的措施，其根本在于鼓励和推动健康的生活方式，达到预防和控制儿童少年肥胖的发生的目的。

（陶芳标 曹慧）

xuéxiào jiànkāng cùjìn

学校健康促进（school health promotion）

充分调动各方力量，为儿童少年创造健康条件、改善维护自身健康能力、提高健康水平、促进健康成长而进行的系统社会活动。以学校为基本单位，以在校人群为促进健康对象，以全面促进学校师生健康为核心，通过学校、学生、家长和学校所属社区成员的广泛参与和共同努力，给学生提供完整的、有利于健康的经验、科学知识体系和技能，不断增强学生改善和处理自身健康问题的能力，创造安全健康的学校环境，提供合适的健康服务，尽可能的组织和利用所有有利于维护和提高儿童少年健康的各种因素共同促进学生健康成长的过程。这项基础性工作对人类维护和促进自身健康具有深远战略的意义。也是中国学校对学生开展素质教育的组成部分，是推进全民健康促进的有效途径。

研究对象 学校健康促进以正处于成长发育阶段的在校儿童少年为目标人群，该群体数量庞大、集中，可塑性强，健康行为和生活方式的养成可对他们一生的健康行为方式产生深远影响；同时也包括有可能对学生健康产生影响的人群，如学校老师、领导、学校员工、学生家长、邻居、社区成员以及大众传媒工作者等。

目标和内容 学校健康促进工作目标包括影响学生健康的各种因素的改善，如生物学因素、学校健康环境、师生健康行为和生活方式、学校健康服务等，其工作主体涉及社会的各个领域和部门。

具体内容：①制定、改善学校健康促进政策。学校政策影响学校资源的分配，学校健康政策是开展学校健康促进活动的基础。20世纪80年代以来，中国学校健康促进政策逐步改善，明显促进了学校卫生工作的发展。包括学校食品安全政策、学生健康体检政策、健康教育课程计划、学校禁烟、禁酒政策、常见病传染病防控政策、学校突发公共卫生事件应急措施等。②营造学校健康环境。包括物质环境和社会环境。学校物质环境指学校场地、建筑、教室内外设备、体育设施等基础设施及安全清洁水源、饮用水、卫生设施等可利用资源。学校社会环境指学校的文化精神氛围，学生之间、师生之间相互关怀、信任和友好的环境质量和综合关系。③密切学校与社区关系。学校加强与学生家长、所在社区组织机构以及社区成员等之间的联系。学校无法覆盖学生成长过程中的所有健康影响因素，学校健康促进计划只有得到社区的密切配合才能达到促进学生健康的目的。学校要致力于和所在社区建立密切联系，包括向社区通报学校健康促进计划和进展，取得社区配合，支持社区、学生家长积极参与学生在校生活和学校健康事务，提倡学校参与社区活动等。④提高学生健康技能。在获取健康知识和正确健康观的基础上，提高学生对健康问题的理解力以及在实践中正确应用的能力和技

巧。包括针对健康问题的决策能力和解决问题的技巧、有效的交流和良好人际关系能力、处理情绪和压力能力等。教师作为学校健康促进的主要参与者要给予学生适当的帮助，学校要设置健康教育课程，给教师提供健康促进技能培训和帮助。⑤学校健康服务。学校健康服务机构直接或社区健康服务机构与学校合作向学生提供健康服务。包括健康检查等基本健康服务、健康档案管理、学校健康问题的处理、健康教育教师培训等。

策略和方法 学校健康促进是一项全球性的健康促进策略，是全民健康促进策略在学校的具体体现，世界卫生组织积极倡导和推行"健康促进学校"就是学校健康促进这一国际性健康促进策略在学校的具体体现和实施形式之一。基本策略也与全民健康促进策略相一致，包括①倡导。制订学校健康政策，激发师生群体积极地参与，创造有利的健康支持环境。②赋能。赋予、提高学生维护自身健康的能力。给学生提供完整、系统的科学知识，有利于健康的经验和技能，使其不断获得、增强处理自身健康问题的能力，能自觉地改善和维护自身健康。③协调。不同个体、家庭、社区、卫生机构、企业和各种群众组织等，多部门协调行动使学校健康促进建立在全社会健康生态的基础上，促进学生健康与学校环境的协调发展。

学校健康促进应从学校健康政策、学校健康环境、个人卫生习惯、心理健康、学校卫生设施和健康服务以及社区参与等方面入手，开展全方位的健康促进活动。一般采取以下方法：①开设学校健康教育课程，传授健康信

息，普及医学常识。②创造良好的学校健康环境，包括良好的自然环境和人文环境。良好的学校环境是激发和促进学生参加有益健康的活动、主动养成健康意识的外部环境，与师生的身心健康密切相关，要加强校园硬件设施建设，开展丰富多彩的校园文化活动。③有效的健康行为指导和心理咨询，帮助学生树立正确的健康信念，通过培养学生正确的判断和评价能力，主动去除个人不良习惯，逐步形成良好健康行为和生活习惯。④全面提高学校健康服务，学校健康服务是整个学校健康促进规划不可缺少的重要部分。包括学生生长发育监测，健康检查，常见病预防和传染病管理，心理咨询以及为伤残学生提供必要的服务等。⑤学校鼓励社区医院、保健机构、疾病控制中心等卫生服务机构参与学生各项基本健康服务，参与学校健康促进活动，帮助校医和保健教师提高业务水平。

(娄晓民)

jiànkāng cùjìn xuéxiào

健康促进学校 (health promoting school)

以学校为中心，通过学校及学校所在社区成员的共同努力，最大限度地利用有益的健康知识、经验和技能教育以及健康服务等可供利用的资源，促进和保障在校学生健康的学校。世界卫生组织 (World Health Organization, WHO) 将健康促进学校描述为"学校及所在社区内的所有成员为保护和促进学生健康而共同努力，为学生提供完整的、有益的经验和知识体系，包括设置正式和非正式的健康教育课程，创造安全、健康的学校环境，提供适宜的卫生服务，动员家庭和更广泛的社区参与，促进学生健康"。健康促进学校从政策、环境、社会关系、知识和技能培训以及健康服务等多方面入手，把所有决定儿童少年健康的关键因素动员起来，使学校不仅传授知识，还促进儿童少年健康。

发展背景及意义 20 世纪 80 年代，WHO 提出"通过学校促进青少年健康"的倡议，开始有计划地向学校卫生工作提供指导。欧洲一些国家开始把健康促进的观念和机制引入到学校健康教育之中，开展了创建健康促进学校的尝试。1992 年建立了健康促进学校网络。1994 年 WHO 西太平洋地区开始推动创建健康促进学校的工作，1995 年中国引入"健康促进学校"理念并开始创建"健康促进学校"，之后中国大部分省、自治区、直辖市都逐步开始了创建工作。1997 年在中国召开了西太平洋地区健康促进学校网络工作会议，标志着健康促进学校在西太平洋地区已在逐步推广，到 2005 年底中国已经有 20 多个省市参与了创建健康促进学校。

健康促进学校注重发挥各种社会潜能，利用一切可利用的资源，从身体、心理、社会和环境卫生等多方面促进学生身心健康，同时在校园内外形成有利于学生养成健康行为的良好氛围，进一步强化学生的健康意识和健康习惯的形成，学生拥有的健康信息、健康观念又向家庭和社区形成辐射作用，使整个社区成员受益。健康促进学校在改变学生的健康知识、态度和行为方面有更为显著的效果。

目标人群和内容 以学生为目标人群，也包括所有与学生学习、生活密切相关的人群，如学校领导、教职员工、家长、社区成员和媒体工作者。包括 6 项内容：①学校卫生政策。明确规定并广泛公布关于学生健康体检、改善学生营养、预防控制学生常见病、传染病，控制吸烟、酗酒和吸毒，防止暴力伤害事故，正确处理学校突发事件等各种政策，学校每个成员的责任和义务，指导、完善本地区各级学校的健康工作计划，并纳入学校整体工作计划。②学校物质环境。学校自然环境和基本学习生活设施，如学校及周围环境的安全卫生状况，学生学习所需建筑设施、卫生设备及饮用水、体育运动场、厕所等生活必需设施，保障学生获得良好的生活、学习条件。③学校社会环境。学校的人际环境和校园氛围。一个教师、学生、教职员工间相互关怀、信任和友好的环境，有利于学生心理健康和健全人格的发展。学校社会环境常常受到学校与学生家长关系的影响，要鼓励学生、学生家长积极参与和维护良好的学校社会环境。④社区关系。学校同学生家庭、社区成员、社区地方政府、医疗保健机构、社区团体之间的联系。学校与家庭、社区保持密切协作关系，鼓励社区积极、主动参与学校健康促进活动，有利于学校健康促进活动效果的强化和巩固，也有利于社区健康资源的利用。⑤个人健康技能。学生通过学校课程或课堂内外的各种健康促进活动获得相关的健康知识和技能，养成良好的健康行为，提高自我保健意识。个人健康技能的获得是健康促进学校的重要内容，包括开设健康教育课程，使学生掌握基本的健康和防病知识；提高选择和拒绝可预见的健康相关行为、采纳健康行为的能力。⑥学校健康服务。学校自身或在地方卫生服务机构的帮助下向学生提供基本卫生服务。健康促进学校鼓励当地社区医院、保健机构、疾病控制中心等卫生服务机构向学生、教职工提供各项基本健康服务，参与学校健康促进活动，帮助校医和保健教师提高业务水平。创建健康促进学校能充分发挥他们的作用，促进学生身心健康的全面发展。

中国健康促进学校十大目标

将 WHO 全球健康促进学校的要求与中国学校卫生工作的特点相融合，形成"中国健康促进学校十大目标"，是中国创建健康促进学校应该遵循的原则和评价依据。十大目标分别为：①转变观念，贯彻素质教育方针，树立"健康第一"的办学理念，以培养健康人才为学校的第一追求目标。②制定学校健康政策。③推动《学校卫生工作条例》的贯彻实施。④学校全体教师职工都承担对学生健康的责任。⑤改善学校物质环境。⑥建立良好的学校人际关系。⑦为学生提供基本的卫生服务。⑧促进学生健康相关知识、态度和行为的改变，提高学生个人保健技能。⑨学校与所在社区建立持久的健康互动关系。⑩改善学生的健康状况，解决学生中的主要健康问题。

健康促进学校的创建 学校是创建健康促进学校活动的基本单位，开展创建健康促进学校需要：①成立由学校领导、骨干教师、学生家长和社区代表等共同参与组成的创建领导小组和工作小组，负责本校健康促进学校创建活动的计划、实施和评价。②从当地健康教育机构获取创建健康促进学校相应的文件和技术指导，创建期间健康教育机构应针对学校的实际情况给予帮助，

指导学校的创建计划设计、实施和档案管理等。③学校向当地主管教育部门提出书面申请，在当地教育部门和卫生部门的领导下按照"健康促进学校十大目标"开展创建工作。④开展学校基本情况和健康问题调查，找出主要健康问题和影响因素，针对本校主要健康问题和影响因素选择适合的切入点，制订健康促进计划，开展有重点的创建工作，也可以按照健康促进学校十大目标全面推进。⑤组织实施创建工作，包括学校健康政策的制订和完善、学校物质条件的改善和良好氛围的形成、学校与所在社区的广泛动员和全员参与、健康教育课程设置、基本健康服务条件建设、师生健康档案和健康状况跟踪分析资料建设等。⑥创建效果评估包括过程评估和结果评估，过程评估主要内容有学校健康政策的改变、健康教育课程的落实、学校物质、社会环境的改变和健康服务能力改变等创建措施落实情况。学校办学理念的改变、学校师生健康相关知识、态度和行为的改变，以及学校师生健康状况的改变一般为结果评估内容。

（娄晓民）

wúyān xuéxiào

无烟学校（smoke-free school）

通过环境与政策支持，创造良好的无吸烟环境，培养学生不吸烟或不吸二手烟的学校。学校将控烟纳入工作计划，制定控烟规章制度；校园内有醒目的禁烟标志，任何人（包括外来人员）都不在校园内吸烟。所有教师和大多数学生都知晓"吸烟可导致心脑血管疾病、呼吸系统疾病和癌症"。儿童少年正处于生长发育时期，对外环境有害因素的抵抗力弱，且童年期的烟草危害往往到

成年以后才逐渐暴露，常被人们所忽视。预防儿童少年的烟草危害需要全社会进行全方位的综合治理，学校是广大青少年学生集中学习和生活的场所，以学校为基础开展创建无烟环境是使青少年远离烟草危害的有效策略和方法。创造良好的无烟校园环境，创建无烟学校是保护学校不吸烟人群特别是易遭受危害的青少年群体，具有其他场所无法比拟的优势，对控制儿童少年远离烟草危害、保护他们的健康成长具有重要意义。创建无烟学校需要全社会特别是政府的强力推进。

背景 烟草可导致、加重多种疾病，甚至因此死亡，已成为严重影响公众健康的全球性公共卫生问题之一，控烟为各国政府的共识。创建无烟学校的理念是在建立无烟区以保护不吸烟者免受烟害影响的基础上逐渐发展起来的。建立无烟区作为有效的控烟措施之一被世界大多数国家采用。特别是 20 世纪 80 年代以来逐渐加强，如 1978 年加拿大、澳大利亚实现国内、国际无烟航班，1996 年国际民用航空组织实施全球无烟航班法；20 世纪 80 年代加拿大制定了《不吸烟者权利法》，20 世纪 90 年代以来新西兰制定了《无烟环境法》，泰国制定了《不吸烟者健康保护法》，美国逐渐实施了公共场所、工作场所的无烟政策等，严格限制室内公共场所、交通、工作场所、学校和医疗卫生机构的吸烟行为。无烟区的建立得到了全球的关注和发展，无烟区范围逐渐扩展。

青少年控烟一直是社会关注的热点，中国政府高度重视，《中华人民共和国未成年人保护法》中明确规定"任何人不得在中小学、幼儿园、托儿所的教室、

寝室、活动室和其他未成年人集中活动的场所吸烟、饮酒"。中国政府签署了世界卫生组织的《烟草控制框架公约》，并于2006年1月经全国人大批准正式生效。倡导在公共场所禁止吸烟，为保护青少年免遭烟草的危害，使青少年远离烟草，建立无烟区，特别是创建无烟学校，是预防和有效地保护学校不吸烟者、青少年群体免受二手烟雾危害的重要策略。2010年6月中国教育部和卫生部联合下发了《关于进一步加强学校控烟工作的意见》（简称《意见》），要求"中等职业学校和中小学校及托幼机构室内及校园应全面禁烟，高等学校教学区、办公区、图书馆等场所室内应全面禁烟"。要求各级教育、卫生行政部门和学校要提高认识、加强领导，将控烟宣传教育纳入学校健康教育计划，建立健全控烟制度，认真履行控烟职责，共同推进学校控烟工作，努力实现无烟学校目标。

标准 《意见》指出，创建无烟学校必须要做好以下几方面的工作：①学校要将控烟工作纳入学校工作计划，有负责学校控烟工作的学校领导和教师。②学校制定控烟规章制度，并有明确的奖惩办法，包括任何人（包括外来人员）都不在校园内吸烟。将遵守学校控烟规章作为教职工评优评先、"三好学生"评选的一项指标。③校园内有醒目的禁烟标志。学校每年至少开展2次向教职工、学生和学生家长宣传吸烟危害健康的教育活动并有记录。④全部教师和90%以上的学生知晓"吸烟可导致心脑血管疾病、呼吸系统疾病和癌症"的科学知识。各科教师均能将"吸烟危害健康"的知识有机地融入到自己

的教学内容中。《意见》同时颁布了分别适用于普通高等学校和中等职业学校、中小学校、托幼机构及专门的未成年人校外活动场所的"无烟学校参考标准"（详见附录）。

（娄晓民）

附录　无烟学校参考标准
（适用于中等职业学校和中小学校、托幼机构及专门的未成年人校外活动场所）

一、建立学校控烟制度

1. 建立由学校领导牵头，相关职能部门共同参与的控烟领导小组，相关职能部门职责明确。

2. 将控烟工作纳入学校年度工作计划，做到年初有计划，年终有总结。

3. 制定校内控烟管理规章制度。制度中应包括下列核心内容：

（1）学生禁止吸烟。

（2）任何人（包括外来人员）都不得在校园内吸烟。

（3）设立兼职控烟宣传员、监督员等，明确相关控烟人员的职责。

（4）将履行控烟职责的情况作为师生员工评优评先的参考指标之一。

二、创建学校无烟环境

1. 校园内（包括建筑物内，操场等室外区域）无人吸烟，校园内无烟蒂、无吸烟者。

2. 校园内重点区域，如大门、教学楼、实验室、行政楼、会议室、教师办公室、室内运动场、图书室、教职工和学生食堂、接待室、楼道、卫生间等有醒目的禁烟标识。

3. 校园内不设置吸烟点，不摆放烟具。

4. 校园内禁止烟草广告和变

相烟草广告。

5. 校园内禁止出售烟草制品。

三、开展控烟宣传教育

1. 利用健康教育课或其他课程向学生传授烟草危害、不尝试吸烟、劝阻他人吸烟、拒绝吸二手烟等控烟核心知识和技能。

2. 充分运用主题班会、同伴教育、知识竞赛、板报、橱窗、广播等形式，向师生员工开展控烟宣传教育。

3. 利用每年5月31日"世界无烟日"开展控烟宣传活动。

4. 掌握师生员工吸烟动态，并对吸烟者进行劝阻。

四、加强控烟监督检查

1. 有明确的部门和人员负责学校控烟工作的经常性监督检查。

2. 师生员工有责任对在校园内吸烟者进行劝阻。

3. 定期组织对学校各部门、各班级控烟工作进行检查，每年至少一次。

无烟学校参考标准
（适用于普通高等学校）

一、建立学校控烟制度

1. 建立由学校领导牵头，相关职能部门共同参与的控烟领导小组，相关职能部门职责明确。

2. 将控烟工作纳入学校年度工作计划，做到年初有计划、年终有总结。

3. 制定校内控烟管理规章制度。制度中应包括下列核心内容：

（1）任何人（包括外来人员）都不得在校园内指定吸烟区以外区域吸烟。

（2）学校应设有兼职控烟监督员或巡视员，并有明确的工作职责。控烟监督员、巡视员应接受过相关的控烟知识培训。

（3）将履行控烟职责的情况作为师生员工评优评先的参考指

标之一。

（4）教师不在学生面前吸烟，不接受学生敬烟，不向学生递烟。

（5）教师应劝阻学生吸烟。

（6）有鼓励或帮助教职员工戒烟的办法。

二、除指定室外吸烟区外全面禁烟，营造良好无烟环境

1. 校园内除指定的室外吸烟区外，其他区域无人吸烟，非吸烟区无烟蒂、无吸烟者。

2. 校园内重点区域，如大门、教学楼、宿舍楼、实验室、行政楼、会议室、教师办公室、室内运动场、图书馆、教职工和学生食堂、接待室、楼道、卫生间等有醒目的禁烟标识。

3. 非吸烟区不得摆放烟灰缸及其他烟具。

4. 吸烟区设置合理（室外、通风、偏僻）

5. 吸烟区悬挂、张贴烟草危害的宣传品。

6. 校园内禁止烟草广告和变相烟草广告。

三、开展多种形式的控烟宣传活动

1. 利用宣传栏、展板、广播、电视等形式进行控烟宣传。

2. 利用课堂、讲座等形式对学生开展控烟教育，将烟草危害、不尝试吸烟、劝阻他人吸烟、拒绝吸二手烟等内容作为控烟核心知识点。

3. 将控烟教育纳入新生入学教育内容。

4. 利用世界无烟日开展控烟宣传活动。

四、加强控烟监督检查

1. 控烟监督员能认真履行劝阻吸烟人在非吸烟区吸烟的职责。

2. 全体师生员工均有对在校园内违反控烟规定的行为进行劝阻的义务。

3. 定期组织对学校各部门、各院系控烟工作进行检查，每年至少一次。

jiāzhǎng xuéxiào

家长学校（parent education school）

以学生家长为教育指导对象，通过提高家长的教育素质达到家庭学校共同促进儿童少年健康成长的目的而设置的教育形式。家长学校从属于学校教育，服务于学校教育。2004 年教育部和中华全国妇女联合会联合颁发的《关于全国家长学校工作的指导意见》指出，家长学校是以未成年人的家长及其抚养人为主要对象，是为提高家长素质和家庭教育水平而组织的成人教育机构，是宣传正确的家庭教育思想、普及科学的家庭教育知识的主要场所，是中小学、幼儿园开展家庭教育工作和党政机关、企事业单位、社区、村镇进行公民素质教育的有效途径，是联系学校、家庭、社会，促进形成三结合教育网联络的桥梁，是优化未成年人健康成长环境、推进社会主义精神文明建设的重要阵地。

家庭教育与家长教育 家庭教育（family education）指家庭成员之间的相互教育，通常多指父母或其他年长者在家庭对儿女辈进行的教育。家庭是教育后代的重要阵地，父母是儿童少年最早的"教师"。家长与教师密切配合，能使儿童少年在德、智、体方面都获得发展。广义的家长学校教育不仅指对中小学生家长的教育，而且是一种终身性和全员性的亲子教育，以全体家庭成员为教育对象，以促进每一个家庭成员的素质发展与家庭和谐幸福为目的，属家庭教育的范畴。家长教育（parent education）是教人如何为人父母的教育，又称父母教育、亲子教育。是社会或学校针对为人父母者或将为人父母者所实施的一种教育，目的是让父母了解自己的职责，树立正确的教育观念，引导父母学习和掌握家庭教育的知识和方法，提高父母的教育素养和教育能力，属于成人教育范畴。

家长学校概念的内涵：①学校或相关机构为提升家长的家庭教育素养而创设的有目的、有计划地向儿童少年的父母和其他长者进行教育的机构。②通过一定的教育形式使学生家长能在养育子女方面得到更多的来自家长学校的指导，提高学生家长自身素质和家庭教育水平。③其目的不仅是为解决学校、家庭教育过程中遇到的个别问题，更重要的是从根本上提高家长的素质。④家长学校指导家庭教育的一种形式，也是实施素质教育的组成部分。

家长学校不同于"家校合作""家长参与"等。后者主要强调联合家庭与学校这两个对学生最具有影响力的社会机构来对学生进行教育，家长学校则是以家长作为教育的对象。两者的共同之处是使学校能在教育学生方面能得到更多来自家庭方面的有力支持，同时使家长能在养育子女方面得到更多来自学校的指导。

发展状况 家长学校首先在北欧、美国兴起，以专业训练为主，教学内容主要是《儿童心理学》《儿童行为学》《两代间的沟通》等。时间一般在 20 日左右，目的是帮助父母理解子女，掌握教育子女的方法，建立互爱互助的家庭关系。中国从 20 世纪 50 年代就已开始重视学生家庭与学校合作的问题，70 年代末，许多学校在教育实践中逐渐意识到学校要主动争取家庭、社会各方面

的支持与配合，将"家校合作"进一步扩展和延伸至社会各方面。80年代，中国一些大中城市开始兴办家长学校，在妇联和教育部门组织下，在一些中小学、幼儿园和街道建立家长学校。从此以学生父母为主要对象的各类家长学校在各地相继出现。中国已有很多城市中小学都设有家长学校。学校以业余时间学习为主，对家长进行教育学、心理学、生理学、伦理学和法律知识方面的教育。教学形式以专题讲座为主，主要聘请有关专家、学者、教育工作者和法律工作者兼任教师。

内容 家长学校的任务是向学生家长宣传党和国家的教育方针、政策和法规；帮助和引导家长树立正确的家庭教育思想和观念，掌握家庭教育科学知识和方法；向家长介绍未成年人生理、心理发展特点和营养保健常识，指导家长进行科学的家庭教育；联合所在学校、幼儿园、社区等教育单位或机构，为家长提供切实有效的指导与服务；帮助家长加强自身修养，营造良好的家庭环境，提高家庭教育水平，促进社会主义精神文明建设。

意义 首先，家长学校是提高父母教育素质和促进儿童少年健康成长的保障。家庭和谐幸福是子女生活幸福与人格健康的基础和保障，父母是子女的第一任老师，是共同学习者和终身教育者，必须充分认识家庭在儿童少年成长中的重要作用，办好家长学校具有促进儿童少年健康成长和学校教育发展的功能。其次，家长学校是促进家庭教育和家校教育发展的有效途径。家庭教育和家校教育对青少年健康成长具有基础性、持续性、终身性的影响，学校教育必须与家庭教育和社会教育紧密结合，才能有效促进青少年素质的全面发展。解决家庭教育和家校教育普遍存在的问题有助于从根本上促进青少年的全面发展和人格健全。办好家长学校可教育和提升父母的教育素质和教育能力，通过提高父母的水平影响和促进儿童少年的健康成长，促进亲子有效沟通，共同学习和共同成长。其核心是提高家长的教育素质，为父母有效指导和促进子女的健康成长提供科学基础和有力保障。

办学模式 以教育机构主办的家长学校为主体，其他非政府组织积极参与主办多种形式的家长学校。

教育机构主办 中小学和幼儿园是专门的教育机构，是家长学校的自然主体，具有组织、有教材、有师资、有教育管理部门的督导等特点和专业性、权威性优势。教育对象是自己学校的学生家长，带有控制性或半强制性，是家长学校的主导模式。建立在教育部门，由教育部门主管，具有组织管理优势，易形成合力优势、家长积极参与优势、师资专业优势、教育教学场地优势和经费来源优势等六大优势。这种模式有无可替代性和可持续发展的强大生命力。此模式与学校工作密切结合，具有家长参与面广、针对性强的特点。但容易导致要求统一、单向传递和强调服务教学，未必符合家长的实际需求和家庭教育的个性化特点。

传媒办学 利用媒体为载体开展家长学校教育是一种新兴的家长学校发展形式，如网络家长学校、短信家长学校、广播家长学校等。以互联网为载体的家长学校采取自主与互动交流，包括在线文字交流、视频交流，手机短信和QQ交流形式开展家长学校教育和家校联系，同时可以开设专题网站和专家在线等家长学校教育。以一种全方位、全天候、即时化的方式开展家长教育，大大增强了家长学校的吸引力，可有效提高家长学校的教育效果。在信息化时代，家长学校的发展具有广阔的前景。

社区主办 社区是一个松散的社会组织形式，家长学校在街道社区居委会设立，可把中国传统的重视家庭教育的习俗在城市化背景下继续传承，社区居委会书记任校长，学校领导任副校长，把创建学习型家庭和开展家长学校教育方面的工作扎扎实实地落实在居委会领导和社区成员的行为责任上，使之成为一种普及化的社区全员参与学习的风气，为全民终身学习打基础。

社会团体主办 家长学校是一种新型的成人教育机构，开展成人性质的家长学校教育只是学校和教育机构的附带功能而非法定职能。作为成人性质的家长继续教育，社会其他组织应该承担更大的责任。儿童少年成长是学校、家庭、社会共同影响的结果，妇女是家长学校教育的主体，妇联对家长学校的组织和指导更加重要。妇联依托政府行政力量，具有很强的组织号召力和社会群众参与性等特点和优势。但是，中小学家长学校的依附实体是学校，管理主体是教育行政部门，没有学校和教育部门的参与、积极响应、支持配合，非专业教育机构的妇联要真正扮演家长学校教育组织指导角色并不容易。

其他模式 受升学和独生子女教育等因素的影响，家庭教育指导的社会需求造就了家长学校的巨大市场。随着经济社会和教育文化的发展，适应各地实际和需要的各种具有特色和针对性的个性化家长学校模式也不断涌现。由受益者承担一定的教育成本，由民办教育机构开办市场化家长学校，也可满足部分家长的迫切需要。志愿者家庭教育咨询服务等家长学校形式，扩大和加快了家长学校的发展，也适应社会和广大家长对优质、多元家长学校教育的需求。

形式 包括以下几种形式。

家长会议式 通过家长会向家长传授家庭教育知识的方式。多数中小学都采用这种方式，一个学期1~2次家长例会是一种较普遍的家长参与学校的形式，也是很多家长学校所采用的形式。

专题讲座式 聘请相关专家和教师传授家庭教育知识与理念，传授某方面的知识和回答家长提出的问题及咨询。参加讲课的教师有专家、学者、学校领导、教师、社会知名人士等。

经验交流式 家长学校不定期组织家庭教育经验交流，学生家长通过这种形式交流家庭教育经验，常选举家庭教育成绩突出的家长进行主要发言，让家长用自己的成功经历及经验感染和教育其他家长，给家长们提供相互交流学习的机会。

授课教育式 通过编印教材和有关家长教育指导方面的资料组织家长接受教育。

社区网点式 在城市街道、大型企业等建立家长学校，不定期举办家长会，举办一些有利于改善家庭教育的活动等。

网上家长学校 通过网络信息技术形式所建立网上家长学校，通过邮件、博客和一线通等与家长取得联系。

传媒教育式 一些报刊、广播、电视等新闻单位，利用大众传媒的辐射优势，用开辟栏目或发行资料等方式举办家长学校活动。

"家长开放日"活动 家长走进学校，参与学校的教育教学活动，深入课堂参与子女的学习生活中，使家庭与学校的教育保持一致性，同时将此作为提高学生家长家庭教育素养的一种形式。

（娄晓民）

qīnqīng fúwù

亲青服务（friendly youth services）

向青少年提供可及的、可接受、适宜的性与生殖健康、心理需要的咨询与服务。又称青年友好服务（youth-friendly services）和青少年友好服务（adolescent-friendly services）。该服务涉及青少年生长发育与健康的很多方面，是以青少年为中心的健康服务，包括有关性与生殖健康、心理需要的咨询与指导、医学检查与治疗等内容的综合性预防和医疗保健服务等。世界卫生组织（World Health Organization，WHO）的定义是亲青服务对青少年而言必须是可及的、可接受的和适宜的，也就是说亲青服务应在适宜的地点、以适宜的价格（必要时予以免费）、以适宜的方式提供，并让青少年感到是可以接受的。这些服务必须是有效、安全和负担得起的，并且能满足青少年个体的需求，在需要时可继续得到服务或推荐给他们的朋友。

意义 由于青春期发育的特殊性以及青少年对生殖健康服务有不同于成人的特殊的多样化需求，特别在性与生殖健康方面青少年不仅面临过早性行为、非意愿妊娠、性传播疾病带来的威胁，同时也存在许多青春期发育的困惑和健康风险，性健康教育唯有同医疗保健服务齐头并进才能发挥更好效果。亲青服务强调"友好"（"friendly"）就是要求所提供的服务能符合青少年的需求，让身处青春期的青少年能够以科学、积极的心态面对自身变化，掌握一定的生活技能以适应现代健康的要求。这有利于青少年最大可能的利用亲青服务，并从中受益，更好帮助青少年应对和处理各种健康问题，有助于有效减少青少年健康风险和各类疾病的发生。

理念的提出和发展 亲青服务是1994年以后国际上逐渐达成共识并大力倡导的一个创新性医疗保健服务模式。是国际上继"爱婴行动"和"爱母分娩行动"后在妇幼保健领域提出的又一个健康促进口号。是在现有的卫生保健和相关服务基础上，以能吸引青少年持续使用服务的方式，为青少年提供满足其个性化需求的医疗保健服务。

1994年联合国人口与发展大会通过的《行动纲领》明确提出：要向青少年提供负责任和健康的性与生殖行为信息和服务以及适合于该年龄人群的适宜服务和咨询。2000年联合国安理会第21届特别会议重申：为保护和促进青少年获得最高水平的健康，必须提供适宜的、特殊的、对使用者友好且可获得的服务，包括生育健康教育、咨询和各种健康策略，以有效地满足青少年的性与生殖健康需求。2001年WHO制定的《青少年健康与发展指南》特别强调"为促进青少年性与生殖健康，必须确保青少年能够获得高质量以及全面友好的性与生殖健康预防和医疗保健服务"。WHO召开的全球性研讨会和专家组会议上讨论认为"亲青服务"应具备的

11 项特征，包括支持性的政策、服务地点和时间可及、服务人员训练有素、青少年积极参与、社区支持、组织外展工作（深入接触青少年）、提供适宜的综合性服务等。十余年来这一国际理念逐渐被付诸实践。一些创新性的探索在因地制宜地进行，一些各具特色的服务模式被陆续推出，包括将针对青少年的服务整合到现有的公立或私立医疗机构之中，融入学校或大学诊所，单独设立针对青年人的诊所或门诊部，在多功能的青少年中心建立诊所，提供现场服务等。

进入 21 世纪以来，"亲青服务"的理念开始在中国得到实践，一些医疗机构、医院先后开设了青春期门诊，如在中国计划生育协会与美国帕斯（Path）组织联合实施的"青春健康项目"引领下开设的一些青少年服务机构，人口基金在 30 个项目县的妇幼保健院设立的门诊，以及玛丽斯特普中国代表处创建的"你我健康服务中心"。这些探索为这一全新理念在中国的实践提供了珍贵的理论资源和经验支持。中国计划生育协会与美国适宜卫生技术组织合作主持了青春健康促进项目，在中国 12 个省会城市和直辖市的城区以及部分农村地区开展。主要目标是：①营造青少年性与生殖健康教育和服务的支持性环境。②改善青少年生殖健康的认知、态度和技能。③促进青少年对生殖健康服务的利用。亲青服务是中国青春健康项目的重要组成部分。

六大要素　WHO 在 20 世纪末就开始从改善服务政策、就诊程序、门诊环境、服务人员配备、社区支持及青少年参与 6 个方面倡导发展"亲青服务"理念。明确提出"亲青服务"应该具备 6 项要素：①友好的"亲青服务"政策。如承诺保密，尊重和保护青少年隐私，尊重青少年的意愿，允许他们自己做出决定，不对为青少年提供的服务和产品进行克扣和限制。②方便的"亲青服务"程序。如对青少年实行宽容、方便的挂号手续，能够提前预约，候诊时间较短、价格公道和付款方式灵活等，与其他健康或社会服务建立密切的联系和服务网络。③有关爱之心的"亲青服务"人员。服务人员不仅有精湛的技术，而且尊重青少年，值得青少年信赖，愿意并能够投入足够的时间为青少年提供服务；服务内容广泛，能够提供青少年所需的多种信息与服务。④友好的"亲青服务"环境。服务没有歧视，保护青少年个人隐私，能够吸引年轻人前来就诊，有良好的检查治疗设备，便利的工作时间，方便的地点，能够为青少年提供多种有效的信息和教育材料。⑤友好的社区支持。提供青少年服务门诊所在的社区了解和知晓这类专门服务的存在，了解其价值并支持其工作。⑥青少年参与。青少年能够很好地了解如何获得和使用"亲青服务"，并主动积极参与和利用相关的服务。即"亲青服务"必须具有一些被青少年认可的关键性特征，如服务有保密性，没有歧视，医务人员接受的态度，门诊设立在青少年容易达到的距离和地点，青少年能随时获得适宜、便利的服务等。

对象　身处 10~24 岁的年轻人，约占中国总人口的 1/5。随着青少年青春期年龄的前移，结婚年龄的推迟，青少年发生婚前性行为的危险性也随之增加。青少年婚前性行为发生率呈上升趋势，首次性行为年龄提前、无保护或非意愿的不安全性行为增加，青少年面临着越来越严重的非意愿妊娠、人工流产、性病和艾滋病威胁。他们的生殖健康对人类的未来将产生不容忽视的影响。有相当比例的中学生不知道男女第二性征及月经和遗精的概念，经期保健知识掌握不足。青少年性知识的匮乏不仅增加了青春期妇科炎症的发生机会，而且使得一些青少年在性朦胧状态过早与异性发生性关系，甚至早孕、流产，危害生殖健康。

内容与策略　内容包括很多方面，如信息、咨询服务，避孕药具提供及体格检查、病症治疗和康复等，可概括为以咨询为主的预防服务和以治疗为主的临床服务。为了更好地发展"亲青服务"应特别关注 3 个方面的策略：①把"亲青服务"确定为国家公共卫生政策的一部分纳入公共卫生服务体系。面对如此特殊而庞大的青少年群体的健康需求，改善和发展适合其特点的"亲青服务"对促进全民健康具有重要意义。②把完善"亲青服务"放在重要的位置上促使教育与服务整合形成相互衔接的链条。青少年群体的需求是多样性的，必须同时关注群体的共性与个体的差异性，将普适性的教育与个性化服务指导相结合。青少年只有在能够得到信息教育的同时获得必要的保健服务和指导，才能对健康做出明智的选择，才能更有效地应对自身发育中的各种困惑与问题。③加强"亲青服务"人员的能力建设。"亲青服务"对服务人员的综合素养具有较高的要求，不仅应具有完备的专业资质、基本的职业道德，还要懂得尊重关爱青少年。只有他们在医疗服务的同时能有机地将多种教育干预措施结合起来，提供更易为青少年接受的友好服务，"亲青服务"才能得到可持续的发展。

在中国，专门面向青少年的生殖健康服务尚处在探索阶段。现有的青少年生殖健康服务解决的只是个别青少年的严重问题。加之青少年主动寻求生殖健康服务的意愿不高，广大青少年的生殖健康服务需求仍不能得到及时和有效地满足。

（娄晓民）

értóngshàonián shègōng fúwù

儿童少年社工服务（social work for children and adolescents）

专业社会工作的重要组成部分，是以社会工作的价值观念和专业理论为准则，以儿童少年为服务对象，根据儿童少年的生理和心理特点、兴趣倾向、家庭背景、特长及智力等实际情况，围绕儿童少年的教育与发展、监督、保护与维权等综合性服务事项开展个别或集体的社会服务活动，使儿童少年获得正常的成长与发展，并启发其才能与志趣使其能最大程度的发展，贡献于国家和社会。

社工与义工或志愿者 社工（social worker），即社会工作者，指遵循助人自助的价值理念，综合运用社会工作专业知识和方法，为有需要的个人、机构、家庭、社区提供专业社会服务，以帮助其发挥自身潜能、协调社会关系、解决和预防社会问题、促进社会公正为主要职业活动的专业人员。

社工与一般意义上从事公益性服务的人员和非专业性助人活动人员如义工或志愿者有着本质区别。社工是专业社会工作人员所从事的具有专业性质的社会服务活动；义工的服务范围包括一系列为他人、社会而进行的任何无偿性活动，比社工服务范围广泛。社工有专业知识和技术，如个案社会工作方法、聆听技术等有别于其他专业。社工必须要遵循严格的专业伦理和价值，这些专业伦理和价值的规定非常严格，有时候甚至会跟社会总体的价值观相矛盾；义工要遵循的主要是社会伦理和价值，没有社工严格的专业规定。社工需要有从业资格，就像律师需要有律师资格证书一样；义工不需要有专业资格限制，所有自愿助人的活动都可以看作是义工。社工是受薪人员，义工没有任何工资等报酬，无偿的付出自己的时间、精力甚至金钱等。社工有社会工作专业知识、价值理念与职业伦理规范，义工在助人为乐方面有丰富的经验和良好社会影响力。在社会工作服务中采用"社工指导义工，义工协助社工"的良性互动机制，可以发挥社工与义工各自的优势，共同为构建和谐社会做出贡献。

内容 青少年社工服务可分为宏观与微观2个层面，宏观青少年社工服务主要是通过制订相关政策来推动青少年发展、保护青少年权益等。微观青少年社工服务主要是为青少年服务的具体工作，包括思想道德及品格辅导、学业指导、社会交往指导、健康成长指导和特殊青少年服务等。

思想道德及品格辅导 通过多种形式提高青少年对道德的认识，克服不良道德品质，形成正确的道德观念和道德意识，帮助青少年在日常生活中养成良好的习惯，引导青少年树立正确的观察、判断和推理的思维方法，包括对自然、人类社会的正确态度，形成正确的世界观。

学业指导 激发青少年的学习动机和学习兴趣，增强青少年学习的主动性和自觉性，树立正确的学习态度，正确认识和对待学习中的各种问题，更好地掌握学习方法，努力化解、克服学习中的困难，提高学习能力和学习效率。

社会交往指导 培养青少年良好的交往动机和心理品质，锻炼青少年社会交往能力，使青少年社交礼貌、交往态度、合作精神、综合素质等方面不断提高，对社会交往障碍或困难的青少年进行帮助和矫治，使他们能够适应社会。

健康成长指导 普及卫生常识，养成良好的卫生习惯，帮助青少年科学认识自己生理心理发展的规律，增进身心健康；引导青少年正确对待早恋，培养青少年良好的生活情趣，开展丰富多彩的文化娱乐活动，发展多种兴趣，指导青少年的闲暇生活。

特殊青少年服务 如残疾等特殊青少年需要特别的服务，社会工作者应为他们的就学、就业、康复、婚恋提供特别服务；对部分违法犯罪青少年，也要提供法律保护、矫正、回归等多方面的服务。

形式 社会工作者可通过多种形式对儿童少年提供服务。

通过集体和组织开展社工服务 伙伴、朋友在青少年成长中具有重要的地位，集体和组织是从事青少年社会工作的重要载体。开展组织活动如入团（队）仪式等可以增加团体凝聚力，使青少年受到集体荣誉感的启发和教育；通过报告、座谈、集会等形式可以对青少年进行集体辅导和教育。开展集体活动，如参观、旅行、参与社会活动等都可以提高青少年的思想、认识，锻炼他们的实际能力。集体组织中的小组活动，如几个伙伴组成的活动小组经常在一起交流成长体会，可以互相启发，共同提高。

通过基地开展社工服务 青少年正处于生长发育时期，需要学习和娱乐，各种文化体育训练场所是青少年社会工作必不可少的工作基地。①青少年宫、青少年活动中心：通过体育运动、音乐、美术等方面的专业辅导老师对青少年进行辅导，还可以举办各种专门培训班，如电脑、烹饪等，是直接面向青少年进行社会工作的必不可少的依托。②青少年训练营地如拓展训练营等可进行多种体能训练和意志磨炼，有些营地还设有专项的训练场、训练器械，配有专业教师和住宿条件。

通过服务机构开展社工服务 能为儿童少年提供服务的机构多种多样，可组织各种讲座，提供咨询服务，帮助儿童少年解决成长中的各种问题，包括学习、心理、生活等多方面；为儿童少年组织集体活动，包括郊游、读书会、夏令营、晚会等。

对儿童少年个体开展社工服务 主要指个案辅导，工作对象多为有特殊问题的儿童少年，需要运用专业技巧开展工作。

方法 通过个案辅导和集体活动开展儿童少年社工服务。

个案辅导 包括共同参与活动、访问、商谈与观察等。与儿童少年共同参与实践活动如参观、阅读、讨论，在实践中指导儿童少年，增加他们的经验和能力。也可访问儿童少年和周围的人如家长、教师、朋友、邻居等，深入了解青少年的问题，有针对性地协助儿童少年发展潜能，选择好的方法处理困扰和问题，争取更好的工作效果。

集体活动 通过集体活动对儿童少年进行社工服务的方法很多：①榜样示范。在儿童少年中树立榜样和典范，发挥榜样的形象和示范作用，促使青少年产生赞赏、敬慕、仿效等情感和行为动机，达到学习榜样的效果。②行为锻炼。在实践中对某行为进行不断反复，使其认识、情感、态度、价值观等得到转变以支持该行为方式，达到养成习惯、磨炼自身的目的。③情景感染。情景对参与者具有较大的感染力，可使参与者的情绪受到调动，思想受到影响，可以游戏、训练等方式将青少年置身于一种角色情景之中，通过角色模拟使其理解、认识角色，增进角色体验，以增强社会责任感。④竞赛激励。儿童少年具有争强好胜、积极向上的心理特点，运用竞赛、评比、奖励等手段可促进儿童少年奋发向上，激发更加强烈的自尊和成功需要。

对象和机构 社工服务一方面为儿童少年困难群体和个人提供服务，对残疾者、贫困者、吸毒者等不同对象服务；另一方面是在一些特定机构中开展社会工作服务，如大中小学开展学校社会工作，促进学生身心健康发展；在家庭开展家庭社会工作，促进家庭和谐；在卫生机构、社区、企业、政法等不同领域提供服务，帮助青少年解决在个人行为、日常生活、影响健康的心理和社会问题以及就业中的问题等，增强其处理人际关系的能力，提高适应社会的能力。

社工机构的组织形式多种多样。从组织属性看，承担公共社会事务的社会工作机构主要有3类：①政府职能部门承担公共社会事务职责，如街道社区事务中

心，集社区事务受理中心、社会保障中心、社区服务中心和市民求助中心等为民服务机构于一体，方便快捷地为居民提供各类社会服务。②民间组建的非政府组织从事具体的公共服务。民间力量组建的社会工作机构，在一些特定的社会领域内提供具体的服务。③政府组建的具有非政府性质的社会工作机构提供具体的公共事务服务，如各个街道的社区工作站等。没有社会的广泛参与，社会工作者不可能很好地开展工作，没有政府的资助，社会工作机构也无法有效运转。

(娄晓民)

értóngshàonián shèqū wèishēng fúwù

儿童少年社区卫生服务（community health services for children and adolescents）

学校与其所在社区合作开展为在校中小学生提供健康评估、健康保护和健康促进的学校卫生服务。是整体社区卫生服务的重要组成部分。在中国，儿童少年社区卫生服务分为两部分，一部分对0~6岁的儿童提供一般意义上的社区卫生服务，由妇幼保健部门的群体保健或社区卫生服务科室承担；另一部分是对6岁以上学龄儿童及青少年的卫生服务，这部分卫生服务的特点是以学校和其所在社区共同协调行使对学龄以上儿童少年的全方位卫生服务。这里所指的儿童少年社区服务指后一部分的卫生服务。

特点 儿童少年社区服务具有其独特的特征，即在学校社区履行，主要实施者为校医和社区医生。遵循以下特点：①公平性。学校卫生服务对所有在校的儿童少年提供了一个进入健康保健系统的切入点。②覆盖范围广。提供的是多方位预防性卫生服务，

而不单是医疗保险政策负责的服务范围。③使用者的舒适性。提供的服务主要在学校进行，学校是一个学生熟悉并让他们感觉很舒服的环境。④方便性。提供的服务对所有学生都是可及的、便于得到的。

模式和提供形式 从学生人口特征和社区卫生资源的可用性来说，每一个提供儿童少年社区服务的学校社区都是独特的。因此，有两种学校卫生服务模式可为不同学校社区选用。第 1 种是核心卫生服务，是学校最常见的学校卫生服务模式。即在学校社区对学生健康起到筛选者的作用。在这个模式中，主要的服务是发现卫生问题和将存在问题的学生转诊到可以提供治疗的社区医院或其他医疗单位。第 2 种是核心服务加上扩大的学校卫生模式，即在核心卫生服务模式基础上，通过对无法进入社区和缺乏医疗保健的学生提供更多的卫生服务。最常见的为学生增加的健康服务包括行为和心理健康方面的服务以及药物滥用干预等。

服务形式主要有两类，一类由学校卫生服务中心提供；另一类由学校联动的卫生中心提供。学校卫生中心 (school-based health center, SBHC) 指学生健康服务中心坐落于学校或学校所属的地区，在一个较小的范围内提供一个现场的、初级的预防保健、心理健康咨询、健康促进，及提供转诊和追踪服务。学校联动的卫生中心 (school-linked health center, SLHC) 指中心位于学校以外的地方，为一个或多个学校提供卫生服务。这样的中心通常与学校签订正式或非正式协约，还可以为刚刚入学的儿童少年提供更多的卫生服务。这样的中心聘用一个或多个有资质的、全职的卫生保健专业人员。无论是学校卫生中心还是学校联动的卫生中心，主体应纳入公共卫生服务范畴。

主要职责 学校社区卫生服务属于学校健康促进的一部分，其职责主要包括以下几个方面。

管理与组织 学校卫生工作人员包括医学顾问、校医、教师、卫生相关人员、救助人员、志愿者，学校社区卫生服务需要协调学校卫生工作人员的任务与职责，明确学校健康项目的任务与职责以及学校健康项目团队的任务与职责。规范学校健康记录，包括学生健康史的记录和健康记录的维护；制订总的学校健康政策，包括在学校使用处方药物；报告儿童虐待和忽视，药物使用或滥用；组织学生参与健康保险；开展家庭健康访问；开展课后活动，如急救训练；与所在社区卫生机构或组织协调关系；制订在职教师的保健方案。

学校卫生服务 对疾病或伤害的紧急救护，包括学校管理者制订紧急救护方案，发生紧急救护期间的财务费用，卫生室或保健室的使用，购买急救用品和设备及其使用，常见的急救常规和程序，通知紧急情况下需要的人员，护送患病或受伤学生，意外或突发事故的报告和备案，随访和查询学生急救后状态，受伤或生病的学生重返学校的程序；为有特殊需要的学生提供服务；健康评估包括医学检查、筛查项目、社会心理学评估及将评估结果交给家长的策略；传染病的预防与控制包括免疫接种，鉴别和隔离麻疹、水痘、猩红热、传染性肝炎、肺结核、沙眼和其他传染病的学生，重新接纳患传染性疾病学生的策略；健康建议包括确定谁是执行人，完成服务的时间，转诊的步骤，随访的程序。

健康的学校环境 安全计划包括配备与安全相关的学校工作人员的职责，预期学生各种课堂行为，学校设备维修和教材的安全，学校环境中安全隐患的报告；安全巡视和交通安全；紧急事件应对培训包括制订培训程序，紧急出入程序，在紧急情况下帮助有特殊需要者的程序。

健康指导 健康课程的开发和修订，对特殊需要学生制订个别教育的计划。

其他 包括学校健康教育，学校食品卫生服务，学校体育教育，为教职员工服务的健康促进学校网站的建立，整合学校与社区的健康促进作用。

(张 欣)

xuéxiào jīngshén wèishēng fúwù
学校精神卫生服务（school mental health services） 主要对在校学生包括教工、学生家长而开展的心理健康教育、指导、干预、测评、诊断、咨询、矫治的服务。中国的学校精神卫生服务主要由取得专业资格的学校保健医师、心理健康教育教师、心理咨询师承担。

目标 学校精神卫生服务目标与学校教育目标一致，旨在帮助学生克服成长过程中出现的各种心理问题和障碍，促进学生心理健康发展，达到和实现学校的教育要求和目标，拥有积极向上和有意义的生活。其中以学生为对象的服务目标主要包括发展性、预防性、矫治性 3 个方面。发展性目标的工作重点是向学生系统传授心理卫生知识和心理保健技能，使其学会面对和承受压力和挑战，增强解决问题和适应社会的能力，提高心理素质；预防性目标强调对学生本人加强教育和指导，注重学校社会心理环境的影响，以减少学生心理健康问题的发生，促进心理的健康发育；矫治性目标通过早期发现问题、及时干预和矫治，使学生的心理健康问题得到有效的干预和治疗。以教师为对象的心理卫生服务旨在保持和提高教师自身的心理健康水平，帮助教师学习和掌握心理健康的知识和技能，进而有效地解决学生的心理健康问题、全面提高学生的心理素质。

原则 遵循以下5项原则。

全体性原则 面向全体学生和教职员工，尤其要着眼于全体学生的发展，考虑绝大多数学生的共同需要和普遍存在的问题，以绝大多数乃至全体学生心理素质的提高为基本立足点和最终目标。学校管理者和教职员工必须参与其中，努力为学生提供良好的社会心理环境。

主体性原则 始终要以学生为主体，所有工作都要以学生为基本出发点。学校教职员工要讲究自我心理保健，学习和掌握心理卫生的知识和技能，目的在于在日常教学和工作中，有能力满足学生的心理需求，正确指导和解决学生遇到的各种心理问题。

教育性原则 与学校教育方针紧密结合，重视正面教育和积极引导，培养受教育者积极向上的进取精神，树立正确的人生观、价值观和世界观。通过科学系统的教育和干预，培养学生健全的个性、提高解决问题和适应社会的能力，促进心理的健康发展。

整体性原则 教育者要运用系统论的观点指导工作，注意学生心理活动的整体性和有机联系，对学生的心理问题作全面的考察和系统分析，防止和克服教育工作中的片面性，使学生心理全面、协调发展。

差异性原则 关注和重视学生、教师的个体差异，根据不同学生和教师的不同需求、特点和存在问题，开展形式多样、针对性强的服务工作。

方法 开设心理健康教育课程或举办专题讲座；通过各学科教学渗透心理卫生知识和心理保健技能；通过班组和团队活动开展心理卫生工作；建立心理咨询室；团体和个体心理咨询，心理行为指导，心理测评与诊断，心理健康问题干预、矫治及转诊；定期举办家长学校等。学校精神卫生服务应强调课堂教育与课外活动相结合，教师教学与专业工作者服务相配合，学校、家庭、社区共同合作，注重灵活多样，多形式、多渠道、多部门提供服务。

内容 包括以下几个方面。

学校心理健康教育 通过课堂系统学习和课外讲座及各种活动的开展，传授心理卫生的知识和技能，提高心理素质，预防心理健康问题的发生。

心理测量、评估和诊断 通过心理测验和评估，早期识别、发现、诊断各种心理健康问题，使问题能够得到及时、适当处理。

心理行为指导、咨询与干预 通过指导、咨询和干预，帮助当事人正确地认识存在的问题，认识自我和环境，克服成长中的障碍，促进心理的健康发展。

转诊服务 对心理健康问题较重的学生，学校精神卫生服务者应及时将其转诊到专门的心理矫治机构进行治疗。在矫治期间，应注重教师和家长的积极支持与配合。

家长学校 通过家长学校传播心理卫生知识，加强学校与家庭的联系，为学生的成长提供良好的环境，以便形成合力使学生的问题得到妥善解决。

评估 对学校精神卫生服务的质和量进行评价，并以此为依据改进现有工作、制订下一步的工作目标和内容。

功能 ①评定功能。主要评定学校精神卫生服务工作的效果，现有工具、方法的科学性和工作绩效等，以找到现存问题并寻找解决方案。②激发功能。通过评估可以对教育行政部门、教师、学生、学校管理部门进行问题的反馈，从而提高工作效率。③改进功能。通过评估可以了解现况、及早发现问题、促进提高并改进工作。

原则 ①目标性原则。评估应围绕学校精神卫生服务的目标开展。②整体性原则。服务的开展应该是一个连续、统一的过程，评估时既应包括效果又应注重过程，应能涵盖所有人员。③发展性原则。评估的目的不仅是对服务工作质量进行评定，更是为工作的进一步发展。

方式和方法 常用的方法有调查法、实地考察与座谈。调查法又可分为问卷法、访谈法和观察法等。实地考察和座谈法常结合使用。如评估专家通过实地考察了解学校咨询室的设施和设备，并通过与相关人员的座谈深入了解其详细情况。

（王芳芳）

xuéxiào xīnlǐ jiànkāng jiàoyù

学校心理健康教育（school mental health education） 对在校学生进行心理发育、心理健康和生活适应等方面的教育。旨在培养儿童少年心理健康、个性品质良好和社会适应能力。根据不同年龄阶段儿童少年身体发育和心理发展的年龄特点，在遗传特征和禀赋气质的基础上，在后天教育和环境的影响下，运用心理学、教育学等学科的方法和手段实施。

目标 ①发展性目标。通过提高学生学习、生活、人际交往和社会发展等方面的心理素质，使他们不断正确认识自我，增强调控自我、承受挫折、适应环境的能力，培养健全、良好的个性心理品质，充分发挥各种潜能，促进心理的健康发展。②防治性目标。强调对心理问题的预防、及早发现和及时干预。注重对少数有心理困扰或心理障碍的学生，给予科学有效的咨询和辅导，使他们尽快摆脱障碍，提高心理健康水平。

意义 ①有效帮助个体儿童少年顺利成长的需要。儿童少年时期是个体身心不断发展、从不成熟向成熟过渡的重要时期，可能会遇到各种各样的心理困惑或问题，开展心理健康教育十分重要。②素质教育的需要。提高全体学生的心理素质，达到促进心理全面健康发展的目的，是学校素质教育的重要组成部分。③社会发展的需要。当今社会，科学技术飞速发展，社会竞争日趋激烈。学校教育如果只强调知识和技能的学习，忽视心理的健康和发展，必将不能满足现代化社会对高素质人才的需要。

原则 ①根据不同年龄阶段儿童少年身心发育的基本特点和规律、需求和存在的问题，有针对性地实施教育。②面向全体学生，通过普遍开展教育和干预，使学生对心理健康教育有积极的认识，心理素质逐步得到提高。③以学生为主体，充分启发和调动学生的参与和积极性。④注重

个别差异，根据不同学生的不同需求和问题开展教育和干预。⑤对教师和家长进行必要的教育，加强学校和家庭的合作。总之，应努力做到心理健康教育的科学性与针对性相结合，教师的科学辅导与学生的主动参与相结合，面向全体学生与关注个别差异相结合，预防、矫治和发展相结合，尊重、理解与真诚同感相结合，助人与自助相结合以及学校、家庭、社区相结合。

任务 具体任务：①全面提高心理适应能力。通过培养和提高认知、情绪和情感、意志、行为及个性、品德、社会适应能力，全面促进心理的健康发展。②学习和生活指导。学习是在校儿童少年的主要任务，学习适应不良会引发多种情绪障碍和行为问题。开展学习辅导重点要开展学习的动机、情绪、行为、能力辅导，也包括对个别学习不良学生的鉴别和指导。生活指导指通过休闲和消费辅导培养儿童少年健康的生活情趣、乐观的生活态度和良好的生活习惯。③行为指导和心理咨询。主要指由合格的专业人员对心理出现偏差的学生进行行为指导、心理咨询和干预。对个别症状严重的学生除将其转诊到专门的心理治疗机构接受治疗外，在学校日常的学习和生活中也应做好治疗的配合工作。④帮助教师和家长提高心理健康教育的能力，为儿童少年的成长和发展提供良好的外部环境和条件。

内容 常见教育内容：①以心理发展为中心的教育。内容包括不同年龄阶段儿童少年身心发展的特点和规律，环境对儿童少年心理发展的影响，不同时期常见的心理卫生问题，青春期性心理发展和性心理卫生等，重点是

传授心理卫生知识和技能，解决好发育过程中出现的各种心理卫生问题。②以学校生活为中心的教育。内容包括新生入学的适应性指导，学习指导（包括激发学习动机、培养学习兴趣、掌握学习方法、提高学习能力等），预习、复习和阅读辅导，学习和考试的情绪辅导，学生学习不良和学习困难的成因分析，特殊学生（包括智力超常学生和智力低下学生）的教育和教学问题等。③以健康为中心的教育。内容包括儿童少年心理健康的标准与影响因素，学校心理卫生工作的原则和要求，不同年龄阶段各种心理行为问题的预防、早期发现、及时干预和矫正，中学阶段的升学、就业咨询与指导等。④以心理矫正和治疗为中心的教育。主要内容有儿童少年各种神经症、各种心理与行为障碍或异常的预防、诊断、治疗和预后处理等。

形式 提倡灵活多样，因地制宜，课内与课外、教育与指导、咨询与服务紧密配合的学校心理健康教育方式。实施形式有：①以学校教育为主渠道，全面渗透在学校教育的全过程中。②除与思想品德教育等相关教学内容有机结合外，还可利用班务会、班队活动等形式举办专题讲座、开展游戏等活动。③开展心理咨询和心理辅导。由获得心理咨询合格证的专业人员对那些存在心理卫生问题的学生进行指导和咨询；对个别存在严重心理障碍的学生应积极与家长取得联系，及时推荐到专门的心理矫治机构进行治疗。④通过家长学校等形式，取得家庭与学校的配合。⑤与教育部门、新闻媒体、公安系统等合作，形成良好的社区和社会环境。

（王芳芳）

xuéxiào xīnlǐ zīxún

学校心理咨询（school mental counseling）

学校心理咨询人员运用心理学的原理和方法，对在校学生的学习、适应、发展、择业等问题给予直接或间接的指导、帮助，并对有关心理障碍或轻微精神疾患进行诊断、矫治的过程。咨询即商讨、征询，其中一方寻求帮助，为求助者（又称来访者）；另一方提供信息和帮助，为咨询员。

对象 一般包括：①所有在校的学生。在其学习、生活、发展、择业等方面遇到问题时，学校心理咨询人员可以提供帮助。②心理偏离正常的学生。他们在认知、情感、意志行为等方面存在不同程度的问题和障碍，或存在一定的心理疾病。③学校教师、管理人员和学生家长。学校心理咨询为他们提供心理学基本理论和知识，帮助其明确学生的身心发育特点和需求，了解和认识学生常见的心理适应问题，学习指导并帮助学生解决各种问题。在上述3种对象中，第1种和第3种是学校心理咨询的重点，对正常学生及其教育者提供的咨询服务，体现了当代学校心理咨询的本质特征，即提高学生心理健康水平，优化学生心理素质，促进学生全面发展。

模式 学校是培养人、塑造人的场所，学校的性质、培养目标、教育对象的特点，决定了学校心理咨询的内容应以教育的、发展的咨询内容为核心。

发展性咨询（developmental counseling） 面向全体学生，旨在进行个人的智力和潜能开发、各种心理冲突和心理危机的早期预防和干预，帮助他们实现最佳发展、最大限度地提高心理健康水平。发展性心理咨询实质上是一种助人自助的活动，即"他助-互助-自助"的过程。在发展性咨询的过程中，在咨询者的帮助下，求助者重新认识自我、重新认识他人和周围环境，从自知、自信、自控到自我指导、改变行为。发展性心理问题是学校心理咨询解决的重点，发展性咨询模式是学校心理咨询工作的发展方向，也是学校心理咨询的特色和生命力之所在。

治疗性咨询（therapeutic counseling） 面向少数特定学生，针对他们在心理、学习和社会适应方面存在的严重问题或不正常状态，进行心理指导和矫治。与治疗性咨询相比，强调发展咨询更能反映学校的特色，更符合学校教育的本质。

形式 根据咨询对象及咨询途径的不同，咨询形式有直接咨询、间接咨询、个别咨询、团体咨询、电话咨询、现场咨询、门诊咨询和书信咨询等多种形式。

特点 ①建立良好的咨访关系。心理咨询过程中咨询员与来访者建立良好的人际关系。是咨询的前提，但在咨询之外不应发展私人间的亲密关系。②助人自助。心理咨询旨在帮助来访者健康成长，而不是日常生活中的排忧解难。应帮助来访者正视自己的问题，明辨是非，摆脱消极情绪，培养自助意识和个人独立决策能力。③专业的会谈方式。会谈是心理咨询的主要形式，但有别于日常聊天或社交交谈。咨询员运用心理学的理论、方法和技术，有计划地引导来访者认识自己的问题，逐渐转变非理性观念，矫正不良情绪和行为。④非思想品德教育。心理咨询不对来访者的思想、行为进行道德、价值观的评判，而是通过彼此的交谈、商讨，促使来访者认识自己的问题，发挥自身潜力，矫正问题。

原则 包括以下几个方面。

尊重、理解、支持原则 首要原则。咨询员对来访者的烦恼、痛苦应给予理解、支持、关爱，尊重来访者的思想、言行和情绪情感。

综合性原则 在分析来访者的心理问题时，应全面考虑各种影响因素，既要重视心理活动的内在联系，又要考虑心理、生理及社会因素的相互影响；在矫正心理问题或障碍时，应采用综合的观点，运用多种方法进行治疗。

发展性原则 应以动态发展的眼光分析来访者心理问题的成因，用发展的观点解决来访者的心理障碍以及对治疗效果的预测。

促成长原则 引导来访者积极向上，促进其心理健康发展，而不是劝导其庸俗、低劣的思想和行为；应激发来访者自我成长潜能的不断发挥，而不能包办、代替其思考和成长。

保持"中立"原则 对来访者的思想暴露、行为表现不予任何批评和是非判断，而是鼓励对方自己去评价个人的行为表现；也要求在咨询过程中，不替来访者做出决定或选择。

保密原则 心理咨询最重要的原则，咨询员对来访者的情况予以保密，拒绝一般性的对来访者情况的调查，尊重来访者的合理要求。

步骤与技能 包括以下4个阶段的步骤：①建立关系。咨询员应热情、自然地接待来访者，并表示愿意真诚帮助、理解他们。应简单介绍心理咨询的性质和原则，强调尊重隐私的保密性原则，以消除顾虑与紧张情绪。②探讨问题。主要通过来访者的自述并与其讨论，了解来访者的基本情况和存在的心理问题。基本情况的收集有助于了解来访者心理问题的性质、产生的原因和严重程度，并据此做出分析和诊断。必要时可辅以心理测验，以掌握来访者人格特点、智力水平、心理障碍程度等信息。③帮助转变。咨询员应帮助来访者转变原有的不合理观念，建立新的认知和信念，改善消极情绪，矫正不良的行为。应帮助来访者从不同角度、不同方式看待自己、他人和环境；学习应对挫折、做出决策和改善人际关系的技巧；有针对性地进行矫治，如采用认知疗法、行为疗法等。咨询员不能代替来访者做出决定，应通过讨论制订出来访者愿意接受和采纳的干预方案。④结束。包括总结此次咨询的问题、咨询的方法、咨询的效果及经验等。应综合所有资料，做出结论性解释；帮助来访者总结咨询过程中所学到的经验；让来访者接受离别，在心理上摆脱对咨询员的依赖；注意对来访者进行追访，以总结经验，提高心理咨询水平。

成功的心理咨询不仅需要咨询员的真诚、可信赖、专业理论扎实、社会阅历丰富，还需要咨询员有娴熟高超的会谈技巧和丰富的经验，训练以下技能：①获取信息的技能。主要包括聆听和积极反应。聆听是心理咨询最基本的技术，通过聆听可以获取信息，与来访者建立信赖关系。积极反应有助于来访者倾诉的继续与深入，也有助于来访者在咨询员的反应中审视自己的情绪情感、心理问题等。积极反应包括提问、鼓励、复述、情感反应、具体化和概述等。②影响来访者的技能。

主要包括解释、指导、自我暴露等。解释是咨询员依据某种理论、某些知识或个人的人生经验分析、说明来访者心理问题的成因和性质，使来访者有所认识，为随后的指导以及最终的思维、情绪、行为的转变奠定基础。指导是咨询员指示、引导来访者如何说、怎样做、如何想、干什么等。咨询员的指导大多是根据一定的理论基础，引导来访者思维方式、情绪情感、观念、行为转变，如咨询员指导来访者放松训练（行为治疗）、引导来访者自由联想（心理分析治疗）、指导来访者用言语激励自己（暗示疗法）等。自我暴露，咨询员将个人的一些信息告诉来访者，如咨询员在咨询过程中向来访者表达自己对其言行的看法、体验等；或咨询员谈及自己曾经与来访者相类似的经历。通过自我暴露，可增进与来访者的共情，使其更易接受指导和劝告。

随着教育改革的不断深入和素质教育的全面推进，特别是教育观念的更新，学校心理咨询的普及化问题将成为未来研究的一个重要方面，并使咨询的理论和技术适合本国、本民族、本地区的具体情况，将国外先进的理论与中国的国情和学生的心理发展特点相结合，努力构建具有本土特色的学校心理咨询体系。

（王芳芳）

értóngshàonián xīnlǐ xíngwéi zhǐdǎo

儿童少年心理行为指导（psychological and behavioral guidance of children and adolescents）

对儿童少年同时包括对其家长和教师矫治心理行为，培养良好行为习惯和道德情操的过程。

内容　根据不同年龄阶段儿童的心理行为特征和发展任务确

定心理行为指导内容。婴幼儿时期重点是生活自理能力、言语行为的培养，以及对不良习惯和行为的纠正。小学和中学时期重点是学习习惯和学习能力的培养，指导儿童学习人际交流和沟通的技能，培养健康的生活方式（如良好的卫生、饮食、体育锻炼等行为习惯），对存在特殊心理障碍（包括智力发育障碍、孤独症、学习障碍、注意缺陷多动障碍等）和生理缺陷儿童（包括对聋哑、视力障碍、糖尿病、肥胖等）的行为指导。

方法　根据巴甫洛夫的经典条件反射和操作性条件反射实验与理论，形成多种操作性强的行为指导方法，使目标行为得到增强或消退。

正强化　基本原理是在一个确定的情境中，儿童做出某种行为后，随之而来的是一个好的结果，今后在类似情况下发生这种行为的可能性就增大。应注意强化的行为必须明确；行为发生后立即强化；要选择有效的强化物；物质强化物要结合社会性强化物或活动性强化物。

负强化　基本原理是在某个确定的情境中，儿童做出某种不良行为后，即施予一种引起其厌恶或惩罚性的刺激，使儿童今后在类似情境下不良行为发生的频率降低，甚至消除。负强化往往是在儿童拥有不良刺激时才使用，如果儿童还不能拥有负强化物，就很难使用负强化。这时，需要同时使用其他方法或原理，先使儿童拥有负强化物，然后再使用负强化。

消退　基本原理是在某个确定的环境中，儿童做出某一行为后，外界环境不予理睬，今后在类似情况下发生这种行为的可能性就会减小。应注意消退的行为必须明确具体；要与正强化联合起来使用。在消退过程中，被消退的行为可能变得更坏，对此要有清醒的认识，必须坚持，否则会前功尽弃。

隔离　儿童发生不良行为时，令他离开相应的环境，独自到另外的环境中待几分钟，或剥夺其参与相应活动的权利，从而减少不良行为。隔离一般适合 2～12 岁的儿童，时间一般为 1 岁 1 分钟。不要把能够产生恐怖感觉的地方当作隔离室，以免造成儿童的惧怕。在隔离过程中，其他人都不能"注意"他，否则没有效果。攻击性行为适合隔离，如打人、取笑其他儿童、与父母顶嘴等。有退缩性行为的儿童不适合隔离，如生气、与父母闹别扭、没有做家庭作业、喜欢独处等。

提供模仿榜样　儿童对周围人物言行的有意识或无意识的模仿是其社会化过程中很重要的学习方式。应注意榜样要具体明确；树立榜样时，要保护儿童的自尊心；尽量减少或消除不良榜样的影响。

代币奖赏　可用来换取所需强化物的物品或手段。纪录代币的方法要清晰、一目了然，促使儿童产生自我激励与控制去达到目标；给予儿童选择强化物的自由；不同的强化物所需的分数和制订的规则，应根据强化物的教育意义，以及儿童对强化物的喜爱程度确定。

步骤　①确定行为指导对象。如在儿童的违逆行为中，可能是家长过分干涉儿童的行为导致其反抗。在这种情况下，需要指导的对象是家长，而不是儿童。②界定问题并将问题可操作化。要用可测量、可观察的术语来界定目标行为。如某个儿童违逆问题的操作化界定是在家长发出指令时，拒绝执行。之后，需要确定问题行为是属于过度还是不足。过度与不足的判断与成人的期望密切相关，要关注这种主观期望，可能存在家长和教师要求过于严厉的问题。③收集与问题或目标行为有关的基线数据。包括搜集问题发生的频率、强度、持续时间，评价行为发生的环境因素等。④设定行为指导的目标并与儿童协商确定行为治疗的协议。这些目标通常会以量化的形式陈述，以便进行评估和反馈。⑤开始实施。根据前面评价的结果，行为指导者选择合适的行为指导技术进行干预。⑥监控实施过程。在干预阶段，应定期收集数据，根据具体情况及时调整行为指导的策略，保证目标的实现。⑦迁移。行为指导者应制订策略，保证已经形成的良好变化能保持下来，并促使其迁移到实际生活中去。

原则　全面收集病史以分析儿童不良行为产生的原因，有针对性地进行指导；强调同时对儿童本人、教师和家长进行指导；注重改变成人不良的教育态度和方式方法。坚持以下 4 个原则：①情感支持性原则。指导者与儿童建立接纳和爱的情感联系，要持有温暖、关爱、支持、接纳和尊重的基本态度。②行为实践原则。指导者不仅要重视传递社会认知观念、知识、技能，更要提供实践机会，对儿童的行为实践进行指导。③一致性原则。一是指导者本人前后的态度、言语、行为及情感信息等要一致，避免使儿童感到迷惑、无所适从，使正确的行为得不到强化，消极的行为得不到有效的抑制。二是父母、教师、其他工作者应与指导者保持一致，以免由于相互抵触或矛盾，削弱乃至抵消指导者在儿童行为发展上所做出的努力。④随机教育原则。指导者应在儿童日常生活和交往中随时随地抓住有利时机进行即时教育，充分利用儿童日常生活中的偶发事件，发挥其潜在的教育意义。

（王芳芳）

tèshū qúntǐ értóng jiànkāng fúwù

特殊群体儿童健康服务（health services for children with special need）

对残障及心理行为问题儿童、流动、流浪与留守儿童提供的保护、支持、教育和社会服务。随着时代的发展该群体也发生新的改变，因此，特殊群体儿童的健康问题需要引起公众的关注。

特殊儿童概念　世界上对特殊儿童通用的界定分为狭义和广义 2 种理解。

狭义的概念　特殊儿童本是一个古老的概念，其基本含义指那些与众不同的儿童。但其具体指残疾儿童，包括生理功能、解剖结构、心理和精神状态异常或丧失，部分或全部丧失日常生活自理、学习和社会适应能力的 14 岁以下儿童。2006 年第 2 次中国残疾人抽样调查标准将残疾人分为以下 7 类：视力残疾、听力残疾、言语残疾、智力残疾、肢体残疾、精神残疾和多重残疾。

广义的概念　与正常儿童在各方面有显著差异的各类儿童，包括残疾儿童、问题儿童和超常儿童。问题儿童包括学习问题、行为问题、情绪问题等不同类型的儿童。超常儿童包括有高于常人的智商，有较高的领悟能力和解决问题能力或在某一方面有禀赋优异的天才儿童。

残障儿童干预对策　1986 年美国修订的《残障个体教育法案》

中提到，全国范围内建立针对残障婴儿和学步儿童的服务体系，并为残障幼儿提供免费的、合适的公立教育，使针对学龄儿童提出的规定延伸到了学龄前儿童。因此，特殊儿童健康服务包括学龄前期特殊儿童健康服务和学龄期特殊儿童健康服务。

学龄前期特殊儿童的早期干预　在国内，从事特殊儿童早期干预工作的主要有医务工作者、特殊教育工作人员和一些心理学家这3类人群，他们对早期干预工作做出了很大的努力。国内各学科在特殊儿童早期干预研究中取得了一定的成绩，形成了一些早期干预的模式和体系。

综合性系统干预方法　通过临床专业人员、特殊教育专业人员、心理学专业人员、教师、家长等共同参与干预，以某种或几种训练方法为主，辅以其他一种或几种训练方法，以解决学前特殊儿童认知、情绪、行为等方面问题的干预模式。综合干预策略主要有以场所为中心、幼儿为中心、项目为中心的综合干预策略与多维综合干预策略等。

"多重障碍·多重干预"综合康复体系　对生理、心理或感官上出现2种或2种以上障碍者采用多重手段和方法（包括医学康复、教育康复、心理康复、社会康复以及职业康复等）进行干预的体系。该体系强调综合利用各种手段促进特殊儿童的整体协调发展，通过团队合作和综合康复，满足特殊儿童生存和发展的需要。

生态式早期干预　以生态式教育思想为指导，强调特殊儿童早期发现、筛查和诊断以及干预各环节之间保持一种系统的、整体的、和谐的和均衡的相互作用关系，通过采用多种测量积极帮助和支持这些儿童及其家庭，共同促进这些儿童在不同的年龄阶段逐步完成家庭适应、机构适应、社会适应，促成其达到与环境相适应的平衡状态。

学龄期特殊儿童的学校教育模式　学龄期开始的特殊儿童健康服务以学校教育为主，国内外特殊儿童学校教育的模式主要有资源教室模式、特殊教育班模式、特殊学校模式及一体化、全纳教育和随班就读模式。

资源教室模式（model of resource room）　被安置到普通班学习的特殊儿童用部分时间到资源教室接受补救或强化的特殊教育方式，是对轻中度障碍儿童较为常用的安置方式。这种教育模式最初流行于美国和加拿大，现被许多国家所接受。其特点是能最大限度地利用普通学校现有的人力、物力资源，体现"回归主流"的教育思想。在资源教室模式中，资源教室是教学方案的主要实施者，也是特殊教育和普通教育沟通的桥梁，负责对特殊儿童进行个别辅导和补救教学，为普通班教室和家长提供咨询和支援教育。

特殊教育班模式　在普通学校设立特殊教育班也是对特殊学生实施教育的形式之一。特殊教学的方法，有针对性地进行。特殊儿童除了在特殊教育班通常由10～15个学生组成，教学多采用个别教育班学习外，还要和普通班的儿童一起参加某些的日常交往，有利于互相了解；也有利于教师进行有效的个别教学，并为特殊儿童创造适合他们的学习环境和可以达到最大可能发展的环境；同时还有助于全校同学正确认识人与人之间的关系。

特殊学校模式　特殊教育史上比较古老、传统的特殊教育模式，也是中国特殊教育中采用较广泛的一种模式。特殊学校即为不同类型特殊儿童，尤其是较严重的残疾儿童设立的学校。专门的聋校、盲校、智障学校、盲聋学校等都是特殊学校教育模式的体现。特殊学校一般都配有经过系统培训的特殊教育师资和比较齐全的教学设施，适合中重度残疾儿童的教育。但由于学生长期生活与学习在相对隔离的环境中，有碍他们的社会化和正常化，毕业出校后，很难适应社会生活和与普通人进行交往。

一体化、全纳教育和随班就读模式　一体化教育模式认为特殊儿童应该在普通学校与普通儿童一起接受教育，并根据特殊儿童的不同残障程度设置各种类型的特殊教育形式，制订教学计划，尽可能让大多数特殊儿童与正常儿童一起生活、学习。全纳教育或融合教育是20世纪90年代初期特殊教育领域出现的新思想，与之相对应的是全纳学校的建立。全纳教育要求全纳学校满足包括特殊儿童在内的所有儿童的需要，在一切可能的情况下，所有儿童一起学习。中国随班就读特殊教育则是让特殊儿童与同龄儿童一起学习和生活。教室根据随班就读学生的特殊教育需要给予特别教学和辅导。

特殊教育的模式是多种多样的，就一个具体的特殊儿童而言，接受哪种模式的教育，要根据其身心发展、教育需要和周围的环境而定。

流动与留守儿童的干预对策

在中国工业化、城镇化和现代化的过程中，流动儿童与留守儿童将是一个长期存在的社会现象。因此，这类儿童的健康服务问题，将是国家面临的一项长期任务。对于特殊的儿童群体，需要专门的、有针对性的保护性措施，主要的途径包括制度建设、社会服务（学校、社区等）、家庭能力建设、儿童自身抗逆力的提升等。

加强社会性资源对留守儿童与流动儿童环境缺失的替代和支持　打破制度壁垒，以重构政策制订的出发点，不将流动儿童和留守儿童的责任只推向某几个部门，进一步加强部门之间的协调和互相支持，按照国家基础性的制度安排进行调整，由中央政府制定统一的基本制度框架，制定统一的基本政策，规制统一的法律基础，扩大留守儿童与流动儿童的政策基础和政策范围。

提升家庭对于留守儿童与流动儿童的保护与支持　作为儿童社会化最主要的场所，家庭为儿童提供了最为直接有力的支持。因此，加强父母的亲职教育技能，提升家庭的情感功能、教育和保护功能都是非常关键的内容。同时，由于流动、留守家庭面临不同的环境特征，其家庭能力建设重点亦有所区别，应增进流动家庭的社区融入，从家庭层面降低流动儿童面临的排斥和歧视；应增进留守家庭内部的亲子互动，加强对留守儿童的家庭教育（如隔代教育），增强对留守儿童的监护，保障留守儿童的安全等基本权益。

嵌入增强抗逆力的教学　基于所有儿童在成长过程中都会遇到各种风险问题，因此从学校层面提升儿童的抗逆力水平具有重要意义。将针对留守儿童与流动儿童的抗逆力提升目标嵌入到学校已有的教学制度中，不仅能去标签化，避免对这两类群体污名化，而且能让所有儿童受益，增强其他儿童群体对留守儿童与流动儿童的认同感，共同营造身心健康成长的环境。

建设为流动儿童与留守儿童提供社会服务的专业队伍　在针对流动儿童与留守儿童的社会服务供给过程中，引入社会工作专业，以社会工作者服务为主体，志愿者为支持力量，在社区、学校和家庭层面为流动和留守儿童提供专业的服务。特别需要注意的是，直接服务的提供过程一定要建立有效的鉴别和监测系统，实现科学评估制度的常规化。

（陶芳标　苏普玉　曹慧）

liúshǒu értóng jiànkāng fúwù

留守儿童健康服务（health service for left-behind children）

为留守儿童提供营养、心理卫生、伤害预防、常见病防治等的服务。国际上没有统一的留守儿童的概念。尽管中国关于留守儿童的定义仍存在争议，但多数学者认同留守儿童指父母双方或一方外出务工连续达到 6 个月及以上的 18 岁以下的儿童。20 世纪 80 年代初，随着中国现代化进程的不断加快，农村剩余劳动力开始大规模向城市转移，留守儿童也随之出现。留守打破了人类原有的家庭教养环境和生活环境，对儿童少年身心健康损害已引起足够的关注，因此需要将留守儿童的健康服务纳入农村公共卫生服务的一个重要组成部分，研究适合中国留守儿童适宜的卫生保健技术，形成"农村社区卫生服务-学校卫生服务-家庭监管"为一体的留守儿童健康服务体系。

流行特征　根据 2005 年全国 1% 人口抽样调查的数据推断，全国农村留守儿童约 5 800 万人，其中 14 周岁以下的儿童约 4 000 多万人。和 2000 年相比，2005 年的农村留守儿童规模增长十分迅速。在全部农村儿童中，留守儿童的比例已达 28.29%，平均每 4 个农村儿童中就有 1 个以上为留守儿童。对农村留守儿童地区分布的研究并不多，根据 2000 年人口普查资料，中国留守儿童的空间分布状况有以下特点：中国各区域社会经济发展呈现不平衡的状态，农村留守儿童问题也带有区域性特征。主要分布在四川、江西、安徽、湖南等经济比较落后的地区。但广东省和海南省也是留守儿童比较多的地区。这两省的留守儿童分别占全国留守儿童的 10.3% 和 6.4%。上述 6 省的留守儿童在全国留守儿童总量中所占比例高达 55.2%。

主要健康问题　主要表现在以下几个方面。

心理卫生问题多　亲情缺失是农村留守儿童面临的一个突出问题。留守儿童正处在心理成长的关键时期，长期与父母分离，无法享受父母的抚慰和关爱，得不到父母在思想认识及价值观念上的引导和帮助，极易产生各种心理行为问题，并影响个性的形成和发展。据国内有关报道，留守儿童更多地感到焦虑、抑郁、孤独、缺乏安全感；表现出任性、冷漠、内向。留守儿童的考试及格率低于普通学生。他们对待批评教育往往采取逃学、游逛甚至离家出走的过激行为。常见的行为问题有过失行为、说谎、偷窃、攻击行为、破坏行为、没有良好的卫生习惯、不听抚养人的话、故意与抚养人作对等。

身体健康问题增加　尚缺乏较大样本的代表性研究。现有的少量区域性小样本研究结果并不一致。如来自江苏省东海县的研究报道，留守儿童低体重率、生长迟缓率均高于非留守儿童，而血红蛋白水平及贫血患病率与非留守儿童比较差别无统计学意义；来自湖南 4 县的研究，并未发现留守儿童和非留守儿童的低体重率、生长迟缓率以及营养不良发生率存在差别，但留守儿童的血红蛋白水平低于非留守儿童，贫血患病率高于非留守儿童。

卫生服务差 有关留守儿童卫生服务的研究相当少见。尚未见到有关留守儿童两周患病率、就诊率、未就诊率等方面的研究报道。据江西于都县农村留守儿童计划免疫调查报道，留守儿童疫苗接种率低、疫苗针对性疾病发病率有上升的趋势。

安全问题凸显 监护权的缺失，父母疏于照顾，祖父母等临时监护人因年老体弱等多种原因无法认真行使对儿童的监护权，安全保护意识不强，导致留守儿童患病不能及时医治和受到意外伤害的事件屡有发生，尤其是留守女童屡被猥亵的情形令人担忧。在全国各地，留守儿童溺水、触电、打斗等意外伤亡事件屡有发生，被拐卖、被侵犯的恶性案件也时有报道。

干预对策 2000 年以来，农村留守儿童问题已成为中国社会各界关注和研究的热点。教育部、中华全国妇女联合会、国务院妇女儿童工作委员会和联合国儿童基金会等组织都先后召开了专题研讨会。2007 年 5 月，全国妇联等 13 部委联合下发了"全国关爱农村留守儿童大行动"的通知。"关爱农村留守儿童，切实解决留守儿童问题"已纳入政府工作重要议事日程。关注留守儿童的健康问题。

把留守儿童健康服务作为农村公共卫生服务的一部分 加强与完善农村公共卫生服务体系，将留守儿童健康服务纳入现有儿童保健服务体系和学校卫生服务体系。政府部门在实施农村劳动力转移培训等项目中，应将农村留守儿童卫生保健工作作为一项重要内容，切实为农村留守儿童卫生服务提供政策支持与卫生资源保障。

发展留守儿童健康服务适宜技术 中国农村儿童数量多、分布广，但农村儿童保健和学校卫生工作并未普及，仍是农村卫生服务的薄弱环节。针对留守儿童存在的主要健康问题与其群体的特点，制订适合农村留守儿童健康服务的适宜技术，便于推广。

加强留守儿童健康管理 各级政府部门应明确分工并担负起保护留守儿童的责任，加强部门间的协作，加大对农村留守儿童的法律保护力度，建立以家庭监护为主，以社区、学校或其他人员监护为保障，以国家监护为补充的监护制度。以中国公共卫生服务均等化推进为契机，结合中国义务教育阶段免费健康体检等要求，推行留守儿童在校学生的健康检查和健康档案的建立与管理，全面推进学校健康教育和学生常见病防治，拓展精神卫生服务领域。

（王芳芳）

liúdòng értóng jiànkāng fúwù

流动儿童健康服务（health service for migrant children）

为流动儿童提供的与城市儿童或其他流动地（如不同的国家）同等的医疗保健、心理卫生、常见病防治等的服务。根据各国国情的不同，流动儿童不仅包括因各种原因跨国流动的儿童，如国际移民儿童、难民儿童、国际收养儿童等，也包括在同一国内流动的儿童，如从农村到城市的农民工子女、国内移民儿童、游牧民族的儿童、街童或无家可归的儿童、流浪儿童等。在中国，其服务对象主要指随进城务工父母居住或在父母务工所在地出生，户口不在居住地的 18 岁以下儿童，形成原因如下：①父母外出务工，农村家中缺乏身体状况尚好的祖辈和合适的亲属，不放心委托他人照顾其子女。②部分家长担心处于幼年的子女不能独自在家生活及被拐卖。③部分农民长年在外务工已在流入地站稳脚跟，经济条件允许时便把子女从农村老家接出。④部分农民工有了一定的经济能力后，希望子女能够在城市里接受较好的教育。

流行特征 包括以下几个方面。

规模庞大 2010 年第六次全国人口普查数据显示，我国流动人口达到 2.21 亿，较 2000 年（1.02 亿）增加了一倍多，较 1990 年（2135 万）翻了十倍多。2010 年全国 0 ~ 17 周岁流动儿童规模达 3581 万，较 2000 年（1982 万）、2005 年（2533 万）均显著增加，其中 0 ~ 14 周岁的流动儿童规模为 2291 万。大多数流动儿童来自农村。在 0 ~ 17 周岁的流动儿童中，户口性质为农业户口的流动儿童占 80.35%，非农业户口的只占 19.65%。如果将农业户口的 0 ~ 17 周岁流动儿童视为农民工随迁子女，全国农民工随迁子女的数量达到 2877 万。

性别比与全国儿童基本一致，年龄分布均匀 据 2010 年第六次全国人口普查数据分析，全国流动儿童的性别比为 114.70，这与全国儿童 116.24、农村儿童 117.04、农村留守儿童 117.77 的性别比较为一致。年龄分布上除在两端的年龄"高低不等"以外，流动儿童在大多数年龄分布上比较均匀，表现为 2 ~ 14 岁每个年龄组所占比例在 4% ~ 5% 之间，0 岁儿童仅占 1.55%，16 岁和 17 岁组流动儿童所占比例均超过 10%。

地区分布高度集中　流动儿童在全国各省均有分布，其中广东省最多（434 万），占全国 12.13%；浙江和江苏两省的流动儿童数量也均超过 200 万人；在西藏省最低，尚不到 10 万人。

不同类别流动儿童存在一定的差异　流动儿童按照流动的区域可分为跨省流动、省内跨地区流动、县市内流动 3 类。一般讲，跨省流动所面临的变化最大，省内跨地区流动次之，县市内流动所面临的变化最小。

主要健康问题　流动儿童的健康问题主要表现在以下几个方面。

计划免疫率低下　根据国家统计局初步的统计数据显示，流动人口卫生保健服务的利用低于常住人口，儿童计划免疫率低，麻疹、新生儿破伤风等的发病人群主要是流动人口。流动儿童是一个特殊的群体，其最大的特点就是流动性，这也造成许多儿童失去了及时免疫的机会。如广东东莞市的研究发现，流动儿童建证率、建卡率、基础免疫接种率、加强免疫接种率及免疫覆盖率均显著低于本地户籍儿童。四川地区的报道也有类似结论。流动儿童的低免疫率不利于他们自身健康，间接影响当地儿童的安全，也成为他们入学的一大障碍。

身体健康问题明显　北京的调查发现，4 月龄农民工子女的母乳喂养率（79.10 %）明显高于城市儿童（42.18 %），但贫血的患病率（3.13 %）高于城市儿童（1.48 %）。福州市 1 028 名 0~7 岁农民工子女的研究表明，其低出生体重率是当地儿童的 2 倍；且本地儿童体检率明显高于农民工子女。

心理卫生问题多　国内相关研究表明，由于明显感受到衣着、学习用具、家庭条件和语言表达能力等与城市儿童之间的差别，流动儿童普遍存在自卑心理，年级越高有自卑感的比例越大。这使他们情绪低落，严重影响学业和心理发展。在社会化行为方面，大多数流动儿童由于生活在城市的边缘，受到城市的排挤和歧视，得不到自己应有的权利，在很多方面难以真正融入城市，没有归属感与认同感。他们与城市儿童相比，社会化状况明显处于劣势地位，在性格与行为特征方面，如"不合群""任性""呆板""没礼貌""无主见"等的比例都高于城市儿童。在社会交往方面，流动儿童比城市儿童容易感到孤独，结识新朋友的能力也较低。由于感觉到社会不平等的存在，部分留守儿童还对社会产生了一定的逆反和不满。

干预对策　中国流动儿童的规模庞大，并且存在日益增长的趋势，又处于身心发育的关键时期，是一个应该得到特别关注的群体，属于"处境困难的儿童"。

全社会都要重视流动儿童的问题　政府部门、社区、学校、医疗机构等都要高度重视流动给儿童带来的各种问题，消除歧视，给他们创造一个公平、良好的生活空间。

保障流动儿童享有与城市儿童同等的医疗保健权利　建立健全以居委会和社区卫生服务中心为网底，以区妇幼保健所为二级防保站点，以市妇幼保健所为三级保障机构的流动儿童卫生保健服务网络，将流动儿童系统保健和计划免疫工作纳入当地儿童卫生保健的管理范畴。社区基层医疗机构在为每个常住儿童建立健康档案的同时，也要为流动儿童建立健康档案，并开展以定期体检、定期评价、定期指导为内容的儿童保健服务；按时开展对儿童常见病、多发病的预防，并根据儿童保健需求，发放必要的预防药物；按照计划免疫程序，及时为流动儿童进行免疫接种；定期开展流动儿童健康教育与健康促进工作。

加强对流动儿童健康问题的科学研究　流动儿童的生存、保护和发展等问题已引起政府和社会的广泛关注，《中国儿童发展纲要（2011 ~ 2020 年）》中提出了"将流动儿童纳入流入地社区儿童保健管理体系，提高流动人口中的儿童保健管理率"的目标。从 2001 年开始，国务院妇女儿童工作委员会和联合国儿童基金会组织了为期 5 年的"保护流动儿童权利"试点项目，探索出了许多行之有效的工作模式。然而，由于流动儿童的健康问题涉及生理、心理和社会适应等方面，而国内的相关研究不仅缺乏大样本的研究数据，而且多局限于横断面现况调查，缺少干预和长期追踪的队列研究，在研究内容上也比较局限。因此，要从根本上解决流动儿童面临的健康问题，仍需加大研究力度，为解决流动儿童的健康问题提供决策依据。

(王芳芳)

liúlàng értóng jiànkāng fúwù

流浪儿童健康服务（health service for street children）　政府与社会合作，为流浪儿童提供医疗保健、心理卫生、常见病防治等服务的过程。流浪儿童的现象较为复杂，与其相关的概念也相对较多。有学者认为流浪儿童指主要生活在街道上的无家可归的儿童；也有学者将流浪儿童定义为脱离了监护人及抚养人的有效能力范围，处于无固定居住场所，只有依靠自己满足衣食住行等基本生活资料的边缘性生存状态的儿童；有些研究还将那些与家庭或监护人一起露宿街头的儿童也归为流浪儿童；也将被监护人忽视的儿童纳入流浪儿童范围。国际上，根据流浪儿童与家庭的关系通常将流浪儿童归为 2 类，一类是在街头流浪但与家庭仍保持联系的儿童，另一类是完全与家庭失去联系的街头儿童。中国政府将流浪儿童定义为年龄在 18 岁以下、脱离家庭和离开监护人流落社会连续超过 24 小时、失去基本生存和可靠保障而陷入困境的儿童和青少年。无论在中国还是国际上，流浪儿童问题已经成为一个严重的社会问题，也同时伴有健康问题，因此需要全社会共同努力，解决他们的健康问题，为他们提供心理上的支持和生活上的援助。

流行特征 包括以下几方面。

男童多于女童，青少年为主体 流浪儿童中男童居多，女童较少。不同研究依据其不同的年龄组划分方式，描述流浪儿童年龄集中在 13～15 岁、10～16 岁或 11～16 岁等年龄段，说明多数流浪儿童处于青春期，已有了一定的自理与自立能力。

受教育程度低 大多数流浪儿童的受教育程度在小学及以下。研究显示，初中在读或毕业者的比重有所增加。总体上来看，最容易产生流浪儿童的时期是小学向初中过渡的时期，绝大多数流浪儿童未完成九年义务教育。

有特定分布地区 有研究者将流浪儿童的主要分布地区归为 4 类：①城市里面的商贸中心和交通中心地区。②城市管理相对松懈的城乡结合部地区。③特别适合少年儿童的公共娱乐场所。④城市中心区和城郊地区的个体和私营的商业、服务业企业。

流动性大 中国绝大多数流浪儿童来自农村，总体流动趋势是从农村向城市，从经济较落后地区向经济较发达地区流动。从地理空间上来讲，来自临近省份的流浪儿童多于来自较远省份者。

谋生能力低下 有打工（如发小广告、擦鞋、卖花等）、捡垃圾、乞讨、进行非法活动（如盗窃、抢劫）等。

主要社会和健康问题 流浪导致儿童营养不良和多种身心健康问题，其中心理健康问题更为多见。

受虐待 自我保护能力不足，常常受到身体上的虐待，甚至被人故意致残，还有些被暴力胁迫成为犯罪工具。

自我意识低下 流浪儿童流浪之前生活、学习状况不良，流浪生活也不尽如人意，缺乏幸福感，处于悲哀和抑郁状态，自尊水平下降，自卑心理，责任心缺乏。

焦虑 生活条件恶劣，使其缺乏安全感，常处于担心、恐惧之中，焦虑水平较高。

社会适应不良 性格孤僻、自闭，气质特点具有不稳定性，自控力不足，有很强的冲动性和攻击倾向，缺乏与人相处及沟通等社会交往技能，思考问题偏激和极端，不能全面、辩证地分析问题、解决问题，往往采取攻击等暴力手段。

独立性偏离 长期的流浪生活，使养成散漫、顽劣的习惯，认为流浪生活更具有自由性，将流浪理解为独立性的具体体现。

烟酒等物质滥用 生活经验不足，辨别是非的能力有限，缺乏家庭、学校及社会的有效监管，容易受到不良环境的影响而产生物质滥用行为。

犯罪倾向 道德观念缺乏、法制意识淡薄，长期受流浪群体亚文化的影响，潜在犯罪倾向增高，更易于走上违法犯罪的道路，对社会造成危害。国内尚未见到有关流浪儿童身体发育和健康状况的相关研究和报道，亟待加强。

干预对策 流浪儿童健康问题的改善需多方面共同努力。

政府部门 应采取有效措施促进贫困地区经济发展，提高农民的生活水平，逐步完善社会保障体系，加大对农村基础教育的投入，改善教学条件。逐步完善流浪儿童救助保护相关的法律、法规体系，加大执法力度，严厉打击恶意遗弃儿童和控制、利用流浪儿童的违法行为。加大资金投入，增加救助机构的数量，改善救助机构的质量。逐步建立起以政府为主导，社会广泛参与、多方合作的流浪儿童保护教育体系。

社会机构 各类流浪儿童救助机构应加强合作，形成一个有效运转的救助网络。救助机构应逐步改变程式化、被动式的救助方式，建立起主动的早期干预和救助保护模式。救助机构的教育者应关注受助儿童的基本需求，理解他们、感化他们，使他们真正感受到温暖与关怀。应针对流浪儿童的特点，对他们进行文化知识、法制、道德规范的教育，增强辨别是非的能力，进行有效的心理疏导，对他们的一些不良行为进行干预，从而更有利于他们回归社会。

社区　作为联系家庭与社会的桥梁，社区可以通过举办培训班、科普宣传等方式对家长进行教育，提高他们的文化素质和生存能力，改善儿童的生活环境；还可以建立区域儿童家庭档案，调查每个家庭的经济状况、儿童生存与教育状况，及时发现问题家庭，主动进行早期干预，对问题儿童进行心理疏导，预防流浪儿童的产生。社区还可以向家庭与社会宣传相关信息，提高公众对流浪儿童救助与保障的参与热情，进而提高救助与保障水平。

学校　应逐步由应试教育向素质教育转变，改变过去以分数和升学率作为评价标准的做法，更加关注学生的全面发展。教师不仅要向学生传授知识，还应关心他们的身心成长，及时发现问题，进行有效疏导，防止产生厌学情绪和逃离行为。

家庭　监护人应避免简单、粗暴的管教方式，充分尊重子女的权利，重视他们的感受、需求与长远发展。家庭成员应共同营造和谐的家庭环境，增加家庭对儿童的吸引力、凝聚力，防止儿童与家庭的分离。

(王芳芳)

cánjí értóng jiànkāng fúwù

残疾儿童健康服务（health service for disabled children）为残疾儿童提供医疗保健、康复、心理行为等健康方面的服务。根据2008年7月1日起施行的《中华人民共和国残疾人保障法》第2条关于残疾人的定义，残疾儿童指在心理、生理、人体结构上，某种组织、功能丧失或不正常，全部或部分丧失以正常方式从事

某种活动能力的儿童。在中国，儿童残疾包括视力残疾、听力残疾、言语残疾、肢体残疾、智力残疾、精神残疾、多重残疾和其他残疾。残疾儿童不仅要面临身体或心理缺陷，还要面临社会保障不足、生存困难、支持环境不够等，严重影响他们的生存质量，需要全社会共同努力，完善残疾儿童的健康保障体系，为他们提供方便、可靠的健康服务，特别是康复和心理社会支持。

流行特征　依据第2次全国残疾人抽样调查统计，中国共有0~17岁残疾儿童504.3万人，现残率为15.97‰，与1987年现残率（26.18‰）相比，有所下降。单纯视力残疾、听力残疾、言语残疾、肢体残疾、智力残疾、精神残疾以及多重残疾的现残率依次为0.80‰、0.69‰、1.19‰、2.86‰、5.50‰、0.46‰、4.47‰，占残疾儿童总人数的比重依次为4.99%、4.30%、7.43%、17.93%、34.47%、2.86%、28.02%；若将多重残疾者依据其所含残疾类别分别归入各残疾组，则视力残疾、听力残疾、言语残疾、肢体残疾、智力残疾和精神残疾的现残率依次为1.06‰、1.80‰、4.62‰、4.42‰、9.06‰、1.25‰。0~2岁年龄段现残率由9.0‰缓慢上升至13.1‰，2~3岁年龄段现残率迅速升高，3岁达到高峰为21.6‰，4~6岁年龄段现残率21.3‰下降至20.1‰，6~7岁年龄段现残率迅速下降，7岁时现残率14.6‰，7岁后现残率相对稳定，波动于14.2‰~17.9‰之间。男童、女童现残率分别为17.44‰、14.27‰，占残疾儿童总人数的比例分别为58.43%、41.57%。城市、农村儿童现残率分别为11.69‰、17.56‰，占残

疾儿童总人数的比例分别为19.87%、80.13%。在残疾儿童中，残疾一级者占25.39%，二级者占13.45%，三级者占21.25%，四级者占39.91%。

主要健康问题　包括以下几个方面。

继发的健康问题　残疾儿童在身体结构和（或）生理功能方面存在着或多或少的问题，还可能由于原发的残疾而引发继发的健康问题，如有研究显示，视力残疾青少年的肥胖检出率高于视力正常者；残疾儿童可能会因为缺乏信息来源，影响其对周围环境的全面判断，或无法正确认知可能存在的安全隐患而易于发生意外伤害；有些一级肢体残疾者可能会因为运动受限而产生压疮，继发感染等。

认知发育偏差　视力残疾与听力残疾的儿童，由于缺乏视觉和听觉的支持，对周围事物的感知会出现偏差，进而会对其抽象思维能力的发展产生影响。

社会化发育偏离　儿童成长的过程是一个社会化过程，即由自然人成长、发展为社会人的过程。这一过程是通过在家庭、学校、社区、社会环境中通过接受媒体宣传、与社会群体的交往实现的。在这一过程中，残疾儿童会逐渐认识到其与正常儿童的差异，体会到其社会角色与正常儿童的区别，导致他们更容易出现心理冲突，如理想与现实的冲突，自尊感与自卑感的冲突等。他们往往性格内向、执拗，容易感到孤独、自卑，易于猜忌，待人冷漠，缺乏交往热情。智力残疾的儿童由于大脑功能发育障碍，在智力的某些方面能力低下；情感表达较为表面、初级，缺乏高级情感表达；与周围人交往往往较

为困难。

干预对策 残疾儿童健康问题的改善需家庭、学校和整个社会的共同支持。

政府部门 应大力开展优生优育、残疾预防的宣传工作，提高广大人民群众相关知识水平；从制度上规范、完善筛查工作，增大对相关工作机构特别是农村地区的投入，针对各地特点确定重点工作领域。要建立完善的社会保障体系和残疾人保障制度，各级政府应加强对残疾人事业的领导，重视残疾儿童的康复工作，逐步增加对他们所需医疗服务、康复训练、辅助器具以及教育的投入，完善他们的义务教育状况。强化残疾医疗专业人员培养与队伍建设，建立规范的残疾人康复专门机构。鼓励引导社会力量，都来关心和积极参与肢体残疾儿童的预防、康复、教育等事业。

社区 应积极开展残疾预防的宣传工作，提高社区居民的健康意识。加强预防性的咨询与指导，做好围产期保健，完善产前筛查、新生儿筛查、婴幼儿筛查、中小学生筛查、免疫接种等工作，预防残疾的发生，对所发生残疾做到早发现、早诊断、早干预。建立社区工作者、志愿者服务网络，为他们提供完善的康复服务、心理辅导、必要的技能培训以及生活扶助，丰富他们的文化体育活动。

学校 无论一般学校还是残疾儿童的特殊教育学校，都应当完善残疾儿童的教育模式，改善他们的受教育环境。教师应加强对他们的情感投入，关心他们的学习生活，并教育同学之间应友好互助、平等友善。学校应配备专业心理医师，定期对残疾儿童进行心理辅导，提高他们的自信

心，及时疏导与矫治他们出现的心理与行为问题；还要对家属进行指导，帮助他们树立积极的心态。

家庭 家庭成员应当主动获取预防儿童残疾的相关知识，重视并积极参与预防儿童残疾的相关活动；还应注意观察，早期发现可疑的健康问题，及时送诊。家庭既要为残疾儿童提供一些必要的物质条件，更要为他们创造一个有利于其健康成长的家庭氛围，从而有利于他们形成一个良好的个性、积极向上的态度，预防心理问题的发生。

（王芳芳）

xuéxiào ānquán guǎnlǐ

学校安全管理（school safety management）

采取各种管理措施保证学校及周边环境以及学校组织校内外活动的安全。包括校园内的教学与教育设施、道路交通、食品卫生、危险品、消防、人身安全、财产安全、疾病预防、避灾避险等方面的安全。学校安全管理关系到儿童少年的生命安全与健康，一旦发生学校安全事件，会通过各种途径扩散，对社会产生重大影响。学校安全管理仍然存在许多问题，各种学校安全事件时有发生（如学校暴力事件、踩踏事件、恐怖事件、校舍倒塌事件和各种公共卫生事件），学校已成为公共安全事件的频繁发生地之一。针对现存的问题，预防控制学校安全事件，减少儿童少年意外伤害的发生，把学校建成最安全的地方，是学校安全管理工作的主要任务。

组织 建立学校安全管理组织，构建学校安全工作保障体系，建立健全安全工作规章制度，全面落实安全工作责任制和事故责任追究制，保障学校安全工作有

序进行；建立学校安全的风险评估机制，健全学校安全预警机制，制订突发事件应急预案，完善事故预防措施，及时排除安全隐患，不断提高学校安全工作管理水平；建立校园周边整治协调工作机制，维护校园及周边环境安全；加强安全宣传教育培训，提高师生安全意识和防护能力；建立和实施校园安全工作目标责任制，明确安全职责，安全工作纳入评估与考核的范围，制订安全目标管理细则，建立安全目标奖惩机制和责任追究制。

内容 包括学校建筑安全管理、校园环境安全管理、食品安全管理、传染病安全管理、实验室安全管理、体育安全管理、教室安全管理、学生宿舍安全管理、水电安全管理、校园社会安全管理、地震应急管理、火灾应急管理、水灾应急管理及针对其他安全问题的管理。

安全风险和脆弱性评估 定期开展学校建筑安全、校园环境安全、食品安全、传染病安全、实验室安全、体育安全、教室安全、学生宿舍安全、水电安全、校园社会安全、火灾等的风险和脆弱性评估，根据风险大小排序，对高风险事件进行重点管理。

突发事件应急预案 在评估基础上，建立健全学校安全预警机制，制订学校各种突发事件应急管理预案（包括食物中毒、突发传染病、火灾、地震、水灾、化学中毒及其他可能出现的突发事件等的应急预案），根据预案要求，开展定期应急演练，不断修订和完善预案，提高学校应对突发事件的能力。

安全教育 通过讲课、讲座、黑板报、演练等各种形式，定期开展学校安全知识、安全技能的

宣传教育和培训，提高师生员工安全知识、意识和防护能力。

加强科学研究 学校安全问题既是一个管理问题，也是一个科学问题。加强对学校安全问题的科学研究，可以为学校安全管理提供充分的科学依据，大大促进学校安全管理水平的提高。科学问题涉及管理科学、信息科学、工程科学、心理学与生命科学等多学科领域，是典型的跨层次、跨部门和综合性很强的问题，需要不同学科间开拓、交叉、渗透与融合，为解决此类问题的关键技术提供新的思路、理论和方法。学校安全管理研究具体可以从管理科学角度开展研究（如学校突发安全事件本质性认知，学校安全管理系统性复杂性与循证管理决策，学生应急心理与行为管理及应急疏散理论与基础技术，学校突发安全事件预案预测预警的科学问题，学校安全的风险评估与风险控制方法，学校安全管理的后评估，学校安全管理能力评价指标体系研究，学校安全的信息资源管理，学校安全管理规范与标准，学校安全法制管理与保障机制），从信息科学的角度开展研究（如学校安全信息监测，学校安全风险识别及其预警模型研究，信息传播、扩散的机制研究，学校安全信息共享），从生命科学的认知与心理角度研究（如学生的安全认知和心理变化规律，危机环境对儿童少年行为能力的影响机制，儿童少年心理行为预测与干预机制，非常态下儿童少年个体与群体运动特征），从工程科学角度开展研究（如学校校址的选择，学校建筑工程质量，学校仪器设备安全），从教育学的角度开展研究（如学校安全教育内容，学校安全教育模式，学校安全文化研究，学校安全教育效果评估），从医学角度开展研究（如学生意外伤害的流行病学研究，学生意外伤害的急救），提高学校安全管理水平。

（徐 勇）

xuéxiào tūfā gōnggòng wèishēng shìjiàn

学校突发公共卫生事件（public health emergency in school） 学校突然发生造成或可能造成师生员工身心健康损害的传染病、群体性不明原因疾病、食物和职业中毒及自然灾害、事故灾难或社会安全等其他严重影响健康的情况。包括2种情况：①在学校内发生的，造成或可能造成广大师生身心健康严重损害的突发公共卫生事件。②学校所在地区发生的，有可能对学校师生健康造成危害的突发公共卫生事件。都需要事发地各级教育行政部门和学校，在当地政府和卫生行政部门的统一领导和部署下，根据突发公共卫生事件的严重程度，按照分级响应的原则，做好相应的应急反应工作。

学校突发公共卫生事件有其共同特点：①突发性。事件发生前常无征兆发现或先兆不明显，其发展速度、趋势超出预测，令学校师生猝不及防。②群发性。在短时间内，在某个相对集中的区域内，或类似特征的人群中同时或相继出现相同或相似临床表现的病人，且人数和范围不断增大。③传染性或传播性。学校师生人员密集，交往频繁，突发公共卫生事件中的传染病可在师生中相互传播，使更多师生的健康受到损害，甚至某一临床症状也可在师生中传播，形成较大规模的群发性。④低龄化。中小学生是低龄化群体，机体免疫力和抵抗力均不如成人，常难以承受突如其来的打击，损害的程度也会更重。⑤危害性。事件会对师生的身心健康造成较大损害，同类事件的表现形式常常千差万别，也难采用同样模式处理；也难预测其蔓延范围、发展速度、趋势和结局，处置不当易导致社会问题。

（娄晓民）

xuéxiào tūfā gōnggòng wèishēng shìjiàn fēnjí

学校突发公共卫生事件分级（classification of public health emergency for school） 根据性质、危害程度、涉及范围对学校突发公共卫生事件进行分级。《国家突发公共卫生事件应急预案》的分级规定适用于学校突发公共卫生事件的分级。结合教育行政部门实际，从高至低划分为4级。

特别重大学校突发公共卫生事件（Ⅰ级） ①学校发生的肺鼠疫、肺炭疽、传染性非典型肺炎、人感染高致病性禽流感、群体性不明原因疾病、新传染病以及中国已消灭传染病等达到国务院卫生行政部门确定的特别重大突发公共卫生事件标准的事件。其中，新传染病指全球首次发现的传染病。②学校实验室保存的烈性传染病菌株、毒株、毒种丢失。③发生在学校，国务院卫生行政部门认定的其他特别重大突发公共卫生事件。

重大学校突发公共卫生事件（Ⅱ级） ①学校发生集体性食物中毒，一次中毒人数超过100人并出现死亡病例，或出现10例及以上死亡病例。②学校发生肺鼠疫、肺炭疽、腺鼠疫、霍乱等传染病病例，发病人数以及疫情波及范围达到省级以上卫生行政部门确定的重大突发公共卫生事件标准。③学校发生传染性非典型肺炎、人感染高致病性禽流感疑似病例。④乙类传染病、丙类传染病在短期内暴发流行，发病人数以及疫情波及范围达到省级以上人民政府卫生行政部门确定的重大突发公共卫生事件标准。⑤发生群体性不明原因疾病，扩散到县（市）以外的学校。⑥因预防接种或预防性服药造成人员死亡。⑦学校实验室毒物（药）品泄漏，造成人员急性中毒在50人以上，或死亡5人及以上。⑧发生在学校，经省级以上人民政府卫生行政部门认定的其他重大突发公共卫生事件。

较大学校突发公共卫生事件（Ⅲ级） ①学校发生集体性食物中毒，一次中毒人数超过100人，或出现死亡病例。②学校发生肺鼠疫、肺炭疽、腺鼠疫、霍乱等传染病病例，发病人数以及疫情波及范围达到地市级以上卫生行政部门确定的较大突发公共卫生事件标准。③乙类传染病、丙类传染病在短期内暴发流行，疫情局限在县（市）域内的学校，发病人数达到地市级以上卫生行政部门确定的较大突发公共卫生事件标准。④在一个县（市）域内学校发现群体性不明原因疾病。⑤发生在学校的因预防接种或预防性服药造成的群体性心因性反应或不良反应。⑥学校实验室毒物（药）品泄漏，造成人员急性中毒，一次中毒人数在10～50人，或出现死亡病例，但死亡人员在5人以下。⑦发生在学校，经市（地）级以上人民政府卫生行政部门认定的其他较大突发公共卫生事件。

一般学校突发公共卫生事件（Ⅳ级） ①学校发生集体性食物中毒，一次中毒人数30～99人，

无死亡病例。②学校发生鼠疫、霍乱病例，发病人数以及疫情波及范围达到县级以上人民政府卫生行政部门确定的一般突发公共卫生事件标准。③学校实验室毒物（药）品泄漏，造成人员急性中毒，一次中毒人数在10人以下，无死亡病例。④发生在学校，经县级以上人民政府卫生行政部门认定的其他一般突发公共卫生事件。

发生学校突发公共卫生事件时，事发地的县、市、省级教育行政部门应在当地政府和卫生行政部门的统一领导和部署下，按照分级响应的原则，根据不同等级学校突发公共卫生事件的级别做出相应的应急反应。

（娄晓民）

xuéxiào tūfā gōnggòng
wèishēng shìjiàn yìngjí chǔzhì

学校突发公共卫生事件应急处置（emergency response to school public health emergencies）

学校突发公共卫生事件应采取边调查、边处理、边抢救、边核实的方式，以有效措施控制事态发展。未发生学校突发公共卫生事件的地方各级教育行政部门接到突发公共卫生事件情况通报后，应及时部署和落实当地学校防控措施，防止突发公共卫生事件在本区域内学校发生。教育部根据国务院颁布的《突发公共卫生事件应急条例》精神结合部门的工作特点，先后制定和下发了一系列法规性文件，确定了学校突发公共卫生事件应急处置的基本原则，提出了一系列学校突发公共卫生事件应急处置的规范要求。

确定具体报告人并按程序即时报告 各级各类学校和教育行政部门是学校突发公共卫生事件的责任报告单位，必须根据本单

位内设机构的分工，确定一名熟悉业务、责任心强的责任报告人具体负责学校突发公共卫生事件的报告，履行学校突发公共卫生事件报告职责。责任报告人要登记在册并进行必要的业务培训，了解学校突发公共卫生事件报告的基本要求，能够胜任责任报告人的职责。

学校一旦发生突发公共卫生事件，其责任报告单位或责任报告人必须在规定报告时限内，按规定的报告程序向上级主管部门和有关部门报告。学校（或幼儿园）发生突发公共卫生事件后，责任报告人应在第一时间（2小时内）将突发事件发生的时间、地点、中毒或患病的人数以及事件初步性质、发生的可能原因等向主管教育行政部门、当地卫生行政部门进行初次报告。各级教育行政部门接到学校初次报告后应迅速报告上一级教育行政部门、同级卫生行政和政府部门。重大或特别重大突发公共卫生事件发生后，省级教育行政部门必须迅速报告教育部，学校或基层教育行政部门也可以直接报告教育部。

学校突发公共卫生事件处置过程中，学校还应进行进程报告，及时将事件发展变化情况报告主管教育行政部门，地方教育行政部门要逐级报告上级教育行政部门直至教育部。其中，重大与特别重大突发公共卫生事件处置过程中，学校每日应将事件发展变化情况报告上级教育主管部门，地方教育行政部门要逐级每日报告上级教育行政部门直至教育部。

学校突发公共卫生事件结束后，学校还应将事件处理结果、整改情况、责任追究情况等逐级报告上级教育行政部门直至教育部。

迅速组织救治 学校发生突发公共卫生事件后，当地教育行政部门和学校要迅速与附近的医疗机构进行联系，请求紧急医疗救助，力争在最短的时间内使患者在医疗机构的监控之下，使病情能够得到控制或缓解，使危重患者得到及时抢救。尤其是对危重患者，要不惜代价，争分夺秒，以最快的速度送往就近的医疗机构进行抢救。

果断消除可能造成突发事件的致病或致毒因素 采取果断措施消除有可能造成突发事件的致病或致毒因素，使之不再发生作用，有效控制突发事件波及的范围。如疑似食物中毒，要及时通知有关人员停止食用可疑食品，迅速追回已出售可疑食品、同时停止出售和封存剩余可疑食品。如疑似水源污染导致中毒或疾病传播，要迅速控制或切断可疑水源，防止继续饮用可疑水源。如发生传染病流行，要迅速隔离传染源，对与肺鼠疫、肺炭疽、霍乱、传染性非典型肺炎等高传染性疾病患者有密切接触者也要实施相应的隔离措施。

保护现场，保留物证 在校学突发公共卫生事件应急处置的同时要注意保护现场，包括保留剩余食品、饮品、药品及餐具、器具、用具等。配合卫生防疫部门封锁和保护事发现场，对中毒食品、物品等取样留验，对相关场所、人员进行致病因素排查，对中毒现场、可疑污染区进行消毒和处理，或配合公安部门封锁现场，进行现场取样，开展侦破工作。

尽早恢复正常教学秩序 学校正常教学秩序的及时恢复是学校突发公共卫生事件是否得到妥善和有效处置的重要指标之一。

学校突发公共卫生事件应急处置完成后，工作重点应转向善后与恢复行动，争取在最短时间内恢复学校正常秩序。因传染病流行而致暂时集体停课的班级，恢复正常教学前必须对教室、阅览室、食堂、宿舍、厕所等场所进行彻底清扫消毒后方能复课，因传染病暂时停学的学生必须在恢复健康、并经卫生部门确定没有传染性后方可复学。因水源污染造成传染病流行的学校，其水源必须经卫生部门检测合格后方可重新启用。

针对事故原因及时进行整改 学校突发公共卫生事件的发生必定有其特定的原因，查清原因，吸取教训，认真整改是防止学校突发公共卫生事件再次发生的重要环节。地方教育部门和学校要根据有关部门查找的原因及突发事件反映的相关问题、存在的卫生隐患及有关部门提出的整改意见进行认真整改，切实落实各项整改措施，防止突发事件的再次发生，落实整改措施的情况要及时向上级教育行政部门报告。

严格追究相关责任人的责任 《学校食物中毒事故行政责任追究暂行规定》明确规定对学校食品卫生负有监管责任的地方卫生行政部门、教育行政部门以及学校的主要负责人和直接管理责任人不履行或不正确履行食品卫生职责等失职行为，造成学校发生食物中毒事故的，应当追究行政责任。对于学校食物中毒以外的其他学校突发公共卫生事件责任追究，也有相应的原则规定，教育行政部门可参照《学校食物中毒事故行政责任追究暂行规定》对相关的责任人进行相应的责任追究。

(娄晓民)

xuéxiào tūfā gōnggòng wèishēng shìjiàn yùjǐng

学校突发公共卫生事件预警（early warning of school public health emergencies） 在学校突发公共卫生事件发生前，通过收集、整理相关信息，分析和评估事件发展趋势和可能的危害，在事件发生之前和早期发出警报的过程。目的是学校和有关责任部门及事件影响的目标人群及时做出反应，调整预防行为或在环境威胁发生之前采取处置措施，从而预防和减少学校突发公共卫生事件的健康危害。预警工作在自然灾害和社会安全等突发事件预防和减轻危害工作中的应用已有较长历史，但突发公共卫生事件的预警在传染性非典型肺炎流行之后才得到重视。2003 年颁布实施的《突发公共卫生事件应急条例》中对突发公共卫生事件应急预案内容提出了"监测与预警"的工作要求，2004 年修订的《中华人民共和国传染病防治法》中也提出了"国家建立传染病预警制度"，并对预警发出后政府与卫生部门的职责提出了要求。突发公共卫生事件预警指收集、整理、分析突发公共卫生事件相关信息资料，评估事件发展趋势与危害程度，在事件发生之前或早期发出警报，以便相关责任部门及事件影响目标人群及时做出反应，预防或减少事件的危害。学校突发公共卫生事件有一般突发公共卫生事件的存在发生先兆和预警可能，但往往很难做出准确预警和及时识别的共同特征，因此，需要统一、完善的监测与报告体系的支持。中国在突发公共卫生事件预警方面有了一定程度的进展，提高了疫情报告的及时性，基本上做到县及以上医疗卫生机构网络直报、信息互报机制，初步实现了信息共享，增加了疫情透明度，初步探讨了一些传染病的预警界值；同时尝试遥感监测和地理信息系统的应用，逐步实现信息的整合利用。学校突发公共卫生事件分为 4 级（见学校突发公共卫生事件分级），依次采用蓝色、黄色、橙色和红色表示。

分类 分为征兆预警和早期预警。

征兆预警 ①公共卫生状况预警。公共卫生状况的恶化可引起人群急性或慢性健康损害。其中水质恶化、食品安全与卫生指标不合格、大气污染及有害作业环境等为常见影响健康的因素。因此，公共卫生状况预警包括水环境污染预警、食品污染预警和大气污染预警。②传染病流行因素预警。包括与传染病流行有关的病媒生物及宿主动物预警、病原体演变预警及人群易感性预警。③次生突发公共卫生事件预警。自然灾害、事故灾难、社会安全事件等经常次生出突发公共卫生事件。突发公共卫生事件常与自然灾害、事故灾难、社会安全事件等突发事件相互交织、相互演化，因此，突发公共卫生事件预警包括气候异常与自然灾害次生突发公共卫生事件预警，事故灾难次生突发公共卫生事件预警及社会安全事件次生突发公共卫生事件预警。

早期预警 ①症状预警。即通过学校症状监测发现某一类症状信号在时间、空间上的异常变化而发出的预警。②传染病早期预警。当某传染病发病水平超过预警界值时即认为传染病异常增加，发出需要调查核实的预警；某些特殊传染病，如本土未发现过的烈性传染病及《中华人民共和国传染病防治法》按甲类管理的传染病等只要发现 1 例就应发出预警。③类似事件预警。指在某一单位、社区或某区域发生中毒、疾病暴发等突发公共卫生事件时，向有可能发生类似事件的其他单位或区域发出预警信息。

基本方式 便利的信息收集与交流平台、科学实用的预警技术和指标、高效的预警决策系统是实现学校突发公共卫生事件预警的三大要素。其基本方式有 4 种：①直接预警。学校内发生烈性传染病或易传播疾病、原因不明性疾病、重大食物中毒等均应直接进行预警报告。②定性预警。采用综合预测法、控制图法、逐步判别分析等多种统计方法，借助计算机完成对疾病的发展趋势和强度的定性估计，明确疾病特别是传染病是上升还是下降，是流行还是散发。③定量预警。采用直线预测模型、指数曲线预测模型，多元逐步回归分析建立预报方程，简易时间序列季节周期回归模型预测方法等对疾病进行定量预警。④长期预警。采用专家咨询法对疾病的长期流行趋势进行预警。

（娄晓民）

xuéxiào bìnàn yǔ bìxiǎn

学校避难与避险（disaster and risk avoid in school）

学校通过开展教育与训练，以减少自然、战争、社会灾难和交通事故、火灾、工伤等给学生带来的伤害而制订的管理规章和应对预案。中国是世界上灾害最严重的国家之一，自然灾害如地震、洪涝、台风、旱灾、沙尘暴、暴雪、风雹、雷电等都时有发生，人为灾害如森林大火、特大交通事故、校园恐怖事件亦时有报道。人类可持续发展的进程中，教育是减轻灾害、保证安全的关键途径之一。学校作为灾害和恐怖事件发生时最脆弱的地带之一，开展避难与避险教育应是社会防灾减害的前沿阵地。

建立灾害和危险的应对机制 ①建立防灾信息研究机制，更好地防范各种灾害，加强学校灾害管理等领域的研究。如美国弗吉尼亚州大学教育学院与社区学校合作中心共同开发出灾害管理信息指导计划，该研究成果为学校应对灾害提供了有力的支持和技术援助。②制订应对灾害的详细计划，教育主管部门应要求每一所学校和学区都要有一个可操作的危急情况管理计划，计划内容包括采取必要的行动。学校应急反应计划的步骤一般包括建立应急防范机构，制订具体的应急措施，如要求学生了解学校在应急方面的详细规则、学会辨别不同身份人的能力以及进行应急训练并采取相应的评价措施等。③组建学校应急团队，应急团队通过与当地政府相关部门的合作来决定哪些资源可能用来共享，进而为学校和学区处理事故提供资源。并负责对学校大楼及其学习环境以及师生情绪实施评估等。灾害应急团队还要考虑自然的、生物的以及人为的灾难对学校和周边环境可能的影响。另外，如学校附近的安全形势严峻，灾害应急团队应实施"学生-家长"协作计划，把学生交给他们的家长或监护人。

提供应对灾害的各种教育 减灾、防灾基本知识与技能的教育对减轻灾害与控制风险发挥着重要积极作用。将严重灾害中具体案例及防控经验以恰当的方式加以重现并得到传播，将会有效地激励个体、社区以及其他利益相关者采取措施积极实施防灾、减灾政策，构建安全环境。

向全校师生发放防灾手册。学校向学生及家长提供具有广泛应用价值的防范自然灾害手册，学习者通过阅读手册，掌握预防自然灾害的基本知识。防灾内容不仅要包括各种灾害的基本知识和预防灾害及灾害中自救互救的重要信息，而且还要注重学生情感和心理需求，如鼓励人们在危机发生前说出那些疑虑或尴尬的事情并说出问题的解决方案。同时，教育部门还应努力通过发放防灾手册的形式来整合社会各种资源以达到共同营造安全的生存环境的目的。

提供生动形象的灾害教育课。只有通过防灾救灾的课程教授和训练，影响学校及个人的防灾救灾理念，才能最终使防救灾管理水平和个人技能提高。教师通过综合应用课堂讨论、头脑风暴、案例研究、故事讲述、演示和有指导的练习、角色扮演、小组活动、有教育意义的游戏和模拟、辩论、具有音像特征的活动（艺术、音乐、戏剧、舞蹈），以及制订决定的过程图和问题的树形图等多种活泼的生活技能教育提高学生应对突发灾害的能力。

提供法律保障 政府及教育行政部门通过颁布法律、法规等保障措施管理减灾工作，强调提高人们的防灾意识。将减灾工作同经济发展、社会进步联系在一起是督促学校重视灾害教育的有力手段。如 1933 年 4 月 10 日，加州长滩发生地震，致使许多学校在此场地震中倒塌或损毁，经济损失到达 5000 万美元。由加州国会议员费尔德发起的"费尔德法案"要求从幼儿园至大学的各级公立学校建筑必须采用加州较高的建筑标准以及具有可承受地

震的能力，且工程计划必须经由州政府认可的建筑师来设计，并通过州建筑科审核与批准，加州地质调查局也会审视计划，确保建筑确实有能力承受地震。此法案还规定工程监察员必须独立于承包商，全程审视工程。

（陶芳标）

xuéxiào wèishēng fǎlǜ fǎguī

学校卫生法律法规（laws and regulations for school health）

学校卫生工作依据的法律、法规和政策体系。儿童少年的生长发育、体质健康状况监测和提供卫生服务、对学校卫生工作进行监督和管理、广泛动员全社会共同参与促进儿童少年健康成长，都必须在严格依法依规的基础上进行。

发展 新中国成立以来，党和国家高度重视儿童少年生存、发展、保护和参与权利，国务院及有关部门相继颁布了数十项学校卫生方面的规范性文件。1982 年修订的《中华人民共和国宪法》提出国家发展社会主义的教育事业，提高全国人民的科学文化水平。国家建设各种学校，普及初等义务教育，发展中等教育、职业教育和高等教育，并且发展学前教育。2004 年修订的《中华人民共和国宪法》规定国家培养青年、少年和儿童在品德、智力和体质等方面全面发展。1990 年国务院批准的《学校卫生工作条例》颁布实施。随后，《中华人民共和国教育法》《中华人民共和国未成年人保护法》《中华人民共和国义务教育法》和《中华人民共和国预防未成年人犯罪法》《中华人民共和国母婴保健法》《中华人民共和国食品安全法》《中华人民共和国传染病防治法》等法律中都有对儿童少年受教育权利、健康权利等的规定。

分类 学校卫生法律法规体系分为以下 3 类。

有关学校卫生工作的法律 《中华人民共和国宪法》（第 4 次修订）由全国人民代表大会颁布，2004 年 3 月 1 日起实施，宪法规定国家培养青年、少年、儿童在品德、智力、体育等方面全面发展。《中华人民共和国教育法》规定全社会应当关心和支持教育事业的发展，公民有受教育的权利和义务；教育应培养德、智、体全面发展的社会主义事业的建设者和接班人；国家实行九年制义务教育制度；各级人民政府采取各种措施保障适龄儿童、少年就学。《中华人民共和国未成年人保护法》规定未成年人享有生存权、发展权、受保护权、参与权等权利，国家根据未成年人身心发展特点给予特殊、优先保护，保障未成年人的合法权益不受侵犯。国家、社会、学校和家庭应帮助未成年人维护自己的合法权益，增强自我保护的意识和能力，增强社会责任感。《中华人民共和国义务教育法》和《中华人民共和国预防未成年人犯罪法》更明确规定家庭、学校、社会、司法等方面有责任和义务保护儿童少年的身心健康和合法权益。学生是传染病易感人群，为防止传染病在学生中发生和传播，学校应该认真执法，将防治传染病作为学校的重要工作内容。一旦发生传染病，应严格按《中华人民共和国传染病防治法》的规定，预防、控制、消除传染病的发生与流行；实行预防为主、防治结合、分类管理的措施；对传染病的分类、疫情报告、控制发展、追究违法者责任等进行详细的规定，采取有效的控制措施。在经常性学校卫生监督中，对传染病防治措施

也有具体任务。《中华人民共和国药品法》中与学校卫生工作的直接相关内容：学校医务室应按药品法规定，在购入药品时严格进行质量验收；校医应遵照本法有关"禁止生产、销售假药"规定，将那些成分不符合国家、省（自治区、直辖市）药品标准规定，以非药品、冒充药品或以他种药品假冒，卫生行政部门明令禁用、未取得批准文号而生产的，已变质或被污染而不能药用的假冒伪劣药品等，坚决杜绝在学校外；所有学校都应严格守法，杜绝精神活性药品和毒品的使用。《中华人民共和国食品安全法》、《中华人民共和国职业病防治法》、《中华人民共和国母婴保健法》等都做出了相关规定，保障学校卫生工作的进行。

法规和政策　中国自20世纪90年代以来，教育和卫生部门制定了一系列学生卫生相关的法规和政策。

国家政策　①《关于加强学校预防艾滋病健康教育工作的通知》（附件《学校预防艾滋病健康教育基本要求》），教育部、卫生部［教体艺（2002）5号］颁布，2002年5月28日起实施。②《中共中央、国务院关于进一步加强农村卫生工作的决定》［中发（2002）13号］，2002年10月19日起实施。③《中共中央、国务院关于加强青少年体育增强青少年体质的意见》［中发（2007）7号］。

国务院教育、卫生等行政部门制定的法规　①《公共场所卫生管理条例》，国务院［国发（1987）24号］颁布，1987年4月1日起实施。②《突发公共卫生事件应急条例》，国务院［国务院令第376号］颁布，2003年5月7日起实施。③《中华人民共

和国食品安全法实施条例》，国务院［国务院令第557号］颁布，2009年7月8日起实施。

部门规章　①《学校体育工作条例》，教育部（第8号令）颁布，1990年3月12日起实施。②《健康促进学校工作指南》，卫生部颁布，1999年4月25日起实施。③《学校卫生工作条例》，教育部（第10号令）和卫生部（第1号令）颁布，1990年6月4日起实施。④《公共场所卫生管理条例实施细则》，卫生部（第80号令）颁布，2011年5月1日起施行。⑤《中国卫生监督统计报表学校卫生情况年报表技术规范》，卫生部卫生监督司颁布，1996年8月1日起实施。⑥《学校食堂与学生集体用餐卫生管理规定》，教育部、卫生部令第14号，2002年10月20日实施。⑦《住房城乡建设部 国家卫生计生委关于修改〈生活饮用水卫生监督管理办法〉的决定》，中华人民共和国住房和城乡建设部、中华人民共和国国家卫生和计划生育委员会令第31号，2016年6月1日起施行。⑧《餐饮业食品卫生管理办法》，卫生部（第10号令）颁布，2000年6月1日起实施。⑨《中小学生健康体检管理办法》，卫生部、教育部［卫医发（2008）37号］颁布，2008年6月27日起实施。

《学校卫生工作条例》是中国学校卫生工作的第1部法规性文件，使中国的学校卫生工作由行政管理走上了法制治理的道路，使学校卫生真正做到有法可依，对促进中国学校卫生的蓬勃发展，提高学生基本卫生保健获得性等方面贡献很大。学校卫生工作的根本目的是提高学生健康水平。学校卫生工作的主要任务是监测学生健康状况；对学生进行健康

教育，培养学生良好的卫生习惯；改善学校卫生环境和教育卫生条件；加强对传染病、学生常见病的预防和治疗。将学校卫生的任务规定为以加强管理、实施监督、合理奖惩为核心措施，体现在上级教育主管部门将学校卫生纳入学校工作计划，定期督导、考评；学校设校医室，配备专职校医负责师生卫生保健；重视对学校卫生人员的培养，提供进修学习机会；在教学、环境卫生、学生文具用品等方面严格执行学校卫生标准。《学校卫生条例》规范了学校学习时间、环境、建筑、食品卫生、饮用水卫生、传染病防治、突发公共卫生应急处置、学生用品卫生、卫生（保健）室建设、学生健康体检与常见病防治、学校卫生工作管理、学校卫生监督等方面，为国家制定和完善学校卫生法律、法规、标准和政策提供了基础。

《国家学校体育卫生条件试行基本标准》由教育部、卫生部、财政部［教体艺（2008）8号］颁布，2008年6月9日起实施，全面规定了学校体育和卫生方面保障学生身心健康、预防疾病和伤害等方面的基本要求。

学校卫生标准体系　见学校卫生标准。

（陶芳标　苏普玉）

xuéxiào wèishēng biāozhǔn
学校卫生标准（school health standard）　对儿童少年学生的学习生活环境、教育过程、营养、心理、行为和疾病预防控制等以法规形式做出的规定，以及为实现规定所作的有关的技术行为规范的法定文件。学校卫生标准涉及的机构为托幼机构和大中小学校及有教育职能的场所，学校卫生标准涉及的人群对象为18岁以

下的儿童少年和在校学生，重点是托幼机构儿童和中小学学生。在建立卫生标准体系时，考虑到儿童少年是健康危害的敏感人群，为了强调保护儿童少年健康的重要性，将与儿童少年卫生相关的标准单独列出，形成独立的学校卫生标准体系，适应了保护儿童少年身心健康，加强儿童少年卫生监督管理工作上的需求。在名称上应称为"儿童少年卫生标准"，但由于各级卫生部门的习惯用语，仍沿用"学校卫生标准"。

分类 分为 7 个系列：①学校卫生专业基础标准，包括名词术语、标准编写指南等。②学校建筑设计及教学设施卫生标准，包括学校及托幼机构建筑设计卫生要求、学校教学设施卫生要求、教室微小环境卫生要求等。③学校生活服务设施卫生标准，包括学校及托幼机构食堂卫生要求、学生营养餐供给量、饮用水设施及饮用水质量、学生公寓（宿舍）卫生要求及管理规范等。④学校家具、教具及儿童少年用品卫生标准，包括学校课桌椅、黑板、中小学校教科书、学生用品卫生要求等。⑤教育过程卫生标准，主要包括对学习负担、体育运动负荷的限制标准等。⑥儿童少年健康检查与管理规范，包括学生健康检查技术要求、方法、健康监测、评价方法，疾病预防，以及学校卫生监督与管理。⑦健康教育规程。

原则 制定学校卫生标准应符合下列原则：①符合国家有关法律、法规、卫生部规章以及国家卫生政策和方针的原则。②促进国民经济和社会发展的原则。③满足学校卫生监督和疾病防治需要的原则。④卫生标准与检验方法相匹配的原则。⑤技术先进、经济合理、切实可行的原则。⑥积极采用国际与先进国家卫生标准的原则。⑦按卫生标准体系统筹安排的原则。

研制方法 包括文献循证方法和现场调查与实验方法。文献循证方法：通过查阅文献资料，了解哪些因素会影响儿童少年的安全与健康，了解国外已有哪些学校卫生标准，了解并给出该种卫生标准的依据，保护水平以及有关的资料等。现场调查与实验方法：采用现场调查与实验室研究相结合的方法，以取得全面、充分的科学依据。最后，根据查阅有关文献资料的结果和现场调查及实验室的研究结果，考虑在学校幼儿园中实施的可行性，并参考国外标准，综合性地加以分析，提出学校卫生标准。

现行标准 目前已发布的有关学校卫生专业标准有：《儿童青少年脊柱弯曲异常的筛查》（GB/T 16133-2014）、《儿童青少年发育水平的综合评价》（GB/T 31178-2014）、《儿童安全与健康一般指南》（GB/T 31179-2014）《儿童青少年伤害监测方法》（GB/T 31180-2014）、《学校课桌椅功能尺寸》（GB/T 3976-2014）、《学生宿舍卫生要求及管理规范》（GB 31177-2014）、《中小学生一日学习时间卫生要求》（GB/T 17223-2012）、《学生心理健康教育指南》（GB/T 29433-2012）、《学生使用电脑卫生要求》（GB/T 28930-2012）、《学校卫生综合评价》（GB/T 18205-2012）、《中小学生健康体检表规范》（GB 16134-2011）、《中小学健康教育规范》（GB/T 18206-2011）、《标准对数视力表》（GB 11533-2011）、《书写板安全卫生要求》（GB 28233-2011）、《电视教室座位布置范围和照度卫生标准》（GB 8772-2011）、《学生健康检查技术规范》（GB/T 26343-2010）、《中小学校教室采光照明卫生标准》（GB 7793-2010）、《铅笔涂层中可溶性元素最大限量》（GB 8771-2007）、《盲校建筑设计卫生标准》（GB/T 18741-2002）、《中小学校教室采暖温度标准》（GB/T 17225-1998）、《中小学校教室换气卫生标准》（GB/T 17226-1998）、《健康促进学校规范》（WS/T 495-2016）、《儿童少年矫正眼镜卫生要求》（WS 219-2015）、《学生军训卫生安全规范》（WS/T 480-2015）、《学龄儿童青少年营养不良筛查》（WS/T 456-2014）、《儿童青少年斜视的诊断及疗效评价标准》（WS/T 200-2001）、《儿童青少年弱视的诊断及疗效评价标准》（WS/T 201-2001）、《儿童青少年屈光度检测及配镜技术标准》（WS/T 202-2001）、《中小学生体育锻炼运动负荷卫生标准》（WS/T 101-1998）。另外，还有一批学校卫生标准正在修订和制定。

法律、法规依据 制定学校卫生标准的依据有法律依据、专业技术依据、国际研究资料、国际相关标准。

法律依据 包括现行的国家法律、法规和行政部门规章。

专业技术依据 儿童少年相关环境和产品安全性卫生标准的制定应首先确定对儿童少年健康的保护水平；其次是根据社会条件和提供保证健康的承受能力，考虑到卫生标准实施的可行性。卫生基准是学校卫生标准重要的专业技术依据。确定卫生基准的科学依据，主要包括生物学阈值，即环境中或产品中有害因素对健康不良影响的阈值；环境中或产品中有害因素对健康影响的剂量反应关系；毒物代谢动力学；毒物效应动力学；安全系数评定；有害因素暴露特征。在卫生基准基础上，根据对儿童少年人群相关安全性流行病学调查结果，考虑社会条件后，制定相应的卫生标准。

国际研究资料　主要为国际有关儿童健康和安全的研究资料。

国际相关标准　主要为国际有关儿童健康和安全相关标准。

（徐　勇）

Xuéxiào WèishēngGōngzuò Tiáolì
学校卫生工作条例（School Health Regulations）

《学校卫生工作条例》（以下简称《条例》）由国务院批准，1990 年国家教育部、卫生部颁布实施，旨在加强卫生学校工作，提高学生的健康水平，是指导学校卫生工作的重要法律依据。

适用范围与主要任务　范围包括普通中小学、农业中学、职业中学、中等专业学校、技工学校、普通高等学校。主要任务是监测学生健康状况；对学生进行健康教育，培养学生良好的卫生习惯；改善学校卫生环境和教学卫生条件；加强对传染病、学生常见病的预防和治疗。

基本内容　条例共有六章、四十二条。包括第一章总则（4条）；第二章学校卫生工作要求（13条）；第三章学校卫生工作管理（10条）；第四章学校卫生工作监督（3条）；第五章奖励与处罚（7条）；第六章附则（4条）。

立法沿革　1979 年 12 月 6 日教育部、卫生部颁布的《中、小学卫生工作暂行规定（草案）》和 1980 年 8 月 26 日颁布的《高等学校卫生工作暂行规定（草案）》。在上述 2 个规定草案的制定和多年试行的基础上，国家教育部、卫生部、财政部、人事部、劳动部、建设部共同拟订的《条例》，1990 年 4 月 25 日经国务院批准，1990 年 6 月 4 日国家教育部、卫生部发布施行。

（李　军）

Zhōnghuá Rénmín Gònghéguó
Wèichéngniánrén Bǎohùfǎ
中华人民共和国未成年人保护法（Law of the People's Republic of China on the Protection of Minors）

为了保护未成年人的身心健康，保障未成年人的合法权益，促进未成年人在品德、智力、体质等方面全面发展，培养有理想、有道德、有文化、有纪律的社会主义建设者和接班人而制定的根本大法。根据《中华人民共和国未成年人保护法》第 2 条规定，未成年人指未满 18 周岁的公民。这与联合国《儿童权益公约》对儿童的年龄界定的范围一致。《中华人民共和国未成年人保护法》共七章七十二条。包括第一章总则（9条）；第二章家庭保护（7条）；第三章学校保护（10条）；第四章社会保护（23条）；第五章司法保护（10条）；第六章法律责任（12条）；第七章附则（1条）。

立法沿革　1990 年 8 月 29 日，中国常驻联合国大使代表中华人民共和国政府签署了联合国《儿童权利公约》。1991 年 12 月 29 日中华人民共和国第七届全国人民代表大会常务委员会第 23 次会议决定批准中国加入《儿童权利公约》。1992 年 4 月 2 日该公约对中国生效。与此同时，中国开始了准备制定《中华人民共和国未成年人保护法》的工作，并于 1991 年 9 月 4 日第七届全国人民代表大会常务委员会第 21 次会议通过，全国人民代表大会常务委员会发布，1991 年 9 月 4 日中华人民共和国主席令第 50 号公布，自 1992 年 1 月 1 日起施行。随后，于 1999 年 6 月 28 日由中华人民共和国第九届全国人民代表大会常务委员会第 10 次会议通过的《中华人民共和国预防未成年人犯罪法》公布，自 1999 年 11 月 1 日起施行。2006 年 12 月 29 日，《中华人民共和国未成年人保护法》再次修订，由中华人民共和国第十届全国人民代表大会常务委员会第 25 次会议修订通过，中华人民共和国主席胡锦涛于 2006 年 12 月 29 日签发的第六十号中华人民共和国主席令公布，自 2007 年 6 月 1 日起施行。

立法目的　制定《中华人民共和国未成年人保护法》是保障未成年人合法权益和促使他们健康成长的需要，是完备社会主义法制的需要。其立法的主要目的是：①保护未成年人的身心健康。未成年人不同于成年人，身心发育正处于一个由不成熟向成熟的过渡时期，国家、社会、学校和家庭对未成年人有责任给予特别的关心、爱护、引导与帮助。②保障未成年人的合法权益。未成年人享有生存权、发展权、受保护权、参与权等权利，国家根据未成年人身心发展特点给予特殊、优先保护，保障未成年人的合法权益不受侵犯。③进一步强化法律责任，加强对未成年人的司法保护，增强法律的可操作性。④促进未成年人全面发展，培养合格人才。

法律法规调整对象与适用范围　在国家原有的一系列保护未成年人权益的条款和规定的基础上，通过法律化、规范化、制度化制定了《中华人民共和国未成年人保护法》，规定了实体法、程序法、组织法等多方面的内容，诸如家庭、学校、社会各方面如何教育、保护、培养未成年人健康成长，未成年人的权利与义务，保护他们的合法权益不受侵犯，未成年人犯罪如何审理、处置以及如何教育改造，有关机构设置及程序方面的一系列问题，使国家长期以来对未成年人保护的很多措施具有法律效力。

（李 军）

Liánhéguó Értóng Quánlì Gōngyuē
联合国儿童权利公约
（Convention on the Rights of the Child, CRC） 1989 年 11 月 20 日第 44 届联合国大会第 25 号决议通过的（第 44125 号决议），1990 年 9 月 2 日作为国际法正式生效的第 1 部有关保障儿童权利且具有法律约束力的国际性公约。（以下简称《公约》）。旨在保护儿童权益，为世界各国儿童创建良好的成长环境。

适用范围 儿童，系指 18 岁以下的任何人，除缔约国法律规定成年年龄低于 18 岁以外。缔约国应遵守本公约所载列的权利，并确保其管辖范围内的每一儿童均享受此种权利，不因儿童或其父母或法定监护人的种族、肤色、性别、语言、宗教、政治或其他见解、民族、族裔或社会出身、财产、伤残、出生或其他身份而有任何差别。缔约国应采取一切适当措施确保儿童得到保护，不受基于儿童父母、法定监护人或家庭成员的身份、活动、所表达的观点或信仰而加诸的一切形式的歧视或惩罚。

内容 《公约》由序言和 54 项条款组成，分为 4 部分（序言、第一章、第二章、第三章）。序言中回顾了《联合国宪章》的原则，以及有关人权的宣言和公约中的条款。第一章的第 1～41 条是实质性条款，包括儿童的定义、《公约》的 4 项原则以及儿童应当享有的生存权、受保护权、发展权和参与权的具体内容。保障每一个儿童的权利，必须受到重视和保护，并根据公约原则实践。第二章的第 42～45 条是程序性条款，阐述政府的义务，这一部分包括如何推广和实践公约，规定缔约国有定期提交执行公约情况报告的义务，联合国儿童权利委员会负责审议各缔约国的报告，并规定了儿童权利委员会的组成和任期等。其中第 42 条（公约的宣传）；第 43 条（有关儿童权利委员会）；第 44 条（签约国的报告义务）；第 45 条（委员会的作业方法）；第三章的第 46～54 条是最后条款，则为缔约、修订条文的程序和联合国在公约中的角色。这部分涉及公约的签署、批准、加入、生效、修改、保留、退出等事项。其中第 46 条（署名）；第 47 条（批准）；第 48 条（加入）；第 49 条（生效）；第 50 条（修正）；第 51 条（保留）；第 52 条（废弃）；第 53 条（保管）；第 54 条（标准文）。

《公约》在 54 项条款和 2 个《任择议定书》中规定了儿童应该拥有的权利：这些条款中详细叙述了任何地方的儿童都拥有的基本人权，可以分为 4 大类，即生存权、受保护权、发展权和参与权。①生存的权利。包括儿童有生存的权利，以及有权接受可达到的最高标准的医疗保健服务。②受保护的权利。包括保护儿童免受有害影响、歧视、剥削、酷刑、虐待或疏忽照料权，以及对失去家庭的儿童和难民儿童的基本保证。③充分发展的权利。包括儿童有权接受正规和非正规的教育，以及儿童有权享有促进其身体、心理、精神、道德和社会发展的生活条件。④参与的权利。包括儿童有充分参与家庭、文化和社会生活权利，有权对影响他们的一切事项发表自己的意见。

提倡的原则 《公约》提倡四项原则。①无歧视原则。每一个儿童都平等地享有公约所规定的全部权利，儿童不应因其本人及其父母的种族、肤色、性别、语言、宗教、政治观点、民族、财产状况和身体状况等受到任何歧视。②儿童最大利益原则。涉及儿童的一切行为，必须首先考虑儿童的最大利益。③尊重儿童基本权利的原则。所有儿童都享有生存和发展的权利，应最大限度地确保儿童的生存和发展。④尊重儿童观点的原则 任何事情涉及儿童，均应听取儿童的意见。《公约》中阐述的每项权利都是每个儿童的人性尊严与和谐发展所固有的。《公约》通过制定保健、教育及法律、公民及社会服务方面的标准来保护儿童权利。

立法沿革 《公约》是在一系列有关保护儿童权益的文献和公民权益的文献的基础上而制定的。1923 年，《联合国儿童权利宪章》被救助儿童国际联盟所认可。1924 年 9 月 26 日，第 1 份《儿童权利宣言》（《日内瓦儿童权利宣言》）由第五届国际联盟大会通过。此宣言全文除前言外，只列举五项。1948 年，联合国大会通过《世界人权宣言》。1959 年 11 月 20 日，第十四届联合国大会再一次通过《关于儿童权利宣言》，为第 2 份《儿童权利宣言》，以延续上述 2 种宣言的原则，扩大其影响力。该全文共有 10 条，明确了各国儿童应当享有的各项基本权利。特别强调人类不能因人种、肤色、性别、语言、宗教、政治或身份、财产、门户的不同而有所差别。1976 年，第三十一届联合国大会决议，将《关于儿童权利宣言》发表满 20 年的 1979 年定为国际儿童年。但由于《宣言》并未具备约束力，因此，波兰等 9 个国家就提案建议，应缔结公约，以发挥其功效，立刻获得大多数国家的赞同。1979 年，《公约》起草工作开始。成立公约起草委员会。同时参考《世界人权宣言》《公民权利和政治权利国际公约》（特别是第 23 和 24 条）、《经济、社会、文化权利国际公约》（特别是第 10 条）以及关心儿童福利的各专门机构和国际组织的章程及有关文书中得到确认的有关给予儿童特殊照料的条例，《关于儿童保护和儿童福利、特别是国内和国际寄养和收养办法的社会和法律原则宣言》《联合国少年司法最低限度标准规则》（北京规则）以及《在非常状态和武装冲突中保护妇女和儿童宣言》等一系列保护儿童权益的文献。在《关于儿童权利宣言》发表 30 年及"国际儿童年"之后的第 10 年，完成草案，提供联合国大会讨论。1989 年 11 月 20 日，在第 44 届联合国大会上各国发言非常踊跃，最后还特别加开大会，未采用投票的方式，全场一致通过《联合国儿童权利公约》。《公约》是在联合国主持下历时 10 年所制定的一项具有较大影响的保护儿童权益的国家文书，其宗旨在于最大限度地保护儿童权益，为世界各国儿童创建良好的成长环境。1989 年联合国大会通过《公约》之后，1990 年 1 月 26 日联合国向各国开放签署、批准和加入工作，于 9 月 2 日正式生效。

此《公约》得到大部分联合国成员承认（或有条件承认），获得 193 个国家的批准，是联合国历史上加入国家最多的国际公约。直到 65 届联合国大会讨论与《公约》有关问题的会议上，美国和索马里是全世界仍未批准的 2 个国家。该公约建立在各种不同的法律制度和文化传统基础上，是普遍接受的不容商榷的标准和义务。这些基本标准——又称人权，规定了各国政府应当尊重的最低权利和自由。他涵盖了所有人权范畴，公民、文化、经济、政治和社会权利，保障儿童在公民、经济、政治、文化和社会中的权利。

中国对《公约》立法的贡献

中国自始积极参与了《公约》的起草、制定工作。1979 年联合国起草工作小组开始工作，1980 年中国开始派代表参加了该小组的工作。在公约起草的过程中，中国代表提出过数项提案，多数被与会各方接受。如不得利用儿童从事生产和贩运毒品（公约第 33 条），不得拐骗、买卖、贩运儿童（公约第 35 条）等。对于过分反映西方国家价值观的提案，中国代表提出了一些修正案，使之能够尽可能反映中小国家的情况。1989 年第 44 届联合国大会审议该公约时，中国是有关通过《公约》决议草案的共同提案国之一。1990 年 8 月 29 日，中国常驻联合国大使代表中华人民共和国政府签署了《公约》，成为第 105 个签约国。1991 年 12 月 29 日第七届全国人民代表大会常务委员会决定批准中国加入《公约》。1992 年 3 月 2 日，中国常驻联合国大使向联合国递交了中国的批准书，使中国成为该公约的第 110 个批准国。该公约于 1992 年 4 月 2 日对中国生效。将公约所规定

的各项基本标准在全国实施。中国在批准加入《公约》时提出了保留意见，即保留对生命权的解释权并且致力于通过立法和行政措施。1991 年 12 月 29 日第七届全国人民代表大会常务委员会第 23 次会议决定批准 1989 年 11 月 20 日由联合国大会通过的《公约》，同时声明：中华人民共和国将在符合其宪法第二十五条关于计划生育的规定的前提下，并根据《中华人民共和国未成年人保护法》第二条的规定，履行《公约》第六条所规定的义务。

（李 军）

Zhōnggòng Zhōngyāng,
Guówùyuàn Guānyú Jiāqiáng
Qīngshàonián Tǐyù Zēngqiáng
Qīngshàonián Tǐzhì De Yìjiàn

中共中央、国务院关于加强青少年体育增强青少年体质的意见（The Views of the CPC Central Committee and the State Council on Strengthening of Youth Sports to Enhance Their Physical Fitness）

为进一步加强青少年体育，增强青少年体质，促进青少年健康成长，以迎接北京 2008 年奥运会为契机而提出。2007 年 5 月 7 日公布。

目的 把增强学生体质作为学校教育的基本目标之一，把健康素质作为评价学生全面健康发展的重要指标。全面贯彻党的教育方针，高度重视青少年体育工作，使广大青少年在增长知识、培养品德的同时，锻炼和发展身体的各项素质和能力，成长为中国特色社会主义事业的合格建设者和接班人。通过全党、全社会的共同努力，坚持不懈地推动青少年体育运动的发展，不断提高青少年乃至全民族的健康素质。认真落实健康第一的指导思想，

全面实施《国家学生体质健康标准》，建立健全学校体育工作机制，充分保证学校体育课和学生体育活动，广泛开展群众性青少年体育活动和竞赛，加强体育卫生设施和师资队伍建设，全面完善学校、社区、家庭相结合的青少年体育网络，培养青少年良好的体育锻炼习惯和健康的生活方式，形成青少年热爱体育、崇尚运动、健康向上的良好风气和全社会珍视健康、重视体育的浓厚氛围。通过 5 年左右的时间，中国青少年普遍达到国家体质健康的基本要求，耐力、力量、速度等体能素质明显提高，营养不良、肥胖和近视的发生率明显下降。

内容 全文共 5 030 字，共包括 3 个方面 20 条：①高度重视青少年体育工作，包括 1 ~ 3 条。指出青少年身体健康的重要性和党中央、国务院对其的重视，提出了当前中国社会，教育和学校等多方面对体育锻炼所存在的问题，并高度重视其危害性。指明青少年时期是身心健康和各项身体素质发展的关键时期，也是培养儿童青少年全面素质、合格的中国特色社会主义接班人的必要方面。明确提出了加强青少年体育工作的总体要求，并制订了 5 年的具体发展计划。②认真落实加强青少年体育、增强青少年体质的各项措施，包括 4 ~ 12 条。具体提出了全面实施《国家学生体质健康标准》，具体实施的内容、方法和项目。如广泛开展、鼓励、指导"全国亿万学生阳光体育运动"；提高课堂教学的质量和效率，减轻学生过重的课业负担；确保学生每日的锻炼时间和效果；发挥学生的体育兴趣和特长，帮助学生掌握好运动技能，组织好各种体育活动和竞赛；做好儿童

青少年的视力保护工作；保证青少年的休息、保健和营养；加强学校中的体育设施和体育安全方面的意见。③加强领导，齐抓共管，形成全社会支持青少年体育工作的合力，包括 13 ~ 20 条。提出了各级领导部门对学校中的体育工作和素质教育工作的义务、责任、工作内容等。

（李 军）

értóngshàonián wèishēngxué yánjiū shèjì yǔ jìshù

儿童少年卫生学研究设计与技术（design and techniques in children and adolescent health research）

儿童少年卫生学研究设计既要遵循一般研究设计的原则和要求，还要充分考虑儿童少年生长发育特征、受教育环境以及生命历程早期影响的长期性和可塑性。儿童少年卫生学既要发展有自己学科特点的技术，还要充分吸收和应用相关学科的技术。

研究设计 在研究之前，由研究者制订的整个研究过程需要遵循的步骤和方法。研究设计核心问题是需要根据概念性研究假设，推导出操作或工作假设——即能够直接用经验事实来检验的假设，并制订资料收集和统计分析框架。在此过程中，应注意考虑由概念性研究假设过渡到操作性假设的科学性和合理性。

原则 从研究设计到研究结果解释、推论的整个过程中，多种因素可影响测量的准确性，导致研究结果与真实情况存在偏差。有 2 个方面原因影响测量的准确性，为随机误差和系统误差即偏倚。减少随机误差以提高测量的精确性，减少或避免偏倚以提高测量的真实性。提高研究精确性的方法可以通过两种途径：①增加研究的样本含量。一般根据研

究目的与需要确定适宜的样本含量。样本大小的估计通常由统计学中样本大小的计算公式或由这些公式计算制成的样本含量表获得。②提高研究信息获取效率及研究效率。研究的真实性包括内部真实性和外部真实性。内部真实性是对研究对象本身进行推论的真实性；外部真实性亦称普遍性或外推性，指对研究对象以外的人群推论的真实性。一项研究的内部真实性应是其外部真实性的前提条件。内部真实性受到随机误差和研究过程中可能产生的各类偏倚的影响。

类型 预防医学研究的对象一般是群体，需借助流行病学研究方法。儿童少年卫生学研究的对象是从出生后的婴儿到发育成熟的青年这一特殊群体。研究设计依据研究目的（描述分布特征、检验病因假设、评价干预效果）、时间指向（回顾性、即时性、前瞻性）和调查手段（历史资料分析法、观察法、实验法）而定，儿童少年卫生学调查研究常用的流行病学方法一般分为描述流行病学、分析流行病学、实验流行病学和理论流行病学 4 种类型。每类流行病学研究方法各有基本特点，实际应用需要根据研究的目的选择适当的方法类型。

描述流行病学用于描述疾病或健康状况的分布特征，揭示现象，为提供病因研究线索或疾病控制及促进健康提供基础性资料，主要包括现况研究（横断面研究）、个案调查、暴发调查、筛检、常规资料收集、公共卫生监测和生态学研究；分析流行病学可检验假设或验证假设，主要包括病例对照研究和队列研究；实验流行病学则用于证实或确证假设，主要包括临床试验、现场试

验、社区干预试验；理论流行病学是根据疾病或健康相关指标参数建立数学模型，通过数学模型了解疾病或健康状况的发生发展规律及与之相关因素的关系等，可对某些疾病的流行病学理论予以研究、探讨，还可用于对疾病控制对策与措施的效果评价。结合上述常用流行病学研究方法用途与基本特点，研究者可根据研究的目的选择一种或以上的方法类型。如为描述儿童体格发育、儿童缺铁性贫血情况等可选择横断面研究、追踪研究、健康监测；为检验妊娠期心理社会应激与低出生体重的病因假设而实施的病例对照研究、队列研究等；为评价预防接种等卫生保健措施对儿童传染病的预防效果而开展的现场试验研究。

儿童少年卫生学研究儿童情感、思维、能力和行为在年龄上的变化时，除上述经典流行病学研究设计之外，还会用到跨文化设计、追踪设计、序列设计和微观发生设计。跨文化设计是在不同文化或亚文化背景中比较儿童的行为或发展；追踪设计是在几个月或几年内对同一群体的被试进行反复研究的设计；序列设计是在几个月或几年内对不同年龄群的被试进行反复研究的一种设计，将横断面调查和追踪设计的优点结合起来；微观发生设计是在发育变化发生时，对儿童进行短时间的密集观察，以探查变化出现的原因和过程；双生子研究设计是分析在疾病发生中遗传因素与环境因素作用大小的重要方法之一，在遗传与环境方面的异同可谓"天然实验设计"，有着其他实验材料无法代替的优势。双生子研究可以揭示并定量人类复杂疾病或性状中遗传、共享环境、

个体特异性环境作用的大小。

方案 一项研究的有关内容考虑完整、构思成熟后，在研究实施之前，通常要整理成书面文件形式，即研究方案或研究设计书，作为研究设计过程中，各环节的实施与质量控制的依据，以保证能按计划顺利进行。研究方案是整个研究过程中所遵循的文件，相关内容应详细、明确、具体。研究方案所包含的内容，根据研究目的、研究内容和所用方法不同而异，故无统一格式。一般包括以下方面。

课题名称 拟定原则是建立在研究的目的及具体目标之上，采用极简练的文字表述研究的核心内容。一个完整的研究题目应包括研究的要素。不同研究内容，研究题目所包含的要素不同，根据具体内容与研究目的而定，如实验性研究应包括研究对象、处理因素和处理效应或效果3个主要因素。

研究背景 主要阐述开展本研究的动机、意义及立项依据，目的是集中介绍该研究的立题依据。内容包括国内外相关研究现状及趋势，此研究团队的既往研究基础、研究价值等。

研究目的 研究课题的核心，与研究有关的一切工作均应围绕目的进行，如研究对象、研究方法的选择。研究目的有定性、定量之分。研究目的的陈述应准确、清晰、具体。通常一项研究只含一个目的。根据情况不同也可有多个研究目的。对于目的较复杂的研究应详细说明要测量的参数。

研究方法 包括研究的方法类型及研究中所涉及的有关方法或工具等，一般包括：①研究方法类型，如横断面研究、队列研

究，还有不同方法类型的交叉设计。②研究对象的选择，包括目标人群的确定、样本大小、研究对象的选择来源、标准、选择方法如抽样还是匹配等。③资料收集方法，包括观察指标、调查表拟定、调查员培训、信息获取方式，如访谈、电话、常规资料的摘录等，以及需要测量项目的测量方法、测量指标、标准化等。④资料整理与数据统计分析方法，包括手工或计算机录入、计算机分析软件、资料分析策略与具体统计学方法，如多因素分析模型、交互作用分析模型等。在研究方案中，通常是将上述有关方法整理成一个流程图，即技术路线图，使整个研究的过程与使用方法、研究指标等一目了然。

研究进度 介绍研究的总体时间安排。一般按照流行病学研究的过程分成几个阶段，包括研究计划制订阶段、实施阶段、资料整理与分析阶段以及课题总结与论文撰写等。建议根据各阶段的时间安排编制具体研究时间进度表与考核指标表。

研究条件 包括与完成该研究有关的人力、物力、财力条件，如课题组成员情况、工作条件、所需仪器设备、相关研究工作基础以及所需研究经费落实情况等。研究方案中应说明已具备的实验条件，尚缺少的实验条件和拟解决的途径。

预期成果 完成该研究后可以得到的数据或结果，及其学术或应用价值与学术水平的预测，包括理论成果和实际成果，其与研究目的相呼应。

质量控制 贯穿于研究设计、研究实施以及结果分析与总结的各个环节。根据具体研究目的与研究内容，在撰写研究方案时，

对上述研究过程中可能出现的误差或偏倚的来源及其测量与控制方法，均应制订详细的质量控制策略与措施，保证研究结果的精确性与真实性。

研究技术　在儿童少年卫生学研究中，一类是通过严格的设计，所获得的结局变量用数量化的指标来衡量，称为定量研究，已成为流行病学研究和社会学研究的基本方法。另一类是通过个人访谈、专题小组讨论、观察等活动收集资料，以获得人们的观念、意愿、信念等，称为定性研究。无论定量研究设计还是定性研究设计，均涉及研究变量或研究信息的获取技术问题。

研究变量　既可以是研究对象自身的一切应关注的特征，如儿童体格发育、生理生化、病理特征、生活事件、个性与行为等，也可以是与研究对象相关的自然、社会、经济和文化因素以及儿童保健的公平性、及时性等。研究变量应有明确的可操作性定义。研究者为获取研究变量信息，需要用到下述研究变量测定技术。

生长发育测量与评价技术　儿童生长发育包括身体发育和心理发育2个方面，广义的身体发育又包括形态、生理功能和运动能力等多个方面。儿童少年卫生学研究中发育指标检测与评价技术主要包括体格发育指标测量技术，如身高（身长）、体重、坐高、四肢长度、围度、皮褶厚度；体能指标测量技术，如运动素质、肺活量、呼吸差、脉搏、血压、静态肌力；运动负荷试验，如单项功能试验、联合功能试验、最大吸氧量直接测定法、最大吸氧量间接测定法；体成分测定，如直接化学测定法、水下称重法、皮褶厚度法、生物电流阻抗法、整体电导法、双能 X 线吸收法、气体交换法；性发育检查和评价法，如生殖器官检查、月经初潮和首次遗精年龄、第二性征发育检查、性发育单项指标评价和性发育综合评价；常用心理-行为测验法，主要是运用标准化的测量工具——儿童发育量表，评价儿童发育水平和发展潜力，如丹佛发育筛查试验、韦克斯勒智力量表、盖塞尔发育量表、瑞文联合测验、艾森克个性问卷、阿肯巴克（Achenbach）儿童行为量表；教育过程卫生检测评价方法，如剂量作业试验、划消试验、注意力测验、明视持久度测定、运动反应时测定；发育指标评价标准，如肥胖筛查标准、腹部脂肪测定和腰围正常值、营养不良筛查标准、骨龄预测成年身高和身高年龄评价；双生子卵性鉴定技术；生化测定；激素测定；常用分子生物学基础实验技术，如 DNA 的制备、聚合酶链反应、基因多态性检测技术；健康筛查技术，如视力低下、龋齿检查技术、脊柱弯曲异常筛查；教室卫生调查与测量方法，如教室的卫生检查、采光照明卫生指标测量方法、课桌椅测量及评价技术。

问卷设计技术　为研究而设计的，以提问的方式表达问题的表格。根据设计类型，可将问卷分为3类：开放型问卷、封闭型问卷和图画型问卷。一份完整的问卷应包括说明信、填表说明和问题3部分。如问卷结果需经过计算机处理则需加上计算机编码，如是访问调查还应附上访问记录表。量表可看成问卷的特例，本质上是一种标准化的调查工具。通过调查对象（被试）对量表中一系列问题的回答测量被试的知识、态度、能力和心理症状等的一种方法。

访谈技术　调查人员为了获得准确可靠的研究资料，运用科学的访问方式，引导调查对象说出研究所需要情况的技巧和策略。

敏感问题调查技术　涉及个人（或单位）的隐私或利益的问题及大多数人认为不便在公开场合表态或陈述的问题，在某些情况下，还包括一些违法或犯罪的行为。敏感问题调查技术主要包括改良问卷调查法、随机应答技术。随机应答技术包括用于二分类敏感问题随机应答技术（randomized response technique，RRT）模型、多分类问题 RRT 模型和数量特征敏感问题 RRT 模型调查技术。

定性资料的量化技术　研究变量因缺乏客观定量的测量方法，只能做出好与坏、是与否等定性判断，给研究结果的比较与评价带来困难，需要专门的技术将定性指标加以量化，这类技术称为定性资料的量化技术。儿童少年卫生学研究中的量表和问卷中条目的设置经常采用这种技术，一般包括条目的分级和条目的权重。条目的分级是一种最常用的衡量方法，通过条目分级，让受试者回答每个问题或对项目做出选择。常见的条目分级方法有李克特（Likert）型分级、瑟斯通（Thurstone）型分级（描述性分级）、格特曼（Guttman）分级或累积分级法、形象排列分级法。条目的权重原理是基于研究项目的难度不同，其对得分的贡献大小不同，经过权重后的测量结果将会更合理地反映受试者的真实情况。权重确定方法主要有定性权重确定法、定量权重确定法和权重的比较确定法。

（郝加虎）

shēngzhǎngfāyù yánjiū shèjì

生长发育研究设计（research design on growth and development）

从预防医学角度、用流行病学方法设计研究儿童生长发育现状、动态变化和时代趋势、影响因素、干预效果等。生长发育同人类的进化与繁衍密不可分，从某种意义上说，人类对生长发育的探索是无止境的，可视为儿童少年卫生学研究领域的永恒主题。从提高人口质量、生存质量、民族体质及居民健康水平等宗旨出发，人类生长发育的研究必将造福于当今社会和子孙后代。尽管许多学科都在关注生长发育，但研究目的和着眼点却存在较大差别。与临床医学有所不同，预防医学研究生长发育不仅面向个体，更重要的是面向儿童少年这个特殊的群体，其着眼点之一是将生长发育视为人群健康状况的重要指标。群体发育具有很高的概括性，往往仅用几项以数值表示的发育指标（如身高、体重和胸围等）就可以说明问题。在人体诊疗、临床检查资料之外，其独立存在的实际意义明显高于个体发育资料。

类型和特点　见儿童少年卫生学研究设计与技术。

设计与评价应注意的问题　中国在生长发育方面的研究广度和深度都有新的进展。许多学者在原有工作基础上精心设计，围绕前沿创新立项。同时也要看到，在生长发育研究设计与评价中尚存一些值得注意的问题。

确定观察对象应有周密的考虑　生长发育包涵着极其丰富的内容，在该领域无论从哪个角度确立研究课题，都必然涉及观察对象的选择和样本量的确定。根据调查目的确定调查对象，首先要考虑到样本应具备良好的代表性，严格遵守随机抽样的原则，而且必须保证样本有足够的数量。

生长发育评价标准和基本内容　长期以来，国内外诸多学者通过大量实践和不断总结，精选出一系列可供人们采用的评价方法，如指数法、离差法、百分位数法、发育年龄评价法等。无论运用哪种方法，都涉及评价标准问题。过去曾有人认为，由于受到许多因素的影响，各地区应有自己的发育评价标准，全国不宜采用统一标准。但是，国内大量实践经验表明，上述认识不够全面，因为任何一个评价标准都不是绝对的，实际上是评价参考值，是一把实用的"尺子"。如某学校卫生医师拟对自己管辖的区域中小学生几项主要体格发育指标实施评价，采用全国大、中、小学生体质调研资料作为评价的标准即可，这些资料包括了全国各省（直辖市、自治区）的城乡儿童少年主要体格发育指标数值。

评价资料应具有科学性、可比性，慎重对待结论　生长发育评价是以调查研究资料为基本依据的科学实践活动，因此要求资料必须真实可靠。若资料不确实，甚至随意取舍，则评价结果非但无益而且有害。在生长发育研究中，切忌不能只凭短期小规模的人群调查数据就急于对涉及规律性的生物现象提出质疑，应全面科学的观察和分析当今儿童少年发育水平和速度，客观正确地实施横向与纵向发育资料的比较。

（郝加虎）

shēngzhǎngfāyù kuàwénhuà yánjiū

生长发育跨文化研究（cross-cultural studies on growth and development）

使用相同的测量方法对来自不同文化或亚文化背景中被试的体格发育和心理行为等进行观察、测试和比较。由于国际化趋势愈加明显，跨文化研究也越来越受到关注。通常情况下，研究结论针对的只是某个特定文化或亚文化内的被试在某个时间点上的状况，研究者难以明确这些研究结论是否适用于该次被试的后代或其他社会或亚文化背景中长大的同时代的群体。为此，所得研究结论进行跨样本和跨环境背景的推广便成了一项重要的研究课题。因为通过许多理论学家的研究指出，在人类的发展过程中存在着普遍适用的结论，这些事件和结论是所有儿童从婴儿长成成人的过程中都要经历的。因此，跨文化比较是避免研究结果过度概括化，也是确定在人类的发展中是否真的存在共性的唯一方法。

儿童少年生长发育跨文化差异　人的发育不仅在个体之间、性别之间具有差异，而且在种族间、民族间、地域间或城乡间，都因受到遗传和环境诸多因素综合作用而呈现差异。1967～1972年，世界范围的人类生长发育调查结果显示，欧洲各国儿童的身高、体重与东部亚洲各国相比，总体表现为前者高、后者低分布特征。东部亚洲人出生时，6个月以前与欧洲人相差甚少，以后随年龄增长，差距逐渐加大。中国人在亚洲东部各国中身高指标较好，日本人的胸围发育水平较好。中国人和日本人的坐高较高，下肢较短，非洲人的下肢比欧洲人更长。1978年，埃弗利思（Eveleth）与坦纳（Tanner）通过世界卫生组织报道了"人类发育的世界性差异"。1959年，中国著名儿童少年卫生学家叶恭绍教授经大量考证，明确提出中国北方儿童身高、体重大于南方儿童的规律，以后几十年的多次调查一再证实了这一观点。日本也有同样的规律性，欧洲人的体格发育也是北高南低。世界各国，无论发达国家还是发展中国家，儿童少年体格发育均存在城乡差别，且有同样的规律性，即城市学龄儿童少年的身高、体重大于农村，而胸围差别甚小。国内外大量研究表明，儿童青少年体成分发育存在明显的种族和性别差异，在体质量指数一定的基础上，亚洲儿童体脂百分含量（BF%）高于白种人儿童。比较同年龄新加坡华裔儿童、北京儿童以及荷兰白种人儿童体成分发现，年龄、身高校正后华裔儿童体重、BMI 和 BF%更高，而且个体间差异大。其中新加坡儿童与北京、荷兰儿童比较，在相同 BMI 条件下 BF%最高。

亚洲地区儿童少年生长发育跨文化比较 中国和日本、韩国、越南等位于亚洲，具有相同的种族特征和相似的文化背景，因此，在儿童少年生长发育方面，亚洲地区的资料具有很好的可比性。但是由于韩国和越南等国家有关儿童少年生长发育资料报道较少，而日本积累了近百年的儿童少年生长发育数据资料，通过中国 2005 年和日本 2006 年最新公布的数据，发现总体上中国城市儿童少年的身高明显高于日本；体重仍然略低于日本，但是差距在逐渐缩小。

身高差异 通过比较中日两国城市学生的身高，发现中国学生的身高无论男女均高于日本学生，中国男生 6 ~ 17 岁平均比日本男生高 1.7cm，女生高 1.8cm。其中 6 岁组差别最大，男生相差 4.1cm，女生相差 3.5cm；17 岁组男生相差 0.9cm，女生相差 1.9cm，两国城市学生身高差别随着年龄增长有逐渐减小的趋势。而农村的情况有所不同，中国农村男生 6 ~ 17 岁平均低于日本 1.6cm，女生则为 0.9cm。而 6 岁组中国略高于日本，男生为 1.2cm，女生为 0.5cm。

体重差异 中国城市男生 6~17 岁的平均体重低于日本男生 0.2kg，中国女生低于日本女生 0.95kg。其中中国男生的体重在 12 岁之前比日本男生略重，超出的幅度为 0.7 ~ 1.4kg，12 岁后则低于日本男生 0.9 ~ 2.3kg；中国女生的体重在 9 岁之前略重于日本女生，幅度为 0.2~0.5kg，9 岁后低于日本 0.2 ~ 2.1kg。中国农村儿童青少年的体重在各个年龄组均低于日本。其中中国农村男生体重平均低于日本 4.5kg，女生体重平均低于日本女生 3.8kg。

生长发育速度比较 日本自 20 世纪 60 年代开始，经济迅速腾飞，生活水平、营养状况大幅改善，儿童青少年的生长发育出现长期加速趋势。日本在 1960 ~ 1990 年的 30 年间，7~17 岁男生身高平均增长了 7.4cm，女生增长 6.1cm；其中男 13 岁、女 11 岁增幅最大，分别为 10.7cm 和 8.2cm。但是，1990 年以后，日本儿童青少年的增长趋势明显减缓，2010 年后已接近停滞。中国自 20 世纪 80 年代，由于改革开放的深入，人民生活水平的日益提高，儿童青少年也出现了明显的生长加速时期。1975 ~ 2005 年，7~17 岁城市男生身高平均增长 6.9cm，女生增长 5.00cm；增幅最大的是男 13 岁和女 11 岁，增幅分别为 10.3cm 和 7.4cm。据 2005 年的"全国学生体质与健康"调研资料显示，中国儿童青少年的生长发育仍处于长期趋势中的持续加速阶段，尤其是乡村青少年儿童，仍具有较大生长潜力。

中国欧美国家儿童青少年生长发育跨文化比较 生长发育是遗传和环境相互作用的结果。不同地区的人群由于种族遗传基因及生活环境的差异，其儿童青少年生长发育水平也会存在差异。2005 年中国学生体质与健康调研结果显示，儿童生长发育速度处于连续的快速增长趋势，成人身高也在增长，但是由于种族差异，亚洲地区人群成年身高较欧美偏低。从不同国家青少年（18 岁）体重资料来看，中国青少年体重要明显低于欧美等国。从生长长期趋势来看，中国城市儿童青少年呈现以儿童期生长水平提高、青春发育期提前、成年身高增长、身高/体重比例曲线持续右移等全方位的生长长期趋势，增长速度显著快于欧美各国。而且亚洲地区儿童青少年体成分发育方面与欧美等国也存在差异。美国学者贝恩克（Behnke）提出"瘦体重"的概念，使体成分研究由原来直接分析人体各种化学成分过渡到从整体分析体脂肪和瘦体重。国内外许多学者在近半个世纪的探索中，逐步阐明儿童少年体成分的变化规律。皮褶厚度能反映全身脂肪量的多少和体脂肪生长情况。国内姚兴家等（1981 年）对 4 000 多名 7 岁以上男女儿童实施 6 个部位皮褶厚度测量，绘制出不同性别、年龄、部位的皮褶厚度发育曲线，此曲线与 1962 年英国坦纳（Tanner）制成的标准曲线接近，较日本久田和子 1969 ~ 1973 年所测日本儿童的肱三头肌部、肩胛下角皮褶厚度低，7 ~ 12 岁尤为明显。

生长发育跨文化研究内容与

趋势　人类的生长发育，约占全部生命过程的 1/4 ~ 1/3，包含着许多复杂的生物学现象，复杂的变化过程。探讨不同文化背景下儿童少年生长发育的一般规律及其影响因素，早已成为生命科学领域不断深化的传统研究课题（图）。

中国儿童青少年生长发育研究在与医学、生物、遗传等学科的交叉研究方面还没有充分发挥优势，研究范围还有局限，而且与社会文化联系脱节。而日本、欧美等国都有其明确的科研发展方向，严密的科研计划，目的性和计划性都很强。而且在社会联系方面，日本主要通过专门的学术机构和社会的紧密联系进行多学科的交叉研究和广泛的学术交流；美国将体质研究工作与个体的整体健康、学校体育课程、健康教育融为一体，使体育、卫生、保健等几个方面工作同步进行。中国儿童青少年生长发育研究应加强交叉学科的研究和国际间的合作，完善体制研究体系，以更加全面地了解中国学生的整体健康状况，促进中国儿童青少年的生长发育。

（郝加虎）

értóngshàonián wèishēngxué yánjiū
de lúnlǐxué

儿童少年卫生学研究的伦理学

（ethical issues in child and adolescent health research）　以儿童少年为对象的卫生学研究应遵循知情同意、收益风险比的可接受性、不伤害和保密等伦理学原则。以人类作为研究对象时，研究者将面临研究伦理方面的棘手问题——研究人员受伦理约束，必须按照一定的操作标准保护研究对象免受身心伤害。有些伦理问题比较容易解决——不做肯定会导致被试身体或心理伤害的实验，如虐待身体、饥饿、长时间的孤独等。有些伦理学问题则需要通过遵守相关的伦理学原则才能加以解决。

儿童少年卫生学研究中遵循的伦理学原则　当儿童参与到心理学研究时，伦理方面的考虑尤为复杂，因为儿童较青少年和成人更易受到身心伤害。同时，年幼的儿童可能并不完全明白在他们同意参加一项研究时，他们在做什么。为了保护参与研究的儿童以及阐明儿童研究人员的责任，美国心理协会（1992 年）以及儿童发展研究协会（1993 年）通过了一些伦理规则，较重要的条款包括以下几个方面。

知情同意原则（informed consent principle）　研究者应该用受试者能理解的语言向其解释研究的所有方面，受试者依此决定是否参加。知情同意是尊重原则的重要体现，也是医学伦理学的核心内容之一。《纽伦堡法典》强调在所有人体研究中"受试者

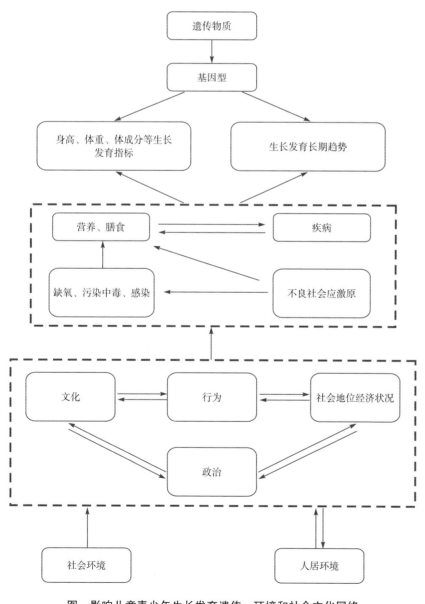

图　影响儿童青少年生长发育遗传、环境和社会文化网络

的自愿同意绝对必要"。《赫尔辛基宣言》第20条规定"受试者必须自愿参加试验，并且对试验知情"；第22条规定"任何涉及人体的研究，每一个可能的受试者必须对试验目的和方法、资金来源、可能出现的利益冲突、研究者所在单位情况、参加者的利益、研究潜在的风险以及试验可能产生的不适要有充分的知情。"受试者应被告知有不参加试验的权力，及有随时撤回同意参加试验而不受惩罚的权力。在确保受试者已理解相关信息之后，医师应当获取受试者自愿的知情同意，最好是书面知情同意。如果无法获得书面知情同意，非书面知情同意必须有正式文件记录并有证人作证（强调告知和增加的信息）。

获得知情同意有一个程序，始于与未来的研究对象的初次接触，贯穿整个研究过程。通常的规定是研究对象应签署知情同意书，在研究对象为儿童时，研究者应该得到儿童的父母及其他监护人（如老师、相应机构的负责人）的同意，最好做成书面文件。必须告诉他们研究的所有特点，使他们依此决定是否准许儿童参加研究。美国的国家标准规定，所有7岁或7岁以上的儿童有权利获得以他们能听懂的语言对研究进行解释，依此决定是否参加研究。当然，各个年龄段的儿童都有权利选择不参加或在研究的任何阶段中止参与研究。然而，这一条款很微妙。即使已经被告知可以在任何时候中止参与研究活动，年幼的儿童依然不知道该如何去做或并不真的相信这样做不会招致惩罚。只有研究者真正详细地解释了在被试选择不参加或中止参与研究的时候，完全不

必感到不安，儿童才会更好地理解自己有同意或不同意参与研究的权利，更恰当地使用这个权利。

收益-风险比的可接受性原则（benefits-to-risks ratio）　比较某项研究在增进知识和优化生活条件方面的益处与其带给被试的不便与伤害的比率。在医学研究中，准确定义收益和风险存在巨大的挑战和困难。风险在广义上指潜在的伤害或潜在的某种行为或某个事件引发的伤害。美国联邦政府法规条例对涉及人体的生物医学研究中的"最小风险"的定义为研究中预期发生的伤害（harm）或不适（discomfort）的概率与严重性，不超过他们在日常生活或常规生理或心理检查中所出现的概率与严重性。其中提到了两个重要的参照标准：一是日常生活中通常所遭遇的风险；二是常规生理或心理检查中所遭遇的风险。美国涉及儿童研究中，主要从4个方面对最小风险评估做出评估：①生理，主要指死亡、残疾和感染等。②心理方面，如情绪、情感的变化、抑郁以及焦虑等。③社会，是否存在社会歧视，如艾滋病的感染者。④经济损失，包括直接经济损失和间接经济损失等。开展儿童临床试验，如果潜在的受益大于个体的风险，则可以考虑开展；如果个体的风险大于受益，则需要权衡。对以上4方面潜在伤害的分析主要从4个维度展开：①伤害的严重程度。②伤害发生的概率。③伤害发生与持续的时间。④公平性—即某些患病儿童是否更易被纳入过多的研究项。

不伤害原则（principle of nonmaleficence）　在医疗活动中，应该避免对患者的任何身心伤害。①所选用的诊断方法和治疗手段

在当时的医学科学发展水平上来看是最佳的。②相对安全，副作用和损伤最小。一切诊疗手段，都应该尽可能地避免副作用或使之减少到最低程度。③患者痛苦最少。根据不伤害原则，研究者不能使用任何可能伤害儿童的身体或心理的研究操作。心理伤害很难定义，与研究者的责任有关。当一个研究者不能确定研究操作是否可能产生伤害时，他必须与人商讨，一旦认识到可能伤害被试儿童，就必须另找收集信息的方式或放弃该研究。

保密原则（principle of confidentiality）　医学研究者应该对被试的身份和所提供的数据进行保密，医务人员在医疗中不向他人泄露能造成医疗不良后果的有关患者疾病的隐私。医疗保密原则是尊重原则在临床医学实践中的运用原则之一，是尊重原则的具体体现。这一概念有3层含义：①患者疾病的隐私。②不向他人泄露。③医疗不良后果。泄露患者的隐私会直接或间接损害患者身心健康及人格、尊严和声誉等，还有为同事保密，不泄露同事的隐私。研究者必须对所有来自被试的数据保密。儿童有权要求在正式的或非正式的数据收集和结果报告中，隐瞒他们的身份。但有一个例外，美国的许多州县有法令禁止调查者隐瞒那些被怀疑受到虐待或忽视的受害儿童的名字。值得注意的是，在有关保密和使被试避免伤害的伦理条款之间可能会有冲突。如果研究者知道被试（或同伴）可能受到某些事件的危害（如自杀倾向、不曾治疗过的性病之类危及生命的事件），这时研究者就可能面临着一个道德两难问题。许多研究者在向相应的医疗机构、社会机

构或心理服务机构报告，或帮助被试自己向这些地方报告时，往往受到伦理约束而陷入两难。事实上，青少年赞成研究者或被试自己向相应机构报告这种危及生命事件。他们知道如果研究人员认为这个问题不重要，那么他们将得不到任何服务机构的帮助，或在需要的时候没有成人可以依赖。

儿童作为研究对象的伦理学审查 在开展涉及儿童的研究前，研究者必须确保在与成人同等对待进行研究时，不应包含儿童；研究目的是获得与儿童健康需求有关的知识；必须获得符合当地法律或规定程序的每位儿童父母、法定监护人或其他适当的授权代表人同意；在儿童成熟和精神所及的范围内，应寻求儿童的自愿合作；儿童对参加研究的拒绝同样必须被尊重，除非根据研究计划，这项实验性研究肯定对治疗有益，并且没有其他可接受的替代疗法。针对儿童的研究应在为儿童和其父母提供足够的医疗和心理支持的环境中进行。作为对儿童的辅助保护，一个研究者在可能的情况下，可能会得到儿童的家庭医生、儿科医生或其他医疗服务提供者关于该儿童参加研究的建议。在对儿童期疾病和儿童易感性疾病的研究中，儿童的参加是必不可少的。将一种有可能用于儿童的新的治疗性、诊断性、预防性成果推广前，资助方应有责任评估其在儿童中的安全性和有效性。

（郝加虎）

értóngshàonián zhīqíng tóngyì yǔ zìzhǔquán

儿童少年知情同意与自主权

（informed consent and liberty in study on child and adolescent health） 被作为研究对象的儿童少年有权知情并自主决定是否接受。1995 年，巴托洛梅（Bartholome WG）起草了美国儿科学会关于儿童知情同意与自主权的草案，并进一步就儿童在诊疗中自主权的体现进行了详尽描述。此规则仍是美国临床科研与诊疗的普遍规则。联合国《儿童权利公约》规定，许多国家也已经达成共识，儿童有权表达自己的观点，有权对是否参加研究做出自己的选择。但是，出生队列研究往往是从产妇妊娠前或妊娠早期开始，胎儿、新生儿、幼儿或低龄儿童无法自己签署知情同意书，他们必须依靠父母或监护人完成知情同意书。但是，研究发现通过父母或监护人来签署知情同意书而使儿童成为研究对象，在许多情况下将会引起很大的争议。因为代理签署知情同意书不能充分体现儿童自由参加的原则，对于年龄较大的儿童，多数学者还是建议由儿童自己签署知情同意书。

如何获取儿童的知情同意？相关准则中规定可以分别从儿童自身和父母或监护人获取。儿童生长发育队列研究是个动态的过程，需要前瞻性地收集研究对象相关暴露和结局信息，因此决定获取儿童的知情同意也必须是一个连续的过程，即胎儿、婴幼儿期由父母代理签署，长大后由儿童自己签署。值得注意的是，实现自由参加原则并非仅仅由年龄一个因素决定的，还受到宗教、文化、种族差异的影响，梅洛（Merlo DF）等在论文中给出了具体说明（表）。

（郝加虎）

értóngshàonián shēngzhǎngfāyù yánjiū zhōng de lúnlǐxué wèntí

儿童少年生长发育研究中的伦理学问题

（ethical considerations in study on growth and development of child and adolescent） 儿童少年、婴幼儿乃至胎儿被作为生长发育研究对象必须遵循或注意知情同意原则，儿童少年生长发育研究生物样品的采集与保存、

表 儿童队列研究正确获取赞许、同意、批准的规定

维度	产前产后		儿童		青少年/成年
	胎儿	新生儿	婴幼儿	儿童	
年龄（岁）	0	0	≤2	2~14	>14
获取知情同意的可能方式	父母：知情同意		父母：知情同意		父母：知情批准
	胎儿：暗示同意		婴幼儿：暗示同意	儿童：赞许	儿童：赞许或同意
原理	儿童尚无自我决定能力				完全具有自我决定的能力
伦理	道德准则：适用于所有年龄				
立法	根据不同国家立法而定				

特定疾病的筛查与干预研究、计划免疫服务、青春期研究等，在这些研究过程中往往存在一些不可避免的伦理学问题，需要加以认真考虑。

生物样本采集与保存中存在的伦理问题 在儿童生长发育研究中，常需采集研究对象的生物样本储存备检，因此带来了诸如基因保密、歧视、知情后同意等方面的伦理学问题。冰岛生物样本库管理条例中将生物样本库定义为标准化地收集、保存用于各种研究的正常或病理标本，包括人体器官组织、全血、血浆、血清、生物体液或经处理过的生物样本（DNA、RNA、蛋白质等）以及与这些生物样本相关的临床、病理、治疗、随访、知情同意等资料及其质量控制、信息管理与应用系统。在使用长期保存的生物样本及其相关资料之前，研究人员应充分考虑研究对象的个人权力和利益。很多情况下个人利益和国家或集体利益会出现冲突，出现冲突时谁的利益放在首位。根据赫尔辛基宣言，涉及人体的生物医学研究时，应尊重研究对象的个人利益，个人利益胜于一切。在出生队列研究中，儿童的利益最容易受到侵害，因为儿童尚未具有成熟的理解能力，无法充分理解课题的研究内容，无法达到知情的原则。同时，对于胎儿说，他们无法自我选择生存，无法掌控自己的命运，他们对未来一无所知。在这种情况下，制订知情同意书必然会面临一个很大问题，即在以人群为基础的队列研究中，在研究结局无法预测的情况下获取的知情同意是否为真正意义上的知情后同意，这种知情同意在法律和伦理上是否具有可接受性。这个问题一直以来被无数社会学家、伦理学家争论不休。可见，对于前瞻性研究来说，均面临一个巨大的挑战——对在研究开始阶段无法做出尽善尽美的具体规划的保存生物样本和信息未来如何使用。

新生儿疾病筛查工作中存在的伦理问题 在中国人群中广泛推行的疾病筛查主要是新生儿筛查，由此引起了一些伦理学问题。新生儿疾病筛查作为一项医疗保健活动必须遵守知情同意和为患者保密的原则。新生儿无自主选择能力，其知情选择和决定权由其父母或监护人代为行使。父母、监护人合乎理性的决定应该是在充分知情，并且经过理性思考之后做出的选择。医护人员在进行筛查之前，应将筛查的意义和作用详细告知婴儿家属，取得对方的认可同意并签署知情同意书后方可进行。当新生儿确诊患病之后，可能会出现来自家庭和社区的歧视，对患儿家庭、家族、儿童成长过程及其心理健康都有一定的影响，因此医务人员要保护患儿的隐私。部分患儿家长因存在焦虑心理、歧视心理或难以承受治疗的经济负担，放弃对患儿的治疗，甚至出现弃婴现象，尤其是农村的女性患儿，放弃治疗的现象更明显。1989年中国卫生部根据专家建议规定不允许因非医学理由进行产前性别选择，但执行这一规定十分困难。对有疾病家族史的妊娠妇女必须采集DNA分析或进行羊水穿刺检测等方法对胎儿进行产前诊断，但又面临一系列新的伦理问题。特别是面对产前诊断的结果，胎儿的父母和其家属将如何选择。如果在产前诊断中被查出患有某种遗传病，是选择终止妊娠还是继续妊娠。随着医学的发展，无法治愈的疾病可能在10年或20年后可以治疗，那么现在该如何选择，是提前放弃还是等待将来治疗的可能，这些均是值得思考的伦理学难题。

出生缺陷儿处理的伦理学问题 有缺陷新生儿，指出生时即有身体缺陷或智力低下的疾病婴儿。如何对待有缺陷新生儿是妇产科和儿科医疗工作中均可能遇到的问题。1979年，美国普林斯顿大学辛格教授提出了对有严重残障新生儿实施安乐死的伦理论证，引起社会各界广泛争议，支持与反对浪潮引发了所谓的"辛格事件"。2004年底，荷兰抛出"残婴安乐死"合法化草案，试图以立法形式保障"残婴安乐死"的实施，这一举动更是引起了全球性争议热潮。从伦理的角度，"残婴安乐死"问题至少涉及3个方面的利益：婴儿本身利益，婴儿父母利益（主要是经济利益和心理负担）及社会利益（主要是社会医疗资源的合理分配）。婴儿的利益，主要指婴儿的生命质量与生命价值，即生命的自然质量和对他人及社会的意义的社会价值。生命质量与生命价值观是"残婴安乐死"的基本出发点。关于这一点，伦理学界解释为"允许一个人安乐死时，在道德上完全是基于对临终患者本身的利益和安宁的考虑，基于对患者的意愿及其人生价值的尊重，而不是基于有利于他人或社会的考虑"。基于"患者的利益"这一点至关重要。严重缺陷新生儿的可预见生命和生活质量均极其低下，在某种意义上，"残婴安乐死"是为了使之免受这样的痛苦和不幸。而作为"残婴安乐死"的后继影响（而非"残婴安乐死"的理由）是有利于缓解婴儿父母精神和经济上的双重负担，也有利于社会医疗资源合理分配。在中国由于计划生育国策的实施，使得家庭对育儿质量的要求也越来越高，临床工作中不可避免地要面临"残婴安乐死"的问题。但从医疗实践的角度看，"残婴安乐死"在操作上还缺少法律依据，在道德上也还缺乏令大多数人信服的理由。因此，对待有严重缺陷新生儿，医务人员有义务向其父母说明情况，除非患儿家属主动要求出院，放弃治疗，否则，医务人员仍应不遗余力地进行抢救，这也是医疗职业的基本道德要求。

儿童计划免疫中的伦理学问题 中国儿童的计划免疫接种率已经较高，但流动人口由于其不稳定性，往往很难达到较理想的免疫水平，这就出现了卫生资源分配不平等性问题。因此，卫生行政部门应重视这一人群，采取措施，实现真正的公平。在免疫接种的实践中，某些计划免疫人员在接种前没有向家长详细讲明所接种疫苗的名称、目的、适应对象及接种后的注意事项，尤其是扩大免疫（计划外）推荐接种的疫苗，夸大其接种效果或做出不合理的承诺，或没有征求家长的意见而接种，这些都侵犯了家长知情同意的权利。2005年，国家出台《疫苗流通和预防接种管理条例》（国务院令第434号）予以规范预防接种。

青春期研究有关的伦理学问题 对青春期的生长发育规律及其影响因素进行专门的研究，历来是儿童少年卫生学领域的重要内容之一。对于青春期儿童，没有什么比尊重更能激发个体内心的情感。即在青春期医学实践中，应注意尊重青春期儿童的知情同意及其参与诊疗的权力，尤其在开展青春期性健康教育时，应该贯彻以性医学、性心理学、性伦理学、性美学和性社会学为一体的综合教育指导思想。随着营养、膳食等物质条件改善和电视、网络等信息媒体暴露接触增多，全球儿童的青春发动时相较以往存在提前趋势。一些儿童对身体发育的性征变化迷惑不解或局促不安，但又难以启齿。此时，卫生工作者在其咨询过程中，需要采用医学伦理学原则和人际交流技巧，以适应其年龄特点的需求。同时，还需要提醒家长创造一个和谐的家庭氛围，积极配合青春期性教育，以有利于儿童健康度过青春期。另外，女童问题最初是从社会角度提出的。1995年，世界妇女大会设立了"女童论坛"，随后各国相继投入大量人力、物力进行研究。女童问题已经成为儿科学和儿童少年学卫生学领域的一个重要课题。女童问题主要表现为青春期特殊生理变化及心理障碍、性虐待、未婚先孕。相对于儿科其他领域的诊疗，女童问题是一个极其敏感的话题，需要接诊医师有高度的责任感、专业的交流技巧及多学科的临床技能。为此，许多综合性医院创建了由儿科、妇科、泌尿外科、康复科等多学科共同参与的少女门诊，以期更好地致力于女童问题的解决，这不失为一个有效手段。

（郝加虎）

réntǐ cèliáng

人体测量（anthropometric measurement） 通过对人体某些特征指标的测量，正确评价身体发育、体型、体能和身体成分，以反映人体的生长发育和健康状态。也可用于研究体育锻炼和运动训练对人体外部形态和体型的影响，运动员身体各部分比例特征、体型、生长发育过程中身体各部分之间比例的变化，以及运动遗传因素等问题。人体测量对研究青少年的体质、体育科学的研究等方面显示出越来越重要的作用。

发展历史 公元前3500~2200年间，古埃及就有了类似人体测量的方法存在，并提出人体可以分为19个部位。在中国，两千多年前的《内经·灵枢》之《骨度篇》中，对人体测量就有了比较详细而科学的阐述。而作为一门学科，人体测量学始创于19世纪，当时对人类生物进化及文化进化的早期研究，引起人们系统地描述现存的和已灭绝的人类种群的兴趣，人体测量数据分析的开创者是博阿斯·弗朗茨（Boas Franz，1858~1942年），是首批从事实地调查的人类学者之一。1870年比利时数学家奎特里发表了《人体测量学》一书，为世界公认创建了这门学科，其后逐渐完善。

测量内容 包括骨骼测量与观察以及活体测量与观察。

骨骼测量与观察 提供人类在系统发育和个体发育的各个阶段的骨骼尺寸。帮助了解人类进化过程中不同时期和不同人种的骨骼发展的情况和相互关系，同时也可以了解骨骼在生长和衰老过程中的变化等。

活体测量与观察 包括人体形态测量（如人体的长度、宽度、围度等指标）；人体生理功能测量（如肺活量、脉搏、呼吸频率、血压等指标）；人体素质测量（如力量、速度、耐力、柔韧性、协调性和灵敏度等指标）；心理测量（如人的认知能力和个性品质特征等指标）和身体成分等多方面多指标的测量与观察。

应用 ①进化研究。对不同进化阶段的古人类化石进行测量和观察，找出人类进化的规律。②体质变异研究。对不同种族、不同人群进行人体测量和分析比较，可以找出他们之间的共同点与差异，了解人类在系统发育过程中的各种变化，了解不同时期、种族、年龄、性别、生活方式和生活水平等人体特征和各种变化。找出人类体质特征变异的规律。③生长发育研究。了解儿童少年身体结构、生长发育规律和体质健康监测基本手段。通过对不同年龄群体或个体进行人体测量，绘出生长曲线和生长速率曲线，以反映人体的生长发育和健康状态。④在工业、国防、医学、法医、教育、体育、建筑、美术等领域的应用。人体测量数据可以应用于机器、家具、武器、车辆和飞机座舱、房屋、课桌等的设计，并形成了一门应用学科人类功效学（或人体工程学）。⑤在挑选运动员、疾病鉴定和人体美术等方面的应用。会用到人类测量学的原理、方法和数据可用于研究体育锻炼和运动训练对人体外部形态和体型的影响，运动员身体各部分比例特征、体型、生长发育过程中身体各部分之间比例的变化，以及运动、遗传因素等问题。正确评价身体发育、体型、体能和身体成分等。以反映人体的生长发育和健康状态和疾病的鉴定。

基本要求和测量点 基本要求：①所用测量仪器必须经过严格校准，器械误差在允许范围内。②嘱被测者在裸露条件下，保持正确的测量姿势；按规定的测量点和测量方法测量，记录数值精确到小数后1位。③统一测量时间和记录方法。正确的身体姿势和准确的测量点是获取准确体格数据资料的前提，所以体格测量时，一定要按照规定的身体姿势及找准测量点。测量点主要有12个骨性标识点：颅顶点、肩峰点、胸骨中点、桡骨点、指极点、髂嵴点、髂前上棘点、大转子点、茎突点、胫骨点、腓骨点、内踝点（图）。

常用工具
根据测量指标的需要选择测量工具，常用的身高计、体重计、长度测定仪、带尺、测径规和皮质厚度计等。

（李 军）

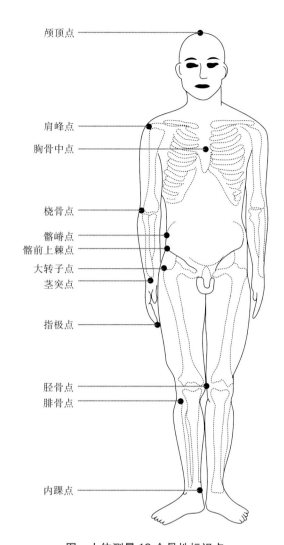

图　人体测量12个骨性标识点

身高与身长测量（height and body length measurement） 测量3岁以上儿童少年的头顶点至足底的高度（身高），未满3岁婴幼儿在卧位时测量头顶点至足底的长度（身长）。身高（height）为站立时头、颈、躯干和下肢的总高度。身高主要反映身体骨骼的发育情况，是身体长度即纵向体格发育重要指标，能为准确评价生长水平、发育特征、生长速度提供重要信息。身高受遗传因素的作用较强，和体重、坐高、胸围呈高度正相关。未满3周岁的婴幼儿因无法保持站立时规定的某些要求，因而需要进行卧位测量，故测量的身体长度称为身长（body length）。身高或身长属于纵向测量指标，该指标可以儿童远期的营养状况或健康状况等。

测量工具 满3周岁儿童可用机械式身高坐高计、电子人体测高计进行测量，未满3周岁儿童使用婴幼儿量床进行测量。

　机械式身高坐高计　身高坐高计主要由固定端、水平压板、坐板、足板、标尺杆等部分组成。一个长2m的立柱垂直固定于底台上，沿立柱左侧有厘米和毫米刻度，立柱上装可移动的水平压板，板与底台平行，与立柱垂直，40cm高的装有可翻开测坐高的活动坐板（图1）。正式测量前，根据使用说明，用前应校对 0 点，用 1m 标准直钢尺对标尺杆上的 2 个刻度进行误差校正，每米误差不可超过 0.1cm。同时应检查测量仪的立柱是否垂直，连接处是否紧密，有无晃动，零件有无松脱等情况并及时加以纠正。身高仪的底板应当水平、稳固和不可压缩。

电子人体测高计　由带毫米刻度的主尺、底座、顶端固定尺座、套装主尺上的活动尺座即直尺，电源线等组成（图 2）。电子人体测高计使用前的校准方法同机械式身高坐高计。

婴幼儿量床　未满 3 周岁儿童使用婴幼儿量床测量婴幼儿卧位时的身体长度。量床由头板、足板和底板组成。量床两边可嵌钢尺以示刻度，且两边钢尺刻度完全一致（图 3）。个体身长测量结果通常比同个体所测得立位身高值约 2 ~ 3cm。使用前应用水平仪检查身长计是否放置平稳，用直角尺检查滑测板于立柱（或活动尺）是否垂直，对量床底板的两边均镶嵌毫米刻度钢尺使用前需要用 1m 长的标准直钢尺，对底板两边的钢尺刻度进行误差估计，钢尺刻度误差每米不得超过 0.1cm。

测量方法　不同测量工具的测量方法也不同。

3 岁以上儿童身高的测量方法　取立位，使用身高坐高计进行测量。将身高坐高计的坐板掀起。测量时受测者脱去鞋帽，仅穿单衣裤；受测者以立正姿势站立在身高计的底板上，躯干自然挺直，两眼平视前方（耳屏上缘与眼眶下缘最低点呈水平位），胸部稍挺起，腹部微收，两臂自然下垂，手指并拢，足跟靠拢，足尖分开约 45°，足跟、骶骨部和两肩胛间 3 个部位同时与身高坐高计标尺杆接触（图 4）。测量者站在被测者右侧，移动水平压板，使之轻抵颅顶点；测量者平视水平压板（双眼与水平压板平面等高）（图 5），读取读数。记录完毕将水平压板移置安全高度。

3 岁以内儿童身长的测量方法　取卧位，使用婴幼儿量床进行测量。测量时需要两人完成，儿童仰卧，头部要有人两手扶正，头顶抵量床头板；测量者位于儿童右侧，左手握住儿童双膝，使双腿伸直，儿童全身水平躺在量床上，右手移动足板使其接触被测婴幼儿的两足跟。记录读数，注意量床两侧读数一致。

结果记录　以厘米为记录单位，精确到小数点后 1 位。如记录 1 位 5 岁 3 个月的儿童身高为 110.1cm。每 2 次测量误差不得超过 0.5cm。

注意事项　使用身高坐高计测量的注意事项：①身高计应选择平坦地面，靠墙放置，立柱的刻度尺向着光源。②检测人员移动水平压板时，必须手握手柄上下滑动。③严格执行"三点靠立柱""两点呈水平"的测定要求。

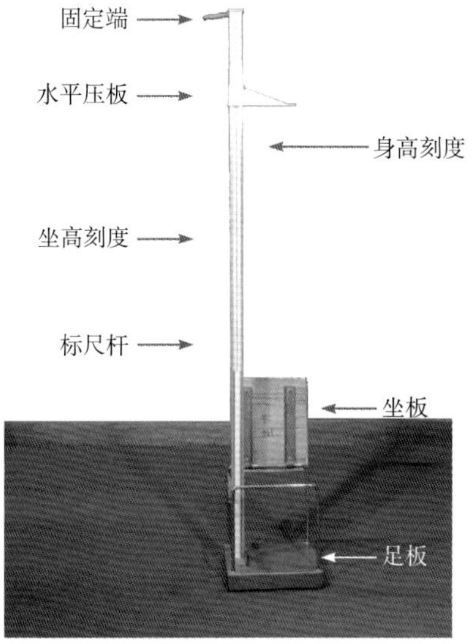

固定端 →
水平压板 →
身高刻度
坐高刻度 →
标尺杆 →
坐板
足板

图 1　机械式身高坐高计

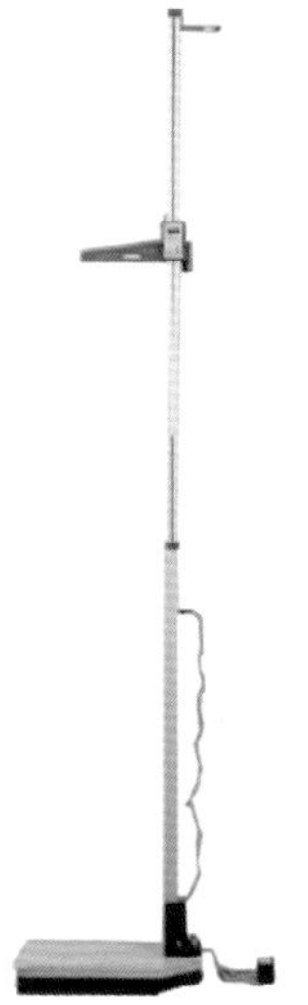

图 2　电子人体测高计

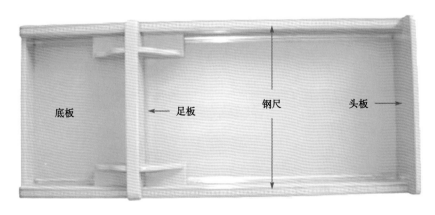

底板　　←足板　　钢尺　　头板 →

图 3　婴幼儿量床

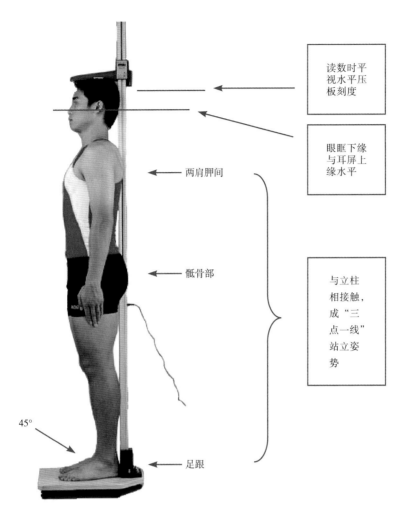

图 4　身高测量要求

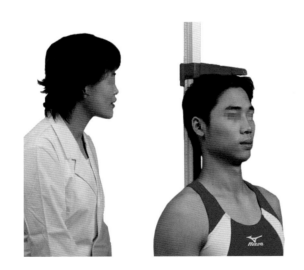

图 5　身高测量时读取读数的方法

④水平压板与头部接触时，松紧要适度，头发蓬松者要压实。妨碍测试的发辫，发结、饰物要取下。⑤测试者读数时两眼视线与

受试者的身高保持在同一水平。使用婴幼儿量床时测试者在提起婴幼儿双下肢时，注意不要将婴幼儿提起。

（李　军）

zuògāo yǔ dǐngtúncháng cèliáng

坐高与顶臀长测量（sitting height and crown-rump length measurement）　测量 3 岁以上儿童少年的坐高，3 岁以下婴幼儿的顶臀长。坐高（sitting height）指儿童处于坐位时的头顶点至坐骨结节的高度；即坐位时头顶至椅面的垂直距离，表示头、颈、躯干的总高度。3 岁以内儿童又称顶臀长（crown-rump length），可反映躯干生长发育状况，与身高结合可说明下肢与躯干的比例关系。构成坐高的骨骼主要是块状骨，其高度比长骨更受遗传因素控制，受外界因素影响较身高更稳定。

测量工具　3 岁以上儿童坐高用身高坐高计测量，3 岁以内儿童使用婴幼儿量床测量（见身高与身长测量）。

测量方法　包括以下几种方式。

坐高测量　将身高坐高计的活动坐板放平。儿童平坐于身高坐高计的坐板上，两眼平视前方，保持双眼下眶和双耳屏形成的平面与地面水平，胸部稍挺起，腹部微收，两臂自然下垂，足底平放于地面，大腿保持与地面平行，小腿与大腿呈直角，骶骨部和两肩胛间两点保持与身高坐高计标尺杆接触（图 1、图 2）。测量者站在受试者的右侧，检测人员双眼与水平压板平面等高，读数并记录结果。

顶臀长测量　使用婴幼儿量床测量顶臀长，测量顶臀长时需有另外 1 人协助，协助者用双手将婴幼儿头部和身体固定于量床

（图中标注）
读数时平视水平压板刻度
眼眶下缘与耳屏上缘水平
两肩胛间
骶骨部
足跟
与立柱相接触，成"三点一线"站立姿势
45°

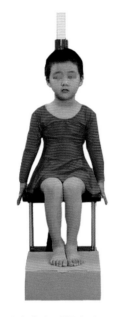

图1 儿童坐高测量方法（正位）

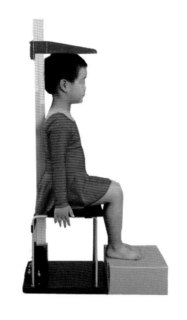

图2 儿童坐高测量方法（侧位）

的正中位；测量者左手按住婴幼儿的髋关节，右手握住婴幼儿的双膝关节，使膝关节屈曲，大腿保持与量床垂直后，再用左手握住婴幼儿的双膝关节，右手移动足板使之紧贴儿童骶骨；量床两边刻度的读数相同时读取读数。

结果记录 以厘米为单位记录，精确到小数点后1位。每2次测量误差不得超过0.5cm。

注意事项 使用身高坐高计测量坐高的注意事项如测量身高的要求（见身高与身长测量）。需注意，不同年龄的儿童注意选择宽度适宜的坐板和合适的足踏板，以免测量时受试者向前活动而影响测量值的准确性。测量坐高时可先使臀部保持与身高坐高计的标尺杆接触后，再缓慢坐下。使用婴幼儿量床测量顶臀长时的注意事项如同测量身长时的要求（见身高与身长测量），需注意，测试者在提起婴幼儿双下肢时，注意不要将婴幼儿提起。

（李 军）

tǐzhòng cèliáng

体重测量（weight measurement） 对身体各部分、各种组织重量总和的测量。体重是人体最基本的、最重要的形态指标之一，在一定程度上反映营养状况。体重受环境因素影响较大，是最易变化和最活跃的指标。体重和身高的比例还可辅助说明儿童青少年生长状况，常作为生长监测的指标之一。研究还表明，体重下降可预示群体中死亡率有上升的趋势以及有阻碍生长发育的危险因素存在。新生儿和婴儿体重的测量误差比身长小，此期体重可有效地反映营养状况。

测量工具 电子体重计或杠杆秤。可以根据儿童的年龄和体重不同，选择不同的测量仪器。如新生儿测量体重需用婴儿磅秤或特制的杠杆秤，最大载重量10kg；适用于1个月~7岁儿童磅秤最大载重50kg，误差不超过50g；适用于7岁以上儿童用磅秤，最大载重100kg，误差不过100g。

测量方法 不同年龄阶段儿童体重测量使用的工具存在差异。

使用电子体重计测量1岁以上儿童体重 正式测试前，需根据使用说明，检验其工作状态，准确度和灵敏度。各项检测合格后，可以正式开始测试。检测前，儿童排空尿便，穿短衣裤（如只穿短内裤和小背心，女童可戴胸罩），赤足，轻轻踏上秤台，自然站立在体重称量盘中央，手不乱动或接触其他物体，保持身体平衡，检测者待显示屏显示的数据稳定后，记录显示的数值。

使用杠杆式体重秤测量1岁以上儿童体重 正式测试前，需检验其准确度和灵敏度。将杠杆秤水平放置，使用前调节零点（不在零点应调节校正螺丝）。用标准砝码校准体重仪准确度和灵敏度。准确度要求误差不超过0.1%，即每100kg误差小于0.1kg。检验方法是以备用的10kg、20kg、30kg的标准砝码（或用等重的标定重物代替）分别进行称量，检查指示读数与标准砝码的误差是否在允许范围。灵敏度的检验方法是置100g重的砝码，观察刻度尺变化，如果刻度尺抬高了3mm，或游标向远移动0.1kg而刻度尺仍维持水平位时，说明达到要求，可以开始测量。被测者的测量要求参见电子体重计测量时的要求。放置适当的砝码并调整砝码至杠杆平衡，记下读数。

1岁内婴儿体重测量方法 测量仪器使用儿童磅秤，这种磅秤的最大称重量一般不超过50kg，测量前应校正零点、准确度和灵敏度（校正方法同杠杆式体重秤的检测仪器的方法）。被测量的儿童应脱去外衣、鞋帽，去除内衣重量。测量时将小儿平躺于秤的卧板上；6~7个月以后的小儿如果能坐，也可坐在磅秤的座凳上并扣好护带进行测量。

新生儿使用婴儿磅秤或简易的钩秤配合兜婴儿的布兜进行测量。钩秤应选用最大称重量稍大些的秤以满足测量的需要，但最大称重不超过20kg。新生儿及稍大的婴儿也可由大人抱着称量，然后减去成人和婴儿所穿衣服重量。不管是用上述哪种方法称体重，称好体重后仍需要扣除衣服等重量，以得到儿童的净重。

结果记录 以千克为单位，精确到小数点后1位。测试误差不得超过±0.1kg。

注意事项 ①体重秤应放置在平坦地面。②被测量者应尽量减少着装，只穿内衣。③上、下体重计时，动作要轻缓。④测量体重前，应让所有的被测量者儿童排空尿便，勿大量喝水，也不要进行剧烈的体育活动和体力劳动。⑤每次使用杠杆秤前，均需要进行校正，每次读数前，都应校对砝码重量，避免差错。⑥电子体重秤在测试一定数量（约25人）受试者后，应校对仪器，将指针调整至零点。

（李　军）

xiōngwéi cèliáng

胸围测量（chest circumference measurement）

测量背部肩胛骨下角下缘至胸前的水平周长。胸围表示胸廓的围长，间接反映胸廓的容积及胸部骨骼、肌肉、脂肪层与肺的发育状况，在一定程度上说明身体形态和呼吸器官的发育，能反映体育锻炼的效果，可以用来作为评价儿童营养状况的指标之一。

测量工具 测量腰围使用长度为1.5m，宽度为1cm，最小刻度为0.1cm的带毫米刻度尼龙带尺。使用前必须经标准钢卷尺校对，每米误差不得超过0.2cm。

测量方法 3岁以下婴幼儿取仰卧位，3岁以上儿童或成人取站立位，站立时双足分开与肩同宽，两肩放松，保持平静呼吸。测量时儿童暴露上体，两手自然平放或下垂，需要两人进行测量，主测者位于受测者的前方，协助者位于儿童的后方。男童及未发育的女童，主试者左手拇指将软尺零点固定在儿童胸前右侧乳头上缘（图1）；已经发育的女童，软皮尺的零点固定在右侧乳头上方与第四肋骨平齐（图2）。右手将软尺从右侧绕过胸后壁，协助者在受测者背后将软尺上缘固定在两肩胛下角下缘；经左侧乳头上缘回到零点，软皮尺围绕胸部

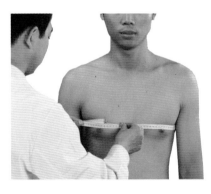

图1　男生和乳房未发育女生胸围测量

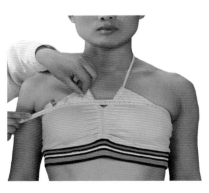

图2　乳房已经发育女生胸围测量

的松紧度应适宜。在儿童平静呼吸的呼气末，吸气尚未开始瞬间读取读数。

数据记录 用厘米作为记录单位，记录到小数点后1位。测量误差小于0.5cm。

注意事项 ①进行测量时，注意受测者姿势是否正确，如有低头、耸肩、挺胸、驼背等状况，要及时纠正。②测量者应严格控制带尺的松紧度。③如触摸不到肩胛下角，可让受测者扩胸，待触摸清楚后，受测者应恢复正确测量姿势。④如两侧肩胛下角高度不一致，以低侧为准。测量前受测者不得进行体育活动和体力劳动。

（李　军）

yāowéi cèliáng

腰围测量（waist circumference measurement）

测量肋骨与髂嵴之间腰部最细处水平绕行一周的围长。在实际测量过程中，有平静呼吸状态脐上1cm水平的周长；有髂嵴与第12肋骨中点1周的维度；有脐与剑突间中点维度。腰围可反映儿童的体格、形态及生长发育，反映腹腔内脂肪堆积程度。可与臀围结合，是衡量中心型肥胖的重要指标。

测量工具 使用长度为1.5m，宽度为1cm，最小刻度为0.1cm的带毫米刻度尼龙带尺。使用前必须经标准钢卷尺校对，每米误差不得超过0.2cm。

测量方法 测量时儿童安静自然站立，暴露上体，两肩放松，双臂适当张开，自然下垂，双脚合并，双脚分开25~30cm，露出腹部皮肤，测定时平静呼吸，不收腹或屏气。中国学生体质健康调研规定测量脐上1cm处的围度。测试者面对受试者，将带尺刻度下缘距肚脐上缘0.5~1.0cm处

（图），水平环绕一周，带尺贴近皮肤，松紧适度，检查带尺是否水平，检测人员的目光与皮尺刻度在同一水平面上，带尺上与"0"点相交的值即为测量值。一些研究者也采用腰际线的第12肋骨下缘与髂嵴上缘之间的中点测量腰围。

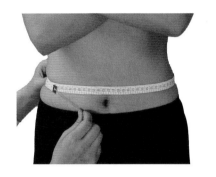

图　腰围测量方法

读数与记录　在平静呼吸的呼气末读取读数。以厘米为单位，精确到小数点后 1 位。每 2 次测量误差小于 0.5cm。

注意事项　①测试环境应安静宽敞，相对隔离，避免有他人围观。②测试场地应平坦，坚固。③测量时要注意带尺是否有折转，位置是否正确。④带尺松紧适宜，不可用力过大。

（李　军）

túnwéi cèliáng

臀围测量（hip circumference measurement）

测量臀部最高点（最突出部位）的水平周长。臀围与腰围结合，是衡量中心型肥胖的一个重要指标。

测量工具　使用长度为 1.5m，宽度为 1cm，最小刻度为 0.1cm 的带毫米刻度尼龙带尺。使用前必须经标准钢卷尺校对，每米误差不得超过 0.2cm。

测量方法　测量时，受检者身穿单薄长裤或短裤。受检者自然站立，两臂下垂并适度张开，双脚并拢，两脚均匀负重，臀部放松，目视前方。臀围自股骨大粗隆水平进行测量。测试人员面对受试者，将带尺沿臀部向后最突出的部位，水平绕一周，测试时皮尺紧贴皮肤，松紧适度，应在受检者平静呼吸时读数，确保皮尺的部位无误，可以将皮尺上下移动，比较不同位置的大小，取最大值记录（图）。

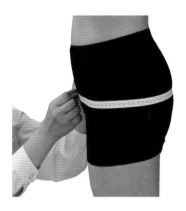

图　臀围的测量方法

读数与记录　带尺上与"0"点相交的值即为测量值。以厘米为单位，精确到小数点后 1 位。每 2 次测量误差不得超过 0.5cm。

注意事项　①测试环境应安静宽敞，相对隔离，避免有他人围观。②测试场地应平坦，坚固。③测量时要注意带尺是否有折转，位置是否正确。④带尺松紧适宜，不可用力过大。

（李　军）

jiānkuān cèliáng

肩宽测量（shoulder width measurement）

测量左右肩峰点间的直线距离。可用作人体体型和青春期发育的评价指标之一。肩宽使用测径规（即弯脚规）进行测量，使用前校正 0 点，即当两弯规触角相接触时刻度读数应为 0，误差不得超过 0.1cm。测量时，受测者取站立位，两足分开与肩同宽，两肩放松。测量者在受测者正后方，用两手示指沿肩胛冈向外触摸到肩峰外侧缘向外最突出点（即肩峰点）的外侧缘中点，再用测径规测量读数为肩宽。记录以厘米为单位，精确到小数点后 1 位，每 2 次测量误差不得超过 0.5cm。测量时受试者要放松，不得低头含胸；测径规两触脚要位于同一水平面。

（李　军）

gǔpénkuān cèliáng

骨盆宽测量（pelvic width measurement）

测量左右髂嵴点间（骨盆最宽处）的直线距离。可用作人体的体型和青春期发育的评价指标之一。骨盆宽使用测径规进行测量，使用前校正 0 点，即当两弯规触角相接触时，刻度读数应为 0，误差不得超过 0.1cm。测量时受试者取自然站立位，两肩放松，两臂自然下垂，平静呼吸。测量者立于受试者的前方进行测量，用两手示指找出左右髂嵴点，按照测量要求，摸准测量参照点，将仪器两脚圆端轻靠在测量点，测量两点之间的直线距离。用测径规测量读数为骨盆宽。以厘米为单位，精确到小数点后 1 位。每 2 次测量误差不得超过 0.5cm。测量时，受试者要放松，不得低头含胸；测径规两触脚要位于同一水平面。

（李　军）

réntǐ cèliáng de zhìliàng kòngzhì

人体测量的质量控制（quality control of anthropometry）

测量人体的长径、围度、皮质厚度和体重等人体指标时，对测量时的条件、人体状态、仪器矫正以及测量者技术掌握情况进行规定，以控制测量的随机误差和系统误差。

人体测量结果的准确性，既取决于测量工具的精准性，又取决于测量过程的质量控制。要保证人体测量指标结果的准确性，应注意下列问题：①测量工具。选用具有生产人体测量仪器厂家的工具。按照说明要求仔细正确安装测量工具。使用前必须对人体测量工具进行严格的校准，必要时进行灵敏度和特异度检测。对不符合要求的仪器进行检修或报废。在仪器使用期间，需定期对仪器进行校准，部分仪器使用达到一定年限或次数需要进行报废。同一研究测量工具宜选用同一厂家生产仪器，使结果有可比性。②测量环境。按照不同人体测量指标要求，配置相适应的测量环境，如进行体重测量环境宜在室温环境下测量，以便于受测者可穿单薄衣服，寒冷季节测量环境需有取暖设施。部分人体测量指标对测量时间和季节也有一定要求，如身高的测量春夏季和秋冬季测量对儿童生长发育速度评价可能存在一定影响，因春夏季体格发育速度较秋冬季要快；身高的测量早晨和晚上的测量可能存在一定偏差，早晨测量身高要高于晚上。在同一研究中，应选择在相同的测量环境下进行，使结果有可比性。③测量人员。人体测量指标在多个测量者同时进行测量之前必须经过严格培训，按统一方法进行操作，正式测量前还需对测量者一致性进行检验（Kappa 系数），达到规范要求后方可参加正式检测，减少和消除人为因素导致的偏差。④受测人员。统一要求的姿势，测量前避免剧烈运动，排空尿便。⑤测量过程。严格按照规定程序操作。⑥结果记录。测量结果按统一要求记录。必要时对同一指标需多次测量求其平均值。

（苏普玉）

rén tǐ cèliáng zhǐbiāo cānkǎo biāozhǔn

人体测量指标参考标准 （reference of anthropometric indicators）

用于评价个体和群体儿童生长发育状况的统一尺度。单纯的生长发育测量结果，如果没有评价，其测量也就没有实际意义，必须把个体的测量指标放在群体中进行比较才有意义。

参考标准的制定 一般通过一次性大数量横断面调查，取得某些生长发育指标的测量数据，经统计学处理，分性别、年龄计算各项数值后，建立该地区的生长发育标准。根据评价的目的不同，选用的标准也不同，参考标准值来源于特定的参照人群的测量结果。参考标准的代表性完全取决于参照人群的选择，因而参照人群的选择对参考标准的优劣至关重要。1975 年，世界卫生组织 （World Health Organization, WHO） 专家组建议在调查营养状况和进行营养监测时运用人体测量指标，认为一个合适的参照人群必须符合以下条件：①参照人群的营养状况必须是良好的。②男女性别的每个年龄组样本量不少于 200 人。③抽样测量必须是一次横断面调查。④抽样方法明确，有可重复性。⑤测量者必须经过培训，仪器经过调试，有良好的测量的记录。⑥身体测量值必须包括将用于估计营养状况的各种人体测量值的变量。⑦制定出可供评价用的统计图表。一般情况下，完全符合上述要求的人群资料很难得到，但上述条件要尽量满足，其中，年龄组划分可按 3~6 月为一组。中国年龄组划分方法为：0~6 月以 1 个月为一组，6~12 月以 2 个月为一组，12~24 月以 3 个月为一组，两周岁后以 6 个月为一组。而 7 岁以上则以 1 岁为一组。美国国家卫生统计中心公布的 0~18 岁儿童青少年身高和体重的参考值则以每月为一组。参考标准一般都是相对的、暂时的，只适用于一定的地区和人群，而且因受生长发育趋势的长期影响应每 5~10 年重新修订 1 次。

常用的参考标准 根据应用对象的特征以及使用的目的使用不同参考标准，中国儿童青少年常用的参考标准有以下 3 种类型。

国际用生长参考值 国际用生长参考值 （international growth references），简称 WHO 标准。1978 年，WHO 建议以年龄别身高、年龄别体重和身高别体重作为生长监测和群体营养状况评价指标，并选用美国国家卫生统计中心汇集的美国儿童 0~36 个月和 2~18 岁年龄组儿童的身高、体重以及身高别体重参考值表。该参考值表按性别、年龄组（每一个月为一组）以及身高（以每 0.5cm 为一组，男童至 145cm）别体重，分别列出不同的百分位数 （P_3、P_5、P_{10}、P_{30}、P_{40}、P_{50}、P_{60}、P_{70}、P_{80}、P_{90}、P_{95}、P_{97}） 以及中位数 （M） 和 $M \pm 1s$、$M \pm 2s$ 及 $M \pm 3s$。由于体重分布不对称，要求体重上半部和下半部标准差分别计算，这些附加的统计任务由美国疾病控制与预防中心进行。2006 年 WHO 编制了"世界卫生组织 0~5 岁儿童身体、体重、BMI 参考值及评价标准"。联合国儿童基金会在比较各国儿童中重度发育迟缓、中重度低体重和中重度消瘦的患病率均采用 WHO 标准，国务院颁布的《九十年代中国儿童发展规划纲要》中有关 5 岁以下儿童中重度营养不良也要求采用 WHO 标准。为便于国际间相互比较,同时也为中国儿童发展提出更高的目标,1995年4月,中华儿科杂志编委会和中华医学会儿科学会儿童保健学组在上海召开"全国提高儿童生命质量学术会议",会上通过了"儿童营养不良体格测量评估标准",要求采用 WHO 推荐的国际用生长参考值。1995年,卫生部妇幼司要求从 1996 年 1 月 1 日起,儿童体格发育及营养评价标准采用 WHO 标准。

中国九市参考值 中国儿科工作者曾于 1975 年在全国 9 个省会城市(简称九市,包括上海市和北京市)选取样本测量儿童常用的人体测量指标,并于 1985、1995、2005 年在相同城市再次进行抽样调查,制定了九市城区和郊区 6 岁以下儿童体格发育指标参考值,1985 年还制成中国儿童相对营养良好人群身高别体重参考值。

中国学生体质健康监测参考值 中国先后于 1985、1991、1995、2000、2005、2010 年和 2014 年在国家教育部、卫生部(现为国家卫生和计划生育委员会)、国家体委、国家民委等数家单位联合主持下,7 次开展中国学生健康、体质调查及监测工作,获得汉族及主要少数民族儿童、青少年学生体格发育、生理功能、运动素质及常见病等健康、体质方面的数据,为评价 7 岁以上学生生长发育状况提供了参考标准。

(李 军)

fāyù děngjí píngjià

发育等级评价(growth level evaluation) 将个体或群体的某项发育指标实测值与同性别、同年龄相应指标的发育标准进行比较,评价个体或群体的发育水平。常

用方法包括离差评价法、百分位数评价法和标准差分评价法(Z 分评价法)等。

离差评价法 常用等级评价表法和曲线图法。是评价儿童少年生长发育较常用的方法。

等级评价表法 通过标准差与均值相离位置的远近划分等级。评价时将个体该项发育指标的实测值与发育标准(同年龄、同性别的相应指标)相比较。国内常用 5 等级评价标准(表)。形态指标身高和体重,常用此法评价。在均值±2 个标准差范围以内(约占儿童总数的 95%),均可视为正常。在范围以外,不能定为异常;需定期连续观察,结合其他检查,慎重做出结论。个体的体重有升有降,易受内外环境影响。若儿童体重连续数月下降,则应先排出疾病再评价营养状况。等级评价法亦可用于集体儿童的发育评价,称等级百分数法。评价时先将两个班或学校所有学生的测量资料,分别按不同发育指标,采用统一标准,对照相应的等级评价标准,确定各个体的等级。然后,分别统计每项指标中各发育等级的人数占各班、各校整体的百分数(%)。由此,可通过分析两班间、两校间在该指标上发育"好"或"差"的等级百分数的高低,比较其发育状况。等级评

价法的优点是简单,易掌握,能准确、直观地了解个体儿童的发育是好是坏。集体评价中,可看出两个群体不同发育等级的比例高低。缺点是只能对单项指标做出评价,对儿童的发育是否匀称度无法正确判断,在追踪观察中不够直观。

曲线图评价法 将某地不同性别-年龄组某项发育指标的均值、均值±1、±2 个标准差分别点在坐标图上(纵坐标为指标值,横坐标为年龄,男女各一),然后将各年龄组位于同一等级上的各点连成曲线,即成为该指标的发育标准曲线图。如连续几年测量个体的身高或体重,将各点连成曲线,能看出儿童的生长发育水平,发育速度和趋势(趋于好的方向还是趋于恶化的方向)。用曲线图评价集体儿童少年的发育现状也简便易行。可在同一坐标纸上将该群体各年龄组的某指标均值和该地区同年龄-性别发育的"标准"均值都绘制成曲线;比较两曲线相差的高低和距离远近。曲线图法使用广泛,有以下优点:①评价方法简单、直观、方便。②能说明儿童的发育水平等级。③能追踪观察儿童某项发育指标的发育趋势和发育速度。④能比较个体和群体儿童的发育水平。不足之处是不能同时评价几项指标来说明发育的匀称度,不同性

表 生长发育五等级评价标准表

发育等级	离差法和 Z 分法			百分位数法	
	离差法	Z 分法	占总体百分比%	百分位数法	占总体百分比%
上等	$>\bar{x}+2s$	>2	2.3	$>P_{97}$	3
中上等	$\bar{x}+1s \sim \bar{x}+2s$	$1 \sim 2$	13.55	$P_{75} \sim P_{97}$	22
中等	$\bar{x} \pm 1s$	$-1 \sim 1$	68.3	$P_{25} \sim P_{75}$	50
中下等	$\bar{x}-2s \sim \bar{x}-1s$	$-2 \sim -1$	13.55	$P_3 \sim P_{25}$	22
下等	$<\bar{x}-2s$	<-2	2.3	$<P_3$	3

别的每一个指标都要做一张图，不能在一张图上出现。曲线图法亦可将离差法转换成 Z 分在曲线图上进行标注，有的参考标准使用曲线图法对儿童发育等级进行更多的分级（图1）。

百分位数评价法 全部正常儿童的某个观察值被从小到大排列起来，分成 100 等份后，其中第 n 个等份的数值为第 n 百分位，P_3 代表第 3 百分位数值。也分等级评价法和曲线图法两种，但基准值（P_{50}）和离散度（P_3、P_{25}、P_{75} 和 P_{97} 等）都以百分位数表示。优点是无论指标是否呈正态分布，都能准确显示其分散程度。如位于 $<P_3$、$P_3 \sim P_{25}$、$P_{25} \sim P_{75}$、$P_{75} \sim P_{97}$ 或 $>P_{97}$ 范围内，分别相当于"下等""中下等""中等""中上等"和"上等"。也可根据实际需要，将界值点 P_3 更换为 P_5 或 P_{10}，P_{97} 相应更换为 P_{95} 或 P_{90}。本方法直观，反映发育水平准确，便于动态观察。评价群体儿童时，可单用各指标 P_{50}，配合 P_{10}、P_{25}、P_{75}、P_{90} 等少量曲线，反映同时期不同地区、群体的发育水平差异，或比较同群体不同年代的变化趋势。发育水平处于 P_3 和 P_{97} 以外者应重点跟踪，比较他们在图上的变化，配合临床检查，排除侏儒症、生长发育迟滞、营养不良或巨人症、肥胖和其他疾病。本方法的缺点与离差法曲线图相同；制定标准时对样本量的要求较高。若各性别-年龄组人数不足 150 人（青春期不足 200 人），制成的标准曲线两端（P_3、P_{97}）值摆动较大，直接影响标准的应用价值。

标准差分评价法 根据标准差分评价发育等级的评价方法标准差分（standard deviation score）又称 Z 分，是个体某发育指标的测量值偏离该指标群体均数的标准差数。其计算公式为：

$$Z = \frac{x_i - \bar{x}}{s}$$

式中 x_i 指个体某指标（如身高）实测值，$\bar{x}$ 为该指标群体均值，s 为标准差。

根据该指标所得 Z 分确定发育等级：>2 为上等，$1 \sim 2$ 为中上等，± 1 为中等，$-2 \sim -1$ 为中下等，<-2 为下等。该评价方法以数值表示，简便易行，评价个体、群体的生长发育水平时，不用像其他方法那样考虑性别、年龄等因素，故 Z 分评价法可应用于非同质儿童体格发育指标发育状况的比较。每一个"Z 分"都对应着一个百分位点，因而"Z 分"不同就意味着个体在人群中所处的位置不同。利用"Z 分"评价，其实本质上是看个体在各自群体中所处的位置，评价时根据位置的前后评价发育状况的优劣。可用于个体发育状况的评价，也可应用于群体发育状况的评价。Z 分、百分位数和标准差之间的关系（图2）。

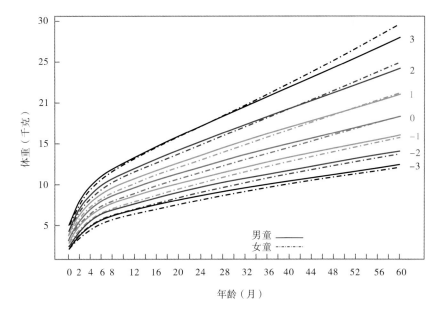

图 1 WHO 男女童年龄别体重的 Z 分曲线图
（引自：2005 年 WHO 0~5 岁儿童身高、体重、BMI 参考值及评价标准）

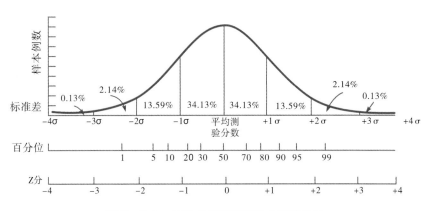

图 2 Z 分、百分位数和标准差之间的关系

在儿童生长发育等级评价时，要阐明评价使用的方法，同一个儿童使用不同的等级评价方法，其结果可能存在差异，因为使用不同评价方法，同一等级所包含的人数存在一定差异，并不完全一致。如使用离差法进行等级评价时，处于中等的人数占 68.3%，而使用百分位数评价时仅占 50%。

（李 军 席 波 苏普玉）

fāyù sùdù píngjià

发育速度评价 （appraisal of growth velocity）

评价儿童少年某生长发育指标在一定时期（如一年）内增长的数量。评价生长速度可敏感反映生长的动态变化。常用评价生长速度的指标有身高、体重和头围（3 岁以下）等，尤以身高最常用。

对个体而言，用于评价生长速度的标准需根据追踪资料获得。若无追踪调查资料，也可用横断面调查资料制定。后者是以年增加值、年增长率为指标的生长速度近似值，原则上只用于评价群体的平均生长速度，无法反映其变异程度。年增加值以身高为例，通过对个体身高的连续测量，把前后两个不同时期测量的身高值相减，除以时间而得。年增加率以身高为例，因不同年龄的个体基础身高不同，故身高增加值必然受身高基数的影响。身高基数不同的儿童，尽管增长值相同，其含义却不一样；身高基数越小，生长速度越快。因此，需将年增加值除以身高基数，使绝对数变为相对数，得出年增加率（V_t，%）进行比较。

$$V_t(\%) = \frac{H_{t+1} - H_t}{H_t} \times 100\%$$

式中 V_t（%）为年增加率；H_t 为第一次身高测量值，即身高基数；H_{t+1} 为相隔 1 年后第二次身高测量值。

应注意，使用年增加值或年增加率来评价个体的生长速度，只是在一定程度上反映其趋势，而判断该个体的生长速度是否异常需特别慎重。集体儿童也可通过横断面资料，将发育指标前后两年龄组的均值当作 H_t 和 H_{t+1}，利用上述公式计算其逐年增加值和增加率。由此进行个体和个体、群体与群体间发育速度的比较，了解儿童少年该指标的增长速度及其变动规律。

（李 军 陈 洁）

fāyù qūxiàn zhìzuò

发育曲线制作 （approaches for fitting centile curves for growth standard）

利用横断面调查资料制作不同性别、年龄组儿童少年生长发育指标的百分位数或均数±标准差发育水平曲线，利用前瞻性队列资料制作不同性别、年龄组儿童少年生长发育指标的速度曲线，用以研究儿童少年生长发育规律，评价生长发育水平，监测生长发育轨迹。儿童青少年体格生长是一个连续、复杂的动态变化过程，定期进行生长监测是评估儿童营养状况、早期发现疾病的重要手段，而生长曲线图是生长监测与评价中最有用的工具。根据资料性质即发育曲线所表达的内容，体格发育曲线分为发育水平曲线和发育速度曲线。因为曲线既能显示正常儿童的生长规律，又标明了正常的变动范围，使用简单、直观。医生及保健人员通过目测就能直观、快速地了解儿童的生长水平，通过连续几次测量还可以直接观察到生长的变化情况和趋势，及时发现生长偏离的现象。

曲线图法 根据离差法或百分位数法原理，将某地不同性别各年龄组儿童少年某项发育指标数值在坐标纸上制成发育曲线图，作为评价儿童青少年的标准。离差法是将当地不同性别各年龄组儿童少年某项发育指标的均值（$\bar{x}$）±1 个标准差（s）、$\bar{x} \pm 2s$，分别标在坐标纸上构成的五线图。百分位数法则是将发育标准中某几个百分位数（通常取 P_3、P_5、P_{10}、P_{25}、P_{50}、P_{75}、P_{90}、P_{95}、P_{97}）标在坐标纸上，制成曲线图，作为评价儿童发育的标准。百分位数曲线图法制作原理、过程与离差法相似，但基准值（P_{50}）和离散度均以百分位数表示。优点是无论指标是否呈正态分布，都能准确显示其离散程度。在临床工作中对个体儿童的生长评价通常采用百分位数法，因为百分位数法简单、容易理解和解释。

年龄别体格发育指标百分位数广泛用于儿科临床和儿童保健工作实践，用以监测儿童生长发育及营养状况。建立年龄别体格发育指标百分位数的方法大体可分为 2 类：①对资料总体分布不作要求，计算实际百分位数，然后进行修匀，如加权 3 次样条法。②假定资料服从正态分布或数据经过某种合适的数据转换后呈正态分布，如偏度系数-中位数-变异系数（coefficients of skewriess-median-coeffient of variation，LMS）。尚磊等对不同的拟合生长标准百分位数曲线方法进行比较，发现身高、体质量、体重指数（body mass index，BMI）的拟合效果，各组均以 LMS 法的损失函数和残差平方和最小，如表所列。LMS 拟合的曲线无论从曲线形态还是光滑度，均更符合儿童青少年体形发育规律，最终作者得出结论，

表 不同方法拟合身高、体质量、体质量指数的损失函数和残差平方和

组别		LMS 方法		加权 3 次样条法	
		损失函数	残差平方和	损失函数	残差平方和
身高	城男	0.0091	17.997	0.0100	22.440
	城女	0.0086	20.547	0.0093	23.051
	乡男	0.0076	15.647	0.0082	22.394
	乡女	0.0089	17.894	0.0100	19.151
体质量	城男	0.0070	9.800	0.0109	28.861
	城女	0.0049	9.173	0.0098	20.597
	乡男	0.0075	8.800	0.0101	17.494
	乡女	0.0055	12.755	0.0083	16.130
BMI	城男	0.0079	1.677	0.0123	7.692
	城女	0.0071	1.655	0.0092	6.847
	乡男	0.0081	1.396	0.0086	5.595
	乡女	0.0064	1.493	0.0087	5.782

（引自：尚磊，徐勇勇，侯茹兰，等. 拟合生长标准百分位数曲线的不同方法比较. 第四军医大学学报，2000，21（6）：676-678）

LMS 法更适合于拟合百分位数曲线。

LMS 方法 群体生长的发育曲线制作是将某地不同性别、各年龄组某项发育标准指标的均值、均值加减一个标准差、加减两个标准差，分别点在坐标系上，并连接成曲线，由于各个点并不连续，需要通过使用统计方法进行曲线平滑处理。偏度系数－中位数－变异系数法是最常用的方法之一，其基本原理是分别计算年龄别的偏度系数 L、中位数 M 以及变异系数 S，以年龄为自变量分别拟合 L、M、S 的平滑曲线并使用公式计算百分位数，并绘制百分位数图。

LMS 法最早由科尔（Cole TJ）教授于 1988 年提出。1995 年科尔和弗里曼（Freeman JV）将其成功运用于拟合儿童身高、体重和体质量指数的生长曲线，使其成为评价儿童青少年生长发育的一种重要统计学方法。1999 年中国学者尚磊等最早将该方法引入国内卫生统计学领域，构建了西安市 0～18 岁儿童青少年年龄

别身高、体重、胸围、体质量指数百分位数曲线图。LMS 法是国际公认的制定儿童青少年生长标准曲线的科学方法。

LMS 方法能保证通过 Box-Cox 转化使资料达到正态，L 曲线是该法的核心，这种在偏度上的信息，其他产生的百分位数的方法并未提到。LMS 方法有以下下优点：①LMS 法拟合的曲线光滑，与资料接近。②用参数方法估计百分位数，边缘的百分位数（如 P_3、P_{97}）计算。③每个百分位数估计的标准误很小。④百分位数曲线的形状由 L、M、S 3 个参数决定，这 3 个参数本身就包含了各个生长时期的变化特点。⑤个体测量值可以转换成标准离差，便于同一儿童发育状况的前后比较。⑥能产生任意需要的百分位数。只要参照人群的数量达到要求（同百分位数法），制成的正常值或标准不仅可精确到个位（如 P_{81}、P_{82}、P_{83}…），甚至可根据需要精确到小数点后一位（$P_{81.1}$、$P_{81.2}$、$P_{91.3}$…）。⑦只要样本足够大，相邻的曲线值就不会交叉、

颠倒甚至重叠，从而使所定标准的精确性显著提高。

LMS 方法可在科尔研制的 LMS Chartmarker Pro 等软件中实现，运行的步骤主要包括资料输入、模型调整、图像显示、模型核实、模型保存 5 步。另外，通过 SAS、SPSS、STATA、R 软件也能实现 LMS 方法拟合发育曲线图。

LMS 方法在国内外均得到诸多学者的应用和肯定。如科尔等用 LMS 方法制定了儿童 BMI 百分位数曲线。杰克逊（Jackson LV）等用 LMS 方法制定了英国儿童和年轻人的血压百分位数曲线。卡迪尔卡（Khadilkar VV）等用 LMS 方法制定了 5～18 岁印度儿童体重、身高、BMI 的百分位数曲线。国内几个研究单位也用 LMS 方法绘制了百分位数曲线。2003 年第四军医大学尚磊等相继应用 LMS 方法绘制了陕西省 0～18 岁儿童青少年身高、体重和胸围的百分位数曲线，得出结论 LMS 方法用于拟合身高、体重、胸围百分位数，结果很满意，并且认为所得百分位数可用于临床及儿童保健

工作。蒋一方等用 LMS 方法建立了上海市 0~18 岁儿童 BMI 百分位数曲线，发现其随年龄增加呈现大幅度改变。戴江红等也使用 LMS 法建立了 7~18 岁维吾尔族、汉族儿童青少年 BMI 的百分位数曲线。2009 年，李辉等应用 LMS 法制定出 0~18 岁儿童的 BMI 百分位数及标准差单位生长参照值及曲线图，并计算出了筛查 2~18 岁儿童超重肥胖的参考界值点。

发育曲线在生长监测中的应用 发育曲线在评价儿童青少年卫生领域有着广泛的应用，是儿童生长及营养评价的重要工具。体重作为监测指标意义最为重大，现以体重为例介绍发育曲线图在生长监测中的应用。

定期、连续测量体重 新生儿出生时体重、出生后 14 日、28 日测量体重，以后 1~6 月，每月测量一次；7~12 月，每 2 月测量 1 次，1~3 岁，每 3 个月测量一次；3~6 岁，每半年测量一次。

标记儿童体重并描记曲线 每次测量体重后，在生长监测图上的横坐标上找出测量时的月龄点，在纵坐标上找出体重测量值，在两线相交点标记一圆点。每次标记后，将前次标记点相连成线。

评估儿童体重曲线走向 体重曲线走向有 5 种曲线：①轨迹正常。曲线向上，与生长监测图曲线走向一致。说明儿童发育轨迹与一般儿童一致。②曲线明显上扬。曲线向上偏离发育轨迹，提示儿童体重增长过快，监测儿童是否为肥胖或有肥胖趋势。③曲线低偏。向下偏离发育轨迹，2 次体检体重增加达不到正常儿童水平。④曲线平坦。体重曲线与横坐标平行，提示 2 次体检体重没有增加。⑤曲线下斜。第 2 次体重测量值低于前次，体重曲

线下斜。其中第 2 至第 5 种形式均为体重曲线偏离。

分类指导 根据儿童体重曲线类型，及时讲解曲线意义，分析可能的原因，采取措施。对体重低偏的儿童，指导家长利用现有的条件和当地食物制作营养价值高的食品，指导合理喂养；对体重曲线平坦或下斜的儿童，除指导合理喂养外，检查病因（如慢性腹泻）；对体重曲线上扬的儿童，评价是否有肥胖或超重，控制热能摄入，改变家庭食物结构，增加活动量。

（郝加虎）

tǐchéngfèn cèliáng

体成分测量（body composition measurement） 准确分析器官、组织物质组成的机体成分测量。体成分的测量方法有直接化学分析法和间接测定法，可估测活体瘦体重、体脂肪、总体水、细胞外液、细胞内液、总体钾、总体钙等。

直接化学分析法 以人的尸体为样本，用乙醚提取脂肪后分"脂肪"和去除脂肪的"去脂体重" 2 部分。用脂肪重量计算脂肪占体重的百分比。通过对"去脂体重"的化学分析，测得蛋白质、总体水、骨、非骨矿物质及糖含量等。正常的个体，身体含水量、蛋白质含量、钾含量相对稳定，故可通过测定身体水、钾含量等，估计体成分；先计算"去脂体重"的量，再由体重减去"去脂体重"而获得体脂含量。直接化学分析法实施技术繁琐，只能为特殊需要而在实验室中进行。部分方法见身体化学成分测量。

间接测定法 下列测量体脂的方法都是间接方法。

皮褶厚度测量法 该法可反映身体不同部位的皮下脂肪厚度，

见皮褶厚度测量。

双能 X 线吸收测定法（dual-energy X-ray absorptiometry，DEXA） DEXA 方法测定人体脂肪成分含量是人体测量学的一大发展，是医学及体质测量与评价领域的一项突破。此法具有很高的准确性和良好的重复性，可作为测定人体组成成分特别是脂肪含量的准确、可靠金标准，在临床和科研上具有很高的科学应用价值。可指导减肥的效果判定、各种疾病引起的身体成分特别是体脂含量的变换，肥胖症相关疾病的预防、治疗等。

卡梅伦（Cameron）和索伦森（Sorenson）于 1963 年首先采用单光子吸收法和双光子吸收法对骨矿含量和骨密度进行测定，1980 年该方法发展为 DEXA 法。梅兹（Mazess）等在 1981 年首先报道 DEXA 应用于身体组成成分的测定，之后卡勒姆（Cullum ID）等将其进一步推广应用。

DEXA 是在利用骨密度测定仪测量骨密度的基础上，扩展和延伸用于测定身体脂肪组织、非脂肪组织和骨矿物质含量的方法。其主要原理：该装置由一种超稳定 X 线发生器发射一束宽波长的射线束，通过 X 线束滤过式脉冲技术可获得 2 种能量的 X 线，即高能（80~100keV）和低能（40~50keV） 2 束不同能量的弱 X 线。X 线穿过受检部位后，被与 X 线管球同步移动的高及低能探测器所接收，受检部位的吸收量与射线所穿过的组织量呈正比，探测扫描系统将接收的信号传送到计算机进行数据处理，即可计算出身体的脂肪组织、非脂肪组织和骨矿物质含量、骨矿密度等参数。

DEXA 装置辐射量低，整机

采用特有的安全保护系统，可确保被测试的人所受的辐射计量很小，一般情况可保证小于拍摄一张 X 线片 1/10 辐射计量。

扫描时被检者应除去厚重和不必要的衣物，不能佩戴任何金属物品及其他高密度物体，如纽扣、钥匙、硬币、拉锁、胸衣等，近期内进行钡剂或碘剂等检查者需延期检查。被检测者平卧于检查床上，用 DEXA 标准模式，扫描架从头侧向足侧运动并进行扫描。扫描长度可根据个人身高不同而定，扫描时间约 5 分钟，测定结束记录全身、上肢、下肢、躯干等脂肪含量参数。

DEXA 主要用于：①评价体脂分布。与其他方法比较，DEXA 最大优点是不但能定量诊断体内脂肪含量，还可客观评价体内包括上肢、下肢和躯干部位的脂肪异常分布，为进一步对肥胖症进行分型诊断和深入了解肥胖症引发脂肪肝、冠状动脉粥样硬化心脏病等并发症都具有重要价值。②评价身体成分与骨量相关性。现已发展用于测定全身的脂肪体重（fat mass，FM）和去脂体重（fat free mass，FFM）。DEXA 用于骨矿含量测定时，通常以松质骨含量较高、容易发生骨折的几个部位如腰骶部、股骨、前臂作为常用测定部位。骨密度以单位面积的骨含量表示：骨密度＝骨含量/骨面积。③评价非健康人群身体成分。DEXA 不依赖于机体组织中各种化学成分的固定含量，适合于各种患者的分析和研究。疾病状态时，机体体液含量和化学成分可能会发生改变，但不影响 DEXA 的测量结果。④身体成分测试的标准方法。DEXA 的测试费用相对昂贵，很难在体质测试及全民健身中普及，简单易行

的测试方法更具有现实意义。国外许多学者都将 DEXA 作为标准方法用于验证其他体成分测试方法及预测公式。

DEXA 测量身体成分中存在的问题：DEXA 具有很高的准确性和良好的重复性，可作为测定人体组成成分特别是脂肪成分含量的一种准确、可靠方法。然而，同 DEXA 骨密度测量一样，DEXA 测量体成分时也存在一定误差。低能 X 线的薄束会产生 X 线的硬化偏差，而硬化偏差的程度与组织的厚度相关，所以被测组织的厚度是影响 DEXA 准确性的一个潜在因素。此外，数据收集方式（笔形束、窄束、排列束）和分析数据的软件都会影响 DEXA 测试的准确度。如何降低测量误差在结果数据中的影响，有必要在进化的研究中进行相关测量的精密度试验。

磁共振成像法（magnetic resonance imaging，MRI） 20 世纪 80 年代发展起来的一种全新的影像检查技术，完全不同于传统的 X 线和 CT，对人体无放射性。用于测量人体成分的一个明显优势在于其监测内脏脂肪组织（visceral adipose tissue，VAT）和皮下脂肪组织（sabcutaneous adipose tissue，SAT）变化及每一个亚室与全腹部脂肪组织的质量比的潜力，是 CT 以外其他方法所不能的。因此，适用于运动、无运动、药物等不同方法的减肥治疗的观察。

从 MRI 图片能分辨出各种组织器官，但在人体体成分的分析中，主要是把人体体成分分为脂肪、肌肉和骨骼 3 部分进行讨论，因此，在图片处理过程中，先把骨骼信息提取出，然后再区分脂肪和肌肉。

计算机体层扫描技术（CT） CT 扫描所得解剖图像与 MRI 图像相似，但其有组织真实的密度信息。这一信息加上图像内像素的解剖位置就可以用来鉴别组织的类别，如脂肪、肌肉、皮肤、内脏或骨组织以层距 10cm 扫描得到的全体和各器官的质量重建有非常好的精确性（<1%）和准确性（<1%）。这些重建后的 CT 或 MRI 图像可用于四分类的多模态模型，而且 CT 图像还可以进一步将全体脂肪组织分为 VAT 和 SAT。

将瘦体重分为骨骼肌和内脏器官，将骨组织分为皮质骨和小梁骨，这些都是基于不同组织的密度差异。相比之下，CT 比 MRI 扫描时间短，而且对测定内脏脂肪组织有更高的准确性。但是，CT 的最大缺点在于其放射性，难以用于测定全身体成分。

超声技术 超声波在均匀的介质内传播时，沿其本身传播方向自由地通过，但在非均匀介质内传播或从一种介质进入另一种介质时，射波在 2 个不同介质的分界面上会发生反射和折射。这种性质构成了获得人体内部结构图像的基础。人体不同组织对超声波的传播速度、声特性阻抗以及吸收系数等指标均存在一定的差异，如皮下脂肪层与深层组织的质地有较大的差异，可用超声来测定皮脂的厚度。该法所得结果较准确，且对人体没有损害，操作简便，结果迅速，受检查者无不适感，但需一定的硬件仪器设备。

超声技术不仅可以直接用于脂肪厚度的测量，了解腹部脂肪的分布，对肥胖程度进行判断，并进一步将其分型（SAT 和 VAT），而且还可以用于各种减肥治疗的疗效评价，特别是对糖尿

病、高脂血症、脂肪肝、冠状动脉粥样硬化心脏病等疾病提示危险因素。

受试者成仰卧位，沿侧突到脐的腹白线进行纵行超声波扫描。用超声波测定皮下脂肪厚度有4个测定点：A点：右三角肌下缘、臂外侧正中点。B点：右肩胛下角。C点：脐右旁3cm。D点：右髂前上棘。测定三头肌和肩胛下角部位的正常高限：男性为51mm，女性为70mm。

评价指标包括：①脂肪厚度。B超能进行各部位的皮下脂肪（腹壁的皮下脂肪厚度）和内脏脂肪（腹膜前的脂肪厚度）的测量，当内脏脂肪/皮下脂肪≥3为内脏型肥胖，内脏脂肪/皮下脂肪<3为皮下型肥胖。②脂肪面积。可用内脏脂肪面积（V）和皮下脂肪面积（S）进行脂肪分布的判定，内脏型肥胖V/S≥0.4，皮下型肥胖V/S<0.4。③腹壁脂肪指数（abdominal fat index，AFI）。腹膜前脂肪的最大厚度（Pmax）/腹壁皮下脂肪的最小厚度（Smin）。AFI>1.0（男），AFI>0.7（女）可判定为内脏型肥胖。

另外，也有学者提出，在肥胖的诊断中由于脂肪指数（fat index，FI）与体重指数（body mass index，BMI）密切相关（$r=0.87$，$P<0.001$），有人提出可用FI替代BMI，可用FI≥29（BMI>24）判定超重与肥胖。FI计算公式如下：FI＝（内脏脂肪+皮下脂肪）/身高^2。脂肪厚度单位为mm，身高单位为m。

生物电流阻抗法测定（bioelectric impedance analysis，BIA）见体脂百分比测定。

排气量体积描记术（air-displacement plethysmography）基于体密度二成分模型理论的一种新型体成分测量方法。体成分有体脂和去脂体重组成（密度分别为$0.9g/cm^3$和$1.1g/cm^3$），通过直接测量人体体积，结合精确测量的体重（精确度0.01kg）计算人体体密度，然后根据体密度估算体成分。该原理与水下称重法基本相同，只是水下称重法通过人体在水内、水外时的体积变化测量人体体积，该法则是通过人进入测试舱前后，舱内空气体积变化计算人体体积。完成一个测试所需时间较短（约5分钟）；仪器维护费用很低；实验对象的配合性很好，测试时只需简单讲解试验步骤即可，不会对受试者造成任何危害，适宜的试验对象范围比较广，可包括利用其他方法很难测量的人群，如儿童、老人、肥胖个体等。试验对象年龄范围可达5～90岁，体重最高可达165kg。因此，该法是一个可以在大范围、各类型试验对象中快速、安全进行体成分测试的可靠、安全的方法。

测量设备 包括体积描记仪、电子体重计、标准砝码、标准体积桶、计算机和相应软件。市售的排气量体积描记术体积描记仪包括前后2个舱：测试舱（给试验对象用）和参考舱，2个舱的容积分别为450L和300L。体积是通过跟踪人进入测试舱前后气体压力变化的不同而测定的，2个舱之间有一个震荡瓣，可产生正弦体积振动，导致舱内的气压变化（$\pm1cmH_2O$之内），根据压力变化计算体积变化，即Poisson定律：P1/P2＝（V2/V1）×Y（Y为气体在稳定压力和稳定体积下的特殊热度系数，空气的热度系数为1.4）。

测试前准备 测试地点温度保持在25°左右，要求测试者测试前空腹，测试前2小时内无运动、重体力活动、吸烟等情况。测试时身着贴身泳衣（男式为平角泳裤，女式为连体泳衣）、戴泳帽，去除身上所有饰物（如手表、项链、耳环、戒指、袜子等），以尽量避免对测试结果的影响。受试者先进行估计测量，然后再进行直接测量。测试前先在计算机上输入测试对象基本信息，含姓名、性别、年龄、身高等。身高测量要精确到0.1cm，体重的测量在精确度为0.01kg的电子秤上称量，然后进行测定。

测试步骤 ①2个标准点的测定。第1个标准点是空测试舱的基础体积，第2个标准点是放入体积标准桶后的测试体积，每个标准点测试时间约为50秒。②测试对象进入测试舱后排出气体体积的初步结果。③测定胸腔内气体体积。④自动打印结果。内容包括体脂百分比、瘦体重百分比、静息基础代谢率、脂肪含量、瘦体重含量等指标。

（陶芳标 孙 莹）

pízhě hòudù cèliáng

皮褶厚度测量（skinfold thickness measurement）

对儿童少年特定部位皮褶处的脂肪厚度的测量。用以反映该处的皮下脂肪厚度，即皮脂厚度相当于皮褶厚度的一半。皮下脂肪厚度简称皮脂厚度，可有多种方法测量，而用皮脂卡钳测量，需要测量者将被测量者的皮下脂肪对褶，因此实际测量的是皮褶厚度，即皮褶厚度是皮下脂肪厚度的1倍。

测量工具 皮脂厚度计（皮脂卡钳）。使用前需调零，将圆盘内指针调到圆盘刻度标上的"0"位；检测皮脂厚度计两接点的压力，接点的压力对测量的结果影响很大，一般压力规定为10g/

mm²，测量前可用 200g 的砝码，对其压力进行检测，具体操作如下：①将 200g 的砝码悬挂在下方弓形臂远端的小孔上。②再将皮脂厚度计下方弓形臂的根部与该臂顶端的接点呈一水平线，此时观察圆盘内指针偏离情况，如果指针在 15~25mm 范围内说明两接点的压力符合要求。如果指针盘的刻度<15mm 或>25mm 时，均需要调整皮质厚度计的压力调节旋钮。

测量方法 被测者取直立位或坐位，测量者左手拇指与示指将测试部位的皮肤和皮下脂肪捏起，右手持皮脂卡钳，使其钳臂与拇指和示指平行，将皮脂卡钳距离捏起部位下 1cm 处夹住，然后放开活动把柄，读取读数。

腹壁皮脂厚度 锁骨中线与脐平线交界点即为测量点，测量者左手拇指与示指在测量点左右分开 3cm，沿躯干长轴平行方向捏起皮下脂肪，右手拿皮脂卡钳，张开钳口，在距手捏点下 1cm 处夹住皮肤及皮下脂肪，放开小把柄，读取刻度盘指针所指读数。

肩胛下皮脂厚度 测量者左手拇指与示指分开 3cm，在左侧肩胛下角下方 1cm 处捏起皮下脂肪，捏起的皮脂与脊柱呈 45°，右手拿皮脂卡钳，张开钳口，在距手捏点下 1cm 处夹住皮肤及皮下脂肪，放开小把柄，读取刻度盘指针所指读数。

肱三头肌皮脂厚度 左侧上臂肩峰点与尺骨鹰嘴连线中点处即为测量点，测量时测量者用左手拇指与示指分开 3cm，沿上臂长轴方向在测量点捏起皮下脂肪，右手拿皮脂卡钳，张开钳口，在距手捏点下 1cm 处夹住皮肤及皮下脂肪，放开小把柄，读取刻度盘指针所指读数（图）。

结果记录 以毫米为记录单位，记录到小数点后 1 位。

注意事项 ①受检者自然站立，肌肉放松，体重平均落在两腿上。②测试时，要把皮肤与皮下组织一起捏提起，但不能把肌肉捏提起。③测试时，皮褶厚度计的钳口连线应与皮褶走向垂直。④测试过程中，皮褶厚度计的刻度盘和钳口压力应经常校正。

（苏普玉）

tǐzhī bǎifēnbǐ cèdìng

体脂百分比测定（determination of body fat percentage）

用间接法对体脂总量的测量并计算其所占百分比。体脂的测定方法包括直接测定法和间接测量法 2 类。直接测量法结果相对准确，但操作复杂，需要特殊设备，费用昂贵，难以大范围进行测定，多用于科学研究；在实际应用中常采用间接测量法。

直接测量法 直接法常以人的尸体为样本，用乙醚提取脂肪后分"脂肪"和除去脂肪的"去脂体重" 2 部分。用脂肪重量计算脂肪占体重的百分比。直接化学分析法实施技术繁琐，只能为特殊需要而在实验室中进行。

间接测量法 一般人体总脂测定是间接测定体内脂肪总重量的方法。大多数方法是测定无脂肪组织的重量，再从人体总重量中减去无脂肪组织的重量即得体脂总重量。这些方法的前提是假定身体组成只有 2 部分，即脂肪组织和无脂肪组织。

皮褶厚度推算法 以测量皮褶厚度为基础，间接估测体脂含量。皮褶厚度，指局部的皮下脂肪厚度，其与全身脂肪含量的相关性高，不仅可反映人体胖瘦程度，也是人体测量法中推算体成

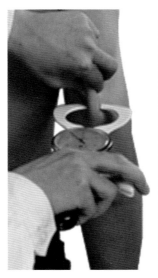
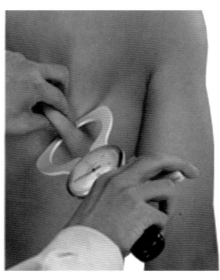
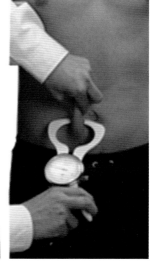

图　皮褶厚度测量的 3 个位置

分最常用的指标之一。应用较多的是2点测量，即肱三头肌与肩胛骨下角，适用于大样本人群调查。具体操作分2步完成：第1步测量皮下脂肪厚度（见皮褶厚度测量）；第2步，估算体脂百分比。利用测得皮褶厚度之和，根据不同年龄、性别的回归公式（亚裔人群广泛采用日本学者长岭晋吉创建的"长岭晋吉"公式）估算体密度（D），再根据布罗泽克（Brozek）公式估算体成分（表）。

中国学者姚兴家等根据上述2种皮褶厚度之和建立了人群回归公式，式中x为肱三头肌与肩胛下部皮褶厚度之和（mm）。因该公式事先计算体密度，并经水下称重法等验证，故可直接计算7~12岁男女学生体脂百分含量（BF%），男生：BF% = 6.9314 + 0.4284x。女生：BF% = 7.8960 + 0.4577x。

另外，有学者将皮褶厚度（单位为mm）测量数据带入相应身体密度公式，计算身体密度值，再将身体密度值带入Siri或Brozek预测公式，计算体脂百分含量。见体成分测量。

生物电阻抗法（bioelectrieal impedance assessment，BIA） 方法简便快速、成本低廉、无创安全且易被受试者接受。由BIA法建立的体成分正常值已通过水下称重法等"金标准"标定，

能真实地反映全身或局部脂肪含量。

原理 将人体视为圆柱体，由脂肪与瘦体重组成，两者的导电性存在差异。利用置于体表的电极，向人体输入微弱的检测电流，获得测量部位的电压变化，得到相关组织或器官的电阻抗变化情况，获取生理病理信息。瘦体重因含有大量的水分导电性高于脂肪组织。有微弱电流通过人体时，不同部位随着体脂含量不同而电阻值亦不同。最后，通过测量不同部位的电阻值间接推算体脂含量。

方法 ①放置电极。受试者空腹或餐后2小时测量，放松平躺，下肢分开。将2对电极分别置于受试者手背面，第3指关节下方和腕关节处尺-桡粗隆连线上；受试者足背面，第3趾关节下方和踝关节处胫-腓粗隆连线上。②导入$800\mu A$、$500kHz$的激发电流（安全），用生物电阻抗仪从远端闭路E_1、E_2测量电压降，获得生物电阻抗值（R）。每人测3次，取最小R值和相应电容抗（C），每批测试前以500Ω标准电阻校正。③根据电阻抗值（R）和电容抗值（C）推算去脂体重。

王京钟创建了中国7~18岁人群应用生物电阻抗法估算体脂方程，计算青少年去脂体重（fat free mass，FFM，kg），公式如下

[式中weight为体重（kg）；sex为性别，男=1，女=0；H为身高（cm），精确到0.1cm]。

z为电阻抗；$\dfrac{H^2}{z}$为电阻抗指数$(m^2/\Omega) = \sqrt{R^2+C^2}$：

$$FFM_{体重正常组} = 0.406 \times weight + 2.918 \times sex + \frac{0.315H^2}{z} + 0.843$$

$$FFM_{超重、肥胖组} = 0.358 \times weight + 1.571 \times sex + \frac{0.358H^2}{z} + 0.603$$

$$FFM_{总人群} = 0.290 \times weight + 2.222 \times sex + \frac{0.427H^2}{z} + 1.547$$

根据去脂体重，计算体脂含量[FM（kg）= 体重（kg）- FFM（kg）]，进一步计算体脂百分比。

水下称重法（underwater weight measurement，UWM） 一种经典、可靠的间接测量体脂含量的方法，其目的是测量体脂含量和FFM，UWM结果被认为是体成分的"金标准"。

原理 根据体成分两组分理论，人体成分由脂肪组织和瘦体重构成，脂肪组织比重为$0.900g/cm^3$，瘦体重比重为$1.100g/cm^3$。根据阿基米德浮力原理，体脂与瘦体重比例不同者水下体重也不同，呈现瘦体重比例高者水下体重大，体密度高；体脂比例高者相反。

方法 研究对象身着统一的泳装，称量体重。平躺在担架上，全身完全浸入水中，通过口式呼吸器与肺功能仪相通，保证受试者在水下进行呼吸。令受试者在呼气末屏住呼吸，通过测量功能肺残气量（functional residiual capacity，FRC），同时快速称量受试者水下重量10~20次，计算平

表 不同性别-年龄组儿童青少年体密度长岭晋吉回归公式

年龄组（岁）	男性	女性
7~11	D = 1.0879 ~ 0.00151x	D = 1.0974 ~ 0.00142x
12~14	D = 0.0868 ~ 0.00133x	D = 1.0888 ~ 0.00153x
15~18	D = 1.0977 ~ 0.00146x	D = 1.0931 ~ 0.00160x
19~20	D = 0.0913 ~ 0.00116x	D = 1.0879 ~ 0.00133x

注：D为体密度；x为肱三头肌部与肩胛下部皮褶厚度之和（mm）

（引自：陈明达.实用体质学.北京医科大学出版社，1999）

均值。为尽可能准确估计胃肠道残气，实验安排在受试者清晨空腹状态进行。

计算先根据公式求出体密度 D，再选用布罗泽克（Brozek）公式或西里（Siri）公式计算体脂百分含量。体密度公式：

$$D = \frac{W_{空气}}{\frac{W_{空气}-W_{水}}{D_{水}} - FRC - R}$$

式中 $W_{空气}$ 为人在空气中体重；$W_{水}$ 为人在水中休重（使用快速数字式电子天平进行水下称重）；$D_{水}$ 为在不同温度时的水的密度；FRC 为功能肺残气量，由肺功能仪测量受试者肺残气量；R 为调整系数（包括呼吸管体积、人体消化道气体体积等）。

体脂百分含量（BF%）计算公式：

$$BF\% = \frac{4.570}{D} - 4.142$$

（Brozek 方程公式）

$$BF\% = \frac{4.95}{D} - 4.50$$

（Siri 方程公式）

因体密度存在种族差异，中国和其他亚裔人群普遍使用 Brozek 公式；欧美用 Siri 公式。

（李 军 苏普玉）

shēntǐ huàxué chéngfèn cèdìng

身体化学成分测定（determination of body chemical composition）

对身体总体水、细胞外液、细胞内液、钾等矿物质、蛋白质等多种化学成分的测量，用以反映身体化学生长。

总体水测定法（determination of total body water） 用含放射性核素氚标记的重水注入体内，经 2~4 小时平衡后，用稀释法测定体内总体水量。然后根据下述公式计算体脂总量：

体脂总量＝体重－（总体水量/0.72）

原理 ①体内贮存的脂肪是无水的，水都存在于无脂肪组织中。②无脂肪组织水的含量比较恒定，占体重的 73.2%。将无脂肪组织重量测出，即可知体脂总量。常用测量总体水的方法用放射性核素稀释法，即用氚或氘标记的水（D_2O）。因为氚的半衰期长，短期内不能重复做，故一般都用氚标记的水。

材料与方法 ①材料。10% D_2O 溶液、电子天平、体重计、尿杯、水杯、一次性滴管、冻存管、封口膜、试管架、标记笔（防水、防冻）、一次性手套、桌布、口罩、垃圾袋等。②方法。被测对象应在测试前一日开始准备，保持正常饮食和饮水，最后一餐应避免剧烈身体运动，离测试最好间隔 12~15 小时。测试当日被测者称量体重（kg），收集尿样，然后按被测者所需标记水 D_2O 的剂量（0.5g/kg），准确计算并称量好 10% D_2O 溶液，让被测者服用，并记录计算实际摄入量，记录饮水量，5 小时后收集第 2 次尿样，测定后推算身体总脂肪含量。

总体钾测定法（determination of total body potassium） 人体内的总体钾换算成人体非脂肪组织量，再用体重减去非脂肪组织后，求出脂肪的总量。其计算公式为：

体脂总量＝
体重－（总体钾量/68.1）

放射性核素稀释法，用 $^{40}K^+$ 测定身体中无脂肪组织的重量，再从实际体重减去无脂肪组织的量即得体脂重量。原理是：

①钾只存在于无脂肪的组织中，脂肪组织中不存在钾，$^{40}K^+$ 含量与人瘦体重之间有高度相关。②钾在瘦肉组织中的含量男女有所不同，男性为 68mmol/kg 瘦肉组织；女性为 64mmol/kg 瘦肉组织。③在 1.46MeV 下，$^{40}K^+$ 发射出有特异性的 γ 射线，可用能检测全身 γ 射线的检测器测量。检测时，被检者只穿轻的外衣，穿纸制拖鞋。斜靠在特制的金属椅上，前面对着 8 英寸（20.32cm）直径、4 英寸（10.16cm）厚经铊激活的碘化钠结晶。由被检者发生的 γ 射线穿透碘化钠结晶产生闪烁信号。闪光由 4 个光放大器将信息输到光谱分析器 100 个通道中任何一个，到达哪一个通道取决于脉冲幅度。$^{40}K^+$ 由光峰中的脉冲数测定。测定时间 30 分钟。检测应在有 8 英寸厚的钢壁房间中进行，并用结晶检测器，目的在减少背景干扰。每千克瘦肉组织钾的含量为 68mmol，瘦肉组织的重量（即瘦体重）则可按下列公式计算：

瘦体重(kg)=
测定出来的总钾量/68.1（男）

瘦体重(kg)=
测定出来的总钾量/64.2（女）

从总体重中减去瘦肉重量即得到脂肪重量，计算出体脂百分比。

细胞外液测定法（determination of extracellular fluid） 人体内存在于细胞外的体液称细胞外液，包括组织液（组织间隙液的简称）、血浆（血液的液体部分）和淋巴液、脑脊液等。占体液总量的 1/3。人体细胞外液，构成了体内细胞生活的液体环境，体内绝大多数细胞直接生活在组织液中，血细胞直接生活在血浆中，大量淋巴细胞直接生活在淋巴液中。这个液体环境即为人体的内环境。

细胞外液的检测方法：葡萄糖测定法、硫氰酸钠测定法、菊糖测定法3种。

以菊糖测定法为例，其原理是人体内不含菊糖，静注后，不被机体分解、结合、利用和破坏，经肾小球滤过，通过测定血中和尿中的菊糖含量，可准确计算肾小球滤过率。肾小管对其既无重吸收，也不分泌。胆汁中仅有痕量存在。给分娩期妇女静注后，可穿越胎盘，出现于羊水、脐血和胎儿的尿液中。其半衰期为0.53~1.7小时。用法用量：菊糖加入生理盐水中，静脉滴注，以恒速滴定，分别于滴注前后抽血和留尿。结果用占体重的百分比表示，正常值14%~18%。

（李　军）

生理功能测量 shēnglǐ gōngnéng cèliáng

生理功能测量（physiological function measurement）　用仪器、技术或实验对组成机体的分子、细胞、组织、器官、系统功能的测量。包括从分子水平到器官系统水平功能的测量，如细胞兴奋时，细胞膜上通道蛋白通透性的改变和离子的跨膜运动；骨骼肌收缩时的肌丝滑行；运动过程中心脏的射血功能、肺的呼吸功能等不同层面生理功能的测量。生理功能通常反映机体的健康状况，对个体儿童生理功能如血压、脉搏、肌力、肺活量等测量，有助于了解儿童当前的健康状况，以及相应训练或治疗对特定生理功能的改善效果；对群体儿童生理功能的测量，有助于发现儿童生存环境中不利于儿童生理健康的不良生活方式或不良环境状况等。生理功能测量是对以上机体

功能认识的前提，也是进一步从各个层面探索促进机体功能的基础。

（陶芳标　苏普玉）

血压测量 xuèyā cèliáng

血压测量（blood pressure measurement）　用血压计对人体收缩压、舒张压的。通常用立柱式汞血压计测量。不同年龄的儿童高血压的临界值存在差异，一般将儿童少年收缩压和（或）舒张压超过其所在年龄、性别的第95百分位诊断为高血压。

测量方法　受检者取坐位，右臂自然前伸，平放在桌面，掌心向上。血压计零位与受检者心脏和右臂袖带应处于同一水平。检测人员捆扎袖带时，应平整、松紧适度，肘窝部要充分暴露。摸准肱动脉的位置，将听诊器的听诊头放置其上，使听诊头与皮肤密切接触，但不能用力紧压或塞在袖带下（图）。然后打气入带，使汞柱急速上升，直到听不到肱动脉搏动声时，再升高20~30mmHg。随后缓缓放气，当听到第一个脉跳声时，汞柱高度值即为收缩压；继续放气，以每次搏动下降1mmHg为宜，脉跳声经过一系列变化，脉跳声消逝瞬间的汞柱高度值为舒张压。血压测试力求一次听准，否则重新测量。分别记录收缩压、舒张压，以毫米汞柱为单位。若汞柱降到零位仍有脉跳声时，则舒张压记录为0。

结果记录　以 mmHg 为单位，保留整数位。

注意事项　①测试前1~2小时内，受检者不要进行剧烈的身体活动。②测试前受检者静坐10~15分钟，稳定情绪，接受测试。③测试前应检查血压计汞柱是否在"0"位，若不在"0"位应予校正。应观察汞柱有无气泡，如有气泡应予排除。④测试时，上衣袖带不应紧压上臂。⑤袖带下缘应在肘窝上2.5cm处。并根据不同年龄儿童的上臂长度分别选用 7cm、9cm 或 12cm 宽的袖带，袖带以覆盖受检者上臂长的1/2~3/4为宜。⑥需重测时，应等待血压计汞柱下降至"0"位后再进行。⑦血压重测者，必须再休息10~15分钟，方可进行。对血压持续超出正常范围者，要及时请现场医务人员观察其情况。

（苏普玉）

脉搏测量 màibó cèliáng

脉搏测量（pulse measurement）　用手指指腹触压而感受脉搏的搏动次数，用以反映心跳频率。脉搏的频率受年龄的影响，婴儿每分钟120~140次，幼儿每分钟90~100次，学龄期儿童每分钟80~90次，正常成人每分钟60~100次。受检者取坐位，右前臂平放在桌面，掌心向上。检测

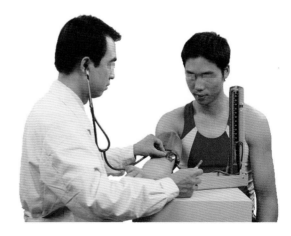

图　血压测量姿势

人员坐在右侧，以示指、中指和环指的指端触压受检者手腕部的桡动脉，测量脉搏。测量脉搏前应先确定受检者为静息状态（即以 10 秒钟为单位，借助秒表连续测量 3 个 10 秒钟的脉搏，若其中 2 次测量值相同并与另一次相差不超过 1 次，即可认为受检者处于静息状态；否则应适当休息，直至符合要求），然后测量 30 秒钟的脉搏，所得数值乘以 2 即为测量值。记录以次为单位。

注意事项：①测试前 1~2 小时内，受检者不要进行剧烈的身体活动。②测量前受检者应静坐 10 分钟以上，互相不要打闹，保持情绪安定。③触诊时应注意脉搏的频率、紧张度、充盈度和节律与心跳的一致性。

（苏普玉）

jīlì cèliáng

肌力测量（muscle strength measurement）

用手法、机械法或肌肉耐力评估法对肌肉收缩或紧张能力的检测，用以反映肌肉最大兴奋时所能负荷的重量。以肌肉最大兴奋时所能负荷的重量表示。

手法肌力检查（manual muscletest） 检查者用自己的双手，凭借自身的技能和判断力，根据现行的标准或普遍认可的标准，通过观察肢体主动运动的范围以及感觉肌肉收缩的力量，确定所检查肌肉或肌群的肌肉是否正常及其等级的一种检查方法。手法肌力评定的基本原则：①依据检查者施加阻力大小并与健侧对照进行判断。②依据肌肉或肌群能否做对抗重力（垂直运动）运动进行判断。③依据肌肉能否做全范围的运动进行判断。④如肌肉收缩不能引起关节活动，依靠目测或触诊肌肉有无收缩进行判断。

手法肌力评定方法 能完成运动并能克服的阻力与健侧相近，为 5 级肌力；能克服中等阻力为 4 级肌力；能对抗并仅能抵抗肢体自重完成动作，为 3 级肌力；不能克服肢体自身重量完成运动，但能在水平面上、无负荷下完成运动，为 2 级肌力；无明显运动可见但能触到肌肉收缩，为 1 级肌力；无可感觉到的肌肉收缩则为 0 级肌力。常用手法肌力检查的评定标准见表。

器械肌力测定（mechanical test of muscle strength） 肌力达 3 级以上时，可用专门的器械进行肌力检查，取得较精确的定量数据。根据测试时肌肉的不同收缩方式分为 3 种评定方法。

等长肌力测定 在标准姿势下用不同的测力器测定一组肌群在等长收缩时所能产生的最大肌力。常用检查方法有 4 种：①握力测定。用握力计进行测试，测试时上肢在体侧下垂，握力计表面向外，将把手调节至适当宽度，测 2~3 次，取最大值。握力的大小可用握力指数评定。握力指数 = 握力（kg）／体重（kg）×100%。通常握力指数大于 50% 为正常。②捏力测定。用拇指与其他手指相对捏压握力计或捏力计即可测定捏力的大小，该测试反映拇对掌肌及屈曲肌的肌力大小，其正常值约为握力的 30%。③背拉力测定。用拉力计测定，测试时两膝伸直，将把手调节到膝关节以

表 手法肌力检查评定标准

级别	英文简写	特　　征
5	N	能对抗的阻力与正常相应肌肉的相同，且能作全范围的活动
5⁻	N⁻	能对抗的阻力与 5 级同，但活动范围是 <100%，而 >50%
4	G	能对抗的阻力，但其大小达不到 5 级的水平
4⁺	G⁺	活动初中期能对抗的阻力与 4 级相同，但在末期能对抗 5 级阻力
4⁻	G⁻	能对抗的阻力与 4 级同，但活动范围 <100%，>50%
3	F	能对抗的重力运动，且能完成 100% 的范围，但不能对抗任何阻力
3⁺	F⁺	情况与 3 级相仿，但在运动末期能对抗一定的阻力
3⁻	F⁻	能对抗重力运动，但活动范围 <100%，>50%
2	P	不能抗重力，但在消除重力影响后能作全范围运动
2⁺	P⁺	能对抗重力运动，但运动范围 <50%
2⁻	P⁻	即使消除重力影响下能活动，但范围 <100%，>50%
1	T	触诊能发现有肌肉收缩，但不能引起任何关节运动
0	Z	无任何肌肉收缩

上高度，然后作伸腰动作，用力向上拉把手。背肌力的大小可用拉力指数评定。拉力指数＝拉力（kg）/体重（kg）×100%。通常拉力指数正常值：男性为105%～200%，女性为100%～150%。此测试方法易引起腰痛患者症状加重，不宜用于腰痛患者或老年人。④四肢大关节肌肉测定。用等速测力仪器测定，测试时设定测试程序为等长测试模式下测定一组肌群的最大力矩值、最大力矩维持时间，以及其他肌肉功能相关参数。

等张肌力测定 在标准姿位下测定一组肌群在做等张收缩时能使关节作全幅度运动时的最大阻力。测试方法：①运动器械。哑铃、沙袋、杠铃片或其他定量负重的运动器械。②测试指标。以试举重物进行测试，做1次运动所能承受的最大阻力称1次最大阻力，完成10次连续运动所能承受的最大阻力为10次最大阻力。③注意事项。进行等张肌力测试时，需对试用阻力做适当估计，如多次反复试举则使肌肉产生疲劳，影响测试结果。

等速肌力测定 运用等速测试仪器可以测定肌肉在进行等速运动时肌力大小和肌肉功能。测定范围包括四肢大关节运动肌群及腰背肌的力量大小，可提供运动功能评定、运动系统伤病的辅助诊断及疗效评价的准确指标。测试仪器：等速测试仪。按下列程序操作：①测试前准备。开机，校准仪器。②测试体位。根据测试要求，摆放患者体位，对患者进行良好固定。③调节测试仪器。根据不同测试肌群，调节仪器的动力头位置，使关节活动轴心与动力头的轴心一致；调节动力臂的长度；设定关节解剖0°位和关

节活动范围，必要时进行肢体称重。④测试方式。分为等速向心和等速离心测试。等速向心测试指肌肉采用向心收缩方式，即肌肉收缩时纤维缩短。等速离心测试指肌肉采用离心收缩方式，即肌肉收缩时纤维被动延长。临床常用等速向心收缩方式进行测试。⑤测定速度。选用慢速和快速2种测试速度。测试速度在60度/秒或60度/秒以下时为慢速测试，主要测定肌肉力量；测试速度在180度/秒或180度/秒以上时为快速测试，主要测定肌肉耐力。⑥测试次数。在正式测试前，应先让患者进行3～4次预测试，以使患者熟悉测试方法和要领。慢速测试时，测试次数为4～6次；快速测试时，测试次数为20～30次。⑦间歇时间。测试中每种测试速度之间通常间歇1分钟，以使肌肉有短暂休息。耐力测试后需要间歇1.5分钟以上。两侧肢体的测试间应间歇3～5分钟。⑧测试频率。测试频率应根据伤病的愈合情况以及训练的效果决定。一般在康复训练中，为了评价康复治疗的疗效，宜每月测试1次。

肌肉耐力测定（muscular endurance test） 肌肉耐力指肌力所能维持的时间。四肢关节肌肉耐力测定。

等长肌肉耐力测定 在等速测试仪上设定运动速度为0度/秒，测定肌群以最大等长收缩起始至收缩力衰减50%的维持时间。

等速肌肉耐力测定 在等速测试仪上以180度/秒的运动速度连续作最大收缩20～25次，计末5次（或10次）与首5次（或10次）的做功量之比，即可测定肌肉耐力比，作为判断肌肉耐力的指标。

背肌和腹肌的耐力评定 ①背肌耐力评定。俯卧位，双手抱头，脐部以上的上身部分在桌缘外，固定双下肢，伸直后背部，使上体凌空超过水平位，若低于水平位为终止。记录其能维持此姿势位的最长时间，一般以1分钟为正常。②腹肌耐力评定。仰卧位，两下肢伸直并拢，抬高45°，记录其能维持的最长时间，也以1分钟为正常值。

（李 军 陈 洁）

qūbìxuánchuí

曲臂悬垂（bending elbow suspension） 评价肱三头肌及肘关节屈肌群等肌肉耐力力量的测试方法。经常进行曲臂悬垂运动锻炼，可发展肱三头肌及肘关节屈肌群等肌肉耐力力量。

测量方法 在高单杠或高横杠上进行，杠的粗细以受检者手能握住为宜，使用秒表计时。测量时受检者面向单杠，自然站立，然后，两手反（正）握杠与肩同宽，在助力下（或脚蹬凳子）屈臂，使下颏超过横杠成屈臂悬垂（图）。或向后摆动双臂，跳起，双手分开与肩同宽，正握杠，身体呈直臂悬垂姿势，待身体停止晃动后，两臂同时用力，向上引体（身体不得有任何附加动作）。下颌超过横杠上缘时，稳定住，整个动作类同引体向上，只是屈臂悬垂是把身体来上去后保持住，手臂不再放直，头要保持在单杠上方。以这样一个动作保持一定时间。记录身体在屈臂悬垂的情况下保持的时间，以秒为单位，保留整数位。

注意事项 ①曲臂悬垂时身体不能摆动，下颏不要触及横杠。②要掌握正确的呼吸方法，即在用力前，先深吸气，施力时将气吐出，同时尽量将腹部肌肉向内

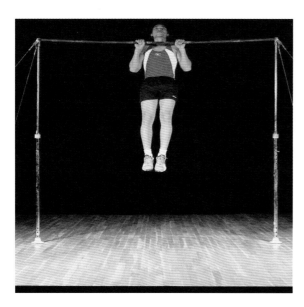

图 曲臂悬垂测试图

拉。③注意加强保护，预防运动损伤。④练习后，要做上肢的放松练习。

（李 军）

fèigōngnéng cèliáng yǔ píngjià

肺功能测量与评价（measurement of lung function）

使用专门仪器设备对儿童少年的肺容量、肺通气量、肺换气功能以及血气等指标进行量化，并与正常值进行比较，用以评价肺和气道的通气及气体交换能力。肺的呼吸功能是维持人体生命的重要环节。肺功能的测量与评价对于早期检出肺、气道病变，评估疾病的病情严重程度及预后，评定药物或其他治疗方法的疗效，鉴别呼吸困难的原因，诊断病变部位，评估肺功能对手术的耐受力或劳动强度耐受力及对危重病人的监护等方面有重要的指导意义。

测量指标 常用指标有肺容量、肺通气量、肺换气功能、血气分析等。

肺容量（lung volumes） 呼吸道与肺泡的总容量，反映外呼吸的空间，具有静态解剖意义。评价肺容量常用指标包括：潮气量、补吸气量、补呼气量、残气量、深吸气量、肺活量（vital capacity，VC）、功能残气量和肺总量。

潮气量 平静呼吸时每次吸入或呼出的气量，正常值约500ml。

补吸气量 平静吸气后所能吸入的最大气量，正常值为男性约2000ml，女性约1500ml。

补呼气量 平静呼气后能继续呼出的最大气量，正常值为男性约900ml，女性约560ml。

残气量 补呼气后肺内不能呼出的残气量，正常值为男性约1500ml，女性约1000ml，其与肺总量的比值是判断肺内气体潴留的主要指标。

肺通气量 单位时间进出肺的气量，显示时间与容量的关系，并与呼吸幅度、用力大小有关，是一个较好地反映肺通气功能的动态指标。常用指标包括每分钟通气量、肺泡通气量、最大自主通气量、气速指数、通气储量百分比、用力呼气量等，其中以用力呼气量最为常用。用力呼气量指用力呼气时容量随时间变化的关系。主要指标：①用力肺活量（foced vital capacity，FVC）。最大吸气至肺总量位后以最大的努力、最快的速度呼气所能呼出的全部气量。②第 1 秒用力呼气量（forced expiratory volume in one second，FEV_1）。最大吸气至肺总量位后 1 秒内的最快速呼气量，既是容量测定，也是 1 秒之内的平均流速测定，是肺功能受损的主要指标。③1 秒率（FEV_1/FVC%或FEV_1/VC%）。判断气道阻塞的重要指标。④最大呼气中期流量。用力呼气 25%～75%肺活量时的平均流速，是判断气道阻塞（尤其小气道病变）的主要指标。

肺换气功能（pulmonary respiratory function） 评价肺换气功能的主要指标为弥散功能。弥散功能是肺换气功能的重要组成部分及主要测定指标。肺内气体的弥散能力由呼吸膜两侧的气体分压差、气体的溶解度、气体的弥散距离和弥散面积所决定。临床上主要应用一氧化碳（CO）进行弥散测定，多用一口气法。在测定时要求屏气 10 秒且肺活量>1L，屏气时间过短及肺活量减少（肺泡通气量减少）可影响弥散值的测定。常用指标有 3 种：①肺一氧化碳弥散量（DL_{CO}）。CO 气体在单位时间（1 分钟）及单位压（$1mmHg \approx 0.133kPa$）条件下所能转移的量（ml），是反映弥散功能的主要指标。②一氧化碳弥散量与肺泡通气量比值（DL_{CO}/V_A）。由于弥散量受肺泡通气量影响，肺泡通气量减少可致 DL_{CO} 减少，故临床上常以 DL_{CO}/V_A 比值作矫正，一口气测定法该比值判断较 DL_{CO} 更有意义。

③一氧化碳弥散量与血红蛋白的比值（DL_{CO}/Hb）。弥散值亦受Hb影响，严重贫血时，一氧化碳从毛细血管壁到红细胞血红蛋白间的弥散距离增加，及血红蛋白与一氧化碳的结合量减少，使一氧化碳反馈压产生而影响CO的继续弥散。因而亦常以DL_{CO}/Hb比值矫正，有作者报道血红蛋白每下降1g，肺弥散量约下降7%。

血气分析　肺功能的一项重要指标，引起肺通气和（或）换气功能下降的任何因素都可能引起血气分析的异常，而血气分析异常则说明患者的呼吸功能已处于失代偿状态，血气分析常与酸碱平衡一并分析。

测量方法　肺功能测量多采用全自动便携式肺功能测量仪，该仪器可同时检测出人体的肺通气功能、肺容量、肺换气功能、呼吸力学参数。测量前按照说明要求对肺功能仪进行检查和调试。测量时因鼻子被夹住，所以应保持用嘴呼吸；尽可能含紧口嘴，保证测试过程中不漏气；尽可能配合操作者的口令，即时做呼气和吸气动作；尽最大可能吸气，然后以最大力量、最快速度呼出。测量结束后保存数据，进行结果分析。

儿童肺功能评价　儿童呼吸系统疾病如成人一样，在肺功能上同样有所反映。肺功能检查应用指征与成人相同，但儿童肺功能有其特点。

在做肺功能测试时应做到：①用力依赖性肺功能测试不适用于5岁以下儿童。用力依赖性肺功能测试受到儿童年龄的限制，测试需要受试者的主动配合，年龄过小的儿童由于配合欠佳，如不能快速、用力呼吸，且重复性差等，使这些肺功能测试应用受

到限制。②对儿童肺功能的测试，可能需做多次测试，其重复次数可能多于成人，直至受试者尽了最大努力，且2次最佳结果之变异<5%，故要求测试者要有足够的耐心和良好的示范，并需要更多的时间以教导儿童。③儿童处于生长发育期，其肺功能与成人在某些方面有所不同。儿童随年龄、身高、体重的增加，其肺功能指标（如FVC、FEV_1等）也在增加，此点与成人不一样。成人的肺功能指标多数随年龄的增加而下降。因此，对儿童肺功能的评价，不能参考成人的肺功能值，并依据成人的预计方程式来推算，而只能参考儿童组的肺功能正常值。④对某些儿童不能配合做肺功能测试，或某些需要连续监测其肺功能改变率的情况，可以最高呼气流速仪（峰速仪）做呼气峰流速测定。⑤血气分析是肺功能的重要组成部分，也是婴幼儿最重要的肺功能检查项目。对患儿的气体交换能力做出判断。

（李　军　陈　洁）

fèihuóliàng cèliáng

肺活量测量（vital capacity measurement）　测量1次尽力吸气后再尽力呼出的气体总量。肺活量＝潮气量＋补吸气量＋补呼气量。

意义　肺活量是1次呼吸的最大通气量，在一定意义上可反映呼吸功能潜在的能力。青壮年的肺活量最大，幼年和老年期较小。肺活量明显减小是限制性通气障碍的表现。测定肺活量因不限制呼气的速度而测不出呼吸道通气不畅的疾病，因此采用时间肺活量测定法，作为肺功能的动态指标较为理想。时间肺活量是最大吸气后用力做最快速度呼气，直至呼完为止，分别记录第1、2、

3秒末呼出的气量。正常人应分别呼出其肺活量的83%、96%和99%。阻塞性肺部疾病者往往需要5~6秒或更多时间才能呼出全部肺活量；呼吸运动受限的许多病理状态下，第1秒时间肺活量增加，并可提前呼完全部肺活量。所以，时间肺活量可作为鉴别阻塞性或限制性通气障碍的参考。肺活量因性别和年龄而异，男性明显高于女性。20岁前肺活量随着年龄增长而逐渐增大，20岁后增加量不明显。成年男子的肺活量3 500~4 000 ml，成年女子2 500~3 000ml。肺活量主要取决于胸腔壁的扩张与收缩的宽舒程度。肺活量随年龄的增长而下降，每10年下降9%~27%，但长期坚持体育锻炼的人，其肺活量仍能保持正常。

体重肺活量指数（vital capacity for weight index）是人体测量复合指标之一，为重要的人体呼吸功能指数。体重肺活量指数主要为人体自身的肺活量与体重的比值，亦即每千克体重的肺活量的相对值反映肺活量与体重的相关程度，用以对不同年龄、性别的个体与群体进行客观的定量比较分析。在有关氧代谢项目运动员选材和学生体质综合评价中有一定参考作用。其计算公式为：体重肺活量指数＝肺活量/体重，肺活量以毫升（ml）为单位，体重以千克（kg）为单位。

方法　测试仪器主要由肺量计、气体分析仪及压力计组成，通过他们的组合可测出呼吸生理的大多数指标。

肺量计　在肺功能检测中最常用，分容量测定型肺量计和流速测定型肺量计2种。容量测定型肺量计又有水封式和干式滚桶式2种，目前已较少使用。流

速测定型肺量计包括压差式流量计、热敏式流量计和涡轮式流量计等。压差式流量计的传感器在高流量测定时误差稍偏大；热敏式流量计传感器在低流量测定时线性反应稍差；涡轮式流量计的传感器会因叶轮的运动惯性而影响测定的精度，但可通过电子线路予以补偿及系数的修正将误差减少。

肺量计测试方法：取已消毒过的肺活量吹嘴一个，插入肺活量仪测量部位。受测者手握文式管手柄（导压软管在文式管上方），待测量仪发出第 1 次测量指令后，受试者头部略后仰，尽力深吸气直至不能再吸气为止，然后将嘴对准口嘴缓慢地呼气，直到不能呼气为止，即可测出肺活量水平。等测量仪发出第 2 次测量指令后，再次深吸气，尽力吹气。仪器自动取最大值作为测量值存入手持终端。测量结果以毫升为记录单位，不计小数。

注意事项：①测试前向受试者说明测试方法及要领，对第 1 个受试者可先做示范。②吹气时气流不可中断，一旦中断，仪器便自动记为 1 次测量的结束。③吹气时，吹嘴要紧靠面部，不可使吹出的气体通过吹嘴与面部之间的空隙溢出。④测量结束后的吹嘴应放入桶或盒中集中消毒。

气体分析仪　可做一口气测肺弥散功能或氮冲洗法测残气等。

压力计　在临床医学中用作呼吸肌肉力量和肺顺应性测定的仪器。

（李军　陈洁）

yùndòng fùhè shìyàn

运动负荷试验（exercise stress test）　事先设置定量或极量负荷，受测者按照要求完成运动，通过负荷前后及恢复期的脉搏、血压、气体代谢、血乳酸含量等指标变化，分析、判断儿童青少年实际心肺功能。运动负荷试验是利用动态指标进行的一类功能测试。

台阶试验（step test）　初中以上男生使用高 40cm 台阶，初中女生及小学 4 年级以上男女生采用高 35cm 的台阶，小学 1～3 年级男女生用 25cm 台阶做踏台上下运动。测验前测定安静时的脉搏，然后受试者做轻度的准备活动，主要是活动下肢关节。上下台阶的频率是 30 次/分，节拍器的节律为 120 次/分。受试者按节拍器的节律完成试验，被测试者从预备姿势开始，分 4 步完成：第 1 步，被测试者一只脚踏在台阶上；第 2 步，踏台腿伸直，另一脚跟上台站立；第 3 步，先踏台的脚下地；第 4 步，另一只脚也下地还原成预备姿势。用 2 秒上下一次的速度（按节拍器的节律来做）连续做 3 分钟，做完后立刻坐在椅子上测量运动结束后的 1～1.5 分钟、2～2.5 分钟、3～3.5 分钟的 3 次脉搏数。计算评定指数如下：

$$评定指数 = \frac{踏台上下运动的持续时间（秒）}{2×3次测定脉搏之和}×100$$

对小数点后的 1 位进行四舍五入取整进行评分。大学男生各测试项目评分标准中，台阶试验 67 以上优秀、53～65 良好、46～52 及格、45 以下不及格；大学女生各测试项目评分标准中，台阶试验 60 以上优秀、49～59 良好、42～48 及格、41 以下不及格。经常参加有氧运动，可以提高心血管系统的功能水平，表现为在完成台阶试验定量负荷工作时脉搏搏动次数下降，在试验结束后脉搏的搏动次数恢复到安静状态所用的时间缩短，台阶试验指数增高。有氧运动指运动时人体需氧量和摄氧量达到动态平衡的运动。做有氧运动时，体内不产生乳酸堆积，心率和呼吸保持在稳定的状态，因而持续运动时间长，安全性高，脂肪消耗多，有利于改善心血管系统的功能。

注意事项：①受试者在测试前不得从事任何剧烈活动，心脏功能不良或不同程度心脏病患者不能进行此项测试。②按 2 秒上、下一次的节律进行台阶运动。③每次踏台阶时，受测试者的腿必须蹬直，不得弯曲。④对测试中不能坚持完成或明显跟不上频率的受试者，应果断终止其踏台阶运动。⑤如不能完成 3 分钟负荷实验，以实际上下台阶的持续时间进行计算。

30 秒 20 次下蹲试验（20 times of squatting and rising load per 30 seconds squat down test）　试验前，连续测 10 秒脉搏 3 次，有 2 次相同，视为静息脉搏（P1）。令受试者在 30 秒内按节拍匀速下蹲 20 次，下蹲时双臂向前平举、双膝深曲、脚跟不离地，起立时双臂下垂。测运动后即刻 10 秒钟脉搏（P2）。休息 1 分钟后再测 10 秒钟恢复期脉搏（P3）。计算负荷后脉搏上升率。负荷后脉搏上升率越小，恢复期脉搏越接近安静时的脉搏，表明心血管功能良好。上升率在 70% 以内，可视为心功能正常。

$$负荷后脉搏上升率（\%） = \frac{P2-P1}{P1}×100\%$$

15 秒原地快跑（in situ fast running for 15 seconds）　先测

安静时的心率、血压。然后要求受试者尽最大努力原地快跑 15 秒，如百米冲刺。测恢复期前 4 分钟内的 4 次心率、血压。根据完成负荷后心率及血压的升降幅度、恢复时间，评价反应类型。共有 4 种反应类型：①正常反应型。负荷后收缩压和心率适度上升，舒张压适度下降（5 ~ 30mmHg）或保持不变。心率、血压在负荷后 3~5 分钟恢复到负荷前水平。②紧张性增高反应型。负荷后收缩压明显升高，达 180 ~ 200mmHg，舒张压也升高 10~20mmHg。心率明显增加，恢复时间延长。多见于训练水平不高或初次参加训练者。③紧张性不全反应型。负荷后舒张压显著下降，到 0mmHg 时仍可听到音响。即"无休止音"现象。有 2 种可能：第 1 种是"无休止音"现象保持 2 分钟以上，收缩压上升不明显，心率增加明显，恢复时间明显延长，该现象说明受试者功能不良，或早期过度训练。第 2 种是"无休止音"现象负荷后第 2 分钟就消失，收缩压较高，说明受试者心脏收缩力较强，心率快，致使舒张期缩短，该现象见于训练有素的少年运动员在激烈比赛后的即刻状态。④梯形反应型。恢复期第 1 分钟收缩压上升不多，第 2、3 分钟水平较高，以后逐渐下降。心率明显增加，舒张压上升或不变，心率和血压恢复时间明显延长。说明受试者进行体力负荷时心脏功能逐渐减弱，恢复期的第 2、3 分钟后，因心脏得到了相对休息，收缩力又有所改善，表现为梯形上升。反映受试者心血管功能不良，多见于过度训练的早中期，或病后身体尚未恢复阶段。

（李　军　陈　洁）

zuìdà xīyǎngliàng cèliáng
最大吸氧量测量（measurement of maximal oxygen uptake）

测量人体在进行有大量肌肉群参加的力竭性运动中，氧运输系统中的心泵功能和肌肉的用氧能力达到本人极限水平时人体每单位时间所能摄取的氧量。直接反映个人的最大有氧代谢能力，标志一个人氧运输系统功能的强弱。影响最大吸氧量的因素有年龄、性别、体育锻炼、健康状况等。最大吸氧量（VO_2max）的表示单位有 2 类：一类是绝对值，即单位时间内所吸收的氧量 L/min；另一类是相对值，即单位时间内有关指标单位值的吸氧量，常用的有身高相对值 [ml/(cm·min)]、体重相对值 [ml/(kg·min)]、最大心率相对值（毫升/次）。中国成年男子最大吸氧量绝对值约 3.0 ~ 3.5L/min，相对值 50 ~ 55 [ml/(kg·min)]，健康成年女子的 VO_2max 比男子低 10%左右。最大摄氧量的自然增长规律是：男子在 18~20 岁时达到峰值，约为 3.2L/min，此峰值将稳定地保持到 30 岁左右；女子在 14~16 岁时达到峰值，此峰值比男子低 25%左右，该峰值将保持到 25 岁左右，然后，随年龄增长，逐渐减小。个体最大摄氧量进行自身比较时，必须排除体重增减的影响。最大吸氧量的测定方法有直接测定法和间接测定法 2 种。

直接测定法　在实验室条件下，通常用直接测定法。让受试者在标准化的运动器械（如跑台、自行车功量计等）上进行递增负荷运动，负荷达到极限时，即得 VO_2max。但此处所指的"极限负荷"是理论上的；实际使用"亚极量"，只要在保障安全条件下使负荷尽量接近极量即可。为判断受试者确已达到最大摄氧量，还应具备以下几个指标：①运动测验中，心率达到本人的最高心率。②呼吸商达到或接近 1.15。③运动停止后 2 分钟的血乳酸浓度>100mg/100ml（儿童>80mg/100ml）。④运动测验中，参加运动的肌肉必须占全身肌肉总量的 50% ~ 60%。直接测定法比较准确，但需昂贵的仪器设备和一定的技术条件，费时、费力，且需机体达到精疲力竭的程度，有一定的危险性，不适于在老年人、儿童和大样本的测试中使用。

间接测定法　在受试者不做亚极限运动的情况下，利用列线图或回归方程间接计算 VO_2max 的方法，所得数据是一种估计值。此法通常建立在直接测定 VO_2max 的基础上，利用测得 VO_2max 与测试中其他指标（如亚极限运动时的心率、吸氧量、身高、体重、瘦体重、肺活量、平板跑步机速度等）间的相关性，制成列线图或回归方程来获得。这种方法简便，在训练和研究工作中得到广泛使用。虽误差较大，但安全性高，更适用于老年人群；数据精度较差，一般在估计值与实测值间有 2% ~ 25%的误差。国内外常用的间接测定方法有奥斯特兰德-吕明（Astrand-Ryhming）的列线图法和列表法、福克斯（Fox）法、卡尔普曼的 PWC_{170} 法和国内的陈文堉、丁振平的间接测定法、12 分钟跑等。12 分钟跑既是一项评价有氧能力的指标，又是一种耐力训练的手段。

奥斯特兰德-吕明间接测定法　理论依据：输出功率增加时，摄氧量成比例增加，最后达到最大摄氧量且保持稳定状态，心脏对功率增加的反映与摄氧量一致，即最大摄氧量与最大心率几乎同时到达，可根据次最大运动时的功率和心率非常近似地推出最大摄氧量。该试验要求受试者以中等强度蹬踏功率自行车，直到获得一个稳定的心率为止。然后，根据奥斯特兰德-吕明表推测最大摄氧量。最后，根据年龄修正推测出最大摄氧量，具体步骤：①受试者穿运动服，实验前1小时不进食、不吸烟。②记录受试者体重（穿运动服、脱鞋），再记录下年龄。③调整功率自行车座的高度，使受试者踏到最低点时腿略有弯曲为止，将功率自行车的阻力指示器调整到零。④令受试者以60周/分的速度蹬踏功率自行车，调整负荷，女子开始负荷为300（kg·m）/min，男子为600（kg·m）/min。持续运动6分钟。⑤受试者坐于功率自行车上休息5分钟，然后再重复上述步骤，但是负荷应适当加大（女子可选择450、600、750、900（kg·m）/min中的任一负荷，男子可选择600、900、1200、1500（kg·m）/min中的任一负荷）。前后2次负荷运动时的心率都要在120~170次/分之间。⑥记录前后2种负荷情况下，每分钟后30秒的心率。用运动中第5和第6分钟所记录下的心率平均值来推测最大吸氧量。前后2分钟所测心率不得相差5次/分以上。否则，继续运动1分钟，使用第6和第7分钟心率推算最大吸氧量。⑦利用2种负荷时的稳定状态心率（即试验第5和第6分钟的心率）推算最大摄氧量，最后求得平均值。

PWC$_{170}$台阶试验　用卡尔普曼公式，先求出PWC$_{170}$台阶试验的功率，然后由功率推算VO$_2$max。

$$N1 或 N2 = (P \times h \times n)/t \times 4/3$$

$$PWC_{170}W = N1 + (N1 - N2) \times (170 - f1)/(f2 - f1)$$

$$PWC_{170}VO_2max = 1.7 \times PWC_{170} + 1240$$

式中 P 为体重；h 为台阶高度；n 为上下台阶次数；t 为时间；$f1$ 和 $f2$ 分别为第1次负荷和第2次负荷后即刻1分钟心率；$N1$ 和 $N2$ 为第1次和第2次负荷功率；PWC_{170}（physical work capacity at heart rate 170 beats minute）为心率在170次/分钟时的身体工作能力；$PWC_{170}VO_2max$ 为 PWC_{170} 台阶实验推算出的 VO$_2$max 值。

12分钟跑　根据受试学生在12分钟内跑的全程距离，对照库珀推荐12分钟跑的全程距离推算评定表计算VO$_2$max。

Fox法　在自行车测功器上以150W［900（kg·m）/min］功率骑5分钟获得的亚极量心率来推算 VO$_2$ max，其回归式为：VO$_2$ max（L/min）= 6300 - 19.26亚极量心率（次/分钟）。福克斯（Fox）认为这是简单易行的推算方法。

陈文堉法　上海体育科学研究所陈文堉等提出了运动员 VO$_2$ max 的间接推算方法：令受试者在自行车测功计上进行负荷功率为 50W 的准备运动 3 分钟，100W 和 150W 踏车各 3 分钟，测定 150W 负荷时第 3 分钟的心率和吸氧量，代入下列公式即得出 VO$_2$ max 推算值。回归式1：VO$_2$ max（L/min）= 7.929 7 - 0.030 4 HR150W（次/分）；回归式2：VO$_2$ max（L/min）= 2.597 0 + 0.012 0 身高（cm）- 0.027 3 HR150W（次/分）+ 1.321 7 VO$_2$ 150W（L/min）；其中 HR150W 指

150W 骑车时的心率，VO$_2$ 150W 为骑车 150W 时的吸氧量。

（李军　陈洁）

tǐnéng cèliáng

体能测量（physical fitness measurement）　对健康性体能和竞技性体能相关指标的测量，用以综合评价儿童少年健康状况和生理功能。在健康促进领域，体能反映身体有效发挥自身功能以完成日常活动、休闲娱乐及应对突发状况的能力，是评价健康状况的一个综合性指标。1985 年卡斯佩森（Caspersen CJ）等人将体能分为健康性体能和竞技性体能。健康性体能常用体成分、心肺耐力、肌力与耐力、柔韧性等方面的指标反映；竞技性体能主要包括敏捷、平衡、协调、瞬发力、速度和反应时 6 个方面的能力。儿童少年健康性体能是日常生活所需要的体能，是适应性行为，竞技性体能测量是各级体育院校培养学生体育素质成果的体现之一。

健康性体能测量　皮褶（皮脂）厚度、体脂百分比、瘦体重等可反映体成分，体质量指数（BMI）则因测量方法简便，常作为体成分间接指标，见体成分测量。单位时间内所跑的距离（如12分钟跑）或特定距离所跑的时间（如初中以上女生 800m 跑，男生 1000m 跑）是简便心肺耐力测试指标，见 50 米×8 往返跑、800 米跑、1000 米跑。手的握力、背肌力测试以及等长、等张和等速肌耐力测试，是常用的肌力和肌耐力测试方法，见肌力测量、屈臂悬垂。坐位体前屈测量可反映身体的柔韧性，见坐位体前屈。

竞技性体能测量　有以下几种测试方法。

10m 折返跑测试　评价身体敏捷性。测量方法是在平坦的地

面（地质不限）上画长 10m、宽 1.22m 的直线跑道若干条。一端为起、终点线，另一端为折返线。在起、终点线外 3m 处画一条目标线，在折返线处设一个手触物体（木箱或墙壁）。秒表若干块。由专人（体育教师）进行测定。受试者至少 2 人一组，两腿前后分开，站立在起跑线后；当听到起跑信号后，立即起跑，直奔折返线，用手触摸到物体（木箱或墙壁）后转身跑向目标线。发令员站在起跑线的斜前方发令，在受试者起跑的同时，开表计时，当受试者胸部到达终点线垂直面时停表。测试 1 次。记录往返后通过终点的时间，以秒为单位，精确到小数点后 1 位。小数点后第 2 位数，按非"0"进"1"的原则进位。

注意事项：①测试前，测试人员明确告诉受试者要全速直线跑，途中不能串道。②起跑前，受试者不得踩、跨起跑线。③起跑时，如受试者未听到起跑信号，测试人员可轻推受试者的后背，促其起跑。④受试者通过起、终点线后方可减速。⑤在目标线处，要安排专人对受试者进行保护，防止摔倒发生意外。

闭眼单脚站立测试　评价身体平衡性。可用电子闭眼单脚站立测试仪：测试人员打开电源开关，按"按键"后，显示屏上出现闪烁信号，蜂鸣器发出声响，表明测试仪进入工作状态。受试者双脚依次踏上测试板，其中习惯支撑脚站在中间踏板上，另一只脚站在周边踏板上，显示屏上显示"0"，同时蜂鸣器发出声响，受试者闭眼，抬起周边踏板上的脚时，蜂鸣器停止发声，测试仪开始计时。当受试者的支撑脚移动或抬起脚着地时，蜂鸣器发出

声响，表明测试结束，显示屏上显示测试值。测试 2 次，记录最好成绩。记录以秒为单位，不计小数。

注意事项：①测试前，双脚要依次踏上测试台，站稳后，方可进行测试。②在测试过程中，受试者都不能睁眼。③测试人员要注意保护受试者。④每次测试，必须待仪器自动清空回零或按"按键"清空回零方可进行。

垒球掷远测试　评价身体的协调性。测试时，受测者将球经肩上掷出，落在 10m 宽的范围内，以第一落点的远度计算成绩。测试 3 次，测试人员记录最好成绩，以米为单位，不计小数。注意事项：①受测者在掷远过程中可以助跑两步，球必须经肩上掷出，并落在 10m 宽的范围内。②球出手后身体任一部分不可以越线，否则成绩无效。

立定跳远测试　用于测试和发展下肢爆发力和全身协调能力，见立定跳远。

50m 跑测试　用于检测和评价速度素质，见 50 米跑。

反应时测试　评价人体对刺激或信号产生响应动作的时间快

慢。通常以选择反应时测试评量。使用电子反应时测试仪。开始测试时，受试者五指并拢伸直，用中指远节按住"启动"键，任意一个"信号"键发出信号时（声、光同时发出），用同一只手以最快速度按向该"信号"键；然后，再次按住"启动键"，等待下一个信号的发出，每次测试须完成 5 个信号的应答。所有"信号"键都同时发出声、光信号时，表示测试结束，显示屏上显示测试值。测试 2 次，记录最小值，精确到小数点后 2 位。

注意事项：①测试时，受试者不要用力拍击"信号"键。②受试者按住"启动"键一直要等到"信号"键发出信号后才能松手，否则测试无法正常进行。③按"启动"键开始下一次测试。

（陶芳标　赵玉秋　苏普玉）

50 mǐpǎo

50 米跑（50 meters running）
检测和评价速度素质的指标之一。在平坦的地面（地质不限）上画长 50m、宽 1.22m 的直线跑道若干条，设一端为起点，另一端为终点（图）。需发令旗一面，发令哨一个，秒表若干块，由专人

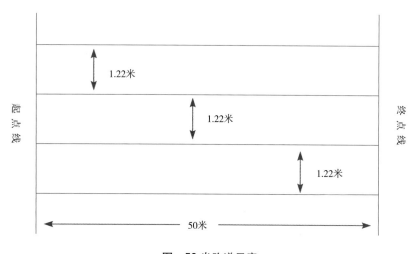

图　50 米跑道示意

（体育教师）进行测定。受检者至少 2 人 1 组，采用站立式起跑，当听到起跑信号后，立即全力跑向终点线；发令员站在起点线的侧面，在发出起跑信号的同时挥动发令旗；计时员位于终点线的侧面，在发令旗挥动的同时开表计时，当受检者胸部到达终点线的垂直面时停表。以秒为单位，保留小数点后 1 位，小数点后第 2 位数按非"0"进"1"的原则进位，如某受检者 50 米跑的测试结果为 9.11 秒，应记录为 9.2 秒。

注意事项：①测试前，检测人员要明确告诉受检者要全速直线跑，中途不得串道。②起跑时，受检者不能踩、跨起跑线，如抢跑，应将其召回重跑。③测试时，受检者应穿运动鞋或胶鞋。④测试时，如遇风，应顺风跑。

（李　军）

lìdìngtiàoyuǎn

立定跳远（standing long jump）

以立定姿势开始，不助跑的跳远运动。立定跳远是测试下肢爆发力和全身协调能力的最简单有效的手段，也是发展下肢爆发力与弹跳力的运动项目之一。立定跳远要求下肢与髋部肌肉协调快速用力，并与上肢的摆动相配合，所以也需要一定的灵巧性。立定跳远是学校中体育"达标"项目之一，是体育考试、会考的必测项目或选测项目。

立定跳远的场地可以在沙坑（沙面与地面平齐）或土质松软的平地上进行，起跳线至沙坑近端距离不得少于 30cm，起跳地面要平坦，不得有凹陷。使用皮尺测量跳远距离。立定跳远技术动作由预摆、起跳、腾空、落地 4 个部分组成（图）。①预摆。受检者站在起跳线后，脚尖不得踩线，两脚自然分开，与肩同宽，两脚尖向前，与运动方向一致。两臂前后摆动，前摆时，两腿伸直，后摆时，屈膝降低重心，上体稍前倾，手尽量往后摆。起跳前，两臂快速由下向上摆到头上，随之快而深地吸一口气后，憋住气，准备起跳。②起跳、腾空。两脚快速用力蹬地，同时两臂稍曲由后往前上方摆动，两臂自然前后预摆 2 次，两腿随着屈伸，当两臂从后向前上方做有力摆动时，向前上方跳起腾空，两脚用前脚掌迅速蹬地。两脚原地同时起跳，跳时两腿稍分，身体尽量前送，身体在空间成一斜线。③落地。跳过最高点后屈膝、收腹举腿，小腿往前伸，同时双臂自上向下用力往后摆动，并屈膝落地缓冲。落地时脚跟先着地，上体前倾。丈量起跳线后缘至最近着地点后缘之间的垂直距离，每人试跳 3 次，记录最好成绩。以厘米为单位，精确到个位。

注意事项：①避免在过硬、

过滑及不平的场地进行。②受检者测试时可以赤脚，但不得穿钉鞋、皮鞋、塑料凉鞋。③受检者起跳前，双脚均不得踩线、过线。④受检者起跳时，不能有垫跳、助跑、连跳等动作。⑤发现犯规时，此次成绩无效，3 次试跳均无成绩者，再跳至取得成绩为止。

（李　军）

yǐntǐxiàngshàng

引体向上（pull-up）

对肱三头肌及肘关节屈肌群等肌肉爆发力量的测量。引体向上主要靠上肢悬垂力量、肩带力量和握力共同作用完成，重点是斜方肌、背阔肌和肱二头肌。可分为正手、反手、正反手、平行、胸式、颈后、负重、毛巾、单手、单臂、单指等。同样，经常进行引体向上活动的锻炼，可以发展肱三头肌及肘关节屈肌群等肌肉爆发力量，是一种力量耐力项目。

测试需高单杠或高横杠若干，杠的粗细以受检者能握住为准；用秒表计时。测试时受检者面向单杠，自然站立，然后跳起或借助踏脚正（反）手全握单杠，双手握位与肩同宽，身体呈直臂悬垂姿势，待身体停止晃动后，两臂同时用力，缓缓曲肘，将身体向上拉起，使下颏超过横杠成屈臂悬垂样，还原时慢慢伸直手臂降低身体，回复到起始位置。此即为完成 1 次引体向上，重复上述动作。以次数为单位，精确到个位，记录成绩（次）。

注意事项：①引体向上时，下颏不要触及横杠。②要掌握正确的呼吸方法，即在用力前，先深吸气，施力时将气吐出，同时尽量将腹部肌肉向内拉。③注意加强保护，预防运动损伤。④练习后，要做上肢的放松练习。

（李　军）

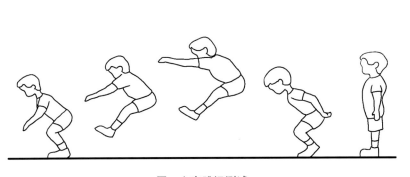

图　立定跳远测试

xiéshēnyǐntǐ

斜身引体（body sideways chin up） 对肱三头肌及肘关节屈肌群等肌肉爆发力量的测量。测量使用可以调节高度的低单杠1副，杠的粗细以受检者手能握住为准。测量时检测人员调节低单杠，使杠面高度与受检者胸部（乳头）齐平，受检者面对单杠，自然站立，两手分开与肩同宽，正握杠，两腿前伸，两脚着地并由同伴压住两脚，身体挺直（身体与地面的夹角小于45°），保证两臂与躯干呈90°的斜悬垂，身体斜向下垂。然后做屈臂引体，当下颌能触到或超过横杠时，伸臂复原，为完成1次斜身引体（图）。以次数为单位，精确到个位。

注意事项：①受检者屈臂引体时，身体要保持挺直，不得塌腰和挺腹，两脚不能移动。不能用臀部的上下摆动给予助力。②受检者每次屈臂引体前，必须恢复到预备姿势。③单杠下可铺垫子，检测人员应站在其后侧方注意保护。

（李 军）

yīfēnzhōng yǎngwòqǐzuò

一分钟仰卧起坐（sit-ups for one minute） 测量受试者1分钟内所做的仰卧起坐的次数。用于评价受试者腰腹部肌肉的耐力。此项目主要是对10岁以上男女受试者。测试需测试板或垫子若干块铺放平坦，用秒表计时。测量时受检者全身仰卧于测试板或垫上，双手手指交叉抱于脑后，两腿稍分开，膝部屈曲成90°左右，脚部平放在地上。起坐时以两肘触及或超过同侧两膝为成功1次（图），仰卧时两肩胛必须触垫。检测人员发出"开始"口令时开始坐起，同时开表计时，记录1分钟到时受试者完成的次数，以次/分为单位，受检者已坐起但肘关节未触及或超过双膝者，该次不计。

注意事项：①测试环境应安静宽敞，相对隔离，避免他人围观。②测试所用的垫子应安全，放置地面应平整。③如发现受检者借用肘部撑垫或臀部起落的力量起坐，该次不计数。④测试过程中，检测人员应向受检者报数。⑤受检者双足必须放于垫上。

（李 军）

50 mǐ ×8 wǎngfǎnpǎo

50米×8往返跑（50 meters×8 coming-and-going running） 用于检测和评价速度、耐力、灵敏性和协调性等素质的指标之一。

测量由专人（体育教师）进行。测量需发令旗一面，发令哨一个，标杆4个，秒表若干块。在平坦的地面上画长50m、宽1.22m的直线跑道若干条，设一端为起终点，另一端为折返线，在起终点外3m处画一条目标线。在距起终点线和折返线0.5m的跑道中央，各设立一高度为1.2m的标杆（图）。测量时受检者至少2人一组，采用站立式起跑，听到起跑信号后，立即起跑，全力跑向折返线，到达折返线时，按逆时针方向绕过标杆后跑回起终点线为完成1圈，共跑4圈，折返

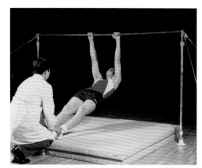

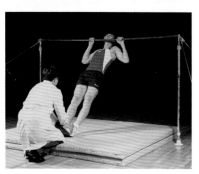

图　斜身引体

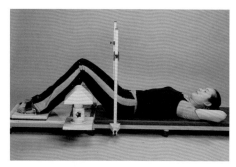

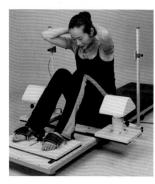
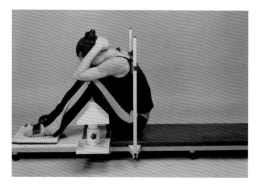

图　仰卧起坐

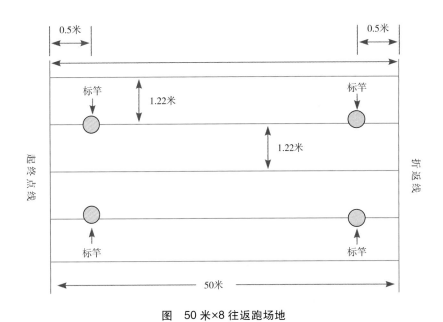

图 50 米×8 往返跑场地

时不得碰杆或用手扶杆。发令员站在起终点线的侧面发令，在受检者起跑的同时，开表计时，当受检者胸部到达终点线的垂直面时停表。

记录往返后通过终点线的时间，以秒为单位，保留小数点后1位，小数点后第2位数按非0进1的原则进位，先将成绩依分、秒记录下来，再换算成秒，精确到小数点后1位，做好最后记录。如某受检者50m×8往返跑的测试结果为2分8秒9，先记录2分8秒9，再进行换算，最后应记录为128.9秒。

注意事项：①测试前，检测人员要明确告诉受检者中途不得串道。②起跑时，受检者不能踩、跨起跑线。③测试时，要及时向受检者报告所剩下的重复圈数。④测试时，受检者应穿运动鞋或胶鞋。⑤受检者通过终点后方可减速。

（李　军）

800 mǐpǎo

800 米跑（800 meters running）

检测和评价女生耐力素质的指标之一。测量场地要求、测量器材、测试方法、结果记录和注意事项见1000米跑。

（李　军）

1000 mǐpǎo

1000 米跑（1000 meters running）

检测和评价初中以上男生耐力素质的指标之一。

测定由专人（如体育教师）进行。地面平坦的田径跑道。测试需发令旗一面，发令哨一个，秒表若干块。测试时受检者至少2人一组，采用站立式起跑，听到起跑信号后，立即起跑，全力跑向终点线。发令员站在起点线的侧面，在发出起跑信号的同时，要挥动发令旗。计时员位于终点线的侧面，发令旗挥动的同时开表计时，受检者胸部到达终点线的垂直面时停表。记录最终通过终点线的时间，以秒为单位，保留小数点后1位，小数点后第2位数按非0进1的原则进位，先将成绩依分、秒记录下来，再换算成秒，精确到小数点后1位。

注意事项：①测试前，检测人员明确告诉受检者要全速直线跑。②起跑时，受检者不能踩、跨起跑线。③测试时，受检者应穿运动鞋或胶鞋。④测试时，如遇风，一律顺风跑。⑤受检者通过终点后方可减速。

（李　军）

zuòwèi tǐqiánqū

坐位体前屈（body bent forward on sitting posture）

测量静息状态下躯干、腰、髋等关节可能达到的活动幅度。主要反映这些部位的关节、韧带和肌肉的伸展性和弹性及身体柔韧素质的发展水平。柔韧性（flexibility）指身体各个关节的活动幅度以及跨过关节的韧带、肌腱、肌肉、皮肤和其他组织的弹性和伸展能力，是一个重要的体能成分。适用于7岁以上男女，是评价学生身体素质发展状况的项目，也是中学生体育考试项目之一。

测试方法　用电子坐位体前屈计（图1）或坐位体前屈测试器（坐位体前屈计）（图2）。电子坐位体前屈计测试步骤：测试人员打开电源开关，将游标推到导轨近端，当显示屏上显示出"-20.0"或以下数值时，表明坐位体前屈计进入工作状态。受检者面向仪器，坐在垫子上，双腿向前伸直，蹬在测试仪的档板上，脚尖自然分开，检测人员调整导轨的高度使受检者脚尖平齐游标下缘，测试时，受检者双手并拢，掌心向下平伸，膝关节伸直，上体前屈，用双手中指指尖推动游标平滑前进，直到不能推动为止。

测试2次，检测人员记录最大值，以厘米为单位，精确到小数点后1位，记录成绩，在记录的成绩前面记录正、负号，如"+""-"。

注意事项　①测试前，受检者应做好准备活动。②身体前屈、

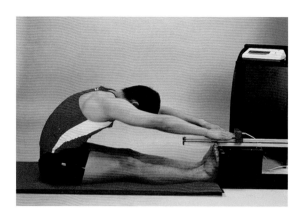

图1 电子坐位体前屈计

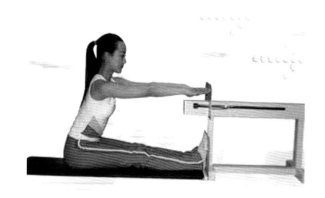

图2 坐位体前屈测试器

两臂向前推游标时，两腿不能弯曲。③测试时，受检者应匀速向前推动游标，不得突然发力，即双臂不能突然前伸。④不能用单手前推游标。⑤每次测试时，检测人员要将游标推到导轨近端位置。⑥检测人员要正确填写受检者测试值的"+""−"号。

（李 军）

xuéshēng tǐzhì jiànkāng biāozhǔn

学生体质健康标准（fitness and health standard for students） 用以评价学生体格、体能、心理素质等体质指标所制定的参考值。中国制定了《国家学生体质健康标准》，用以作为评价学生综合素质、评估学校工作和衡量各地教育发展的重要依据。为贯彻落实"健康第一"的指导思想，切实加强学校体育工作，促进学生积极参加体育锻炼，养成良好的锻炼习惯，提高体质健康水平，国家教育部、国家体育总局联合制定国家学生体质健康标准，于2002年试行，并与2007年4月4日由教体艺（2007）8号文件发出通知，要求全国各教育部门2007年开始实施国家学生体质健康标准，并要制订出具体实施计划，于2007年9月1日前报教育部备案。自2007年开始，国家教育部、国家体育总局每2年组织1次对各地实施国家学生体质健康标准的情况检查，并公布检查结果。国家学生体质健康标准主要包括说明、评价指标与分值、评分、实施办法的4个部分。

（李 军）

xīnlǐ pínggū

心理评估（psychological assessment） 用多种方法获得多方面信息，对个体或群体的某一心理现象进行全面、系统和深入的客观描述。应社会所需，心理测量扩展了应用领域，在不断发展的过程中结合了相关多学科的知识，"心理评估"一词随之出现。心理评估有对心理现象进行描述、解释、预测和控制的功能，还可帮助人们在复杂的情境下做出更为正确的决策，在心理学、医学、教育学、人力资源管理、军事和司法等领域都广泛应用。

基本原理 主要包括行为学原理、经典测验理论、现代评估理论。

行为学原理 最基本的假设是特定刺激将引起特定的行为反应，特定的行为反应与待测的心理属性相关，通过测量这些行为反应，可以间接测量心理属性。然而，由于个体的外显行为本身存在很多变数，在心理评估的编制、施测和解释各个环节中准确性和精度必然有限。因此，在分析评估结果时要谨慎，尽量避免以下因素引起的评估误差：①随机性的无关刺激引起对评估结果的干扰。②行为反应的多维性，即同一刺激引起的同一个体的外显行为通常是多种心理特质的综合反应，难以确定同一行为反应到底与哪些心理特质有关以及这些心理特质间的相互作用。③认知的作用。有的被试者会猜测测验目的，其行为反应受到认知的影响。④因特殊动机和伪装而做出不真实的行为反应。

经典测验理论（classical test theory） 主要指随机误差理论，又称真分数理论，是编制心理测验常用方法，其基本思想是把测验的得分看作真分数和误差分数的线性组合，可归结为如下简单数学模型：$X = T + e$，X是观测分数，T是真分数，e是误差分数。传统信度、效度、项目分析的原理与方法均建立在这一模型之上。

随机误差理论的基本假设 ①测验分数由与待测属性有关的真分数 T 和误差分数组成。真分数只与被试待测属性的真实状况有关，如果待测属性不变，则经另一个类同测验（平行测验）测试所得结果不变。误差分数是由各种原因引起的被试的观测分数偏离真分数的数值。②若对个体实施足够多次的相同测量，则随机误差的平均值为零。③由于随机误差由不确定的偶然因素引起，若测验次数足够多，则随机误差的大小不受真分数大小的影响，即真分数与误差分数间的相关为0。④若测验次数足够多，2个平行测验的误差的相关也为0。

信度（reliability） 又称可靠性或精确度，指在相同条件下对同一客观事物测量若干次，测量结果的相互符合程度或一致程度，反映数据的可靠性。使用同一研究工具重复测量某一客观事物时，所得结果的一致程度越高，说明该工具的信度越高。医学心理学测试的信度系数应该在0.70以上。信度评价主要是评价不同测量者、不同测量时间、不同测量工具对数据可靠性的影响。常用的信度估计指标有重测信度、复本信度、内在一致性信度、评分者信度等。

效度（validity） 一个测量工具是否有效地测量到所要测得的内容，或测得的结果与预想结果的符合程度。又称准确度。效度是针对测试结果、针对某种测试目的的评价，只有程度上的不同，不是"全"或"无"的差别。对于某个测试结果，不能说"有效"或"无效"，而要结合测试的目的考虑，用"高效度""中效度"或"低效度"评价。常用的效度指标有表面效度、内容效度、标准关联效度和结构效度等。

标准化为比较不同被试所得的分数，所有被试的评估条件必须相同，使所有被试的评估条件保持一致，称测验的标准化。心理评估的误差主要源于3个方面，包括评估工具本身、被试及主试。为最大限度地减少误差，提高测量准确性，所有以随机误差理论为基础的评估都必须标准化，包括评估材料标准化、评估实施标准化、评分标准化和结果解释的标准化。

现代评估理论 概化理论和项目反应理论被称为"现代评估理论"。

概化理论（generalizability theory） 把误差变量作为模型参数处理的测量理论。其特点是，对同一测量资料，能针对测量结果推论范围或使用目的的不同而提供多个不同的测量误差估计指标，使决策更恰当和合理。这种理论能达到区分被评估者真正实力的目的，较好控制测评误差。其基本观点形成于20世纪50年代初~70年代初，以美国教育学家李·克朗巴赫（Lee Cronbach）1951年提出克朗巴赫α系数为标志。概化理论是随机误差理论与方差分析相结合的产物，其将因素实验设计、方差分量模型等统计工具应用到教育与心理测量学，对经典的信度理论进行推广，对于测验的编制、施测过程中的误差控制、测验的评价等提出了一整套新的方法。与随机误差理论的基本区别在于尽量对误差来源做详尽的分析，使测量设计得以改良，到达提高测量精度的目的。其基本假定：与测量目的无关的测量条件存在于任何测量中，且每次测量都可能有不同的测量条件，造成与测量条件有关的误差。这些测量条件有可观察性，可通过分析在抽样条件下的各种误差来源，进一步将结果推论到其他情形中。

项目反应理论（item response theory） 该理论的发展首先建立在潜在特质理论的基础上，其主要内容就是揭示被试在各种测量项目上的反应行为与测验所测的被试潜在特质之间的关系，这种关系用图像描述就是项目特征曲线。项目特征曲线的解析式，即这种关系的函数表达式，被称为项目反应理论各种模型的项目反应函数。项目反应理论认为，通过被试对具有一定难度和区分度等特征的项目的反应可以确定被试的潜在特质和倾向。其建立的模型可表达被试的特征水平和其对项目所做的反应之间的关系。项目分析指根据被试的反应对组成测验的各个项目（题目）进行分析，评价其功效的程序和方法。包括定性分析和定量分析。定性分析主要是依靠测验编制者知识基础，对项目的内容和形式是否得当进行判断；定量分析主要指对项目难度和区分度等进行分析。①难度。表示测验项目难易程度的指标。此概念在能力测验中被称为"项目的难度水平"，而在非能力测验（如人格测验）中，被称为"通俗性"或"流行性"水平。在心理测验中最常用的难度指标通常以通过率表示，即以受测者答对或通过每个项目的人数百分比来表示。通过率反映的是项目的相对难度，又称心理难度，而不是绝对难度。项目的难度水平取决于测验的目的、项目的形式以及测验的性质。整个测验的难度直接取决于组成测验的各个项目的难度。②区分度。测验项目对于所研究的受测者的心理特性的区分程度或鉴别能力。区分度与难度有着密切的关系，当难度接近0.5时，区分度接近最大值；而当难度趋于0或1时，区分度趋近于 0。

方法 包括观察、晤谈、调查和心理测验等方法。人的心理活动非常复杂，对人的评估不能只单独采用某一种方法，应根据评估问题所需，选用几种能起互补作用的方法。

观察法 （observation method） 通过对被评估者的行为表现直接或间接（通过摄影设备等）的观察或观测而进行心理评估的一种方法。其依据之一是人的行为是其人格的基本心理特征决定的，因此是稳定的，在不同的情况下也会有大致相同的反映。由观察所得到的关于行为表现的印象，专业人员便可推测被观察者的人格特征及其他心理属性。观察内容常包括仪表、体形、人际交往风格、言谈举止、注意力、兴趣、爱好以及各种情境下的应对行为等。实际观察中，应根据观察的目的、方法及不同阶段选择观察环境及目标行为。观察环境可分为自然情境和特定情境 2 种，自然情境主要指被观察者生活、学习或工作未被干扰的状态，可反映出被观察者的一贯行为表现；特定情境主要包括平时很少遇到的、比较特殊的情境或评估者人为设置的、可以控制的情境，对每种准备观察的行为应给予明确的定义，以便准确的观察和记录。观察的结果可选择不同方式记录。定式观察有固定的记录程序和方式，只要严格遵循即可；非定式观察常采用描述性记录方法，不仅要记录观察到的目标行为表现、频率，还要进行推理判断。

晤谈法 （interview method） 又称会谈法、访谈法。其基本形式是评估者与被评估者面对面的语言交流，通过晤谈，了解其心理信息，同时观察其在晤谈时的行为反应，以补充和验证所获得的资料，进行描述或等级记录以便研究分析。晤谈的形式包括自由式晤谈和结构式晤谈 2 种。前者的谈话是开放式的，气氛比较轻松，被评估者较少受到约束，使他们有更多的机会表述自己的想法。不足之处是耗时较长，有时晤谈内容较松散，影响评估的效率。另外，晤谈中评估者的主观印象甚至偏见有时会影响到晤谈的结果评价。结构式晤谈是根据评估目的预先设定好一定的结构和程序，限定谈话内容，具有省时、高效的优点，但易使被评估者感到拘谨。晤谈法的效果取决于问题的性质和研究者本身的晤谈技巧。评估者掌握和正确使用言语沟通技术和非言语沟通技术等晤谈技术，对提高晤谈的效果有着积极的意义。

调查法 （investigation method） 一种间接获得资料的方法。若有些资料不能从当事人获得或所获资料真实性可疑，可采取此方法，从与当事人相关的人或既往材料中获取信息，以补充资料或印证已有资料的可信程度。根据调查的取向，可分为历史调查和现状调查 2 类。历史调查主要是了解被评估者过去的情况，如各种经历、表现、曾获的奖惩、以往的个性、人际关系等。调查的方式一般侧重于查阅档案、书信、日记、各种证书、履历表，以及了解与当事人有关的人等。现状调查主要围绕与当前问题有关的内容进行，如在现实生活中的表现，适应能力等，以与当事人关系密切的人（如同学、同事、父母、亲友、老师、领导等）为调查重点。调查方式除一般的询问外，还可采用调查表（问卷）的形式进行。调查法的优点是可以结合纵向和横向的内容综合评估，但是，因为调查是间接性的评估，材料的真实性容易受被调查者的主观因素影响。

心理测验法 （psychological test） 在评估工作中利用心理测验作为心理或行为变量的主要定量手段。在心理评估中，心理测验占有十分重要的地位。此法可对心理现象的某些特定方面进行系统评定，一般采用标准化、数量化的原则，所得到的结果可参照常模进行比较，避免一些主观因素的影响，使结果更为客观。心理测验的应用范围很广，种类也十分繁多，主要包括智力、人格、成就、特殊能力测验等。

（静 进 金 宇）

zhìlì pínggū

智力评估 （intelligence assessment） 综合评定个体感知、记忆、注意、思维、推理、问题解决等智力成分水平，其中智力测验是智力评估的常用手段。智力测验 （intelligence test） 通常是在一定的条件下，经过专门训练的人员使用标准化的测验量表对被试者施加刺激，记录被试的反应，根据标准化的指标评价个体智力高低的过程。1905 年法国心理学家阿福雷德·比奈 （Alfred Binet） 和医生西蒙 （Théodore Simon） 编制了世界上第 1 个智力测验——比奈－西蒙量表 （Binet-Simon Scale），已有一百多年的历史，各种各样智力测验已达上百种。简介以下几种最常用和最有代表性的智力测验。

斯坦福－比奈智力量表 该量表于 1905 年首次发表时包括 30 个题目，测试项目种类繁多，可测量智力的多个侧面，由易到难排列，以通过项目数判别智力高低。1908 年及 1911 年分别进行了

2 次修订。后由美国斯坦福大学的推孟（Terman）于 1916 年将该量表修订为"斯坦福-比奈量表（Stanford-Binet Scale，S-B）"，改为用比率智商评价智力高低，对施测和计分提供详细的指导语，并建立有代表性的样本对测验进行标准化。此后，1937、1960、1972 年和 1986 年又经过 4 次修订，第 4 版简称 S-B4。几次修订版有 2 个重点：①适用年龄放宽，可用于 2 岁至成人。②增编测验复本，便于施测时交替使用。该量表已成为当今很有影响力的智力测验。1924 年中国陆志韦修订了 1916 年发表的斯坦福-比奈量表，适合江浙儿童使用。1936 年，陆志韦与吴天敏合作进行第 2 次修订，使北方地区儿童亦可使用。1982 年吴天敏对修订版本再次进行修改，称为《中国比奈测验》，适用于中国 3~18 岁儿童少年。

修订的 S-B4 与以往的版本在结构和内容上有很大不同，改用分量表式结构。包括 4 个分量表和 15 个分测验，其中言语推理分量表由 4 个分测验组成，测查词汇、理解、言语关系等能力；抽象/视觉推理分量表包括 4 个分测验，测查临摹和图像分析推理等能力；数量推理分量表有 3 个分测验，测查计数、心算和逻辑运算等能力；短时记忆分量表含 4 个分测验，测查数字记忆、句子记忆和物体记忆等能力。

该量表的实施分 2 个阶段。首先进行词汇测验，根据该测验成绩和实际年龄查表选择其他测验的起始水平，以及实施分测验个数，一般要做 8~13 个分测验。然后再确定每个测验的起始水平的上下限实施测验。S-B4 采用离差智商的全量表标准年龄分（均数为 100，标准差为 16）、分量表

标准年龄分和各分测验标准年龄分（均数为 50，标准差为 8）表示测验结果。全量表标准年龄分为总智力水平的评估值，分量表标准年龄分反映言语、抽象思维、数量和记忆等方面的能力高低，各分测验的标准年龄分则进一步反映各方面智力功能情况。

韦克斯勒量表　1939 年大卫·韦克斯勒（David Wechsler）在纽约 Bellevue 医院出版 Wechsler-Bellevue 量表（W-BⅠ），可适用于儿童和成人的智力测试。1942 年发表第 2 个 Wechsler-Bellevue 量表（简称 W-BⅡ），又称韦氏军队量表。1949 年将 W-BⅡ 发展和修改为韦氏儿童智力量表（wechsler intelligence scale for children，WISC），1955 年将 W-BⅠ 修订为韦氏成人智力量表，1967 年又推出韦氏幼儿智力量表（wechsler preschool and primary scale of intelligence，WPPSI）。韦氏于 1974 年修订了儿童智力量表，适用于 6~16 岁儿童；1981 年修订了成人智力量表。该量表的主要特点是能较好地反映智力的整体和各个侧面、采用离差智商进行智力评价、不同年龄段有不同的量表，因而韦氏智力量表适用年龄范围宽，至今被广泛用作智力诊断的工具。中国林传鼎、张厚粲、龚耀先等人分别主持了对韦氏智力量表的修订，修订本的形式和年龄范围均与原本相同，但一些分测验中的某些项目均按中国的文化背景进行了修改，各修订本的幅度不同，并且各量表均为城市和农村各一套量表。

韦克斯勒把智力（intelligence）定义为"个人行动，是有目的、思维合理、应付环境有效的一种聚集的或全面的才能。全面，是因为人类行为是以整体为

特征；聚集，是因为由诸要素或诸能力所构成。这些要素或能力虽非完全独立，但彼此之间有质的区别。"因此，他在设计测验结构时，使用分测验测量各种能力（表 1）。这些测验又分为言语量表，计算出来的智商称作言语智商；操作量表，计算出操作智商。2 个量表合成全量表，智商称全智商（full intelligence quotient，FIQ），以 FIQ 代表被试的总智力水平。

韦氏智力量表属个别测验，按手册规定将各分测验的项目逐一进行。有些分项目按年龄不同有一定起点，不必都从最初项目开始。另外规定，连续若干项目都失败时（各分测验有不同规定）便终止该分测验。在言语测验中，有的项目通过时记 1 分，未通过时记 0 分；另一些项目按回答质量记 0、1 或 2 分。操作测验时，每种操作结果都按质记分。有时间限制的项目，超过规定时间即使通过也记 0 分；提前完成的按提前时间的长短记奖励分。一个分测验中的各项目的得分相加，称该分测验的粗分（或原始分）。粗分按手册上相应用表换算成量表分，进而进一步计算言语智商、操作智商和全智商。智商（intelligence quotient，IQ）分级方法见表 2。

韦氏智力量表的评价　韦克斯勒量表的主要优点是便于测量各种智力因素，测验的年龄覆盖范围大，智力测量的内容多，可进行多层次能力差异和特征比较，测量结果相对较精确，适合临床深入分析智力，是智力评估和智力低下儿童诊断的主要方法。但此套量表测验时间较长（1 个半小时左右），量表的起点较难，不便于测验低智力者，结果分析解

表1 韦克斯勒量表分量表及分测验内容

分量表	分测验	主要测查内容
言语量表	1. 知识测验（I）	测量知识、兴趣范围以及长时记忆等能力
	2. 领悟力测验（C）	测量对社会的适应程度，尤其是对伦理道德的判断能力
	3. 算术测验（A）	测量对数的概念和操作能力，注意力及解决问题的能力
	4. 相似性测验（S）	测量抽象和概括能力
	5. 数字广度测验（D）	根据背数的长度，可测量瞬时记忆和注意力
	6. 词汇测验（V）	测量词语理解和表达词义的能力
	13. 填句（Se）	测量词语理解能力、词语流畅性和抓住整体意义的能力
操作量表	7. 数字符号测验（DS）/［动物房子（AH）和动物下蛋（AE）（WPPSI）］	测量学习新联想的能力、视觉–运动的精细动作、持久能力和操作速度
	8. 填图测验（PC）	测量视觉辨认能力、对组成物件要素的认识能力及扫视后迅速抓住缺点的能力
	9. 木块图测验（BD）	测量辨认空间关系的能力和视觉分析综合能力
	10. 图片排列测验（PA）	测量逻辑联想、部分和整体关系的观念和思维灵活性
	11. 图形拼凑测验（OA）	测量想象力、抓住事物线索的能力和手眼协调能力
	12. 迷津测验（Ma）（WISC，WPPSI）	测量远见、计划和手眼协调能力

表2 韦氏智力量表智力水平分级标准

项目	评定情况							
标准差数	>+2SD	+2SD～+1SD	+1SD～-1SD	-1SD～-2SD	-2SD～-3SD	-3SD～-4SD	-4SD～-5SD	<-5SD
IQ 值	>130	129～115	114～85	84～70	69～55	54～40	39～25	<25
智力分级	超常	高常	平常	边界	轻度缺损	中度缺损	中度缺损	极重度缺损
人数（%）	2.28	13.59	68.26	13.59	2.14	0.18	0.01	<0.001

释也较复杂，需要较长时间的专门培训才能掌握。

瑞文测验 旧称渐进矩阵。1938年英国心理学家瑞文（John C. Rawen）创制的非文字的智力测验，用于测验个体的观察力和清晰思维的能力。矩阵的结构由易到难，从一个层次演变为多个层次，愈来愈复杂，考察从直接观察到间接抽象推理的渐进思维过程。该测验既可用做个别测验，又可用做团体测验。

测验按从易到难又分3个水平的版本。渐进矩阵彩色型：适用于5～11岁儿童和智力水平较低者；渐进矩阵标准型：适用于6岁以上的一般儿童；渐进矩阵高级型：适用于11岁以上的平均智力和高于平均智力的人。中国采用华东师范大学修订的瑞文测验联合型，适用范围5～75岁，特别适用于儿童和老年人。

该测验能测查某些智力因素，尤其是知觉准确性、思维明晰性和空间关系能力。此外，该测验实施时间短，受言语因素影响小，适用于各种跨文化的比较研究。但该测验不适合进行能力差异比较或智力结构特点分析。

（静 进 金宇）

réngé cèyàn

人格测验（personality assessment） 对人格特点的揭示和描述。主要涉及情感或行为的非智力方面，通常包括气质或性格类型的特点、情绪状态、人际关系、动机、兴趣和态度等。心理学界对人格的理解形成了不同的理论学说，相应的人格定义和测量方法也有差异。人格常被描述为"具有一定倾向性的各种心理特点或品质的独特结合，包括了一个人的气质、性格、能力、动机、兴趣、自我和信念等"。

艾森克人格调查表（Eysenck Personality Inventory，EPI）**和艾森克人格问卷**（Eysenck Personality Questionnaire，EPQ）主要由英国伦敦大学艾森克（Hans Jiirgen Esysenk）于1952年编制的莫兹利（Maudstey）医学

问卷发展而来，该问卷共计 40 个项目，主要调查神经质（后称 N 量表），随后增加了 E 量表，即调查外向和内向，以及效度量表，即 L 量表（lie，虚假或掩饰），组成艾森克人格（或个性）调查表（EPI）。1975 年由艾森克和其夫人西比尔（Sybil BG Eysenck）在 EPI 基础上再加入 P 量表（精神质），改称为艾森克人格（或个性）问卷（EPQ）。EPI 由 N、E 和 L 组成，分英国版和美国版，英国版为成人用，分 A、B 两式，常模是各年龄组的均数和标准差。EPQ 由 P、N、E 和 L 组成，分儿童（7~15 岁）和成人（16 岁以上）2 套，也有英国和美国 2 个版本。中国根据英国版做了修订，由龚耀先主持全国 28 个单位协作制定儿童和成人 2 套全国常模。

艾森克认为人格是多维结构，首先提出 N 维度，即情绪稳定和不稳定，最不稳定的为神经质。之后又提出 E 维度，即外向和内向。P 维度是最近发展出来的，不如 N 和 E 维度成熟。他认为正常人中或多或少有些不正常的性格，不很严重时并非病理性人格。当神经质和精神质在不利因素的影响下可发展成病理性的，有时神经质可发展为神经症，精神质可发展为精神病或病理人格。L 量表测试被试的"掩饰倾向"（即不真实回答），或测试其社会性朴实幼稚的水平，与其他量表的功能有联系，但本身也代表一种稳定的人格功能。

N 和 E 量表都是双向维度，各维度交叉。如内向（或外向）的人同时也可能属于情绪稳定（或不稳定），还可能有或没有明显的神经质。因此，人们的个性便可以组成很多类型。如以 E 维度为 X 轴，N 维度为 Y 轴，交叉为十字，再在十字外围做一个圈，在圈的移行点上有不同的人格类型。同时这个交叉十字所分成的外向-情绪不稳、外向-情绪稳定、内向-情绪稳定、内向-情绪不稳，分别相当于古代的 4 个气质类型，即胆汁质、多血质、黏液质和抑郁质（图）。

国外 EPQ 儿童版本有 97 项，成人有 101 项。中国修订版儿童和成人本均为 88 项，由 3 个人格维度和 1 个效度量表组成：神经质（N）维度（23/24 项），内-外向（E）维度（25/21 项），精神质（P）维度（18/23 项）；掩饰（L）量表（22/20 项）。4 个量表各项目混合排列。受评人对每一项目选择回答"是"或"否"，然后计算出各量表粗分。原版本取各年龄组的粗分均数和标准差为常模，以判断受评者在各量表的位置。中国常模修订本则以各年龄组的 T 分为常模（均数为 50，标准差为 10）。由于两极量表有过渡型，故设 $T38.5 \sim T43.3$ 和 $T56.7 \sim T61.5$ 这 2 个范围各 12.5% 的人为倾向内向（或外向）或倾向稳定（或不稳定）。由此，N 和 E 维度可各自划分为 5 个类型。而 P 维度及 L 量表似非双向量表，以记分高于平均数的程度判断。如 P 维度在 T61.5 以上的就表示神经质非常明显，在 $T56.7 \sim T61.5$ 之间的为倾向神经质，在 T56.7 以下的属于正常。L 量表原是用来表示评定结果是否有效的，所以 T70 以上时评定无效。但据上述，此量表的意义不全如此，故应参考其他含义做解释。

EPQ 为自评问卷，实施方便，是临床上应用较广泛的人格测验。

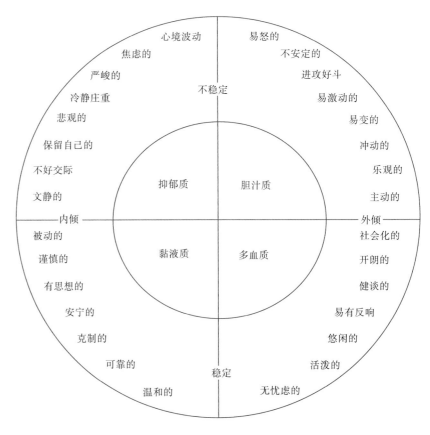

图　EPQ 二维度人格结构分析图

但其条目较少，反映的信息量也相对较少，难以对异常心理进行全面评估。

明尼苏达多项人格调查表（Minnesota Multiphasic Personality Inventory，MMPI） 国内外临床精神医学领域应用最广泛的量表之一，是明尼苏达大学哈撒韦（Hathaway）和麦金利（Mckinley）共同编制的自我报告形式的人格调查表，于1943年正式出版，用于精神病症状调查和鉴别诊断。该量表适用年龄范围为14岁以上的青少年和成人。尽管MMPI是精神医学临床中使用频率最高的一种心理测验，但其内容主要针对16岁以上精神病人群特点，且需要初中或初中以上文化程度，故在正常人群和儿童精神医学中适用对象较少。中国由宋维真主持，全国协作，于1989年根据福姆（Form R）（1966年修订本）制定了中国的正常人常模。

MMPI由10个临床量表和3个效度量表组成。各量表结果采用T分表示，可在MMPI剖析图上标出。一般某分量表T分高于70时则认为存在该分量表所反映的精神病理症状。但不能仅仅看某一个T分，而应综合各量表T分高低情况解释。如患有精神病的儿童往往是D、Pd、Pa和Sc分高。为了表达方便，这种解释常借助编码系统进行，即按剖析图上的临床量表顺序从左到右依次用1~10数字编号，T分最低的量表号写在最后面。各类精神疾病通常具有各自的特征编码，如神经症编码为1237。报告儿童的精神症状和人格特点时，只要将被试编码与各类儿童编码系统比较即可迅速得出结论，从而协助诊断（表1）。

罗夏墨迹测验（Rorschach inkblot test） 现代心理测验中最主要的投射测验，于1921年由瑞士精神病学家罗夏（Rorschach）首创，侧重于精神动力学理论来研究人格的一种方法。20世纪40年代以后，作为人格测验在临床上得到广泛应用。早期主要用于成年人，后来也逐渐沿用到5岁以上儿童。中国在20世纪40年代后期便引进了该套测验，现已有正常成人常模。

所谓投射测验（projective test），通常指观察个人对一些模糊的或无结构材料所做出的反应，这些反应包含个体不知不觉显现出来的动机、情绪、冲突、价值观或愿望等特征。罗夏认为，被试的回答是将记忆痕迹与刺激图形所引起的感觉相综合的过程。也可以说是意识过程中，将刺激引起的感觉与头脑中存在的记忆痕迹相匹配。由于墨迹与记忆储存的客体不同，仅是相似，故而称为联想过程。另外，这种使两者相似的能力，各人的"阈值"不同，这也是造成回答范围广泛或不同的主要原因。因此，通过这些无结构材料的刺激，使被试

表1　MMPI量表内容

所属量表	分量表/项目数	测查内容
临床量表	疑病（HS）/33	疑病或过分关注自身健康的倾向
	抑郁（D）/60	抑郁心境的神经症性抑郁
	癔症（Hy）/60	与经典的转换型病痛有关的症状
	精神病态（Pd）/50	经典的病态人格特征
	男子气或女子气（Mf）/60	男性或女性气质差异及同性恋倾向
	妄想（Pa）/40	一组典型的类偏执狂
	精神衰弱（Pt）/48	强迫症、焦虑症及恐惧症儿童的症状
	精神分裂症（Sc）/78	精神分裂症儿童的怪异思维、情感淡漠及退缩等症状
	轻躁狂（Ma）/46	过度兴奋、夸大等反映轻躁狂儿童的特点
	社会内向（Si）/70	二维量表，测查内向和外向倾向
效度量表	效度（F）/64	真实分（validity score，F）任意回答某些测验项目，这样的回答多，也影响效度。一般矛盾回答不超过10%
	校正（K）/30	校正分（correction score，K）有人回答问题是有系统性倾向，即故意装好或故意装坏，这些情况通过K校正
	掩饰（L）/15	掩饰分（lie score，L）回答不真实，掩饰或夸大自己的情况都会降低评定的有效性。其T分大于70认为有效性不高。L量表也表示人格特征
	不能回答项目（疑问项目）超过10项是，说明测验结果不可信	

将自我心理结构投射到无结构的刺激材料中，反映其潜在人格特征。

该测验材料由 10 张结构模棱两可的墨迹图组成，其中 5 张全为黑色，2 张为在黑色墨迹外加了红色墨迹，另 3 张为彩色墨迹。将 10 张墨迹图编号顺序，施测时按顺序一张张交给被试。测试分为 4 个阶段：第一阶段为自由反应阶段，要被试说出在图中看到了什么，不限时间，尽可能多地说出来。第二阶段为提问阶段。看完 10 张图后，再从头对每一回答进行询问，问清被试的反应是利用了墨迹图哪些部分，为什么这些部分像所说的内容。第三阶段为类比阶段，是针对提问阶段尚未明确的问题进行补充，主要询问被试对某个墨迹图进行反应的原因是否也用于其他墨迹图，借此确定被试的反应中是否有某个决定因素存在。第四个阶段为极限测验阶段，如对前两阶段的回答仍存疑虑，可直接询问确定被试是否使用了墨迹图的某些部分和某种决定因素。

主试者的分析阶段：关于该测验的计分方法尚存在不同意见，可从评分内容、代表符号、标准及可能意义 3 个方面分析（表2）。

该测验的记分（编码）和解释主要依据美国的埃克斯纳（Exner）综合系统，该系统包括大样本的儿童（5 岁起）和成人常模资料、分析的解释策略和步骤，是用于正常和病理人格理论和临床研究的主要分析系统。分析分 4 个步骤：①结构总结。将记分成分与常模比较，对受试认知模式进行概括。②顺序分析。目的是提出有关应激源以及认知、情感或行为异常的原因假说。③内容分析。通过对受试多种多样的回答内容的分析进一步证实前述分析结果。④结果总结。将前面分析材料再综合分析，了解受试心理活动的整个面貌，重点对提出测验申请的要求做出回答，并提出可能的治疗建议。

该测验不仅可反映个人人格特征，也可得出对临床诊断和治疗有意义的精神病理指标，主要有抑郁指数、精神分裂症指数、自杀指数、应付缺陷指数及强迫方式指数，可帮助临床诊断。但该测验的结果评分及解释细致而复杂，未经特殊的训练或没有丰富的经验很难掌握，故在中国未普遍应用。

（静 进 金 宇）

xuéyè chéngjiù cèyàn

学业成就测验（academic achievement test）

对学生所学知识和技能进行考察的测验。测试目的是评价学生在校各科学业的学习成绩和学习效果，又称教育测验或学绩测验。与智力和人格测验的区别在于学业成就测验是直接测量被试的某种表现或成绩，而不是根据被试的表现或反应进行推测。所测试的是被试的实际能力，一般都是团体施测。

分类 根据测验的反应方式可分为具体操作性测验和纸笔测验。其中纸笔测验又分为再认式和回忆式 2 类，前者是要求被试辨认或组合已学过的内容，题型如是非题、多选题、匹配题等，后者要求被试根据记忆回答问题，如填空题、简答题和论述题。

表 2　记分内容、符号及可能意义

评分内容	代表符号	标准及可能意义
反应部位	整体反应（W）	反应包括几乎整个墨迹图，可能提示思维有过分概括的倾向
	明显局部反应（D）	以一般局部为反应部分，相当数量 D 表示有良好的知识水平
	细微局部反应（d）	只利用了图中较小但仍可明显区分的部分
	特殊局部反应（Dd）	对图中不寻常部分做出回答，提示可能有刻板的或不依习俗的思维
	空白部分反应（S）	对图中空白部分，或是单一空白处，或几个相连空白做回答
反应的决定因素	形状（F）	由于整体或局部像某种事物做出的反应，以形状相似度分为 F+、F、F-
	动作（M）	被试者在图中看到的人或动物的运动，通常是想象的或移情作用的象征
	彩色（C）	被试者的反应由墨迹的色彩决定，说明情绪健康
	阴影（K）	反应决定于墨迹图的阴影部分，可视为焦虑的指标
反应的内容	动物的整体（A）或某一部分（Ad）、人的整体（H）或某一部分（Hd）、内脏器官（At）、性器官（Sex）、自然景物（N）、物体（Obj）、地理（Geo）、建筑物（Arch）、艺术品（Art）、植物（PL）和抽象概念等	
反应的普遍性	P	大部分人共有的回答，说明对事物的看法与众相同，比较合群
	O	说明对事物的理解有独特的见解，在病理是这类回答多，但多属离奇

按照编制方法分类 可分为2大类，一类是标准化的学业成就测验，编制过程耗时耗力，并需要专门知识，因具有客观性和统一性，便于比较和评价参加者之间的分数，主要用于评价学科进步程度和诊断学习无能者，可对学生和其接受的教学进行准确的、有意义的比较，为因材施教提供参考。另一类是教师自编测验，是教师根据教学内容编制的，可考察学生学习效果和教学目标完成的情况，是教学过程中通常使用的测验形式，也是学生最常遇到的测验类型。

根据测验用途分类 可分为形成性测验和总结性测验。前者是把教学过程和评估结合起来，一边教学一边测试学生掌握的情况，进一步决定巩固复习或是继续教授新的学习内容。后者用于在某一阶段教学或全部课程结束后实施测验以便进行总结，评估学生是否达到教学目标，是学业成就测验的传统用途。

依据测验范围分类 可分为成套成就测验和单科测验。单科检查测验适用于某一特殊领域内的成就的评价。成套测验由多种科目的分测验组成，各分测验得分可相互比较用于综合评价被试的知识水平。

根据测验功能分类 可分为检查测验、水平测验、预测性测验、诊断性测验和准备性测验。检查测验主要用于评价学生对某种知识或技能的掌握情况。水平测验则用来考察学生能否达到某种能力水平的要求。预测性测验是用来预测学生未来的学习成就，测试题目通常比一般成就测验复杂。诊断性测验则能鉴别学生在学业某方面的困难所在，进而提供改进依据。准备性测验主要测试学生在某一特定的教学任务上是否做好了准备。

成套成就测验通常是第1步，能得到被试者的各科目学业情况。如需考察被试者在特定领域的成就，可实施单科测验。如果还需了解被试者在阅读、算术等方面的困难，可进一步实施诊断性测验。

用途 主要用于教育领域。①向教师反馈信息，有助于准备、调整和总结教学活动。②评价和比较学生的学习效果、教师的教学效果以及学校或某一地区的教学质量。③研究和发展教学理论，选拔人才和合理安置人才等。

学习是儿童发展过程的重要内容之一。儿童行为发育过程中出现的问题往往容易影响他们的学业成绩。学业评估对儿童行为发育的诊断极有价值，亦是矫治或干预的重要参考依据。过去这类测验主要在教育领域使用，近20年来开始用于儿童精神医学和发育行为儿科学领域，尤其在学习障碍或各类学习困难儿童诊断和治疗中起重要作用。在儿童精神医学发育行为儿科学领域，学业评估除上述作用外，其主要目的是建立能够促进儿童在教育与心理上的成长程序，通过收集数据帮助有关专家与教育工作者收集学习有问题儿童在学习方面的信息与数据，分析和证实儿童个体的问题，最终做出矫治干预决策及效果评价。因此，主要目的包括以下几个方面：①评定儿童是否存在学习问题，基于临床诊断标准，通过相应的测评手段对问题儿童的学习能力做出判断。②测量儿童目前的成就与问题，检测儿童在哪些特殊领域上有问题、问题的严重程度，以及学习问题的发展水平。③分析儿童的学习策略，通过诊断了解儿童的问题出在接受、表达或加工及联结信息的哪个环节等。④探讨儿童不能学习的原因，包括生理、心理以及环境因素。⑤建立个体化治疗计划，根据儿童学习策略的特征或长处，帮助儿童扬长避短。

在儿少卫生学领域的应用
从广义角度而言，学业评估不仅应包括常说的测验过程，还应考虑儿童本身的发育因素，探讨儿童与学习情境之间的相互作用，以及儿童与其他有重要关系的人物（教师、家长、朋友、亲戚）之间的相互作用等对学习有影响的要素。

对处于发育阶段的儿童而言，学业评估内容必须考虑下列能力：①知识。认知领域行为目标中最低的一个层次，主要指回忆或辨认某些特定的简单事实（常识、概念、公式、定理、规则、条文、类别、术语、名称等）。②理解。领会材料的意义，其学习的行为特征常表现为对一些重要概念可以用自己的记忆和领会加以复述，或可以把材料从一种表达方式转换成为另一种方式等，其是一种建立在认识、顿悟、领会基础上的识记能力。③应用。能运用已学过的材料单元，如基本概念、公式、定理、定律、原理、模型等，将其成功用到具体的新的情境中以便解决新问题的一种能力。④分析。把事物整体分解为部分，以便了解整体事物与部分之间的关系。是一种思维推理过程，包括要素分析、关系分析及组织原理分析不同的能力层次。⑤综合。把各个部分有机的组织成一个整体的能力，比分析能力更进一步。⑥评价。根据一定的标准对事物的价值做出合乎逻辑的判断。对认知目标做出评价包含3个相互联系的要素：评价的参照标准、事物本身具有的内在逻辑证据、被测儿童的认知结构。是认知目标层次中的最高层次，是基于前面5个层次智商的更复杂的思维活动，还有较丰富的创造性想象，同时也不可避免地包含个人情感因素。

常用方法　中国的标准化成就测验以1918年俞子夷编制的小学国文毛笔书法量表为起点，曾做过一些尝试。下面介绍国外常用的标准化学业成就测验。

斯坦福成就测验（Stanford Achievement Test，SAT）　该测验最初于1923年第一次出版，是最早的综合成就测验类型之一，目前已有10次修订版。SAT用于测定美国小学和中学生在阅读、数学、语言、自然科学、社会科学和听力理解等方面的基本学习水平。在1981~1982年间，该测验通过对40万名在校儿童的测试对此测验进行了标准化工作，并提供了量表分数，年级当量、百分等级等指标供评定个体和团体的作业情况时参考。

该量表的全部测验包括11个分测验：词汇、阅读理解、学习技能、数学概念、数学运算、数学应用、拼写、语言、社会科学、自然科学和听力理解。所有题目均采用多重选择题形式。除数学应用、语言、社会科学和自然科学对低年级学生不适用外，其他分测验对小学生（1~6年级）和初中生（初一到初三）全部适用。

广泛成就测验（Wide Range Achievement Test，WRAT）　1941年由心理学家西德尼·M·比茹（Sidney W. Bijou）等编制，已有4次修订版（WRAT4）。WRAT为个别实施的测验，适用于测查5岁至成人的阅读、拼写和算术学业成就水平。其结构简单，花时

较少，是临床上协助诊断学习障碍儿童的较理想工具。该量表由3个分量表组成，即拼写、算术和阅读分测验。拼写分测验主要测查拼写自己姓名、单词等的拼写水平；算术分测验主要测查加、减、乘、除运算水平；阅读分测验主要测查阅读量及阅读速度。量表的测试结果采用各分量表年级水平、标准分及百分位表示，由此判断儿童学业成就的高低。与智力测验成绩结合分析，若智商在平均水平而成就测验成绩明显低于实际年级水平，则学习无能的诊断可能性较大。但做出学习无能诊断还需结合其他指标。

（静　进　金　宇）

értóng xīnlǐ xíngwéi wèntí pínggū
儿童心理行为问题评估（psychosocial behavior assessment for children）

通过观察、晤谈、评定量表等方法对不同年龄阶段儿童的行为进行评定，筛查出存在学习问题、品行问题、情绪问题、注意力缺陷问题及人际关系问题等心理行为问题的儿童，以便家长、老师、儿童保健医生及心理医生及时进行干预，促进儿童健康成长。评定量表（rating scales）是用来量化观察中所得印象的一种测量工具，是心理行为问题评估中收集资料的重要手段之一。国内儿童心理行为评估中常用的量表包括阿肯巴克（Achenbach）儿童行为量表、康纳斯（Conners）儿童行为量表、学习障碍筛查量表、适应行为量表、孤独症儿童行为检查量表等。

阿肯巴克（Achenbach）儿童行为量表（Child Behavior Checklist，CBCL）　美国心理学家托马斯·阿肯巴克（Thomas M. Achenbach）等研制，1970年首先在美国应用，1983年第1次修订，

1991年再次修订，国内学者已对此版本进行修订。因其内容较全面，有较好的信度与效度，在国际上得到广泛应用，并且已经扩展了应用年龄。1991年的修订版包括父母评定、教师评定和青少年自评3套量表，分4个年龄组，所包括的分量表相同，便于比较。父母评定量表适用于4~16岁儿童及青少年。该量表分为3个部分：①一般项目，包括姓名、性别、年龄和父母职业等。②社会能力，共有7大项，包括参与运动、活动、课外小组、课余职业及家务、交友、与亲友相处及在校学习情况等。③行为问题，是量表的主要部分，包括113项，要求父母根据儿童最近半年内的表现填写。以6~11岁男孩的常模为例，包括分裂症样、抑郁、不合群、强迫冲动、躯体化不适、社交退缩、多动、攻击性行为和违纪行为等9个分量表。但这些名称不意味着就是临床诊断。

一般项目不记分，研究认为，父母的职业最能代表儿童家庭的社会经济情况，因此"一般项目"中只重点评估父母职业。

社会能力评分将7大项的各项得分相加得到活动情况、社交情况和学习情况3个分量表分。分数越高表示儿童在这方面的能力越强。以标准化常模的第2百分位作为分量表正常值下限（相当于T分30），定出划界分，凡分量表得分低于2个百分位者即认为这方面能力可能有缺陷。将3个分量表分相加，得到社会能力总分的粗分。

行为问题以3级评分，即0分无此症状，1分出现或有一点，2分经常出现或明显。各分相加得到粗分，以各分量表标准化常模的第98百分位为划界分（相当

于 T 分 70），凡得分高于此，则认为该项行为有问题。将儿童各分量表分数描记在行为问题剖析图上，可以形象地反映出该儿童的行为特点。

康纳斯（Conners）儿童行为量表（Conners' Rating Scale）

凯斯·康纳斯（C Keith Conners）等编制并进行修订的多种形式的儿童青少年行为问题评定量表，应用 20 余年，主要评定儿童行为问题，特别是儿童注意缺陷多动障碍（ADHD）。量表包括父母问卷、教师用表与简明症状问卷 3 种形式。

康纳斯（Conners）父母问卷 1969 年制订，有 93 个条目，1978 年修订为 48 项。48 个项目归纳为：品行问题、学习问题、心身障碍、冲动、多动和焦虑 6 个因子。基本概括了儿童少年常见的行为问题，也可用于中枢兴奋剂与行为矫正等对 ADHD 疗效的评定。问卷采用 4 级（0、1、2、3 分）评分法，将各分量表单项分相加，除以该分量表的条目数，以均数±2 倍标准差（$\bar{x} \pm s$）代表正常范围。有良好的信度和效度。

康纳斯（Conners）教师用表 原表有 39 个条目，1978 年修订为 28 个条目，使用更为方便。28 个项目归纳为：品行问题、多动和注意缺陷、冲动 3 个因子，评分方法同父母问卷。

康纳斯（Conners）儿童行为量表简明症状问卷 由 10 个项目组成，常用于筛查 ADHD 儿童，父母与教师均可使用，仅需 1~3 分钟即可完成，采用 4 级评分法，如问卷总分大于 15 分，即被认为有 ADHD 的可能。

学习障碍筛查量表（Pupil Rating Scale Revised Screening for Learning Disabilities，PRS）

美国詹姆斯·米克尔布斯特（James D Myklebust）于 1971 年研制和标准化，主要用于学习障碍或 ADHD、协调运动障碍类儿童的教育筛查，由教师进行评定，适用于 5~15 岁儿童。内容包括言语和非言语 2 大范畴的 5 个功能区域，包括听理解和记忆、语言、时间和方位、运动能力和社会行为等。全表共 24 个条目，用症状描述形式的 5 级评分方法。根据评定结果大致可以筛查出可疑言语型学习障碍和非言语型学习障碍。

适应行为量表（Adaptive Behavior Scale，ABS）

分为适用于 13 岁以下及以上年龄儿童 2 种形式。量表分 2 部分，第 1 部分是综合了莱汉德（Lehand）等人于 1967 年制订的量表并补充了新的项目，第 2 部分是新增加的，用于评定精神发育迟滞者的不良行为。前者包括 9 个方面，如独立能力、身体发展、经济活动、语言发展、数与时的概念、职业、自我定向、责任感和社会化等。后者包括 12 个方面，包括暴力和破坏行为、反社会行为、反叛行为、不能信赖的行为、脱离环境、刻板行为和古怪姿态、不恰当的人际态度、不恰当的声响习惯、不能为人接受的古怪的习惯、活动过多倾向、精神障碍、药物滥用等。可根据评定结果，将适应能力分为 6 个水平，并通过因素分析，归纳成 3 个独立因素，包括个人独立性、社会适应不良和个人适应不良。

孤独症儿童行为检查量表（Autism Behavior Checklist，ABC）

有 57 个描述孤独症儿童的感觉、行为、情绪、语言等方面异常表现的项目，可归纳为 5 个因子：感觉、交往、躯体运动、语言、生活自理。每项评分是按其在量表中的负荷大小分别评 1、2、3、4 分。问卷项目数量适中，需时不多，便于完成。

幼儿-初中生社会生活能力量表（S-M Social Adaptability Testing Form）

由日本引进，在中国进行了再标准化，适用于 6 月至 15 岁儿童，已成为中国儿童社会生活能力评估、智力低下诊断和分级必备的量表之一。全量表共 132 个项目，分为 6 个领域，包括独立生活能力、运动能力、职业能力、沟通能力、社会化和自我管理等。检查时，从相应的年龄开始评定。如连续 10 项通过，可继续后面的检查项目，直至连续 10 项不能通过时终止评定。因此，每个年龄阶段儿童评定的项目数不多，评定时间较短。评定后将通过项目数累加得到该量表粗分，再转换成标准分，根据受评定儿童的标准分判断其社会生活能力水平。

（静 进 金 宇）

xīnlǐ shēnglǐ cèyàn

心理生理测验（psychophysiology test）

对心理现象用生理技术测量乃至数量化分析，用以比较、鉴别和评估神经心理特征或行为发展水平。

方法 以往主要采用量表的形式，以分数或等级对人的心理行为样本进行定量分析和描述，有利于了解被测试者心理发展水平是否达到正常水平，为诊断、疗效评价和指导康复等提供客观依据。很多研究结合眼动分析、皮肤电反应、脑磁图描记术（MEG）、脑电图（EEG）、功能性磁共振（fMRI）等手段观察被测试者的脑部生理活动及认知心理功能。

脑电图 将脑部自身微弱的生物电放大并描记为曲线图的生理测验技术,主要用于颅内器质性病变如癫痫、脑炎、脑血管疾病及颅内占位性病变等检查。脑电图极易受各种因素干扰,应注意识别和排除。

眼动分析术 此技术经过一百多年的发展已经趋于成熟。通过记录角膜反光可精确的分析眼球运动情况。眼球运动的主要形式有注视、眼跳和回视。常用的眼动指标:①注视。将眼的中央凹视觉区对准所看对象的过程,与之相关的指标有平均注视时间、注视次数、总注视时间等。②眼跳。从一个注视点到下一个注视点的运动过程,常见指标有眼跳距离、眼跳时间。③回视。眼又返回到刚才注视过的内容上,常见的指标有回视次数。④瞳孔直径。指标与人的情绪、兴趣和认知负荷有关。此技术已被运用于学习困难儿童、阅读障碍儿童、孤独症儿童、注意缺陷多动障碍儿童的视觉认知的研究中,特别是文字、图形和人面知觉、场景知觉和视觉搜索等领域的研究。眼动仪分析从行为层面对被测试者的心理活动进行记录和分析,如能与其他脑成像技术(如 fMRI、EEG)等联合使用,将有助于更有效地研究个体的视觉认知过程的脑部机制。

皮肤电反应 通过皮肤电测试仪测量皮肤电阻的变化,了解被测试者心理应激反应。施测者将电极安放在被测试者的手掌和手背,测量皮肤电基线水平。基线平稳时,分别给被测试者呈现不同的紧张刺激,并记录被测试者皮肤电的变化情况,直到皮肤电恢复到平稳时再呈现下一个刺激,同时注意被测试者的表情和语言反应,做出综合判断。

脑磁图描记术 脑磁图仪是一种应用脑功能图像检测技术对人体实施完全无接触、无侵袭、无损伤的设备,检测过程中测量系统不会发出任何射线、能量或机器噪声,只是对脑内发出的极其微弱的生物磁场信号加以测定和描记。实施时探测器不需固定于患者头部,对患者无需特殊处置,测试准备时间短,监测简便安全,对人体无任何副作用及其不良影响,可用于儿童大脑功能研究。

血氧水平依赖功能磁共振成像(blood oxygenation level-dependent functional magnetic resonance imaging, BOLD-fMRI) 利用脑部血液中的氧合血红蛋白和脱氧血红蛋白的磁性差异检测有功能活动的脑区。此技术是一种对人类无伤害的脑功能检测技术,并能以高时空分辨率实时地显示出大脑局部特定区域的功能活动情况,使人们能够更客观、更精确地了解大脑的活动变化,已被用于痛觉、视觉、面孔认知、工作记忆、情绪、思维等多个研究领域。

施测原则 包括以下几方面。

根据目的选择测验 任何心理生理测验都有一定目的性和适用范围,有相应的信度与效度。应根据实际需要慎重考虑选用何种测验,盲目滥用会对受试者乃至整个家庭、学校、社会造成不良影响。

与受试者建立友好信任关系 若不能取得受试者信任,营造温馨和谐的环境,受试者(尤其儿童)常无法表现出真实的反应,导致测试结果不准确。

正确解释测验结果 所有心理测验获得的结果都是相对的。对此应做具体分析判断,做恰当解释。儿童少年正处在快速生长阶段,其神经系统发育有很大的可变性和代偿性,不能单凭一两次测验结果就轻易下定论。

资格认定和职业道德 心理测验是严肃而科学的工作。心理测验者应具备本科以上专业,接受严格训练,经考核获得相应资格,才能开展这方面工作。应严格遵守职业道德,充分尊重儿童少年的合法权利。正当有据地报告测验结果,不以测验为名搞不正之风。

保密原则 测试结果涉及受试者的权益和隐私。未经许可,不能随便向他人或单位公布。测验工具、测验程序、记录纸、指导语等应由专人保管,不随意泄露。测试前不能让受试者知道内容,或进行专门联系,以免影响结果的真实性。

(静进 金宇)

shēnghuó zhìliàng cèliáng

生活质量测量(assessment of quality of life)

通过问卷、访谈等心理学测量方法对个体的主客观生活质量指标进行综合评估,以反映个体的身心健康水平。生活质量又称生命质量、生存质量,世界卫生组织(World Health Organization, WHO)在进行生活质量的跨文化研究时将其定义为不同文化和价值体系中的个体对自身生存状况的体验。生活质量不仅与个体生活环境有关,还受其目标、期望值、标准和关注事物的影响。

概念的发展 生活质量的概念最早出现在美国经济学家约翰·肯尼思·加尔布雷思(John Kenneth Galbraith)所著的《富裕社会》。1960 年他发表的美国《总统委员会国民计划报告》和雷蒙德·鲍尔（Raymond Bauer）主编的《社会指标》文集中正式提出生活质量这个专门术语。此后，生活质量逐渐成为一个专门的研究领域。儿童生活质量的研究起步较晚，20世纪80年代一些学者将生活质量概念引入临床工作，并尝试从多层面阐释儿童生活质量的内涵以及在临床中的作用。生活质量的构建以WHO对健康的定义"健康不仅指没有疾病，而且指生理、心理与社会功能的完好状态"为基础，由多维度的内容组成，既包括客观状态又包括主观感受。WHO生存质量研究组提出，儿童生活质量评定体系应包括生理功能、外表、心理功能、家庭社会关系、社会及物质方面的心理社会状况和生活环境等6个层面的内容，这一评价体系基本涵盖了儿童生活质量的身体功能、心理功能和社会功能3个核心领域。在选择维度进行具体研究时，应根据研究目的、研究对象和所采用的方法（横断面研究或队列研究），有所侧重的选择研究层面。

测量方法 可分为客观评价法和主观评价法。客观生活质量评价强调客观可测的健康状况和物资生活水平，包括与生存和精神健康相关的基本需求的满足和一些对美好生活有价值的事物，如食物、饮水、睡眠、生活自理、锻炼、清洁的空气等基本需求的满足，以及朋友家人接触的频率与亲密度、身体隐私、自由选择、技能发展、艺术欣赏等美好生活事物的实现。主观生活质量评价则着重于对自身健康状况与生活环境的主观体验，由愉快的情绪体验和需求的满足感组成。评价儿童生活质量的关键是儿童作为个体在生活中获得发展的质量如

何，只有从主观和客观2个角度同时对儿童生活质量进行评价才能给儿童的生活勾画出完整的图像。生活质量的测量主要采用量表的形式，根据适用范围分为普适性量表和疾病专门化量表。普适性量表可全面评估身体、情感和心理、社会功能等，适用于所有儿童，优点是可进行普通人群之间与患儿之间、不同患病儿童之间的比较，不足之处是不够敏感，在研究一般身体状况与疾病发生与变化之间的关系时往往深度不够。因此，测量特殊或患病人群的生活质量需要有针对性的疾病专门化量表。应用较广泛的普适性量表有儿童健康问卷、多维学生生活满意度量表等；儿童疾病专门化生活质量量表有儿科哮喘病生活质量量表、儿科癌症生活质量量表–32条、儿科过敏性鼻炎生活质量量表、儿科心脏病生活质量量表等。

儿童生存质量测定量表系列 加利福尼亚大学精神病学中心詹姆斯·W·瓦尔尼（James W Varni）博士领导的研究小组于1987年开始编制该系列，经过反复考评、应用和修订，现已形成一系列组件式的量表群，由一套测量儿童生存质量共性部分的普适性核心量表和多套测量不同疾病儿童生存质量的特异性疾病模块构成，每套量表根据儿童各年龄段的认识发展水平和理解能力，从2~18岁中每3岁1个年龄段，分别制订各年龄段的特有量表。采用儿童自评和家长报告平行测定。普适性量表已修订至第4版，疾病专表修订至第3版。现有的疾病特异性模块包括癌症、哮喘、风湿性疾病、心血管疾病、糖尿病、肥胖症等模块。

儿童少年主观生活质量问卷 该问卷由程灶火等学者编制，

是适用于儿童和青少年的主观生活质量的自我报告式问卷，该问卷包括8个维度，共52个条目，分别是家庭生活7条、同伴交往6条、学校生活8条、生活环境5条、自我认识6条、抑郁体验7条、焦虑体验8条、躯体体验5条。其中前5个维度为认知成分评价，后3个维度为情感成分评价。该问卷已用于评价哮喘儿童和肥胖儿童的主观生活质量测量。

青少年生活质量问卷 该问卷由马弘等编制，适用于12~15岁少年，包括5个维度：生理、心理、独立性、社会关系和环境，共90个条目。

生活质量测量已广泛应用于儿童癌症、哮喘、癫痫、心脏病及慢性鼻炎等躯体疾病的研究，同时也被运用于学习障碍、注意缺陷多动障碍等发育行为疾病的研究。包括研究不同疾病或同一疾病的不同阶段患儿的心理社会问题；筛查需进行心理或行为干预的儿童；评价药物治疗或心理社会干预的效果；监控卫生服务措施的成效等。由于儿童的特殊性，生活质量研究还需在以下方面深入研究：真正掌握儿童和代评者之间生活质量评价的一致性程度，开展一系列基础研究了解不同年龄阶段、不同性别、不同健康状况儿童代评中的信息偏倚问题；建立有效的自评方法了解小年龄儿童的生命质量，尝试通过卡通动画、交互式人机对话等方法来帮助儿童理解时间和频度概念并增加测评的趣味性，摸索不同年龄阶段儿童测评时间尺度；发展更加科学、规范的测量工具动态监测儿童各个发展阶段的生活质量和主要影响因素，为儿童健康干预和健康促进计划提供依据；不同发展阶段儿童生命质量

测量各个层面的权重，指标设立简洁、高效；儿童生活质量研究从严重健康问题如低出生体重的临床研究到儿童整体健康促进计划，需要多学科、跨专业、跨行业的共同参与协作；探索开展大规模、多中心、跨国度研究，以掌握儿童整体生活质量为全球儿童健康保障措施的制订提供参考。

（余毅震 全宇蒙 衡）

xìngfāyù píngjià

性发育评价（sexual maturity assessment）

通过男女两性的阴毛、男性外生殖器（阴茎长度和睾丸容积）、女性的乳房发育和月经初潮年龄等评价性发育成熟水平。评价从胚胎性别分化开始，历经青春发动期，直至性发育成熟、获得生殖能力的持续过程。

发展史 性发育评价最初的标准是 1948 年由雷诺兹（Reynolds EL）和瓦恩斯（Wines JV）提出，1951 年修订。随后坦纳（Tanner JM）和 Marshall WA 在此基础上提出了目前广泛运用的性发育评价量表，又称坦纳分期法。吉登斯（Herman Giddens ME）和布尔多纳尼（Bourdony CJ）等按照这些方法，用照片的方式呈现提供参照评价。

医生通常通过直接视诊判断性发育状况。如果儿童掌握明确的性发育判定方法，结合性发育阶段素描图或照片，被给予充分的隐私权和足够长的镜子，性发育水平自评法可作为可信、准确的性发育评价方式。国内学者提出性发育综合评价是将第二性征和其他发育现象结合，制定性发育综合分期标准。优点是利用发育不同侧面较全面反映性发育状况，用于整体判断性发育水平和成熟度。

性发育指数（sexual development index，SDI） 将主要性征指标发育分期确定后，各项分值相加得到性发育指数，依据 SDI 大小划分为未发育期和青春前、中、后期。SDI 可较全面地反映个体的性发育状况，与同地区正常范围进行对比，可为临床判断性早熟及性发育迟缓提供可靠依据。

男性性发育指数 ①睾丸容积（testicular volume，TV）。根据所测 TV 值大小将睾丸发育分成 4 期，即 Ⅰ 期：$TV < 4ml$；Ⅱ 期：$4ml \leqslant TV < 8ml$；Ⅲ 期：$8ml \leqslant TV < 12ml$；Ⅳ 期：$TV \geqslant 12ml$。②阴茎。在阴茎自然下垂状态测量阴茎根部至尿道口处的直线距离为阴茎的静态长度、测量阴茎冠状沟后 1cm 处的直径为阴茎直径，根据阴茎长度与直径的乘积（lenght times diameter，LD）大小将阴茎发育分为 4 期，即 Ⅰ 期：$LD < 500mm^2$；Ⅱ 期：$500mm^2 \leqslant LD < 1000mm^2$；Ⅲ 期：$1000mm^2 \leqslant LD < 1500mm^2$；Ⅳ 期：$LD \geqslant 1500mm^2$。③阴毛。按坦纳标准分为 5 期：$PH_1 \sim PH_5$ 期（见第二性征评价）。④腋毛及胡须。以能明显区别于茸生的粗黑汗毛为界限分为无（Ⅰ 期）、稀少（Ⅱ 期）、浓密（Ⅲ 期）。分别将睾丸、阴茎、阴毛及腋毛发育按期评分，每期 1 分，每递增 1 期加 1 分，再将 4 个指标的分值相加，得到性发育指数（SDI），满分为 16 分。根据 SDI 分值大小，将性发育程度分为 4 期，即未发育期（Ⅰ 期）：$DI = 4$ 分；青春前期（Ⅱ 期）：4 分 $< DI \leqslant 8$ 分；青春中期（Ⅲ 期）：8 分 $< DI \leqslant 12$ 分；青春后期（Ⅳ 期）：12 分 $< DI \leqslant 16$ 分。

女性性发育指数 ①乳房。按坦纳标准分为 5 期，即 $B_1 \sim B_5$ 期（见第二性征发育评价）。②阴毛。按 Tanner 标准分为 5 期，$PH_1 \sim PH_5$ 期（见第二性征发育评价）。③大阴唇。共分 3 期。Ⅰ 期：未发育，幼稚型；Ⅱ 期：开始发育、部分遮盖小阴唇，稍有着色；Ⅲ 期：高度发育，能完全遮盖小阴唇，着色明显。④腋毛。同男性腋毛分期法，分为 Ⅰ ~ Ⅲ 期。将乳房、阴毛、大阴唇及腋毛 4 项各期分值相加，满分亦为 16 分，具体划分及分期方法同男性标准划分。

性发育年龄评定方法 根据各期也是综合多项性征进行评分，以得出整体的性发育年龄，其评定方法还在探索阶段。叶义严等利用"标准人群"的性征发育研究资料，制定了性征评分系统和性征年龄积分标准，根据骨龄评分法原理，对各性征发育的分级（女性乳房、阴毛、腋毛和月经初潮）分别予以赋分，计算总分，从相应的标准查出性发育年龄。该方法所得出的性征发育年龄值，既便于对同一个体做动态观察，又便于在不同个体间做比较，起到了量化概念和整体评价作用。

（陶芳标 孙 莹）

gāowán tǐjī cèliáng

睾丸体积测量（measure of testicular volume）

通过直接测量、B 型超声检查或睾丸模型比拟等方法测量睾丸体积，用以评价男童青春期启动、性发育成熟程度和筛查发育异常。青春期是儿童少年生长发育的第二个高峰期，以性器官和第二性征的迅速发育为主要特征。男性青少年的性器官以睾丸和阴茎的增大为主，可反映性发育的成熟程度。但阴茎受勃起的影响较大，测量不准确，而睾丸的形态相对稳定，易于定量观测。

睾丸直接测量法　用透明直尺、游标卡尺或规式钳尺直接测量，用长、宽、厚和体积表示。各研究所选择的测量指标各异，体积计算公式亦有多种，给各研究结果的比较带来一定困难，研究中不常用。具体步骤：受试者取立位，双腿自然分开。用游标卡尺分别测量左右睾丸。其上下极间的距离为睾丸长度；内外面中部的最大距离为宽度；前后面中部的最大距离为厚度。睾丸体积的计算公式为：睾丸体积 $=(1/4\pi)\times$长$\times[($宽$+$厚$)/2]^2\times0.9$。测量体积时应注意睾丸与附睾的关系、阴囊皮肤的厚度，以及对睾丸施加的压力等影响因素。

睾丸B型超声检查法　能探知睾丸的大小和位置，准确度和精确度都很高，但尚无儿童各年龄睾丸大小的相应参考值，且需有设备，必要时采用。具体步骤为：研究对象取仰卧位，双腿并拢，将阴茎向上贴于耻骨上腹壁，阴囊下方托一软垫，用二维超声显示双侧睾丸的纵、横切面，测量睾丸的长径、宽径和厚径，计算睾丸体积。公式为：睾丸体积$=$长径$\times$宽径$\times$厚径$\times\pi/6$。

睾丸模型比拟法　用按体积大小顺序串联的睾丸模型与被检儿童的睾丸进行比测的方法，常用的有普拉德（Prader）睾丸模型法、衡器测量法和庞奇（Punch-out）测量法等。睾丸模型和睾丸体积最相近时，睾丸模型体积即为睾丸大小的测定值。衡器测量法在排除附睾、环境温度、挤压睾丸及皮肤等因素的影响后，所得结果准确可靠，重复性好。具体步骤：取受试者双侧睾丸较大的一侧进行测量，受检者充分暴露外阴，一名儿科医生右手握睾丸计，左手触诊并固定受检者

睾丸，在睾丸计中选择和触诊到的睾丸尺寸最接近的模型，读取其溶剂刻度并记录，另一儿科医生重复测量并做记录，凡不确定测量结果由2名医生协商解决。

（李军）

dì-èrxìngzhēng fāyù píngjià

第二性征发育评价（evaluation of secondary sexual characteristics）

针对青春期发育情况而做的第二性征评价。第二性征一般为非计量资料，测定、统计比较困难，大多采用半定量的方法将有关指标分度，即将整个发育过程区分为几个不同阶段，并规定每一阶段的标准。较完整的关于第二性征的评价体系包括坦纳5分期法和中国叶恭绍教授提出的4期评价标准。

坦纳（Tanner）5分期法

对第二性征发育的评价，国际上最常用的是1962年坦纳（Tanner）提出的基于女性乳房/男性外生殖器和阴毛分布的5分期法（图1、2、3、表1）。该

方法主要依靠图示来分期，常被用作评价青春期变化的指征。一般认为坦纳Ⅱ期标志性发育启动，Ⅴ期标志性发育成熟。坦纳5分期法评价是客观的，但由于分期主要依靠图示，可能会产生错分，如乳房发育的分期在实施时就比较困难，可能因肥胖而将脂肪组织误认为是乳腺组织。作为评价青春期发育启动的指标，阴毛比乳房在评价分期上更容易，但由于出现阴毛发育不仅可以是性腺发育的结果，也可由肾上腺功能初现引起，所以在分析时要谨慎。一般多采用女性乳房发育和男性睾丸发育坦纳分期评价儿童青少年的青春期发育。

叶恭绍4期评价标准　1964年叶恭绍教授曾对女性乳房、阴毛和腋毛的发育制定4期分期标准（表2），0期是未发育状态，3期是成熟期。腋毛在很多研究中还常被分为3期，以能明显区别于茸生的粗黑汗毛为界限，分为无（Ⅰ期）、稀少（Ⅱ期）和浓

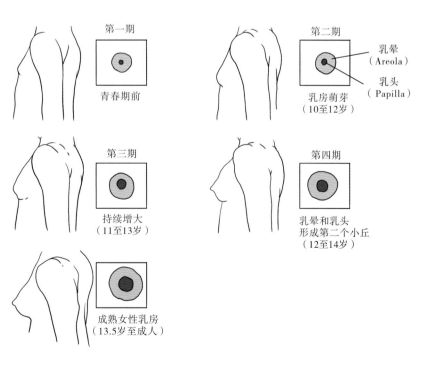

第一期　青春期前

第二期　乳房萌芽（10至12岁）　乳晕（Areola）　乳头（Papilla）

第三期　持续增大（11至13岁）

第四期　乳晕和乳头形成第二个小丘（12至14岁）

成熟女性乳房（13.5岁至成人）

图1　女性乳房发育的坦纳分期

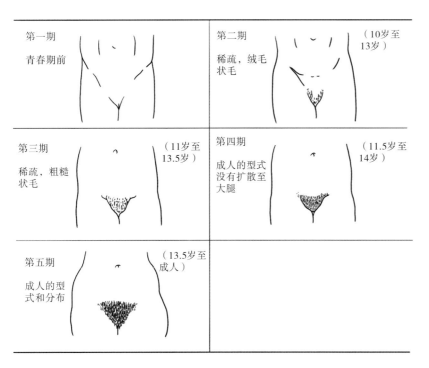

图2　女性阴毛发育坦纳分期

第一期　青春期前

第二期　（10岁至13岁）　稀疏，绒毛状毛

第三期　（11岁至13.5岁）　稀疏，粗糙状毛

第四期　（11.5岁至14岁）　成人的型式没有扩散至大腿

第五期　（13.5岁至成人）　成人的型式和分布

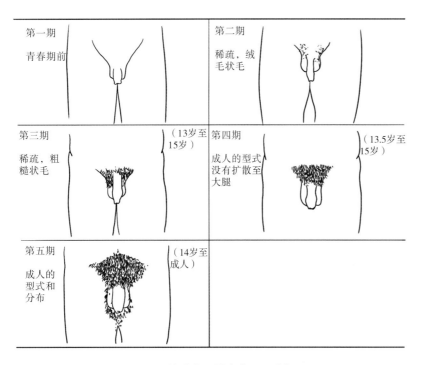

图3　男性外生殖器发育坦纳分期

第一期　青春期前

第二期　稀疏，绒毛状毛

第三期　（13岁至15岁）　稀疏，粗糙状毛

第四期　（13.5岁至15岁）　成人的型式没有扩散至大腿

第五期　（14岁至成人）　成人的型式和分布

密（Ⅲ期，成人型）。

其他有关男性第二性征的评价方法　男性第二性征发育除了外生殖器、阴毛和腋毛外，还包括体毛、变声、喉结出现和男性乳房等方面。男性体毛的多少与遗传有关，12岁左右男性声带变长，声音开始变粗，即出现变声现象，喉结增大，多取端坐位，于自然呼吸状态下观察。男性乳房在青春期也可出现变化，但一般不超过2年，无需特殊治疗，偶有乳房持续增大，引起男子女性型乳房。关于男性乳房发育的评价方法不统一，有依据触诊是否有乳腺下结节大小分期的4分期法，男性乳房发育的研究方法不同，影响了其结果的可比性。

很多研究提到坦纳5分期法对男性外生殖器发育的分期，各期间没有明确的数据界限，比较主观，在实际应用中不容易掌握，易出现错分。也有研究报道坦纳5分期法对男性发育早期的评价不可靠，结合睾丸大小测量可使评价效果有所提高。

（李　军）

yuèjīngchūcháo píngjūn niánlíng diàochá

月经初潮平均年龄调查（survey of average age of menarche）

对群体女童通过横断面调查（来月经与否）、回顾性（回忆首次月经的年龄）或前瞻性调查（一批低年龄女童随访过程中的首次月经年龄），以评价一个地区乃至全国的女童月经初潮平均年龄，用于评价个体月经初潮的早晚、分析遗传与环境因素对女童青春期发育的影响、评价性发育的长期趋势。女性进入青春期的首次月经称为初潮，是青春期发育过程的重要标志，表明卵巢、子宫功能的发育具备了一定的生殖能力。初潮年龄是女性性发育水平的重要评定指标，调查初潮年龄的方法不可靠，会在分析时做出错误判断，了解并确定初潮年龄各种方法的优缺点非常有必要。

调查方法　主要有3种。

回顾法　只需做1次调查，直接询问每名受试者，让其回忆发生第1次月经时间，这种方法可能会产生回忆偏倚。有报道显

表1　第二性征发育坦纳5分期法

分期	女性		男性	
	乳房	阴毛	外生殖器	阴毛
I 期	青春期前状态	青春期前状态，耻骨上无阴毛出现	青春期前状态，幼稚阶段	青春期前状态，耻骨上无阴毛出现
II 期	乳芽期，乳房和乳头稍隆起，乳晕直径增大	大阴唇有少数直或弯曲的阴毛，色泽较淡	阴囊开始增大，阴囊皮肤出现纹理，颜色变红	阴毛稀疏、柔软，呈直或稍微弯曲状，毛色较浅，主要出现在阴茎基部
III 期	乳房进一步增大和隆起，与胸壁界限不清，乳头和乳晕更增大，乳晕色泽较深，但轮廓尚不清晰	阴毛色素加深，变粗和（或）更加弯曲，向上扩展至耻骨联合	阴茎开始增长，稍微增宽，阴囊进一步增大	毛色加深，变长和增粗，进一步卷曲，并向上扩展至耻骨联合
IV 期	乳头和乳晕进一步增大，乳晕在乳房上形成第二隆起	已具成人类型，但分布区域小于成人，尚未扩展至中央表面区域	阴茎长、宽进一步增加，龟头发育，阴囊进一步增大，皮肤色素沉着增多	已具成人类型，但分布区域小于成人，尚未扩展至股中部
V 期	成熟期，乳房进一步发育，使乳房和乳晕形成的第二隆起消失，乳头更显得突出	阴毛的类型和浓度程度均已达成人水平，扩展至股中部，呈倒三角形分布	生殖器形状、大小如成人	阴毛类型和浓度均已达到成人水平，扩展至股中部，呈倒三角形分布

表2　第二性征发育叶恭绍4期评价标准

分期	女性乳房	阴毛	腋毛
0 期	乳房未发育	阴毛未发育	腋毛未发育
1 期	乳头和乳晕凸起形成单个小丘，乳房发育不明显，与胸壁界限不清	阴茎基部（男）/大阴唇（女）有稀疏的短阴毛出现	出现稀疏、短腋毛
2 期	乳头和乳晕进一步发育，乳房发育明显，形成小丘，轮廓清晰	阴毛更粗更长，遍布耻骨联合，但范围小于成人，男性呈倒三角形	更多浓密1~2cm腋毛，分布于腋窝中心
3 期	乳头更加突出，乳房进一步发育，乳头和乳晕形成的小丘消失，达到成人水平	粗长阴毛分布更广。女性：遍布耻骨联合，呈倒三角形分布。男性：达下腹部和腹股沟，呈菱形	浓密的长腋毛广泛分布于腋窝中心和四周

示，在回忆的初潮年龄与实际年龄之间，相关系数 $r=0.81$，回忆年龄误差在3个月以内只占63%，实际情况可能更低。达蒙（Damon）等的研究是在60名女性发生月经初潮19年后，进行初潮实际日期和回顾日期的相关分析，得出的相关系数 $r=0.78$。威尔逊（Wilson）等的研究认为，如果研究样本包括许多还未发生月经初潮的女童，所产生的偏倚将更大，会使所得年龄小于实际年龄。但也有报道称，回顾法在确定平均初潮年龄时具备足够的准确性，和前瞻法及现况法所得结果相比差别很小，结果可信。

前瞻法　需在一定时间内对未发生月经初潮的受试者做多次调查，一直跟踪至初潮发生为止，只需询问受试者是否已经有月经，调查的时间间隔比较短时，确切的初潮时间可确定，可信度增加，这种方法所得的结果最准确。样本量很大时，要对整体平均年龄进行可靠评估则调查过程延长，鉴于经济投入和管理上的因素，这种方法对人群的可操作性较差。

现况法　要求研究样本具有较好的代表性，对每个个体只需调查1次，询问被调查者在调查时点的年龄以及是否已经有月经。每个年龄都可以得到一个回答"是"的百分比，对这些百分比的分布做概率或logit转换，据此得出月经初潮的中位年龄和标准差。这种方法不关心每个个体月经初

潮的确切发生时间，不产生回忆偏倚，所得结果准确可靠，经济和管理上亦低耗费、易操作，使用最多。

概率单位回归法计算女生月经初潮半数年龄　用半数年龄概率单位回归法，将年龄换算成对数年龄，各年龄月经初潮的发生率换算成概率单位，使二者成直线关系，用最小二乘法建立回归方程，再根据方程求出月经初潮发生率的50%的年龄。具体步骤：①调查女生月经初潮发生情况。②编制半数月经初潮年龄计算表。③计算半数月经初潮年龄。④计算半数月经初潮年龄的允许区间。⑤求半数月经初潮年龄可信限。

（李　军）

首次遗精平均年龄调查

shǒucìyíjīng píngjūn niánlíng diàochá

首次遗精平均年龄调查（survey of average age of first spermorrhea） 对群体男童通过横断面调查（遗精与否）、回顾性（回忆首次遗精的年龄）或前瞻性调查（一批低年龄男童随访过程中的首次遗精年龄），以评价一个地区乃至全国的男童首次遗精平均年龄，用于评价个体首次遗精的早晚、分析遗传与环境因素对男童青春期发育的影响、评价性发育的长期趋势。青春期后，男性在无性交状况下发生的射精称为遗精，大都发生在睡眠状态中，是青春期男性正常的生理现象。首次遗精是男性青春期发育的重要标志，睾丸体积达到 16ml 左右时，大部分男性会发生首次遗精。常被用作评价青春期发育的重要指标，包括问卷调查法和实验室检查法。

问卷调查法包括回顾法、前瞻法和现况法（同女性月经初潮年龄的调查方法）。现国际上的研究多采用现况法，只需询问被调查者的年龄以及是否有过遗精，其首次遗精年龄的计算方法见月经初潮平均年龄调查。

问卷调查法是以第 1 次射精时年龄为首次遗精年龄，实验室检查法是以尿液中含有精子为准，所采用的定义不同，导致问卷调查法所得年龄晚于实验室检查法 1~2 年，中国学者季成叶指出，采用问卷调查法所得年龄处于青春期中期，生长激素和性激素都处于较高水平，比实验室检查法所得结果更有意义。

有的研究在确定首次遗精年龄时与实验室检测相结合，有研究者连续数日采集不同年龄组男性晨尿，认为在遗精后的晨尿中能检测到精液，再通过寿命表法计算首次遗精年龄。

（李　军）

发育年龄评价

fāyù niánlíng píngjià

发育年龄评价（developmental age appraisal） 用身体的某些身体形态、生理功能、第二性征指标的发育平均水平及其正常变异，制成标准年龄，以个体的发育状况同标准年龄时发育状况比较，从而评价其发育年龄。发育年龄又称生物年龄或生理年龄。

形态年龄评价 用某项形态发育指标制成标准年龄，以反映个体发育状况，常用的有身高年龄、体重年龄等。优点是使用简便，结果明确，但由于单项形态指标不能反映全身发育状况，另外，形态指标个体差异大，所以单独用形态指标评价生长发育效果不佳，但在衡量某个体格指标的发育提前或滞后状况时有一定作用。

第二性征年龄评价 用第二性征制成的标准年龄，根据个体的第二性征发育程度与其比较来评价。标准的制定方法：按每一性征指标从开始发育到完全成熟，将其中不同的发育程度划分成不同发育阶段进行评分，然后利用多元分析法组合成数学模型，或制成等级评分标准。将个体样本检查的发育状况，与标准相比较，判断其发育程度。第二性征年龄的评价方法只适用于青春期。

牙齿年龄评价 牙齿年龄简称齿龄，按儿童牙齿的发育顺序制定成标准年龄，反映个体儿童的发育状况。评价方法有 2 种：第 1 种以儿童牙齿萌出的数量和质量来表达发育年龄，适用于出生后 6 个月至 13 岁左右的人群。第 2 种利用 X 线摄片方法，将从第 1 个牙齿开始钙化，到最后 1 个恒牙完全钙化的全过程，划分成不同阶段，以反映牙齿发育，该方法准确可靠，但大多限于科学研究方面，儿童少年卫生领域较少应用。

骨骼年龄评价 骨骼年龄简称骨龄，根据儿童少年的骨骼发育（钙化）程度同骨发育标准进行比较求得的发育年龄。骨龄具体评定方法见"骨龄测定"。

（李　军）

骨龄测定

gǔlíng cèdìng

骨龄测定（determination of skeletal age） 通过多种骨性标志，将个体骨骼发育水平与群体儿童少年骨骼发育平均水平（即参照标准）进行比较，从而判定该儿童少年的骨骼发育相当于群体儿童的年龄。骨龄是反映个体发育水平和成熟程度较精确的指标，能较客观、精确地反映从出生到成熟过程中各阶段的发育水平，在各种发育年龄中应用最广泛。骨龄在探讨生长发育规律、判断生长发育障碍疾病、运动员选材、预测女孩月经初潮、预测儿童少年的成年身高等方面都发挥着重要作用；同时，骨龄测定还被广泛应用于儿科临床及儿童保健工作中，可作为儿童内分泌疾病的诊断、治疗监护及疗效观察的重要参考指标，甲状腺功能减退、特纳（Turner）综合征、垂体性侏儒、克汀病等可导致骨龄落后；而肾上腺皮质增生症或肿瘤、性早熟、甲状腺功能亢进等将导致骨龄提前。判断骨龄主要利用 X 线摄片方法。理论上，人体各部分骨骼均可用于判断骨骼的成熟程度，但以手腕部最为理想。骨龄评价生长发育的原理：通过拍摄个体儿童少年手腕部 X 片，观察儿童少年手腕部骨化中心的出现、骨块的大小、外形变化、关节面出现及干骺愈合程度等，并和作为正常值的"骨龄标准"比较，即可判断个体的骨龄。

评价骨龄的部位选择 评价骨龄的骨骼有关部位有手腕骨、膝关节、髂嵴骨突、颈椎骨和股骨头软骨等。手腕骨是最常用作估计骨龄的部位，手腕部包括较多的骨化中心，有桡、尺骨远端2个骨特征，腕骨（头状骨、钩骨、三角骨、豌豆骨、月骨、手舟骨、大多角骨、小多角骨）8个骨特征，掌骨5个，近节、中节、远节指骨14个，共29个骨特征，集中了长骨、短骨、圆骨等各种类型，具有发育的多样性，能反映全身其他部位的生长规律，同时易于摄X线片，照射剂量很小。研究表明，人类左右手腕骨的发育差别不大，1912年自然人类学家协会建议测量左侧手腕骨。

膝部包括股骨下端、胫骨和腓骨的上端。由于新生儿的手腕骨X线片无法精确评价骨龄，应拍摄左小腿侧位片（包括膝关节）；3个月后才能使用左手腕骨X线片。由于手腕骨骺在青春期开始融合，所以18岁以后一般通过髂嵴骨突和坐骨的出现及融合来测量。另外，颈椎骨和股骨头软骨等也可以作为评价骨龄的辅助指标。

骨龄评价方法 骨龄主要有4种评价方法。

计数法 计算骨化中心出现和骨骺融合的数目，并与相应的标准比较得出骨龄的评定方法。该方法中具有代表性的是国外1938年公布的沃格特（Vogt）和维克斯（Vickers）法；国内主要为20世纪30年代的梁择和50~60年代的刘惠芳、顾广宁、张乃恕等提出的针对中国儿童骨龄计数法标准。中国正常儿童的腕部骨化中心的出现数目，1岁时2~3个，3岁时4个，6岁时7

个，8岁时9个，10岁时出齐10个。计数方法简便，但欠精确，不宜作为骨龄增长速度的动态观察指标。

图谱法 与标准骨龄X线图谱比较，以最相像的标准片的骨龄作为被检片骨龄的评定方法。国外学者托德（Todd）早在1937年就制订了以美国白人为研究对象的"手部骨骼发育图谱"，但可推广性较差。之后，格罗伊利希（Greulich）等学者于1950年出版《Greulich-Pyle图谱》，该图谱1959年经过修订沿用至今。国内学者刘宝林、徐济达等自20世纪80年代以来，也提出适合中国儿童的腕部骨龄图谱。格罗伊利希-派尔（Greulich-Pyle）图谱不仅组成了骨龄标准片系列，而且根据纵向研究资料提出了骨化中心发育过程中的形态变化特征，为评价各骨的发育状况提供了基础。该方法简便直观，较为精确。既能评价总的骨龄，又能评价各骨之间的骨龄差异，以了解骨发育的不平衡性。但该方法由于比较被检片和标准片，存在着读片误差。

评分法 根据各骨骼发育的阶段（期）及其赋分，计算总分，从相应的标准查出骨龄的评分方法。该方法是目前评价骨龄最为精确的方法。早在1954年，国外学者阿奇森（Acheson）就提出按骨发育的分期评分的方法。在此基础上，1962年的坦纳（Tanner）和怀特豪斯（Witehouse）根据一般经济水平的英国儿童，制定了手腕骨发育等级，通过给这些不同等级打分，来衡量骨的发育程度，并且采用总体差分和最小化的计算方法，对各骨进行权重分配，提出TW1骨龄评分法。1975年，经进一步完善形成TW2法，

主要是将手腕部骨分成C系统（由7个手腕骨构成）、R系统（由桡骨远端、尺骨远端，以及3、5掌指骨共13个骨构成）、T系统（由C系统和R系统共20个骨构成）3个评分系统。

20世纪70年代，李国珍等通过研究北京儿童的骨发育变化规律，制定出中国人骨龄百分计数法标准。确定了桡骨骺、尺骨骺、头状骨、三角骨、第1掌骨骺、第2~5掌骨骺、近排节指骨骺、中排节指骨骺、第2掌近端等10种骨的骨发育程度，同时得出方程式计算骨龄。这种骨龄百分计数法分期成熟度指征与TW2计分法相似，但考虑到各国之间环境和遗传等因素差异，该方法更适合20世纪60~70年代的中国儿童少年，并被广泛采用。

20世纪90年代，以国家体委进行的中国2万余名0~19岁的健康儿童调查数据为基础，张绍岩等对TW2计分法进行了修改，通过引入数学迭代法来计算各骨的权重，取消了权重接近于零的尺骨、三角骨、月骨、大多角骨、小多角骨、手舟骨等6块骨，只保留了14块骨，包括桡骨，掌骨1、2、5，近节指骨1、2、5，中节指骨2、5，远节指骨1、2、5，头状骨，钩骨，从而形成《中国人手腕骨骨龄评价方法》（CHN法）。该方法适合当代中国儿童少年骨龄的评价。

（李 军）

shuāngshēngzǐ de luǎnxìng jiàndìng

双生子的卵性鉴定（identification of the genotype of twins） 通过相似诊断、问卷调查、胎膜鉴定和基因诊断等方法和技术，以区分双生子是同卵还是异卵发育而来。双生子卵性鉴定是为了解双生子的遗传特征、相似性及其

与疾病、器官移植的关系。双生子卵性鉴定的意义主要包括 3 个方面：①在临床实践中，卵型对器官移植和某些疾病的遗传性具有重要意义，而且双生子特别是单卵双生子在母妊娠期很容易发生一些并发症，因此需要特殊的医学护理。②可以了解双生子的相似性。③通过卵型才能明确区分遗传和环境因素的影响。

双生子卵性鉴定的历史　双生子研究方法最早是 1876 年心理学家朗西斯·高尔顿（Francis Galton）提出，并最先将双生子应用于遗传效应的研究，但是由于不清楚双生子可以分为单卵双生子（monozygotic twims，MZ）和双卵双生子（dizygotic twims，DZ）两种类型，因此一直未能为双生子的卵性鉴定提供明确的方法。1924 年，德国遗传学家赫尔曼·维纳尔·西蒙斯（Hermann Werner Siemens）根据 MZ 和 DZ 双生子的遗传学特点，运用统计学方法进行双生子卵性鉴定，为双生子卵性鉴定此项检测奠定了科学基础。

双生子卵性鉴定方法　主要包括相似诊断法、问卷调查法、胎膜鉴定法和基因诊断法等。

相似诊断法　该方法采用一些高度杂合的具有完全外显和同等表现度的位点的表现型特征，如性别、血型（ABO、Rh）等加以综合判断。常用的相似诊断方法有：

血型鉴定法　用于血型鉴定的红细胞悬液的浓度以 2%~5% 为宜。可用于检测 ABO 血型、唾液分泌型、Ss 血型、Rh 血型、MN 血型、P 血型、白细胞血型。

苯硫脲尝味法　苯硫脲（phenylthiocarbamide，PTC）尝味是显性遗传性状。人类对 PTC 药物有不同的味阈。盲味者无味觉或在高浓度才有味觉，尝味者在低浓度就可以有苦味感觉。两者的味感有显著差异。测定时，苯硫脲分别配成不同浓度的苯硫脲溶液，滴入受试者口中，询问并记录尝出苦味者为苯硫脲尝味阳性，反之为阴性。

指纹鉴定法　指纹系多基因遗传性状，基本分为弓形纹、箕形纹和斗形纹 3 类。通过脊纹计算（ridge count）得到左右手各指脊纹数，把左右手各指脊纹数相加为总脊纹数（total ridge count，简称 TRC）。以双生子两成员间 10 指总纹型差小于 5，总脊纹数相差小于 40 判断为相似。

中指毛观察法　观察除拇指外其他 4 指的第 2 指节背侧有无细毛，有细毛者为阳性，否则为阴性。

其他方法　按常规色觉检查图检查红绿色盲，观察耳垂是否附在颊壁上，观察受试者是直发还是卷发（排除人工卷发）等。

问卷调查法　问卷调查法根据双生子的相似性设置问卷的条目，由双生子本人及父母回答，然后以统计分析鉴定卵型。问卷的设计一般分为整体相似评价，如你认为你（他）们是不是很像？就像一个模子里刻出来的？局部特异性评价，如你（他）们的体重差别大不大？头发质地等；母亲或双生子自身的评价，如你认为你（他）们是单卵双生子还是双卵双生子？

胎膜鉴定法　按出生时的胎盘、绒毛膜和羊膜数的多少可以进行有限度的双生子卵性鉴定。因为人的胚胎是在 1 个羊膜内从 1 个胚盘发育出来的。胚胎被 1 个绒毛膜包绕，通过 1 个胎盘同子宫相联。由于这些结构在儿童出生之后被排出子宫，故可用来进行检查。在双生分娩中，有 1 个绒毛膜的，也有 2 个绒毛膜的。研究表明，被包在 1 个绒毛膜内的双生子都是单卵双生，但被包在 2 个绒毛膜内的双生子既有双卵的，也有单卵的，其中 MZ 约占 10%~25%。单个羊膜内的双生子都是单卵的。但几乎所有的双生子都是分别被包裹在 2 个羊膜内，因此羊膜数在双生子卵性鉴定中意义不大。医生判断分娩时的胎盘数要比判断绒毛膜数容易，因为即使存在 2 个绒毛膜，往往十分紧密地联连在一起，而被误认为是 1 个绒毛膜。单绒毛膜双生子只有 1 个胎盘，但 2 个绒毛膜双生子也存在 1 个胎盘。所以这种方法诊断可靠性不高。

基因诊断法　基因诊断法常用 3 种方法。

DNA 探针法　用限制性内切酶消化 DNA 后，采用琼脂糖凝胶电泳方法将大小不同的 DNA 片段分开；然后将凝胶中的 DNA 片段转移、固定在硝酸纤维素膜上；将标记过的特定的 DNA 指纹探针与固定在硝酸纤维素膜上的 DNA 片段进行 DNA 片段杂交，通过放射自显影得到 DNA 指纹图谱，根据该图谱即可得到双生子的卵型鉴定结果。

限制性片段长度多态性和组织相容性抗原方法　这两种方法也可以用来鉴定双生子的卵型，但存在检测效率低、方法复杂、准确性差等缺陷。现已很少应用。

微卫星 DNA 基因分型技术　微卫星 DNA，又称短串联重复序列（short tandem repeat，STR）。利用基因多态性选择适当的多态位点通过聚合酶链反应扩增技术扩增基因片段，然后通过软件分析基因型，即可鉴别卵型。

（李　军　席　波）

索　引

条 目 标 题 汉 字 笔 画 索 引

说　明

一、本索引供读者按条目标题的汉字笔画查检条目。

二、条目标题按第一字的笔画由少到多的顺序排列，按画数和起笔笔形横（一）、竖（丨）、撇（丿）、点（丶）、折（乛，包括丁乚乙等）的顺序排列。笔画数和起笔笔形相同的字，按字形结构排列，先左右形字，再上下形字，后整体字。第一字相同的，依次按后面各字的笔画数和起笔笔形顺序排列。

三、以拉丁字母、希腊字母和阿拉伯数字、罗马数字开头的条目标题，依次排在汉字条目标题的后面。

三　画

四　画

九　画

十　画

条 目 外 文 标 题 索 引

内 容 索 引

说 明

一、本索引是本卷条目和条目内容的主题分析索引。索引款目按汉语拼音字母顺序并辅以汉字笔画、起笔笔形顺序排列。同音时，按汉字笔画由少到多的顺序排列，笔画数相同的按起笔笔形横（一）、竖（丨）、撇（丿）、点（、）、折（乛，包括丁乚く等）的顺序排列。第一字相同时，按第二字，余类推。索引标目中夹有拉丁字母、希腊字母、阿拉伯数字和罗马数字的，依次排在相应的汉字索引款目之后。标点符号不作为排序单元。

二、设有条目的款目用黑体字，未设条目的款目用宋体字。

三、不同概念（含人物）具有同一标目名称时，分别设置索引款目；未设条目的同名索引标目后括注简单说明或所属类别，以利检索。

四、索引标目之后的阿拉伯数字是标目内容所在的页码，数字之后的小写拉丁字母表示索引内容所在的版面区域。本书正文的版面区域划分如右图。

a	c	e
b	d	f

A

阿尔伯特·班杜拉（Albert Bandura） 46e

阿尔弗雷特·泰尔其尔 110e

阿福雷德·比奈（Alfred Binet） 337f

阿肯巴克（Achenbach）儿童行为量表（Child Behavior Checklist，CBCL） 344d

阿姆斯特丹生长与健康追踪研究 35c

阿奇森（Acheson） 353d

阿森多夫（Asendorpf） 178b

埃尔金顿（Elkinton） 115a

埃弗利思（Eveleth） 299f

埃文（Avon）亲子纵向研究 94c

癌 147b

矮身材 68c

艾伯特·R·贝克（Albert R. Behnke） 30e

艾弗拉姆·诺姆·乔姆斯基（Avram Noam Chomsky） 46c

艾伦定律 80f

艾森克 339f, 340a

艾森克个性调查表（EPI） 340a

艾森克个性问卷（EPQ） 340a

艾森克人格调查表（Eysenck Personality Inventory，EPI） 339f

艾森克人格问卷（Eysenck Personality Questionnaire，EPQ） 339f

艾斯伯格综合征 165a

艾斯伯格（Asperger） 164b

艾滋病 209b

《艾滋病防治条例》 209e

爱德华·李·桑代克（Edward Lee Thorndike） 44a

爱德华·切斯·托尔曼（Edward Chase Tolman） 42d

爱德华·萨皮尔（Edward Sapir） 46e

安全型依恋 53d

安全性行为（safe sexual behaviors） 205e

奥斯特兰德–吕明间接测定法（最大吸氧量测量） 329f

B

巴顿（Patton） 182e

巴甫洛夫学说（儿童少年转换障碍） 190f

巴托洛梅（Bartholome WG） 303c

白痴 166e

白破疫苗 211b

百白破疫苗 211b

百分位数法（发育曲线制作） 315e

百分位数评价法（发育等级评价） 314a

板障（膜内成骨） 30b

帮教（戒毒治疗） 199d

保持"中立"原则（学校心理咨询） 276f

保护性抑制（protective inhibition）（学习的高级神经功能活动特征） 230f

保密原则（学校心理咨询） 276f

保密原则（principle of confidentiality） 302e

暴发 129f

C

R

S